◎白话彩插典藏版◎

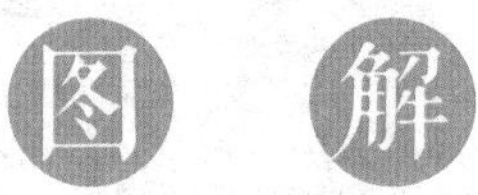

神农本草经

中国人用了五千年的养疗大典

《图解经典》编辑部 ◎ 编著

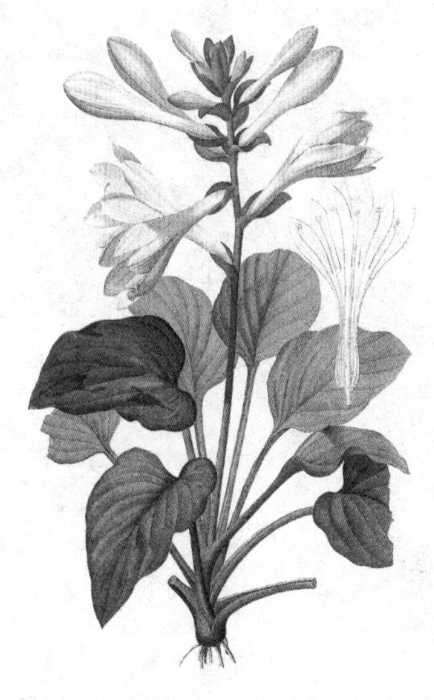

吉林科学技术出版社

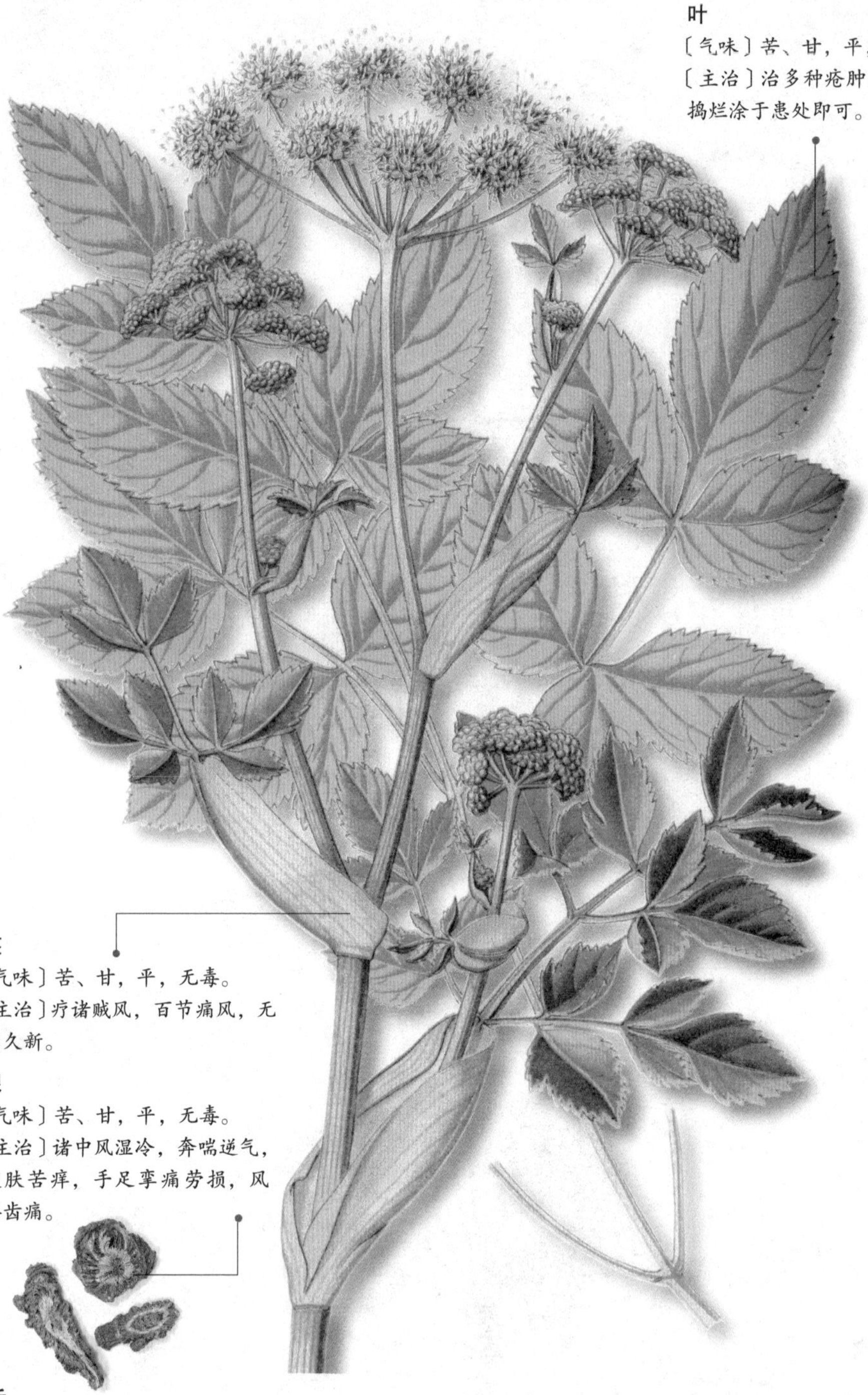

叶

〔气味〕苦、甘，平，无毒。

〔主治〕治多种疮肿，小儿丹毒，捣烂涂于患处即可。

茎

〔气味〕苦、甘，平，无毒。

〔主治〕疗诸贼风，百节痛风，无问久新。

根

〔气味〕苦、甘，平，无毒。

〔主治〕诸中风湿冷，奔喘逆气，皮肤苦痒，手足挛痛劳损，风毒齿痛。

独活

【释名】也称羌活、羌青、独摇草、护羌使者、胡王使者、长生草。[时珍说]独活以羌中来者为良，故有羌活、胡王使者诸名。正如川芎、抚芎、苍术之义，入药时微有不同。

【集解】[颂说]独活、羌活生长在蜀汉一带的最佳。春生苗叶如青麻。六月开花成丛，或黄或紫。结实时叶黄者，是夹石上所生；叶青者，是土脉中所生。[时珍说]独活、羌活乃一类二种，生于别地者为独活，西羌者为羌活。王贶说，羌活须用紫色有蚕头鞭节者。独活极大，有臼如鬼眼。

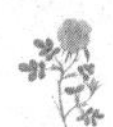

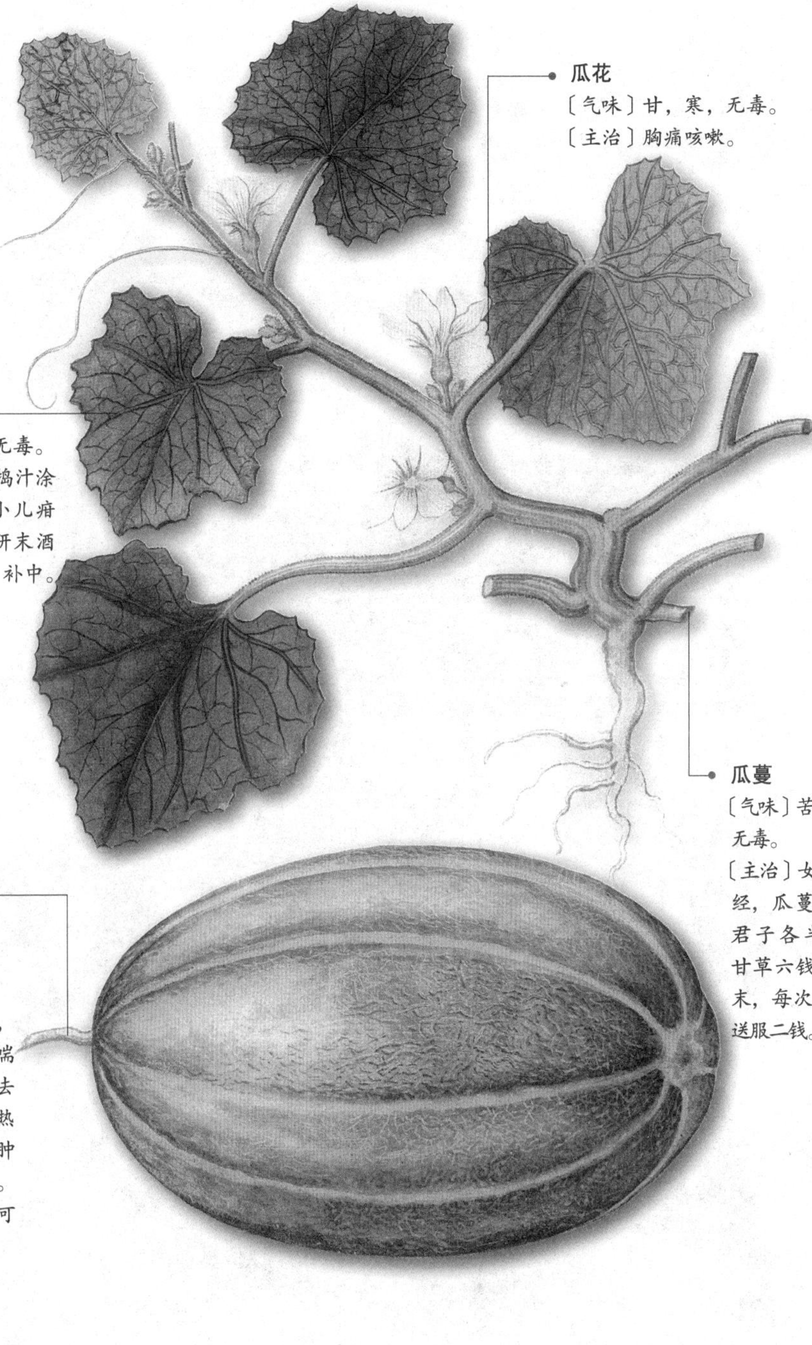

瓜花

〔气味〕甘，寒，无毒。

〔主治〕胸痛咳嗽。

叶

〔气味〕甘，寒，无毒。

〔主治〕人无发，捣汁涂头顶即生发。治小儿疳和治跌打损伤，研末酒服。还可去瘀血，补中。

瓜蔓

〔气味〕苦，寒，无毒。

〔主治〕女性闭经，瓜蔓、使君子各半两，甘草六钱，研末，每次用酒送服二钱。

蒂

〔气味〕苦，寒，有毒。

〔主治〕治大水，全身浮肿，下水，杀虫毒。治胸闷喘气，咳嗽呃逆。去鼻中息肉，治风热眩晕头痛，咽喉肿痛，癫痫，黄疸。得麝香、细辛，可治鼻嗅觉失灵。

甜瓜

【释名】亦称甘瓜、果瓜。[时珍说]瓜的种类不同，按其作用可分为两种：做果品用的是果瓜，如甜瓜、西瓜等；做菜品用的是菜瓜，如胡瓜，越瓜等。

【集解】[时珍说]甜瓜，北方、中原种植颇多。二三月下种，延蔓而生，叶大数寸，五六月开黄花，六七月成熟。瓜的种类很多，有圆有长，有尖有扁，有棱或无棱，大的可超过一尺，小的将近一寸。颜色有青有绿，或黄斑，或白路。瓜瓤有白有红，瓜子或黄或红、或白或黑。

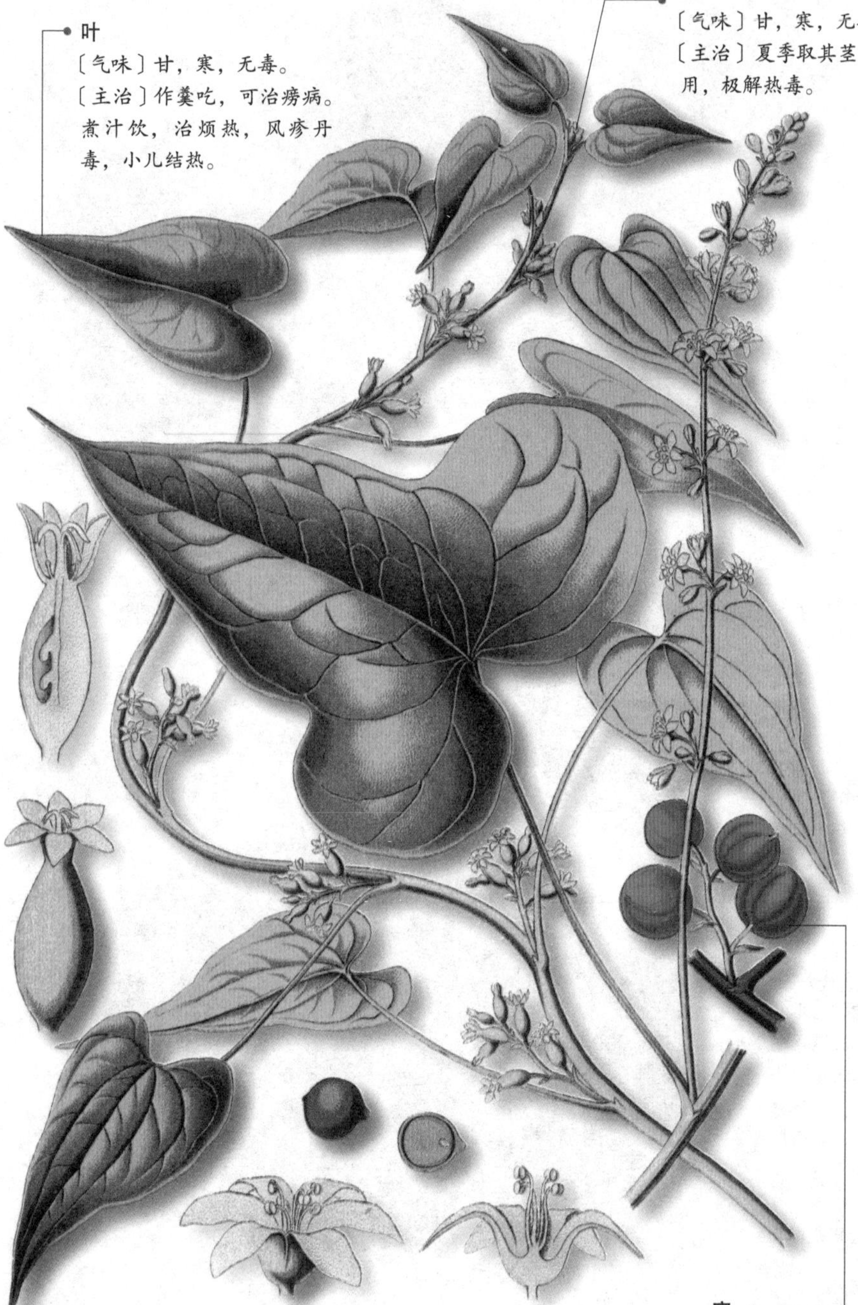

白英

【释名】也称白草、白幕、排风。子名鬼目。

【集解】[时珍说]正月生苗，白色，可以食用。秋天开小白花，子如龙葵子，熟后为紫赤色。江东的人在夏季采它的茎叶煮粥吃，极解热毒。

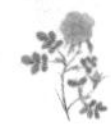

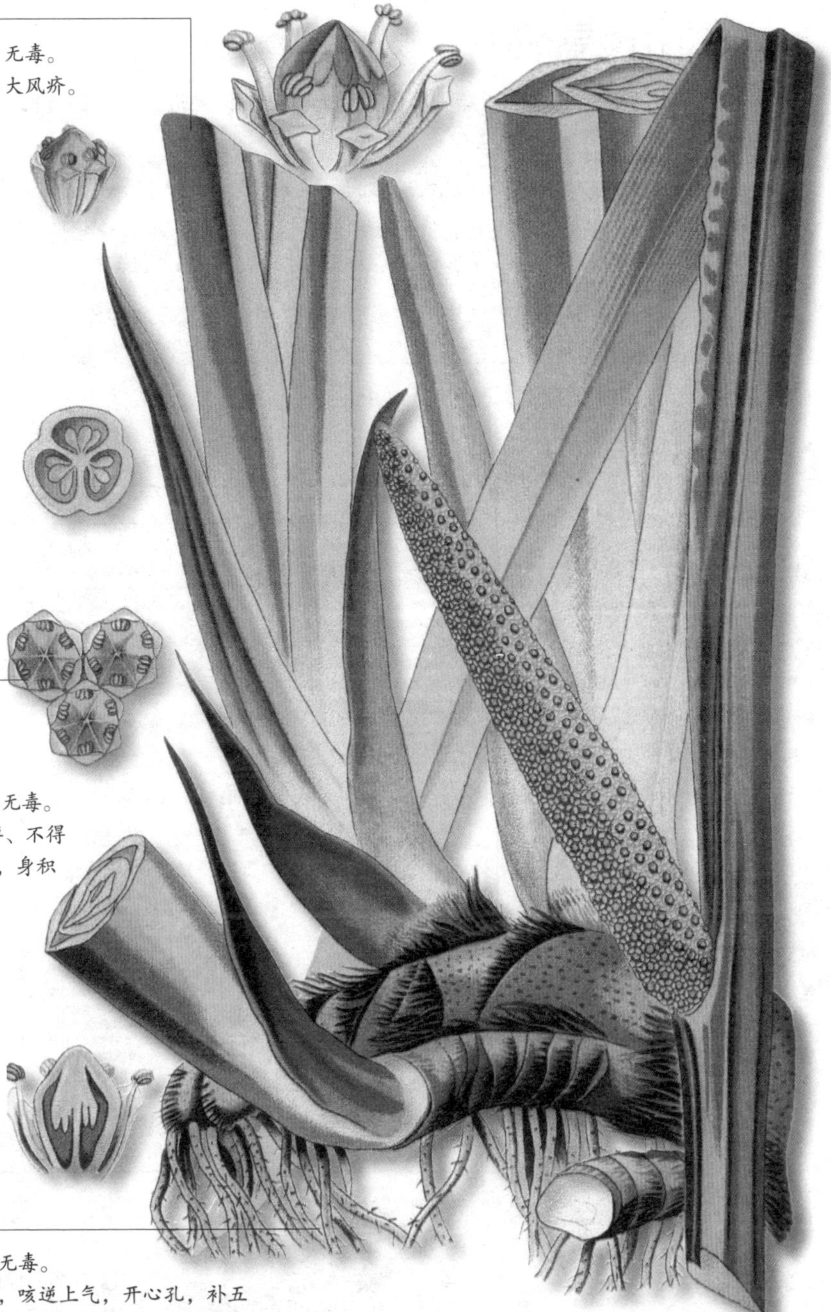

叶

〔气味〕辛，温，无毒。

〔主治〕洗疥疮、大风疥。

实

〔气味〕辛，温，无毒。

〔主治〕四肢湿痹、不得屈伸，小儿温疟，身积热不解。

根

〔气味〕辛，温，无毒。

〔主治〕风寒湿痹，咳逆上气，开心孔，补五脏，通九窍，明耳目，出声音，治耳聋。

菖蒲

【释名】也称昌阳、尧韭、水剑草。

【集解】[颂说]菖蒲到处都有生长，春天长青叶，一二尺左右，叶心有脊，形状像剑。根旁边引出三四根，旁根的节更密，一寸长就不少于九节，也有十二个节的。刚采摘时虚软，晒干后才变坚实。折断看中心呈微红色，嚼尝它辛香少滓。人们多种植在干燥的砂石土中，腊月移栽更容易成活，这叫石菖蒲，可治各种心痛病。

本书阅读导航

- 本书采用原经文＋白话译文＋现代释名＋正文解说＋治疗方剂的体例，清晰全面、流畅易查。
- 图版方面采用古本线描图＋现代摄影图＋精美彩绘图＋人体牵线图的体例，线描图对应原经文；现代摄影图表现药材的现代释名；色彩鲜艳的大幅彩绘图与药材的正文解说文字相映生辉；优美逼真的人物牵线图形象表现每味药针对人体不同部位的具体疗效。
- 以现代百科全书的图解方式进行编辑加工，使阅读显得更为轻松快捷。

简洁准确的释名

根据史学考证和现代医学研究，本着科学准确又简洁实用的原则，对其做出现代释名，并对其药效进行具体阐述。

365幅人体牵线图

根据每一味药物的疗效，在人体示意图的各个部位做出相应指示，清晰直观，别出心裁。

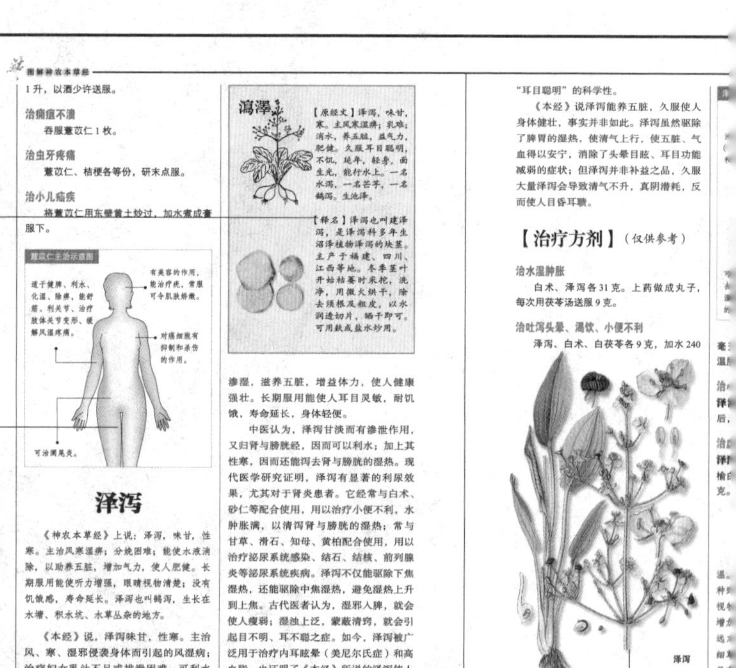
图解神农本草经

1升，以酒少许送服。

治痈疽不溃

吞服薏苡仁1枚。

治虫牙疼痛

薏苡仁、桔梗各等份，研末点服。

治小儿疝疾

将薏苡仁用东壁黄土炒过，加水煮成膏服下。

泽泻

《神农本草经》上说：泽泻，味甘，性寒。主治风寒湿痹；分娩困难；能使水液消除，以助养五脏，增加气力，使人肥健。长期服用能使听力增强，眼睛视物清楚；没有饥饿感，寿命延长。泽泻也叫鹄泻，生长在水塘、积水坑、水草丛杂的地方。

《本经》说，泽泻味甘，性寒。主治风、寒、湿邪侵袭身体而引起的风湿病；治疗妇女乳汁不足或排泄困难；可利水渗湿，滋养五脏，增益体力，使人健康强壮。长期服用能使人耳目灵敏，耐饥饿，寿命延长，身体轻便。

中医认为，泽泻甘淡而有渗泄作用，又归肾与膀胱经，因而可以利水；加上其性寒，因而还能泻去肾与膀胱的湿热。现代医学研究证明，泽泻有显著的利尿效果，尤其对于肾炎患者。它经常与白术、砂仁等配合使用，用以治疗小便不利，水肿胀满，以清泻肾与膀胱的湿热；常与甘草、滑石、知母、黄柏配合使用，用以治疗泌尿系统感染、结石、结核、前列腺炎等泌尿系统疾病。泽泻不仅能驱除下焦湿热，还能驱除中焦湿热，避免湿热上升到上焦。古代医者认为，湿邪入脾，就会使人瘦弱；湿浊上泛，蒙蔽清窍，就会引起目不明、耳不聪之症。如今，泽泻被广泛用于治疗内耳眩晕（美尼尔氏症）和高血脂，也证明了《本经》所说的泽泻使人“耳目聪明”的科学性。

《本经》说泽泻能养五脏，久服使人身体健壮，事实并非如此。泽泻虽然驱除了脾胃的湿热，使清气上行，使五脏、气血得以安宁，消除了头晕目眩、耳目功能减弱的症状；但泽泻并非补益之品，久服大量泽泻会导致清气不升，真阴潜耗，反而使人目昏耳聩。

瀉澤

【原经文】泽泻，味甘，寒。主风寒湿痹；乳难；消水，养五脏，益气力，肥健。久服耳目聪明，不饥，延年，轻身，面生光，能行水上。一名水泻，一名芒芋，一名鹄泻。生池泽。

【释名】泽泻也叫建泽泻，是泽泻科多年生沼泽植物泽泻的块茎。主产于福建、四川、江西等地。冬季茎叶开始枯萎时采挖，洗净，用微火烘干，除去须根及粗皮，以水润透切片，晒干即可。可用麸或盐水炒用。

【治疗方剂】（仅供参考）

治水湿肿胀

白术、泽泻各31克。上药做成丸子，每次用茯苓汤送服9克。

治吐泻头晕、渴饮、小便不利

泽泻、白术、白茯苓各9克，加水240

泽泻

78

精炼的白话译文

以清代顾观光的《神农本草经》辑本为底本，结合目前流传的多种版本进行白话翻译，尽量做到简洁明了。

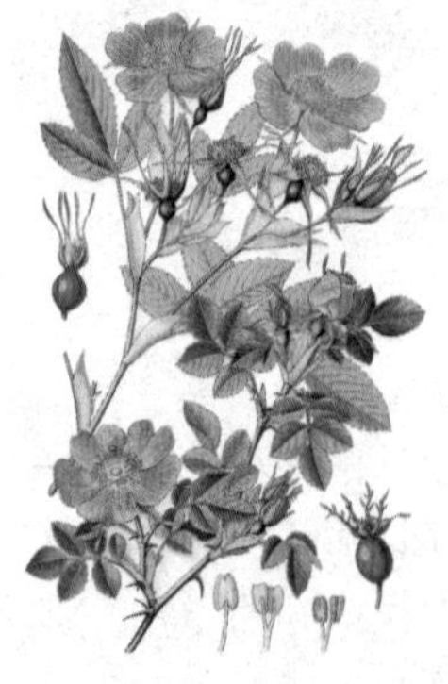

精微的细部描绘

对药用植物的花、芯、果、茎或根都有纤毫毕现、细致入微的描绘，足以满足最高级别植物生态爱好者的苛刻要求。

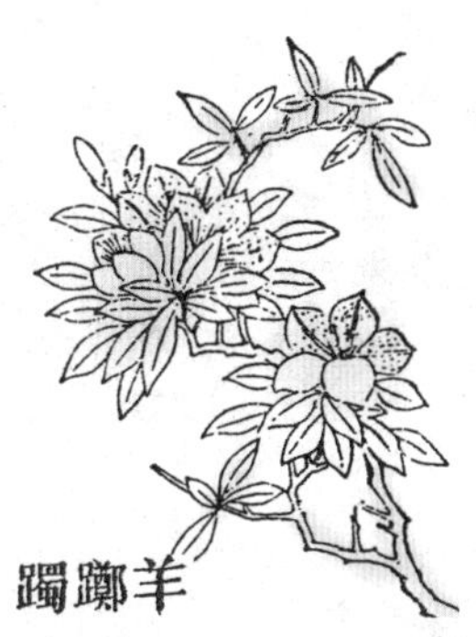

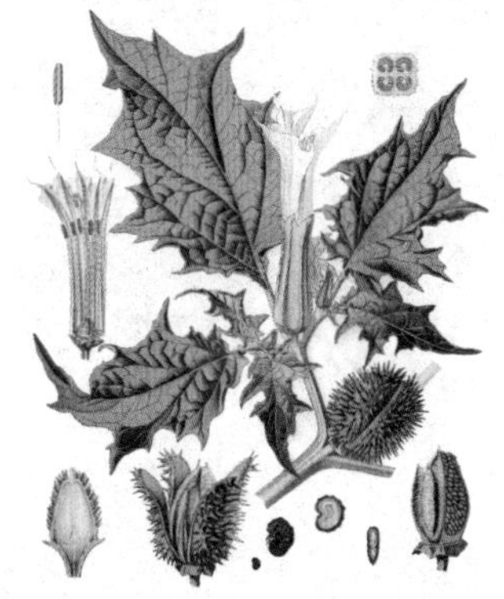

300 多幅金陵本珍贵古图

全书收录《本草纲目》权威古本金陵本的线描古图。金陵本古图拙朴大气，简洁生动，堪称古刻本中的罕见珍品。

300 多幅精确逼真的彩色手绘图

300 多幅高度精确、逼真的彩色手绘药材图谱，生动、精致地描绘出动、植物的野外原生形态，极具实用和审美价值。极大满足自然爱好者们在野外看图识药的要求。

有补肾、养肝、明目、强筋骨的作用，与生地黄、枸杞、菊花配合使用，可治疗视力减退、目眩昏花、内障失明等眼病。

巴戟天

《神农本草经》上说：巴戟天，味辛，性微温。主治严重的风邪；阴茎痿弱不能勃起；能使筋骨强健，五脏充养，内脏安宁；使记忆增强，气力增益。巴戟天生长在两山之间的土石上且有流水的地方。

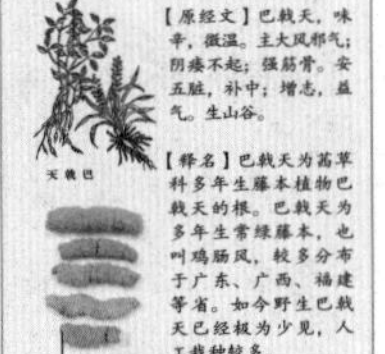

【原经文】巴戟天，味辛，微温。主大风邪气；阴痿不起；强筋骨。安五脏，补中；增志，益气。生山谷。

【释名】巴戟天为茜草科多年生藤本植物巴戟天的根。巴戟天为多年生常绿藤本，也叫鸡肠风，较多分布于广东、广西、福建等省。如今野生巴戟天已经极为少见，人工栽种较多。

《本经》认为，巴戟天味辛，性微温，主治由风邪引起的各种严重疾病。能治疗阳痿不举；可强壮筋骨，安定五脏，补益脾胃，增强脏腑功能；还能通过对脏腑机能的调节达到坚定精神情志的效果。

巴戟天是自古以来有名的补肾壮阳药。中医认为，男女的生殖器，是十二经筋会合的地方。肝主筋，肝脉环绕阴器，如果邪气聚集那里，就会导致男子阳痿不举。巴戟天性温可以暖肝，味辛能够散邪，因此具有很好的补肾壮阳的功效，可

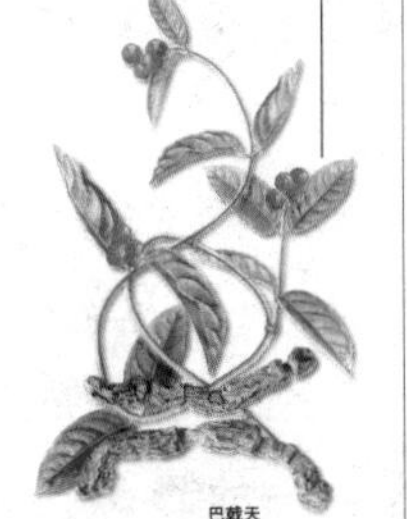
巴戟天

用于治疗肾虚阳痿、遗精早泄、腰膝酸软、尿频遗尿等肝肾虚损之症。用巴戟天治疗阳痿时，常与人参、肉苁蓉、菟丝子等配合使用；治疗小便失禁时，常与益智仁、桑螵蛸等配合使用。

《本草纲目》中记述，巴戟天能“补血海”，即善补肝、固冲脉，因此可治疗女子月经失调、小腹冷痛、不孕等症。治此症时，常与肉桂、吴茱萸等配合使用。另外，古人用巴戟天来除风应用得比较广泛。巴戟天入风木之肝，味辛而能散邪，所以可治疗各种风疾，古人常用它治疗各种风毒脚气，散头面游风，及各种风气疾病。现代临床医学主要将巴戟天用于祛风湿、壮筋骨，治肾虚骨痿、风湿久痹等，且常与杜仲、萆薢等同用。据现代药理分析证明：巴戟天中所含的有效成分，还可用于降压，并有一定的安定利尿作用。

【治疗方剂】（仅供参考）

治白浊

菟丝子、巴戟天、破故纸、鹿茸、山药、赤石脂、五味子各 31 克。上药一起研为末，用酒糊调成丸，空腹盐汤送服下。

补肾壮阳之药

补肾壮阳之法在中国由来已久，数千种中药中具有补肾壮阳作用的中药就有数百种之多。历代中医认为，巴戟天、大枣、芝麻、莲子、山药、核桃等可以治疗男子肾虚遗精、遗尿等症；狗肉、羊肉、鳝鱼、海参及动物的鞭类也具有提高性欲、治疗性功能障碍的功效。既可入药又可食用的动物脏器，如狗肾、狗睾丸、狗脊髓、羊睾丸、驴肾、鹿肾、鹿睾丸、鹿茸等，在治疗男性阳痿、早泄、遗精、性功能低下等男性病方面有较好的疗效。另外，壮阳药常和固精涩精药配合使用，如芡实、莲须、牡蛎、金樱子、五味子、山萸肉等，能起到非常好的固精补肾作用。

房中图（局部）明清

此外，将具有补肾壮阳作用的药物、食物共同烹饪而成的药膳，不但能补充营养，还可治疗疾病，提高男性性功能，更有强身健体的功效。

87

1500 条实用易行的附方

从《本草纲目》《千金方》原书中挑选的 1500 多条附方。这些附方均是针对日常见病、家庭中易于制作且效果明显的方剂。

63 个图文并茂的专题

特选其中 63 味药，立足于它们与古代文明的衍生关系，以言简意赅、图文并茂的专题形式对原书进行补充、丰富，为《神农本草经》增添了意蕴丰富的历史、文化价值。

300 多种成药照片

300 多种重要的制成药经实物照片展示其形态，为读者呈现中药入药时的形态。更方便专家级读者在药店、药材市场赏析鉴别。

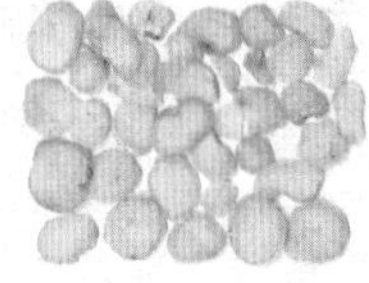

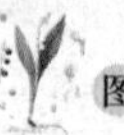

编者序

再识《本经》，感五千年之美

《神农本草经》又名《神农本草》，简称《本草经》或《本经》，是我国现存最早的药学专著。我国古时，大部分药物都是植物药，所以“本草”成了它们的代名词，这部书以“本草经”命名便源于此。汉代托古之风盛行，人们尊古薄今，为了提高该书的地位，便借用神农遍尝百草发现药物这一妇孺皆知的传说，将神农冠于书名之首。该书成书年代自古就有不同考论，或谓成于秦汉时期，或谓成于战国时期。医学史界比较公认的说法是，它成书于东汉，并非出自一时一人之手，而是秦汉时期众多医学家搜集、整理、总结当时药物学经验成果的专著。而至清代，以顾观光辑本最接近本经原貌，因此流传最广。

《神农本草经》为我国早期临床用药经验的首次系统总结，被誉为中药学经典著作。《神农本草经》构思巧妙，全书分三（或四）卷，为了对应一年365日，书中收载了药物365种，这些药物被分为上、中、下三品，以应天、地、人三界，反映了古代天人合一的思想。全书共包含植物药252种，动物药67种，矿物药46种。上品120种为君，无毒，主养命，多服久服不伤人，如人参、灵芝；中品120种为臣，无毒或有毒，主养性，具有补养及治疗疾病的功效，如黄芩、牛黄；下品125种为佐使，多有毒，不可久服，多为除寒热、破积聚的药物，主治病，如巴豆、大黄。

《神农本草经》的历史地位是不可低估的，它对东汉以前零散的药学知识做了系统总结，其中包含许多具有科学价值的内容，被历代医家视若珍宝；而且它作为药物学著作的编撰体例也被长期沿用。作为我国第一部药物学专著，《神农本草经》的影响是极为深远的。

《本经》依循《内经》提出的君臣佐使的组方原则，也将药物以朝中的君臣地位为喻，来表明其主次关系和配伍法则。《本经》对药物的性味也有详尽的描述，指出寒、热、温、凉四气和酸、甘、苦、辛、咸五味是药物的基本性情，可针对疾病的寒、热、湿、燥不同性质选择用药。

如寒病选热药，热病选寒药，湿病选温燥药，燥病选凉润药等。药物之间的相互关系也是药学的一大关键，《本经》提出的“七情和合”原则在几千年的用药实践中发挥了巨大作用。

很长一段时期内，《神农本草经》都是医生和药师学习中药学的教科书。书中对于药物性质的定位和对其功能主治的描述十分准确，其中规定的大部分药物学理论和配伍规则，至今仍是中医药学的重要理论支柱。对于现代的中医临床，《神农本草经》的论述仍然具有十分稳固的权威性，同时，它也成为医学工作者案头必备的工具书之一。

为了使这部医学圣典以最全面、完美的方式呈现，以适合现代人的阅读品位和具有最大的实用价值，《图解神农本草经》对原著《神农本草经》进行了一系列的编辑创新。文字方面：首先，以清代顾观光的《神农本草经》辑本为底本，结合目前流传的多种版本做出译文，并根据史学考证和现代医学研究，本着实用的原则对其做出现代释名，并对其药效进行具体阐述。其次，从《千金方》《本草纲目》等多部医书中摘取药方对每一味药进行补充，具体表现在“治疗方剂”板块，还特选其中63味药，立足于它们与古代文明的衍生关系，以言简意赅、图文并茂的专题形式对原书进行补充、丰富，为《神农本草经》增添了意蕴丰富的历史、文化价值。图版方面：对每味药用四幅图进行阐释，一幅古本线描图对应原经文，增添了该书的古典韵味；一幅切片摄影图表现药材的现代释名，摄影图片方便读者生活中对药材的辨识；一幅色彩鲜艳的大幅彩绘图与药材的正文解说文字相映生辉，不仅方便自然爱好者按图索骥，在野外探寻药趣，还具有非常好的观赏价值；还有一幅优美逼真的人物牵线图形象表现每味药针对人体不同部位的具体疗效，清晰直观、别出心裁。希望此书能对《神农本草经》的进一步研究和传播起到一定作用。

《图解神农本草经》自出版以来，深受读者喜爱。本次修订结合读者反馈意见以及市场需要，并综合了之前版本精华，在保留原文的基础上，进一步优化了一看就懂的图解式风格，体现实用与审美价值并重的编辑理念。同时也欢迎广大读者对本书提出建议与意见，我们力求打造最为精准、实用、美观的图解国医作品。

顾氏自序

李濒湖云："神农古本草，凡三卷三品，共三百六十五种，首有名例数条，至陶氏作《别录》，乃拆分各部，而三品亦移改，又拆出青葙、赤小豆二条（按《本经》目录，青葙子在下品，非后人拆出也。疑“葙”当作“蘘”）。故有三百六十七种，逮乎唐宋屡经变易旧制莫考。"（此上并李氏语）今考《本经》三品不分部数，上品一百二十种，中品一百二十种，下品一百二十五种（见《本经》名例），品各一卷，又有序录一卷，故梁·《七录》云三卷，而陶氏《别录》云四卷，韩保昇谓《神农本草》上中下并序录合四卷是也。梁·陶隐居《名医别录》始分玉、石、草、木三品为三卷，虫、兽、果、菜、米、食，有名未用三品为三卷，又有序录一卷，合为七卷，故《别录》序后云："《本草经》卷上，序药性之原本，论病名之形诊，题记品录，详览施用;《本草经》卷中，玉、石、草、木三品;《本草经》卷下，虫、兽、果、菜、米、食三品，有名未用三品，右三卷其中下二卷，药合七百三十种，个别有目录，并朱墨杂书并子注，今大书分为七卷。"（以上并陶氏语）盖陶氏《别录》仍沿用《本经》上、中、下三卷之名，而中下二卷并以三品，分为子卷，《唐本草》讥其草木同品，虫兽共条，披览既难，图绘非易是也。《别录》于《本经》诸条间有并析，如胡麻《经》云叶名青蘘，即在胡麻条下，而《别录》乃分之（《本经》目录无青蘘），中品葱薤，下品胡粉、锡镜鼻，并各自为条，而《别录》乃合之，由此类推，凡《证类本草》三品与《本经》目录互异者，疑皆陶氏所移，李濒湖所谓拆分各部，移改三品者是也。青蘘之分，盖自《别录》始（《唐本草》注云，《本经》在草部上品，即指《别录》原次言之），赤小豆之分，则自《唐本草》始，是为三百六十七种，《唐本草》退姑活，别羇、石下长卿、翘根、屈草、淮木于有名未用，故云三百六十一种（见《别录》序后，《唐本草》注），宋本草又退彼子于有名未用，故云三百六十种（见《补注》总叙后），今

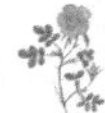

就《证类本草》三品计之，上品一百四十一种，中品一百十三种，下品一百二十五种，已与《本经》名例绝不相符，又有人部一种，有名未用七种并不言于三品何属，李濒湖所谓屡经变易，旧制莫考者是也。李氏《纲目》世称为集大成，以今考之《本经》，而误注《别录》者四种（萆薢、葱、薤、杏仁）；从《本经》拆出而误注他书者二种（土蜂、桃蠹虫）；原无经文而误注《本经》者一种（绿青）；明注《本经》，而经文混入《别录》者三种（葈耳实、鼠妇、石龙子）；经文混入《别录》，而误注《别录》者六种（王不留行、龙眼、肤青、姑活、石下长卿、燕屎）；《别录》混入经文，而误注《本经》者四种（升麻、由跋、赭魁、鹰屎白）。夫以濒湖之慱洽而舛误至此，可见著书难，校书亦复不易，《开宝本草》序云，朱字墨字无本得同，旧注新注其文互缺，则宋本已不能无误，又无论濒湖矣，今去濒湖二百余载，古书亡佚殆尽，幸而《证类本草》灵光岿然，又幸而《纲目》卷二具载《本经》目录，得以寻其原委，而析其异同，《本经》三百六十五种之文，章章可考，无阙佚，无羡衍，岂非天之未丧斯文，而留以有待乎。近孙渊如尝辑是书，刊入问经堂中，惜其不考《本经》目录，故三品种数，显与名例相违，缪仲淳、张路玉辈，未见《证类本草》，而徒据《纲目》以求经文，尤为荒陋。大率考古者不知医，业医者不知古，遂使赤文绿字埋没于陈编蠹简之中，不及今而亟为搜辑，恐数百年后，《证类》一书又复亡佚，则经文永无完璧之期矣。爰于繙阅之余，重为甄录其先后，则以《本经》目录定之，仍用韩氏之说，别为序录一卷，而唐宋类书所引有出《证类》外者，亦备录焉，为考古计，非为业医计也，而非邃于古而明于医者，恐其闻之而骇，且惑也。

甲辰九月霜降日顾观光识

目录

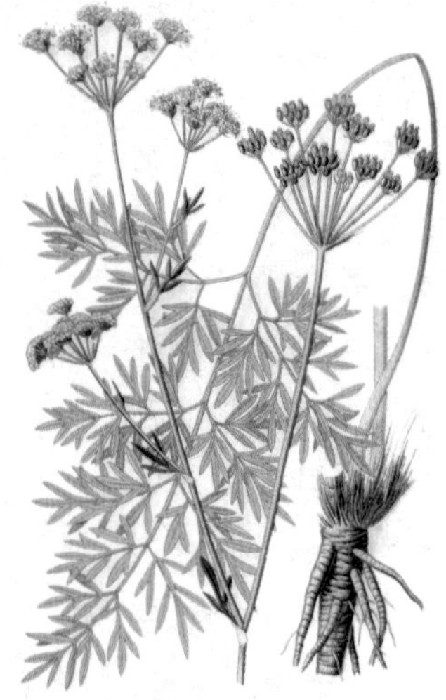

神农本草经卷一

神农本草经卷二

上品

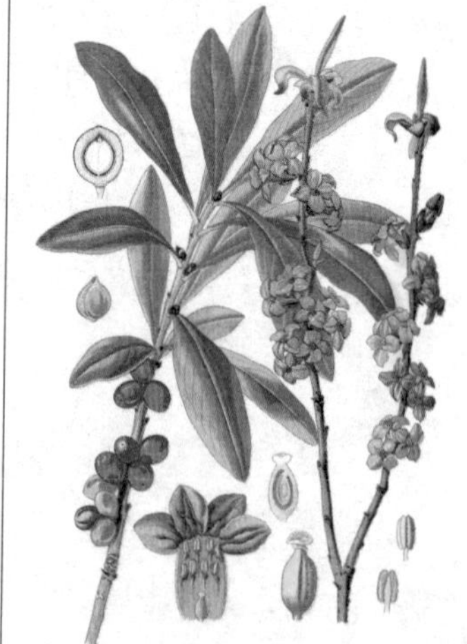

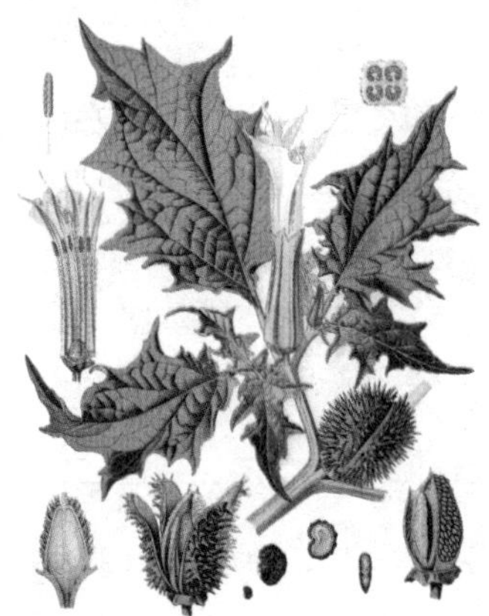

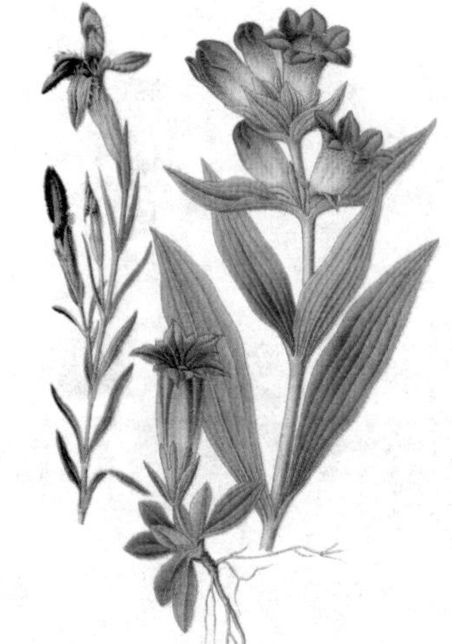

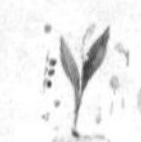

神农本草经卷三 中品

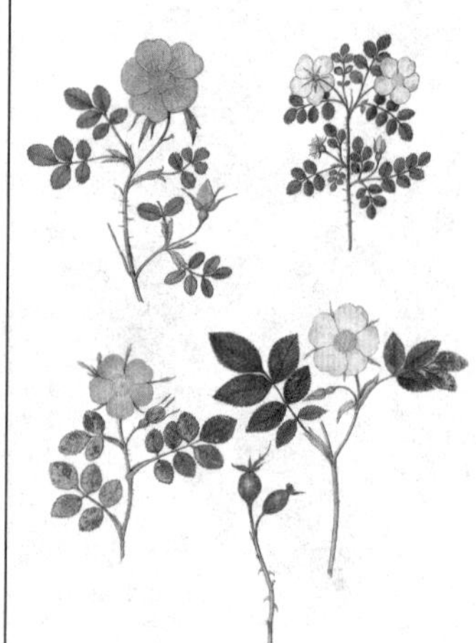

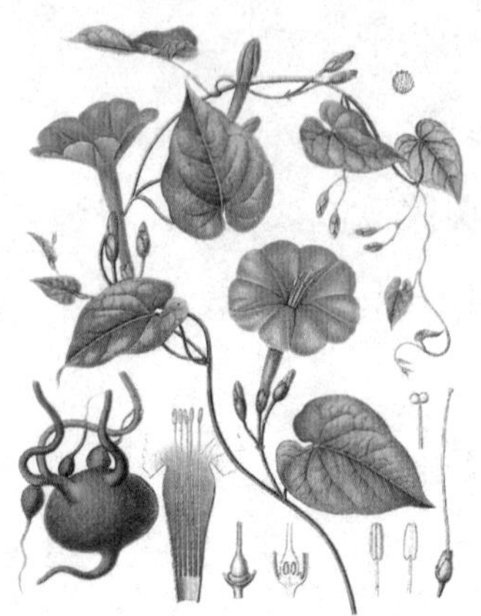

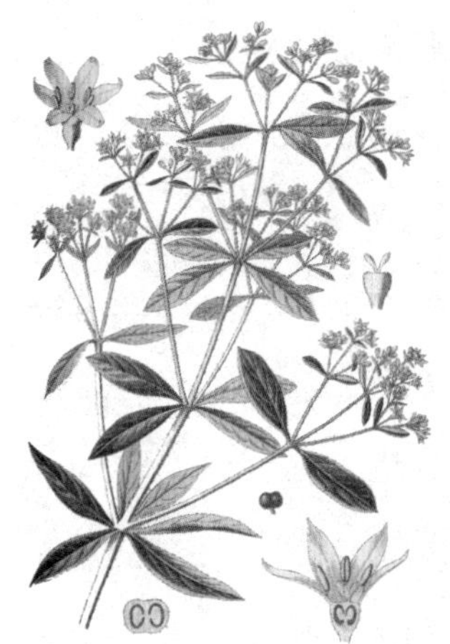

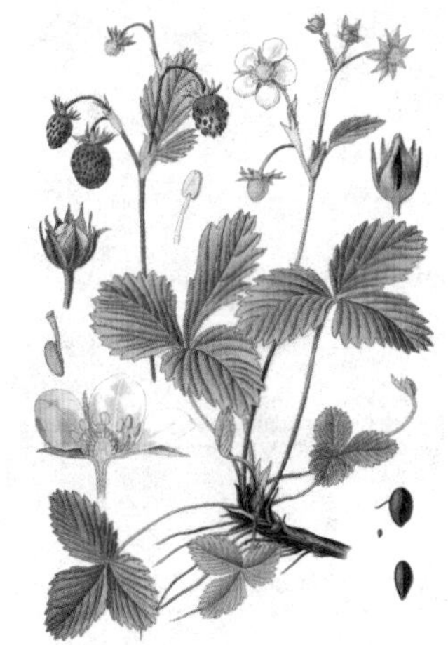

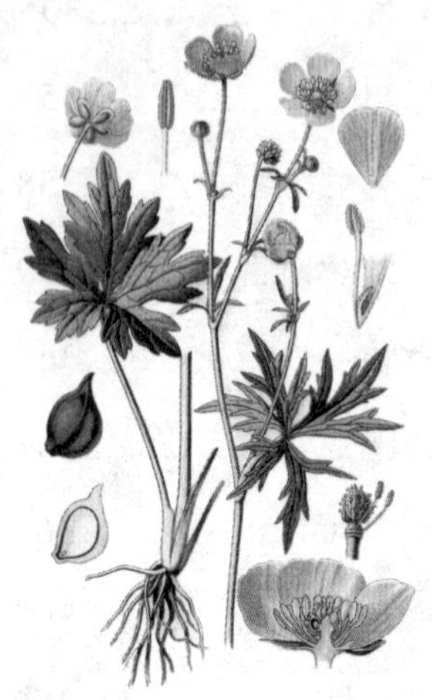

神农本草经卷四

下品

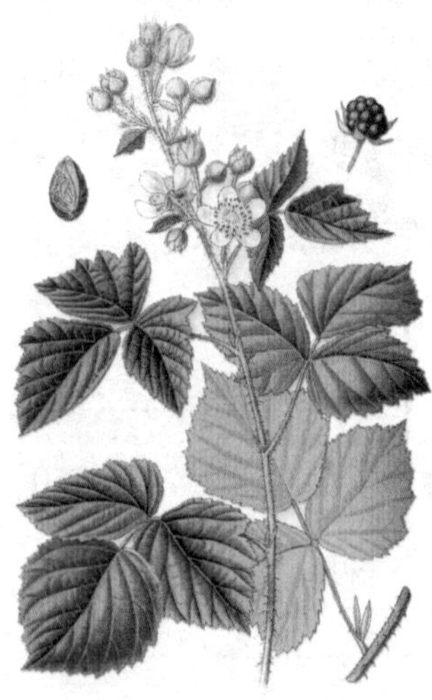

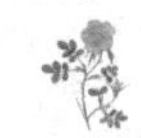
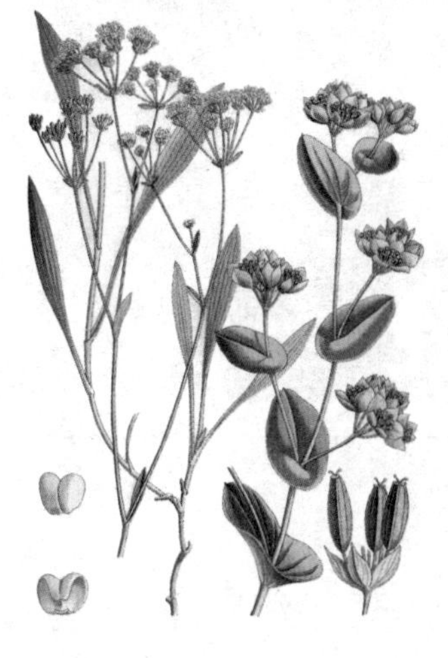

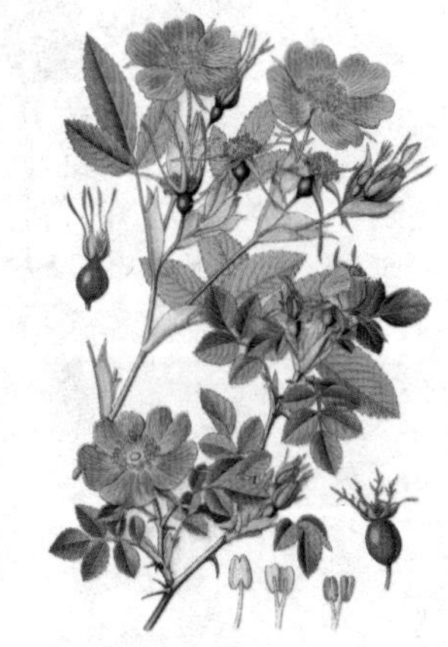

图解神农本草经

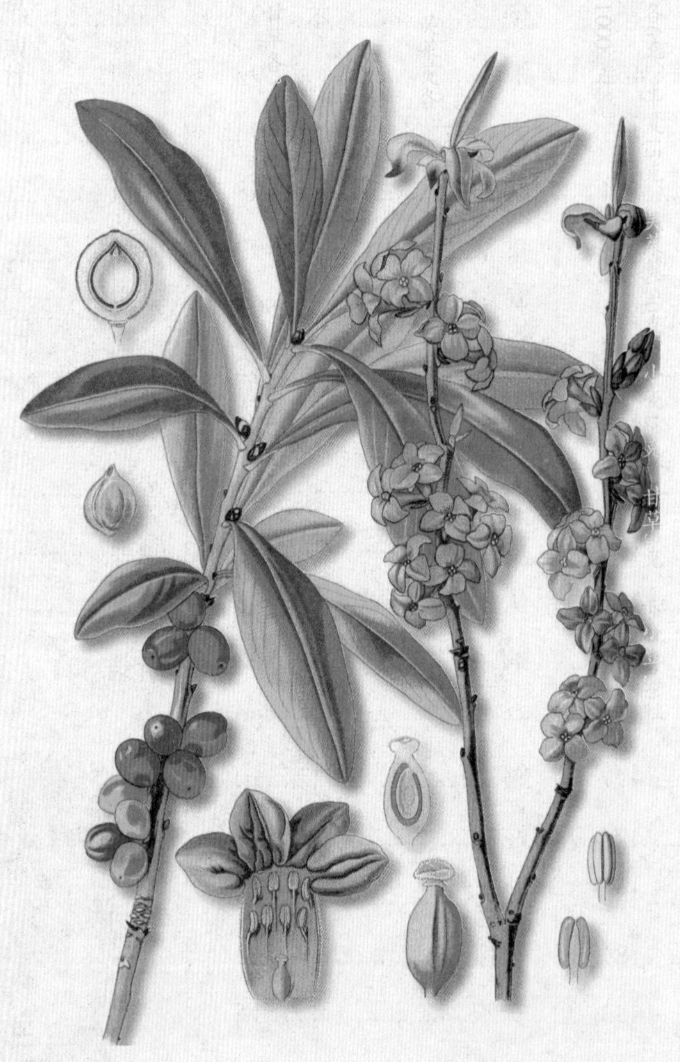

卷一

序 例

《神农本草经》有序例自成1卷，是全书的总论，归纳了13条药学理论，首次提出“君臣佐使”的方剂理论；概括出“单行”“相须”“相使”“相畏”“相恶”“相反”“相杀”七种药物配伍情况，称为七情；还指出丸、散、汤、膏等剂型对药物疗效和病证的影响。

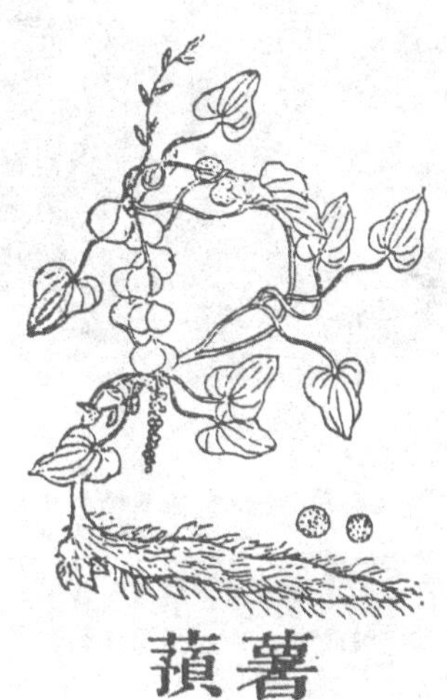

上药一百二十种为君，主养命以应天，无毒，多服、久服不伤人，欲轻身益气，不老延年者，本上经。

【语译】上等的药物有一百二十种当做君药，主要功效为调养性命与天相应和，没有毒，可大量服用，长期服用也不会损伤人。要想使身体轻便、气力增加、延缓衰老、延长寿命，请依据《本经》的卷上。

中药一百二十种为臣，主养性以应人，无毒有毒，斟酌其宜，欲遏病补虚羸者，本中经。

【语译】中等的药有一百二十种当做臣药，主要功效为调养性情与人相应和，这些药有的无毒，有的有毒，使用时应考虑它们是否适宜配伍。如果想消除疾病，补虚损羸瘦，应依据《本经》的卷中。

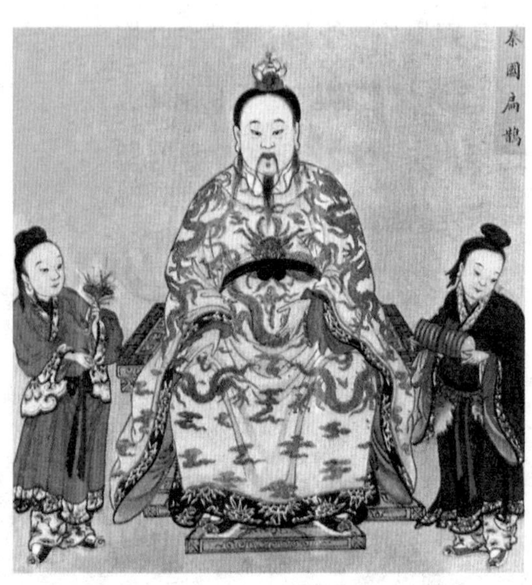

扁鹊像 《先医神像册》 清代

中国古代医药学博大精深，《神农本草经》中以上、中、下三品之分收录了365味药，并对各种药物的名称、性味、有毒无毒、功效主治、别名、生长环境、采集时节等进行了详细叙述。这些药物学的经验成果，已是医学史界比较公认的结论。事实上，当时人们认识和使用的药物已远远不止这些，早在战国时期，神医扁鹊就已遍识百药，并且精通针灸按摩。

下药一百二十五种为佐使，主治病以应地，多毒，不可久服，欲除寒热邪气，破积聚，愈疾者，本下经。

【语译】下等的药有一百二十五种当做佐使药，主要功效为治疗疾病与地相应和，其中多数都有毒，不可长期服用。想祛除寒、热邪气，消散积聚，治疗疾病的人，可依据《本经》的卷下。

三品合三百六十五种，法三百六十五度。一度应一日，以成一岁，倍其数合七百三十名也。

【语译】三品药加起来共有三百六十五种，是依据三百六十五天日月星辰的行度而来。用一行度来应和一天，就组成一年，它的倍数刚好为七百三十种。

药有药物一百二种作君药，有君臣佐使，以相宣摄合和，宜一君、二臣、三佐、五使，又可一君三臣九佐使也。

【语译】药物有君臣佐使之分，选择那些如同下诏书的皇帝一样的药做君药，辅佐皇帝的则为臣药，配合君臣的可做佐药，能协调各药药性的作为使药。比较好的配合应是一味君药，两味臣药，三味佐药，五味使药；也可以用一味君药，三味臣药，九味佐使药。

药有阴阳配合，子母兄弟，根茎花实，草石骨肉。

【语译】药物有阴阳属性结合匹配的原则，他们有着母子兄弟般的关系，如根与茎、花与实、草与石、骨与肉。

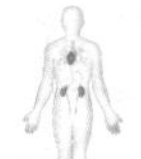

有单行者；有相须者；有相使者；有相畏者；有相恶者；有相反者；有相杀者。凡此七情，合和视之，当用相须，相使者良，勿用相恶相反者。若有毒宜制，可用相畏相杀者，不尔勿合用也。

【语译】各种药物有单用的；有相互促进的；有相互支使的；有相互畏惧的；有相互厌恶的；有相互冲突的；有相互消除毒性的。加起来共有这七种情况。配伍使用时要考虑这七种情形，应该选择相互促进、相互支使的药物合用，这样可起到好的效果，不要将相互厌恶、相互冲突的药配伍。如果药物有毒性，可用相互能够杀死、消除毒性的药物加以缓解，不属于这种情况的，不可配伍应用。

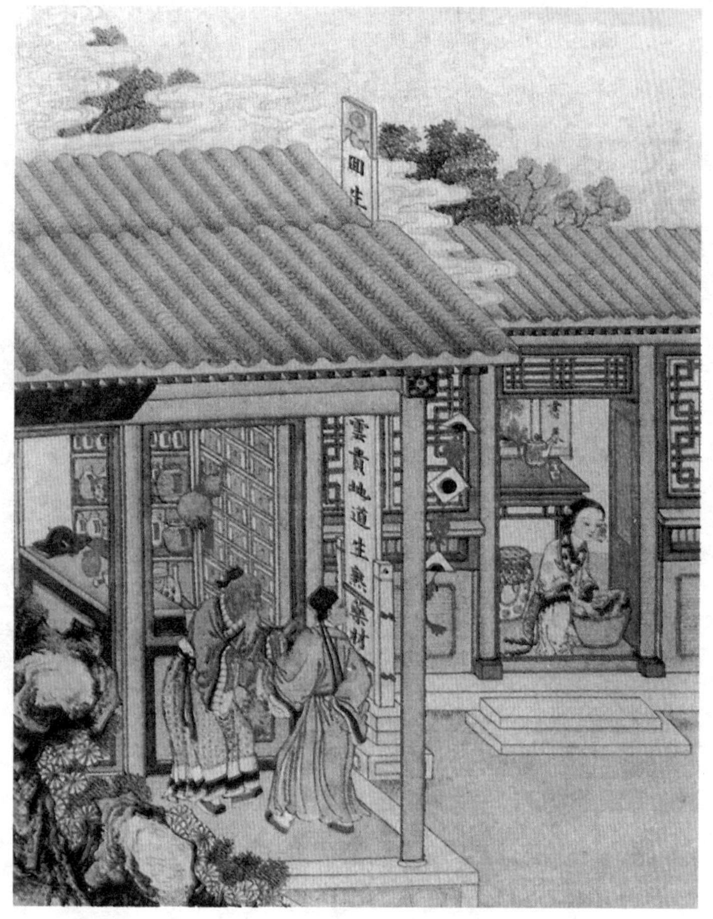

药铺图　　清代

《神农本草经》中首次提出了“君臣佐使”的方剂理论，一直被后世方剂学所沿用。一些常用药的性味主治也渐渐为平常百姓所了解。严重的病证，自然需要请医生诊治，但如果是感冒、腹泻，自己去药铺抓些驱寒、止泻的药，也无不可。

药有酸、咸、甘、苦、辛五味，又有寒、热、温、凉四气及有毒无毒，阴干暴干，采造时月生熟，土地所出，真伪陈新，并各有法。

【语译】药物有酸、咸、甘、苦、辛五种味道，还有寒、热、温、凉四气及有毒、无毒之分，有的药应在阴处晾干，有的则需在阳光下晒干，因而采集、加工制作要适宜季节和月份，分未成熟的和成熟的。地里生长的药物也要分辨真与假，新鲜与陈旧，同时不同药有不同的加工方法。

药性有宜丸者；宜散者；宜水煮者；宜酒渍者；宜膏煎者；亦有一物兼宜者；亦有不可入汤酒者；并随药性不得违越。

【语译】药物的性味有适宜做成丸药的；有适宜做成散剂的；有的适宜用水煎煮；有的适宜用酒浸泡；有的则适宜煎成膏剂；还

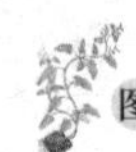

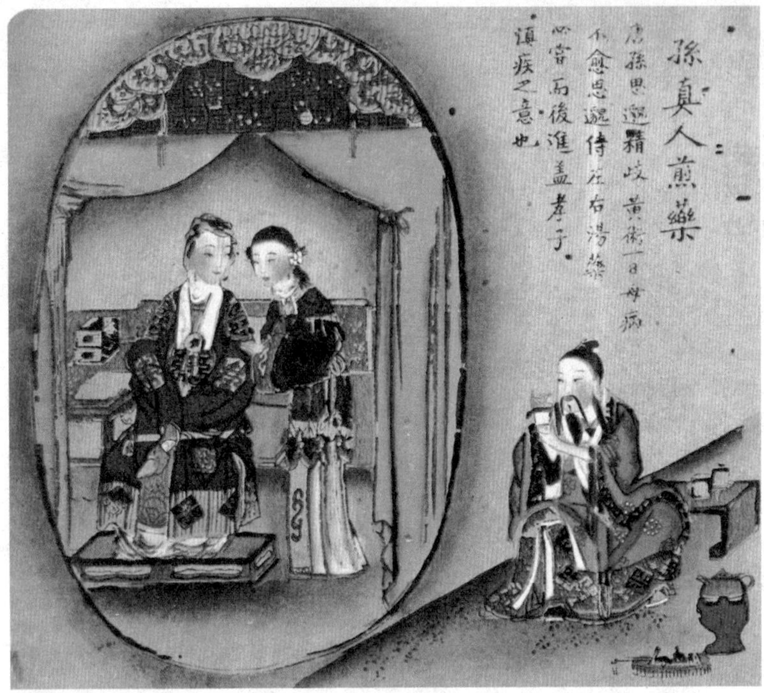

孙真人煎药图 杨柳青年画 清代

《神农本草经》中记述了“单行”“相须”“相使”“相畏”“相恶”“相反”“相杀”七种药物配伍情况，认为有的药物合用，可相互加强作用或抑制药物的毒性，宜配合使用；有的药物合用则会相互减弱药效或产生毒副作用，应避免同用。这种说法对后世影响颇深，唐代的“药王”孙思邈在《千金方》中也重申了这一中医用药法则。

有一种药物适宜几种方法的；也有不能用热水煮和酒泡的。制作时应当根据不同药的性质进行处理，不可违背其制作法则。

欲疗病，先察其源，先候病机，五脏未虚，六腑未竭，血脉未乱，精神未散，服药必活，若病已成，可得半愈，病势已过，命将难全。

【语译】在治疗疾病之前，应当先察看得病的根源，诊得的疾病的关键之处。如果病人五脏没有虚损，六腑没有衰竭，血脉没有散乱，精与神都没有离散，那么服药后一定可以存活；如果病人已经患上严重的疾病，只有一半治愈的希望，但如果病情已经很严重了，则性命难保。

若用毒药疗病，先起如黍粟，病去即止，若不去倍之，不去十之，取去为度。

【语译】如果使用毒药来治病，开始时仅用黍粟那样大的药，疾病消除则用药停止；如果疾病不除，可加倍用药；若还不痊愈就用它的十倍，以病除为标准。

疗寒以热药，疗热以寒药；饮食不消以吐下药；鬼疰、蛊毒以毒药；痈肿疮瘤以疮药；风湿以风湿药。各随其所宜。

【语译】治疗寒病应当用温热药；治疗热病当用寒凉药；饮食不消化可用涌吐、泻下药；鬼疰、蛊毒病则用毒药；痈肿疮瘤需用治疮药；风湿病就用祛风湿药。应根据各药的药性治疗其所适宜的病证。

病在胸膈以上者，先食后服药，病在心腹以下者，先服药而后食，病在四肢、血脉者，宜空腹而在旦，病在骨髓者，宜饱满而在夜。

【语译】在胸膈以上的疾病，应当先吃饭后服药，在胸腹以下的疾病，应先服药后吃饭，在四肢、血脉的疾病，需空腹且在早晨服药，在骨髓的疾病，则应吃饱且在夜间服药。

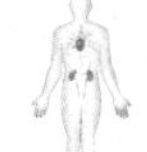

夫大病之主，有中风；伤寒；寒热；温疟；中恶；霍乱；大腹水肿；肠澼；下痢；大小便不通，贲豚；上气；咳逆；呕吐；黄疸；消渴；留饮；癖食；坚积癥瘕惊邪；癫痫；鬼疰；喉痹；齿痛；耳聋；目盲；金疮；踒折；痈肿；恶疮；痔；瘘；瘿瘤；男子五劳七伤，虚乏羸瘦；女子带下、崩中、血闭、阴蚀；虫蛇蛊毒所伤。此大略宗兆，其间变动枝叶，各宜依端绪以取之。

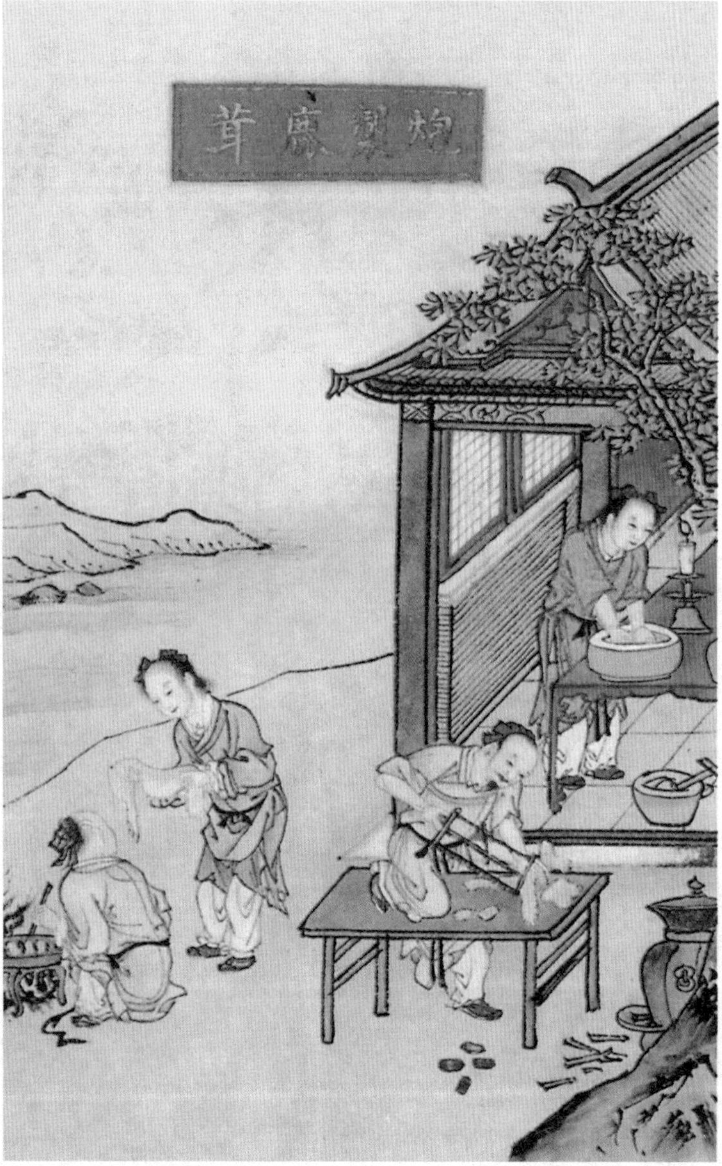

炮制鹿茸图 《补遗雷公炮炙便览》 明代

中医讲究查清病源，对症下药，寒证施以热药，热证施以寒药，毒肿恶疮施以疮药，气虚则补气，阳虚就补阳。其中气虚和阳虚很多人容易混淆，气虚一般指脾气虚和肺气虚，阳虚则多指肾阳虚。鹿茸的补阳功效非常强，可增进体力，强筋健骨。

【语译】大病主要有中风；伤寒；寒热；温疟；中恶；霍乱；大腹水肿肠澼；下痢；大小便不通，贲豚；上气；咳喘；呕吐；黄疸；消渴；留饮；癖食；坚积癥瘕；惊悸；癫痫；鬼疰；喉痹；牙齿痛；耳聋；目盲；金疮；骨折挫伤；痈肿；恶疮；痔；瘘；瘿；瘤；男子五劳七伤引起虚损困乏；消瘦羸弱；女子带下、崩中、血闭、阴蚀、虫蛇蛊毒所导致的病。这些大概是主要的病证，此书中稍微有所变化，各个病证应当根据这个线索来寻找适宜治疗它们的药物。

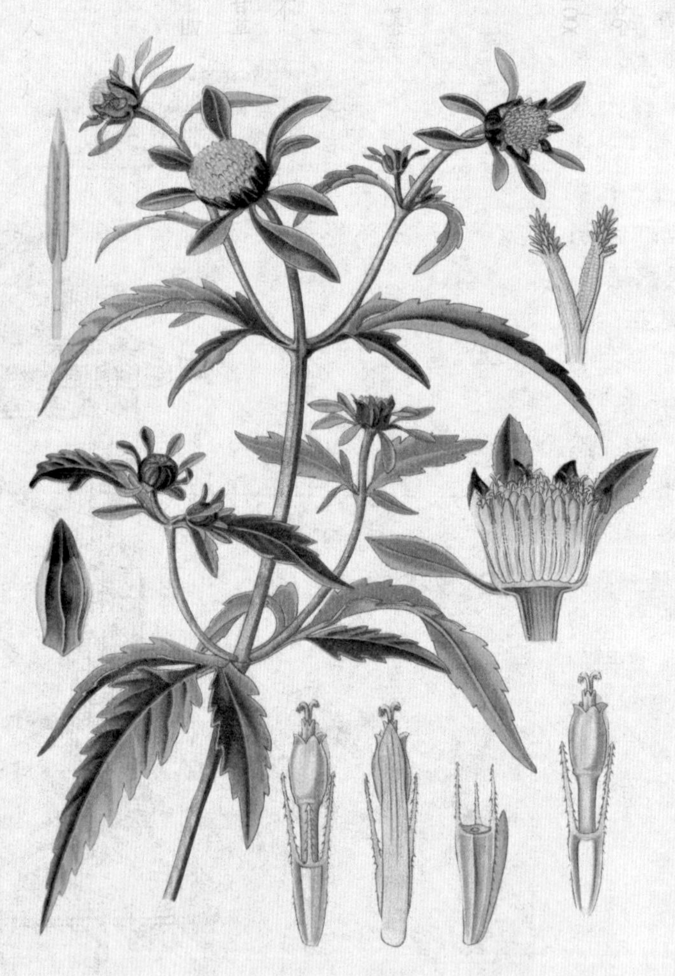

卷二

上品

《神农本草经》的上品药共120种，可做君药，无毒，主养命，大多属于滋补强壮之品，多服久服不伤人，如人参、甘草、地黄、大枣等。

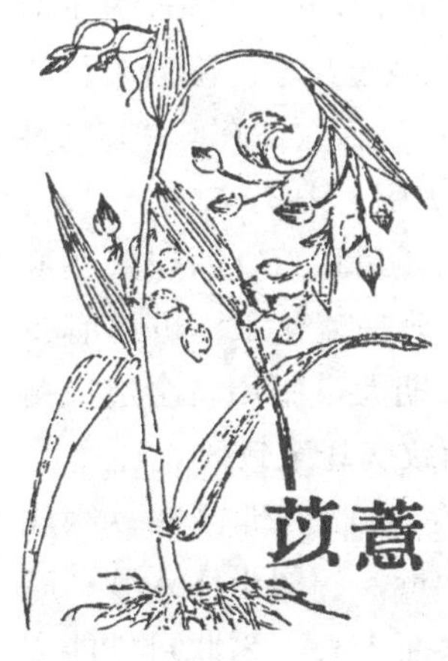

丹砂

《神农本草经》上说：丹砂，味甘，性微寒。主治身体五脏多种疾病，能使精神补养，使魂魄安静；补益气力；使眼睛视物明亮；能杀死妖邪坏鬼。长时间服用能使神志清楚，长寿不老。能化为水银。产于山中深坑处。

砂丹

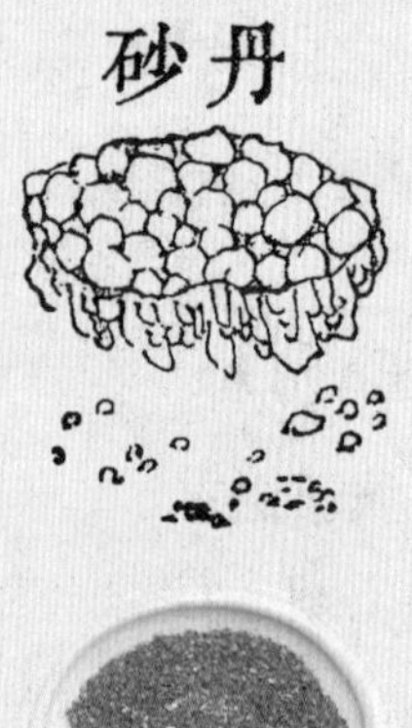

【原经文】丹砂，味甘，微寒。主身体五脏百病。养精神，安魂魄，益气；明目。杀精魅邪恶鬼。久服通神明不老。能化为汞。生山谷。

【释名】丹砂，就是朱砂。它在非常古远的年代就被我们的先民所使用了。2500多年前的《山海经》，就记载过丹砂。

丹砂，就是朱砂。它在非常古远的年代就被我们的先民所使用了。2500多年前的《山海经》，就记载过丹砂。随着时代的推移及应用的不断广泛，它又有了许多的雅名：神砂、日精、太阳、朱雀等。传说以古时湖南辰州所产的质量最好，所以又叫辰砂。丹砂的主要成分是硫化汞，也含有少量游离态的汞，长期大量服用就会造成蓄积性汞中毒，从而致病甚至致死。

《本经》认为：丹砂药性微寒，寒属水而入肾；味甘无毒，甘属土而入脾；颜色为赤，赤色属火而入心。因此丹砂能主治身体五脏百病，是平和的药物，但凡身体五脏的病证，都可服用而无顾忌。由于药气进入心肾，心肾得到调理而相交，心肾相交就自然保养了精神，从而又使魂魄安宁。丹砂味甘而补脾，补脾就会增益元气。又由于丹砂属于“金石”类药，金有光泽而能鉴物，所以有明目的效能。色赤象征火，火能照物辟阴邪，所以又能“杀精魅邪恶鬼”。又因为丹砂能使肾水升而心火降，形成心肾相交，所以久服此药，便能延年不老。

另外，《本草纲目》中认为它还能益气明目，杀精魅邪恶鬼；通血脉，止烦满消渴，悦泽人面；除中恶腹痛，毒气疥瘘诸疮；镇心，主尸疰抽风。润心肺；解胎毒痘毒，驱邪疟等。临床上，丹砂的医疗效用主要表现在两个方面：内服用以镇静安神，治心悸怔忡、失眠烦躁、惊痫、癫狂等病证；外用则有解毒、辟邪的作用。古人曾有“诸痛痒疮皆属于心”的记载，认为血中有火热可生毒疮、痈肿等症。丹砂能清心热，因此是常用的清热解毒药品。

丹砂主要化学成分是硫化汞（HgS），在我国湖南、贵州、四川等地都有出产，古时以辰、锦二州石穴中出产的为上品，交、桂出产的为中品，衡、邵出产的为下

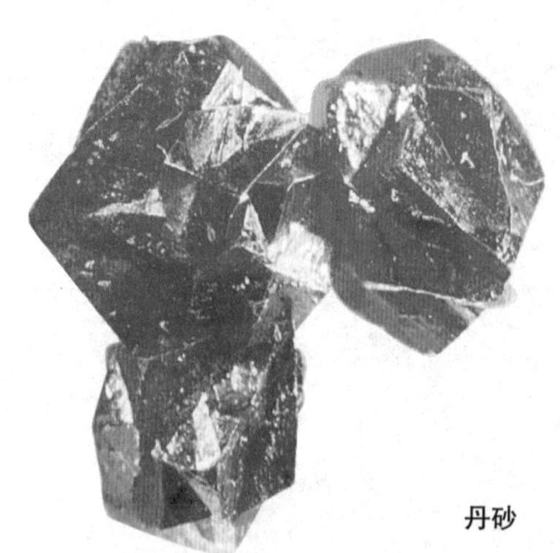
丹砂

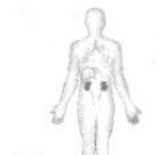

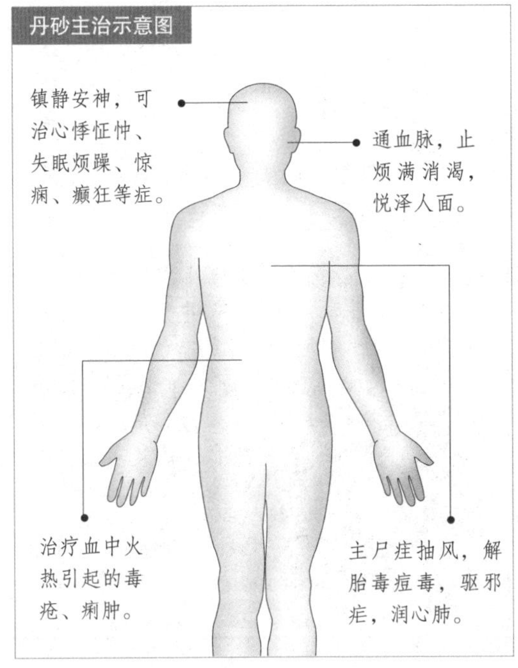

品。一些下品丹砂、石砂掺杂，因此不能服用，一般多用作染料。丹砂的粉末呈红色，可以经久不褪，用这种颜料染成的红色非常纯正、鲜艳。1972 年，长沙马王堆汉墓出土的彩绘印花丝织品中就有不少花纹是用朱砂绘成的，虽历经两千多年，织物的色泽依然鲜艳无比。

丹砂另一个重要的用处就是作为炼丹的主要材料。中国古代的炼丹活动起源于公元前 3 世纪，核心内容是通过人工方法制作既可以使人长生不死，又能用于点石成金的丹药。这里所说的“丹”原本即指丹砂，后被泛指各种“长生药”或“点金药”。《本经》和《本草纲目》都认为丹砂能使肾水升而心火降，形成心肾相交，因此长久服用，便能延年不老，于是丹砂便成为古代炼丹材料的不二之选。然而实际上，丹砂中含有少量游离态的汞，长期大量服用就会造成蓄积性汞中毒，从而致病，甚至致死。东汉郑玄在其《周礼》中早就指出，“丹砂见火，则毒等砒霜，服之必毙”，而且把它列为“五毒之石”的一种。历史上，许多皇帝如晋哀帝、唐宪宗、唐穆宗等，就是由于服食含有丹砂的“不老丹”而中毒身亡。

中国的炼丹文化

中国炼丹术发源自古代神话传说中长生不老的观念，较早的炼丹活动起源于公元前3世纪，到东汉时期，方士们的神仙思想发展成为道教，炼丹的风气便深入民间。由于“长生不老”的巨大吸引力，上至帝王将相，下至山野散人，对炼丹皆趋之若鹜，逐渐地发展出一套独特的炼丹文化。炼丹术士们在尝制长生不老药的同时，将化学与医药学紧密地联系在一起，因此许多著名的炼丹家同时是大医药家。这幅《葛洪炼丹图》所绘的即为东晋著名的炼丹家葛洪。他所著的丹书《抱朴子·内篇》集魏晋炼丹术之大成，是最重要的炼丹术专著之一。丹砂是炼丹的主要原料之一，其他常见原料还有：雄黄、白矾、曾青、慈石。

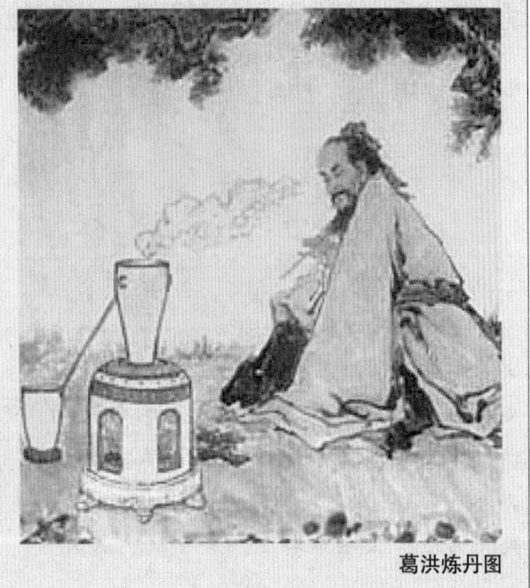
葛洪炼丹图

【治疗方剂】（仅供参考）

治心神不安、怔忡失眠

朱砂安神丸： 朱砂30克，黄连45克，当归、生地、甘草（炙）各15克。上药研成细末，汤浸后蒸饼做成黍米大小的丸，每次服15丸。

治咽喉肿痛

丹砂散： 丹砂（研，水飞）0.3克，芒硝45克。上药均匀，不时吹入喉中。

预解痘毒

初发时或未出时，取朱砂末 1.5 克，用蜜水调服。令多的变少，少的化无，重者变轻。

治癫痫狂乱

归神丹： 取猪心2个，切碎放入大朱砂62克、灯心草93克，用麻扎好，放在石器里煮1小时，取砂研末，与62克茯神末混合，加酒、糊做成梧桐子大小的丸。每次用麦门冬汤送服9~15丸；病情严重的，可用乳香、人参汤送下。

治木蛭疮毒

南方多雨，有物为木蛭，大类鼻涕，生于古木之上，闻人气则闪闪而动。人过其下，堕人体间，即立成疮，久则遍体。唯以朱砂、麝香涂之，即愈。

云母

《神农本草经》上说：云母味甘，性平，主治肌肉麻痹得如同死人；伤于风邪有发冷发烧；身体像坐车船般不能稳立，眩眩晕晕等症状。还能除风邪，安五脏，益子精，使眼睛视物清楚。久服可使身体轻便灵巧，寿命延长。云母也叫云珠、云华、云英、云液、云砂、磷石，产于高山的坑穴、石头中。

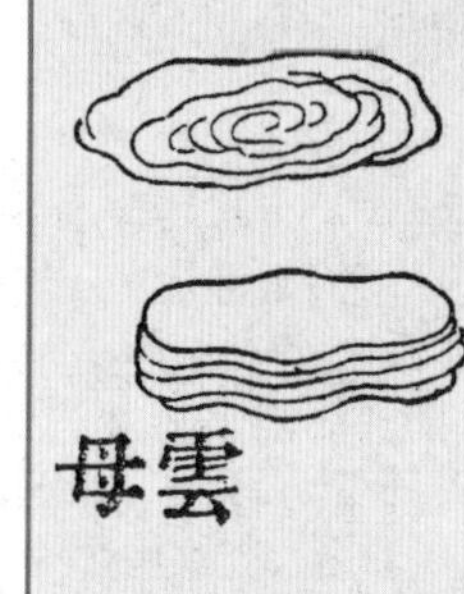

【原经文】云母，味甘，平，主身皮死肌中风寒热，如在车船上，除邪气；安五脏；益子精；明目。久服轻身延年。一名云珠，一名云华，一名云英，一名云液，一名云砂，一名磷石。生山谷。

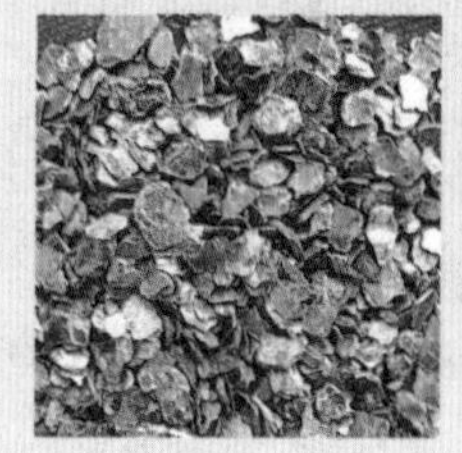

【释名】云母，就是云母石，是硅酸盐类矿石，作片成层，表面光滑，有金属光泽。主要是白色、黑色，带有深浅不一的条纹。

《本经》认为，云母味甘，性平。能治疗全身皮肤的疾病，还能改善皮肉没有知觉的症状，及消除因外感风邪而全身忽冷忽热，好像乘车坐船一样坐立不稳的症状。云母还可祛除环境中的各种致病物质，能安利五脏，协调脏腑功能活动；补益人体精微的营养物质，补肾强精，增强男子的性能力；还可治疗眼病，增强视力。长期服用，能使身体轻捷灵便，益寿延年。

中医认为，云母色白属金而入肺，所以临床上适用于肺痨咳嗽气喘、吐血咯血等由风寒引起的疾病。因肺主全身皮毛，所以云母又有止血敛疮、帮助皮肤新陈代谢的作用。同时，云母味甘而入脾，脾为气血生化之源，所以它又有去除死肌和促进肌肉生长的作用。因为肺主全身之气，脾为气血生化之源，而云母可使肺脾双补，自然气血充盈，邪气退避，精力旺盛而令人多子。又因云母光华如鉴，所以《本经》称它有明目之效。

另外，云母内服可治疗痔疮，外涂可

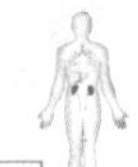

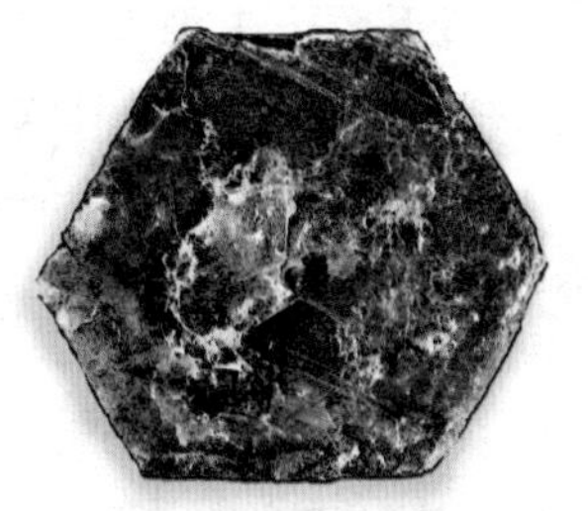

云母

"治金疮及一切恶疮"，及治疗带下、石淋、赤白痢、风癞等，还可治疗风疹遍身及风热汗出。古人认为它还能治疗五劳七伤、虚损少气，能止痢，久服令人容颜悦泽而不老，能耐寒暑，使人聪慧。此外，《本草纲目》中还记述了云母防腐的例子，将云母放入棺中，可使死者多年容颜不改。

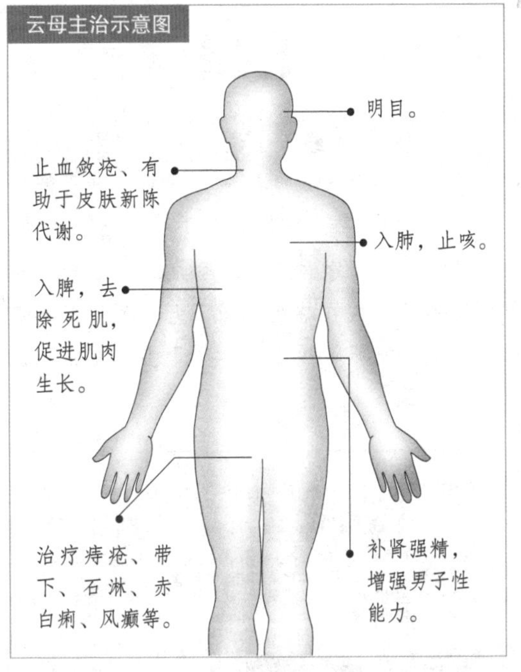

【治疗方剂】（仅供参考）

治痰饮头痛

云母粉（炼过）62 克，恒山 31 克。上药研末，用汤送服，取吐。

治小儿下痢

取云母粉 15 克，煮白粥调食。

治小便淋疾

取云母 9 克，用温水送服。

治风疹遍身

煅 62 克云母粉，清水调服。

中国的墓葬文化

中国的墓葬是伴随华夏文明诞生而同步发展的。从旧石器时代山顶洞人的下室葬地，到新石器时代仰韶遗址的公共墓地，再到后世中规模宏大、陪葬品惊世的帝王陵墓，中国的墓葬文化源远流长。

当墓葬作为一种形式出现后，从葬式、葬具、葬地的选择，以及随葬物品的种类、多寡，都反映出古人对墓葬的重视。古人在墓室中放置大量饰物、器物、俑，作为给死者的陪葬；王侯贵族的墓葬还使用寝、墓厥、墓碑、石雕、华表、石望柱等，既显示了高贵的身份，也是对死后依然享有荣华的祈望；有的墓壁还挂上画有墓主人升天的帛画，祝愿逝去的人得道成仙；一些棺木中还放置防腐干燥的药材，希望死者死后容颜不改。后世出土的墓葬中，的确存在几处墓穴打开后，死者容貌保存完好的现象，让人不得不惊叹古人的防腐术。古人多配用性味干燥的药石用以棺木防腐，其中云母就是最常用的。

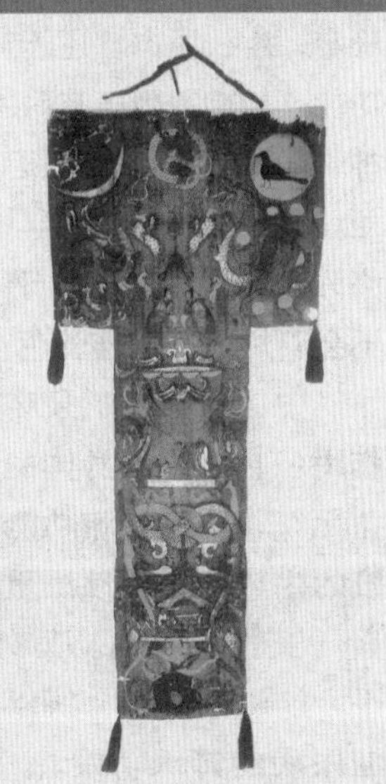

升天图 马王堆墓帛画　湖南省博物馆藏

玉泉

《神农本草经》上说：玉泉味甘，性平，主治五脏多种疾病，能使筋柔韧，使骨骼强健，使魂魄安和，使肌肉增长，增加气力，长时间服用可忍耐寒暑，耐饥渴，延缓衰老如同神仙。人在临死前服五斤，死后多年色泽不变。玉泉又叫玉札，产于山中有流水的地方。

【原经文】玉泉，味甘，平。主五脏百病，柔筋强骨，安魂魄，长肌肉，益气。久服耐寒暑，不饥渴，不老神仙。人临死服五斤，死三年色不变。一名玉札。生山谷。

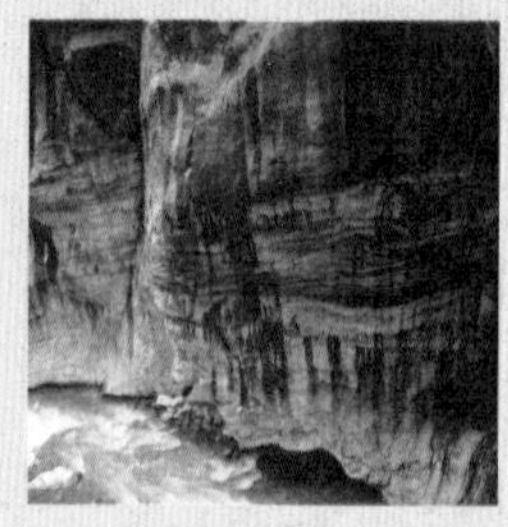

【释名】玉泉，又叫玉液，《神农本草经赞》中认为还有一名为玉屑，是玉的精华，色白而明澈，可以化之为水，所以有玉泉、玉液的名称。

《本经》说玉泉味甘，性平，能调理五脏的各种疾病，使筋骨柔韧强健，使人精神稳定，生长肌肉，还能补益元气，增强脏腑功能。长期服用还有耐冷耐热、不觉饥渴的神奇效果。玉泉能推迟人的衰老，延年益寿。最为神奇的是，《本经》提到人如果在临死前服用玉泉 2.5 千克，死后 3 年尸体不会腐烂，甚至连脸色都不会改变。

中医认为，玉泉味甘性平，有补益的作用。它能滋润身体的各个脏腑器官，补益元气，增进脏腑功能活动，促进体内水液的生成。它质性沉重，所以能镇惊、降火、安神、定魂。另外由于玉泉味甘性平，能滋润心肺，所以还有治疗消渴，即糖尿病的特殊功效。《海药本草》中有这样的记载："白玉……主消渴，滋养五脏，止烦躁。"《本草纲日》中还记载，玉泉可以治疗妇女带下十二种病（包括各种妇科病），并除气癃，使人耳聪目明，还可治疗瘀血。

李时珍认为，服食玉泉未必能令生者不死，只会使死者不朽。汉代的制度规定，帝王将相死后要放置在珠襦玉匣里。在进行考古挖掘时，人们发现地位高贵者的坟墓里通常都有金玉珠宝等陪葬品，这里也包含防腐的因素。但现在已经没有服玉泉的人了，因此服玉泉是否真的能避免尸体腐化也难以验证。

【治疗方剂】（仅供参考）

治目翳

将玉泉研细，用水冲服。

治弦癖鬼气，时而疼痛，心下烦闷难忍

取赤玉、白玉各等份研成末，制成梧桐子大小的药丸，大人和孩子都是每次用姜汁送服 30 丸。

玉泉主治示意图

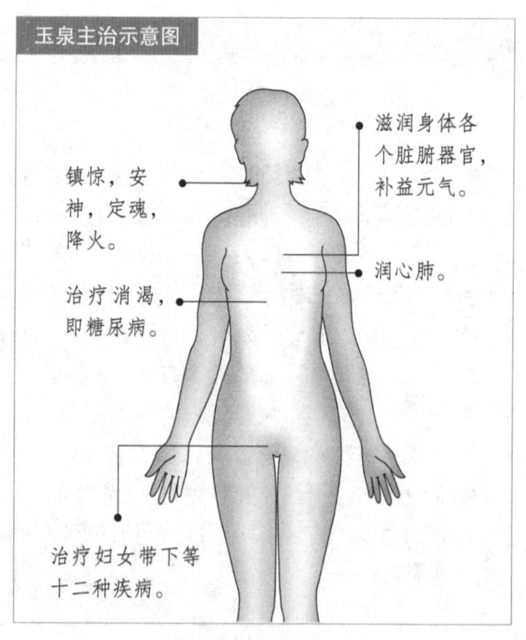

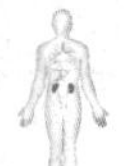

石钟乳

《神农本草经》上说：石钟乳，味甘，性温，主治咳嗽气逆；可补益精液；并使眼睛清明，使五脏充实；使许多关节、窍道通利；使乳汁涌出而下。石钟乳产于大山的深坑而有流水的地方。

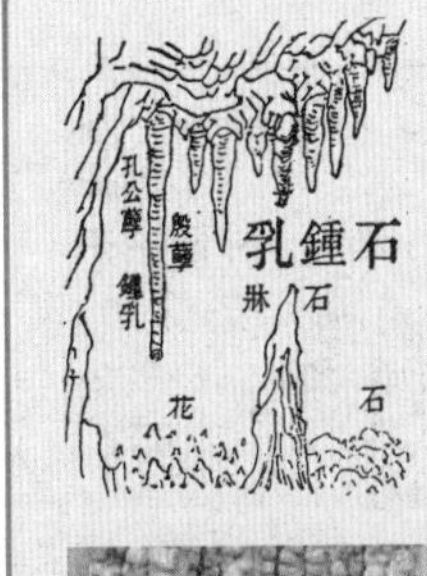

【原经文】石钟乳，味甘，温。主欬逆上气；明目，益精，安五脏；通百节，利九窍；下乳汁。一名留公乳。生山谷。

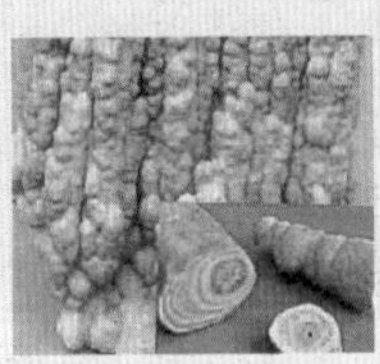

【释名】石钟乳，又叫钟乳石、滴乳石，是钟乳状天然碳酸钙岩石。据说以莹白中空，形如鹅翎管的最好，所以又叫鹅管石。

《本经》说，石钟乳味甘，性温，主治咳嗽气喘，也可用于治疗眼病，能增强视力，补益人体所需的营养物质，增强男子的性功能；还有安利五脏，协调脏腑功能的作用；它还能通利九窍（即两耳、两目、两鼻孔、口、前后二阴）。另外，它对乳汁不下也有疗效。

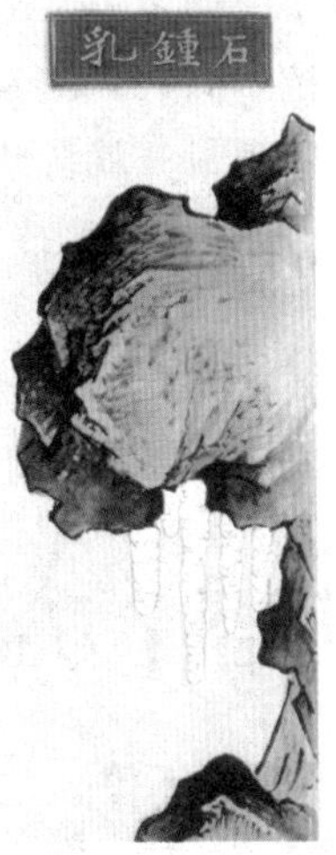

石钟乳

中医认为，石钟乳药性甘温，能入肺、肾、胃诸经。入肺可治疗肺虚咳嗽，咳痰喘急，入肾则能壮阳纳气，治疗阳痿、遗精、两目昏暗等症状。入胃则能补益元气，治疗乳汁不下。因为它药气温而通肝，所以又有明目的效能。石钟乳本性通达，因而又能通利九窍和四肢百节，能治男女阴蚀疮和腰冷膝痹等肢体关节病证。

《本草纲目》认为石钟乳能益气，补虚损，疗脚弱疼冷、下焦伤竭并强阴。久服延年益寿，容颜润泽，可令人有子。关于石钟乳能壮阳益精的功效，李时珍引用

竹林七贤图（局部）

早在春秋战国时期，人们已经开始服用石药，以求益气养神、精神勃发，此风一直延续到汉朝。说起石药就不能不提“五石散”，也称“寒食散”，一般认为是由东汉张仲景发明的。称它“五石散”，因为它是石钟乳、紫石英、白石英、石硫黄、赤石脂五味石药合成的一种中药散剂；而又称其为“寒食散”，则是因为服用此药后，必须吃冷食来散热而得名。不过因为“五石”皆为燥温之物，服后五内如焚，仅靠“寒食”散发药性是远远不够的，还要出门疾步行走出一身汗，以催发药性；另外，由于药性燥热，必须穿宽袍大袖的衣服，甚至在室内赤身裸体。服石药之风在魏晋达到了巅峰，图中竹林七贤宽袍大袖的飘逸风姿，和服食石药是有一定关系的。

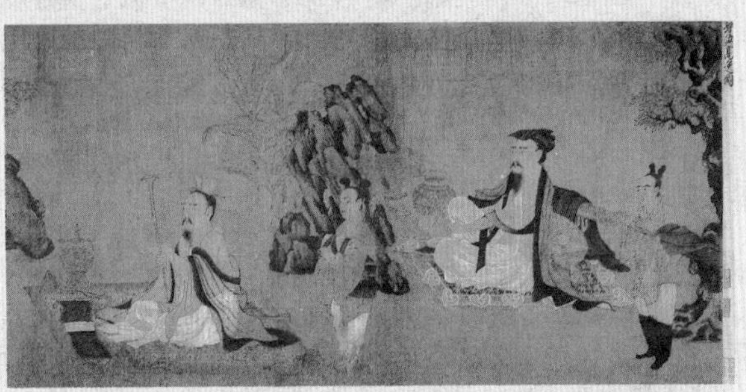
竹林七贤图（局部） 唐代 绢本设色 上海博物馆藏

了“种树书”的例子进行说明，即在树上挖个洞穴，放入少许石钟乳粉，然后将洞穴密封，就会使果实丰硕而味美。还有说法认为，在老树的根皮之间放置少许石钟乳的话，老树就会焕发生机，变得葱郁。树犹如此，何况于人？因此古人相信石钟乳能益气壮阳，令人有子就不奇怪了。

【治疗方剂】（仅供参考）

治急喘不停

钟乳粉 15 克，蜡 62 克。上药调匀，蒸在饭甑里。蒸熟取出，合成如梧桐子大小的药丸。每次服一丸，用温开水送下。

治吐血损肺

取钟乳粉 6 克，每次用糯米汤送下。

治乳汁不通（气少血虚，脉涩不行，故乳少）

钟乳粉 6 克，用漏芦煎成的浓汤送下。又方：钟乳粉、通草各等份。上药研末，每次取 4 毫升，用米汤送服，一天三次。

石钟乳主治示意图

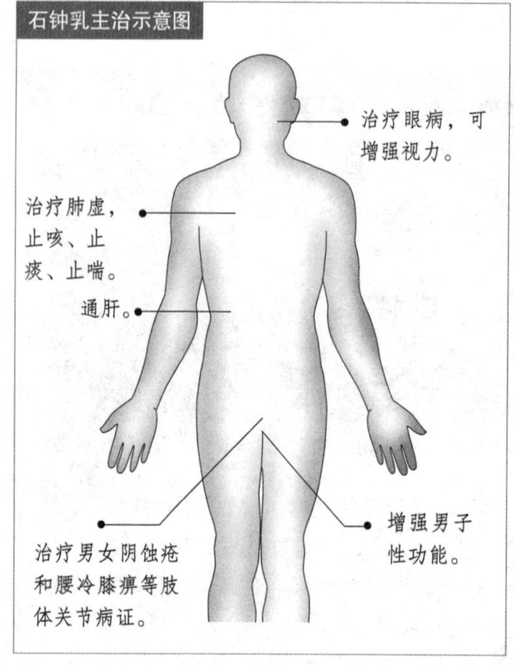

矾石

《神农本草经》上说：矾石，味酸，性寒，主治发冷、发热泄泻，痢疾；白色物流下，阴器部位腐烂；恶疮；眼睛痛；能使骨齿坚硬。其用水洗后煮食物，食之可使身体轻便，延缓衰老，增加寿命。矾石也叫羽涅，产于山中的深坑处。

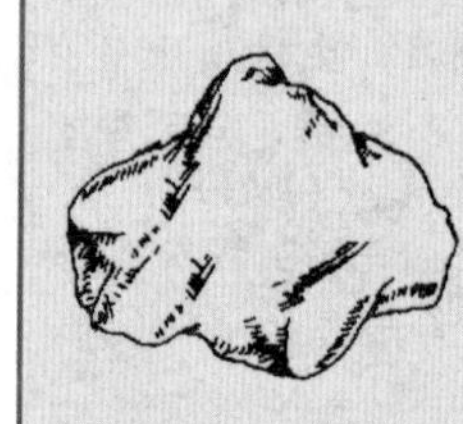

【原经文】矾石，味酸，寒。主寒热泄痢；白淫；阴蚀；恶疮；目痛；坚骨齿，炼饵服之，轻身不老增年，一名羽涅。生山谷。

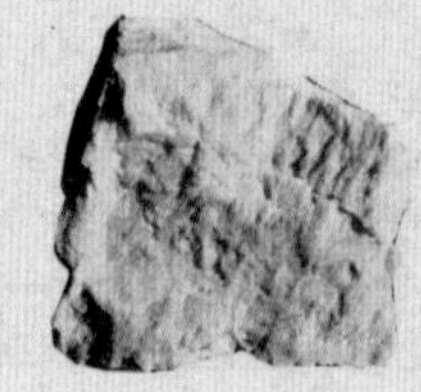

【释名】矾石，亦名涅石、羽涅，为矿物明矾石提炼而成的结晶体。煅枯者称为巴石，轻白者名叫柳絮矾。

《本经》认为，矾石味酸，性寒。主治因泻痢而忽冷忽热的症状；也用于女子白带由阴道直漏而下的异常病证，以及外阴及阴道瘙痒溃烂等妇科炎症；还能强筋壮骨，坚齿明目。

矾石味酸涩，性寒，归经大肠，内服有很强的收涩敛肠、止泻痢的作用，所以《本经》用它来主治寒热泻痢。后世的止泻方药，也多以矾石作为主要药物；到了近代，常用它来治疗慢性菌痢及久泻不止，都取得了很好的疗效。矾石的收敛之性，除了止泻，内服还可止血，常用于外伤出血、便血、女子非经期阴道流血等各种出血症。矾石因善燥湿，还可治疗湿热黄疸。矾石外敷时常需煅用，即用枯矾，因枯矾具有很强的燥湿止痒、清热消

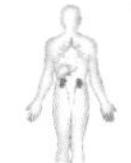

肿、解毒杀虫的作用，而适用于痈肿疮毒、湿疹、疥疮、口舌生疮、耳中流脓、女子外阴炎及阴道炎等症。此外，生明矾内服还可祛除风痰，适用于风痰壅盛而造成的癫痫或精神失常等症。现代药理学研究证明，矾石对多种细菌有抑制作用，并有明显地抗阴道滴虫的作用。此外，它还具有很强的收敛能力，对出汗过多、白带过多、溃疡、局部创伤出血等有很好的疗效。现代医学在临床上常用明矾注射液治疗痔疮、脱肛，用明矾溶液滴耳治疗中耳炎，蘸棉球塞鼻治疗鼻出血等，都取得了令人满意的效果。不过，大剂量明矾内服有很大的刺激性，会引起口腔、喉头烧伤，产生呕吐、腹泻、虚脱，甚至死亡，所以内服时需慎重。

【治疗方剂】（仅供参考）

治赤目风肿

用甘草水磨明矾敷眼睛上，或用枯矾频擦眉心。

矾石主治示意图

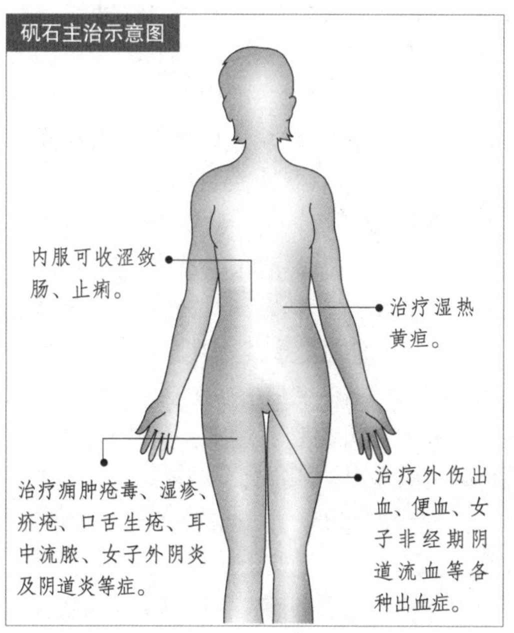

消石

《神农本草经》上说：消石，味苦，性寒。主治五脏积聚的热邪，胃中胀满而不通，能清除积聚的水和饭，把糟粕推出去，纳进新的营养物质，以祛除邪气。用水煮消石，可使之纯净得像白色脂肪。久服可使身体轻巧。消石也叫芒硝，产于山中深坑且有水的地方。

消芒

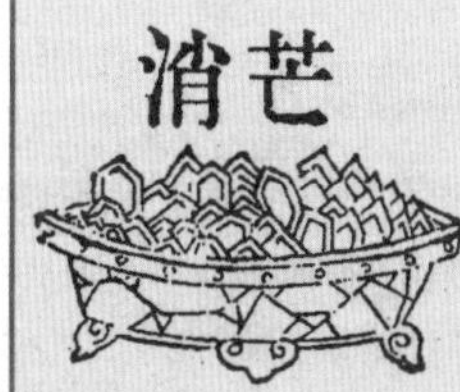

【原经文】消石，味苦，寒。主五脏积热，胃胀闭，涤去蓄结饮食，推陈致新，除邪气。炼之如膏，久服轻身。一名芒硝。生山谷。

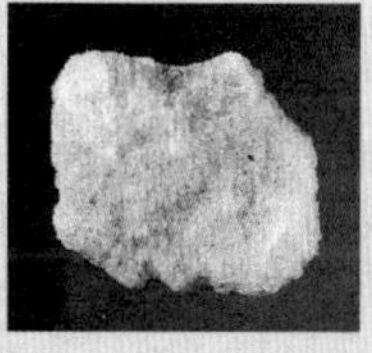

【释名】消石，为矿物硝石经加工后的无色透明晶体或白色粉末，一名火硝，主要成分为硝酸钾或硝酸钠。

《本经》说，消石味苦，性寒。主治五脏中热邪积聚而造成的胃脘胀实，大便秘结等病证。因它有涤荡宿食的功能，所以可通过泻下而排除腹中陈腐之物，从而接纳新鲜食物。它还有驱除空气中有毒物质侵入五脏的功能。

中医认为，消石味苦咸，性寒。咸能软坚，苦可降泻，因而有破坚散结，利尿泻下，解毒消肿的作用。也正因为此，《本经》用它治疗五脏积热，胃脘胀实疼痛等症。宿食涤荡而去，新食自然可纳了，这就是《本经》“推陈致新”的道理。另外，《本草纲目》认为，消石属火，味苦微咸，因而又是“水中之火”，除了能破积散壅，还能消散三焦火邪，调和脏腑虚寒。此外，消石还能治腹胀，能破除瘀血，还能根治颈淋巴结核。

然而，现代医学研究证明，消石有毒，长期或大量服用会刺激消化道及肾脏，不仅不能像《本经》中说的使人轻身长寿，反而还会引起血色素变性或肾炎，甚至有可能损害人的性命。

【治疗方剂】（仅供参考）

治恶疰心腹痛如刀刺，胀满欲死

硝石丸：消石187克，大黄（另研）250克，人参、甘草各93克。上药研为细末，用蜜调成麻子大小的丸，每次用热粥送服5丸。

治心胃间热、烦闷、口干渴

五石汤：寒水石、消石、赤石脂、龙骨、牡蛎、甘草、黄芩、栝蒌根各1.5克，知母、桂心、石膏各0.9克，大黄0.6克。上药用七升水煮取三升，分成四服，白天三次，夜间一次。

消石主治示意图

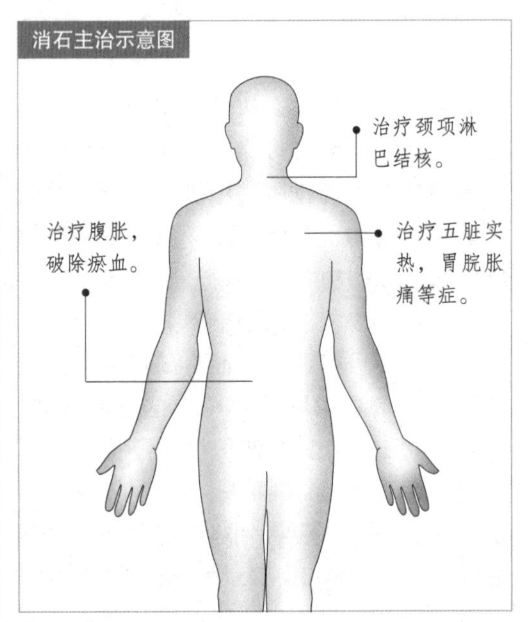

朴消

《神农本草经》上说：朴消，味苦，性寒。主治多种疾病，能够除时冷时热之症；并驱逐六腑之积聚，及久聚不散而难治愈的肿瘤痞块。用水煮成糕饼状再吃它，可使身体轻巧如神仙。朴硝产于大山有深坑的地方。

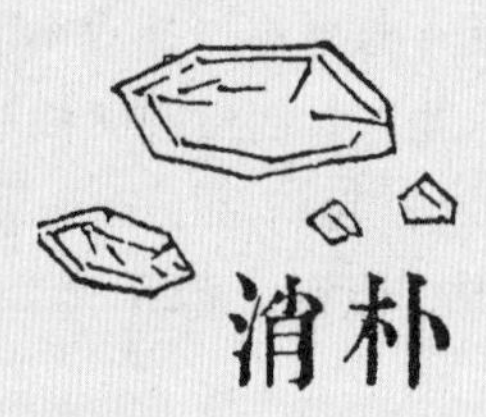

【原经文】朴消，味苦，寒。主百病，除寒热邪气，逐六腑积聚，结固留癖，能化七十二种石，炼饵服之，轻身神仙。生山谷。

【释名】朴消的主要成分是硫酸钠，是用含有硫酸钠的矿物经过初次煎炼，结在盆底的粗硝；结在上面，有细小锋芒的为芒硝。将芒硝与萝卜同煮后的结晶物为玄明粉。

《本经》说，朴消味苦，性寒，主治各种病症。它善于祛除寒热及环境中的各种致病物质，消除六腑中气血郁结造成的腹内结块或两胁结块，而且能改善这类结块长时间不愈的状况。它还能消除人体内各种各样的结石。

中医认为，朴消味咸、苦，其气大寒，归胃、大肠、三焦经。味苦性寒，则能清热泻下，咸则能软坚润燥，其质重浊，其性善消，因而可涤荡三焦中一切有形之物，清除一切瘀滞，可泻除邪热所积的瘀血、停痰，也能扫除肠胃中的宿食、积垢。

现代医学认为，硫酸钠会在肠内形成高渗，从而阻碍了肠内水分的吸收，使得肠内因保持大量水分而发生稀释，并因肠容增

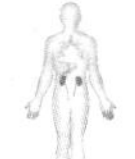

大，大肠蠕动亢进而致腹泻。所以凡是肠内有燥粪、大便秘结、发热昏沉、腹痛胀满、痢疾等实热之症，都可以用朴消来治疗。另外，外用能治疗热毒壅盛所致的口舌生疮、咽喉肿痛、目赤肿痛等病证。比如外敷儿童腹部，可消食积；哺乳期妇女外敷乳房，可断奶水，也可治疗乳痈初起。不过，朴消虽能治病，《本经》说它“炼饵服之，轻身神仙”，则未免过于夸张。

【治疗方剂】（仅供参考）

治汗脚

硝矾散： 白矾25克，芒硝25克，蓄根30克。将白矾打碎与芒硝、萹蓄根混合，水煎两次，得药汁2000毫升，放盆内洗脚。每天三次，每次不少于30分钟。

治月经不调，或如豆汁、腰痛如折、两脚疼

朴消、大黄各12克，牡丹9克，桃仁15克，人参、阳起石、茯苓、甘草、水蛭、虻虫各6克。上药切碎，用1800毫升水煎煮，取汁600毫升，去渣，放入朴消烊化，分为三服。

朴消主治示意图

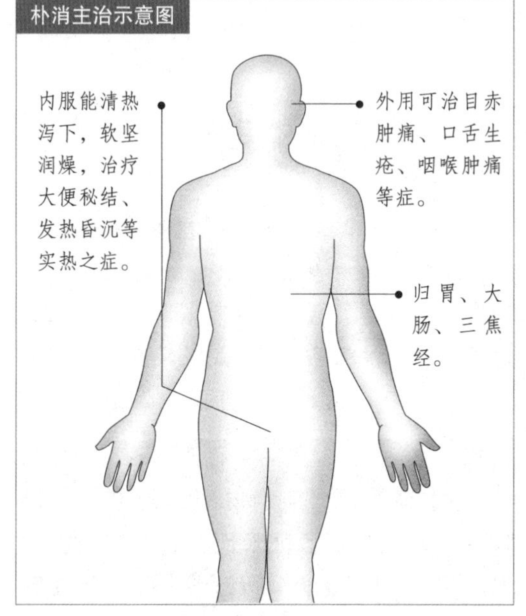

滑石

《神农本草经》上说：滑石，味甘，性寒，主治身体发热，腹泻；女性生子困难；尿闭，能使小便通利；荡涤胃内积聚的寒热；使精液外溢。长期服用可使身体轻巧，使饥饿感减轻，使寿命增加。滑石产于大山有深坑的地方。

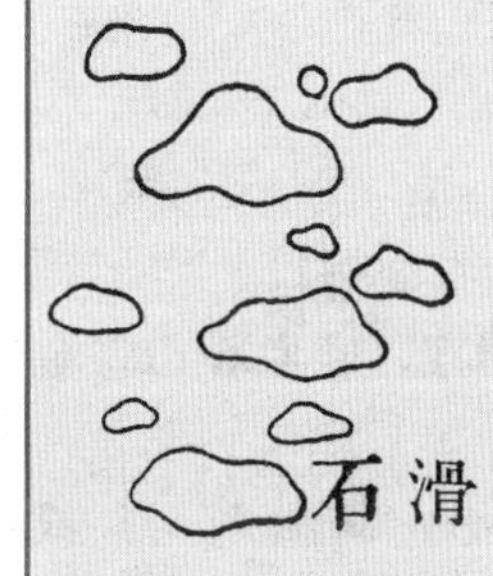

【原经文】滑石，味甘，寒。主身热泄澼；女子乳难；癃闭，利小便；荡胃中积聚寒热；益精气。久服轻身，耐饥长年。生山谷。

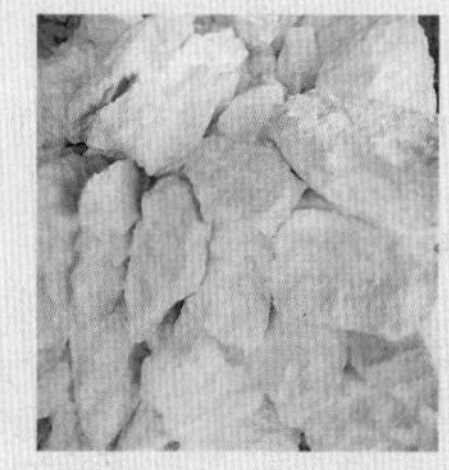

【释名】滑石为硅酸盐类矿物滑石族滑石，主要成分为水硅酸镁，呈不规则的块状。为白色、黄白色或淡蓝灰色，有蜡样光泽，无臭无味。

《本经》说，滑石味甘，性寒。主治全身发热，泻痢，女子不下乳或下乳困难，小便闭塞不通，排尿不畅；能通利肠胃，清除肠胃中的宿食积垢，还对人体非常有利，能增进脏腑的功能活动。长期服用，可健脾益胃，延年益寿。

中医认为，滑石味甘淡，性寒，入胃经和膀胱经。它味甘性寒而滑，能滑利大小肠，因而可治疗泻痢。它能“宣九窍之闭，行六腑之结”，即滑利胃肠，从而通利六腑结滞垢腻；滑利九窍，则能利尿通淋、有助于女子下乳。它还能通利毛窍，

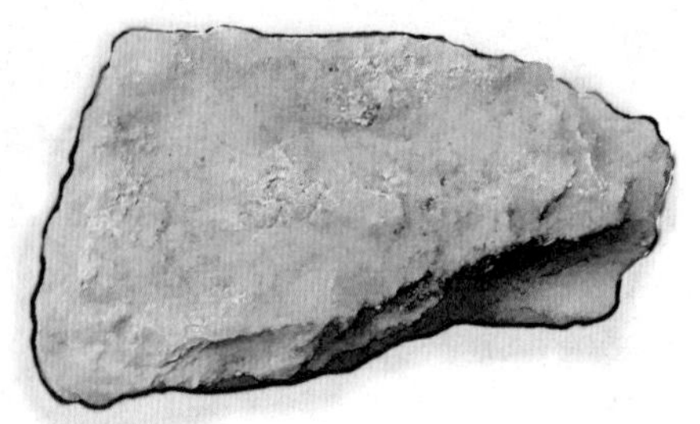
滑石

祛湿敛疮，因而可用于治疗湿疮、湿疹、痱子等病证。另外，《本草纲目》中记载滑石可治疗黄疸水肿脚气，吐血鼻血，金疮血出，诸疮肿毒。

滑石用时可先刮净，研粉生用，或用水飞，晾干后备用，也可用布包裹着煎服。尤其需要注意的是，滑石性寒质滑，凡脾胃虚弱、热病津伤及滑精等症一定要慎用。

滑石主治示意图

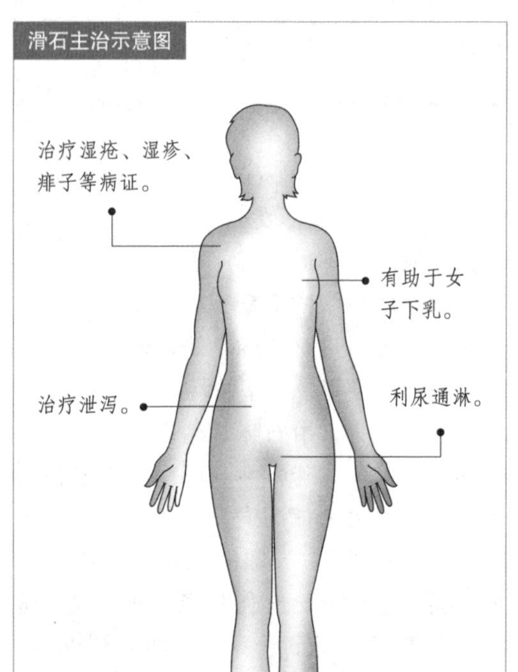

【治疗方剂】（仅供参考）

治伤寒流鼻血

将滑石粉和米饭，捏成梧桐子大小的丸。每次取10丸，在口中稍稍嚼破，以清水送下。血立止。

治妊妇尿涩不通

将滑石粉和水调匀，糊在脐下两寸处。

治小便赤色、心烦、口渴

好滑石（煅过）93克，藿香、丁香各3克。上药一起研为末，每次用米汤送服6克。

治风毒热疮

先取虎杖、豌豆、甘草各等份，煎水洗浴，然后用滑石粉扑敷身上。

治下部湿汗

滑石31克，石膏（煅过）15克，枯白矾少许。上药一起研为末，干搽患处。

治打伤肿痛

滑石、赤石脂、大黄各等份。上药研为末，用热茶洗伤处后将药敷上。

空青

《神农本草经》上说：空青，味甘，性寒。主治眼睛外观正常但视物不见；耳聋；能使眼睛明亮，能使多种窍道通利，使血脉通畅，使人蓄养而长精神。长期服用可使身体轻巧，寿命增加。空青能把铜、铁、鈆、锡化作金。产于大山的深坑处。

《本经》说，空青味甘，性寒，主治眼翳、青光眼等各种眼疾，有助于改善视力；也可用于治疗耳聋；还能通利九窍

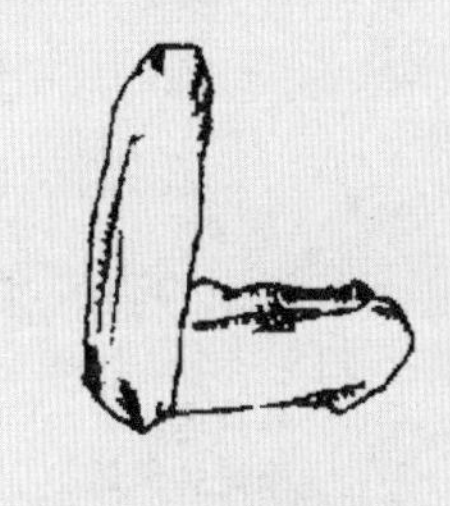

【原经文】空青，味甘，寒。主青盲；耳聋；明目，利九窍，通血脉，养精神。久服轻身延年不老。能化铜、铁、鈆、锡作金。生山谷。

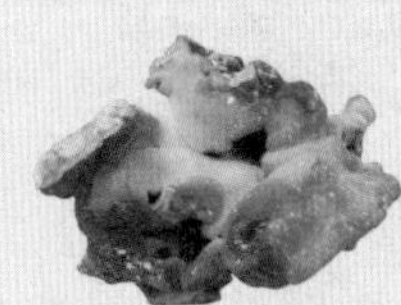

【释名】空青，也叫杨梅青。为碳酸盐类矿物蓝铜矿的矿石，即孔雀石，呈球状或中空者。

（两眼、两耳、两鼻孔、口、前后二阴），畅通血脉，补养精神。

中医认为，空青色青，专入肝经，因性寒而能祛除蓄积的热邪，故而可清肝降火、明目通窍。肝开窍于目，肝热退则目自明；肾开窍于耳，肾火清则耳自利；热郁于血则血脉壅塞不利，血热去则脉自通。所以《本经》认为空青有明目、聪耳、利窍、通血的疗效。火消热退，精神自然会增长，因而《本经》中又记载空青能补养精神。然而，在这些疗效当中，最卓著的当属明目的作用，空青尤其善于治疗眼睛赤肿、青盲（即外观无异常，而视力逐渐减退，直至失明，类似青光眼的眼病），具有去暗复明的神奇疗效。药书中也曾有这样的说法："不怕人间多瞎眼，只愁世上无空青。"《本草纲目》也认为，空青为治目神药，这是由于同类相感的原因：铜之清气为铜绿，就如同肝血；铜之精英为空青的浆液，就如同胆汁。肝血注于目而使目有神；胆汁充足则眼目清明。

不过，从化学角度来说，空青并没有营养成分，而且有毒，不可长期或大量服用。所以《本经》中说空青久服可延年益寿，实属夸大其词，不可信以为真。

【治疗方剂】（仅供参考）

治眼睛不明

取空青少许，露浸一宿，取水点之。

治眼睛黑翳

贝子（烧）4 枚，空青、矾石（熬汁尽）各 31 克。上药研末，取黍米大小的药点翳上，每天两次。

治肤翳昏暗

空青 6 克，蕤仁（去皮）31 克，片脑 9 克。上药细研，每天点眼。

治卒中风，手臂不仁，口歪

取空青末一豆大小，含口中，慢慢咽下即愈。

治蛴螬瘘，发于颈

空青散：空青（烧过，研细）、细辛、枸杞根、当归、猬皮（炙令黄）各0.9克，干乌脑3大豆大，斑蝥0.3克（去头足翅，糯米拌炒，米黄为度）。上药研为细末，每次服3克，饭前用温水送下。

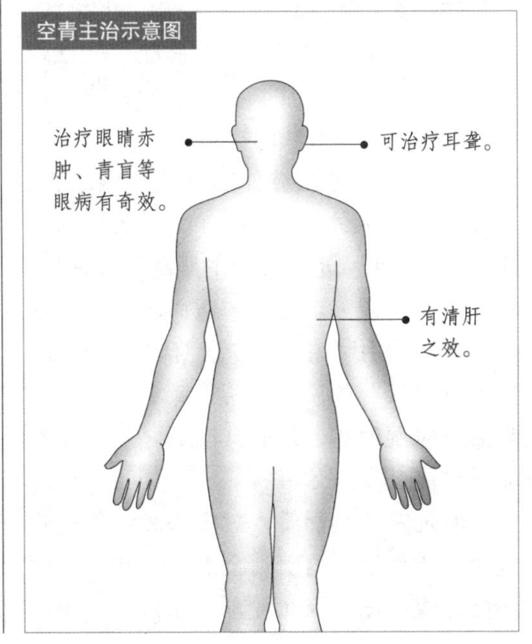

曾青

《神农本草经》上说：曾青，味酸，性小寒，主治目痛泪出；能驱逐风痹症，使关节通利；使多种窍道通利；能使坚硬痞块、积聚消散。长期服用，可使身体轻便，延年益寿。曾青能变成金铜。产于大山的深坑处。

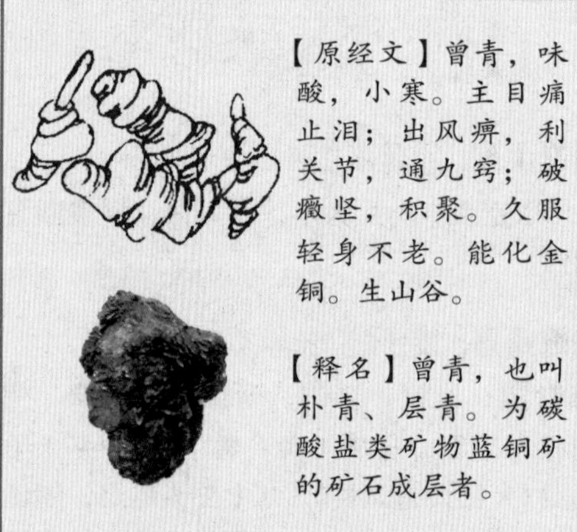

【原经文】曾青，味酸，小寒。主目痛止泪；出风痹，利关节，通九窍；破癥坚，积聚。久服轻身不老。能化金铜。生山谷。

【释名】曾青，也叫朴青、层青。为碳酸盐类矿物蓝铜矿的矿石成层者。

《本经》认为，曾青味酸，性微寒，主治眼目疼痛，眼泪易出的病状；能祛除关节疼痛等风湿病症状；能通利九窍；还有破除腹内瘀血肿块的疗效。

曾青与空青的成分都是咸式碳酸铜，所以疗效也大体相同：1.有清肝明目的作用，可用于肝火上升而致的眼睛红肿疼痛，眼泪易出等眼病。2.有畅通血脉，破除症瘕积聚的作用。中医学有“治风先治血，血行风自灭”的说法，所以《本经》用它来治疗风湿痹症，是取其活血之效，而并非说它有逐风之效。

但凡铜盐类物质，对皮肤黏膜都有收敛和刺激作用，内服则会引起呕吐，多服还可造成中毒。因此曾青一般只作外用药物使用，认为它长期服用可延年益寿仅是古人美好的愿望。

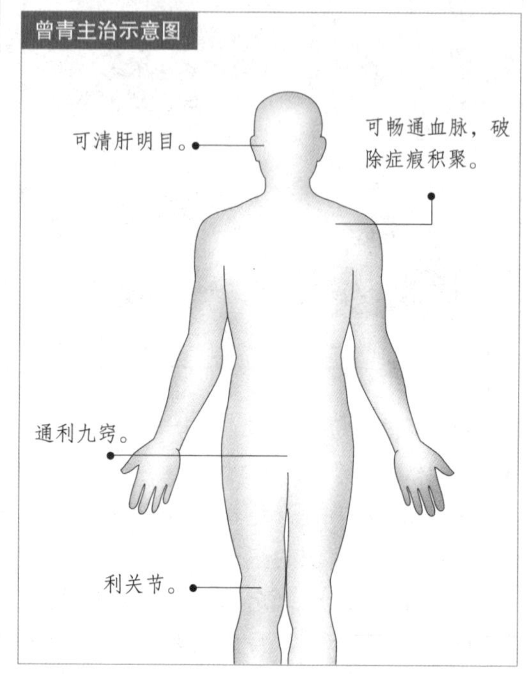

禹余粮

《神农本草经》上说：禹余粮，味甘，性寒，主治咳逆，发冷发热烦闷；下痢有赤白，血气闭阻成症瘕；高热。将其用水煮熟成糕饼状后服食，可使人减轻饥饿感，使身体轻巧，寿命延长。禹余粮产于积水处及江、湖、海洋被水环绕的有山的陆地上。

《本经》说，禹余粮味甘，性寒，主治咳嗽气喘，身体时寒时热，胸中烦闷痞满，泻痢；也用于女子白带异常，赤白相间，月经中断，腹中瘀血肿块；还能消除严重的发热症状。

关于它的名字，来源于一段神话传说：大禹在治水期间，他的妻子给他做了很多馒头当干粮，禹治水成功后，便将吃剩的馒头丢到山谷和池沼中。然而那些馒

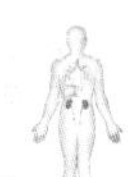

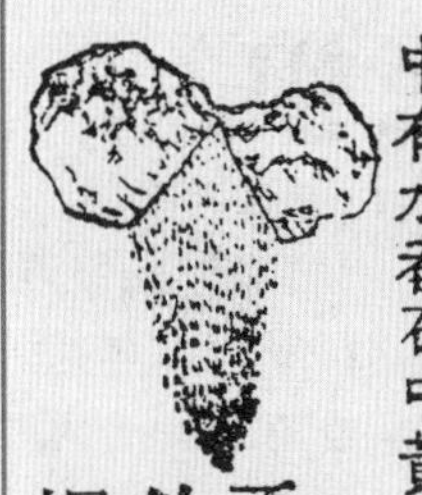

【原经文】禹余粮，味甘，寒。主欬逆寒热烦满；下赤白；血闭癥瘕；大热，炼饵服之不饥，轻身延年。生池泽及山岛中。

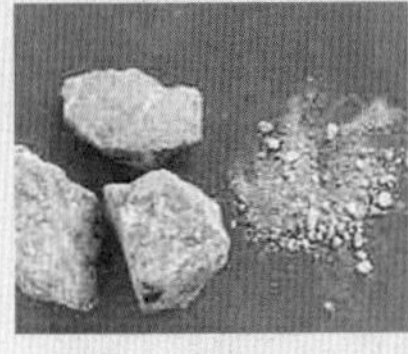

【释名】禹余粮，又名禹粮石、余糖石、禹糖石，是斜方晶系褐铁矿的矿石。

头落地生根，并迅速生长，结的果实打碎后，会出现红色的粉状物，民间就称它为“禹余粮”。禹余粮味甘、涩，性寒，入胃、大肠经。它味甘而养胃，性寒而降气，所以能使肺气不上逆，因而可治疗咳逆之症，还可治疗脾胃湿滞的寒热症状。禹余粮性寒可除热，于是可以止烦；质重降逆，因此可以泄除胀满。又因它归经大肠，质重味涩，所以有固涩下焦，涩肠止泻的作用，常与赤石脂同用，专攻久泻久痢及泻下赤白黏液脓血之症。

禹余粮味涩，又有收敛的功用，因此可治疗女子带下不止，崩漏下血，且疗效神奇；它有消除湿热瘀积的作用，所以可治疗腹腔内的结块。另外，它还可消除“太热”（即热在阳明经）。《本草纲目》认为它还可催生，及治疗骨节疼痛、四肢不仁。它的形质类似面粉，古人认为可补脾土，所以称它为“粮”，能够服之“不饥”。因其善补养后天之气，而被认为可“轻身延年”，实则属于夸大之辞。

中医妇科

夏、商、周时代，中医妇科已有了萌芽，主要是关于难产、妇科药物、种子和胎教理论的记载。战国时期，我国现存第一部医学巨著《黄帝内经》中提出了女性的解剖、月经生理、妊娠诊断等基本理论，还初步讲述了一些女性疾病的病理，如月事不来、带下、血崩、不孕等；还出现了专门从事妇产科工作的“带下医”扁鹊。秦代时，已有妇产科病案的记载。到了汉代，医事制度上专门设有“女医”，药物堕胎、连体胎儿、手术摘除死胎等首见记载。

关于妇科药物的记载，《诗经》中载药 50 余种，其中不乏一些重要的妇产科用药。《山海经》中载药 120 余种，其中包括“种子”及“避孕”的药物。如今比较常用的妇科中药有禹余粮、红花、玫瑰花、当归、益母草、卷柏、桑寄生、南瓜蒂、金樱子、乌鸡等。

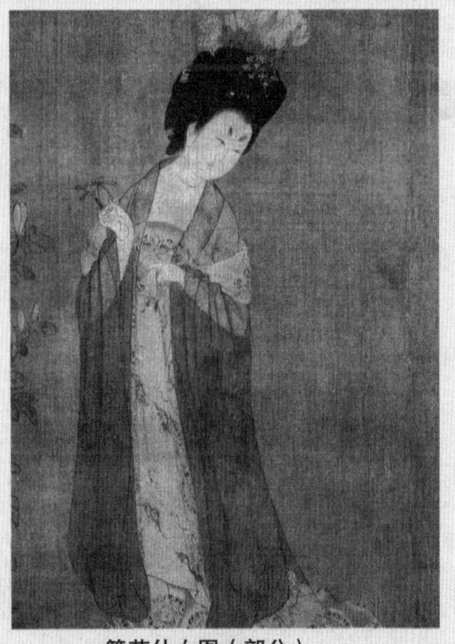

簪花仕女图（部分）

绢本设色　纵46厘米　横180厘米　辽宁省博物馆藏

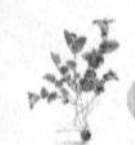

【治疗方剂】（仅供参考）

治肠泻不止

神效太一丹：禹余粮125克（火煅醋淬），乌头31克（冷水浸一夜，去皮脐焙）。上药研为末，用醋调成梧桐子大小的丸，每次饭前用温水送服5丸。

治伤寒下痢不止，心下痞硬

禹余粮汤：赤石脂、禹余粮各500克。一起切碎，用6升水煮取1升，去渣，分开后再服用。

治崩中漏下青黄赤白带，使人有子

禹余粮（煅研）、赤石脂（煅研）、牡蛎（煅研）、乌贼骨、伏龙肝（炒）、桂心（研末）各等份。用温酒服1克，每天两次。忌葱、蒜。

治盲肠气痛、妇人少腹痛

将禹余粮研为末，用海米饮服6克，每天两次，效果神奇。

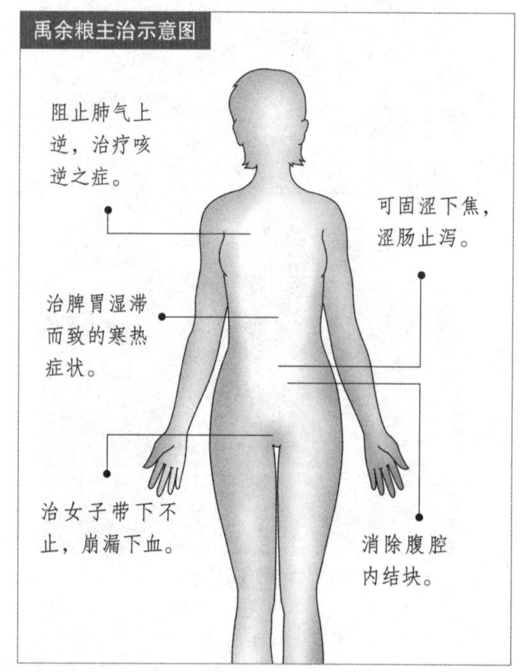

太一余粮

《神农本草经》上说：太一余粮，味甘，性平。主治咳喘气急，胸闷；症瘕、血气闭阻而月经过多，淋漓不断；能消除致病的风邪。长期服用能忍耐寒冷和酷暑，令人没有饥饿感，使身体轻巧灵便，像神仙一样，在空中飘荡千里之遥。太一余粮也叫石脑，产在两山流水道而深的坑中。

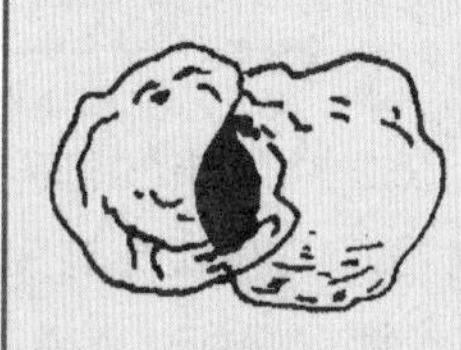

【原经文】太一余粮，味甘，平。主欬逆上气；癥瘕、血闭漏下；除邪气。久服耐寒暑，不饥，轻身飞行千里神仙，一名石脑。生山谷。

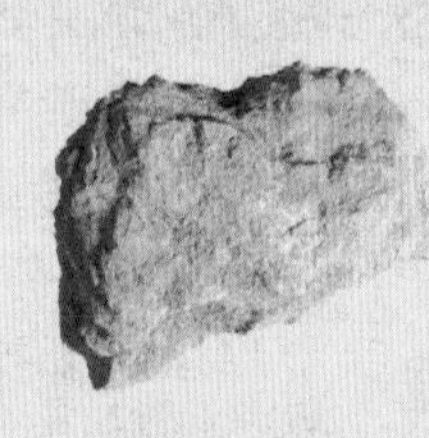

【释名】太一余粮，是一种矿物类中药，呈不规则的斜方块状。表面为红棕色、灰棕色或浅棕色，多凹凸不平或附有黄色粉末，断面多为深棕色与淡棕色或浅黄色相间的层纹。

《本经》在禹余粮之后，又收入了太一余粮。太一余粮究竟为何物，自古以来无定论。如南北朝的医学家陶弘景说："古代有太一余粮、禹余粮两种，治法相同，而今世唯有禹余粮，不识太乙。"可见他认为太一余粮和禹余粮是两种不同的药。而唐代的苏恭却提出"太一余粮及禹余粮是一种药物，只是精粗不同"的说法，他认为精细些的称为"太一余粮"，粗糙的是"禹余粮"。明代李时珍却认为，生于池泽的是禹余粮，生于山谷的为太一余

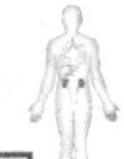

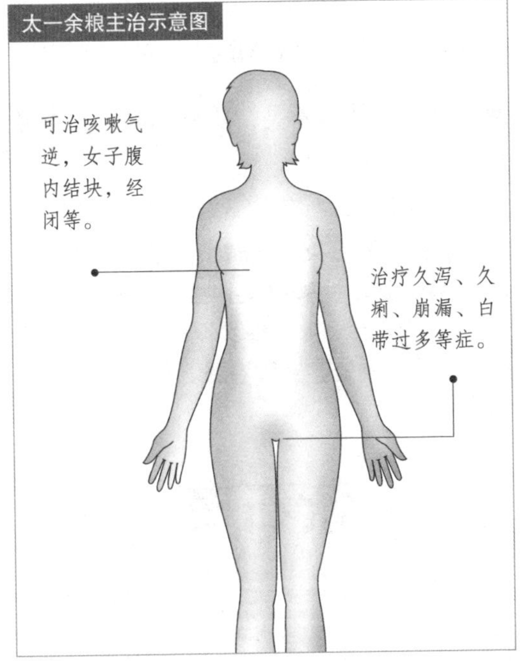

太一余粮主治示意图

粮。他还说，有一种“石中黄”，即禹余粮未形成之前的黄色浑浊液体，这种“石中黄”气性最热，只要有它存在，禹余粮聚集处的冰雪就会首先消融。他说“石中黄”的品质比太一余粮又胜一筹，“禹余粮，太一余粮，石中黄水，性味功用皆同，但入药有精粗之等尔”。

虽然太一余粮和禹余粮的关系至今困扰着广大医者，但它的功效却被认同了，即主治咳嗽气逆，女子腹内结块，经闭等；还因它有涩肠止泻、收敛止血的作用，而被用于治疗久泻、久痢、崩漏、白带过多等症。

白石英

《神农本草经》上说：白石英，味甘，性微温。主治消渴症及阴茎痿软不能勃起；咳逆，胸膈间长时间有寒邪等。能增添气力；消除风湿痹病。长时间服用能使身体轻巧，寿命增加。白石英产于山中的深坑内。

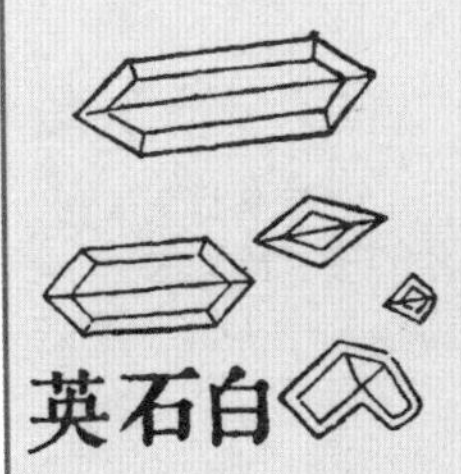

【原经文】白石英，味甘，微温。主消渴阴痿不足，欬逆；胸膈间久寒；益气；除风湿痹。久服轻身长年。生山谷。

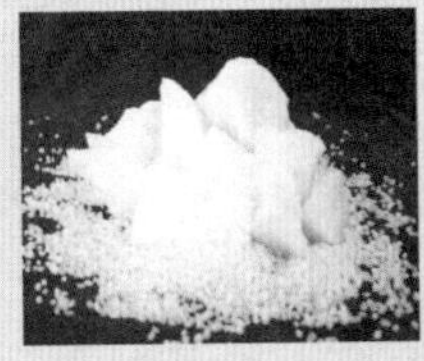

【释名】白石英，即石英类中的一种六角形棱柱状的白色晶体矿石。全年可采掘，掘出后，选纯白色的使用。

《本经》说，白石英味甘，性微温，主治消渴症（即今天的糖尿病）、男子阳痿及各种虚弱性疾病；能止咳定喘，消除胸膈间长期发寒的症状；能补益元气，增进脏腑功能活动；还能祛除风湿病。长期服用，能使人身体轻捷灵便。

白石英味甘而辛，性微温。因其色白入肺，辛能化痰，温可散寒，故可治疗肺寒咳嗽、肺气壅塞而吐脓的病证；味甘入脾，使脾气通畅，便能调节肺气运行，从而阻止胃气上逆导致咳嗽。也可补益元气，宽解胸膈，治疗胸膈间长期发寒之症。同时，由于白石英达于四肢，故还能祛除风湿性关节炎。《本经》认为，它还能温补肾水，治疗阳痿；能治疗三焦猛热，五脏干燥而致的消渴症；还能利小便，补五脏，使人耐寒耐热，能实大肠，

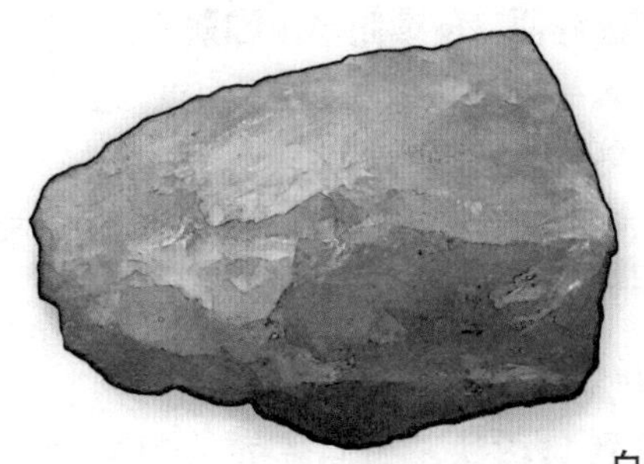

白石英

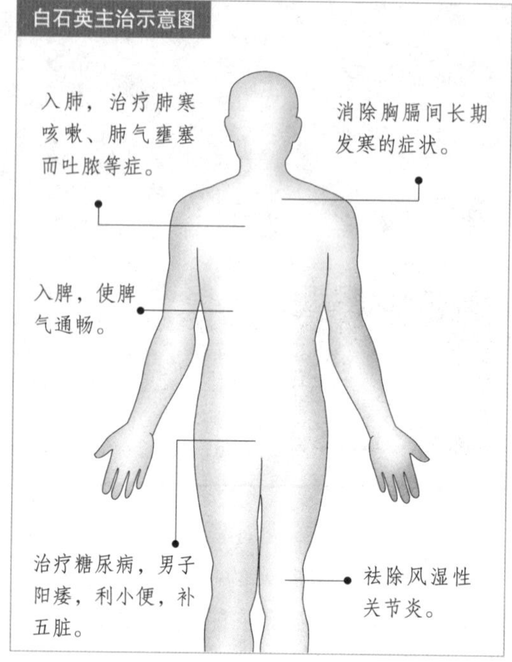

治疗肺痈吐脓等。

《本草纲目》中有关于五色石英的介绍，即除白石英，其他四种黄、赤、青、黑石英。它们能治疗胸腹邪气、女人心腹间疼痛，能镇心、除胃中冷气，还能益毛发，悦颜色，治惊悸，安魂魄，壮阳道，下乳汁等。随脏而治的话，青治肝，赤治心，黄治脾，黑治肾。不过，另外的这四色石英早已不再使用了。

【治疗方剂】（仅供参考）

治虚损劳瘦，皮燥阳痿，脚弱烦疼

石英煮牛乳法：取白石英250克，捣碎后用密绢盛装，然后倒入牛乳、酒各3升，一同煎至4升，去白石英，用瓶装好。饭前暖服0.3升。

治糖尿病，小便不畅

石英煮猪肉法：取白石英50克，装入袋中，用10升水煮至4升，放入猪肉500克，同葱椒盐豉煮，与汁做羹食。

治心气虚、精神不足、阴痿不起、懒语多惊、小便白浊

白石英汤：白石英、人参、藿香叶、白术、芎䓖、紫石英、石斛（去根）、菖蒲、续断各0.3克，甘草4.6克，细辛（去苗叶）3克。上药研为粗末，每次取6克，用水一盏煎取七成，去渣，空腹温服。

紫石英

《神农本草经》上说：紫石英，味甘，性温。主治胸腹有邪气而致使人咳喘气逆；补身体不足；女子有风寒邪气在子宫，导致多年没有怀孕而不生孩子。长期服用能够使脏器温煦，使身体轻便，寿命延长。紫石英产于山中的深坑内。

《本经》说，紫石英味甘，性温，主

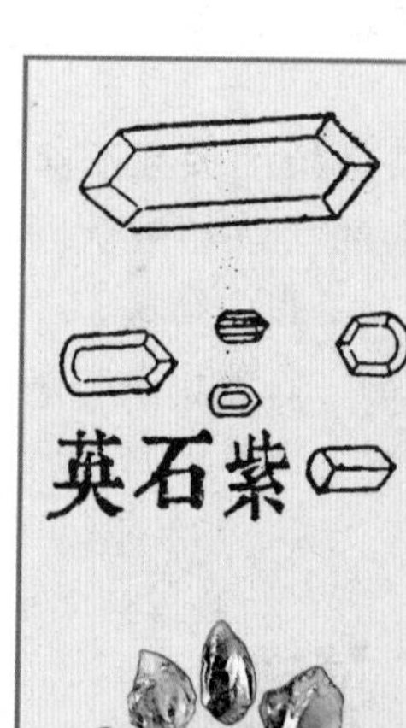

【原经文】紫石英，味甘，温。主心腹欬逆邪气；补不足，女子风寒在子宫，绝孕十年无子，久服温中，轻身延年。生山谷。

【释名】紫石英并不是真正的石英，而是一种含有氟化钙的矿石，即萤石。晶体呈立方体、八面体、十二面体，以浅绿、紫色和紫黑色者最为常见。

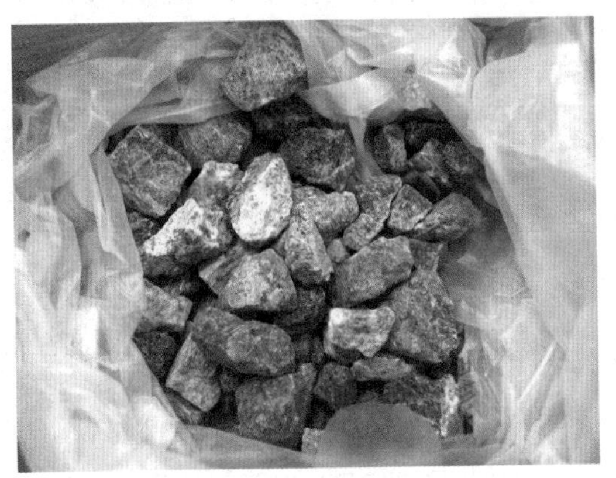

紫石英

治心腹间肺气上逆而导致的咳嗽气喘，能祛除侵入人体的致病物质，能补益各种虚弱性疾病，能治疗女子子宫被风寒之邪所侵，以致多年不孕的病证。长期服用，可以温补脾胃，还能使人身体轻捷灵便，并增长寿命。

中医认为，紫石英气温，禀木气而入肝；味甘，得土味而入脾。“心腹”是脾所在的部位，古人认为，人的呼吸出于心肺而入于肝肾，脾土居中司转运的位置。只有在脾气虚弱而受到肝邪侵入的时候，肺气不能下转而上冲，才产生了咳逆。紫石英性温故能散邪，味甘故能和中，质重而能使气机下降，所以能够治疗咳逆之病。另外，因紫石英气温而味甘，便补了肝脾的“不足”。如果风寒进入子宫，就会造成肝血不藏，脾血不统，导致妇女不孕。而紫石英气温，可以散去子宫内的风寒，味甘可以补益肝脾之血，所以能治疗妇女长年不孕的病证。久服轻身延年，正是夸赞它补血纳气的疗效。

因紫石英善补肝血不足，所以除了温肺、暖宫以治疗咳逆和不孕等病证外，它还有镇心定惊的重要作用。《本草纲目》中说它可以“补心气不足，定惊悸，安魂魄”，即能治疗心神不安，心悸怔忡，惊痫痉等症。还说它能“止消渴，除胃中久寒，散痈肿，使人悦泽”，也可以参考使用。

【治疗方剂】（仅供参考）

风引汤： 大黄、干姜、龙骨、甘草、牡蛎各62克，桂枝93克，寒水石、滑石、赤石脂、白石脂、紫石英、石膏各187克。上药一起研成粗末，用3升井花水煮三沸，温服1升。

治虚劳惊悸，补虚止惊

取紫石英 156 克，打如豆大，用水淘一遍，以 10 升水煮取 3 升，慢慢服用，或煮粥食，水尽可再煮。

治肺寒咳逆上气

将紫石英火煅醋淬 7 次，研为细末，水飞过。每天早晨取 1.5 克，加入花椒 10 粒，泡汤服下。

治痈肿毒

将紫石英醋淬，捣为末，加生姜、米醋煎敷，轻摩也可。

紫石英主治示意图

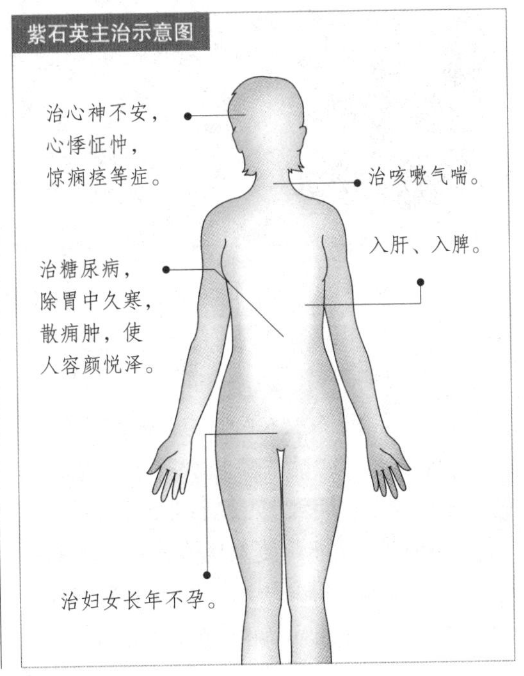

五色石脂

《神农本草经》上说：青石、赤石、黄石、白石、黑石脂等，味甘，性平。主治黄疸；泻痢使肠漏下脓血；阴蚀病向下流出赤白相间的物质；病邪使人有痈肿、疽、痔、恶疮、头部溃烂、疥疮瘙痒。长期服用能添补骨髓，增加气力，令人肥健且没有饥饿感，使身体轻便，寿命延长。这五种石脂随着五种颜色而补益五脏。五色石脂产于山中的深坑内。

脂石色五

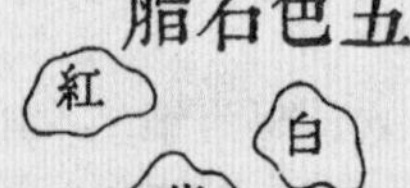

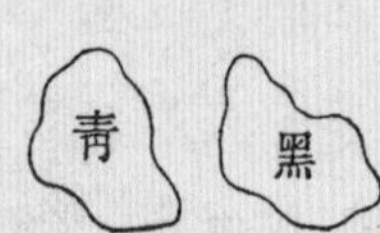

【原经文】青石、赤石、黄石、白石、黑石脂等，味甘，平。主黄疸；泄痢肠澼脓血；阴蚀下血赤白；邪气痈肿、疽、痔恶疮、头疡、疥瘙。久服补髓益气，肥健不饥，轻身延年。五石脂各随五色补五脏。生山谷中。

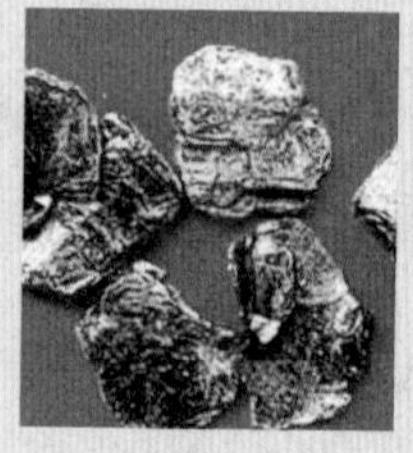

【释名】五色石脂都属硅酸盐类矿物，因含氧化铁、氧化锰多少的不同，颜色产生白、灰、青、黄、红、褐的不同。这就是将其称为五色石脂的原因。

《本经》说，五色石脂味甘，性平，主治黄疸、泻痢，以及痢疾下血；能治疗女子阴蚀疮，非经期阴道流血，白带赤白相间等妇科症状；还能祛除侵入人体的各种致病物质，治疗痈肿、疽（阴性脓疡）、痔疮、恶疮、头疮、疥疮等。长期服用五色石脂能补益骨髓，增强各脏腑的功能，使人身体健壮，不易饥饿，轻盈灵便，寿命增加。五色石脂可各随五色的五行归属而补益相应的五脏。

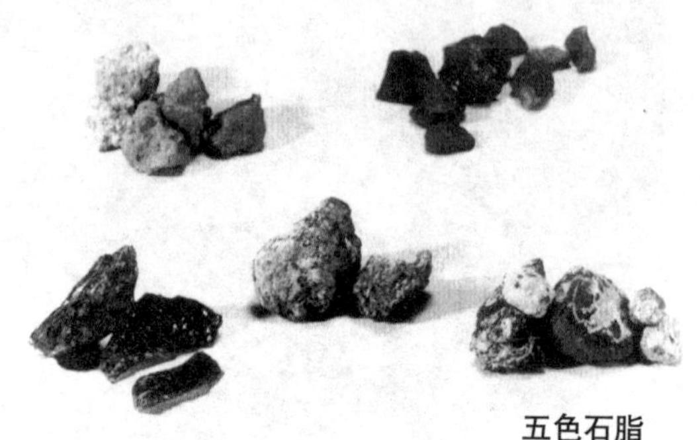

五色石脂

《本经》所述的五色石脂，实际上仅是赤石脂。赤石脂又名红土、赤石土、高岭土。它味甘涩，性温，归入胃、大肠经。甘得土味，涩能收敛，性温则散寒。人的经络如果湿气过盛，在皮肤上会表现为黄疸；在胃肠中则表现为泻痢，甚至便脓血。湿气一旦下注前阴，女子则外阴瘙痒、崩漏带下，男子则遗精滑精；如果湿气下注于后阴，则会生痔疮、脱肛、便血。赤石脂质属土而性为涩，善于收敛吸附，所以对能治疗湿气过盛有着非常好的疗效。至于“痈肿，疽痔，恶疮，头疡，疥瘙”等病证，也都是由于湿气郁结而发为热，热盛生毒而导致的。赤石脂能燥湿化热，所以将其研成末外用的话，则可以起到生肌敛疮的作用，比如可用于治疗久不封口的溃疡等。湿气去而津液自然生，于是便能“补髓益气”，进而“肥健不饥，轻身延年”了。

《本草纲目》不仅盛赞了赤石脂能“除水湿，收脱肛”“生肌肉”的收涩固脱、止血生肌的疗效，还提到了它能“补心血”的神奇之处。同时强调了它有“厚肠胃”的作用，对此，近代人很少知道，因此使用它这种功效的更是少之又少。不过，著名医家吴怀棠用它治疗胃病，尤其是上消化道溃疡，取得了显著的疗效。另外，白石脂的功用与赤石脂大致相同。不过遍观《本草》，当属赤石脂用途广泛，白石脂仅

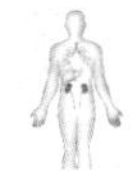

五色石脂主治示意图

治痈肿、阴性脓疡、痔疮、恶疮、头疮、疥疮等。

安心气，止惊悸。

治黄疸、泻痢，及痢疾下血。

治女子阴蚀疮，非经期阴道流血，白带赤白相间等妇科病证。

用于涩肠止痢。

【治疗方剂】（仅供参考）

治痢后脱肛

将赤石脂、伏龙肝研为末，敷之。也可加白矾。

治反胃吐食

将上等赤石脂研为末，用蜜调成梧桐子大小的丸。每次空腹用姜汤送服10~20丸。先取巴豆仁1枚，不要将其弄破，以津吞之，然后再服药。

治心痛彻背

赤石脂、干姜、蜀椒各1.2克，附子（炮）0.6克，乌头炮0.3克。以上各药研为末，用蜜调成梧桐子大小的丸。先服1丸，如果疗效不显著，可稍微增加。

治月经过多

赤石脂、破故纸各31克。上药研为末，每次用米汤送服6克。

治下赤白痢

将赤石脂研末，饮服3克。

治伤寒下痢，便脓血不止

桃花汤：赤石脂（一半全用，一半末用）、干姜各31克，粳米200克。用7升水煮到米熟，去渣。每次服100毫升，一天三次，直到病愈。

治小便不禁

赤石脂（煅）、牡蛎（煅）各93克，盐31克。上药研为细末，加糊做成梧桐子大小的丸，每次用盐汤送服15丸。

菖蒲

《神农本草经》上说：菖蒲，味辛，性温。主治风寒湿之痹症及咳逆气急；能使心窍道开通，以使五脏得以补益；使九窍通利，于是使耳听到的声音清晰，眼看到的东西明亮。久服可使身体轻便，记忆力增强，而且不迷糊，使寿命延长。菖蒲也叫昌阳，产于水塘、沟、渠、水草丛杂的地方。

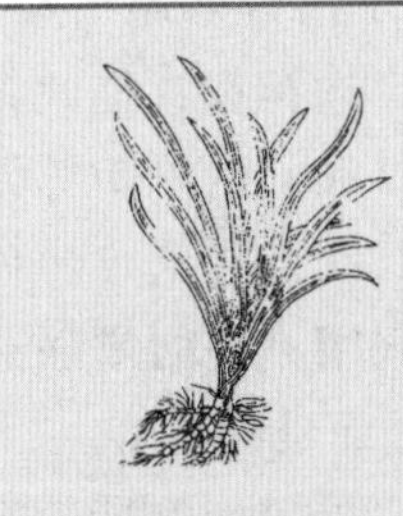

【原经文】菖蒲，味辛，温。主风寒痹；欬逆欬上气；开心孔，补五脏；通九窍，明耳目，出音声。久服轻身，不忘，不迷惑，延年。一名昌阳。生池泽。

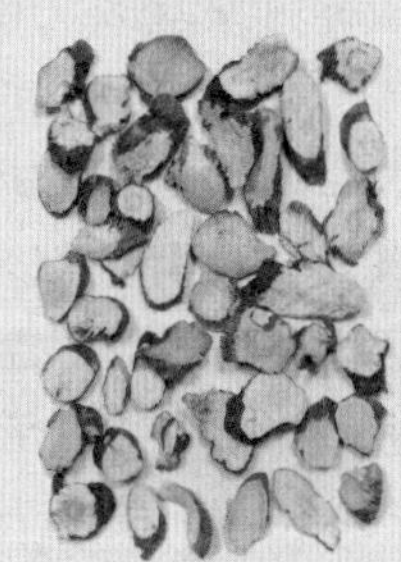

【释名】菖蒲为天南星科植物石菖蒲的根茎。它长在溪旁，叶形似剑，所以又有“水剑草”之称。古人赞赏它“不假日色，不资寸土，不计春秋”的风骨，将其与兰花、菊花、水仙合称为“花草四雅”。

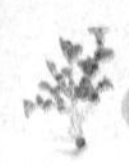

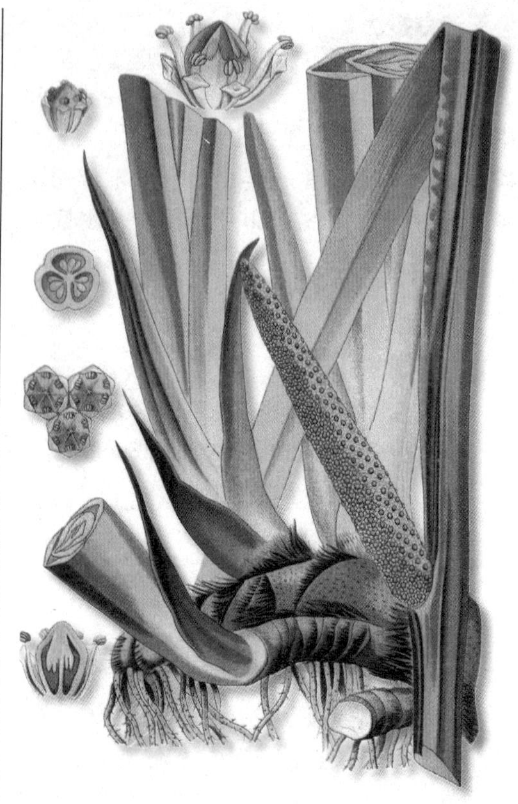
菖蒲

《本经》说，菖蒲味辛，性温。主治由风、寒、湿等有毒物质侵入身体而发生的风湿性疾病；也适用于治疗咳嗽气喘。菖蒲还善于开启心窍，启迪神智；能改善两目、两耳、两鼻孔、口和前后二阴等九窍的功能，可使人耳聪目明，并治疗各种原因造成的失声。长期服用，还能增强记忆力，防止神志不清，进而延年益寿。

《本经》所述菖蒲的功能可以概括为除风湿、化痰、开窍、益智、滋补五个方面。《本草纲目》认为，菖蒲能治疗一切"风证"，即具有如同自然界里的风一样突然来去、动静不定特点的病证，表现在肢体上就是风湿的典型症状。菖蒲味辛性温，可行散开通，祛风化湿，活血驱寒，所以可治疗风湿病。《本草纲目》还说菖蒲能杀灭各种寄生虫，这也是它除湿效果强的原因。菖蒲具有辛温之性，还利于化痰开窍，活血理气，祛湿开胃。现代常用于治疗痰迷心窍的中风、癫痫、神志不清，以及痰滞壅阻而致的健忘、耳鸣、耳聋等。同时，对各种原因引起的癫痫病，都有非常好的疗效。另外，菖蒲现在也常用来治疗胸脘胀满、消化不良、痢疾等症。

菖蒲还具有滋补功能。《本草纲目》中记载了菖蒲可生血、填髓、补脑、壮骨、滋润五脏六腑，治疗五劳七伤，可开胃、坚齿、明目，使人精神旺盛，它还能润泽肌肤，具有很好的美容效果。除此之外，菖蒲还常用来酿酒。菖蒲酒在我国已有 2000 多年的历史。酿造菖蒲酒，需采用名贵的九节菖蒲，且需从山西垣曲县海拔 2000 米高的历山山巅上采取；采药时间要严格限定，酿造用水也极为讲究，酿造工艺也非常精细；它色泽橙黄透明，味道清香醇厚，具有很强的抗衰老防疾病之效。这些条件赋予了菖蒲酒在药酒中的极高地位，使它成为过去皇宫

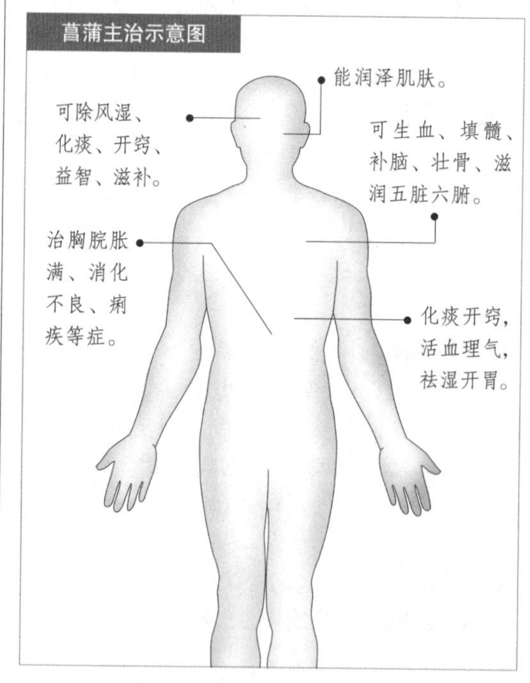

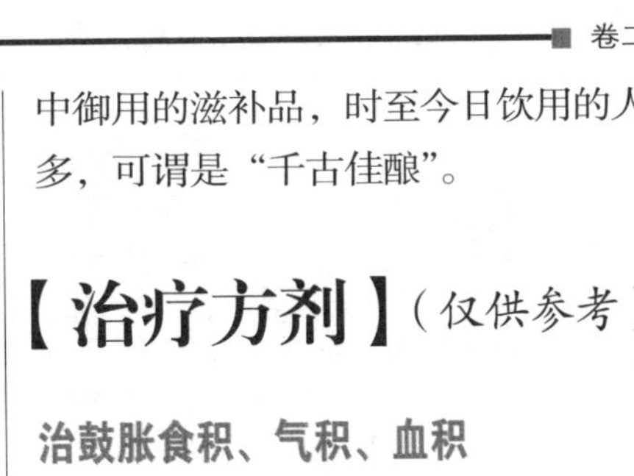

中御用的滋补品，时至今日饮用的人越来越多，可谓是“千古佳酿”。

【治疗方剂】（仅供参考）

治鼓胀食积、气积、血积

石菖蒲（锉细）250克，斑蝥（去翅足）125克。一起炒黄后，去掉斑蝥，研为细末，加醋、糊做成梧桐子大小的丸，每次用温水送服30~50丸。

治肺损吐血

九节菖蒲（研末）、白面各等份。调和后，每次用新汲的井水送服9克，每天一次。

治赤白带下

石菖蒲、破故纸各等份。上药共炒为末，每次服6克。或以菖蒲泡酒调服，每天服一次。

治产后流血不止

菖蒲47克，加酒480毫升，煎成240毫升，去渣，分三次服，饭前温服。

治病后耳聋

将菖蒲汁滴耳中。

治痰迷心窍

菖蒲、生姜各等份。上药捣汁灌下。

菊花

《神农本草经》上说：菊花，味苦，性平。主治风邪所致的头眩晕胀痛；眼睛好像将要出来，流泪不止；皮肤如死肉一样没有感觉及怕风的湿痹症等。长期服用能使气血通利，使身体轻巧而延缓衰老，寿命延长。菊花也叫节花，生长在溪流、水草丛杂的地

中国的药酒文化

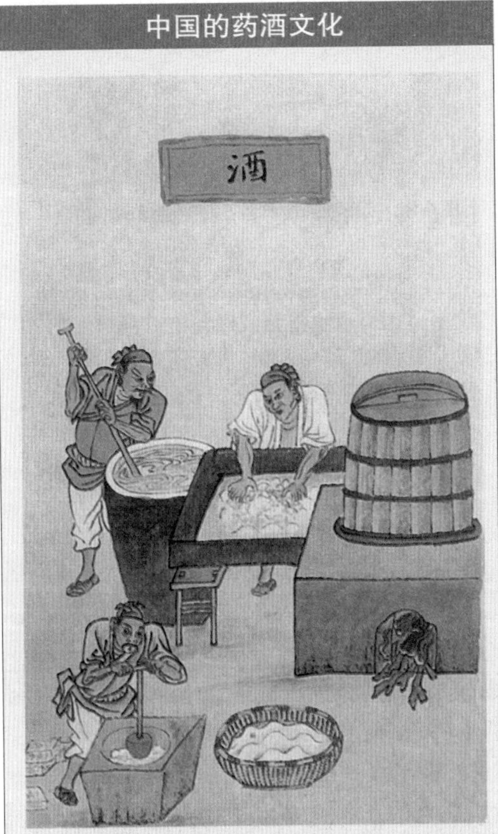

酿酒图（部分） 明代 《本草品汇精要》

药酒，古代同其他酒统称“醪醴”。醪醴指用五谷制成的酒类，醪为浊酒，醴为甜酒。我国最早的医书《黄帝内经》中就有“汤液醪醴论篇”。用白酒、黄酒和米酒浸泡或煎煮具有治疗和滋补作用的各种中药，去掉药渣后得到的口服酒剂，就是药酒。因为酒有“通血脉，行药势，温肠胃，御风寒”等作用，所以，酒和药配制既可治疗疾病和预防疾病，又可用于病后的辅助治疗。滋补药酒还能以药之功，借酒之力，起到补虚强壮和抗衰益寿的作用。时至今日，药酒一直是我国独特的饮用剂型，在国内外医疗保健事业中，享有较高的声誉。药酒的药材中，菖蒲是效力比较突出的，菖蒲酒在我国已有2000多年的历史。另外，人参酒、鹿茸酒、五加皮酒、虎骨酒、龟龄集酒、首乌酒等也较为常见。

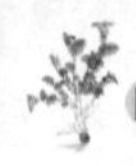

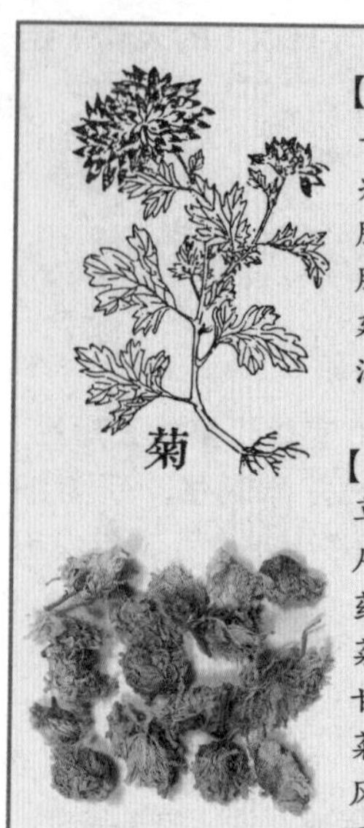

【原经文】菊花，味苦，平。主诸风，头眩，肿痛，目欲脱，泪出；皮肤死肌，恶风湿痹。久服利血气，轻身耐老，延年。一名节华。生川泽及田野。

【释名】菊花为多年生草本植物菊的头状花序。菊花种类繁多，入药的一般是白菊、黄菊、野菊3种。白菊味甘，善于平肝明目；黄菊味苦，长于泄热疏风；野菊花味大苦，长于清热解毒。

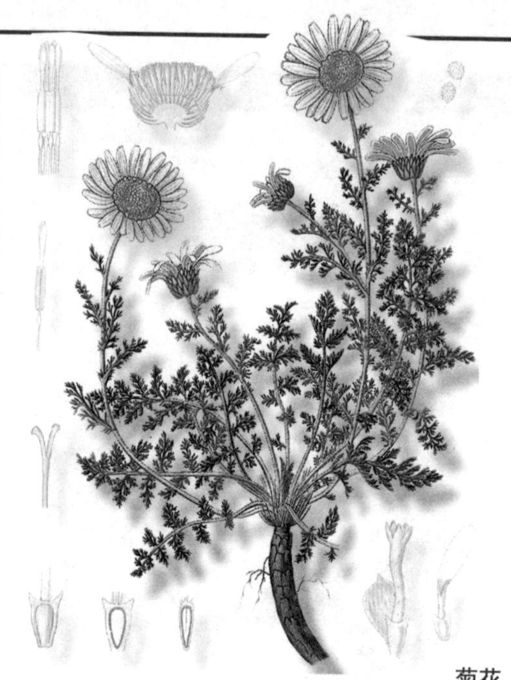
菊花

方和耕田、荒野中。

《本经》说，菊花味苦，性平，主治风邪导致的各种疾病，如头晕肿痛，目赤肿痛难忍，眼泪易出，皮肤麻木不仁，风湿病等。长期服用，能通利血脉，能使人身体轻捷灵便，延缓衰老，增长寿命。

中医认为，菊花性味苦平，可主治一切风热之症，有疏风解表的功用，如治疗发热头痛等感冒症状；它归经入肝，有平息肝风、清热明目的疗效，还能治疗肝阳上亢引起的头晕胀痛欲裂，目赤肿痛流泪等症。它清热解毒，又归经于肺，因而可主皮肤，去死肌，常用于治疗疔疮肿毒。总之，无论是外感风热，还是内火内风，以至风火所生之毒，菊花都可以治疗。《本草纲目》认为，菊花春生夏茂，秋花冬实，备受四时之气；叶枯不落，花槁不谢，味兼甘苦，平。它一身是宝，其花、叶、根、茎、实皆可入药。除了本经所述的功效外，《本草纲目》还提到菊花能治疗腰痛，可除胸中烦热，安肠胃，利五脉，调四肢，可治疗晕眩倒地，全身浮肿，用菊作枕头可明目，能养目血去翳，补肝气之不足等。另外，黄菊能滋阴，白菊能壮阳，红菊能行妇人血，都可入药。

菊花的保健功能，自古以来都为医家所公认，菊花也因此成为许多古今名人口中、笔下的圣物，被冠以“延寿客”“药中圣贤”的美誉。菊花的疗效虽没有“三百日身体轻润，一年发白变黑，二年齿落再生，五年八十老人变儿童”那样夸张，但其延年之效已为历代医者所证明。不过，要想取得理想的效果，必须持之以恒。

【治疗方剂】（仅供参考）

治酒醉不醒

将九月九日采的真菊研末，饮服1克。

治妇女阴肿

将甘菊苗捣烂熬汤，先熏后洗。

治痘疮入目，生翳障

白菊花、谷精草、绿豆皮各等份。上药捣成末，每次取3克，干柿饼1个，淘粟米

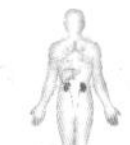

水 1 盏，同煮，等水煮干时吃柿饼，每天 3 个，少则五七日，多则半月见效。

治关节肿大疼痛

用菊花、陈艾做护膝，长期使用可自愈。

治风热头痛

菊花、石膏、芎䓖各 9 克。上药研成末，每次取 4.5 克，用茶调服下。

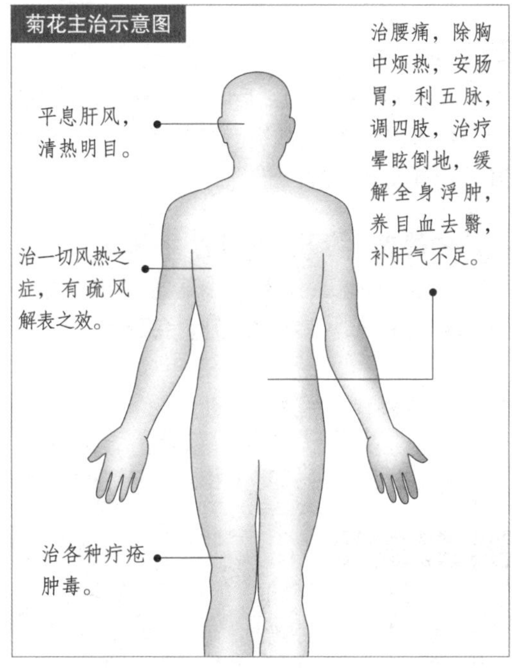

人参

《神农本草经》上说：人参，味甘，性微寒。主要能补养五脏，使神志魂魄安定；能止惊悸，且祛除鬼邪或风邪；使眼睛明亮，开启心窍，增加想象力和智慧。长期服用能使身体轻巧灵便，寿命延长。人参也叫人衔，还叫鬼盖，生长在山中土石上且有流水的地方。

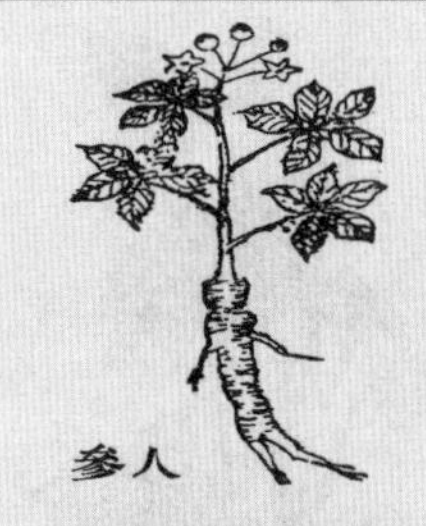

【原经文】人参，味甘，微寒。主补五脏，安精神、定魂魄、止惊悸；除邪气；明目，开心益智。久服轻身延年。一名人衔，一名鬼盖。生山谷。

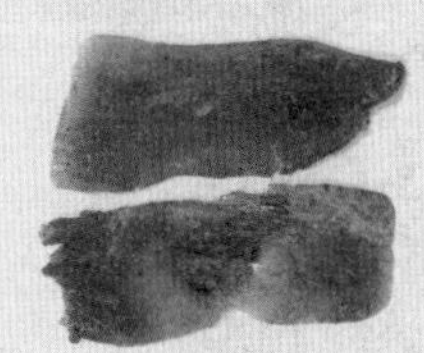

【释名】人参，又名神草、地精、土精、人衔、鬼盖等，学名 Panax，是希腊语，意思是“灵丹妙药”。

《本经》解释说，人参味甘，气微寒，主要的功用在于滋补五脏，进而达到安定精神，稳定情绪，制止心慌惊悸，驱除体内致病因素的目的。人参还能清明眼目，治疗眼病，开启心智，长期服用，可使人身体轻健，寿命增长。

《本草纲目》中说，人参能“补五脏六腑”“治疗男女一切虚症”，可见人参对气虚症有显著的滋补作用。所谓气虚，即元气损耗，脏腑功能衰退，抗病能力下降，精神萎靡，身体倦怠，四肢无力，时而眩晕，容易出汗、感冒等症状。

人参有显著的抗疲劳作用。宋代的《图经本草》曾记载：让两个体力相当的人同时跑步，其中一个口含人参，另一个则没含人参。跑完五里路后，没含人参的那个人累得气喘吁吁，而含着人参的那个则呼吸自若。外国科学家也用小白鼠做过类似的耐力实验，将两只小白鼠扔到盛满水的容器里，比较服过人参的白鼠与普通白鼠在容器里挣扎时间的长短。他们惊奇地发现，给服一次人参，可使耐力增强 30%，给服一个月，可增强 100%。于是，现在人参常用来提高宇航员对特殊环境的适应性，也用于增强运动员在运动中的耐性，它可以快速缓解疲劳，最大限度地发

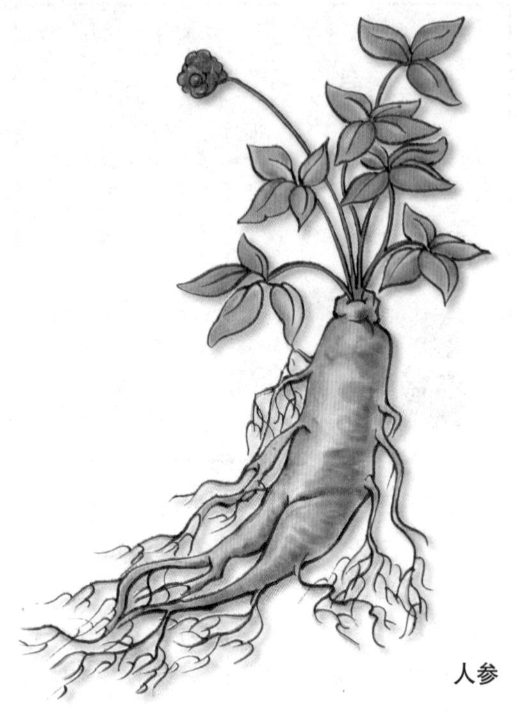
人参

挥人体体能的潜力。而且，人参的抗疲劳性与咖啡因不同，它不会引起人过度兴奋，也不会成瘾，非常安全。

《本经》提到人参有安神的作用，现代通常用于治疗失眠症。人参特别适合那些不宜使用安眠药的失眠患者。《本草纲目》认为，人参还有“破坚积”的作用。现代医学证明，人参对抗癌、防癌确有一定效果。此外，人参还能治疗心血管疾病，能调节血压。现代研究证明，人参还能降低血糖，增加血清蛋白，适用于肝炎、糖尿病患者的恢复治疗。人参还能治疗流行性感冒症状，如头痛发热、咽肿鼻塞、风寒咳嗽等。临床证明，人参对治疗呼吸系统疾病，增强呼吸功能有很好的疗效。比如慢性气管炎、哮喘、肺气肿等，都可通过服用人参而好转。

人参善补，但如果补之不当，却有致病甚至致死的危险。古人很早就反对滥用人参，有“人参杀人无过，大黄救命无功”的说法。《本草纲目》中也提到，酒色过度，以致阴虚火动，久咳、吐血、咯血者，不可用人参进补。滥服人参后容易出现过度兴奋、血压增高、腹泻、皮疹、水肿、食欲减退、炎症不愈，甚至哮喘大发作、脑溢血等症状，而这些症状都被称为“人参滥用综合征”。

【治疗方剂】（仅供参考）

治阴亏阳绝

人参312克。切细后，加4800毫升水浸透，以桑柴火缓煎成膏。每次服240~720毫升，持续服至病愈。

治胸中痞坚，胁下逆气抢心

人参、白术、干姜、甘草各93克。加8升水煎至3升，每次服1升，每天服三次。

治脾胃气虚，不思饮食

人参、茯苓各3克，白术6克，炙甘草1.5克，姜3片，枣1枚。上药加水240

人参主治示意图

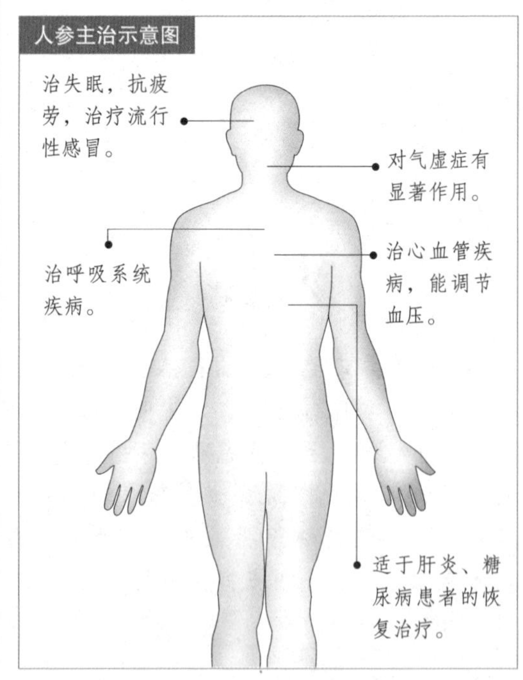

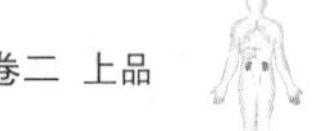

毫升煎至 120 毫升，饭前温服。

治胃寒气满，饥不能食

人参 6 克，生附子 1.5 克，生姜 6 克。加 700 毫升水煎成 200 毫升，调入鸡蛋清一个，空腹服下。

治胃虚恶习，或呕吐有痰

人参 31 克。加 480 毫升水煎成 240 毫升，再加竹沥 120 毫升、姜汁 15 毫升，温服。此方最适合老人。

治横生倒产

人参末、乳香末各 3 克，丹砂 1.5 克。上药一起研细，加鸡蛋白 1 个，生姜汁 45 毫升，搅匀后冷服，效果明显。

治反胃

取人参 93 克，切片，加 1 升水，煮成 400 毫升，热服。同时用人参汁加鸡蛋白、薤白煮粟米粥吃。

治喘急欲绝

用人参末煎汤，每次服 4 毫升，每天服五六次。

治鼻血不止

人参、嫩柳枝各等份。上药研末，每次服 3 克，每天三次。无柳枝可用莲子心代替。

人参——真正的神仙药

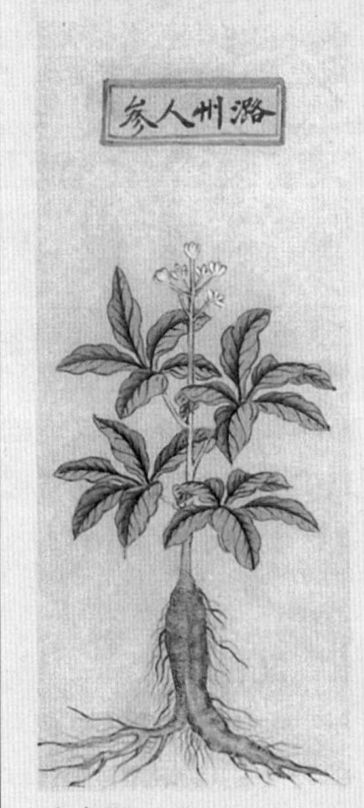

人参图

明代《本草品汇精要》藏

人参是最著名的补气药，可以大补元气。人参因其根颇似人形而得名，历史上也有不少关于人参的神话，比如吃了千年人参可成仙等。不过人参和其他神奇药物不一样，它的名誉不是依靠这些神话传说，而是它切实可靠的疗效。人参不是道家服食的长生药，而是医者常用的补益药，可用来补五脏，益气补肺，生津宁神。最好的人参是野山参，由于长期滥采滥挖，已经濒临灭绝，现在市面上的人参大多是人工栽种的。人参随产地、加工方法的不同，名称非常多。一般而言，家庭日常使用，生晒参比较适宜，这种人参没有经过蒸制，直接晒干，性质柔和，药力也没有损失。平时用来补气，不可多用，每天只需数片，泡茶或者与其他滋补药炖服都可。

天门冬

《神农本草经》上说：天门冬，味苦，性平。主治因凶猛的风湿而致的半身痿痹；能使骨髓强壮；杀死多种寄生虫（蛔虫、赤虫、蛲虫）；消除伏尸病。长期服用能使身体轻便，增添气力，寿命延长。天门冬也叫颠勒，生长在两山之间低凹而狭窄有溪流的地方。

《本经》说，天门冬味苦，性平，主治风邪湿邪突然袭击人体而造成的半身不遂。它能强骨补髓，杀灭人体内的各种寄生虫，治疗隐匿在五脏中伺机发作的病患。长期服用可使人身体轻捷便利，还能补益元气，增强人体功能活动，延长寿命。

《本草经读》中说，天门冬能禀寒水之气，而上通于天，所以名为“天冬”，也因此虽性“平”，但实寒。性寒则可以清热，味苦则可以除湿。人体内的各种寄生虫都是在身体郁积湿热的情况下感染的，天门冬因为可以下逐湿热，所以能杀灭它们。另外，风邪、湿邪等外界致病因素突然袭击人体，便会导致肢体疼痛麻木、半身不遂等风湿病症状，《经读》认为，天门冬体肥性阔，滋柔滑泽，因而能“无梗不改，无塞不通”，使得上述风湿症得以治疗。天门冬既然得到寒水的精华，便能滋养肾水，并由此强骨补髓。肾强则元气充盈，元气充盈则不饥不渴，寿命自然就会延长。

《本草纲目》中对天门冬的清热作用做了进一步阐述，说它能“清金降火”，能润肺化痰，适于治疗痰稠难咳、肺热燥咳等病症。《伤寒药性赋》则认为，天门冬清热化痰的同时还有滋肾治本的功效，不是一般的治标药物所能比的。对天门冬补肾的疗效，《本草纲目》中也有记载，说它能疏通肾气，治疗男子阳事不起。于是现代临床医学多用它来清肺火，滋肾阴，润燥滑肠；治疗劳热咳嗽、咯血吐血、舌干口渴、津亏消渴以及肠燥津枯、大便秘结等。现代研究证明，天门冬有一定的抗菌及抗肿瘤作用，还能杀灭蚊蝇的幼虫。不过需要注意的是，如果有脾胃虚寒、食少便溏的现象，最好不要服用它。

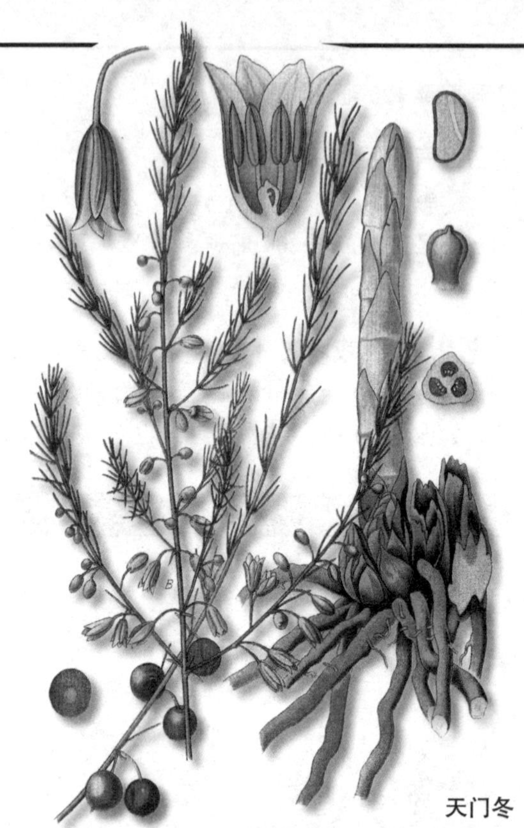
天门冬

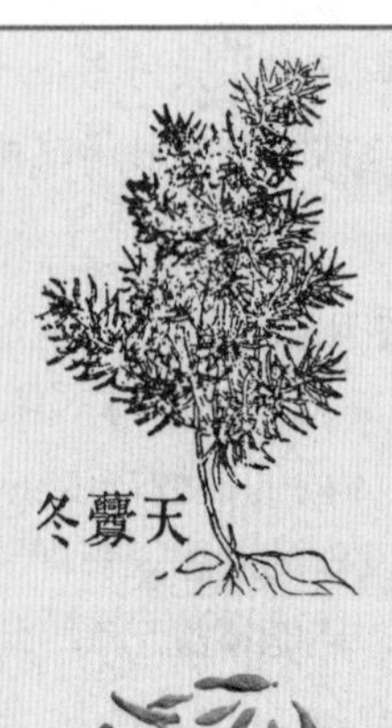

【原经文】天门冬，味苦，平。主诸暴风湿偏痹；强骨髓，杀三虫，去伏尸。久服轻身益气延年。一名颠勒。生山谷。

【释名】天门冬，又名明天冬、天冬，为百合科多年生攀缘性草本植物天门冬的块根。主产于我国中部、西北、长江流域及南方各地。

【治疗方剂】（仅供参考）

治肺痨风热

将天门冬去皮、心，煮食，或曝干为末，加蜜做成丸子服下。

治风癫发作，耳如蝉鸣，两胁牵痛

天门冬去心、皮，晒干，捣成末。每次服一匙，用酒送服，每天三次。

治小肠偏坠

天门冬 9 克，乌药 15 克。上药用水煎服。

治血虚肺燥、皮肤折裂及肺痿咳脓血

天门冬膏：取天门冬，新掘者不拘多少，洗净，去皮及心，捣细，用银锅或砂锅慢

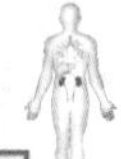

火熬制成膏，每次取15~30毫升，空腹用温酒调服。

治癥瘕积聚，去三尸，轻身益气，延年耐老

取天门冬，不计多少，研末，每次用酒送服15毫升，每天3~4次。

天门冬主治示意图

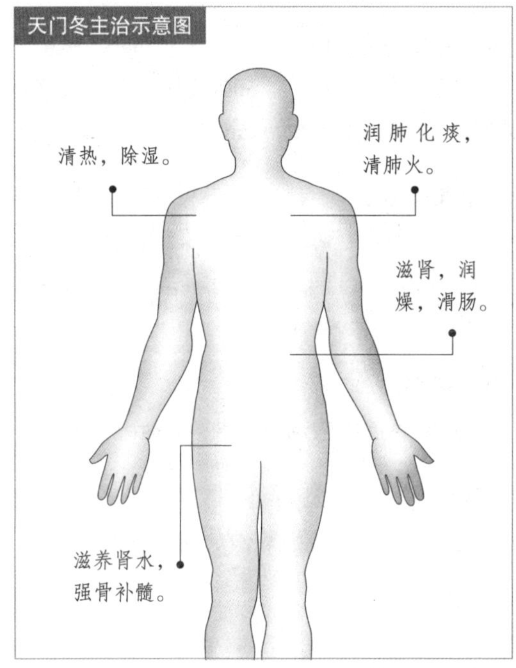

甘草

《神农本草经》上说：甘草，味甘，性平。主治五脏六腑的寒热邪气；能使筋骨坚固，使肌肉增多，使力气加倍；治疗金刃伤而致疮肿；能解毒物。长期服用可使身体轻便，寿命延长。甘草生长在平坦的陆地且有流水的地方。

《本经》说，甘草味甘，性平。能祛除侵入五脏六腑的致病物质；使人筋骨强壮，肌肉生长，气力增加；能治疗金属器械所致的创伤，及一切痈疽疮毒等外症；还能解除各种中毒症状。长期服用使人身体轻健，寿命增加。

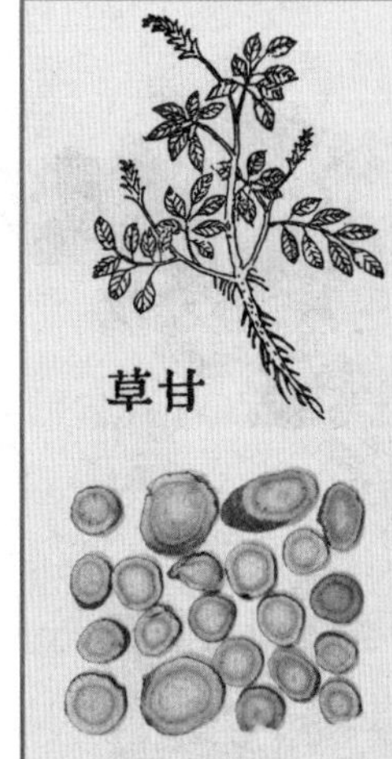

【原经文】甘草，味甘，平。主五脏六腑寒热邪气；坚筋骨，长肌肉，倍力；金创尰，解毒。久服轻身延年。生山谷。

【释名】甘草，为豆科多年生草本植物甘草的干燥根及根茎。它的茎挺拔直立，根如圆柱，深秋果实成熟。

甘草味甘，被认为是“物甘之至极”，因而最能补脾益气，常用于治疗脾胃虚弱，中气不足，气短乏力，食少便溏等症。古人认为它“专为补益之品”，凡“五劳七伤，一切虚损，惊悸”皆可用之，就说明了这一点。甘草能入十二经，可补五脏六腑的正气。古人认为，“正气存内，邪不可干”，因而有的医书认为它“在上祛痰止咳，在中调和脾胃，在下清热利泻”。现在它已成为止咳平喘最重要的药物，也是治疗胃脘肠腹胀痛和四肢挛急作痛的常用药物。

根据五行学说，甘味属土。古人认为，毒物入土，其毒自化，所以，甘草被认为能“解百药毒”“解一切草木虫鱼鸟兽之毒”。近代科学证明，甘草能与毒物结合成无毒物质排出体外，又善于吸附毒物，这与古人所说的“毒物入土毒自化”确有非常相似之处。于是，人们通常将它与绿豆一起煎汤服用，治疗食物、药物、农药等中毒，都已取得非常好的疗效。同理，对于一切疮肿外症，甘草也都能医治。除此，《本草纲目》中记载它还能治疗初生婴儿胎毒、惊痫，能降火止痛，消

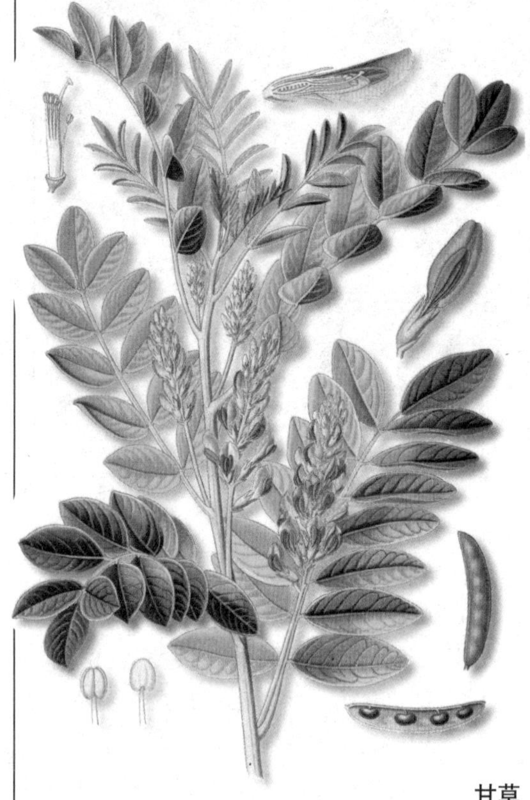
甘草

除胸中烦热，止口中焦渴，安定情绪，促进睡眠。另外，甘草甘缓平和，能折热药之热，能制寒药之寒，被称为“众药之主”，古代处方中很少有不用它的，甘草成为古今中药中使用频率最高的药物之一。

不过，《本草纲目》中说它能“令人阴不痿”，确实缺乏科学依据。因为现代学者研究证明，甘草提取物有雌激素作用，会减弱男子的性欲；即甘草不仅不能壮阳，反而有可能令人阳痿。由此有人推断，李时珍的那句话可能是“令人阴痿”的传抄错误。所以，男子服食甘草时应注意。

【治疗方剂】（仅供参考）

治伤寒咽痛

取甘草62克，用蜜炙过，加2升水煮成1升半。每次服100毫升，每天两次。

治初生婴儿便闭

甘草、枳壳各3克。以水半碗煎服。

治儿童遗尿

用大甘草头煎汤，每夜临睡前服之。

治小儿尿中带血

用甘草37克，加600毫升水，煎成200毫升。一岁小儿一天服完。

治小儿干瘦

取甘草93克，炙焦，研细，用蜜调和成绿豆大小的丸，每次用温水送服5丸，每天两次。

治舌肿塞口

用甘草煎成浓汤，热嗽，随时吐出涎汁。

治痘疮

炙甘草、栝蒌根等份。用水煎服。

甘草主治示意图

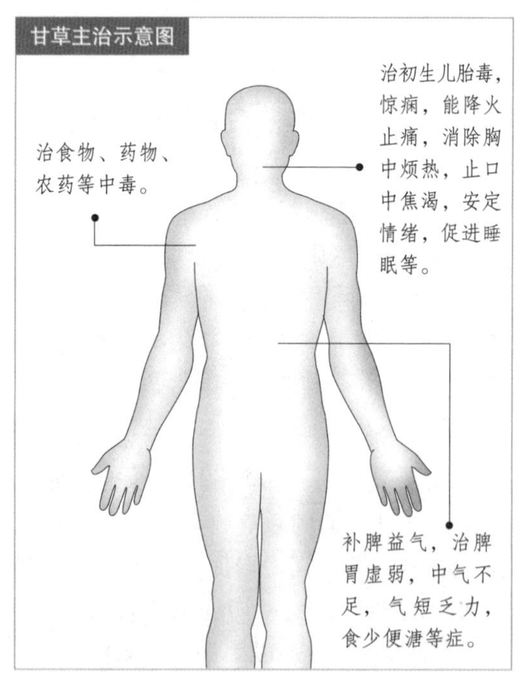

甜味中药

甘草是最重要的甜味中药。据现代医学研究，甘草之所以有甜味，是因为它的根及根茎含有甘草甜素。甘草甜素能减轻其他中药的苦味，使难以下咽的中药服用起来稍微可口。另外，人们还通过加入糖或是服完药后吃点糖，来改善中药的苦味，但是过多的糖会降低中药有效成分的溶解度。为了解决这个问题，现代人研发了甜味剂，即有甜味口感的非糖类物质，既改善了中药的苦味，又不会影响中药的疗效。新型甜味剂主要有：

1. 甜菊糖　甜度是蔗糖的 200~300 倍，对热、酸、碱稳定，安全性较好。

2. 蛋白糖　甜度是蔗糖的 180~300 倍，甜味好，不耐高温。

3. 木糖醇　甜度与蔗糖相当，味质好，安全性好。

4. 高果糖　甜度视其含果糖量而定（果糖甜度为蔗糖的 1.5 倍）。

5. 甜蜜素　甜度是蔗糖的 50 倍。

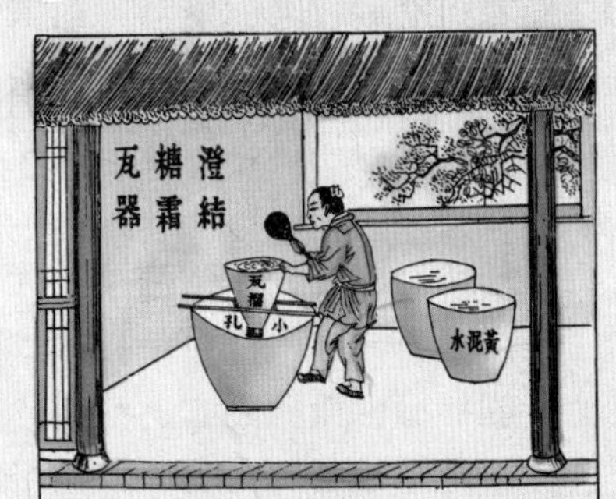

澄結
糖霜
瓦器
瓦溜
孔
小
水泥黄
凡造獸糖者每巨釜一口受糖五十斤其下發火慢煎火從一角燒灼則糖頭滚旋而起若釜心發火則盡盡沸溢于地每釜用雞子三个去黃取清入冷水五升化解逐匙滴下用火糖頭之上則浮漚黑滓盡起水面以笊篱撈去其糖清白之甚然後打入銅銚下用自風慢火溫之看定火色然後入模凡獅象糖模兩合如瓦爲之杓寫糖入隨手覆轉傾下模冷糖燒自有糖一膜靠模凝結名曰享糖華筵用之
提炼白糖图

治阴部湿痒

用甘草煎汤，一天洗三五次。

治小儿撮口风

取甘草 7.8 克，煎服，令吐痰涎。再将乳汁点小儿口中。

治婴儿慢肝风

取甘草一指长，用猪胆汁炙过，研细。用米汁调少许灌下。

治赤白痢

取甘草一尺长，炙后劈破，用淡浆水 1500 毫升，煎至 800 毫升服下。

治冻疮发裂

先用甘草汤洗过，然后取黄连、黄芩共研末，加水银粉、麻油调敷。

干地黄

《神农本草经》上说：干地黄，味甘，性寒。主治因跌倒而折断筋；内脏损伤；能驱逐血瘀；充填骨髓，使肌肉生长。煎成汤剂能祛除积聚疼痛，发冷发烧；祛除痹症。生地黄效果更好。长期服用能使身体轻便而延缓衰老。地黄也叫地髓，生长在能流水且平坦的陆地。

《本经》说，干地黄味甘，性寒。主治跌打损伤，肌腱断绝，补养五脏内伤后的虚弱症状，清除血流瘀滞，补养骨髓，生长肌肉。将其制成汤剂，可解除畏冷发热的症状，荡涤腹中邪气积块，治疗手脚麻木疼痛等风湿病症状。长期服用，能使身体轻捷便利，推迟衰老，延长寿命。生地黄比干地黄的疗效更好。

中医认为，地黄的颜色与药质都与血很像，因而适合补血，滋阴，益肾填精；它性寒而滑利，因而能清除血液中的瘀滞。古代医者认为，干地黄虽然长于滋阴、养血、凉血，却没有使血流壅阻的危险，反而能使血流通畅，有活血止痛之效。所以，凡是血流瘀滞的病证，无论是外伤还是内损所导致，都可使用。如果只知道地黄能补血，而抛弃它的活血除瘀的功效，实在是对地黄的偏见。《本草纲目》中说，干地黄能治吐血，鼻出血，妇女子宫大出血，阴道出血，产后血虚腹痛等血症；能补益男子五劳七伤，女子脾胃气虚；能畅通血脉，增益气力；能聪耳明目，强筋壮骨，安定精神，止惊悸；能润泽皮肤，治疗各种皮肤病；还能祛除多种湿热症状，治疗手心足下发热疼痛，脾虚卧床不起等。现代临床医学主要用它治疗各种血热、出血的病证，如吐血、衄血、鼻出血、尿血、便血、结核性咯血及各种妇科血症等；及治疗一切血脉不通的病证。

另外，干地黄的滋阴补肾功能从古至今一直受到人们的重视，常将其用做药膳

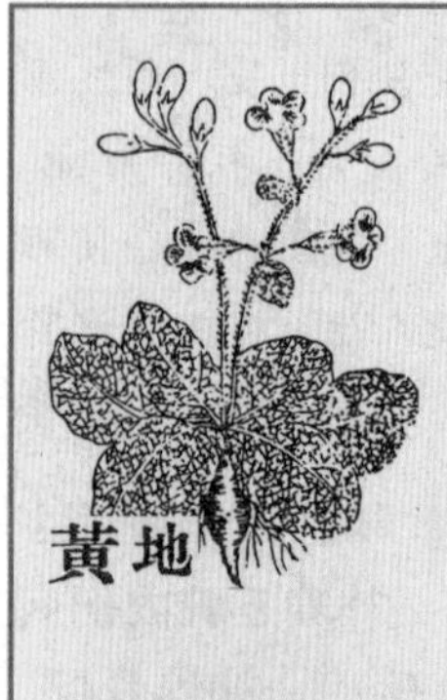

【原经文】干地黄，味甘，寒。主折跌绝筋；伤中，逐血痹，填骨髓，长肌肉，作汤，除寒热积聚，除痹；生者尤良。久服轻身不老。一名地髓。生川泽。

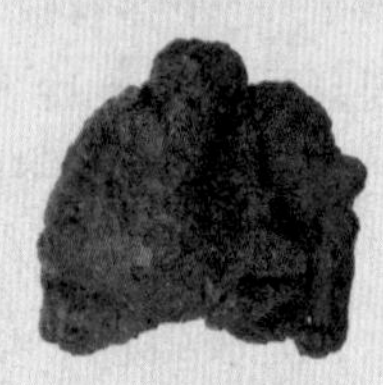

【释名】干地黄为玄参科多年生草本植物地黄的根状茎，干燥后的地黄称为干生地、干地黄；新鲜地黄入药后叫鲜生地；加工蒸制后称熟地黄、熟地。

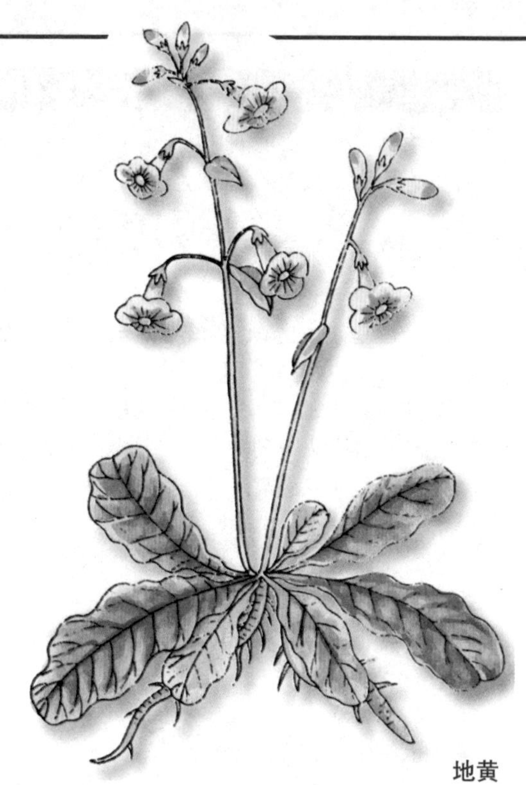

地黄

滋补身体。很多古籍中都记载过滋阴补血的地黄粥方，即切生地黄200毫升，等水沸之后与米一起放入罐里，事先将酥200毫升和蜜100毫升一同炒熟，等粥熟时再倒入罐中同煮，熟后食用，能和血生精。现代医家对此方仍多有推崇，认为它具有非常好的滋补作用。除此，生地黄还可用来治疗皮肤病，并在历代的实践中取得了神奇的效果。

【治疗方剂】（仅供参考）

利血生精

取地黄（切）200毫升，与米同煮，熟后与酥200毫升、蜜100毫升同炒香，再煮熟服下。

明目补肾

生、熟地黄各62克，川椒红31克。上药一起研成末，用蜜调成梧桐子大小的丸，

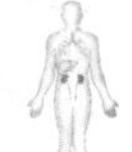

每次服 30 丸，空腹用盐汤送服。

治吐血便血

取地黄汁 600 毫升，用铜器煮开，加牛皮胶 31 克，等化尽后再加姜汁 60 毫升。分三次服完。

治月经不调，久不受孕

熟地黄 250 克，当归 62 克，黄连 31 克。上药在酒中泡一夜，取出焙干研为末，加炼蜜做成梧桐子大小的丸，每次用米汤或温酒送服 70 丸。

治妊娠胎动

将生地黄捣汁，煎开，加鸡蛋白 1 枚，搅匀服下。

治产后血痛

熟地黄 500 克，陈生姜 250 克。上药炒干后研为末，每次用温酒送服 6 克。

治跌打损伤，瘀血在腹

取生地黄汁 3 升，加酒 1500 毫升，煮成 2500 毫升，分三次服完。

干地黄主治示意图

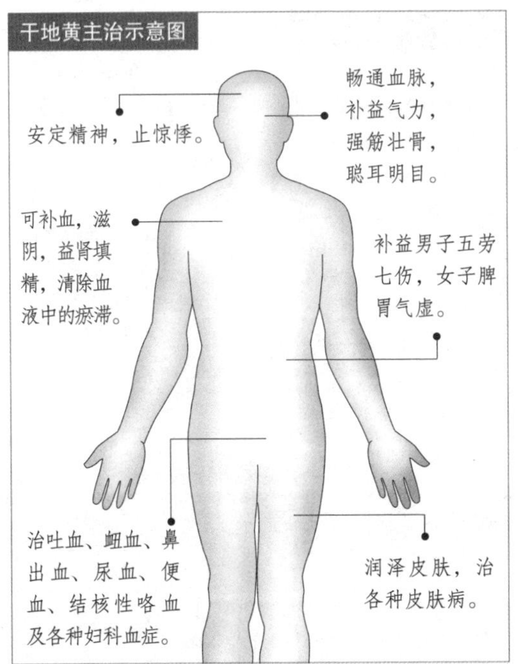

治耳鸣

取生地黄一截塞耳中，一天换几次。生地黄煨熟塞耳更好。

治犬咬伤

将地黄捣汁，取饭饼蘸汁涂之，很快可痊愈。

术

《神农本草经》上说：术，味苦，性温。主治风寒湿痹；皮肤麻痹得如同死肉，痉挛；黄疸；能够止汗；消除热邪，使食物消化。将其烘烤成糕饼状，长期服用可使身体轻便，寿命延长，没有饥饿感。术也叫山蓟，生长在山的土石上且有流水的地方。

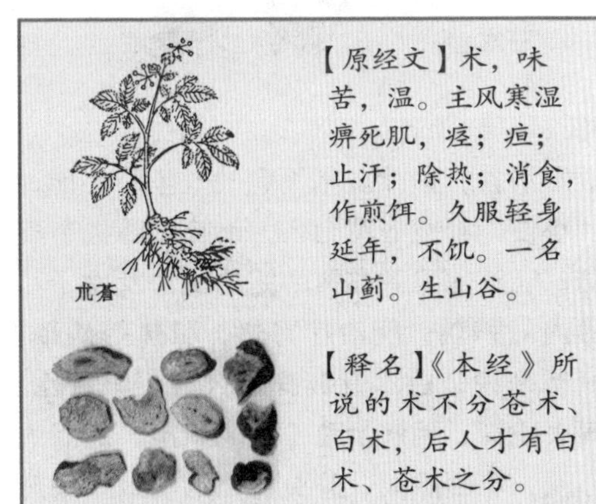

【原经文】术，味苦，温。主风寒湿痹死肌，痉；疸；止汗；除热；消食，作煎饵。久服轻身延年，不饥。一名山蓟。生山谷。

【释名】《本经》所说的术不分苍术、白术，后人才有白术、苍术之分。

《本经》说，术味苦，性温。主治风、寒、湿邪侵入身体导致的肢体麻木疼痛的痹症。能改善皮肉不知痛痒、没有知觉的症状，可消除痉挛，治疗黄疸，止汗除热。煎成饼长期服食，可以轻健身体，延年益寿，耐饥饿。

《本草纲目》中还记述：白术能治疗气血逆乱引起的头晕肿痛、目赤流泪；还能化痰，消除脾虚类型的水肿，及脘腹胀满，霍乱呕吐，腹泻不止；能补益津液，

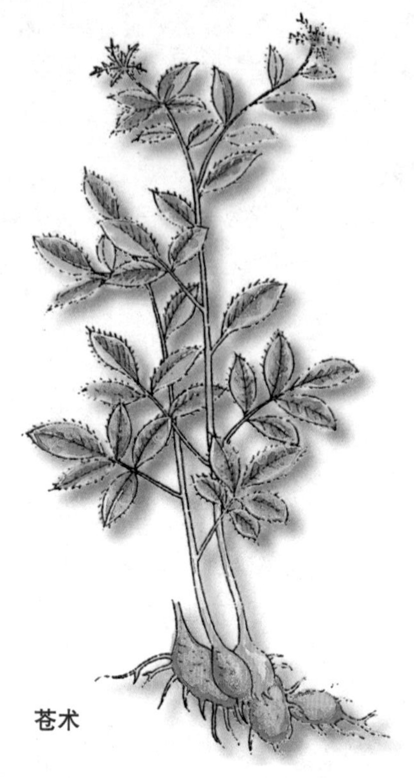
苍术

暖胃消食，治疗多年不愈的气痢；还能通利小便，补益五劳七伤，治疗腰膝关节疼痛；能消除隐匿在两胁间的积块及女子小腹内的积块；能治疗胃热、肌热等病证。概括来说，白术有健脾益气，逐湿利水，固表止汗，消痰治眩，逐风燥湿，通润大小便，止呕除渴，补血益津的功效。临床上常用来治疗气弱脾虚、运化失常所致的食少便溏，胃腹胀痛，四肢无力，及治疗痰饮、水肿、自汗、妊娠气弱脾虚、胎气不安等症。现代医学研究证明，白术大剂量使用还能治疗便秘，配桂枝、茯苓使用可治泄泻，并能减肥降脂。生白术加糖蒸汁服用，还能治儿童流涎。

苍术与白术属一类两种，疗效与白术大致相同，仅在应用上与白术各有侧重：虽然都能燥湿健脾，但治疗脾弱的虚证多用白术，治疗湿盛的实证多用苍术；止汗安胎多用白术，发汗散邪多用苍术。有的医者认为，苍术在药用上有更多的优点，如烟熏可以灭菌，可以治夜盲，抑制肿瘤，改善糖尿病等。在保健益寿方面，苍术更是为历代医家所重视。如《神仙传》中记载了一位服苍术而活到170多岁的人，他能挑重担上山采术，不觉劳累，面色像20多岁的小伙子一样。

【治疗方剂】（仅供参考）

治胸膈烦闷

将白术研细，每次取4毫升，用白开水送下。

治四肢肿满

取白术93克。每次服15.6克，用口嚼碎，加大枣3枚，煎服。每天服三四次。

治中风口噤，不省人事

取白术125克，加酒3升，煮成1升，一次服完。

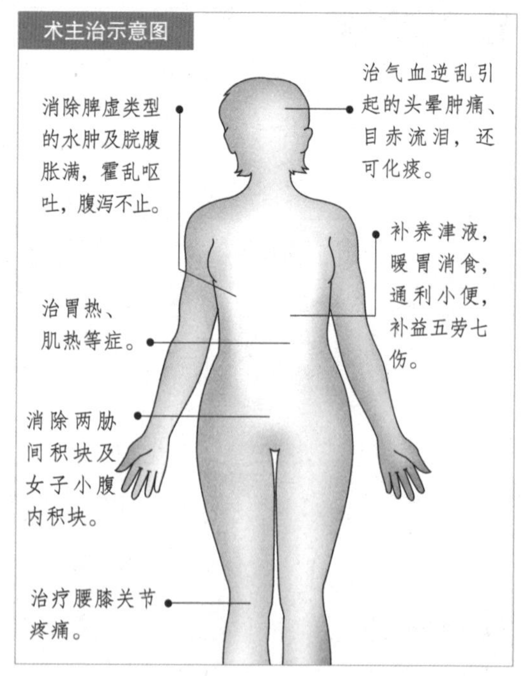

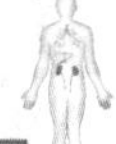

治中湿骨痛

取白术 31 克，加酒 360 毫升，煎成 120 毫升，一次服完。不喝酒的人，可用水煎服。

治小儿脾虚人瘦，不思饮食

白术、白茯苓、白芍药各 31 克，甘草 15.6 克，加姜、枣煎服。

治产后呕吐

白术 37 克，生姜 46 克。加酒和水各 2 升，煎取 1 升，分三次服。

治脾虚胀满

白术 62 克，橘皮 125 克。上药一起研末，加酒调成梧桐子大小的丸，每次服 30 丸，饭前服，用木香汤送下。

治脾虚泄泻

白术 15 克，白芍药 31 克。上药一起研末，加米饭做成梧桐子大小的丸，每次服 50 丸，用米汤送下。每天两次，冬季加肉豆蔻煨为末。

治小儿久泻

白术（炒过）、半夏曲各 7.8 克，丁香 1.5 克。上药一起研末，再加姜汁、面糊，做成如黍米大小的丸。按小儿年岁，酌量给服，米汤送下。

菟丝子

《神农本草经》上说：菟丝子，味辛，性平。主治竭伤（极度虚损）得以续补，以补其不足，增加气力，使人肥健；汁能祛除面部黑斑。长期服用可使身体轻巧，寿命延长。菟丝子也叫菟芦，生长在水草丛生地方或平坦的陆地。

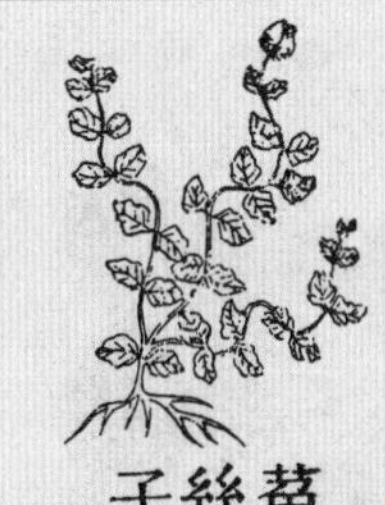

子絲菟

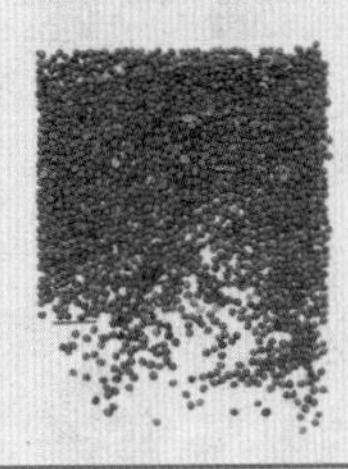

【原经文】菟丝子，味辛，平。主续绝伤；补不足，益气力，肥健人；汁去面鼾。久服明目，轻身延年。一名菟芦。生川泽。

【释名】菟丝子是旋花科一年生寄生性蔓草菟丝子的成熟种子。一般 9~10 月采收成熟果实，可与寄主一同割下，晒干，打下种子，去杂质即可。

《本经》说，菟丝子味辛，性平而微温，主治筋骨伤损，能补益身体的各种虚弱性症状，能增进气力，使人身体健壮。捣汁涂抹面部，可祛除面上斑痣或黑气，长期服用，还能治疗各种眼病，改善视力，使人身体轻捷灵便，寿命增加。

李时珍认为，菟丝子为阳草，多生于荒园古道中。其子入地，初生有根，夏天生苗，遍地生长但不能自起，一旦攀附到草木，则缠绕而生，其根自断。它结实如豆，呈黄色，生在梗上的尤佳，药效甚良。菟丝子归肝、肾、脾经，既能壮阳，又能益精，是平补肝、肾、脾三经的良药。适用于肝肾不足、腰痛膝冷、阳痿、滑精、白浊、尿血、小便不禁、尿有余沥、目视不明及脾虚、便溏泄泻等症。菟丝子又被认为是补血要品，适用于慢性再生障碍性贫血及阴虚血少兼轻度出血的症状。《本草纲目》中还提到菟丝子能治疗糖尿病，补五劳七伤，润心肺等。菟丝子作为上品之药，自然也有保健益寿的功效。《本草纲目》中就记载了一“仙方”，能明目，久服令人容颜润泽，变得年轻。下文中有所介绍。

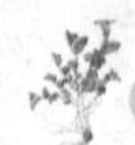

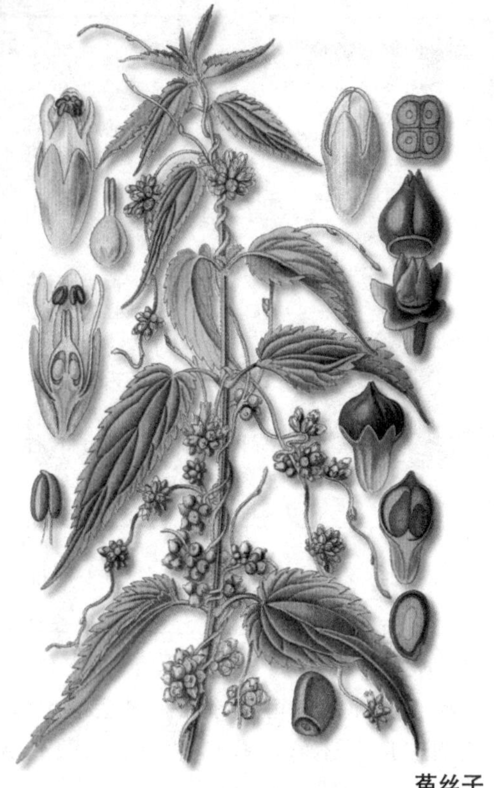
菟丝子

【治疗方剂】（仅供参考）

治腰膝风湿，并能明目，久服令人容颜润泽，变得年轻

取（菟丝）实10升，酒10升浸泡，晒干后再浸泡，不断反复，直至将酒用尽，再捣碎入筛。每次以酒送服10克，每天2次。

治消渴不止

将菟丝子煎汁随意饮服，以止为度。

治小便淋沥

用菟丝子煮汁饮服。

治小便赤浊，心肾不足，精少血燥，口干烦热，头晕心慌

菟丝子、麦门冬各等份。上药研为末，加蜜做成梧桐子大小的丸，每次用盐汤送服70丸。

治腰膝疼痛，顽麻无力

菟丝子（洗过）、牛膝各31克。上药用酒泡过，取出晾干，研末，将原酒煮糊调成梧桐子大小的丸。每次取20~30丸，空腹用酒送服。

治肝伤目暗

将菟丝子93克，泡酒中3天，取出晾干，研末，用鸡蛋白调和成梧桐子大小的丸。每次服20丸，空腹用温酒送服。

治身、面浮肿

将菟丝子400克，在5升酒中浸泡两三夜。每次饮1升，一天三次。如果肿不消，继续服药。

治眉间癣疮

将菟丝子炒过，研末，加油调匀敷疮上。

治痔疮疼痛

将菟丝子熬成黄黑色，研末，加鸡蛋白调匀涂搽。

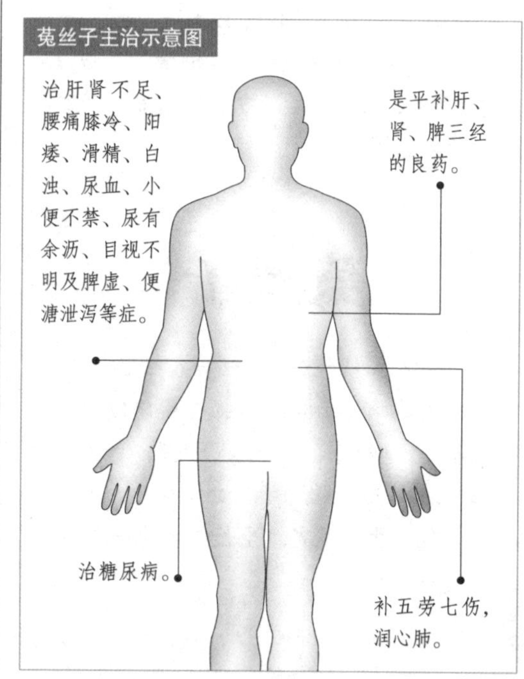

中药美容

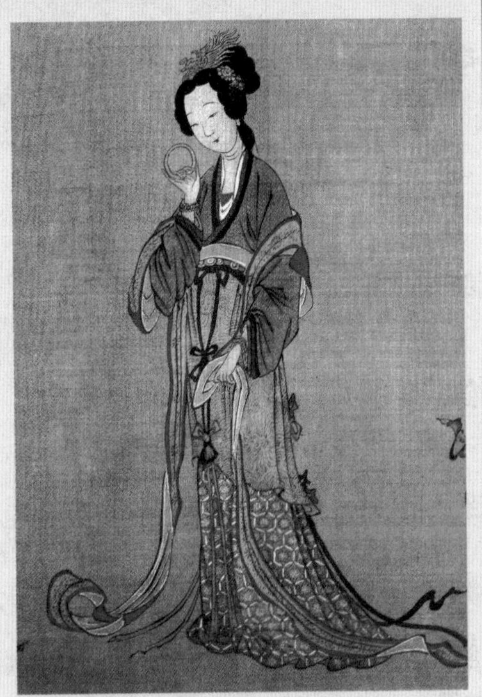

千秋绝艳图（部分）
长卷 绢本设色 中国历史博物馆藏

中药美容的历史源远流长，是祖国传统医学中的一颗璀璨明珠。历代本草文献中记载美容美发中药的品种很多，其中大部分已被现代医学证实确有很好功效。

花粉制品能补血，调节机体功能，延缓衰老，有润肤、消除老年斑和色素沉淀的作用，不过使用时应警惕过敏。乌鸡制品特别适合女子调经养血。

常用的美容中草药主要有：当归可用于粉刺、褐斑、雀斑及脱发。面部以煎剂蘸搽；头皮部洗头后搓揉。枸杞子能大补气血，抗衰老。山药、莲子、百合、红枣能健脾养胃，止泄安神，维护肌肤润泽弹性。槐实、黑小豆能滋阴清热，补肾明目，使须发变黑。地黄被称为“生命的燃料”，治未老先衰。另外，菟丝子、桃仁、当归、胡麻、熟地、大枫子仁、杏仁、猪油、羊油、鸡油、麻油、花生油、黄蜡、蜂蜜均能润肤护肤。

牛膝

《神农本草经》上说：牛膝，味苦，酸。主治寒湿所致的痿软疼痛，四肢拘挛，膝痛不能屈伸；能使气血放逐驰走；治疗被火热烧伤之溃烂；还堕胎。长期服用可使身体轻便，推迟衰老。牛膝也叫百倍，生长在两山之间平坦的陆地且有溪流的地方。

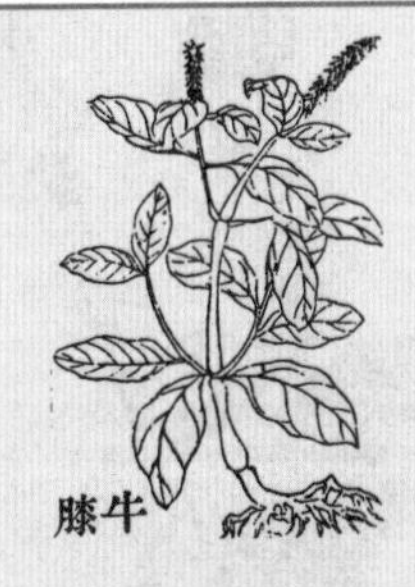

【原经文】牛膝，味苦，酸，平。主寒湿痿痹，四肢拘挛，膝痛不可屈伸；逐血气；伤热火烂；堕胎。久服轻身耐老。一名百倍。生川谷。

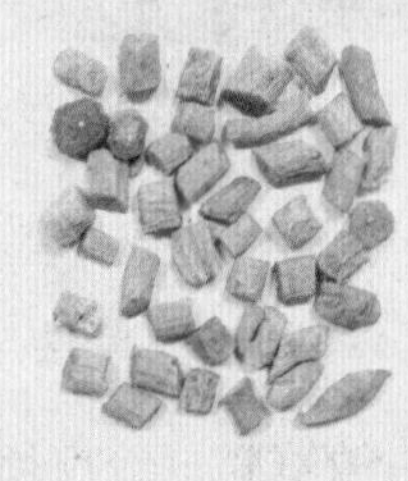

【释名】牛膝，苋科多年生草本植物牛膝或川牛膝的根。依据产地的不同，可分为怀牛膝、淮牛膝、川牛膝几种。其中怀牛膝最为有名，它产于河南，是“四大怀药”之一。

《本经》说，牛膝味苦，酸，性平，主治寒湿所致的肌肉萎缩无力，肢体麻木疼痛，痉挛，膝痛难以屈伸等风湿病症状；能活血化瘀，清血热，治疗热性的痈疮肿毒，烫伤感染及痛风红肿等症；还能降血气而堕胎。久服能使人身体轻捷，延缓衰老。

中医认为，牛膝性善下行，直达肝肾二经，可以逐瘀血，通经脉；也可补肝肾，强筋骨。《本经》则主要就其前者功效来说的，《本草纲目》则对这两方面的功效都做了详尽的介绍。李时珍认为牛膝能补益人体元气，治疗男子阳痿，茎中疼痛，老人遗尿；可强筋壮骨，治疗筋骨伤

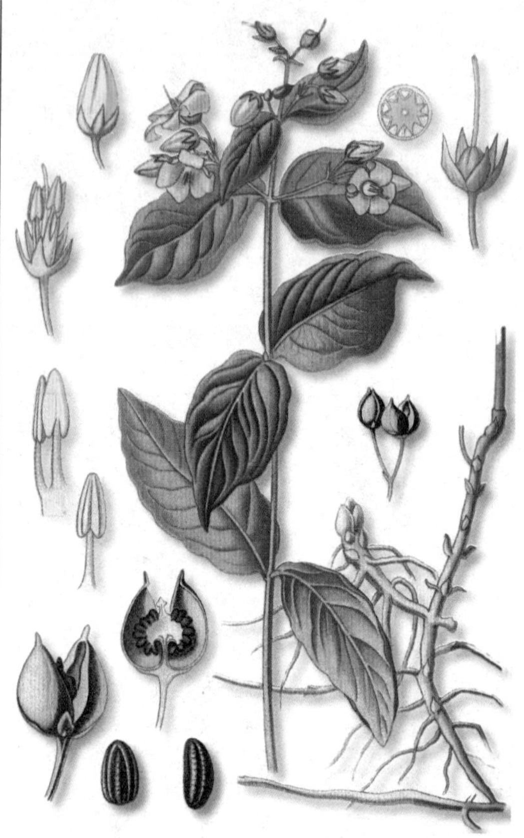

牛膝

损，腰膝软弱畏寒；可益精填髓，治疗须发早白，腰脊疼痛。牛膝还可治疗女子月经不调、痛经，消除瘀血和腹部结块；治疗产后心腹疼痛或大出血，及打落死胎；治疗各种泌尿系统疾病（尿血、尿涩疼痛等）、痢疾；治疗咽喉肿痛、牙龈肿痛、口舌生疮以及各种痈肿（急性、局限性、化脓性炎症）、日久不愈的凶恶大疮等。

牛膝在临床应用中有生用和酒制的区别：生用时主要用于消散瘀血，通经脉；酒制则常用于补肝肾，强筋骨。另外，牛膝还有川、怀之分：川牛膝适用于前者的病证，怀牛膝则更适用于后者。牛膝草以宣导下行为主，可堕胎，所以在实际应用中应慎重，在脾虚泄泻、梦遗滑精、女子月经过多及怀孕期间均不可用。

【治疗方剂】（仅供参考）

治消渴不止，下元虚损

取牛膝156克，研细，浸入5升生地黄汁中。日晒夜浸，直到汁尽。加蜜调成梧桐子大小的丸，每次服30丸，空腹用温酒送下。久服对身体有益。

治产后尿血

取川牛膝水煎常服。

治口舌疮烂

取牛膝浸酒含漱，也可煎饮。

治牙齿疼痛

将牛膝研末含漱，也可用牛膝烧灰敷患处。

治妇女月经淋闭，产后血气不调，腹中郁结不散

将牛膝在酒中浸泡一晚，取出焙干；另用牛漆炒令其烟尽。各取31克研为末，加生地黄汁1升，在慢火上熬成浓糊，团成梧桐子大小的丸。每次取3丸，空腹用米汤送服。

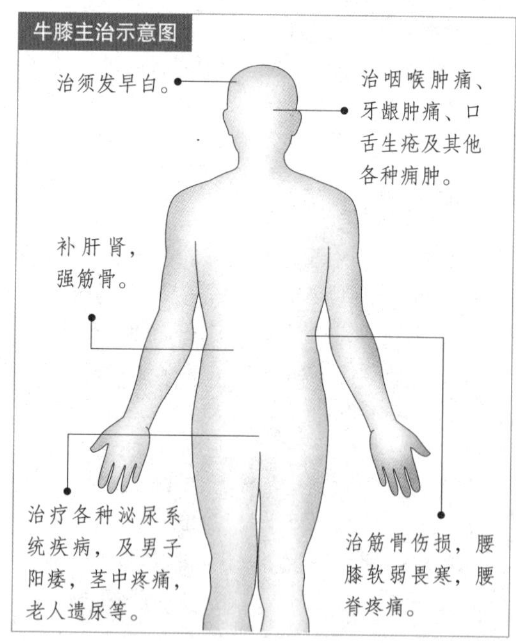

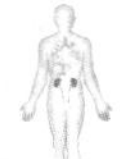

治痈疖已溃

将牛膝根略刮去皮，插入疮口中，留半寸在外，以嫩橘叶及地锦草各一把，捣后涂疮。

茺蔚子

《神农本草经》上说：茺蔚子，味辛，微温。主要功效是能使眼睛视物清楚，增加阴精；能除去水湿邪气。久服身体轻便。其茎主治皮肤有时隐时现并作痒的疹子，可以煎成汤剂洗。茺蔚子也叫益母、益明、大札，生长在沟渠水草丛杂之地。

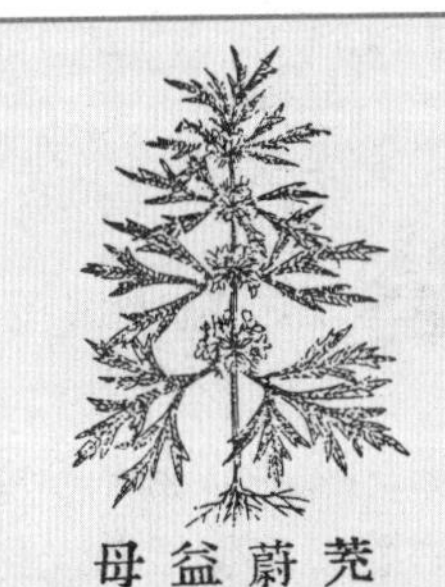

【原经文】茺蔚子，味辛，微温。主明目，益精；除水气。久服轻身。茎，主瘾疹痒，可作浴汤。一名益母，一名益明，一名大札。生池泽。

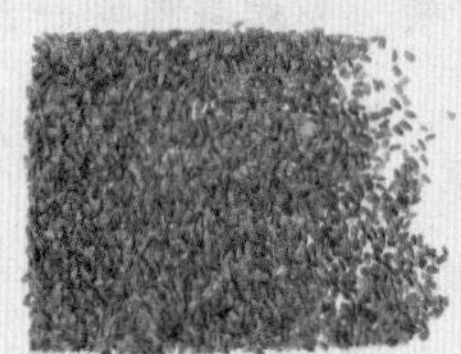
茺蔚子

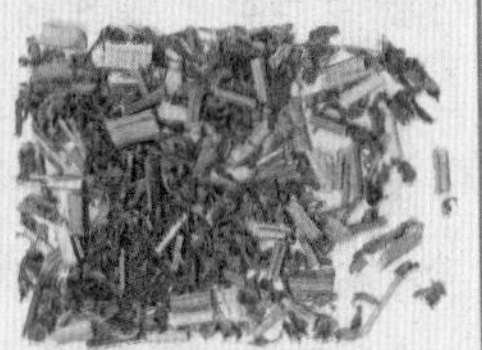
茺蔚茎、叶、根

【释名】茺蔚子，为唇形科植物益母草的果实。全草又名益母草、坤草、鸡母草、贞蔚等。嫩芽可做蔬菜吃，成熟的全草及花、茎皆可入药。

《本经》说，茺蔚子味辛，性微温。能改善视力，治疗眼病；能补益精气，消除水肿。长期服用可使身体轻捷。益母草茎做成汤洗浴，能治疗荨麻疹。

中医认为，益母草味辛能散，味苦能泄，微寒清热，因此有活血祛瘀的功效，

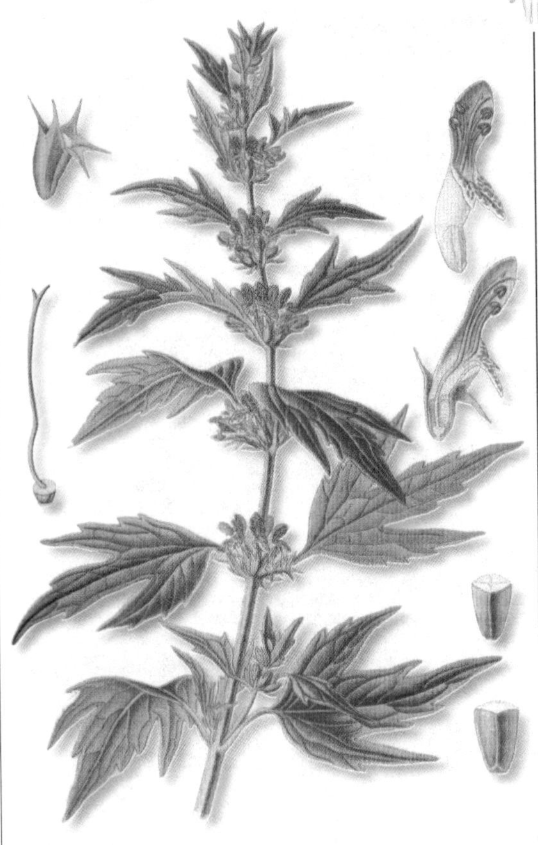

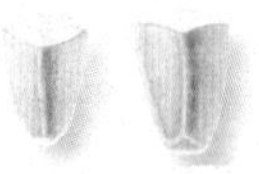

茺蔚子

非常适合治疗妇科经产的病证，“益母草”之名也正是因此而来。此外，益母草还有利水消肿、解毒的作用。临床上主要用于女子经行不畅、经行腹痛、产后瘀阻等症。《本草纲目》中有详细介绍，诸如流产、难产、胎盘不下、产后大出血、血分湿热又外感风邪、血痛、非经期大出血、白带异常、产后胎前的各种病症及不孕不育等，都在益母草的主治之列。因为它有极强的活血祛瘀之效，所以还可用于跌打损伤造成的瘀血肿痛。此外，益母草兼有治疗浮肿、小便不利、疮疡肿毒、皮肤痒疹等，不过多做辅药使用。

茺蔚子和益母草全草的功效相似，不

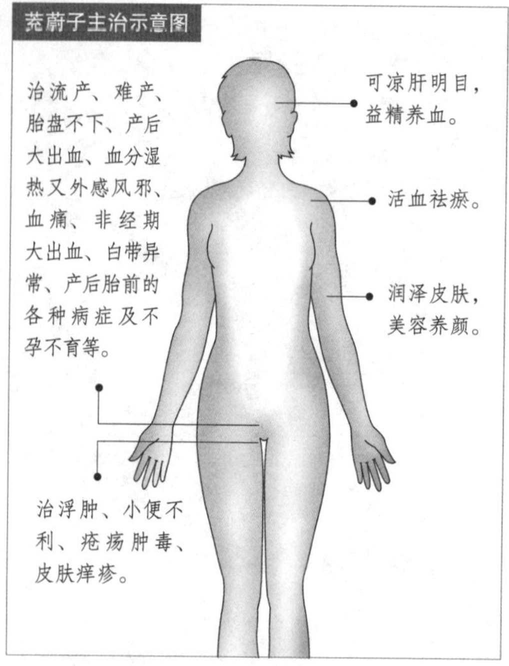

过茺蔚子还兼有凉肝明目、益精养血的功效，所以它还可用于治疗肝热头痛、目赤肿痛及肝肾功能不足，目暗不明的病证。益母草还有保护皮肤，美容养颜的作用，《本草纲目》中就记载了武则天炼益母草美容的方法。据说如果每天早晚用益母草擦洗面部和双手，很快就能感觉到皮肤滑润光泽。如果常年使用，早晚不断，年过半百的妇女也能容颜美艳。据说武后正是应用这一秘方，使得八十高龄时仍然面容娇美。

【治疗方剂】（仅供参考）

治产妇诸疾，内脏受伤瘀血

将益母草全草洗净，用竹刀（忌铁刀）切为小段，煮烂，去草取汁，约得50000~60000毫升。澄清半日后，滤去浊渣，将清汁在慢火上煎成10000毫升状如糖稀，收存瓶中。每次取120毫升，用酒送服。一天两次。

治老少尿血

将益母草捣汁服1升。

治小儿疳痢

用益母草嫩叶同米煮粥吃，到病愈为止。常服嫩叶汁也可。

治痔疮下血

将益母草叶捣汁服。

治喉闭肿痛

将益母草捣烂，加240毫升新汲的井水，绞出浓汁，一次饮下。冬季用益母草根。

治耳内化脓

将益母茎叶榨汁滴耳内。

女萎

《神农本草经》上说：女萎，味甘，性平。主治伤风；因热晒中暑而不能活动，筋肉凝聚而突起等虚弱之病。长期服用能去掉面部黑斑，使容颜美丽，肌肤滋润光泽，还能使身体轻巧，寿命延长。女萎也叫左眄，生长在两山之间的平坦陆地且有流水的地方。

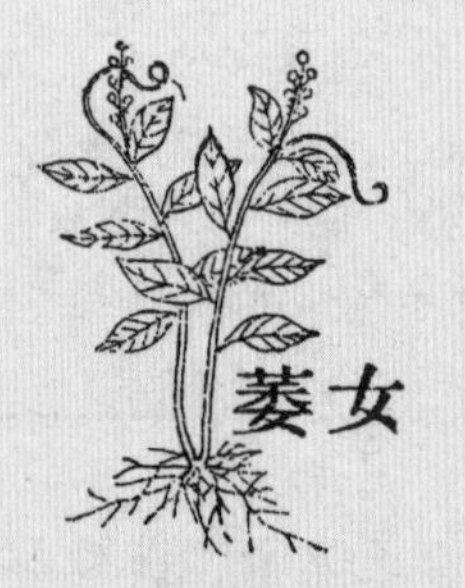

【原经文】女萎，味甘，平。主中风；暴热不能动摇，跌筋结肉，诸不足。久服去面黑皯，好颜色，润泽，轻身，不老。一名左眄。生山谷。

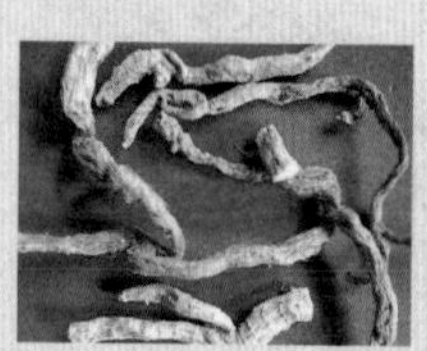

【释名】女萎，又名玉竹、萎蕤、尾参等，为百合科植物玉竹的根茎。一般秋季采收，扎成小把，晒干即得。

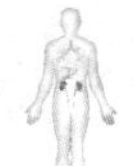

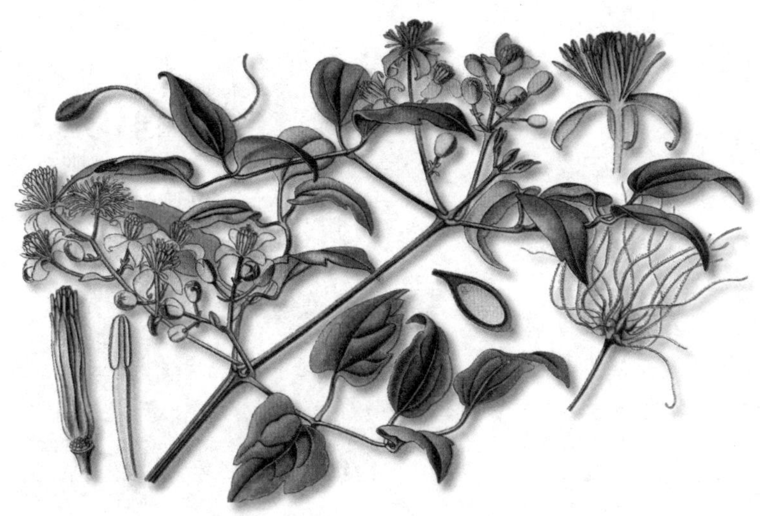

女萎

《本经》说女萎味甘，性平，主治急性外感热病，突然发高热，行动不便的症状；还能治疗风湿等所致的筋肉结节，可补益各种内虚不足的病证，如气短、惊悸、四肢厥冷、身体疲软等。长期服用能祛除脸上的黑斑，令人肌肤润泽，还可以轻健身体，延长寿命。

中医认为，女萎性味甘平，质柔性润，适合于养阴润燥，能熄风除热，补益人体不足。它能补养气血，血得补所以容颜不衰，气得补所以身体轻健，气血巩固，疾病自然很难侵袭身体。因此，它首先是一味滋补身体的好药。《三国志·樊阿传》里记述了一个服食女萎使人长寿的故事。樊阿的老师华佗有一次上山采药，看见仙人在服食女萎，于是，他也亲身实践，并把这一方法告诉弟子樊阿。樊阿因服用女萎，使得年过百岁，这个故事也证明了女萎有很强的滋补作用。

现代临床医学常用它来养阴润肺，益胃生津，还用于肺胃阴伤，燥热咳嗽，口渴舌干等。不过，女萎药力缓慢，只有长期服用才能见效。现代医学研究证实，女萎的根茎、浆果有强心作用，能防止心肌缺血，还可用来降血脂、血糖；单用或与其他药配合使用，可治疗风湿性心脏病、冠心病、肺心病引起的心力衰竭，疗效很好。

【治疗方剂】（仅供参考）

主五脏益精，去三虫，暖腰脚

将女萎和漆叶制成散药服用。

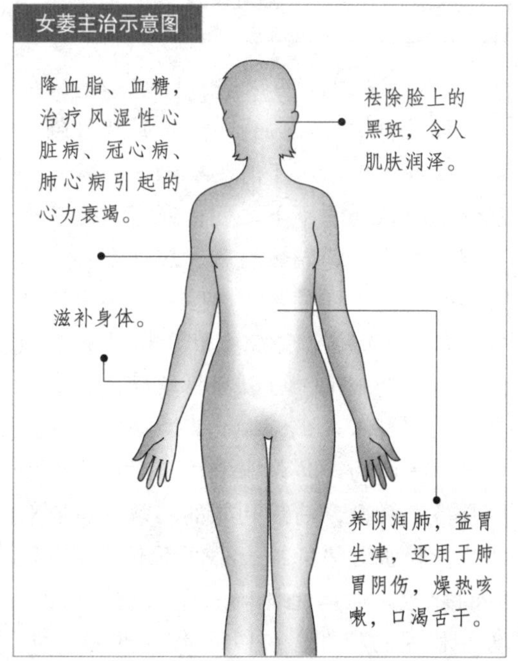

防葵

《神农本草经》上说：防葵，味辛，性寒。主治疝瘕；肠有泄泻；膀胱有热聚结致使尿不出来；咳嗽气逆；疟疾先发热，发后冷；癫证、癫痫；风邪使人受惊成狂而猛跑。长期服用可使骨髓坚固，气力增加，使身体轻便。防葵也叫黎盖，生长在两山之间的平坦陆地且有流水的地方。

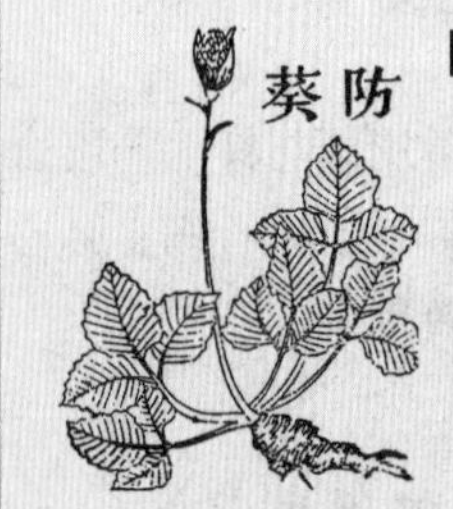

【原经文】防葵，味辛，寒。主疝瘕；肠泄；膀胱热结溺不下；咳逆；温疟；癫痫，惊邪狂走。久服坚骨髓，益气轻身。一名黎盖。生川谷。

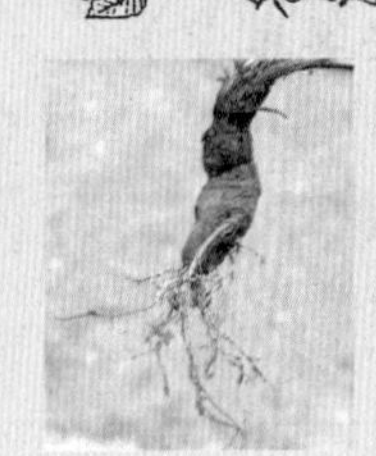

【释名】防葵也叫房苑、梨盖、利茹，为伞形科植物防葵的根。它的叶颇似葵叶，花如葱花只是呈白色，花期为六月。

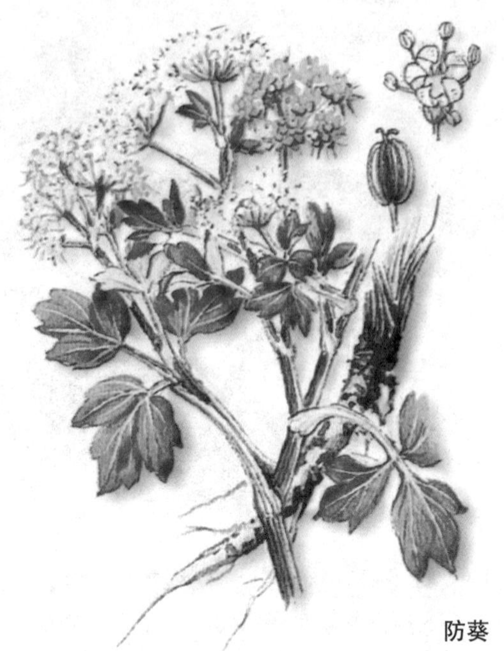
防葵

《本经》说防葵味辛，性寒。主治疝瘕，即小腹灼热疼痛，小便流出白色黏液的病证；也适用于泄泻、痢疾、膀胱湿热郁结以致小便不下之症；还可治疗咳嗽气喘、温疟（即先热后寒，热重寒轻，口渴喜冷饮，舌红苔黄，脉弦数为主要特征的疟疾）、癫痫，受惊中邪，精神失常而乱跑。长期服用，可以壮骨填髓，补益元气，轻健身体。

中医认为，防葵味辛善于通达，性寒则有行气活血，清热利尿的功效，所以对疝瘕、膀胱湿热郁结、小便不下等症有很好的疗效。泄泻是体内水湿太重造成的，防葵利尿的特性，可以泄水湿而实大便，从而治疗泄泻。防葵还有清肝镇惊的作用，适用于癫狂痫症、惊吓中邪、神志异常等由风火相煽而致的精神病变。《本经》所说的咳逆、温疟，都是由热邪导致的，因防葵能清热，所以也能够治疗。

值得一提的是，防葵在唐代以前主要用于治疗癫狂痫症，而且取得了很好的疗效。可是由于防葵与狼毒的外形及某些药效很相似，后世中人们渐渐将防葵误以为是狼毒，于是在临床上使用狼毒而废弃了防葵。使得防葵渐渐地不为人所知了，防葵用于治疗癫痫发狂的记载也仅在唐以前的中医典籍中才会遇到。不过，现代学者对其进行了整理和研究，发现防葵是一种有毒的药材，所以《本经》说它久服能“坚骨髓，益气轻身”是不可信的。

【治疗方剂】（仅供参考）

治肿满洪大

将防葵研末，用温酒送服0.1克，二三服即可见效。

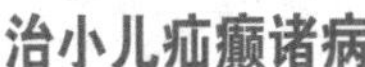

治小儿疝瘕诸病

防葵、大黄各1.5克，芍药、茯苓2.25克，半夏，桂心、蜀椒各0.75克。上药研为细末，用蜜调和成大豆大小的丸，每次服1丸，可逐渐加至3丸，每天五次。

治癫狂疾

将防葵研末，用温酒送服一小盅，二三服即可。

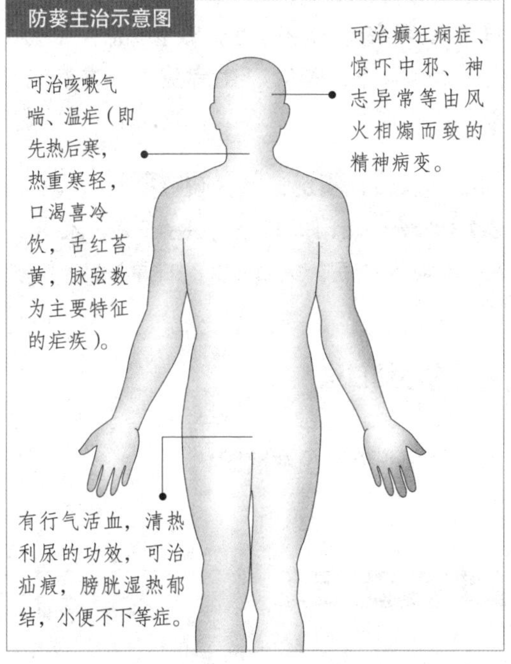

麦门冬

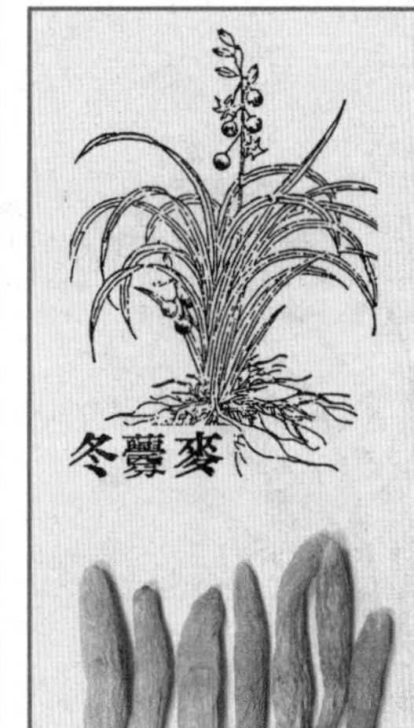

【原经文】麦门冬，味甘，平。主心腹结气伤中，伤饱胃络脉绝，羸瘦短气。久服轻身，不老，不饥。生川谷及堤阪。

【释名】麦门冬为百合科多年生草本植物沿街草或麦门冬须根上的小块根。因常栽于门前阶边，为扩阶之草，故得“门”之名；其叶如韭如麦，经冬不凋，故有“麦”“冬”之称。

《神农本草经》上说：麦门冬，味甘，性平。主治胸腹气滞而使心脏损伤，胃络全伤使脉跳动有间歇，身体瘦弱，气短。长期服用可使身体轻捷，延缓衰老，延长寿命，使人没有饥饿感。麦门冬生长在两山之间的高坡土地且有流水的地方及池塘的堤坡。

《本经》说，麦门冬味甘，性平，主治胸腹间气机郁结，及由于燥热津枯而使得胃气上逆，胃络不通，脉气欲绝的病证，能改善体虚瘦弱，呼吸短促难以相续的症状。长期服用可轻健身体，延缓衰老，使人耐饥饿。

中医认为，麦门冬味甘而实带苦，性平而实偏寒，由于汁液浓厚，因而可用于滋阴润燥，清心降火，润肺养胃，解除胸腹郁结之气。养胃就会生长肌肉，清火便能补益元气，所以麦门冬能改善体虚瘦弱，短气无力的症状，可使人身强体壮。《本草纲目》中记载，麦门冬还可治疗五劳七伤；安魂定魄；止咳嗽，治肺痿吐脓；治热毒大水，面目肢节浮肿；主泄精，令人有子；使人身体肥健，肌肤润泽。

麦门冬因具有很强的滋阴润燥之效，在现代临床上被广泛应用：1. 由于其养肺阴、润肺燥的特性，而适用于燥咳痰黏、咽干鼻燥、劳热咳喘、吐血、咯血等症。2. 由于其养胃生津液的特性，而适用于热病伤阴，胃阴耗损的口渴、口舌干燥、舌红少苔等症。3. 由于其清心除烦的特性，而适用于心火旺、失眠、心烦、心悸、怔忡，及身热、烦躁、神志不清、舌绛而干等症。4. 由于其润肠通便的特性，而适用于阴虚肠燥、大便秘结之症。另外，麦门冬能够

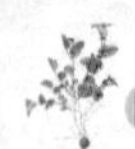

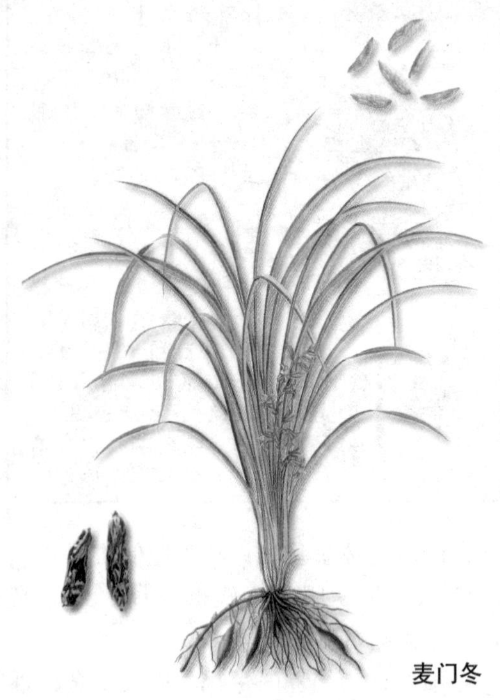
麦门冬

提高心肌收缩能力和耐缺氧能力，所以对许多心、肺、脑的疾患也有较好的疗效。

值得注意的是，很多人将麦门冬与天门冬混淆，因为它们不仅名字相似，作用也相似，都具有养阴润肺的功效。不过麦门冬能兼滋补胃阴，降心火；天门冬则能兼滋补肾阴，常与知母、黄柏、熟地等配合使用，治疗阴虚火旺潮热、消渴、遗精等病。

【治疗方剂】（仅供参考）

治吐血鼻血

取麦门冬（去心）500 克，捣烂取汁，加蜜 300 毫升，调匀，分两次服下。

治齿缝出血

用麦门冬煎汤漱口。

治下痢口渴

麦门冬（去心）93 克，乌梅肉 20 个。上药锉细，加 1 升水，煮成 700 毫升，慢慢饮下，效果显著。

治消渴饮水

将苦瓜捣成汁，泡麦门冬 62 克，过一夜，再将麦门冬去心、捣烂，加黄连（去皮毛）研末，做成梧桐子大小的丸。每次取 50 丸，于饭后服，每天两次。两天可见效。

治燥伤肺胃，津液亏损，咽干口渴，舌红少苔

沙参麦冬汤：麦冬9克，沙参9克，玉竹6克，甘草3克，桑叶、生扁豆、天花粉各5克。用水煎服。

治心肺火盛，咳逆上气，咽喉不利

麦门冬汤：麦门冬18克，党参9克，炙半夏5克，粳米15克，大枣4枚，甘草3克。用水煎服。

治阴虚心烦口燥

麦门冬、玄参、玉竹各 12 克，莲子 10 克，甘草 6 克。用水煎服。

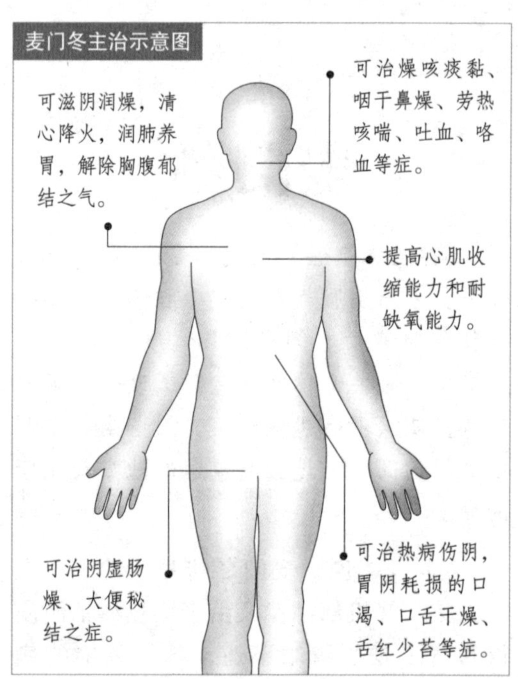

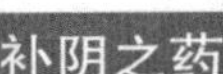

补阴之药

补阴药又叫滋阴药。按照中医的说法，阴虚生内热，所以阴虚的表现除了有津液不足（如消渴、干咳少痰、口渴咽干、大便秘结等）的症状以外，还会有虚热类的症状，如潮热汗出、手脚心热、舌红心烦等。所以补阴药多偏寒凉，气虚、阳虚的人使用时应慎重。补阴药中首选应是食、药两用之品，例如百合能补肺养阴治咳嗽，芝麻可补血滋阴通大便等。在清热滋阴药中，价格不贵、效力不小的麦门冬也值得一提，常备麦门冬泡水喝，有益于解除津枯口渴、燥咳便秘等症。将麦门冬配合人参、五味子，就是一剂著名的生脉饮，补气滋阴兼可。另外，家用补药中可久服、常服的有大枣、山药、蜂蜜、百合、核桃、龙眼肉、芝麻、龟等。

麦门冬
明代《补遗雷公炮制便览》

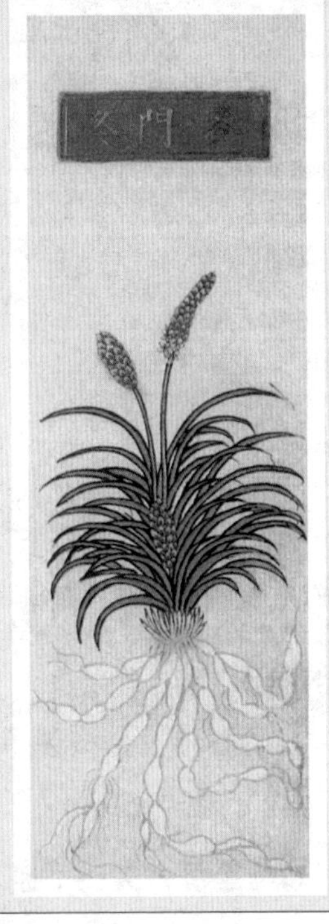

独活

《神农本草经》上说：独活，味苦，性平。主治被风寒所伤；能止金属所致的创伤疼痛；奔豚有气从下向上冲；痫症抽搐，女子疝瘕。长期服用可使身体轻便，延缓衰老。独活也叫羌活、羌青、护羌使者，生长在两山之间的高坡土地上且有流水的地方。

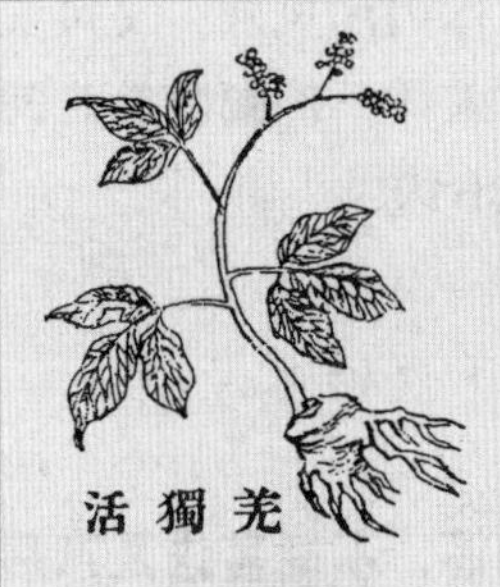

【原经文】独活，味苦，平。主风寒所击；金疮止痛；贲豚；痫痓，女子疝瘕。久服轻身耐老。一名羌活，一名羌青，一名护羌使者。生川谷。

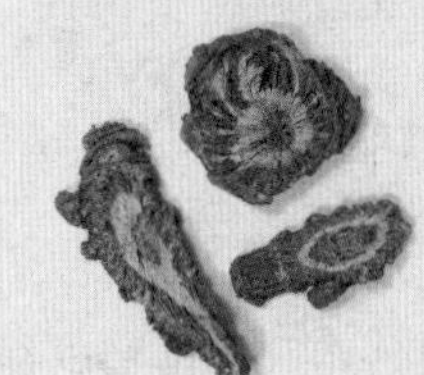

【释名】独活，是伞形科多年生草本植物毛当归的干燥根茎，又名川独活、羌活、羌青。

《本经》说，独活味苦，性平。主治风邪、寒邪侵入身体所致的病证，能迅速消止金属所致创伤的疼痛，消除血气壅塞不通，疼痛加剧的状况；能治疗奔豚气，癫痫，痉病；还能治疗女子小腹灼热疼痛，小便流出白色黏液之症。长期服用可使身体轻便，延缓衰老。

中医认为，独活气味芳香浓烈，适用于祛除风寒湿邪，畅通百脉，通利关节，止痛。如果是由于风寒侵入肾造成的奔豚，及风邪造成的癫痫、痉病，独活也能治疗。临床上，独活可用于治疗严重的风、寒、湿、痹、腰、膝病；治疗伏风头痛，及外感风寒湿邪而引起的严重怕冷、发热、无汗、头身疼痛。

《本经》认为，独活、羌活二物不分，于是当时的医者便产生了羌活是独活的别名的错误。《本草纲目》则认为，独活、羌活是一类二种，生于西羌的为羌活，生于其他地区的则为独活。从作用上来看，羌活辛温燥烈，发散力强，主治肌体表层游走全身、此起彼伏的丹毒及寒湿邪，因此，羌活长于治风寒在表的头痛、身痛及人体上部的风湿症。而独活的辛散力缓和，善于驱除潜伏在体内的风邪，又可除湿，所以多用于治疗人体下部腰膝筋骨间的风湿病，而且能兼治伏风头痛。

【治疗方剂】（仅供参考）

治产后中风，四肢抽筋，不能言语及产后腹痛，甚至肠出

取羌活 62 克，用酒煎服。

治妊妇浮肿

将羌活、萝卜子一起炒香，只取羌活研细。每次用温酒送服 6 克。第一天服一次，第二天服二次，第三天服三次。

治关节疼痛

独活、羌活、松节各等份，用酒煮过。每天 120 毫升，空腹饮服。

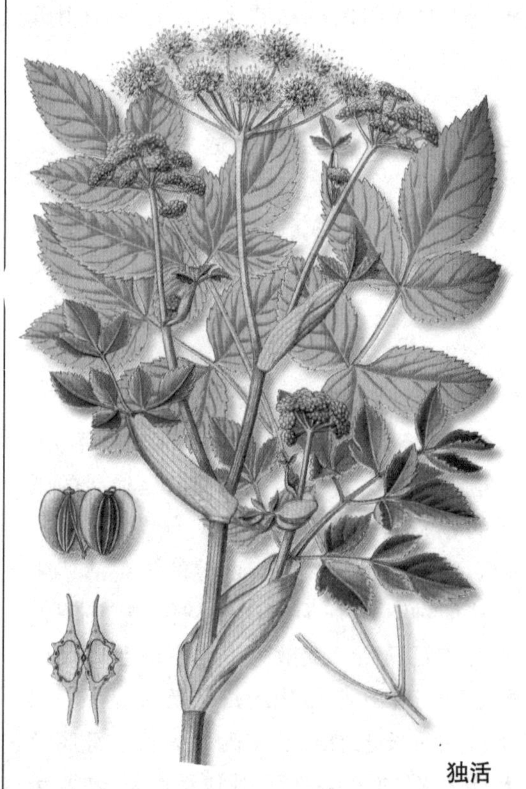
独活

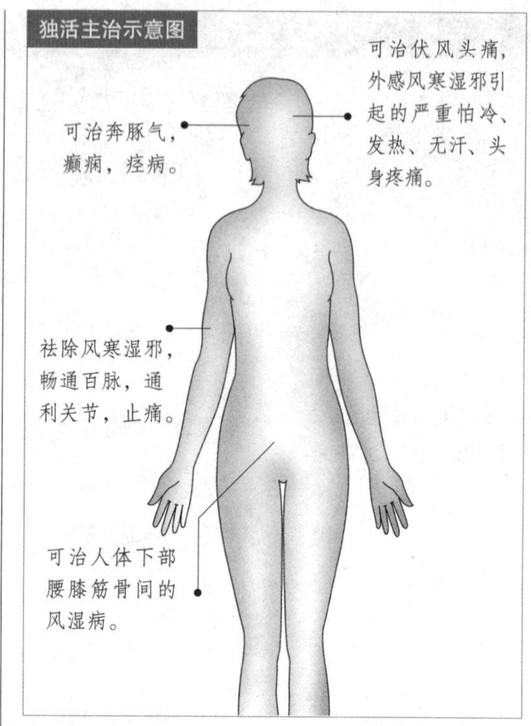

治风牙肿痛

用独活煮酒热漱。或取独活、地黄各 93 克，一起研末，每次取 9 克，加 240 毫升水煎服，连渣服下，睡前再服一次。

治喉闭口噤

羌活 93 克，牛蒡子 62 克。上药煎后加白矾少许灌下。

治睛垂至鼻，大便下血，痛不可忍

用羌活煎汁服，几服之后病自痊愈。

车前子

《神农本草经》上说：车前子，味甘，性寒。主治气淋；能止痛；利水道以疏通小便；除湿痹。久服可使身体轻便，减慢衰老。车前子也叫当道，生长在平地而水草丛杂的地方。

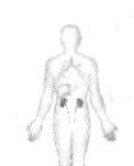

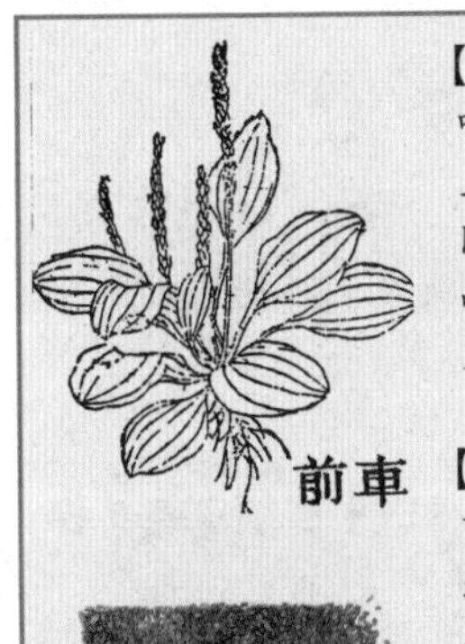

【原经文】车前子，味甘，寒。主气癃，止痛，利水道小便；除湿痹。久服轻身耐老。一名当道。生平泽。

【释名】车前，是车前科草本植物，由于通常生长在道路边及牛马足迹中，因而又得名当道、牛遗。车前的全草都能入药。车前子，则是车前草的成熟种子。

《本经》说，车前子味甘，性寒，无毒。善于通利水道，主治气滞不化导致的小腹胀痛，小便不畅，甚至闭塞不通；还可治疗湿邪侵入身体引起的肢体严重疼痛。长期服用，可使人身体轻便，延缓衰老。

中医认为，车前子甘寒滑利，性善降泄，所以能利水通淋，止泻涩肠，是治疗下焦病证的重要药物。人体的湿气须由膀胱排出，如果下焦水道通利，则湿气易除，所以车前子还能驱除湿痹。湿气除则肢体强健，所以，它还能使人轻身耐老。另外，车前子还有很强的利水作用。相传汉代大将霍去病在一次抗击匈奴的战争中失利，被困在沙漠里。盛暑时节，天气干旱，因为缺水，士兵们不久都出现了小便淋漓涩痛，面目浮肿的症状。霍去病正一筹莫展之时，无意中发现战马都安然无恙，经仔细观察发现原来战马吃了一种生长在战车前的野草。霍去病便命令全军服用这种野草，病情果然很快得到了控制。这个故事也是车前草得名的由来。

在临床中，车前子常用来治疗泌尿系统疾病。它常与木通、黄柏、滑石、瞿麦等药配合使用，治疗热结膀胱所致的小便短赤、淋漓涩痛；常与泽泻、冬瓜皮、茯苓等配合使用，治疗水肿兼小便不利之症。现代医学也研究证明，车前子的某些有效成分具有显著的利尿作用，不仅能增加水分的排泄，还可使尿素、氯化物以及尿酸的排泄量也同时增加。车前子还有清肝明目的作用，可与桑叶、菊花、决明子、青葙子等配合使用，治疗肝经风热所致的目赤肿痛；也可与生地黄、熟地黄、菟丝子、石斛等配合使用，治疗肝肾阴虚所致的两目昏暗、视力减退。另外，车前子还有止咳化痰和降血压的作用；车前叶捣碎后外敷可治脚疮或疮疡溃烂，内服则能治疗尿血和鼻血。车前子还可用来治疗湿性水泻、小儿夏季腹泻，效果很好。

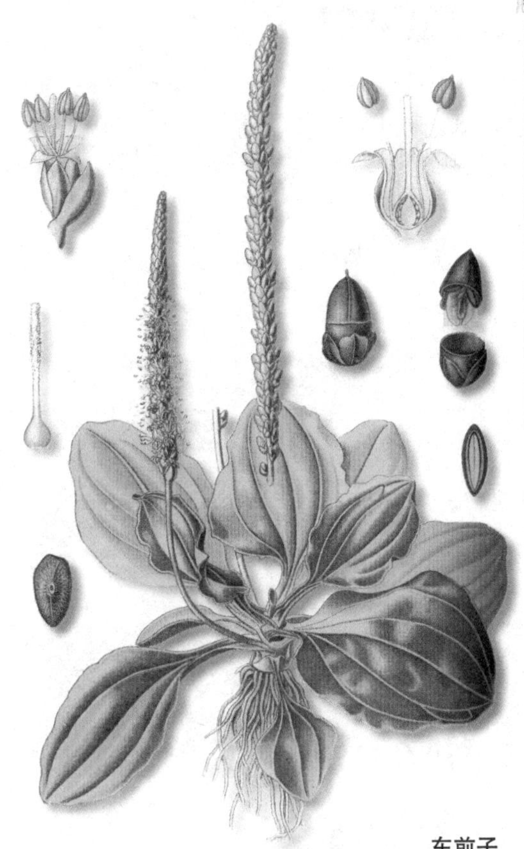

车前子

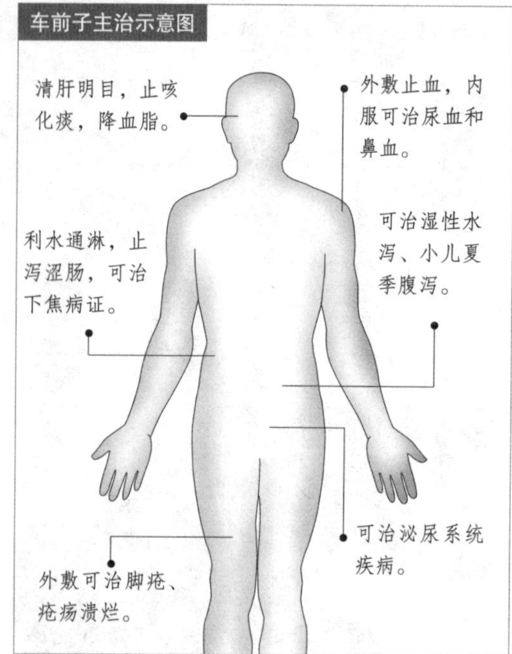

【治疗方剂】（仅供参考）

治小便血淋作痛

将车前子晒干研细，每次取 6 克，用车前叶煎汤送下。

治滑胎易产

将车前子研末，每次用酒送服 1 勺。不饮酒者，可改用水送下。

主补虚明目，肝肾均虚，眼昏黑花，或生障翳，迎风流泪。

车前子、熟地黄（酒蒸后火焙）各 93 克，菟丝子（酒浸）156 克。上药共研末，加炼蜜调成梧桐子大小的丸。每次用温酒送服 30 丸，每天两次。

治小便不通

车前草 500 克，加 3 升水煎取 1.5 升，分三次服。

治小便尿血

将车前草捣汁 500 毫升，空腹服。

治鼻血不止

取车前叶捣汁饮下。

治刀伤血出

将车前叶捣烂敷伤处。

治湿气腰痛

车前叶（连根）、葱白（连须）各 7 棵，枣 7 枚。煮酒一瓶常服。

治喉痹、乳蛾

将车前草、凤尾草各等份捣烂，加霜梅肉少许煮酒，共研取汁，用鸡毛蘸取刷喉。

木香

《神农本草经》上说：木香，味辛，性温。主治邪气，能消除毒邪传染所致的温热疾病；使人记忆力增强；治疗被湿水浸伤。长期服用则不会因做噩梦被妖鬼压住而惊醒。木香生长在山的土石上且有流水的地方。

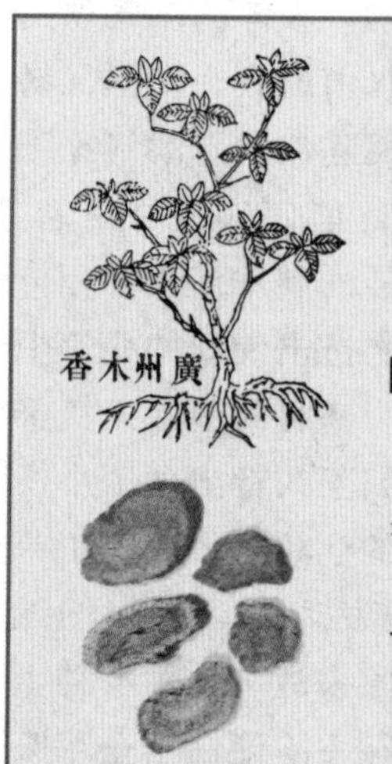

【原经文】木香，味辛，温。主邪气，辟毒疫温鬼；强志，主淋露。久服不梦寤魇寐。生山谷。

【释名】木香，为菊科多年生草本植物木香或川木香的干燥根。秋、冬两季采挖，除去泥沙及须根，切成段，大的再纵剖成瓣，干燥后去粗皮，即成药材。

《本经》说，木香味辛，性温。其能阻止外界环境中各种致病物质侵袭人体，辟除各种传染病，消除热性病中的谵妄狂

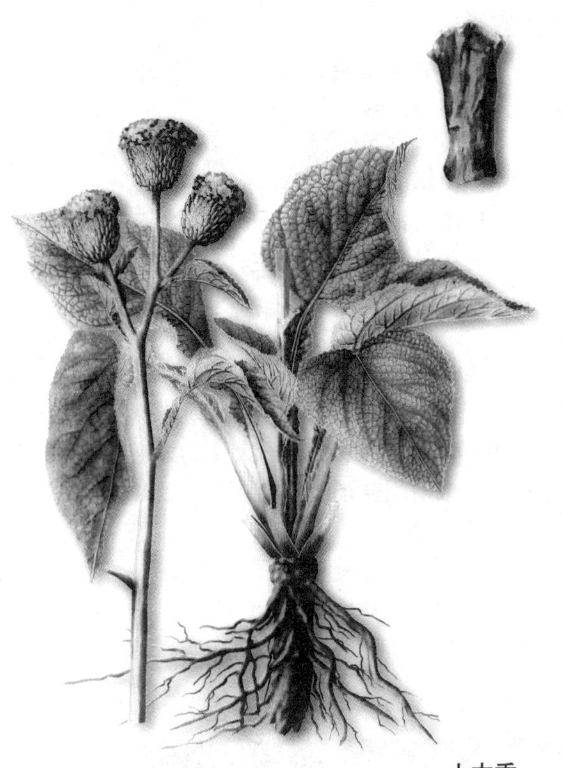
土木香

语之症；能增强情志，治疗淋漏（即因膀胱气化不利而导致的小便淋漓如水的病证）。长期服用，可使人摆脱神志异常，睡眠不安稳的困扰。

中医认为，木香味辛能散，味苦能降，性温能通。因为香气浓烈，所以可辟除秽恶之气。《本经》中说木香能增强情志，振奋精神，正是从它芳香辟邪的角度论述的。木香最主要的功效是行气止痛，因而它也成为最常用的行气药。中医认为，木香是三焦气分之药，能升降人体的各种气机；是治气的总药，能“和胃气，通心气，降肺气，疏肝气，快脾气，暖肾气，消积气，温寒气，顺逆气，达表气，通里气”，总之，可“管统一身上下内外诸气”，可谓功效卓著。而在临床应用上，木香多用于畅通肠胃系统的滞气，治疗肠胃气滞而导致的胃脘疼痛胀闷、腹胀、呕吐泻痢、里急后重、不思饮食等，且兼有健脾消食的疗效。也可用于治疗肝胆湿热气滞引起的脘胁疼痛；还可加入补剂之中，帮助疏通气机，起到收补而不滞的疗效。

木香通过调理中焦之气，而使得上下皆通，所以它又被认为是“三焦宣滞之要药”。三焦气通，自然会安利五脏，也会增长情志，泌尿系统的疾患也会缓解，因而《本经》说它“主淋露”。现代医学研究证明，木香含挥发油及木香碱等成分，有明显的解痉作用，可用于降低血压、抗菌和兴奋心脏等。

不过，木香虽为《本经》上品之药，但不可用太多，否则会耗伤津液等精微物质，还会使人体的气机变得紊乱，而且从临床来看，肺有虚热的人，尤其不能服用。

【治疗方剂】（仅供参考）

治闭目不语，状如中风

将木香研细，用冬瓜子煎汤灌下9克。痰盛的病人，药中可加竹沥和姜汁。

治胃气闷胀，不思饮食

木香、诃子各620克。上药捣烂筛过，加糖制成梧桐子大小的丸，每次空腹用酒送服30丸。

治心气刺痛

木香、皂角（炙）各31克。上药一起研末，加糊做成梧桐子大小的丸。每次用开水送服50丸。

治流动性气痛

用温水磨木香成浓汁，加热酒调服。

治气滞腰痛

木香、乳香各6克。用酒浸，再置饭上蒸，均以酒调服。

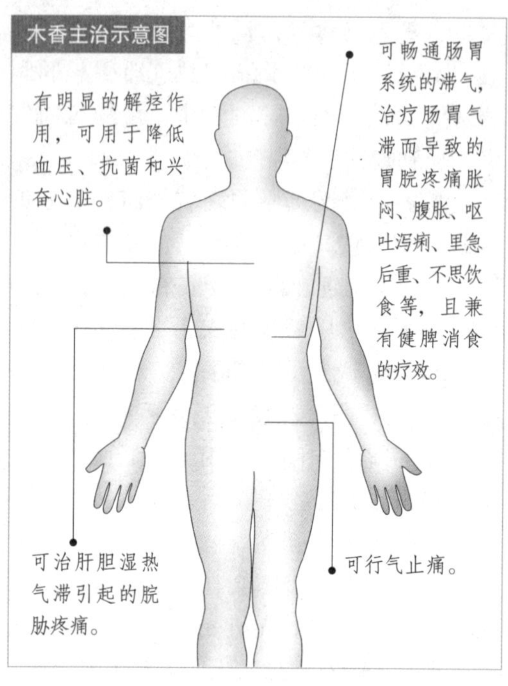

治霍乱转筋

将木香末3克，放入120毫升木瓜汁中，加热酒调服。

治肠风下血

木香、黄连各等份研末。放入猪大肠中，两头扎定，煮到极烂，然后去药食肠，或连药捣为丸子吞服。

治小便浑浊，状如精液。

木香、没药、当归各等份研末。以刺棘心的榨汁和药调成梧桐子大小的丸。每次服30丸，饭前用盐汤送下。

芳香之药

芳香类中药的临床应用历史悠久，其在外感温热病和内伤疑难杂病中都有广泛应用。芳香类中药分芳香化湿药和芳香开窍药。

芳香化湿药有苍术、厚朴、藿香、佩兰、砂仁、白豆蔻、草豆蔻、草果等，一般用于脾虚有湿、困倦、乏力、纳呆、呕恶、便溏、苔腻。

芳香开窍药有麝香、苏合香、安息香、石菖蒲、冰片等，一般用于开窍醒神、辟秽止痛，多用于中风类疾病。

芳香理气药有陈皮、香附、木香、沉香、檀香、枳实、佛手、川楝子、乌药等，一般用于行气止痛。可泡水当茶饮、口感也很好的芳香药有：辛凉解表药如菊花、桑叶；清热解毒药如金银花；清热解暑药如荷叶、绿豆、西瓜霜；清热利湿药如薏苡仁、赤小豆、冬瓜皮、玉米须、瞿麦；清热凉血止血药如白茅根；消食药如山楂、神曲、大麦芽等。

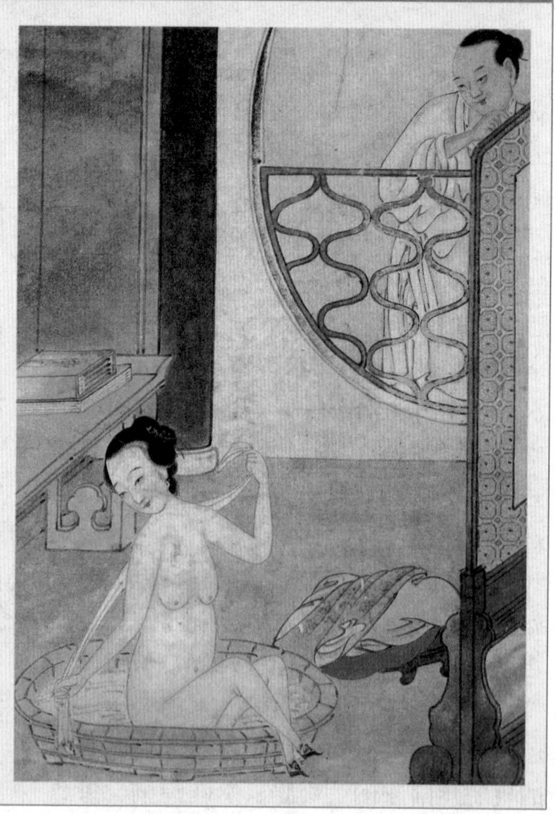

沐浴图 纸本画帖　明代

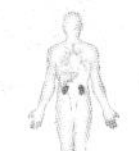

薯蓣

《神农本草经》上说：薯蓣，味甘，性温。主治内脏损伤，能补虚弱消瘦，消除寒热邪气；能修补内脏，增添气力，使肌肉增长。长期服用能使人听力增强，眼睛视物清楚，身体轻便，没有饥饿感，寿命延长。薯蓣也叫山芋，生长在两山之间的土石上且有流水的地方。

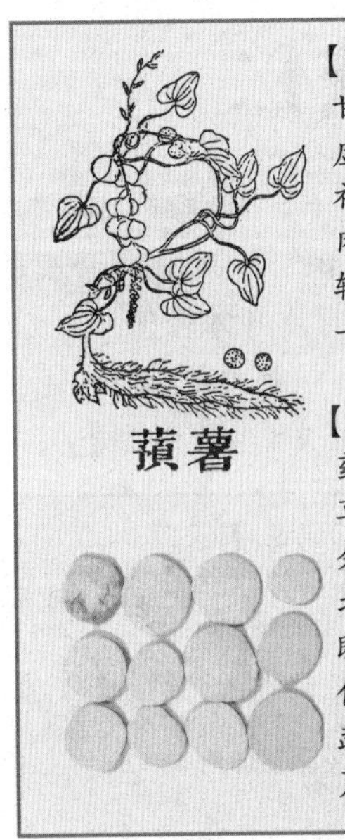

【原经文】薯蓣，味甘，温。主伤中，补虚羸，除寒热邪气。补中，益气力，长肌肉。久服耳目聪明，轻身，不饥，延年。一名山芋。生山谷。

【释名】薯蓣，又名山药，为薯蓣科多年生草本植物薯蓣的块根。分布于我国华北、西北及长江流域各省区。既是物美价廉的补虚佳品，又可做主粮或蔬菜，还能制成糖葫芦之类的小吃。

《本经》说，薯蓣味甘，性温。主治脾胃受损，伤及中气之症；能改善体虚瘦弱的状况；驱除侵入人体的致病物质；增进脾胃功能活动，补益中气，增加力气。长期服用，能使人耳目灵敏，身体轻便，耐饥饿，寿命延长。

中医认为，山药适用于气虚、阴虚之症。所谓气虚，即脏腑机能衰退，症状有面色苍白、气短乏力、语声低微、动则汗出等。所谓阴虚，即指体内维持生命的精微物质不足，症状有低热或午后潮热、颧红、手足心热、口干唇红、舌红少苔甚至无苔、大便燥结、小便黄少、脉象细微等。古人认为，山药为平补脾、肺、肾三经之药，既能补气，又能养阴。现代临床医学中，凡是脾虚气弱、久泻不止、食少倦怠、小儿营养不良，大多用它来补脾而止泻；凡是肺气不足、口渴、气短、多汗、肺虚喘咳或肺肾两虚造成的长期咳喘，也多用它来补肺而止咳定喘。另外，由于山药善于补气养阴，可用来治疗肾虚遗精、腰酸腿软、小便频数、女子白带过多等症。

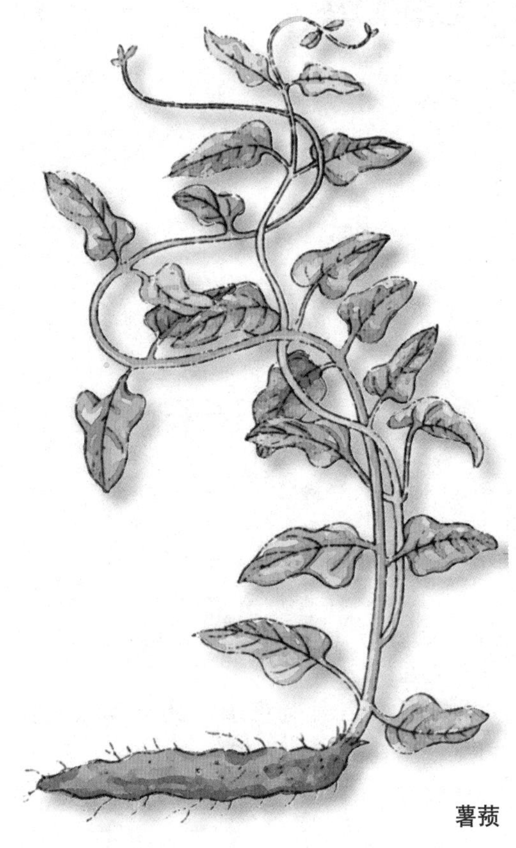
薯蓣

山药补气养阴的功效还可用于治疗糖尿病。这一点，古今医家都非常重视。近代医家张锡纯主张用大剂量山药配合黄芪来治疗糖尿病，许多医家在多年实践后都对这种治疗方法非常肯定。此外，山药还

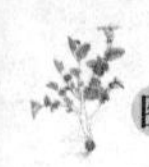

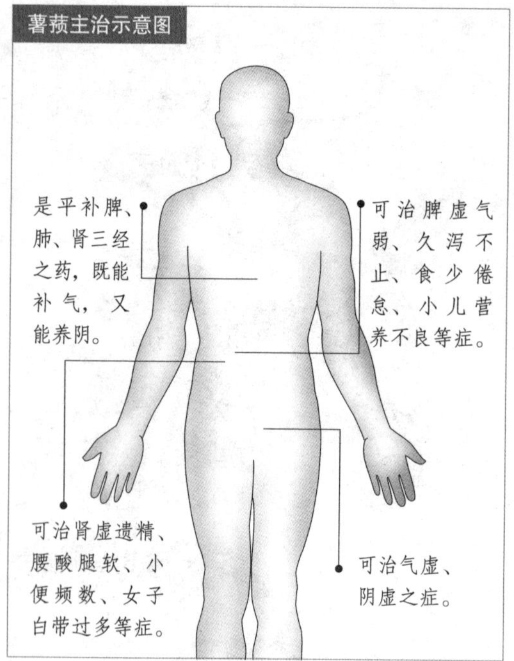

可用来治疗各种疑难杂症甚至危急重症。可见，山药不仅是人们餐桌上的佳肴，也是保健养生的灵丹。

【治疗方剂】（仅供参考）

治心腹虚胀、手足厥逆、不思饮食

将薯蓣半生半炒后研为末，每次用米汤送服 6 克，每天两次。

治小便数多

薯蓣（矾水煮过）、白茯苓各等份研末。每次用水送服 6 克。

治痰气喘急

取生薯蓣捣烂半碗，加甘蔗汁半碗，和匀，一次饮服。

治脾胃虚弱，不思饮食

薯蓣、白术各 31 克，人参 23 克。上药一起研末，加水和糊做成小豆大小的丸，每次服 40~50 丸，用米汤送下。

治湿热虚泄

薯蓣、苍术各等份。加饭做成丸子，用米汤送服。

治肿毒初起

薯蓣（带泥的）、蓖麻子、糯米各等份。用水泡过，研细敷涂即可。

治手足冻疮

取薯蓣一截，磨泥敷上。

薏苡仁

《神农本草经》上说：薏苡仁，味甘，性微寒，主治筋拘急，不能屈伸的风湿痹症；能使气下行。长期服用可使身体轻便，气力增加。其根能驱除三虫。薏苡仁也叫解蠡，生长在平原水草丛杂之地及耕田、荒野中。

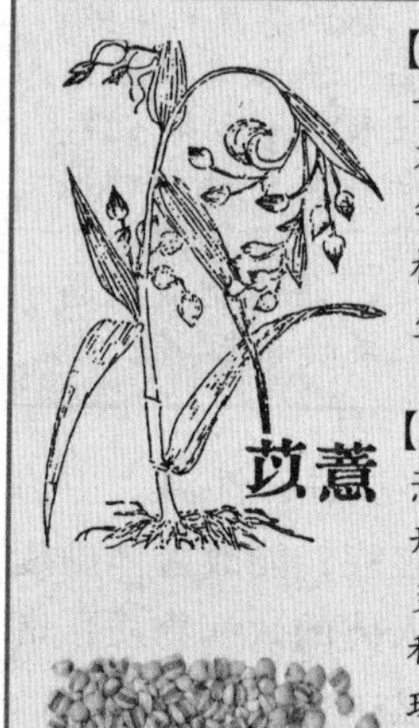

【原经文】薏苡仁，味甘，微寒。主筋急拘挛，不可屈伸，风湿痹；下气；久服轻身益气。其根，下三虫。一名解蠡。生平泽及田野。

【释名】薏苡仁，是薏苡的成熟果仁，它形似珍珠，所以有许多以珠来命名的别称，如菩提珠、胶念珠、草珠儿等。薏苡仁既是药品，又是食品，因其颜色洁白，有些像米，所以又有苡米、六谷米、珍珠米等称呼。

《本经》说，薏苡仁味甘，气微寒，主治筋肉拘挛、不可屈伸等风湿性关节炎的症状；能走下焦，引湿气下行。长期服用可补益元气，使人身体轻健。另外，薏

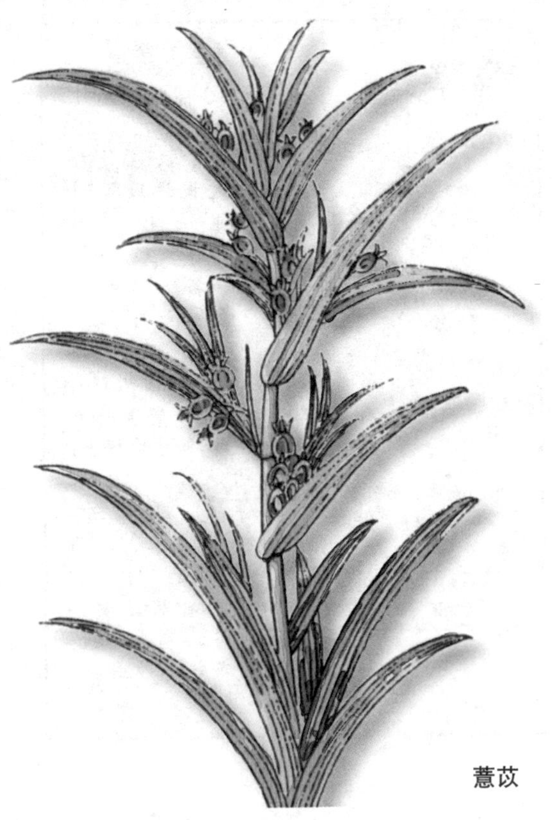
薏苡

苡的根还能杀灭体内的各种寄生虫。

薏苡仁味甘属土，所以适用于健脾、利水、化湿、除痹。除痹功效主要表现在能够舒筋、利关节、治疗肢体关节变形、缓解风湿疼痛等；化湿功效也受到古人重视：古人认为，湿邪侵入身体会发生湿痹，湿积生热，湿热则生寄生虫，而薏苡仁正是可以除痹、杀三虫。薏苡仁味甘，长于健脾益胃，再加上化湿方面的疗效，所以特别适于脾虚泄泻的症状。将薏苡仁炒熟，配合白术、薯蓣、茯苓、炒扁豆、芡实米使用，能加强健脾除湿的效果；而脾虚湿盛时，生、熟薏苡仁同用疗效更好。古人研究发现，用薏苡仁煮粥吃，还能治疗消渴病的症状；生薏苡仁有清热排脓的效果。

中医认为，薏苡仁属土，所以能补脾；补脾则利肺，所以可治疗肺痿、肺痈。如果肺部的疾患不是很严重，可用生薏苡仁与冬瓜子、桃仁、芦根配合来治疗；如果肺痈已经溃烂，而且大量吐脓吐血的话，可用生薏苡仁与桔梗、白芨配合来治疗。生薏苡仁还可治疗阑尾炎。用生薏苡仁与银花、玄参、当归、生地黄、生地榆、甘草、黄芩、生大黄、丹皮配合，可治疗急性阑尾炎；与败酱草、附子等配合，适用于阑尾炎化脓、穿孔或已经形成脓肿的症状。另外，生苡米还能利水，它与车前子、茯苓、猪苓、泽泻等配合使用可治疗水肿和小便不利。据近代医学研究发现，薏苡仁中的薏苡仁酯对癌细胞有抑制和杀伤的作用；薏苡仁还有美容的作用，能治疗“疣”（瘊子），经常服用可令肌肤娇嫩，孕妇也可服用。此外，薏苡仁因富含蛋白质、淀粉、脂肪、碳水化合物、维生素 B 等丰富的营养物质，而赢得“世界禾本植物之工”的称号。

【治疗方剂】（仅供参考）

治风湿身疼，早晚加剧

麻黄 93 克，杏仁 20 枚，甘草、薏苡仁各 31 克。加 4 升水煮成 2 升，分两次服。

治水肿喘急

取郁李仁 93 克，研细，以水滤取汁，煮薏苡仁饭，一天吃两次。

治砂石热淋，痛不可忍

薏苡仁子、叶、根皆可，加水煎煮，热饮（夏月冷饮），以通为度。

治消渴引饮

取薏苡仁煮粥吃。

治肺痿咳嗽，脓血

取薏苡仁 312 克，捣破，加 3 升水煎成

1升，以酒少许送服。

治痈疽不溃

吞服薏苡仁1枚。

治虫牙疼痛

薏苡仁、桔梗各等份，研末点服。

治小儿疝疾

将薏苡仁用东壁黄土炒过，加水煮成膏服下。

薏苡仁主治示意图

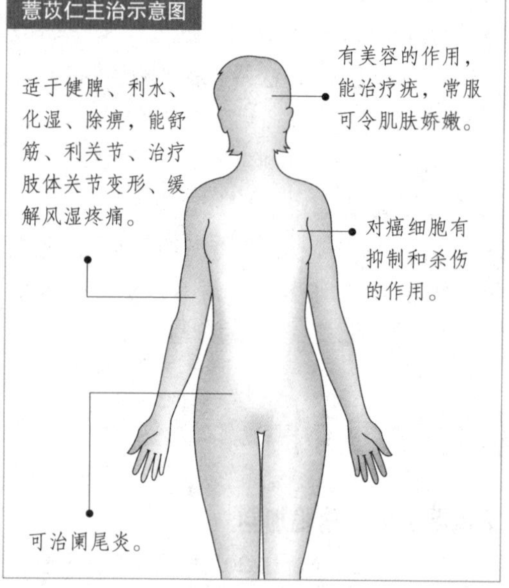

泽泻

《神农本草经》上说：泽泻，味甘，性寒。主治风寒湿痹；分娩困难；能使水液消除，以助养五脏，增加气力，使人肥健。长期服用能使听力增强，眼睛视物清楚；没有饥饿感，寿命延长。泽泻也叫鹄泻，生长在水塘、积水坑、水草丛杂的地方。

《本经》说，泽泻味甘，性寒。主治风、寒、湿邪侵袭身体而引起的风湿病；治疗妇女乳汁不足或排泄困难；可利水

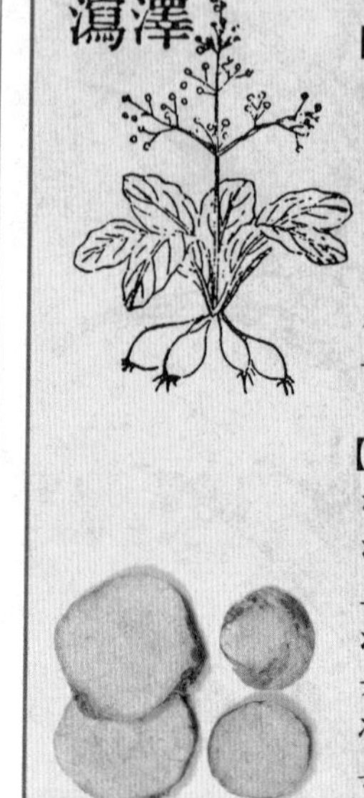

【原经文】泽泻，味甘，寒。主风寒湿痹；乳难；消水，养五脏，益气力，肥健。久服耳目聪明，不饥，延年，轻身，面生光，能行水上。一名水泻，一名芒芋，一名鹄泻。生池泽。

【释名】泽泻也叫建泽泻，是泽泻科多年生沼泽植物泽泻的块茎。主产于福建、四川、江西等地。冬季茎叶开始枯萎时采挖，洗净，用微火烘干，除去须根及粗皮，以水润透切片，晒干即可。可用麸或盐水炒用。

渗湿，滋养五脏，增益体力，使人健康强壮。长期服用能使人耳目灵敏，耐饥饿，寿命延长，身体轻便。

中医认为，泽泻甘淡而有渗泄作用，又归肾与膀胱经，因而可以利水；加上其性寒，因而还能泻去肾与膀胱的湿热。现代医学研究证明，泽泻有显著的利尿效果，尤其对于肾炎患者。它经常与白术、砂仁等配合使用，用以治疗小便不利，水肿胀满，以清泻肾与膀胱的湿热；常与甘草、滑石、知母、黄柏配合使用，用以治疗泌尿系统感染、结石、结核、前列腺炎等泌尿系统疾病。泽泻不仅能驱除下焦湿热，还能驱除中焦湿热，避免湿热上升到上焦。古代医者认为，湿邪入脾，就会使人瘦弱；湿浊上泛，蒙蔽清窍，就会引起目不明、耳不聪之症。如今，泽泻被广泛用于治疗内耳眩晕（美尼尔氏症）和高血脂，也证明了《本经》所说的泽泻使人

"耳目聪明"的科学性。

《本经》说泽泻能养五脏，久服使人身体健壮，事实并非如此。泽泻虽然驱除了脾胃的湿热，使清气上行，使五脏、气血得以安宁，消除了头晕目眩、耳目功能减弱的症状；但泽泻并非补益之品，久服大量泽泻会导致清气不升，真阴潜耗，反而使人目昏耳聩。

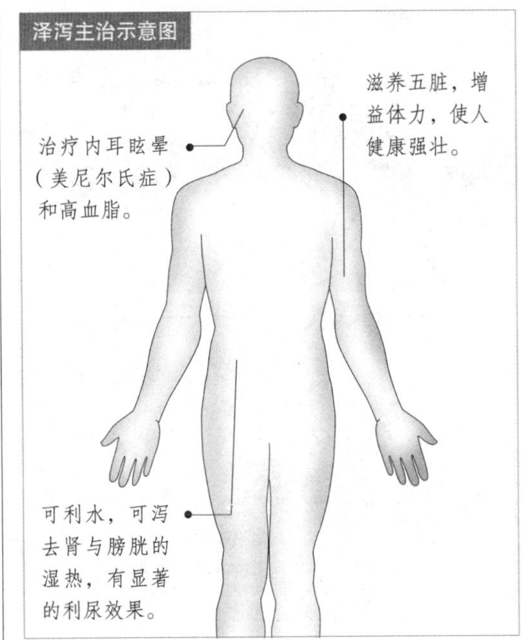

【治疗方剂】（仅供参考）

治水湿肿胀

白术、泽泻各31克。上药做成丸子，每次用茯苓汤送服9克。

治吐泻头晕、渴饮、小便不利

泽泻、白术、白茯苓各9克，加水240毫升、姜5片、灯心草10根，煎至八成，温服。

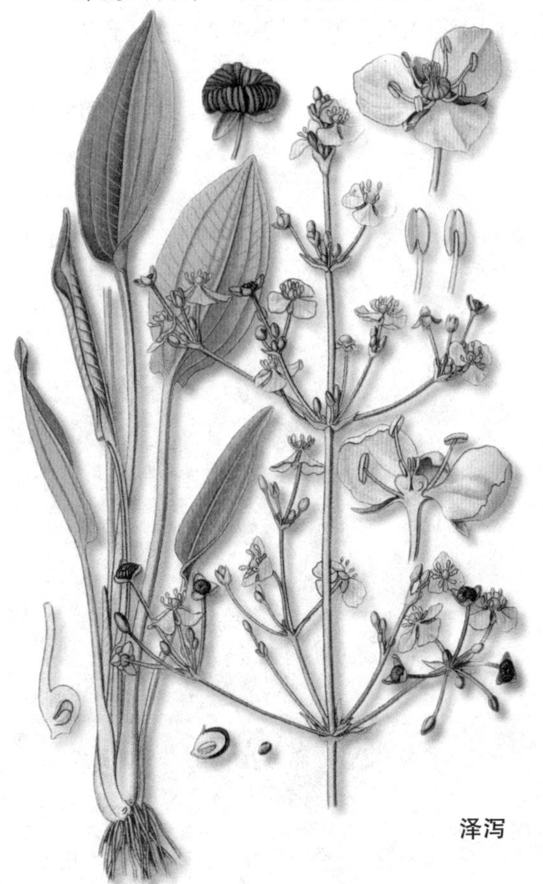
泽泻

治心下有支饮，苦于晕眩

泽泻汤： 泽泻15克，白术6克。上药水煎后，分两次服。

治虚劳，膀胱气滞，腰中重，小便淋漓

泽泻汤： 泽泻30克，牡丹皮、桂心、甘草、榆白皮、白术各1克，赤茯苓30克，木通30克。上药研末，每次取10克，饭前温服。

远志

《神农本草经》上说：远志，味甘，性温。主治咳逆内伤，能补虚而除邪气，使多种窍道通利，增加智慧，增强听力，使眼睛视物清楚，使人不虚妄，记忆力增强，体力增加。长期服用可使身体轻捷，延缓衰老。远志叶的名字也叫小草，又称棘菀、葽绕、细草，生长在平坦的陆地及两山之间的高坡且有流水的地方。

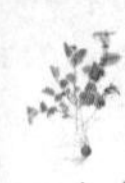

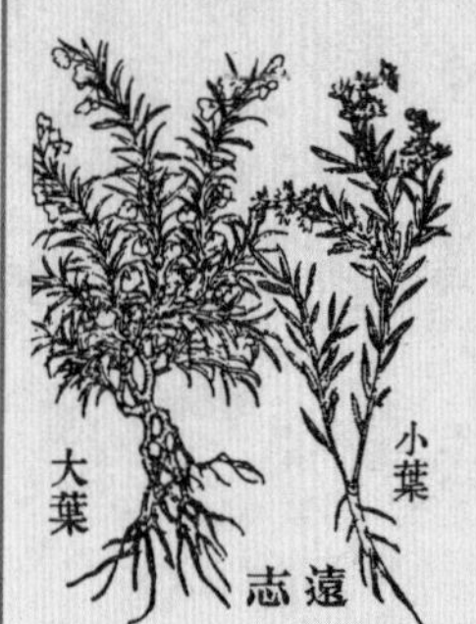

【原经文】远志，味苦，温。主欬逆伤中，补不足，除邪气；利九窍，益智慧，耳目聪明，不忘，强志，倍力。久服轻身不老。叶，名小草。一名棘菀，一名葽绕，一名细草。生川谷。

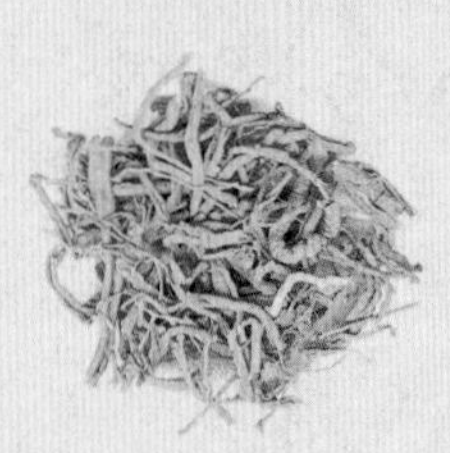

【释名】远志，是细叶远志的根，又称葽绕、棘菀，叶的名字叫小草。古人认为这种草药能益智强志，所以才有"远志"之名。

《本经》说，远志味苦，气温。能治疗咳嗽及由此导致的气逆上冲，及损伤脏腑功能的疾病；能补益各种虚弱之症，祛除人体内的各种致病物质；能改善身体上下九窍的功能，使人耳聪目明；能安神益智，增强心志，改善记忆力；还能增强体质，增加气力。长期服用可使人身体轻健，延缓衰老。

古人认为，心脑机能与肾的关系很大。肾主志，肾精不足就会导致志气衰弱，进而使肾气不能上通于心；而心肾不交就会影响心脑机能，使人糊涂健忘。远志归足少阴肾经，能够补益肾精的不足，因而可用于安神、益智、强志。现代药理分析也证明，远志所含的化学成分具有镇静、催眠、抗惊、降压等作用。因此，远志对治疗惊悸、失眠、健忘、梦遗等症有显著疗效。临床上对于心肾不交而导致的失眠、惊悸，常用远志配合茯苓、夜交藤、地黄、五味子等来治疗；对于因心肾不足而导致的记忆力减退、健忘、注意力难以集中等症状，常用远志配合菖蒲、龟板、龙骨、柏子仁、五味子来治疗。

《本经》中记述，远志还有祛痰的功效。现代医学研究也证明，远志含有祛痰、抑菌的化学成分，对咳嗽多痰、有痰难出的症状确实有很好的治疗作用。另外，远志还能消散痈肿，如痈疽疖毒、乳房肿痛等症，内服远志酒及将其外敷于患处都有很好的疗效。现代临床医学还单用远志来治疗急性乳腺炎，也取得了不错的效果。

【治疗方剂】（仅供参考）

治心孔昏塞、善忘

取远志研末，冲服。

治胸痹心痛、逆气、膈中、饮食不下

远志苗、桂心、干姜、细辛、蜀椒（炒过）各93克，附子（炮）0.6克。上药一起捣碎，加蜜调成梧桐子大小的丸，每次用米汁送服3丸，每天三次。如不见效，可稍微增加药量。忌食猪肉、冷水、生葱菜。

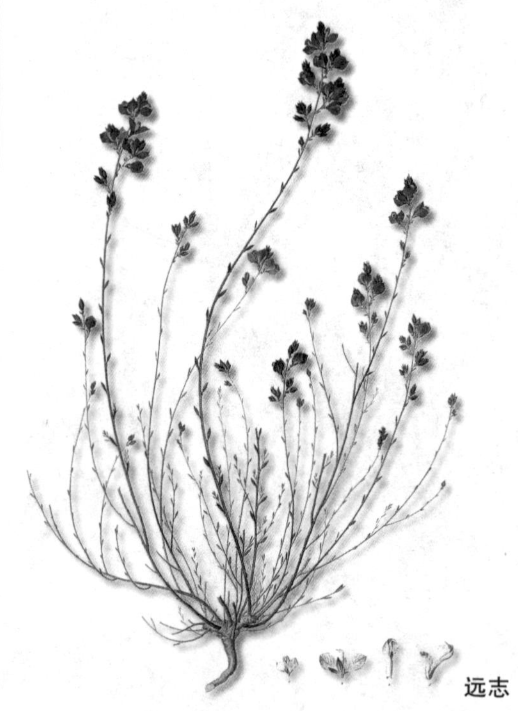
远志

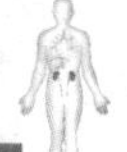

安神之药

凡以安定神志为主要作用，可治神志失常病证的药物，都称为安神药。安神药多入心、肝经，主要用于心神不宁、心悸怔忡、失眠多梦、惊痫癫狂等症。根据药物的质地和功效可分为两类。1. 重镇安神药：多为矿物、贝壳类药物，具有质重沉降之性，因重则能镇，重可去怯，所以有重镇安神、平惊定志等作用。2. 养心安神药：多为植物种子、种仁类药物，具有甘润滋养之性，所以有滋养心肝，养阴补血等作用。

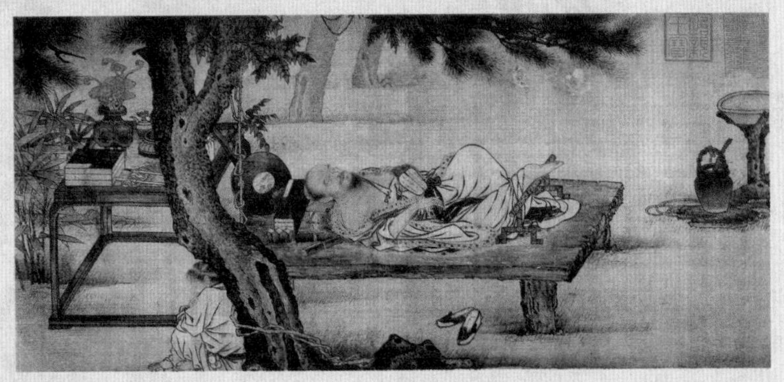

梦蝶图 刘贯道 绢本 水墨设色 元代

居家常用的安神药有：远志、茯神、合欢、首乌藤、朱砂、柏子仁、酸枣仁、小米、牛奶、灵芝、猪心、小麦、糯米、西谷米、鹌鹑蛋、蛤士蟆油、牡蛎肉、龙眼肉、桑葚、葡萄、胡桃、大枣、莲子、芝麻、银耳、蜂乳、枸杞子、人参、冬虫夏草、黄鱼等。

治喉痹作痛

将远志肉研为末，吹扑痛处，以涎出为度。

治脑风头痛

把远志末吸入鼻中。

治吹乳肿痛

将远志焙干研细，用酒冲服6克，药渣敷患处。

治一切痈疽

将远志放入淘米水中浸洗过，捶去心，研细。每次服9克，用120毫升温酒调澄，取清汁饮下，药渣敷患处。

治小便为浊

远志、甘草（水煮）各250毫升，茯神、益智仁各62克。上药一起研末，加酒、糊做成梧桐子大小的丸，每次空腹用枣汤送服50丸。

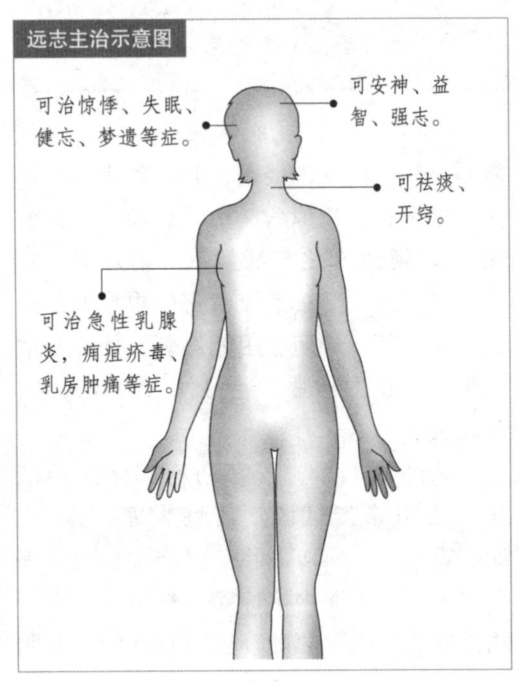

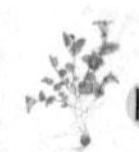

龙胆

《神农本草经》上说：龙胆，味苦，性寒。主治骨空隙间的寒热，及六淫或鬼魅使人惊风、癫痫；能修补极度损伤，使五脏强壮；能杀死蛊毒。长期服用可使人智慧增加而不健忘，使身体轻巧而延缓衰老。龙胆也叫陵游，生长在两山之间的高坡土地上且有流水的地方。

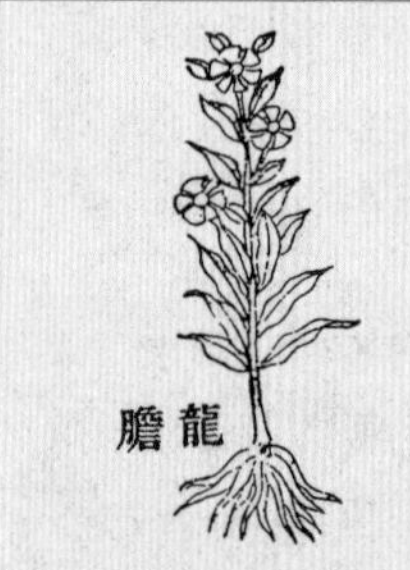

【原经文】龙胆，味苦，寒。主骨间寒热；惊痫邪气；续绝伤，定五脏；杀蛊毒。久服益智不忘，轻身耐老。一名陵游。生山谷。

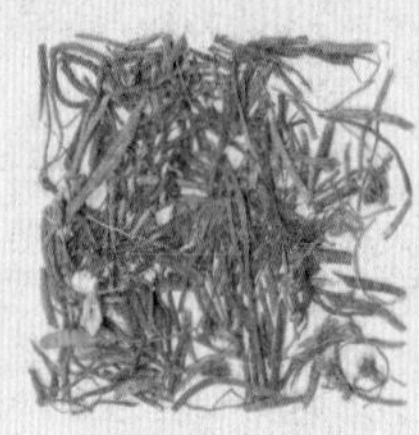

【释名】龙胆为一年生或多年生草本植物，系龙胆科龙胆属植物的统称。花生于枝顶端，古钟形或漏斗形，多为青绿色、蓝色或淡青色，一般于秋冬季开花。

《本经》说，龙胆味苦，性寒。主治寒邪、热邪由皮肉侵袭入骨，使得骨节间热痛难忍；治疗惊痫（由惊恐而引起的癫痫），驱除外邪之气的侵入；治疗筋骨损伤，使五脏安宁；治疗由寄生虫引起的腹胀、便血等。长期服用能健脑，使人神清气爽，记忆力增强，还可使人身体轻便，延缓衰老。

从药性上看，苦寒药物都能燥湿清热，龙胆味苦且涩，药性大寒，入肝、胆、胃三经，所以能除三经之湿，大泻三经之火，火去而内热惊痫自然消除。寄生虫是在人体内湿热的环境下存在的，龙胆可清热燥湿，湿热一去，寄生虫自然无处栖身了。肝主筋，龙胆善除肝经湿热，能清肝养肝，因此对伤筋动骨也有很好的效果。湿热一除，五脏安和，人自然能精神焕发，智力增强。临床上主要将龙胆用于泻肝胆实火，驱除下焦湿热。如果肝胆湿热郁结，皮肤上就会出现黄疸；湿热下注于膀胱的话，就会出现小便频数、短赤涩痛、睾丸肿痛、白带增多、阴部湿痒等症状；如果人的精神抑郁，舒展不开，则会导致肝气郁结而生火，肝火上炎就会出现目肿头痛、口苦口渴、耳聋耳肿的症状，这些病证都可用龙胆来医治。

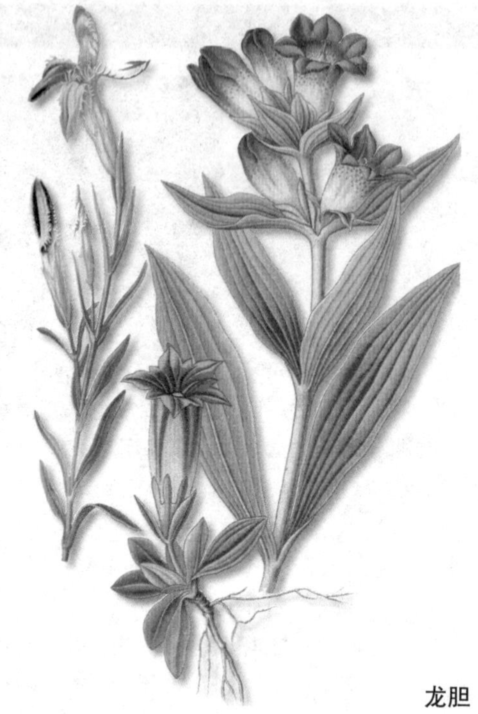
龙胆

饭前服用少量的龙胆草还有刺激胃液分泌，促进食欲，帮助消化的疗效。不过，剂量一定要严格限制，绝不可多用，否则会引起病人恶心呕吐、不思饮食。正如《本草纲目》中所说的，大苦大寒的药，过量服用会损伤胃中的升发之气，反而助了火邪一臂之力。因此，脾胃两虚的

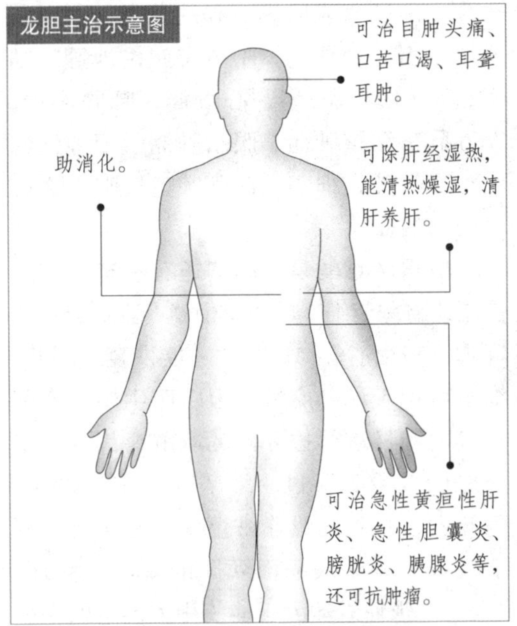

人忌服，空腹的时候也不要服用，不然的话，会因泄力太大而使人小便不止。现代药理分析证明，龙胆所含的有效成分可以杀灭细菌，对急性黄疸性肝炎、急性胆囊炎、膀胱炎、胰腺炎等都有非常好的疗效。另外，龙胆还被证明可以抗肿瘤。

【治疗方剂】（仅供参考）

治伤寒发狂

将龙胆6克研细，加入鸡蛋清，用白蜜化凉水送服。

治四肢疼痛

将龙胆根切细，在生姜汁中浸泡一夜，焙干，捣为末。每次取1勺，水煎温服。

治谷疸（因多食而得）、劳疸（因过劳而得）

龙胆31克，苦参93克。上药一起研末，加牛胆汁调成梧桐子大小的丸，每次服5丸，每天三次。如果不愈，可稍稍增加药量。如果治劳疸，可增加龙胆31克、栀子仁3~7枚，以猪胆代牛胆制丸。

治咽喉热痛

将龙胆磨水服。

治夏天目涩

将生龙胆捣汁100毫升，加黄连浸汁15毫升，调匀点眼。

治眼中流脓

龙胆、当归各等份研末。每次用温水送服6克。

细辛

《神农本草经》上说：细辛，味辛，性温。主治咳嗽气逆；头痛致使脑袋摇动；多种关节拘急挛缩，风湿痹痛，皮肤麻木不仁如死肉。长期服用能使视力增强，通利多种窍道；使身体轻便，寿命增加。细辛也叫小辛，生长在两山之间的高坡土地上且流水的地方。

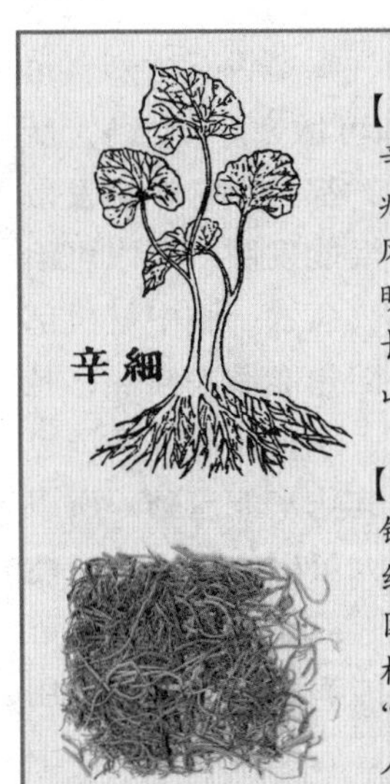

【原经文】细辛，味辛，温。主欬逆；头痛脑动；百节拘挛，风湿痹痛死肌。久服明目，利九窍，轻身长年。一名小辛。生山谷。

【释名】细辛，是马兜铃科多年生草本植物北细辛或华细辛的全草。因其根细如须，气味极其辛烈，因而得名“细辛”，民间俗称“山人参”“万病草”。

《本经》说，细辛味辛，性温。可治疗咳嗽气喘，风寒感冒所致的头痛，四肢关节拘挛，风湿疼痛，皮肉麻木没有知

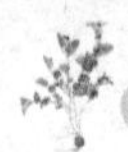

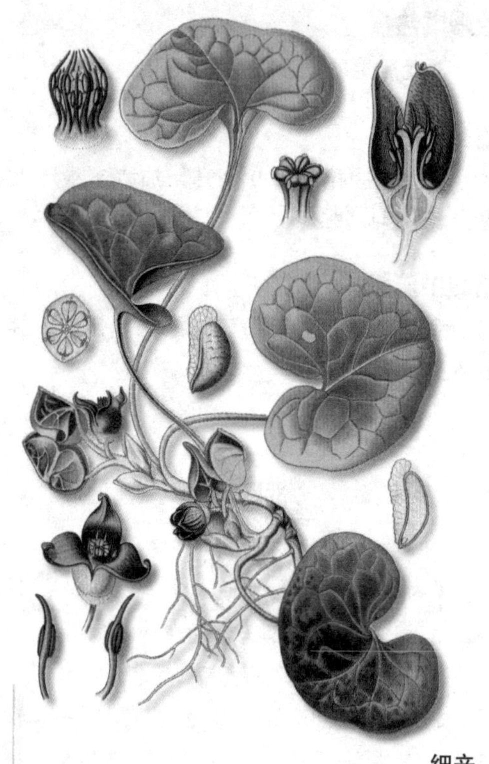
细辛

觉等。长期服用可使九窍畅通，人身体轻便，寿命增加。

中医认为，细辛气味辛香、浓烈，可发散开窍，药性温和可散寒。《本经》所说的细辛的种种疗效，都是由它辛温发散的特点决定。因它辛温能发散，所以可治疗各种风寒风湿头痛、痰饮、胸中气机郁结、惊痫等病证。又因它能散去浮热，凡口舌生疮、咽喉肿痛、风火牙痛等病证也都能治疗。同时，因其味辛能泄肺，所以风寒咳嗽、气喘的病人可以使用；味辛能补肝，所以胆气不足、惊痫、眼目之病可以用它治疗；味辛还能润燥，所以还可用于少阴经和耳窍有病、大便燥涩等症。细辛在现代临床医学上应用也非常广泛。它常用于解热镇痛，治疗风寒感冒引起的头痛、发热、怕冷、全身关节疼痛等；还用于治疗头面部的各种风疾，如头风、一般头痛，由风寒或风热引起的鼻炎，由风寒或风火引起的牙痛，中风突然倒地等。细辛还可用于冠心病、心绞痛、腰膝疼痛、女性乳房结核肿痛、眼睛肿痛流泪等症的治疗。另外，细辛在治疗咳嗽气喘方面有着突出的疗效。

值得注意的是，细辛还有一定的麻醉作用，将一节细辛放在口中嚼，舌头会顿感麻木，知觉消失，过很久才能恢复。因此，细辛可用于局部麻醉。很多医生用细辛配合其他药材进行拔牙前的麻醉，都取得了很好的效果。不过，细辛有一定的毒性，因此古人对其用量非常慎重，甚至有“辛不过钱，多则气闷而死”的说法。然而，“医圣”张仲景却大胆地使用大剂量的细辛治病。现代药理分析最终证明，只要配药恰当，适当加大用量，反而可获得奇效。

【治疗方剂】（仅供参考）

治中风，不省人事

将细辛末吹入鼻中。

治虚寒呕哕、饮食不下

细辛（去叶）15.6 克，丁香 7.8 克。上药一起研末，每次取 3 克，用柿蒂汤送下。

治小儿客忤，口不能言

细辛、桂心各等份研末。每次取少许放入小儿口中。

治口舌生疮

细辛、黄连各等份研末。搽患处，漱去涎汁。若治小儿口疮，可用醋调细辛末贴敷脐上。

治牙齿肿痛

若口中溃烂，用细辛煎成浓汁，多次漱口，热含冷吐。

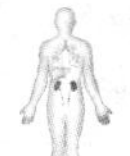

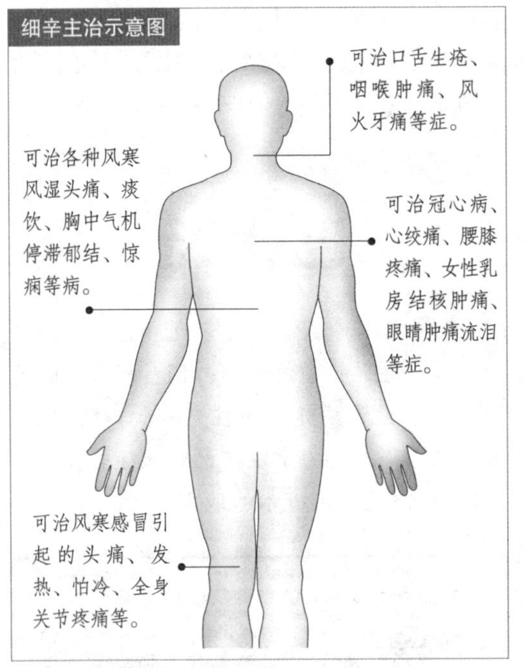

治鼻中息肉

将细辛末不时吹入鼻中。

治诸般耳聋

将细辛末溶在黄蜡中，团成小丸。每次用棉裹1丸，塞入耳中。

石斛

《神农本草经》上说：石斛，味甘，性平。主治内脏损伤，能除气郁结而使气下行；补五脏虚损，使身体肥健，使阴液强盛，久服可深入肠胃，使身体轻便，寿命延长。石斛也叫林兰，生长在两山之间的土石上且有流水的地方。

《本经》说，石斛味甘，性平，可治疗脾胃受伤，以及手足疼痛、拘挛不灵等风湿病证；能使气机下降，治疗因肝、肺、肠胃等脏腑的气机上逆而导致的各种病证；能补益五脏不足，并改善因此造成的虚弱性症状，使身体肥健；还能起到滋脾补肾、强阴壮精的作用。长期服用可改善消化系统功能，使人身体轻便，寿命增加。

中医认为，石斛长于清胃热，补津液，能促进胃液分泌，帮助消化，刺激小肠蠕动，正如《本经》中所说的能治疗“伤中”，且“厚肠胃”。石斛因能补脾益胃，使中土得运，气血得化，五脏得养，所以能补五脏虚劳，使肌肉生长，从而改善身体瘦弱的状况。石斛的生命力非常强，只需常浇水，就能经年不死，因而又被称为“千年润”。古人认为，石斛秉水石之性而生，因此还可滋养肾水，润泽肺金。所以石斛又是一种重要的滋阴药物，对阴虚所致的津液缺乏，口渴，舌红无苔，低热盗汗等症有很好的疗效。

据古籍记载，石斛还能悦嗓润喉，古人常以此药代茶，润嗓效果非常好。后世中很多人仍然沿袭此法，梅兰芳先生的常备中药中就有石斛；现代的一些歌唱家、播音员等，也常用石斛来生津润喉，治疗咽部病证。有趣的是，石斛的确可制成茶来饮用。制法为：取干燥的耳环石斛10克，水煎约半小时，再倒入保温器瓶中，

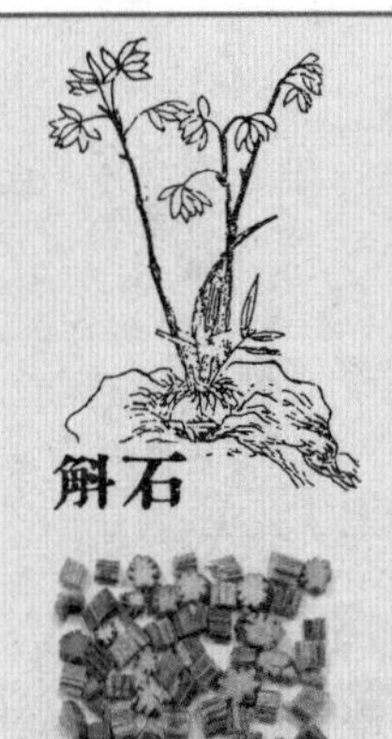

【原经文】石斛，味甘，平。主伤中；除痹，下气；补五脏虚劳羸瘦，强阴。久服厚肠胃；轻身延年。一名林兰。生山谷。

【释名】石斛是兰科多年生常绿草本植物金钗石斛及同属多种植物的茎。生长在崇山峻岭之中、悬崖峭壁之上，采药的人只有通过吊索攀崖爬壁才能采到。

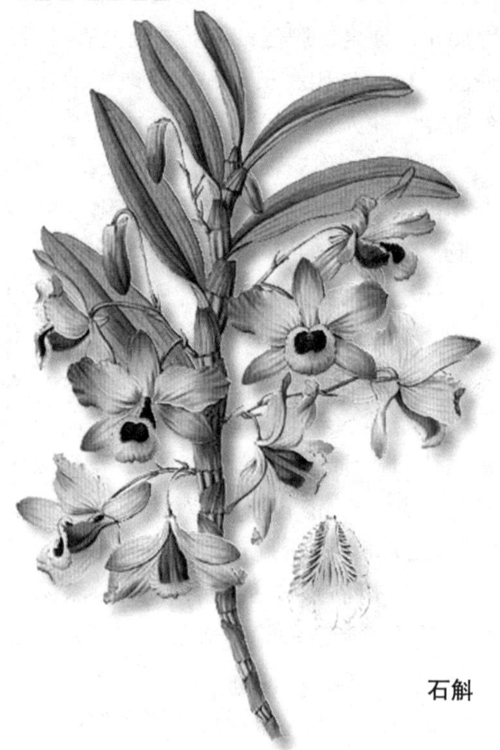

石斛

慢慢服用。由于石斛形瘦无汁，因而煎煮的时间要长，而且必须持续浓煎，药物的有效成分才能出来。现代医学研究证明，石斛还有补肾、养肝、明目、强筋骨的作用，与生地黄、枸杞、菊花配合使用，可治疗视力减退、目眩昏花、内障失明等眼病。

石斛主治示意图

可治阴虚所致的津液缺乏，口渴，舌红无苔，低热盗汗等症。

可悦嗓润喉，治咽部病证。

可补脾益胃，补五脏虚劳。

可清胃热，补津液，促进胃液分泌，帮助消化，刺激小肠蠕动。

可补肾、养肝、明目、强筋骨。

巴戟天

《神农本草经》上说：巴戟天，味辛，性微温。主治严重的风邪；阴茎痿弱不能勃起；能使筋骨强健，五脏充养，内脏安宁；使记忆增强，气力增益。巴戟天生长在两山之间的土石上且有流水的地方。

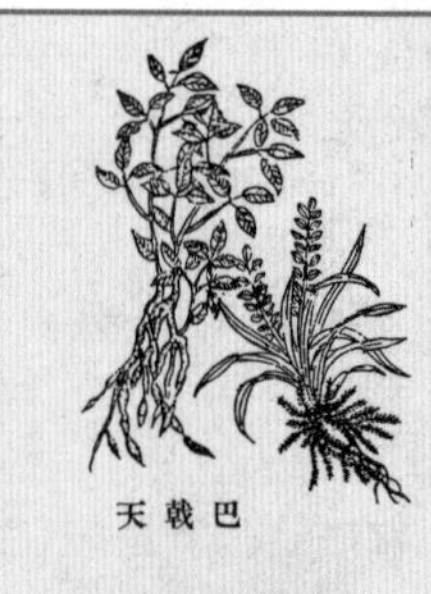

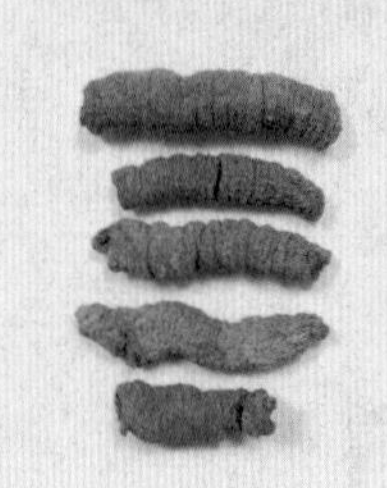

【原经文】巴戟天，味辛，微温。主大风邪气；阴痿不起；强筋骨。安五脏，补中；增志，益气。生山谷。

【释名】巴戟天为茜草科多年生藤本植物巴戟天的根。巴戟天为多年生常绿藤本，也叫鸡肠风，较多分布于广东、广西、福建等省。如今野生巴戟天已经极为少见，人工栽种较多。

《本经》认为，巴戟天味辛，性微温，主治由风邪引起的各种严重疾病。能治疗阳痿不举；可强壮筋骨，安定五脏，补益脾胃，增强脏腑功能；还能通过对脏腑机能的调节达到坚定精神情志的效果。

巴戟天是自古以来有名的补肾壮阳药。中医认为，男女的生殖器，是十二经筋会合的地方。肝主筋，肝脉环绕阴器，如果邪气聚集那里，就会导致男子阳痿不举。巴戟天性温可以暖肝，味辛能够散邪，因此具有很好的补肾壮阳的功效，可

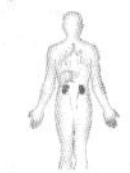

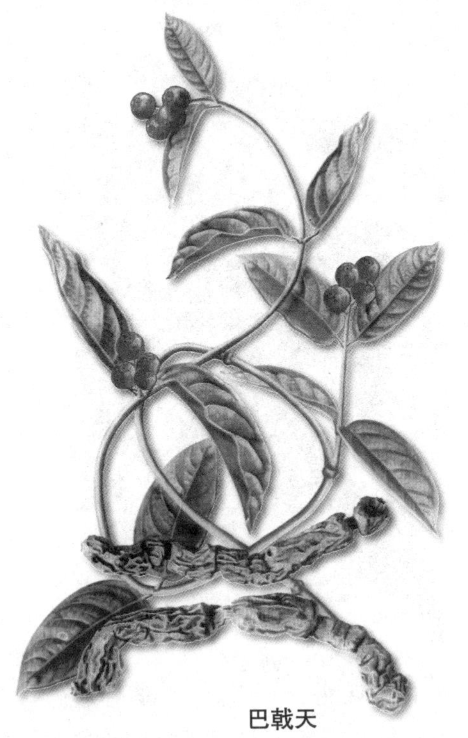

巴戟天

用于治疗肾虚阳痿、遗精早泄、腰膝酸软、尿频遗尿等肝肾虚损之症。用巴戟天治疗阳痿时，常与人参、肉苁蓉、菟丝子等配合使用；治疗小便失禁时，常与益智仁、桑螵蛸等配合使用。

《本草纲目》中记述，巴戟天能"补血海"，即善补肝、固冲脉，因此可治疗女子月经失调、小腹冷痛、不孕等症。治此症时，常与肉桂、吴茱萸等配合使用。另外，古人用巴戟天来除风应用得比较广泛。巴戟天入风木之肝，味辛而能散邪，所以可治疗各种风疾，古人常用它治疗各种风毒脚气，散头面游风，及各种风气疾病。现代临床医学主要将巴戟天用于祛风湿、壮筋骨，治肾虚骨痿、风湿久痹等，且常与杜仲、萆薢等同用。据现代药理分析证明：巴戟天中所含的有效成分，还可用于降压，并有一定的安定利尿作用。

【治疗方剂】（仅供参考）

治白浊

菟丝子、巴戟天、破故纸、鹿茸、山药、赤石脂、五味子各31克。上药一起研为末，用酒糊调成丸，空腹盐汤送服下。

补肾壮阳之药

补肾壮阳之法在中国由来已久，数千种中药中具有补肾壮阳作用的中药就有数百种之多。历代中医认为，巴戟天、大枣、芝麻、莲子、山药、核桃等可以治疗男子肾虚遗精、遗尿等症；狗肉、羊肉、鳝鱼、海参及动物的鞭类也具有提高性欲、治疗性功能障碍的功效。既可入药又可食用的动物脏器，如狗肾、狗睾丸、狗脊髓、羊睾丸、驴肾、鹿肾、鹿睾丸、鹿茸等，在治疗男性阳痿、早泄、遗精、性功能低下等男性病方面有较好的疗效。另外，壮阳药常和固精涩精药配合使用，如芡实、莲须、牡蛎、金樱子、五味子、山萸肉等，能起到非常好的固精补肾作用。

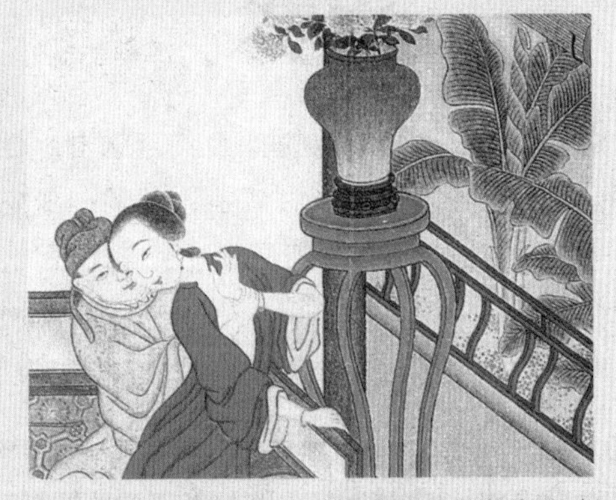

房中图（局部）明清

此外，将具有补肾壮阳作用的药物、食物共同烹饪而成的药膳，不但能补充营养，还可治疗疾病，提高男性性功能，更有强身健体的功效。

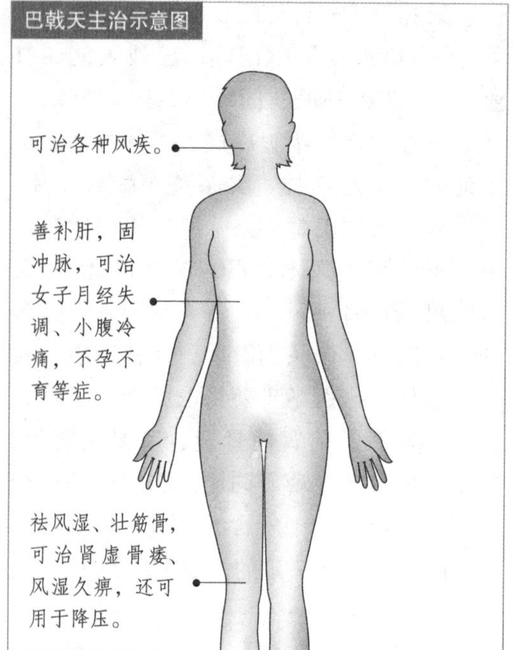

巴戟天主治示意图

治肾虚腰痛方

巴戟天、五加皮、当归藤、牛尾菜各 10 克。用水煎服。

治肾虚遗尿，小便频数方

巴戟天、桑螵蛸、菟丝子各 10 克。用水煎服，或研细粉吞服。

白英

《神农本草经》上说：白英，味甘，性寒。主治发冷发热；八种黄疸；消渴；能安养内脏，增加气力，长期服用可使身体轻健，寿命延长。白英也叫谷菜，生长在两山之间的土石上且有流水的地方。

《本经》说，白英味甘，性寒，可治疗发热、怕冷的症状，能医治八种黄疸，解除多饮、多食、多尿但消瘦的消渴病证状，还能补益脾胃。长期服用可使身体轻便，寿命延长。

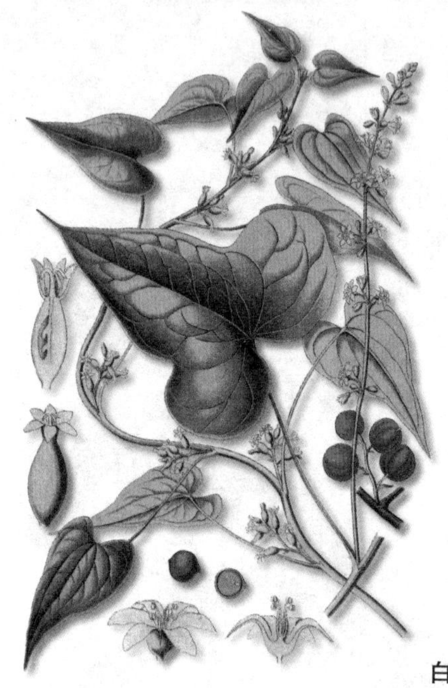
白英

中医认为，白英性寒能清热，味甘能入脾补中。黄疸是由脾胃湿热熏蒸肝胆而形成，白英因能清热，又健脾补中，帮助中焦运化，所以对医治黄疸有很好的疗效。消渴（即糖尿病）是由于阴亏火旺，灼津消食而引起的，白英具有甘寒之性，因而能够治疗消渴症。可见，白英对实证能泻，对虚证能补，实属一味难得的攻补兼施的良药。

白英还能治疗发热心烦，风疹丹毒，以及常发生在山区的恶性疟疾，热邪侵犯

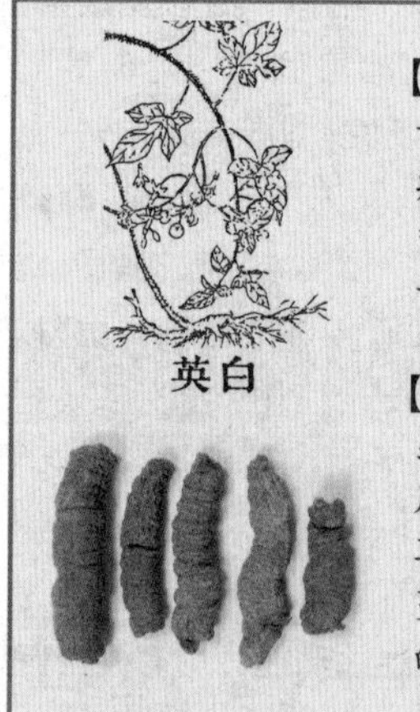
英白

【原经文】白英，味甘，寒。主寒热；八疸；消渴；补中益气。久服轻身延年。一名谷菜。生山谷。

【释名】白英，又名蜀羊泉、白玉藤、排风藤、胡毛藤、葫芦草等，是茄科多年生蔓性草本植物白英的全草。

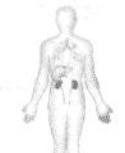

肠胃而导致的大便燥结，及腹痛腹胀等症。白英因性味甘寒，煎汁服用，能够很好地治疗这些热症。现代临床医学证明，白英还可用于感冒发热、乳痈、恶疮、湿热黄疸、腹水及风湿性关节炎等症。近年来，临床中又发现将白英和蛇莓、龙葵、白花蛇舌草等配合使用，可对肺癌、胃肠道癌肿产生较好的疗效。

【治疗方剂】（仅供参考）

治黄疸初起

白英、茵陈、金钱草各适量。用水煎服。

治烦热、丹疹、丹毒、疟瘴、寒热、小儿结热

取白英适量。煮水饮之。

治感冒，流行性感冒

白英、野菊花、金银花藤、鸭跖草各 10 克。用水煎服。

白英主治示意图

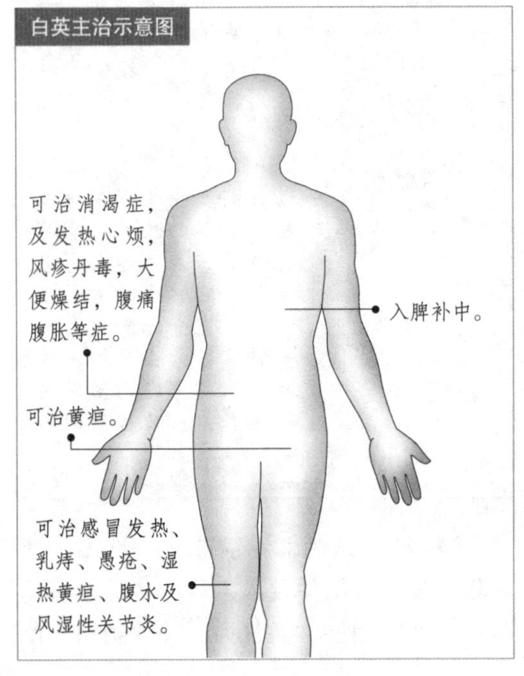

白蒿

《神农本草经》上说：白蒿，味甘，性平。主治五脏邪气，驱除风寒湿痹，补养内脏，使气力增加，使毛发生长并变黑，治疗胃有悬空之感，吃得少并常有饥饿感。长期服用可使听力增强，眼睛视物清楚，延缓衰老。白蒿生长在河流、水草丛杂的地方。

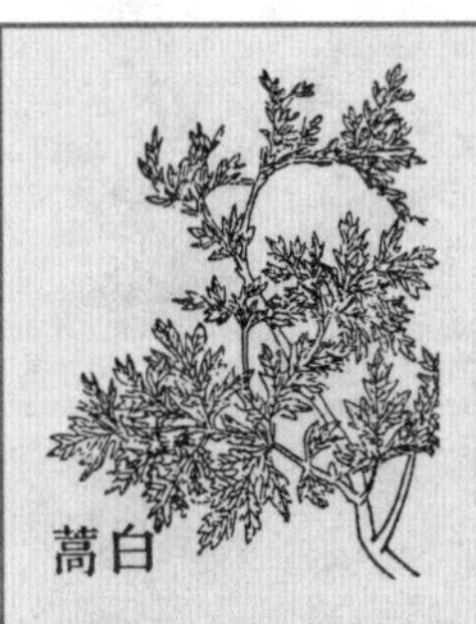

【原经文】白蒿，味甘，平。主五脏邪气；风寒湿痹；补中益气；长毛发令黑；疗心悬，少食常饥。久服轻身，耳目聪明不老。生川泽。

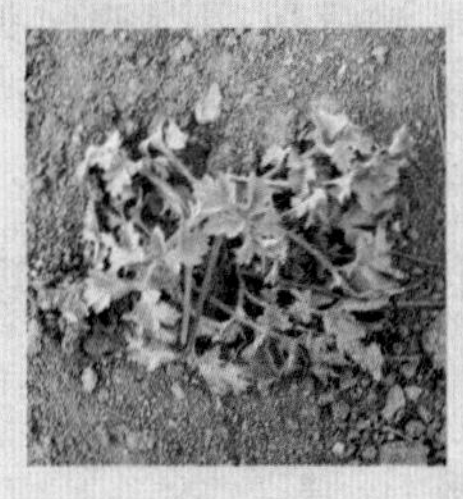

【释名】白蒿味甘无毒，为双子叶植物药，菊科植物大籽蒿的全草。主要分布在东北、华北及甘肃、陕西等地，2月发芽，叶子似嫩艾而枝细，面青背白，茎的颜色为红色或白色，根部白而脆。

《本经》说，白蒿味甘，性平。能祛除五脏内的病邪之气，治疗风寒湿邪侵袭身体造成的风湿病证状，能补益中气，增强脾胃功能，治疗胃纳不佳，食欲不振而又常感饥饿的病证。白蒿还能促进毛发生长，使头发乌黑亮泽；还能治疗心系（心脏与其他脏腑相连的脉络）的疾病，消除心中空虚、忐忑不安的症状。长期服用可使人身体轻便，耳聪目明，延缓衰老。

关于白蒿到底是何物，古今医家各抒己见，未有定论。有人认为白蒿就是艾叶，也有人认为白蒿是蒿类的一种，原植物就是大籽蒿。至于它的功用，中医认为，可利膈开胃、进食，治疗食欲不振而

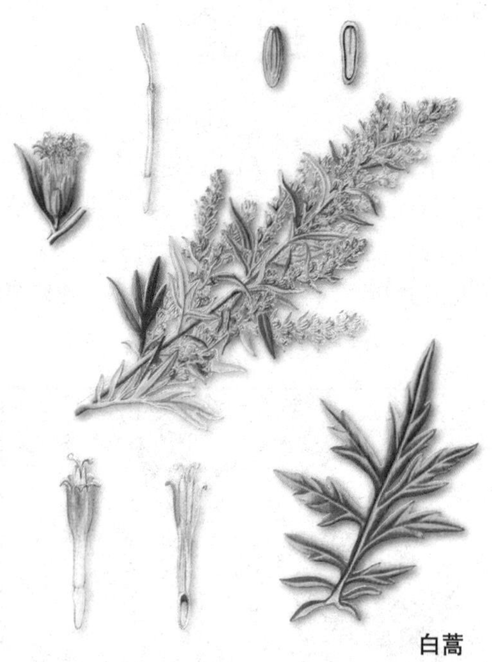
白蒿

又常感饥饿之症；还可治疗风寒湿痹、黄疸、热痢、疥疮、恶疮等。但白蒿的这些疗效后世记载很少，应用得更少。总之，白蒿具有很高的药用价值，只是仍需要现代人去挖掘探索。

白蒿主治示意图

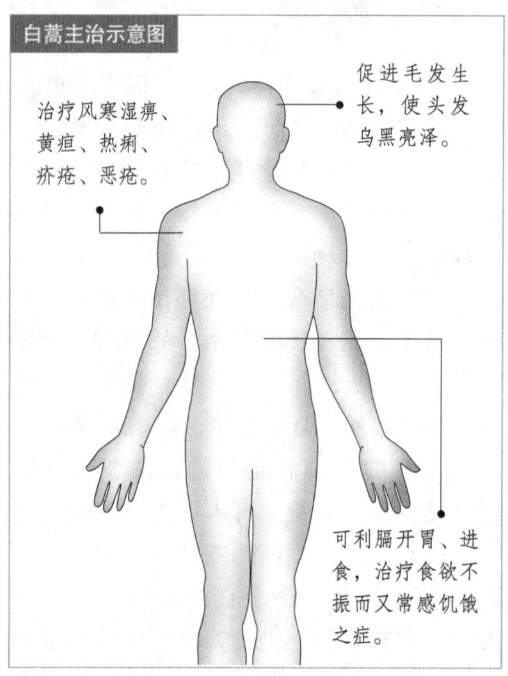

【治疗方剂】（仅供参考）

除热黄、心痛，治夏日暴水痢、淋漓病

取白蒿捣汁服，可消除热黄及心痛；烧灰淋汗煎，可治淋漓病。

治面目及全身生疮

白艾蒿10束。煮取汁，将曲和米如同酿酒法一样制作，等熟后稍服用。

赤箭

《神农本草经》上说：赤箭，主要能杀死鬼怪精灵及蛊毒的坏恶邪气。长期服用能使气力、阴精有所增长，使人肥健，使身体轻便，寿命增加。赤箭也叫离母、鬼督邮，生长在两山之间的高坡土地且有流水的地方。

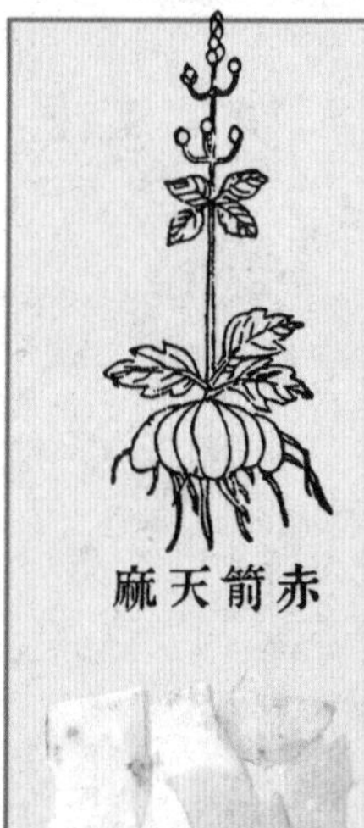

【原经文】赤箭，味辛，温。主杀鬼精物，蛊毒恶气。久服益气力，长阴，肥健，轻身增年。一名离母，一名鬼督邮。生川谷。

【释名】赤箭即天麻，为兰科多年生寄生草本植物天麻的块茎，因其茎如箭杆且色赤而得名赤箭。它的生长方式很奇特，完全依靠自身的一种溶菌素去溶解、吸收侵入到体内的密环菌而生长，故又称食菌植物。

《本经》认为，赤箭味辛，性温，能驱除从外界环境中侵入人体的各种致病物质。长期服用能增益气力，补益阴精，使人身体强健，四肢灵便，寿命增加。

中医认为，赤箭的主要功效是平肝潜阳，熄风止痉，通经活络。各种风湿痹症，四肢拘挛不利，以至小儿惊风等，都与肝有关；而天麻入肝经，能平肝息风，驱除风湿外邪，所以一直被视为“祛风胜湿，温通行痹”的良药，因而得“定风草”之名，并被夸赞为“治风神药”。在现代临床医学中，赤箭经常和其他药配合，可用于治疗各种原因导致的眩晕，及正偏头痛、风湿痹痛、肢体麻木、手足不遂等症。《本经》还介绍了赤箭的补益作用，据说唐玄宗曾把天麻作为滋补上品，每天清晨必须先调服一盏赤箭粉，然后才临朝。然而，这一点却很少为人知晓，正如李时珍所说的，在上品补益药中，赤箭第一，但世人只知道它能治风，实在可惜。

现代药理分析证明，赤箭的有效成分可增强机体免疫力，改善心肌和脑的营养血液量，提高耐缺氧能力。而且据最新研究成果，赤箭对老年痴呆症也有不错的疗效。可见，赤箭养生保健方面的作用已经越来越受重视了。

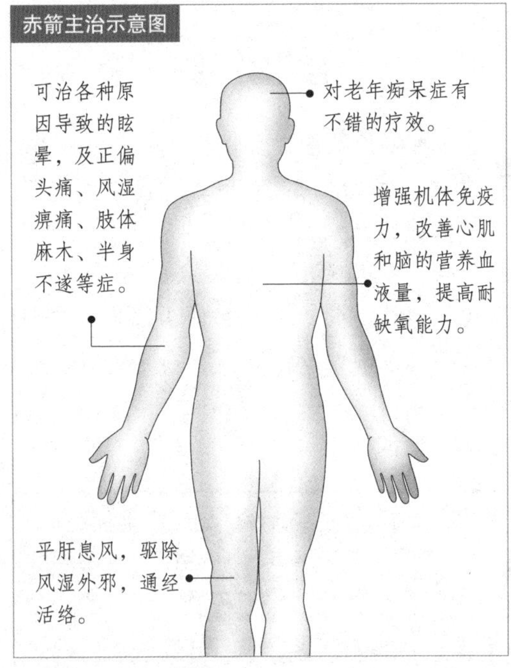

【治疗方剂】（仅供参考）

治肢节烦痛，皮肤瘙痒，偏正头痛，面目虚浮

天麻 15.6 克，芎䓖 62 克。上药一起研为末，加炼蜜制成芡子大小的丸，每次饭后嚼 1 丸，茶酒送下。

老年养生之法

老年人的养生保健越来越受到关注，除了赤箭等中草药广泛地应用于老年养生之外，老年人生活中还应遵循一些养生之法：

1. 八成饱。老年人的肠胃功能退化，加上运动量减少，三餐不宜过饱，以免加重消化负担。2. 摄入优质蛋白质。一般体重的老年人每天摄入的蛋白质不应少于 60~70 克，其中来自鸡、鸭、鱼、豆、蛋、奶的优质蛋白质应占 3/5。3. 补钙。老年人的钙容易流失，所以饮食中应将牛奶、虾皮、海带等富含钙质的食物作为辅食。4. 多吃菌类。香菇、蘑菇、木耳等食用菌中富含维生素和钙、磷、铁等元素，经常食用能增强人体免疫力。5. 补水。老年人每天摄入的水分不应少于 2 升。因为充足的水分有利于体内代谢物的排泄，避免形成结石；也可起到稀释血液的作用，减少血栓的形成。

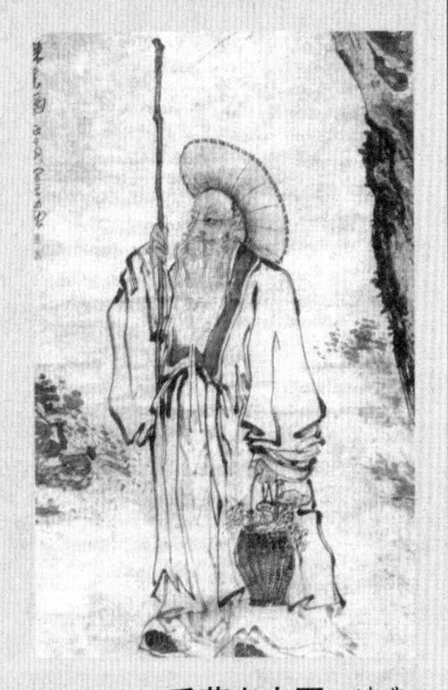
采药老人图 清代

菴蔄子

《神农本草经》上说：菴蔄子，味苦，性微寒。主治五脏有瘀血，腹内有水气而致的腹部胀满；消除发热及风寒湿痹疼痛。长期服用可使身体轻便，寿命延长，延缓衰老。菴蔄子生长在两山之间的高坡地且有流水的地方。

【原经文】菴蔄子，味苦，微寒。主五脏瘀血，腹中水气，腹胀，留热；风寒湿痹，身体诸痛。久服轻身延年不老。生川谷。

【释名】菴蔄子，为菊科植物菴蔄的成熟种子。七月开花，九月果实成熟，十月可采根，根采回后应阴干。

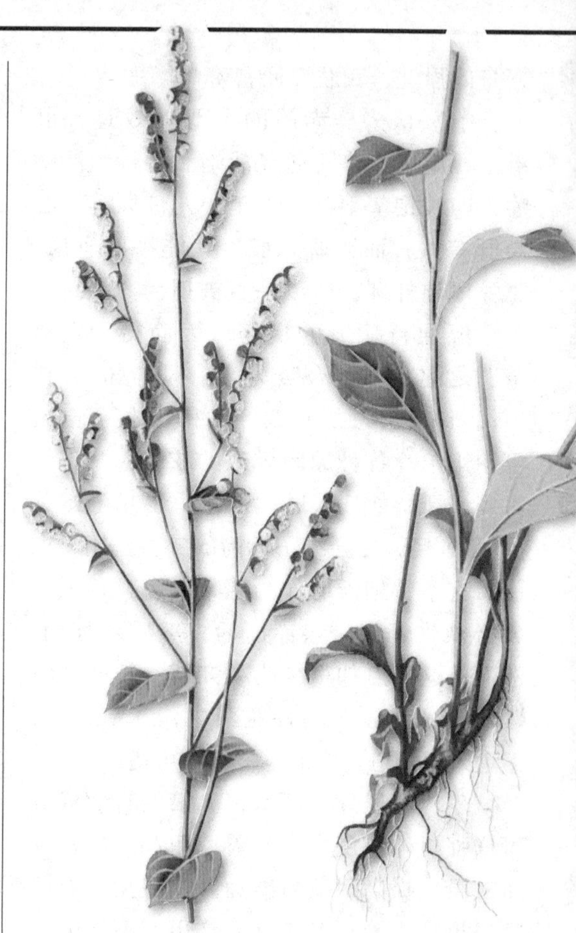
菴蔄

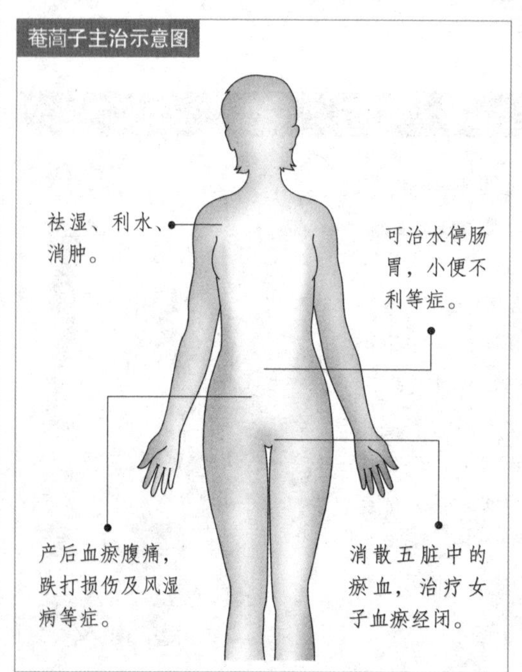

《本经》说，菴蔄子味苦，性微寒，可治疗停滞在五脏中的瘀血，及腹腔水肿，腹前胀满，热邪久留不去，郁滞发热的症状；也适用于风寒湿邪侵袭身体导致的各种类型的风湿病，及由此引起的各种疼痛症状。长期服用能使人身体轻便，寿命增加。

中医认为，菴蔄子味苦，是肝经血分的主要用药，善行瘀血，所以《本经》中说它可治五脏中的瘀血。在现代临床中，菴蔄子常用来治疗女子血瘀经闭，产后血瘀腹痛，跌打损伤及风湿病等症。另外，菴蔄子还有祛湿、利水、消肿的功效；又因能引导水液下行，所以可祛湿利水，治疗腹部水肿，小便不利等症。

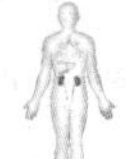

【治疗方剂】(仅供参考)

治产后腹痛

菴蔄子丸：菴蔄子、桃仁各25克。炒微黄，捣为末，加炼蜜调成梧桐子大小的丸，不计时候，以热汤送下20丸。

治瘀血不散，变成痈肿

生菴蔄蒿，捣汁1升，分服之。

菥蓂子

《神农本草经》上说：菥蓂子，味苦，性微温。主要使目明，治疗目痛泪出，除去痹阻，补五脏，使瞳子增添灵光。长期服用可使身体轻便，延缓衰老。菥蓂子也叫蔑菥、大戢、马辛，生长在平坦的湿地水草丛杂的地方。

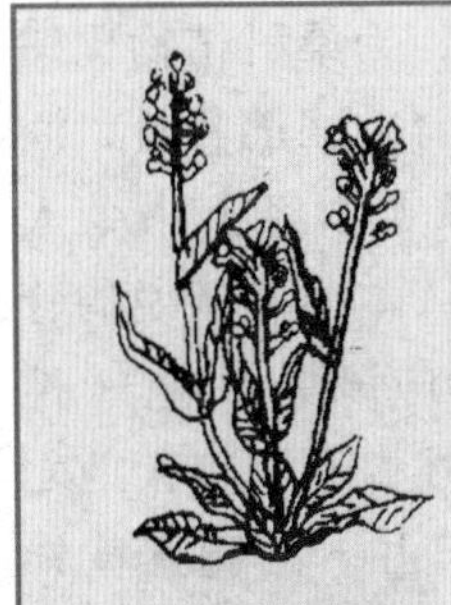

【原经文】菥蓂子，味辛，微温。主明目，目痛泪出；除痹；补五脏，益精光。久服轻身不老。一名蔑菥，一名大戢，一名马辛。生川泽及道旁。

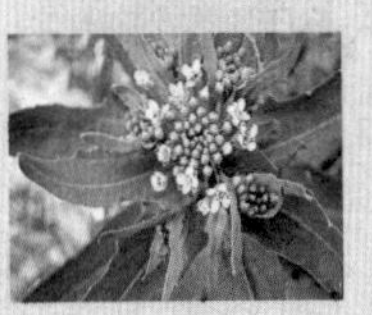

【释名】菥蓂子，为十字花科植物菥的种子。因叶子细长，所以俗称老荠，古时咸阳一带生长较多。一般四五月采子，晒干后贮藏。

《本经》认为，菥蓂子味辛，性微温，可治疗眼疾，能改善视力，使人目光敏锐，视物清晰；还能消除风湿病证状，滋养五脏。长期服用能使人身体轻便，寿命增加。

中医认为，菥蓂子主入肝经，主要功效是补养五脏，补肝明目，补肾益精，所以《本经》中用它来治疗目疾，改善视力。《本经》中又提到它有除痹之效，是根据“治风先治血”的道理而来；而“久服轻身不老”，事实上也在说补肝补肾的作用。肝肾充足了，身体自然轻健耐老。

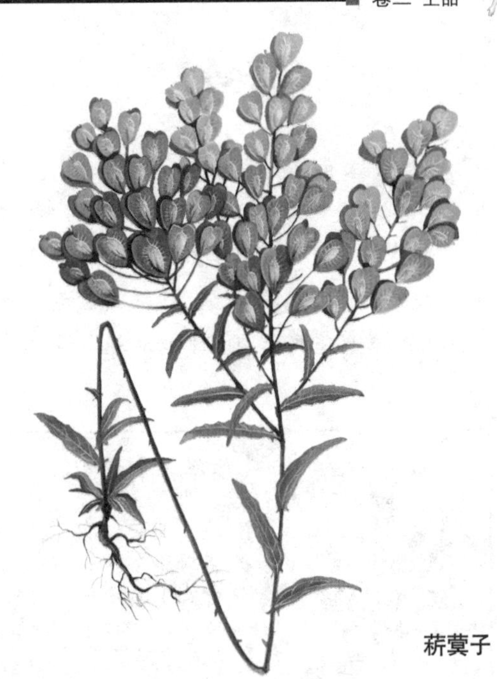

菥蓂子

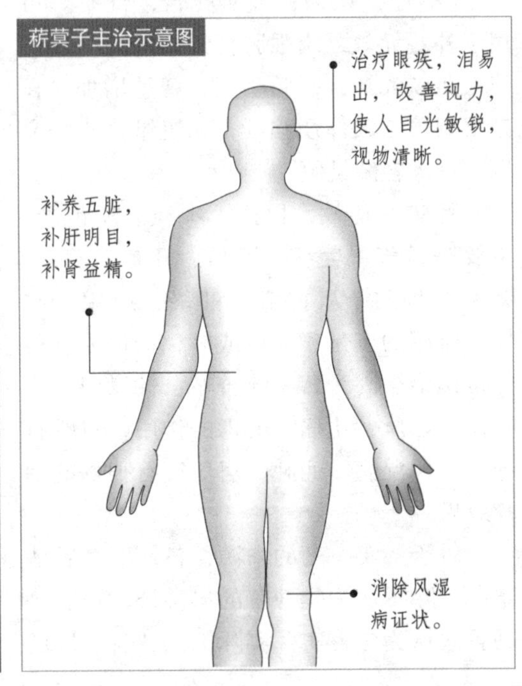

蓍实

《神农本草经》上说：蓍实，味苦，性平和。能增加气力，使肌肤充盈丰满，使眼睛视物清楚，使人智力增加甚至能够预见未来。长期服用则无饥饿感，并延缓衰老，身体轻巧。蓍草生长在山的土石上且有流水的地方。

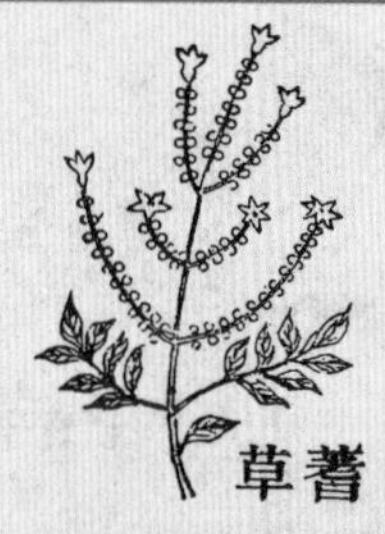
草蓍

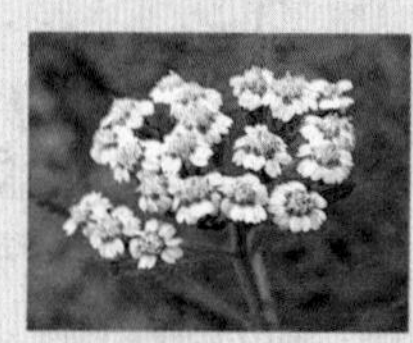

【原经文】蓍实，味苦，平。主益气，充肌肤，明目，聪慧先知。久服不饥；不老轻身。生山谷。

【释名】蓍实，一般认为是菊科植物蓍的果实。蓍是一种蒿草，古人通常用它的茎来占卜，因而它被认为是一种神草。

《本经》认为，蓍实味苦，性平。可用于补益元气，增强脏腑活动能力，还能使人肌肤润泽，眼睛明亮，智慧增加。长期服用可使人体质强壮，耐饥饿，延缓衰老，身体轻健灵便。

蓍实的功效，根据《本经》所说的，主要是益气、美容、明目、开智。然而，蓍实这种药，从古至今都很少应用于临床，所用的全是蓍的草或叶，这让人觉得非常惋惜。因为蓍实味苦辛，性微温，有行血、祛风、止痛、解毒的作用，对跌打损伤、风湿病、痈肿、痞块等有很好的治疗效果。

对于蓍实一药的来源，各代医家看法不一。除了认为是蓍草的果实外，还有一种看法认为“蓍实”实际上是“着实”的

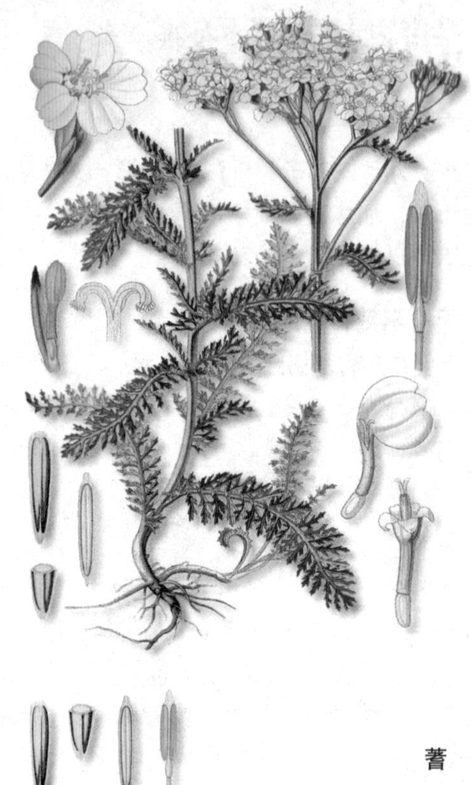
蓍

误传。着实，即楮之实，为桑科植物构树的果实。它具有补肝养肾，强筋壮骨，润肤美容的作用。不过从《本经》中令人“聪慧先知”的功效看，《本经》所说的蓍实是蓍草果实的可能性应该更大些。《神农本草经百种录》中记述，蓍草得天地之气而生长，因而多用于占卜，能察往知来；作药材用，蓍实使人聪明睿智也是同样道理。

【治疗方剂】（仅供参考）

治健忘、痴呆

蓍实、人参、远志、枸杞子、五味子、黑芝麻各适量。用水煎服。

明目，治肝热目痛、羞明多泪

决明子、蓍实、女贞子各适量。用水煎服。

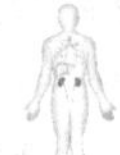

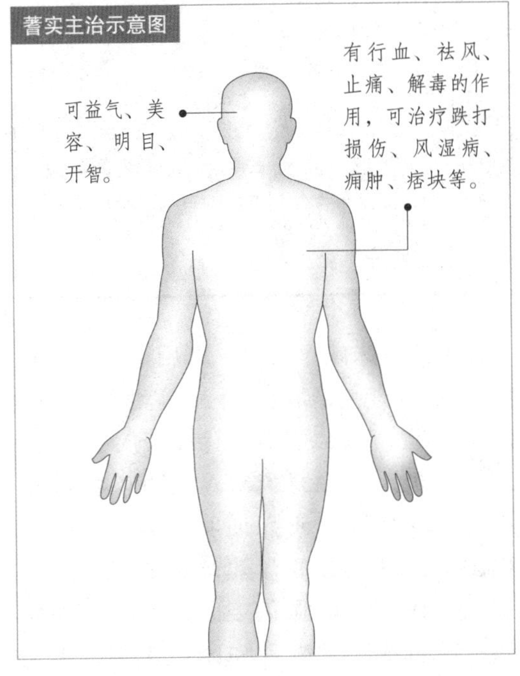

赤芝

《神农本草经》上说：赤芝，味苦，性平，主治胸内郁结不舒，能增添心气，使内脏得以补养，增加智慧，令人不虚妄。久服可使身体轻便，延缓衰老，寿命长得像神仙一样。赤芝也叫丹芝，生长在山的土石上且有流水的地方。

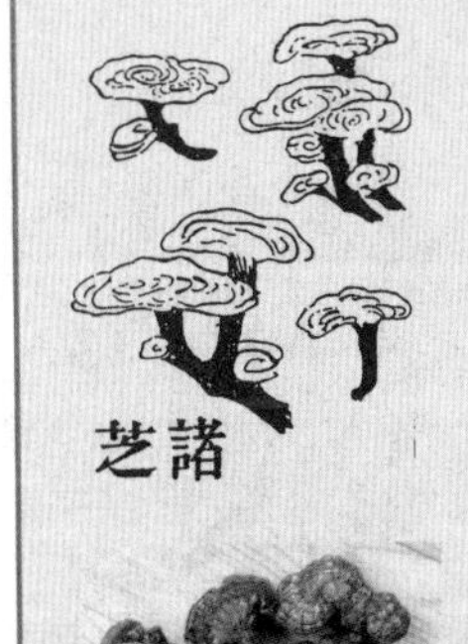

芝諸

【原经文】赤芝，味苦，平。主胸中结；益心气，补中，增慧智不忘。久食轻身不老，延年神仙。一名丹芝。生山谷。

【释名】赤芝是灵芝的红色品种，也叫丹芝，是灵芝中药效最好的种类。菌伞肾形，半圆形或椭圆形，红褐色，表面有光泽。采收季节一般在6~8月。

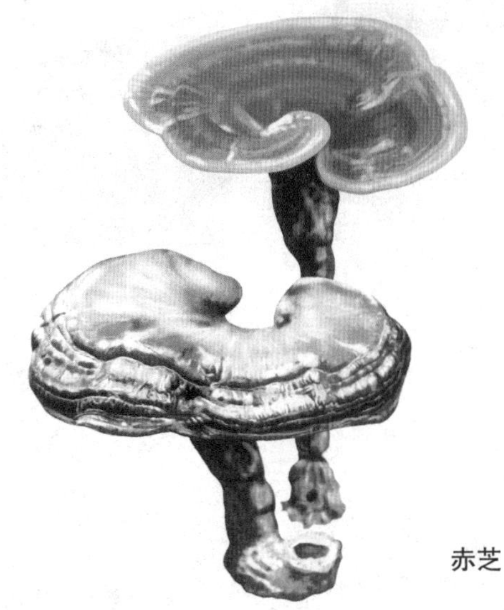

赤芝

赤芝不同于一般药物可对某种疾病起治疗作用，也不同于一般保健品只对身体所需营养进行补充；它是在整体上进行双向调节人体机能，调节机体内部平衡，调节人体新陈代谢，促进人体机能趋于正常化。现代临床中，赤芝被应用于以下四方面：

1. 增强免疫系统机能，预防肿瘤及癌症；降低血压、预防心血管疾病；刺激胰岛素的分泌，降低血糖浓度。

2. 改善过敏性体质，减轻发炎症状；降低胆固醇，避免血管硬化；强化肝脏功能，健全消化器官的活动。

3. 增强人体血液吸氧的能力（达1.5倍以上），促进新陈代谢，防止细胞老化；抑制癌细胞恶化，并防止其扩散。

4. 抑制血小板凝结，防止血栓形成。

【治疗方剂】（仅供参考）

治慢性肝炎、胃溃疡、胃痛

赤芝五指毛桃猪骨汤：赤芝20克、五指毛桃15克，猪骨500克，猴头菇3个，蜜枣3

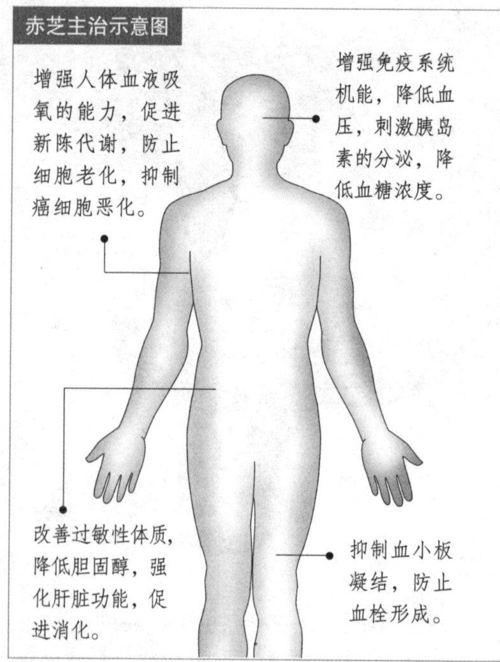

颗，罗汉果5克。用强火煮沸后，再用文火煲两小时。

治久病体虚、腰腿酸软

赤芝首乌汤： 赤芝20克，何首乌20克，猪骨500克。用强火煮沸后，用文火煲两小时。

治高血压、高血脂、血管硬化、神经衰弱、心律失常

赤芝天麻汤： 赤芝20克，天麻15克，乌鸡一只。洗净后放入砂锅加水用强火煮沸后，文火煲两小时。

黑芝

《神农本草经》上说：黑芝，味咸，性平。主治小便不利，可通利水道，增加肾气，因多种窍道通畅而使人聪慧。久服能使身体轻便，延缓衰老，长寿得如同神仙。黑芝也叫玄芝，生长在山的土石上且有流水的地方。

【原经文】黑芝，味咸。平。主癃，利水道，益肾气，通九窍，聪察。久食轻身不老，延年神仙。一名玄芝。生山谷。

【释名】黑芝，也称玄芝、黑云芝、假灵芝。分布于福建、广东、云南、海南、广西、西藏等地的林中地上和地下的埋木上，或附着在土中的腐木上。

黑芝，味咸，性平，可用于益肾、利尿、通九窍、消积。因其可增加肾气，通利水道，所以常用于治疗尿路不畅、急性肾炎、慢性肾炎等，还可治疗消化不良。现代医学研究证明，黑芝有健脾化湿，抑制病毒的疗效，长期服用可调节人体机能，增强免疫力，预防各种疾病；还可改善睡眠。临床使用中，黑芝主要用来制成益肾药、利尿药和消积药。

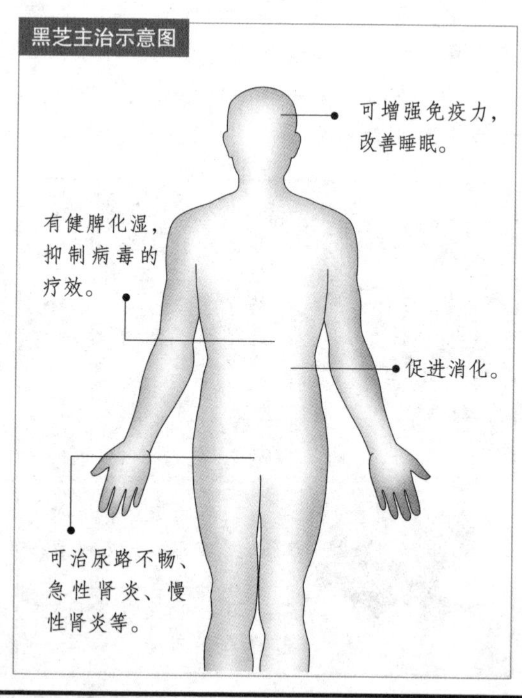

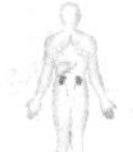

青芝

《神农本草经》上说：青芝，味酸，性平。能使眼睛视物清楚，增补肝气，使精灵之魂得以安和，待人亲善而又能原谅他人。长期服用能使身体轻巧，延缓衰老，寿命似神仙。青芝也叫龙芝，生长在山的土石上且有流水的地方。

【原经文】青芝，味酸，平。主明目，补肝气，安精魂；仁恕。久食轻身不老，延年神仙。一名龙芝。生山谷。

【释名】青芝又名龙芝、平盖灵芝，树舌扁灵芝等。云芝是此类芝的代表。青芝具有革质菌盖，且表面有短绒毛，因此色彩多富有变化。

青芝味酸而不苦，中医主要将其用于明目、补肝气、安精魄。现代医学中，青芝则用于清肺降火、益气健脾，并对病后脱发、须发早白，急慢性肝炎，大小乙肝等都有很好的疗效。堪称补肝肾、益精血的良药。

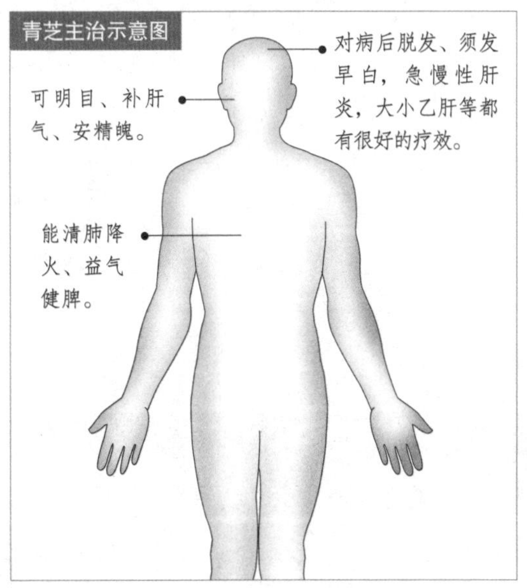

白芝

《神农本草经》上说：白芝，味辛，性平。主治咳嗽气逆上行，能增补肺气，使口鼻通利，使精神旺盛勇猛强劲，使精魄安和。长期服用则身体轻便，延缓衰老，寿命长似神仙。白芝也叫玉芝，生长在山的土石上且有流水的地方。

【原经文】白芝，味辛，平，主咳逆上气，益肺气，通利口鼻，强志意，勇悍，安魄。久食轻身不老，延年神仙。一名玉芝。生山谷。

【释名】白芝，又名玉芝。菌肉质白，如同马蹄的形状，大的可长到数斤重。白芝多生在松树和其他针叶树上。

白芝味辛，性平，中医认为可治疗咳嗽气逆上行，可补肺气，通利口鼻，强精神，安精魄。现代医学常用其治疗咳嗽气喘，口鼻堵塞，失眠健忘，面色暗淡无光泽，四肢疲软无力，心中惊慌，经常心跳加速等症。另外，将白芝制成颗粒冲服或和其他药配合使用，在治疗肝血不足所致筋骨软弱，四肢乏力方面已经取得了较好的疗效。

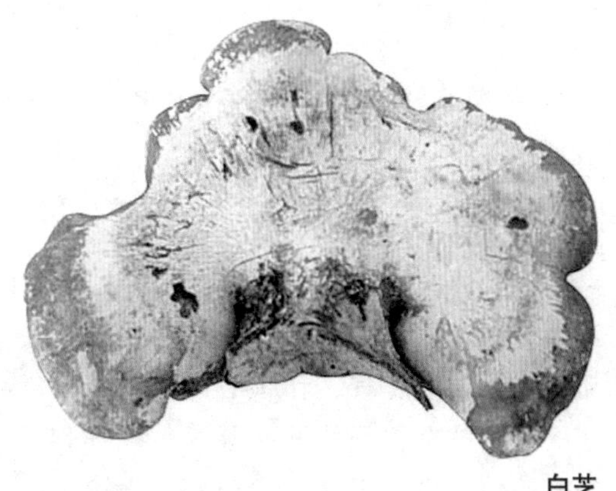
白芝

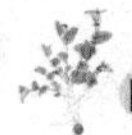

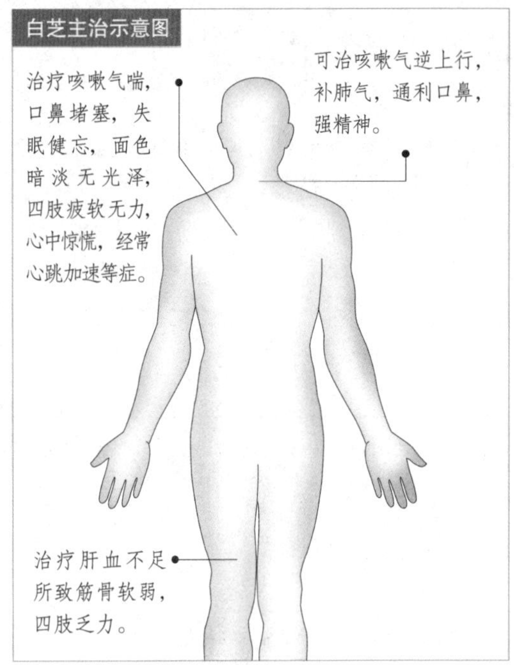

黄芝

《神农本草经》上说：黄芝，味甘，性平。可治疗胸腹五种病邪，能增添脾气，安和心神，使心内和顺而喜悦欢乐。长期服用则身体轻巧，延缓衰老，寿命赛神仙。黄芝也叫金芝，生长在山的土石上且有流水的地方。

【原经文】黄芝，味甘，平。主心腹五邪，益脾气，安神忠和和乐；久食轻身不老，延年神仙。一名金芝。生山谷。

【释名】黄芝，也叫金芝、松针灵芝，属于灵芝的一种，因颜色发黄而得名。有“千年灵芝”“灵芝王”的美誉。

黄芝，味甘，性平，中医主要用其安和心气，调理脾气，和顺心神。现代医学则认为黄芝有很强的抑制肿瘤、癌细胞发展的功效，可用于治疗食道癌、胃癌、结肠癌、直肠癌、肺癌、乳腺癌、子宫癌等各种癌症；能使病人增加食欲和体重、减轻疼痛，明显提高病人的细胞免疫力功能，延长病人的生命。也正为此，黄芝被誉为目前世界上对肿瘤抑制效果最好的植物。

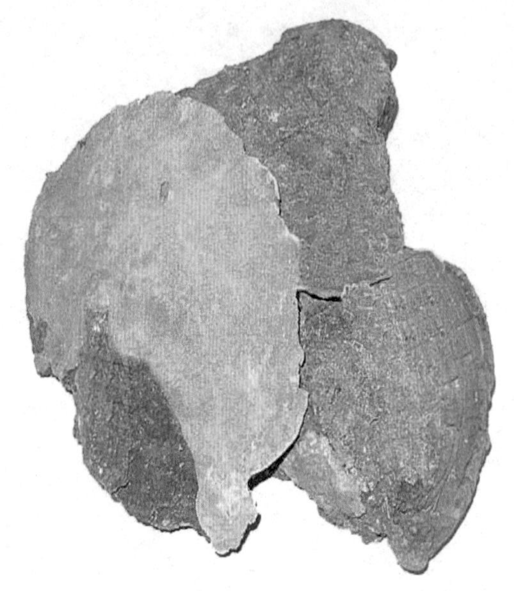

黄芝

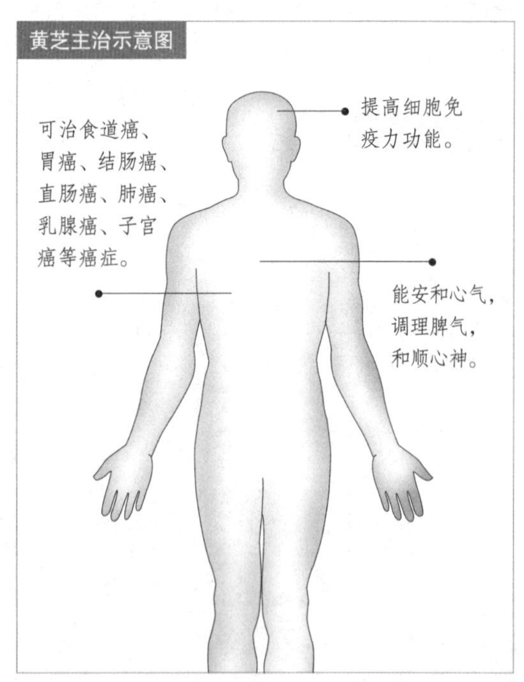

紫芝

《神农本草经》上说：紫芝，味甘，性温。主治耳聋，可通利关节，保养精神，增添精气，使筋骨坚固，容颜娇艳。长期服用可使身轻巧，延缓衰老，且能增寿。紫芝也叫木芝，生长在山的土石上且有流水的地方。

【原经文】紫芝，味甘，温。主耳聋，利关节，保神益精，坚筋骨，好颜色。久服轻身不老延年。一名木芝。生山谷。

【释名】紫芝为多孔菌科植物，主要产于浙江、江西、湖南、广西等地，多生长在阔叶树木桩旁地上或松木上，或生于针叶书朽木上。一般在夏、秋季采收，晒干或阴干即可。

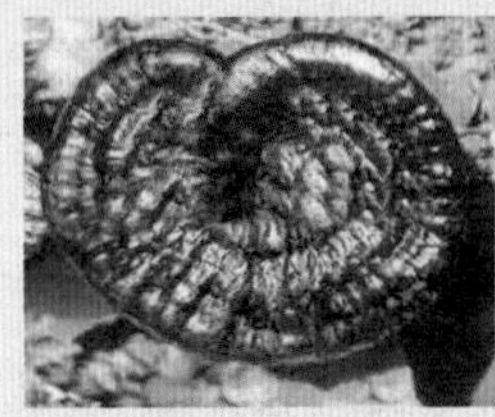

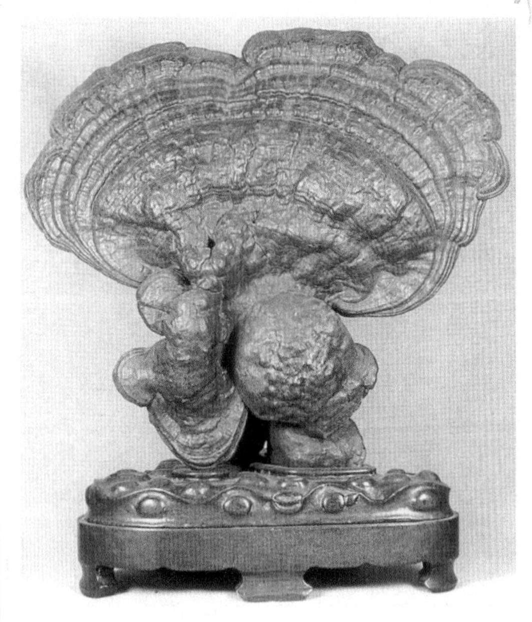

紫芝

紫芝性温，味淡，能健脑、消炎、利尿、益胃，有滋补强体的作用。有助于养心安神，补气益血，可治疗虚劳、头晕失眠、食欲不振、咳嗽气喘等症。还可治神经衰弱、头昏失眠、慢性肝炎、支气管哮喘之症。另外，现代医学研究证明，紫芝

灵芝——中国的神仙草

古代植物养生药中，最显赫一时的应该要数“芝”了。灵芝被我国古人当作“治百病”的“仙草”，认为它可起死回生。汉魏六朝，流行过“芝”崇拜。当时的“芝”，其实是一类植物的总称，有五芝之分，即石芝、木芝、草芝、肉芝、菌芝。后世中所说的“灵芝”，只是“菌芝”的一种。人们对自然界形状奇怪的东西有一种崇敬之心，将其视为瑞物，古人采芝要用玉铲，《神农本草经》中也将灵芝作为上品药。到了唐代，“芝”崇拜开始降温，此后也没有再热起来，明代李时珍甚至将灵芝放入了《本草纲目》的菜部。近几十年，灵芝研究又开始热起来。灵芝属于菌类植物，无论古今中外，对可食用菌的补养作用都是肯定的。但再也没有人把灵芝当作长生药，灵芝没有金石药的毒性，信者愿服，随意就好。

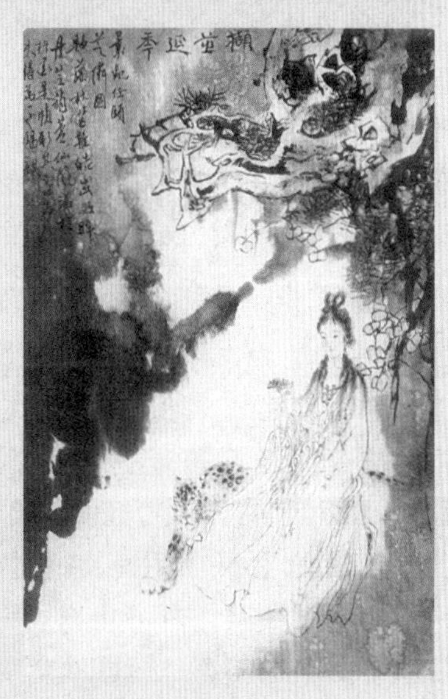

撷芝延年图 王锡麟 现代

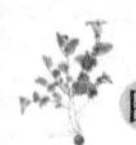

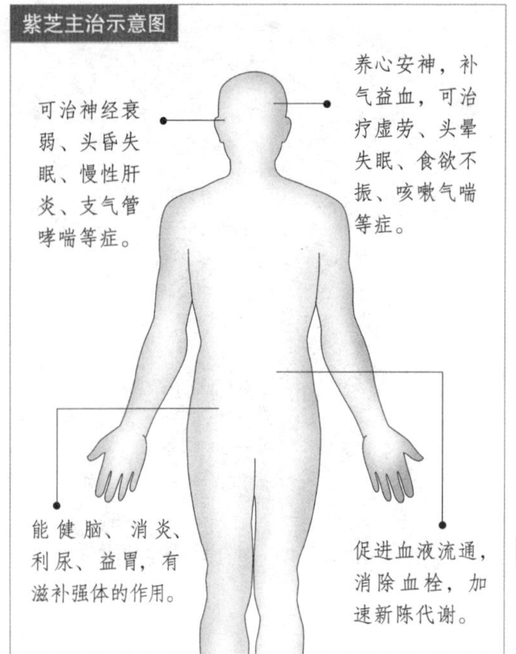

还有抗缺氧和增加冠脉流量的作用，可促进血液流通，消除血栓加速新陈代谢，使身体达到平衡健康的状态。

卷柏

《神农本草经》上说：卷柏，味辛，性温。主治五脏有比较严重的风邪、鬼病；驱除女子下阴内冷热痛；治疗由于腹内痞块导致的闭经而不能生育长期服用能使身体轻巧，面容润泽。卷柏也叫万岁，生长在大山的土石上而且流水的地方。

《本经》说，卷柏味辛，性温。可驱除五脏的病邪之气，治疗女子阴中疼痛，腹内痞块，闭经不通，不孕不育等妇科病。长期服用可使身体灵巧轻便，脸色润泽。

卷柏的主要功用正如《本经》中所说，能活血祛瘀，也可止血。因而临床上常用于血瘀经闭、经行腹痛等妇科病，如治疗闭经、痛经等症。卷柏可单独运用，也可与芎䓖、桃仁、泽兰、红花等药配合应用；治疗女子崩漏，可与仙鹤草、蒲黄炭、茜草炭配合应用；治疗倒经，可与藕节、栀子、地榆等配合应用。此外，卷柏还用于治疗白带、脱肛、跌打损伤；炒炭有止血的功效，可治疗吐血、衄血、尿血、便血、子宫出血等症。卷柏的应用有生、熟之分，生卷柏气性微寒，长于破血通经；熟卷柏则气性辛温，可用来止血。

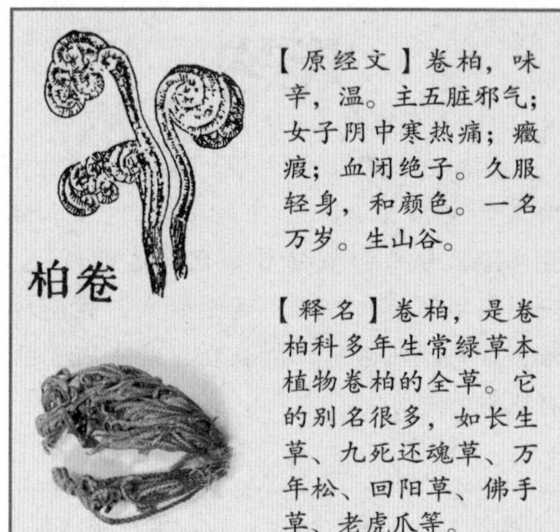

【原经文】卷柏，味辛，温。主五脏邪气；女子阴中寒热痛；癥瘕；血闭绝子。久服轻身，和颜色。一名万岁。生山谷。

【释名】卷柏，是卷柏科多年生常绿草本植物卷柏的全草。它的别名很多，如长生草、九死还魂草、万年松、回阳草、佛手草、老虎爪等。

中医认为，卷柏性味辛温，辛能行气血瘀结，温能益气摄血，因而它既可散节，又能止血，行血而兼补血，是理血的良药。除了理血的功能外，《本草纲目》中还记载，卷柏能治疗咳嗽气喘、头痛目眩、手足无力不温等症状；还可以强肾益精，滋润容颜，具有很好的滋补作用。

【治疗方剂】（仅供参考）

治大肠下血

卷柏、侧柏、棕榈各等份。上药烧存性研为末，每次用酒送服9克，也可用饭丸送服。

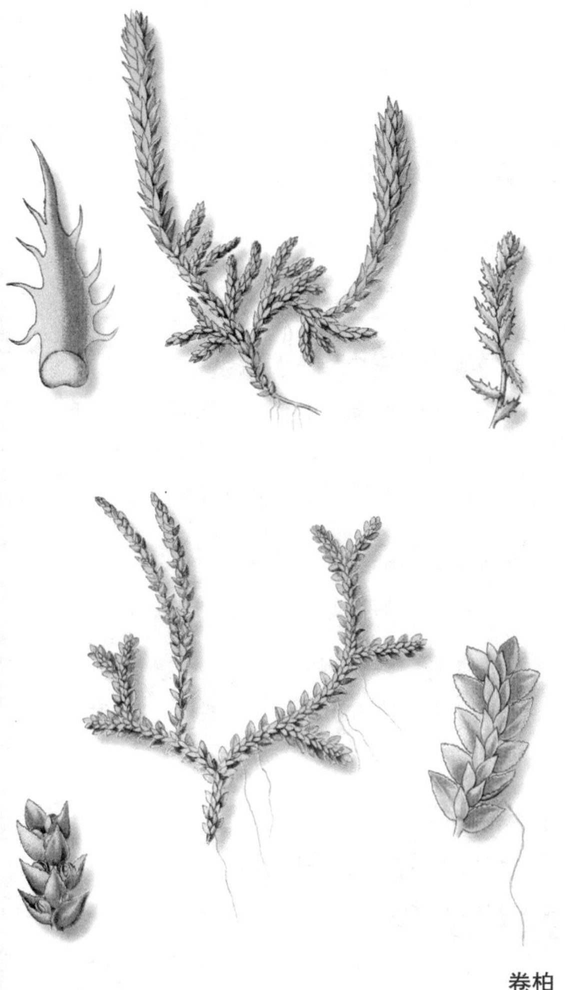

卷柏

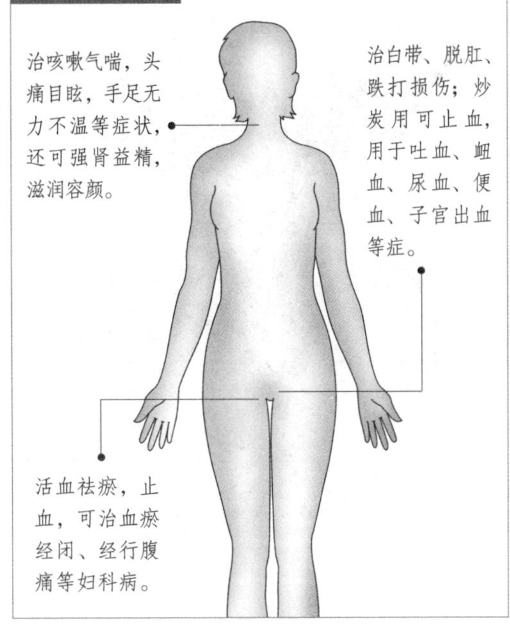

治常年下血

卷柏、地榆（焙）各等份。每次取 31 克，加 240 毫升水，煎数十沸服下。

治产后子宫收缩不全

卷柏 15 克。水煎当茶饮。

治闭经腹痛，月经不调

将卷柏（炒黑）研末，每次用米酒冲服 3 克，每天三次。

蓝实

《神农本草经》上说：蓝实，味苦，性寒。主要能解众多的毒，能杀死蛊、蚑、虫蛇伤毒。长期服用使头发不白，身体轻巧。生长在平坦的湿地水草丛杂的地方。

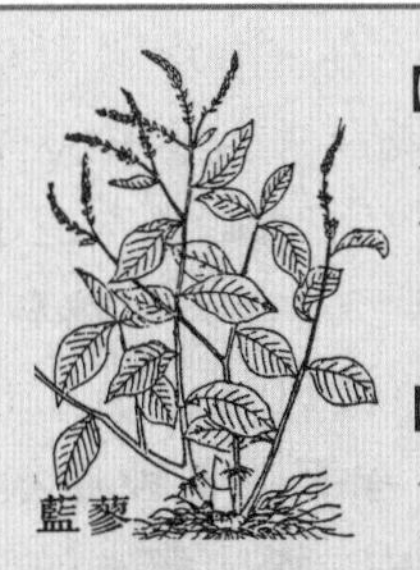

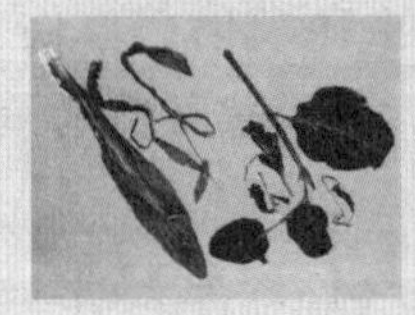

【原经文】蓝实，味苦，寒。主解诸毒，杀蛊、蚑、疰鬼、螫毒。久服头不白，轻身。生平泽。

【释名】蓝实，为蓼科植物蓼蓝的果实。因叶子含蓝汁，可以做蓝色染料，也叫蓝或靛青。蓼蓝是成语“青出于蓝”的典故由来，不过“蓝”在当时并不是颜色的名称，而是指“蓼蓝”这种植物。

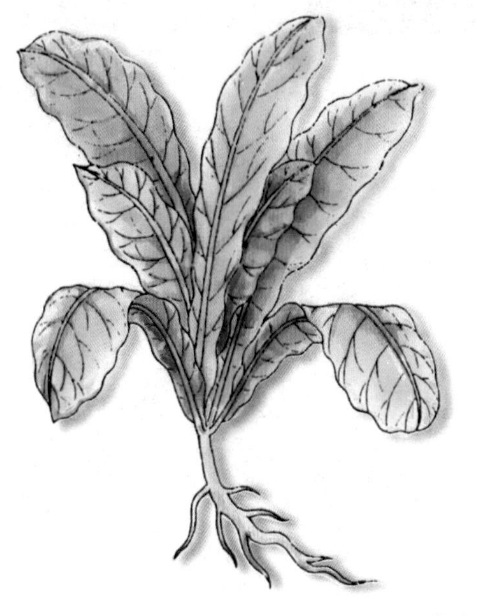
蓝实

《本经》说，蓝实味苦，性寒。可用于解各种毒，比如虫蛇咬伤所致的中毒。它能杀灭寄生虫，治疗中蛊的怪病，及各种传染性、慢性、消耗性的疾病（如肺结核）。长期服用能使人头发乌黑健康，并使人身体轻便。

中医认为，蓝实为苦寒药物，因而具有清热解毒的功效。寒入肾经，苦入心经，因而蓝实既能滋肾水，填骨髓，轻身体；又能清心火，益心力，治疗诸毒疮肿。《本草经辑注》中说：《本经》中蓝实的主治虽然非常简单，但“解诸毒”三个字，含义非常广，包括了治疗天行热狂、疔疮、游风、热毒、肿毒风疹、小儿壮热、热疳、寒热头痛、赤眼等各种症状。不过，蓝实的诸种功效中，杀虫解毒的作用最为突出，比如治疗虫蛇咬伤、兽伤、金疮箭伤、湿疮、丹毒，以及狼毒、射罔等所致的中毒。

另外，须发早白，身体经常感觉疲倦，很大程度上是由于热邪伤人，耗血伤气造成的。蓝实具有清热解毒凉血的作用，所以可清热解毒，养气安血，因而具有乌须发、轻身的功效。

【治疗方剂】（仅供参考）

治小儿赤痢

捣青蓝汁2升，分成四服。

治气逆咳嗽、喉中作声、唾黏

取蓝叶浸水捣汁1升，空腹频服。然后将杏仁研汁，煮粥食之。一两天就会有所好转，但要依前法再服，痰吐尽才停药。

治服药过量而烦闷或中毒烦闷欲死

捣蓝汁服数升。

治唇边生疮，多年不愈

取八月蓝叶500克，捣汁洗之，不过三次就可愈合。

治天疱热疮

捣蓝叶敷之，效果很好。

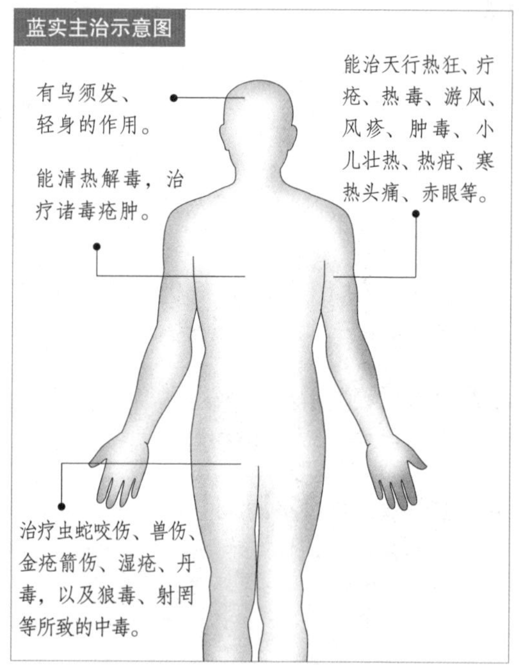

治疮疹不快

蓝根31克，甘草0.3克。上药研为末，每次取1.5~3克，取雄鸡冠血两三滴，同温酒少许调服下。

古代植物染料

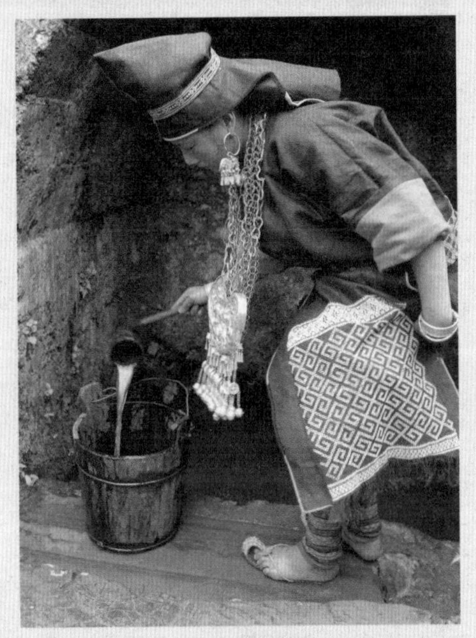

靛蓝民族 *卢现艺 摄影*

中国古代用于着色的材料可分为矿物颜料和植物染料，其中植物染料为古代主要的染料。早在新石器时代，人们就开始使用天然的植物染料，经过反复实践，我国古代人民终于掌握了一套使用该种染料染色的技术。靛蓝作为我国古代最主要的植物染料，已经有3000多年历史。战国时期荀况的千古名句“青，取之于蓝、而青于蓝”就源于当时的染蓝技术，其中的“蓝”即指制取靛蓝的蓝草。在秦汉以前，靛蓝的应用已经相当普遍，染色技艺也非常精深，所着之色虽经日晒水洗，均不易脱落。如今，许多少数民族仍保留了用靛蓝染布的传统，衣服色彩稳定雅致。图为穿着靛蓝染布短裙的贵州空申苗族姑娘。

蘼芜

《神农本草经》上说：蘼芜，味辛、性温。主治咳逆；止惊悸；去除邪恶鬼魅；消除蛊毒及鬼疰；能医治多种虫症。长期服可使神明通晓洞察。蘼芜也叫薇芜，生长在水草丛杂能流水的地方。

【原经文】蘼芜，味辛，温。主咳逆；定惊气；辟邪恶；除蛊毒；鬼疰；去三虫。久服通神。一名薇芜。生川泽。

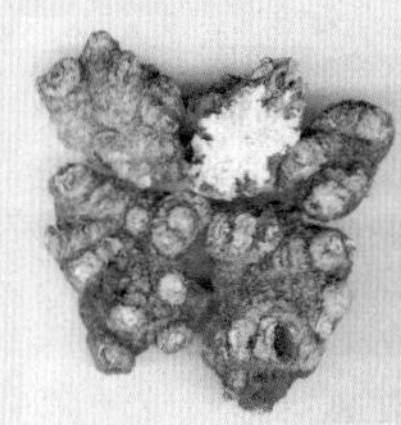

【释名】蘼芜，又叫芎䓖，也称川芎、香果、山鞠穷。蘼芜表面呈黄褐色或灰黑色，有粗糙褶皱，能发出浓郁香气。

《本经》说，蘼芜味辛，性温，主治咳喘气逆，惊悸不安。可治疗各种严重的传染病，并医治多种虫症。

蘼芜是妇科良药，因它能“下行血海，养新生之血以调经”，所以女子月经不调、痛经、闭经、产后瘀滞腹痛、腹内结块等症都可使用。根据《药性论》的记载，蘼芜还可治疗中风和半身不遂；如果是因经络阻滞，由血瘀生风而导致的半身不遂，用蘼芜能取得非常好的效果。

另外，蘼芜能散肝经之风，是治疗少阳、厥阴经头痛及血虚头痛的良药，古时广泛用于治疗各种头痛。现代临床中，蘼芜也是外感头痛的必备之药。经实践证明，它对瘀血头痛也有不错的效果。

不过，蘼芜不可过多服用，据医书上说，长期服用蘼芜会使人走散真气，甚至有令人暴亡的危险。因此，《本经》将它列为“上品”之药，是有欠妥当的。

【治疗方剂】（仅供参考）

经闭验胎

将生蘼芜研汁，空腹用艾汤送服4毫升。如果感觉腹内微动，则有胎；如不动，则无胎。

治损动胎气或子死腹中

将生蘼芜研汁，服酒送服4毫升。连服两剂，死胎即出。

治崩中下血，昼夜不止

取蘼芜31克，用清酒240毫升煎至五成，慢慢饮下。

蘼芜主治示意图

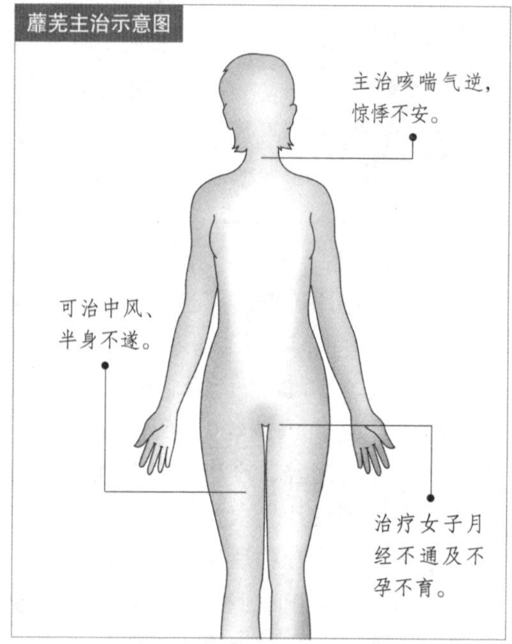

黄连

《神农本草经》上说：黄连，味苦，性寒。主治热邪之气使目痛，损伤眼角使泪流出，其能使眼视物明亮；治疗泄泻、腹痛、拉痢疾和妇女阴器内肿胀疼痛。长期服用使人不虚妄。黄连也叫王连，生长在两山之间土地上有流水的地方。

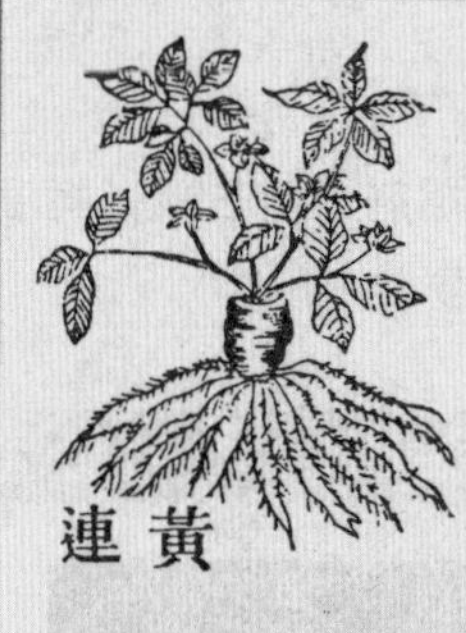

【原经文】黄连，味苦，寒。主热气，目痛，眦伤泣出，明目，肠澼，腹痛下利；妇人阴中肿痛。久服令人不忘。一名王连。生川谷。

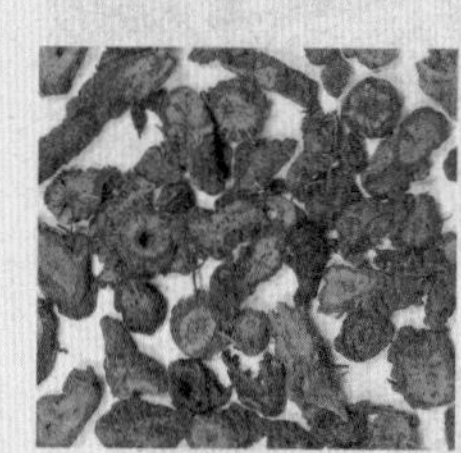

【释名】黄连：毛茛科多年生草本植物黄连或云连等的根茎，又名王连、支连等。连花皆为黄色，故名黄连。

《本经》认为：黄连味苦，性寒。能治疗由热邪或阳气亢盛引起的热性证候。可治疗目赤肿痛、眼角受伤、眼泪易出等眼疾。在治疗大肠湿热造成的腹痛、腹泻、痢疾方面有着显著的疗效。长期服用还能改善人的记忆力，消除健忘。《本草纲目》中记载，古时黄连取蜀地黄肥而坚者为善。唐时以澧州者为上，有两种：一种根粗无毛有珠，如鹰鸡爪形而坚实，色深黄；一种无珠多毛而中虚，黄色稍淡。两者各有各的用处。

黄连是中药中最苦的一味药材，其根茎里大约含有7%的黄连素。中医认为，黄连为苦寒药物，味苦能燥湿、性寒能除热，因此黄连能够燥湿清热，尤以清心、胃二经之火见长。临床上，黄连多用于热性病，治疗湿热之症，用于肠胃湿热所导致的肠炎腹泻、细菌性痢疾。自古至今，医家均认为黄连是治痢疾的上等药品。

由于黄连之苦能使心肾之气相交，形成水火既济的最好状态，因此能有效改善人的精神状态和记忆力，临床上也被用于

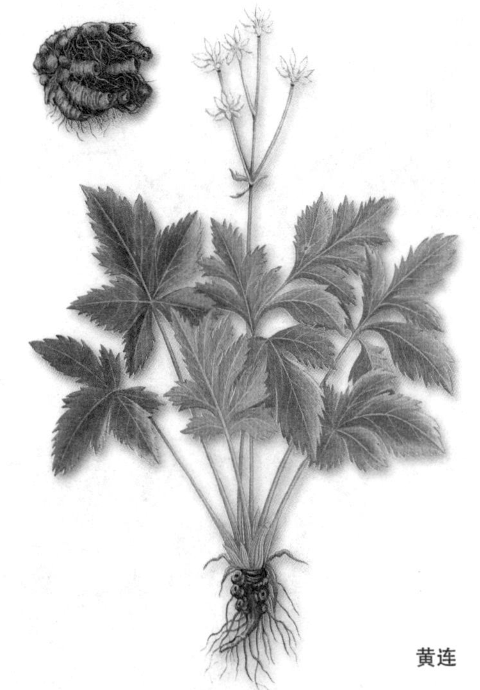
黄连

治疗心火亢盛、心烦失眠等病证。同时，黄连还是外科常用药，凡痈肿、疔疮、丹毒、烧伤、烫伤、痔疮等热毒症均可应用，对于败血症的治疗也有明显的疗效。但黄连药性大苦、大寒，长期或过量服用会败胃，因此凡胃寒呕吐，脾虚泄泻及阴虚者忌用或慎用。

【治疗方剂】（仅供参考）

治小儿疳热、遍身疮蚀、潮热、肚胀、口渴

取黄连156克，切碎，用水调湿，纳猪肚中，缝好，放在饭上蒸熟，连同少许饭捣烂做成绿豆大小的丸，每次用米汤送服20丸。另服调血清心的药，使病速愈。

治痢症多血

取黄连31克，加2升水煮成半升，露一夜，次日烧热后空腹服下。又一方：取黄连31克，和鸡蛋白做饼，炙成紫色，研细，以3升水用慢火熬成膏。每次取50毫升，用温米汤送下。单用鸡蛋白调黄连末为丸服也可。

治冷热诸痢

黄连、干姜、阿胶各46克，龙骨31克，大附子1个。上药切细，加500毫升水，煮沸即停，稍冷再添水煮，如此反复9次，最后约得药汁1升，一顿服下。

治痔病秘结

黄连、枳壳各等份。上药研末，加糊做成梧桐子大小的丸，每次取50丸，空腹用米汤送服。

治眼目诸病

取黄连不限多少，捣碎，浸清水中60天，然后单取汁熬干。另将艾铺瓦上，燃艾，把熬干的药碗盖在艾上，使其受到艾的烟熏。艾烟尽后，刮取碗底药末做成小豆大小的丸。每次取10丸，用甜竹叶汤送下。

治痈疽肿毒

黄连、槟榔各等份。上药研末，加鸡蛋清调匀搽患处。不管疮已溃还是未溃，都可用此方。

黄连主治示意图

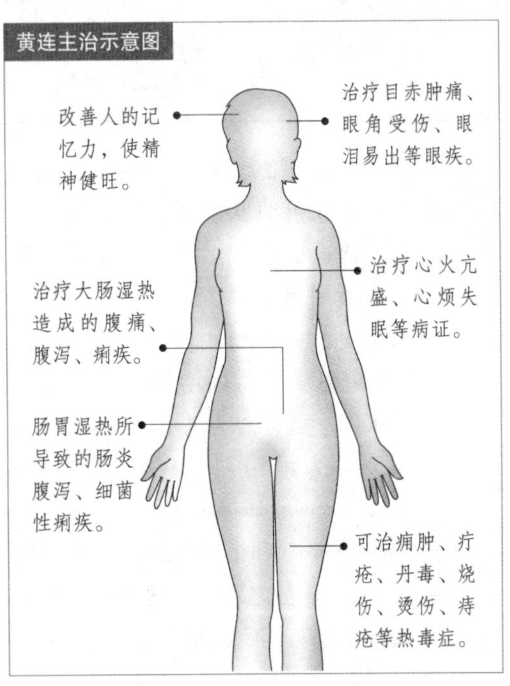

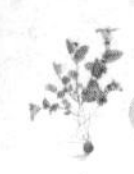

络石

《神农本草经》上说：络石，味苦，性温。主治风热使肌肉像死了一样麻木不仁，外伤感染所致的痈肿；缓解口干舌焦，消散痈肿；治疗喉舌肿胀，水粥不能饮下。长期服用能使身体轻便，眼睛视物清楚，容颜润泽娇嫩，衰老延缓，寿命增加。络石生长在两山之间的高坡土地上且有流水的地方。

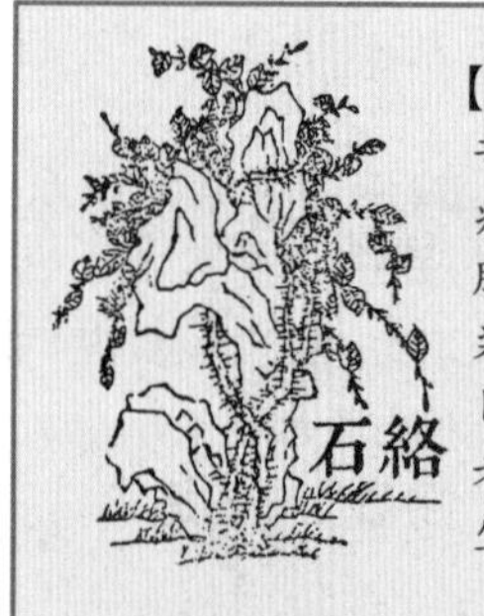

【原经文】络石，味苦，温。主风热死肌；痈伤，口干舌焦，痈肿不消；喉舌肿，水浆不下。久服轻身明目，润泽好颜色，不老延年。一名石鲮。生川谷。

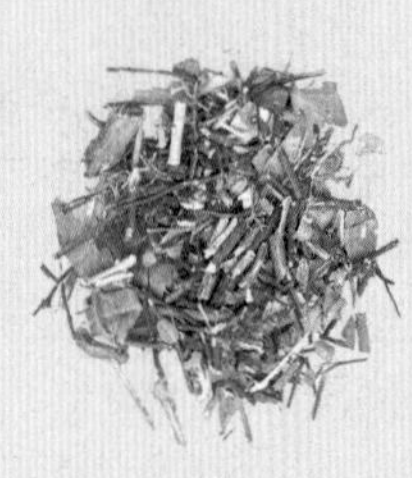

【释名】络石，又称络石藤、爬山虎、爬墙虎，为夹竹桃科植物络石带叶的藤茎。在我国黄河以南各省都有分布，喜半阴湿润的环境，耐旱也耐湿。

《本经》说，络石味苦，性温。主治风热之症，能改善肌肤知觉迟钝，缓解麻木不仁的症状；也用于治疗口舌干燥，痈肿不消，喉舌肿痛，以至汤饮不下之症。长期服用能使人身体轻便，视力增强，面色润泽，衰老延缓，寿命增加。

络石味苦，善于祛风湿，通经络，所以《本经》认为可用它治疗风热之症及肌肤麻木不仁，尤其适宜治疗关节红肿热痛，肢体屈伸不利的热痹症状。《要药分剂》中说：“络石之功，专于舒筋活络，凡病人筋脉拘挛，不易屈伸者，服之无不获效也。”可见，络石可祛风通络、凉血消肿。另外，络石性寒入血，还有凉血消肿的功效，因而可治疗痈肿之伤、口舌干燥、痈肿不消、喉舌肿痛、水浆不下等症。现代很多医者也秉承古法，用它来治疗咽喉肿痛发炎，痈肿疮毒等，都已取得不错的效果。

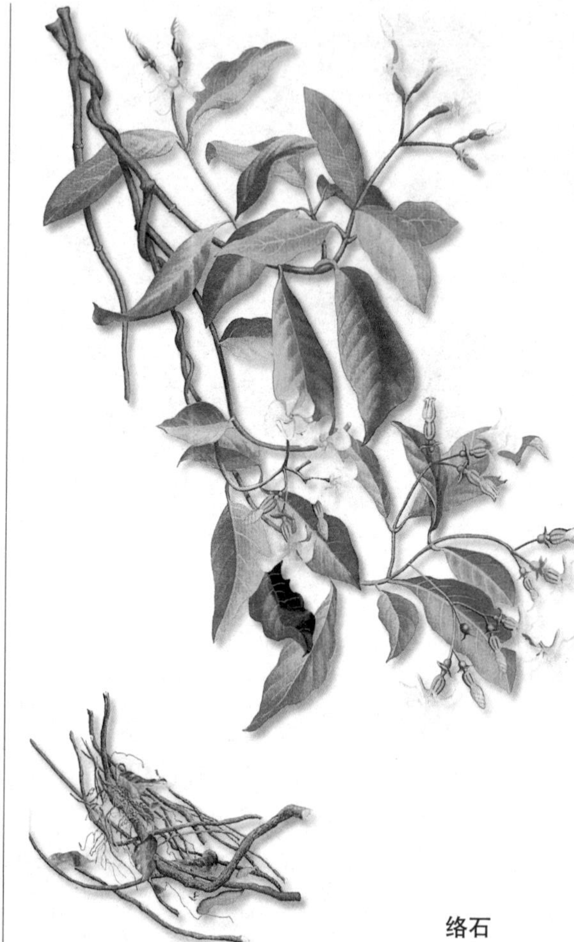

络石

络石还可用于跌打损伤，腰膝酸痛，外伤出血等。此外，络石善补肾，肾精充足，则五脏受益，于是自然目明颜美，体健寿增。现代临床中主要将络石应用于风湿痹症，至于痈疮喉肿，临床上则很少应用，看来对于络石的药用价值，还待进一步研究。

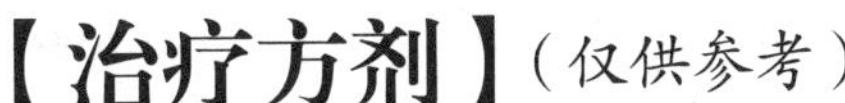

【治疗方剂】（仅供参考）

治筋骨痛

络石、皂刺（新瓦炒黄）各50克，甘草节25克，大瓜蒌1个（取仁炒香），乳香、没药各15克。上药用120毫升水、60毫升酒，置慢火上煎至120毫升，每次温服10克。

络石主治示意图

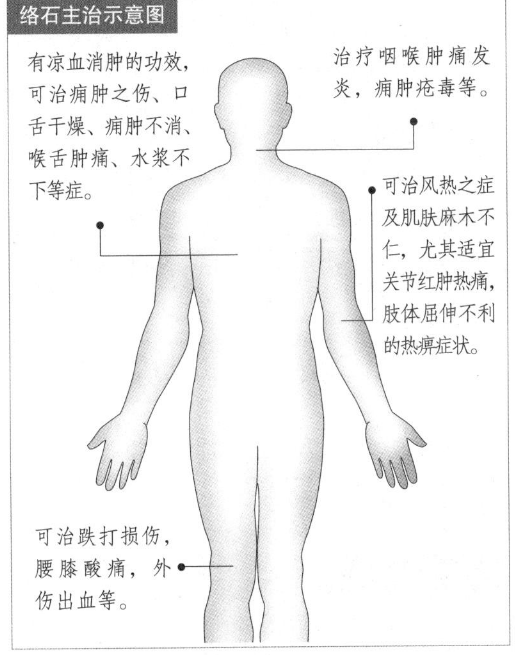

蒺藜子

《神农本草经》上说：蒺藜子，味苦，性温。主治瘀滞的死血，能攻克症瘕积聚；消除喉痹；缓解女人产子困难。长期服用能使肌肉增长而丰满，使眼睛视物清楚，身体轻便。蒺藜子也叫旁通、屈人、止行、犲羽、升推，生长在平原水草丛杂的地方或道路边。

《本经》说，蒺藜子味苦，性温。主要可用于消除瘀血、死血、坏血，能消除腹部肿块，脏腑气血积聚；治疗咽喉肿痛。长期服用能生长肌肉，改善视力，使身体灵便轻捷。

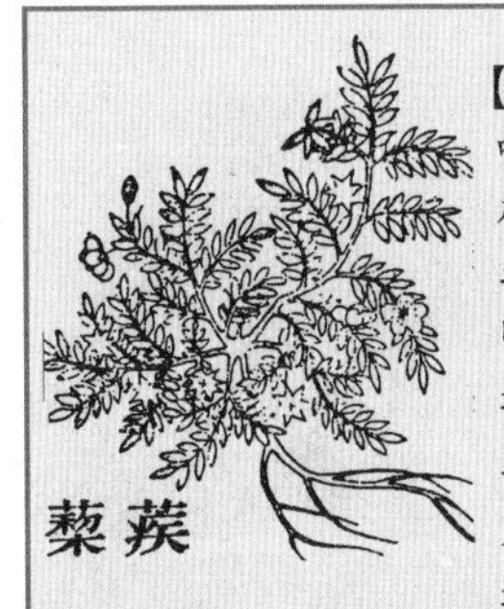

【原经文】蒺藜子，味苦，温。主恶血，破癥结积聚；喉痹；乳难。久服长肌肉；明目；轻身。一名旁通，一名屈人，一名止行，一名犲羽，一名升推。生平泽，或道旁。

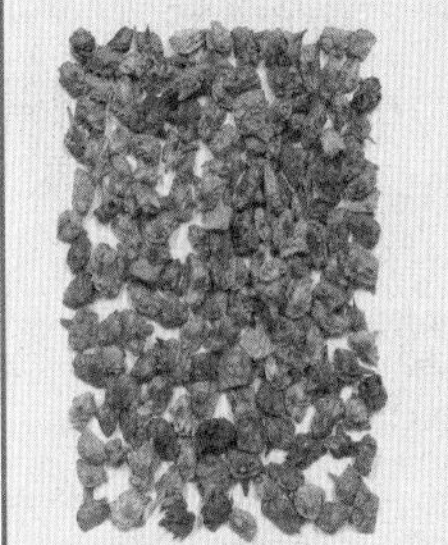

【释名】蒺藜子，为蒺藜科植物蒺藜的干燥果实，又叫刺蒺藜、白蒺藜。花期为6~7月，果实成熟期为8~9月。秋季果实成熟时，割取全株，晒干，打下果实，除去杂质即可。

中医认为，蒺藜子味辛、苦而性微温，辛能散，苦能泄，又归于肝经，所以蒺藜子能疏肝解郁，行气破血，又可散肝经风热，具有明目的功效。《本经》中所说的恶血，肿块积聚，咽喉肿痛难以咽下食物等病证，大都是气滞血瘀造成的，蒺藜子能行气活血，因而可以治疗这些病证。现代临床中也常用它治疗肝气郁结、胸胁不舒，及女子经闭、经痛、乳胀、乳汁不下、乳房结块等气滞血瘀之证。蒺藜子又能散肝经风热，所以还具有明目之功。临床上常用于治疗目赤肿痛，怕光多泪以及头痛眩晕等症。现代药理分析证明，蒺藜子还具有降压、抗胆碱及利尿的作用。

关于蒺藜的种类，古今认为有两种，一是《本经》中介绍的这种，即白蒺藜；另一种是沙菀蒺藜，即潼蒺藜，又名沙苑子。沙菀蒺藜味甘性温，主要功能为补肾固精，用于肾虚腰痛、遗精、遗尿、尿

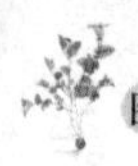

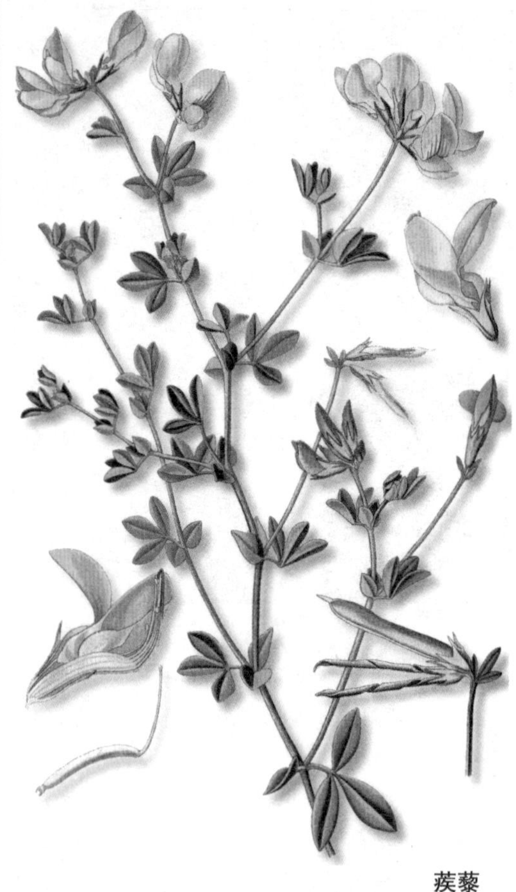
蒺藜

频、白带过多，也可用于养肝明目，治疗目暗不明，头昏眼花等。据现代医学研究，沙苑蒺藜含有维生素A类物质及脂肪油、鞣质等，有收缩子宫及利尿的作用。

【治疗方剂】（仅供参考）

治腰脊引痛

将蒺藜子捣成末，加蜜做成胡豆大小的丸，每次用酒送服2丸，每天三次。如果病人通身浮肿，可用杜蒺藜每日煎汤洗。

治月经不通

杜蒺藜、当归各等份研末。每次用米汤送服9克。

治难产

蒺藜子、贝母各125克。上药一起研末，用米汤冲服9克。过一会如仍不下，可再次服药。

治腹内蛔虫

取初秋采集的蒺藜子，阴干收存。每次服1勺，每天三次。

治多年失明

取初秋采集的蒺藜子，阴干捣成散药，饭后用水送服，每天两次。

治牙齿松动

将蒺藜去角，生研15克，加淡浆水120毫升、盐少许煎煮。温度适当时漱口，疗效明显。或将蒺藜根烧灰贴牙，也能固齿。

治白癜风

将白蒺藜子187克生捣为末。每次用热水送服6克，每天两次。服至半月时，白处见红点，这证明药已经发挥疗效，一月后可断根。

蒺藜子主治示意图

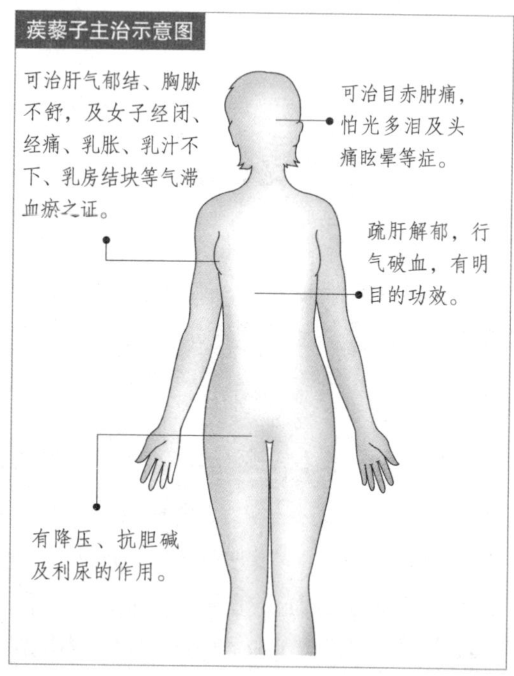

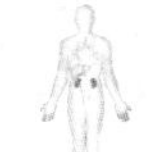

黄芪

《神农本草经》上说：黄芪，味甘，性微温。主治痈疽长期破损伤烂，能排出恶脓，使疼痛停止；治疗严重的风邪所致的皮肤病，五种痔及鼠瘘；还可补虚损以治多种小儿疾病。黄芪也叫戴糁，生长在山的土石上且有流水的地方。

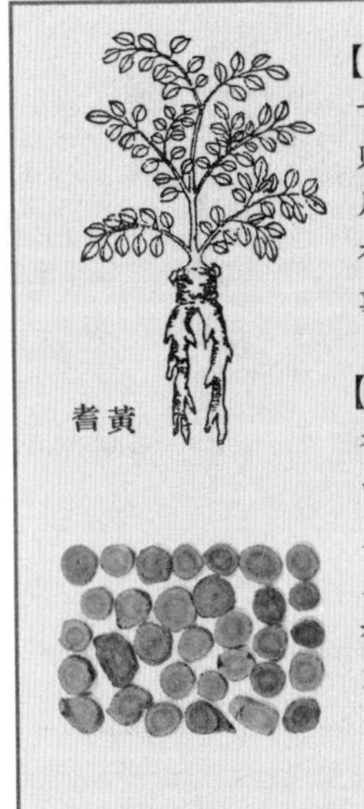

【原经文】黄芪，味甘，微温。主痈疽久败疮，排脓止痛；大风癞疾；五痔鼠瘘；补虚小儿百病。一名戴糁。生山谷。

【释名】黄芪，又名黄耆。主产内蒙古、山西及黑龙江；现在广为栽培。黄芪的果期为7~9月，一般春、秋季采挖，除去泥土、须根及根头，晒到六七成干，再扎捆后晒干即可。

《本经》说黄芪味甘，性微温，可治疗体表或内脏的各种急性、局限性、化脓性的炎症；破除长久不愈的疮疡，排脓止痛；可用于麻风病，各种痔疮，及淋巴结核；改善人体的虚弱症状；还能治疗各种儿科病证。

古人认为黄芪的功效有：1. 补益各种虚弱症状；2. 增补元气，加强脏腑功能；3. 壮脾胃；4. 消解肌肉中的热毒；5. 排脓止痛，活血生血，是治疗痈、疽、疖等症的良药。医书上说，黄芪又名黄耆，耆是年长的意思，正是对它作为补气药中长者的称赞，也说明了它在补气药中的地位。现代医学研究证明，黄芪可提高人体抵抗力，延缓细胞衰老，还有抗氧化的作用，能调节人体免疫功能。而黄芪的这种功效与它所含的丰富微量元素硒有着密切的关系，黄芪所含的硒元素主要是从土壤中摄取的。因此，黄芪的产地很大程度上决定了它品质的优劣。自古以来，人们普遍认为山西太原出产的上芪品性最好，其次是五台山出产的台芪。这些地方的土壤中，都富含硒元素。但是，由于近年来的掠夺性开发，加上生态失衡，野生黄芪的质量已经有所下降。

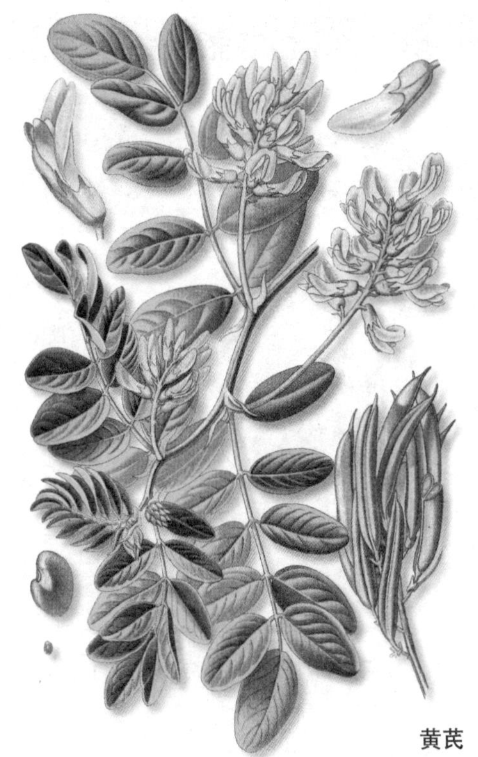
黄芪

黄芪在现代临床中，除了补虚还有其他广泛的应用：1. 治气虚血滞引起的中风、半身不遂、肢体麻木、脑贫血等。2. 补气温阳，用于治疗脾胃气虚、倦怠乏力、食少便溏等。3. 治疗衄血、便血、崩漏、紫癜等多种出血性疾病。4. 治疗中气下陷导致的久泻、久痢、脱肛、内脏下垂、流产等。5. 补肺固表，治虚喘、盗汗、气虚等。

中医补气法

或問寒熱攻伐
如何曰宜穿膝
坐拗頭左右顧
以左手盡力托
候額汗出充散
風氣寒熱自退

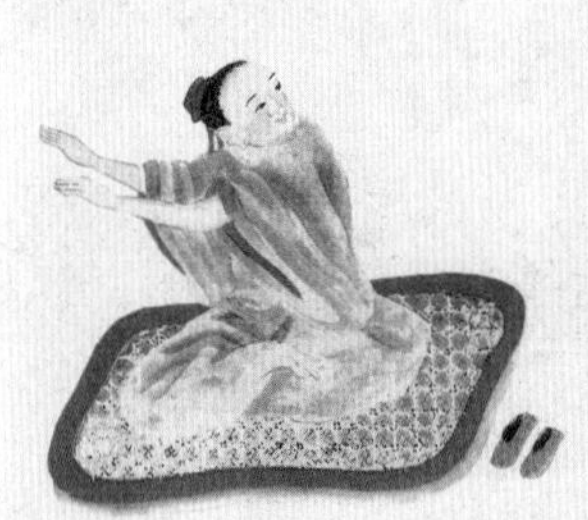

中医认为，气就是运行于人体内部各处维持人体机能的一种物质。气又称元气、真气，是肾中精气化生，又得到后天之精气的充养，是人体最根本之气，人体生命活动的原动力。它主要靠肺来主持，也就是说肺主气，司呼吸，所以补气药一般都入肺经。气在某脏就叫某气，如在肾，称肾气；在脾胃，叫中气；在经络，叫经气等。如果气虚，就会出现身体虚弱、呼吸短促、面色苍白、四肢乏力、头晕、动则汗出、语声低微等症状。黄芪为重要的补气药，全身之气皆能补益，可固皮表、补中气、升清气、托疮毒、利小便，是温养强壮保健之佳品。其他常用补气药还有人参、党参、白术、甘草、山药、黄精等。

彩绘导引图

6. 利水消肿。7. 治糖尿病。8. 可除疮、排脓、生肌。9. 能治白浊（乳糜尿等病）。10. 增强抗癌药的效果，减轻化疗副作用。虽然黄芪如今已是临床应用非常广泛的中药，但仍要注意它的禁忌。因黄芪能升阳助火，所以邪气盛、无汗、湿气阻滞、厌食、阳亢有毒热的患者不宜服用它。

【治疗方剂】（仅供参考）

治小便不通

取黄芪 6 克，加水 480 毫升，煎成 240 毫升，温服。小儿减半。

治酒疸黄疾（酒后寒，身上有赤、黑、黄斑）

黄芪 62 克，木兰 31 克。上药一起研细，每次服少许，每天三次，用酒送下。

治老人便秘

黄芪、陈皮各 15.6 克。上药研细，另用大麻子 15 克，捣烂，加水揉出浆汁，煎至半干，调入白蜜 15 毫升，再煮一次，把黄芪、陈皮末加入调匀服下。两服即可通便，可以常服。

治血淋

黄芪、黄连各等份研末。加面糊做成绿豆大小的丸，每次服 30 丸。

治少淋

黄芪、人参各等份研末。另用萝卜四五片，加蜜稍稍炙过后，蘸药末吃下，用盐水送服。

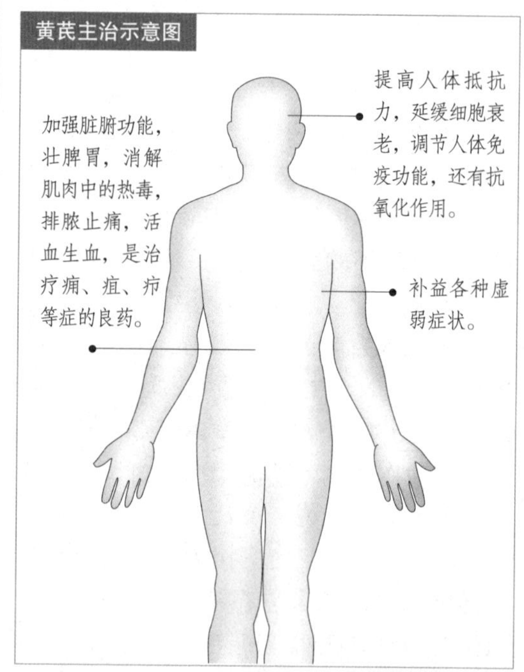

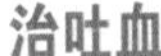

治吐血

黄芪 7.8 克，紫背浮萍 15 克。上药一起研末，每次用姜蜜水送服 3 克。

治咳脓咳血、咽干

黄芪 125 克，甘草 31 克。上药一起研末，每次用热水送服 6 克。

治肺痈

将黄芪 62 克研细，每次取 6 克煎汤服，一天可服三四次。

治阴汗湿痒

将黄芪酒炒后研末，切熟猪心蘸着吃，效果很好。

肉苁蓉

《神农本草经》上说：肉苁蓉，味甘，性微温。主治五种劳损七种损伤。能消除阴茎伤寒热之邪引起的发热恶寒、疼痛的症状；蓄养五脏，使阴茎强硬，精液增加，多生子女；还可治妇女腹中结块。长期服用可使身体轻便。肉苁蓉生长在土石上且有流水的高坡地。

《本经》上说，肉苁蓉味甘，性温。主治五劳七伤导致的衰弱性症状；能补益中焦脾胃之气，消除阴茎的寒热疼痛；滋养五脏，治疗肝肾阴精亏损；补益精气，增强人的生育能力；去除女子腹内积块。长期服用可使身体轻捷灵便。

中医认为，肉苁蓉能大补壮阳，加倍提高男子的性能力，治疗男子泄精带血，女子非经期阴道大量出血、带下、阴痛等妇科病，还能治疗男女生育能力低下。长期服用能滋润五脏，生长肌肉，温暖腰膝，使人容颜润泽，延年益寿。肉苁蓉善治精虚，是补肾抗衰的良药。五劳七伤等劳损症状，如果日久不愈，就会伤及阴精，而肉苁蓉能补五脏阴精，所以善治劳损；精虚会导致男子阴茎疼痛，肉苁蓉因益精作用显著，可使精气充足，疼痛自然

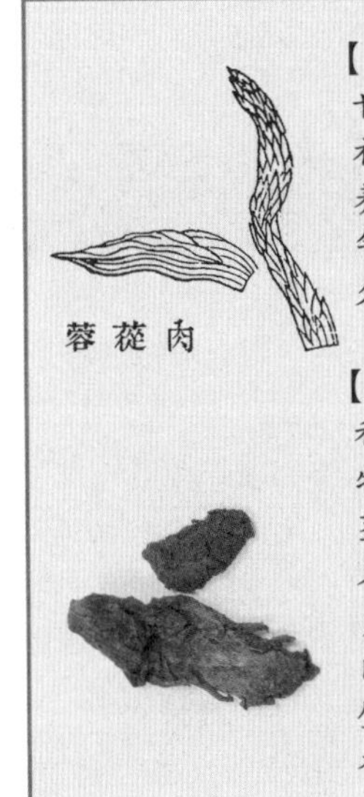

【原经文】肉苁蓉，味甘，微温。主五劳七伤补中，除茎中寒热痛；养五脏，强阴，益精气，多子；妇人癥瘕；久服轻身。生山谷。

【释名】肉苁蓉是列当科一年生寄生性草本植物肉苁蓉带鳞片的肉质茎。其质像肉，故得此名。沙漠是肉苁蓉的故乡，大量肉苁蓉生长在内蒙古西部的荒漠戈壁，因此有了“沙漠人参”的美誉。

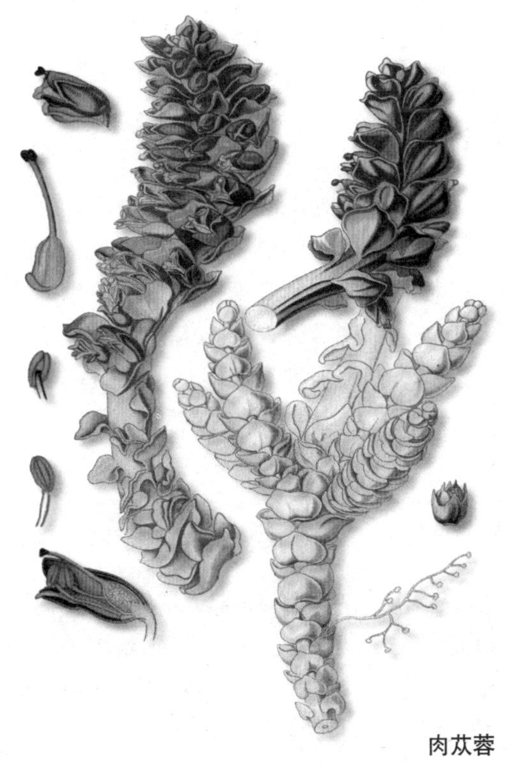

肉苁蓉

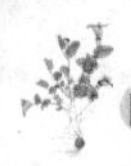

肉苁蓉主治示意图

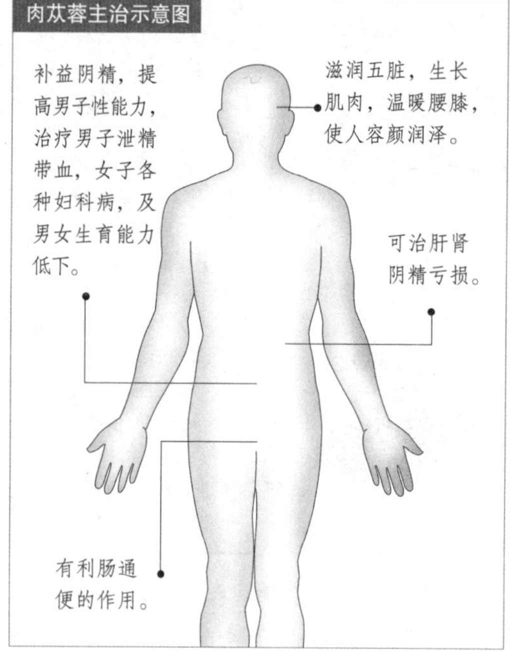

就消失了；精虚还会使男子阳痿，肉苁蓉使精气充足，自然会阳举精坚，增强生育能力。至于女子腹内积块，一般是血瘀造成的。古人认为，精足则气充，气充则瘀行，积块自然就会消除。可见，补益阴精是肉苁蓉取得良好疗效的根本原因。

不过，肉苁蓉正如其名“从容”，它药力和缓，临床上必须加大剂量服用，才会取得令人满意的效果。也正是因为它的这一特点，使其利肠通便的作用特别适合老年人。古人常说，老人大便燥结，应该用肉苁蓉煮粥来吃。实践证明，这不失为中老年便秘患者的常用保健药膳。

【治疗方剂】（仅供参考）

治男子五劳七伤，阴痿不起，湿痒，小便淋漓

肉苁蓉丸：肉苁蓉、菟丝子、蛇床子、五味子、远志、续断、杜仲各等份。上药研末后，制成药丸服用。

防风

《神农本草经》上说：防风，味甘，性温。主治严重的风伤头引起的眩晕、头痛、怕风；风邪使眼睛不能视物；风邪走窜到全身使骨节疼痛，烦闷。长期服用使身体轻便。防风也叫铜芸，生长在河流或溪流水草丛杂的地方。

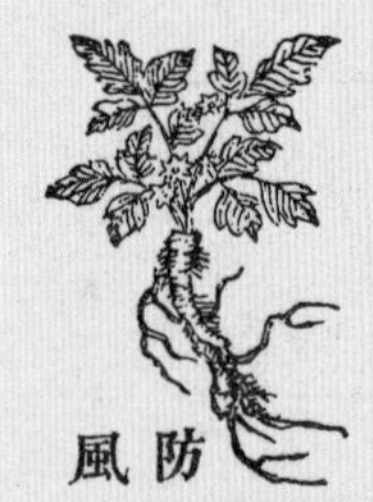

【原经文】防风，味甘，温。主大风头眩痛，恶风；风邪目盲无所见；风行周身骨节疼痹，烦满。久服轻身。一名铜芸。生川泽。

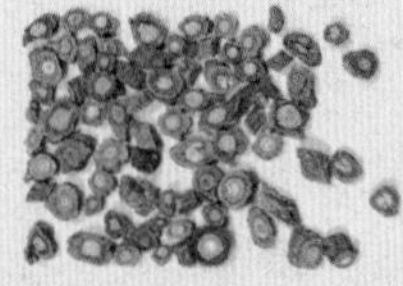
防风根

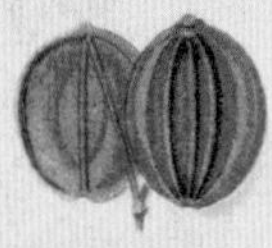
防风子

【释名】防风，是伞形科多年生草本植物防风的根。防风为羽状复叶，叶片狭长，开白色小花，多见于草原、砂质土壤和多石砾的向阳坡。10月采挖，将根挖出后，去掉茎叶，抖掉泥土，晒干入药。

《本经》说：防风味甘，性温，无毒。能治疗各种严重的风症，能解除头风眩痛，风邪侵入身体，目盲不能视物，风行周身，骨节疼痛，胸胁烦满等症状。

防风，顾名思义，以祛风为主要功效，的确，它所主治的病证大多与风邪有关。《本经》介绍它时以“主大风”三字为纲，《本草纲目》中也说：“防风能治三十六种风症。”一般的祛风药，大多辛温而性燥，但是防风兼有甘味，且甘而不峻，温而不燥，药性缓和，因此被视为“治风通用”的良药。防风还有驱散湿

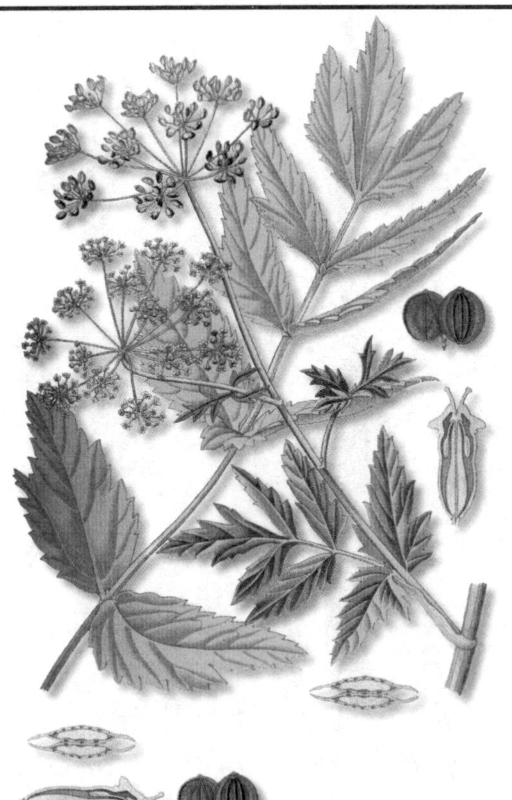
防风

邪的作用，因而对治疗风湿病有很好的疗效。这些都是其他祛风药物所不能及的。现代临床上，防风常用于外感风寒或风热、头痛身疼、怕冷发热、目赤咽痛及各种风湿病、关节酸痛等症的治疗。另外，因防风能散风，又有解痉作用，既能解除震颤、抽搐、颈项强直等症状，还可用于治疗破伤风。《本事方》中记载了一种名为“玉真散”的治破伤风之方，即用防风、天南星等份研末，敷在伤口上，并用温酒调服 5~10 克。

炒炭后的防风还有止泻、止血的功效。如防风炭配合陈皮、白芍、白术，可治疗腹痛泄泻；单用防风炭炙赤研末，每次服 10 克，可治疗女子非经期阴道大量流血。另外，据现代医学研究证明，防风的不同剂型还有明显的解热或镇痛作用，可抑制流感病毒。

【治疗方剂】（仅供参考）

治自汗不止

将防风去掉芦头（芦头是指接近根部的叶柄残基），每次取 6 克，用浮麦煎汤送下。也可将防风用面炒过，以猪皮煎汤送下。

治睡中盗汗

防风 62 克，芎䓖 31 克，人参 15.6 克。上药一起研末，每次服 9 克，临睡时服。

治消风顺气、老人便秘

防风、枳壳（麸炒）各 31 克，甘草 15.6 克。上药一起研末，每次煎服两三勺。

治破伤中风、牙关紧闭

天南星、防风各等份研末。每次煎服两三勺。

治小儿解囟（指囟门久不闭合）

防风、白芨、柏子仁各等份研末。用乳汁调涂囟门，一天换药一次。

治妇女崩中

将防风去芦头，炙赤研末，每次服 3 克，用面糊酒调下。或者是把末放入面糊、酒中一同服下。

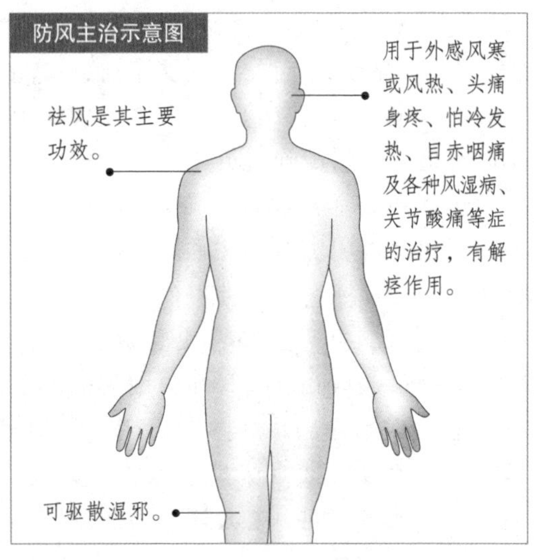

蒲黄

《神农本草经》上说：蒲黄，味甘，性平。主治胸腹、膀胱有时冷时热的感觉，能使小便通利，止血，消散瘀血。长期服用可使身体轻便，气力增加，寿增赛神仙。蒲黄生长在沟渠、池塘、沼泽、水草丛杂的地方。

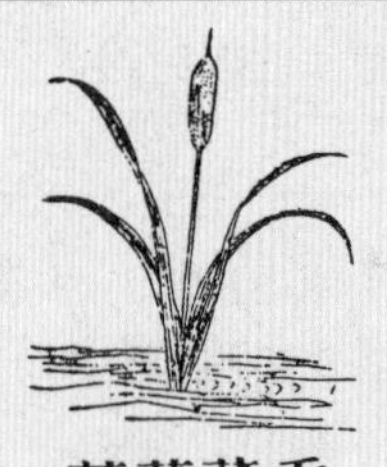

黄蒲蒲香

【原经文】蒲黄，味甘，平。主心、腹、膀胱寒热，利小便，止血；消瘀血。久服轻身，益气力，延年神仙。生池泽。

【释名】蒲黄为香蒲科水生草本植物长蒲、宽叶香蒲或狭叶香蒲等的黄色花粉。一般夏季采收蒲棒上部的黄色雄花序，晒干后辗轧，筛取花粉。

《本经》说，蒲黄味甘，性平，主治心腹间和膀胱中的寒热症。能通利水道，畅通小便；能止血，消散瘀血。长期服用可使人身体灵便，气力增益，延年益寿。

蒲黄有两方面的作用，即利水消炎和行血止血。可见，它是血水同治的药物。在治疗血症方面，它既能止血，又能消瘀，这也正是蒲黄的独特之处。现代医学研究证明，蒲黄确实可用于各种出血症状；也能改善血液循环，降低血液黏性，起到活血的作用。然而在临床使用中，怎样才能分别发挥它这两种看似相反的疗效呢？《本草纲目》已经替我们做了回答："生则能行，熟则能止。"即生用的话可发挥行血清瘀的作用，炒熟后可用于止血。蒲黄的止血功能表现为能止咯血、衄血、便血、女子非经期阴道大量流血及创伤性出血等。蒲黄的行血散瘀功能，常用于瘀血所致的心腹疼痛及痛经等症。另外，女子产后腹部疼痛，按之有瘀块，名叫"儿枕痛"，也可用蒲黄来治疗。

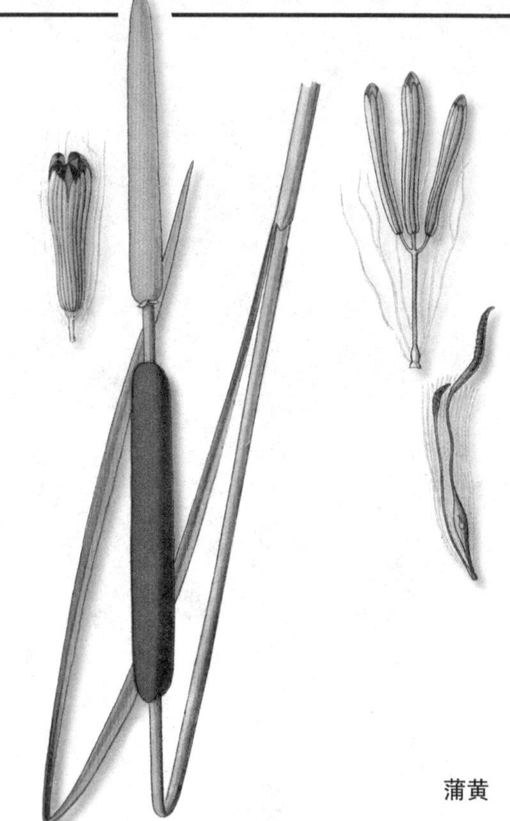

蒲黄

蒲黄的行血散瘀功能，还表现为可降血脂、血压，止痉并增强冠状动脉血流量等，所以冠心病、心绞痛、心肌梗塞、血脂过高等病都可用它治疗，如今的多种治疗心血管病的中成药中就大都含有蒲黄。蒲黄细腻黏凝，还有生长肌肉的功能，加上可凉血活血，所以还能治疗口舌生疮，皮肤湿痒等症。此外，蒲黄也可利尿通淋，用于治疗血淋涩痛等泌尿系统疾病。

【治疗方剂】（仅供参考）

治舌胀满口

用手蘸蒲黄的粉末捏舌，或者加点干姜

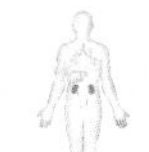

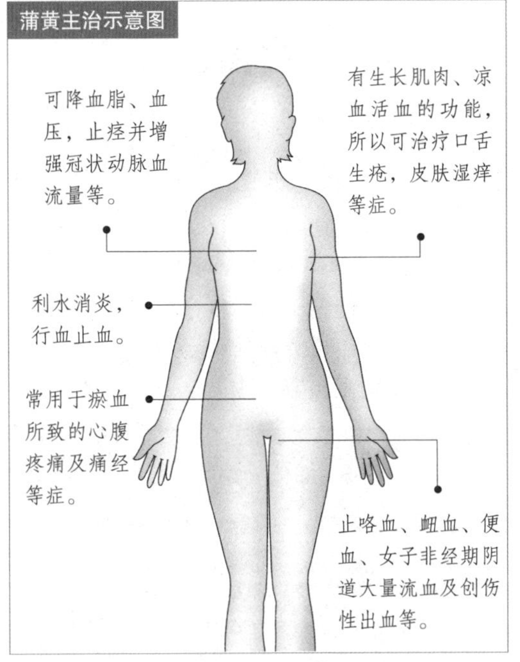

粉末更好。也治重舌，语言不清。

治肺热鼻血

蒲黄、青黛各 3 克，用新汲水送服。

治吐血唾血

取蒲黄末 62 克，每天用温酒或冷水送服 9 克。

治肠痔出血

取蒲黄末 1 克，用水送服，每天三次。

治日月未足者胎动欲产

蒲黄 6 克，用新汲井水送服。

治产妇催生

蒲黄、地龙（洗焙）、陈橘皮各等份研末。用新汲水煎服。

治关节疼痛

蒲黄 250 克，熟附子 31 克。上药捣为末，每次用凉水送服 3 克。

香蒲

《神农本草经》上说：香蒲，味甘，性平。主治五脏、胃有不正之气导致口内溃烂而有臭气；使牙齿坚固，眼睛明亮，听力增强。长期服用可使身体轻便，寿命延长。香蒲也叫雎，生长在沟渠水草丛杂的地方。

【原经文】香蒲，味甘，平。主五脏、心下邪气，口中烂臭；坚齿；明目；聪耳。久服轻身耐老。一名雎。生池泽。

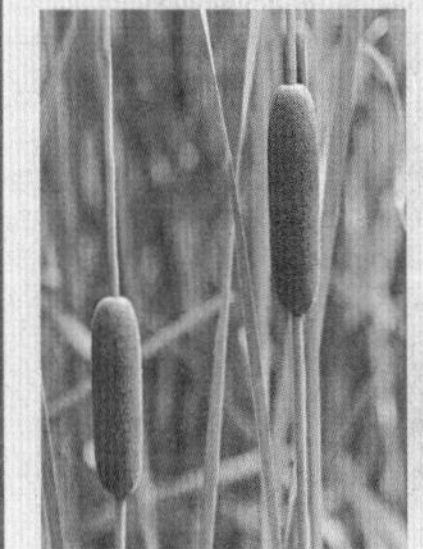

【释名】香蒲，也叫蒲草、蒲菜。因其穗状花序呈蜡烛状，故又称水烛。香蒲为多年生落叶、宿根性挺水型的单子叶植物，花期为 6~7 月，果期为 7~8 月。

《本经》说，香蒲味甘性平，可用于治疗五脏心下邪气，口中溃烂而散发臭

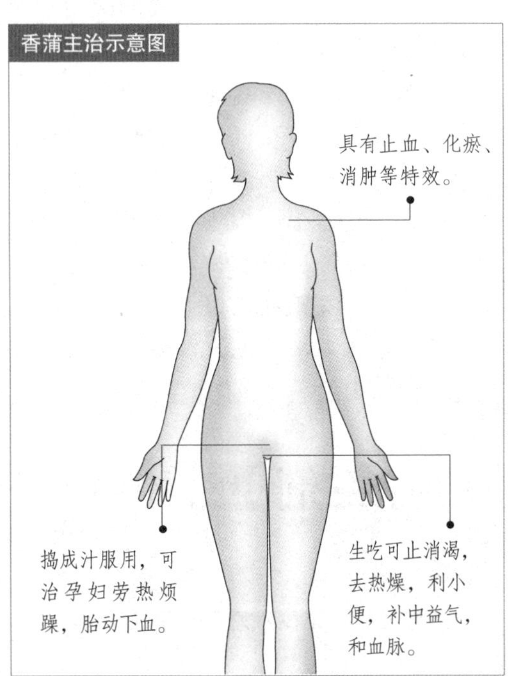

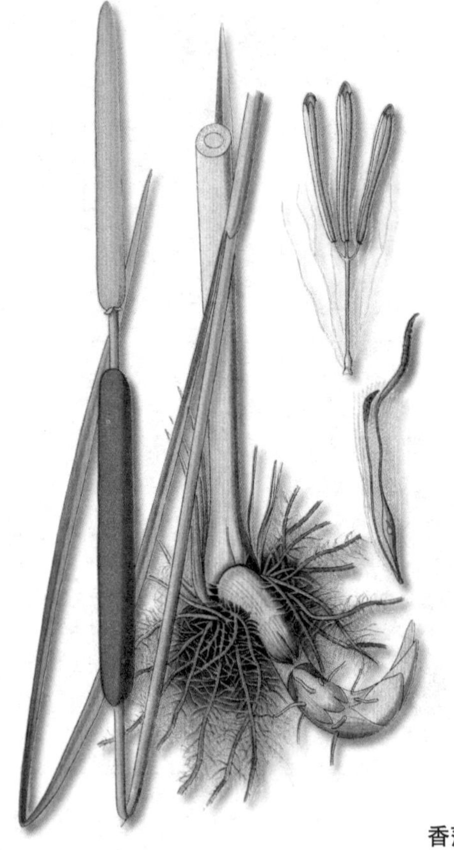
香蒲

味，还可固齿，明目聪耳。长期服用可使人身轻耐老。

中医认为，生吃香蒲可止消渴，去热燥，利小便，补中益气，和血脉；捣成汁服用，可治孕妇劳热烦躁，胎动下血。另外，它还具有止血、化瘀、消肿等特效。如果发生刀伤或其他外伤，致使出血不止，只需把蒲花敷在伤口上，便可立即止血，效果非常好。可见，香蒲还是人们在户外应该认识的一种救伤植物。

【治疗方剂】（仅供参考）

治妒乳乳痈

将蒲黄草根捣糊敷患处，并煎汁服用。

续断

《神农本草经》上说：续断，味苦，性微温。主治被寒邪所伤；能补虚损；治疗被金属创伤而感染成疮痈，及摔倒而成的断伤，能接上筋骨；还可治妇人难产。长期服用能增添气力。续断也叫龙豆、属折，生长在两山之间的土石上且有流水的地方。

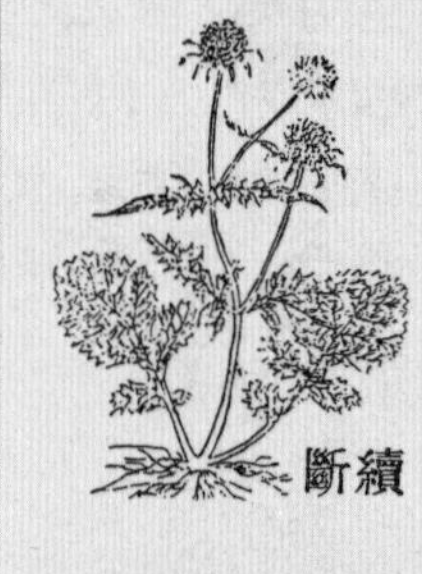

【原经文】续断，味苦，微温。主伤寒；补不足；金疮痈；伤折跌，续筋骨；妇人乳难。久服益气力。一名龙豆，一名属折。生山谷。

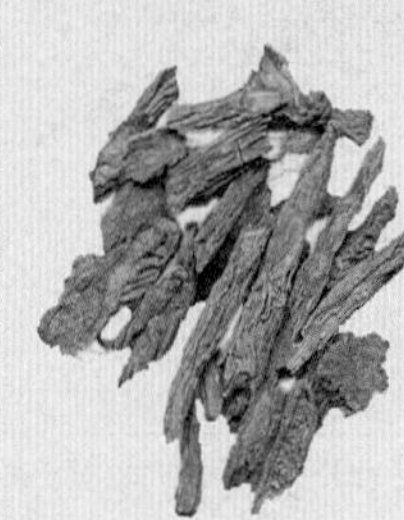

【释名】续断也叫川断、接骨、龙豆、南草。味苦微温，无毒，为圆柱形根，略扁微弯，长5~15厘米，表面呈黄褐色或灰褐色。以根粗质软、断面呈绿褐色者为佳。

《本经》说，续断味苦，性微温。主治外感寒邪，补益虚弱不足；治疗金属所致的创伤，体表的急性、局限性、化脓性的炎症，以及跌打损伤，能接续筋骨；还可用于女子乳汁不下。长期服用，能增益气力。

中医认为，续断的功能是补肝肾，续筋骨，调血脉。主要用于肾虚腰膝酸痛，足膝软弱无力，关节不利，筋骨折伤，女子胎漏下血，胎动欲坠，非经期阴道出血等。其功能正如古人所说：“所断之血脉非此不续，所伤之筋骨非此不养，所滞之关节非此不利，所损之胎孕非此不安，久服常服，能益气力。女科、伤科取用为多。”续断的得名不仅由于它善接续断折的筋骨，更在于它善于补续断伤的血脉。比如吐血、鼻出血、非经期阴道出血、便血、尿血等各种出血症，只要属于血脉有伤，均可使用续断进行治疗。跌打损伤、金刃伤及血脉之证，尤其适合使用它。

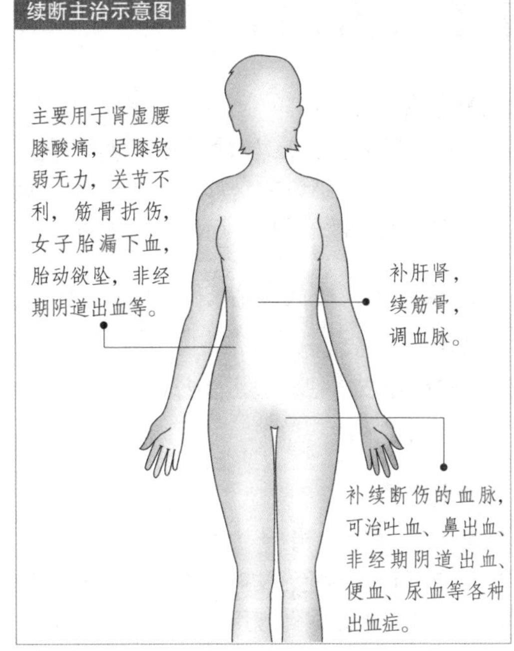

关于续断可补续血脉，还有一段传奇故事：传说古代有位侠女，因行侠仗义而得罪了一群贼寇，这些贼寇平时惧怕侠女，不敢前来报复。可后来侠女有了身孕，身怀六甲时，他们找上门来烧杀抢掠。侠女寡不敌众受了重伤，获救时整个下身已被血水浸透，生命危在旦夕。紧急之时来了一位神医，用一剂“还魂丹”将侠女的血迅速止住了，不久还顺利产下了婴儿。贼寇们又对那位神医进行报复，几次将他打个半死，肢体断折，可每一次神医都能很快痊愈，继续为百姓看病。据说他也是服用了“还魂丹”才转危为安的，而所谓的“还魂丹”就是续断。虽然这只是个传说，但续断接续血脉的神力却是经过历代医者证明的，它确实治愈了无数受伤和难产的危重病人，被后人誉为“圣药”。

中医骨伤的发展

中医骨伤科，顾名思义，防治各种骨头伤损之症，古称疡医、金镞、折伤、正体、正骨科等，近代称伤科，如今统称骨伤科。中医骨伤科的历史源远流长，萌芽于原始社会和奴隶社会，成形于战国、秦汉时期，发展于隋唐宋元，兴盛于明清。从《黄帝内经》到《伤寒杂病论》，从第一部骨伤科专著《仙授续断秘方》到《世医得效方》，记录了中医骨伤科文化不断探索和实践的历程，也为后世留下了无数的传奇佳话。在众多骨伤科中药中，续断不可不提。它因善理血脉伤损，接续筋骨断折，而得名续断，民间俗称接骨草，是中医外伤、骨伤治疗中不可或缺的良药。享誉千古的妙手神医扁鹊曾对续断的接筋续骨之效大加赞赏。

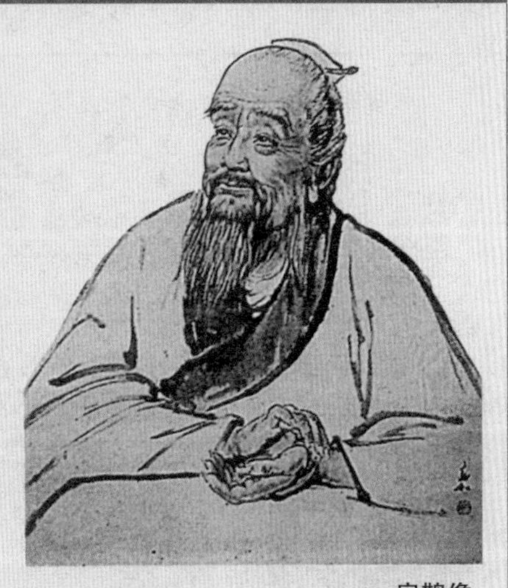
扁鹊像

【治疗方剂】（仅供参考）

治妊娠胎动

川续断（酒浸）、杜仲（姜汁炒，去丝）各62克。上药研为末，加煮烂的枣肉，调成梧桐子大小的丸，每次用米汤送服30丸。

治产后诸疾，血晕、心闷、烦热、气短、心头硬

取续断皮1把，加水3升煎成2升，分三次服。

治崩漏经多

续断丸：续断、当归、黄芪、五味子、龙骨、赤石脂、熟地、艾叶、芎䓖、地榆各等份。上药研末做成丸服用。

漏芦

《神农本草经》上说：漏芦，味苦，性寒。主治发热，恶疮、疽、痔，及湿邪所致的痹症；还能下乳汁。长期服用可使身体轻巧，气力增加，听力提高，眼睛视物清楚，衰老延缓，寿命增加。漏芦也叫野兰，生长在两山之间的土石上且有流水的地方。

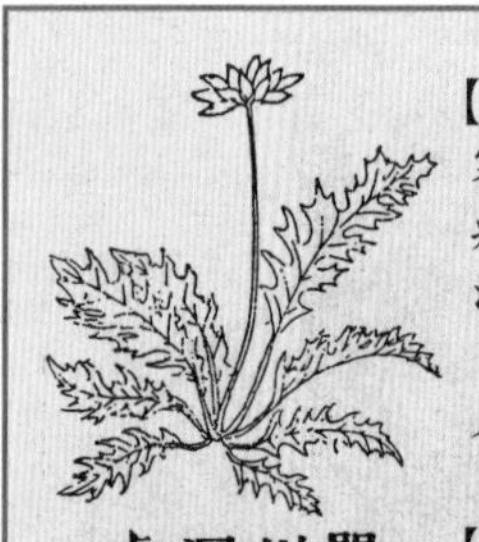

【原经文】漏芦，味苦，寒。主皮肤热；恶疮、疽、痔；湿痹；下乳汁。久服轻身益气，耳目聪明，不老延年。一名野兰。生山谷。

盧漏州單

【释名】漏芦，为多年生草本植物祈州漏芦及禹州漏芦的干燥根。主要产于河北、辽宁、山西、陕西等地。春、秋季挖根，除去须根，晒干即可。

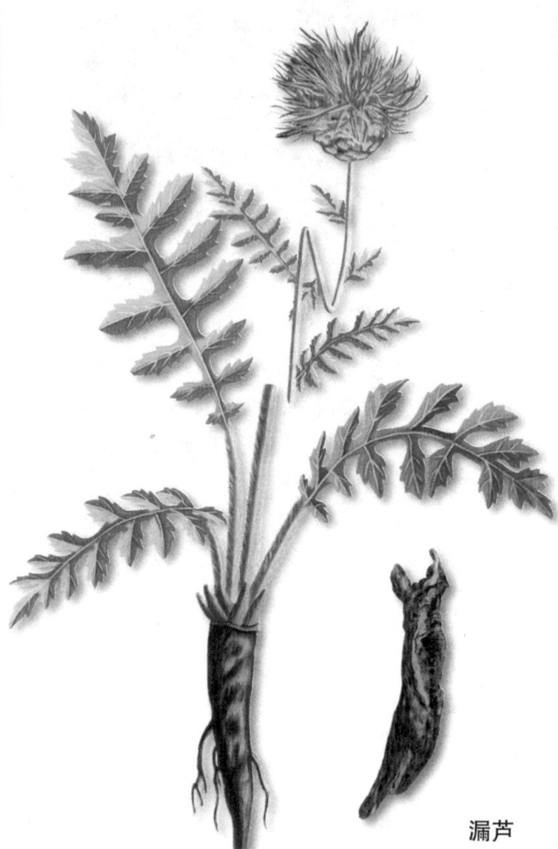

漏芦

《本经》说，漏芦味苦咸，性寒。主治皮肤上的热症，恶疮，外科疮疡，痔疮；可治湿邪侵入身体而导致的肢体严重疼痛的风湿病；还能使女子下乳汁。长期服用可使身体灵便，气力增加，耳聪目明，寿命延长。

中医认为，“诸痛痒疮，皆属于心”。漏芦因味苦而入心，性寒能除火，所以可清热解毒，祛火疗疮，治疗热毒亢盛，疮痈红肿作痛等症。《本草纲目》记载用漏芦洗浴身体，可消除麻痘等热气疮疡。又因漏芦味咸，咸入肾，能软坚散结，消解痰浊、瘀血停滞而形成的肿块，因此可治疗女子乳房肿痛、急性乳腺炎、乳腺癌等；还有下乳的作用，可使妇人乳汁通畅丰富。

【治疗方剂】（仅供参考）

治腹内蛔虫

将漏芦研末，每次取1匙，和饼子肉汤同服。

治小儿疳病肚胀或常泻痢、冷热不调

将漏芦31克研细，每次取3克，加猪肝31克或盐少许一起煮熟，空腹一次服完。

治冷劳泻痢或产后带下

漏芦31克，艾叶（炒）125克。上药一起研末，取末一半，加2升醋同熬成膏，再放入另一半药末，调和成梧桐子大小的丸，每次用温水送服30丸。

治乳汁不下，乳内胀痛，积久成痈

漏芦78克，蛇蜕10条（炙焦），瓜蒌10个（烧存性）。上药共研末，每次用温酒送服6克。

治风痛，筋脉拘挛

漏芦（麸炒）、地龙（去土炒）各15.6克。上药一起研末；另用生姜62克，取汁，加入93克蜜，一起煎开几次，再加好酒500毫升，收存待用。服药时，取上制的药末，以收存的汤剂煨温后送服。

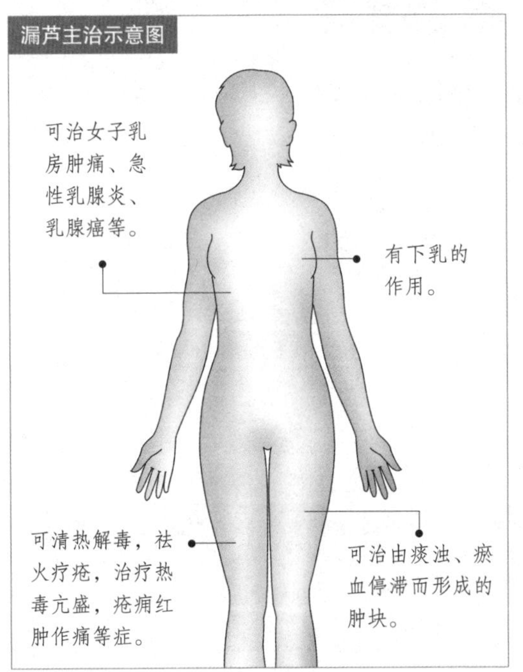

治一切痈疽

漏芦、连翘、生黄芪、沉香、大黄（微炒）各31克，生粉草15.6克。上药研末，每次服6克，用姜枣汤调下。服到热退便可停药。

治白秃头疮

将漏芦草烧灰，加猪油调匀涂搽。

治丹毒肿胀

漏芦、升麻、芒硝各6克，栀子20枚，黄芩9克，蒴藋15克。上药切碎，用2000毫升水浸过煎煮，取汁1400毫升，冷后用旧棉布蘸洗患处。

天名精

《神农本草经》上说：天名精，味甘，性寒。主治瘀血，血瘕将要终结散尽时下部出血，能止血；使小便通利。长期服用可使身体轻便，寿命延长。天名精也叫麦句姜、蝦蟆兰、豕首，生长在河流或溪流水草丛杂的地方。

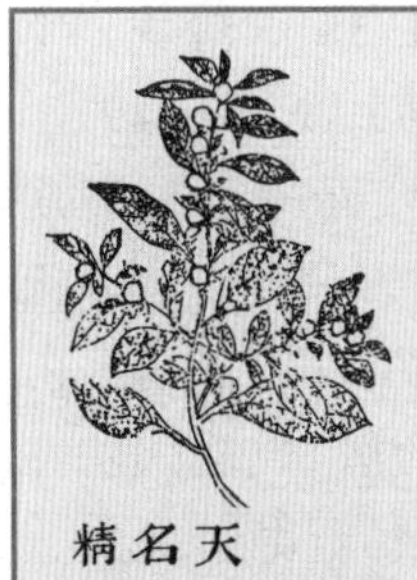

【原经文】天名精，味甘，寒。主瘀血血瘕欲死，下血，止血；利小便。久服轻身耐老。一名麦句姜，一名蝦蟆蓝，一名豕首。生川泽。

【释名】天名精，是菊科植物天明精或伞形科两年生草本植物野胡萝卜的根及茎叶。其干燥的成熟果实又名鹤虱，其中，天名精的果实为北鹤虱，野胡萝卜的果实为南鹤虱。

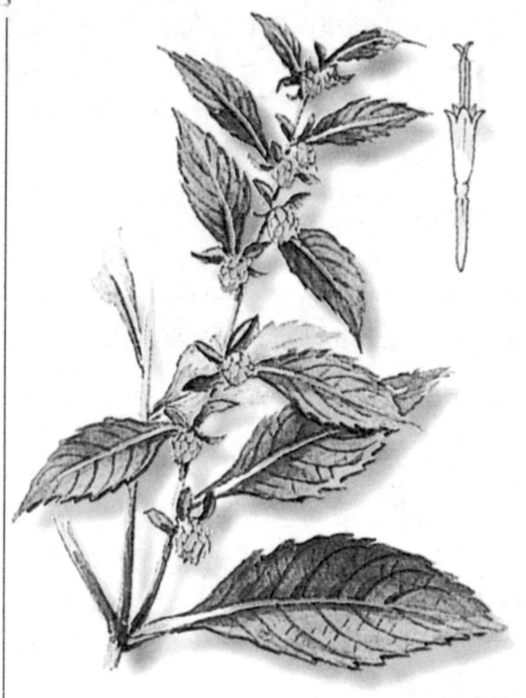

天名精

《本经》介绍说，天名精味甘，性寒。主治瘀血及女子小腹或左肋下有肿块的症状，也用治疗妇科肿瘤等危急病状；能下积血，止血，通利小便。长期服用可使人身体轻便，增强体质，延缓衰老。

中医认为，天名精有祛痰、清热、破血、止血、解毒、杀虫的功效。所以，由于热壅血瘀所致的女子腹内瘀血肿块，下血，小便不畅等疾病都可用天名精治疗。天名精的药用功效，历代药书上记载颇多，后世则多用其果实，即鹤虱，来杀灭各种肠道寄生虫。《新修本草》中记述，鹤虱“主蛔虫、蛲虫，为散”。现代临床也用它来杀灭绦虫等多种肠道寄生虫。

【治疗方剂】（仅供参考）

治吐血不止

将天名精晒干研末，每次取 3~6 克，用茅花泡汤调下，一天两次。

治咽喉堵塞，痰涎壅滞，饮水困难

将天名精连同叶捣汁，用鹅毛扫入咽喉，祛痰即愈。

治急性咽喉炎

将天名精研细后，再用生蜜调和成弹子大的丸，每次含化 1~2 丸。

治诸骨哽咽

天名精、马鞭草各 1 把（去根），白梅肉 1 个，白矾 3 克。上药捣碎做成弹子大小的丸，用棉布包裹后含在嘴里咽汁，骨刺便自软而脱。

治脊背痈疽

取天名精捣汁 1 升，每天服两次，很快即愈。

治大肠生虫不断，坐卧不安

用水调天名精末 15.6 克服用，不久自愈。

天名精主治示意图

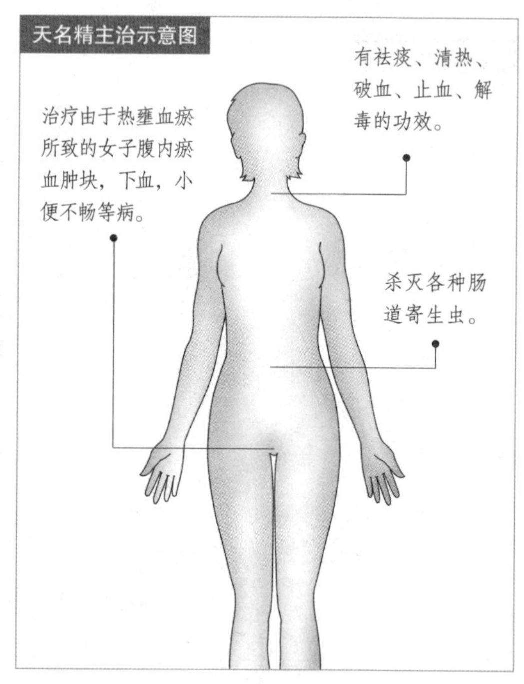

决明子

《神农本草经》上说：决明子，味咸，性平。主治眼睛虽外观正常，可是看不见东西；有赤、白膜侵犯到眼睑，眼睛发红而痛，流泪。长期服用可使眼睛更明亮，身体轻便。决明子生长在平川水草丛杂的地方。

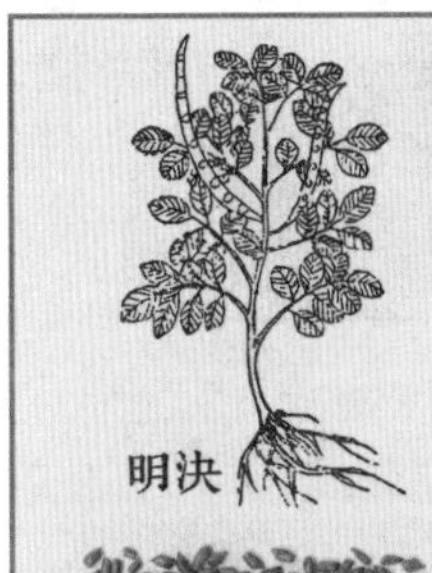

【原经文】决明子，味咸，平。主青盲；目淫肤赤白膜，眼赤痛、泪出。久服益精光；轻身。生川泽。

【释名】决明子为豆科一年生草本植物决明的成熟种子，因与动物类药石决明有别，故此又称草决明。主要产于安徽、江苏、浙江、四川等地。

《本经》说：决明子味咸，性平。主治外观无异常的失明，眼睛肿痛流泪，白膜侵犯眼睑等眼病。长期服用可使视力增进，目光有神，身体轻便。

决明子长于明目，故得此名。它是我国医药史上最早的眼科专用药。唐代医家认为服食决明子百日后，甚至“夜见物光”。清代名医黄宫绣曾盛赞决明子为“治目收泪要药”。中医认为，肝开窍于目，肾主瞳仁神光。决明子能入肝、胆、肾三经，所以它对眼病有独特的疗效。而且决明子治疗眼病，不像辛温散风和凉寒降热药物那样仅仅治标，而是通过大补肝肾的方式从根本上进行治疗，有大利而无弊。从古至今，决明子已经成为治疗眼病的常用药品。

凡是肝热引起的目赤肿痛、羞明多泪或肾阴不足导致的视力模糊、减退等均可应用。

在现代临床上，决明子主要用于清肝、润肠，可主治肝炎、肝硬化腹水、肝热及阴虚阳亢所致的头痛、眩晕等症；还可治疗肠燥便秘、热结便秘、习惯性便秘等。由于决明子治疗便秘，采用的是润肠而非攻下的方法，因而特别适用于老人及体虚之人。决明子还常用于高血压病、高血脂症的治疗，有降血压，防止血管硬化的作用。另外，决明子还能治疗女子不孕，决明子、当归、老鹳草三味药配合使用，效果非常好。此外，决明子对于咽喉疼痛、糜烂溃疡等症也有很好的治疗效果。煎水饮用或用水含漱，对头颈部癌肿放射治疗后的口咽部位的不良反应，能够起到缓解和治疗作用。

《本经》还提到了决明子的保健益寿作用。《广群芳谱》中说：“决明子做茶食，治目中诸病，助肝益精。”我国的传统保健饮品“决明茶”正是利用它的这一功效，并得到越来越多人的喜爱。

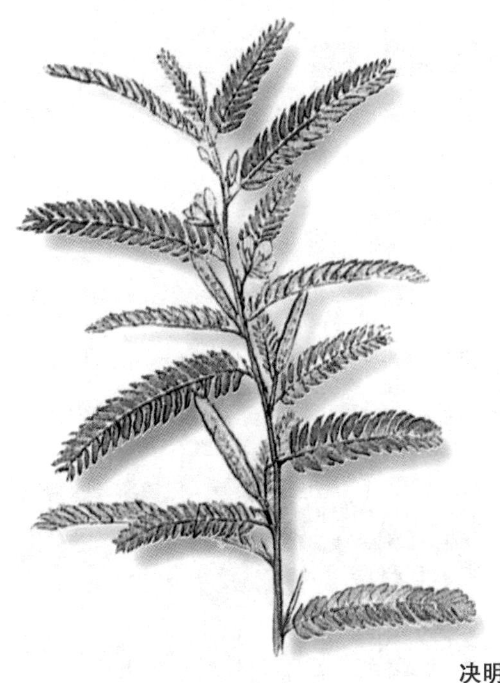

决明

【治疗方剂】（仅供参考）

治多年失明

将决明子 18 克研末。每次食粥以后饮服 1 勺。

治青盲雀目

决明子 18 克，地肤子 156 克。上药一起研末，加米汤做成梧桐子大小的丸，每次用米汤送服 20~30 丸。

治补肝明目

决明子 18 克，蔓菁子 30 克。上药用 5 升酒煮后，晒干研为末。每次用温水送服 6 克，每天两次。

治目赤肿痛、头风热痛

将决明子炒研，用茶调后敷两太阳穴，干了就换，一夜即愈。

治癣疮蔓延

将决明子 31 克研为末，放入水银、轻粉少许，研不见星，擦破上药，立愈。

决明子主治示意图

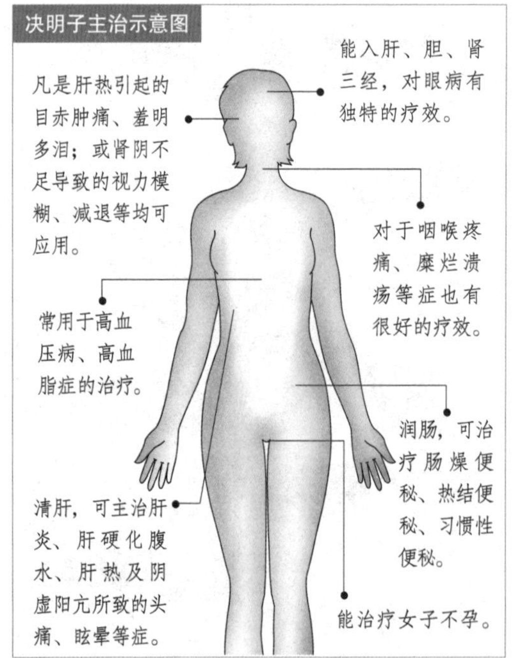

治背疮初起

草决明 18 克（生用，捣碎），生甘草 31 克。用 3 升水煮取 1 升，分两次服用。

中医眼目保养

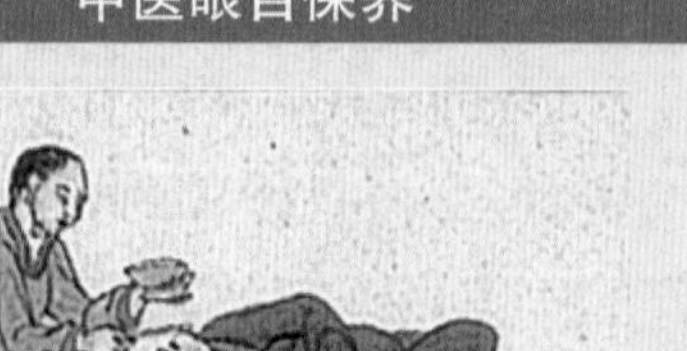

滴眼药水 唐卡

中医眼科著作中常将人的眼目比成太阳或月亮，足见古人对眼睛的重视。因而，他们也把保护眼睛，防止损目看做至重的养生内容。“药王”孙思邈提出日常生活中有 16 件事会导致损目：生食五辛，接热饮食，热餐面食，饮酒不已，房事无节，极目远视，数看日月，夜视星火，夜读细书，月下看书，抄写多年，雕镂细作，博弈不休，久处烟火，泣泪过多，刺头出血过多。古代医者除了将这 16 件事视为“丧明之本”外，还发现了一些治眼病的良药，决明就是其中最重要的。决明通过补肝肾从根本上治疗眼疾，是我国医药史上最早的眼科专用药，时至今日，仍是治疗眼病的常用药物。

丹参

《神农本草经》上说：丹参，味苦，性微寒。主治胸腹有邪气，肠鸣的声音像激流一样，发冷发烧，积聚不散而疼痛剧烈；能破除癥瘕，消除烦闷，增添气力。丹参也叫郄蝉草，生长在山的土石上且有流水的地方。

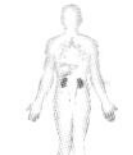

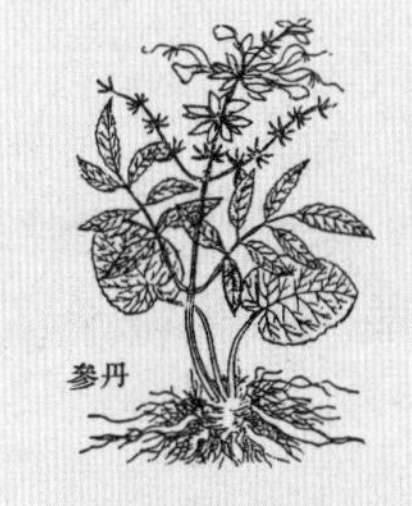

【原经文】丹参，味苦，微寒。主心腹邪气，肠鸣幽幽如走水，寒热积聚；破癥除瘕；止烦满；益气。一名郄蝉草。生川谷。

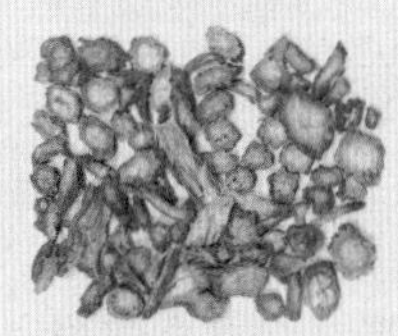

【释名】丹参为唇形科多年生草本植物丹参的根。也称赤参、山参，处方中常写成紫丹参。由于丹参根皮丹红而肉呈紫色，又状似人参，于是用丹、赤、紫和参来命名它。它还有“奔马草”的别号，缘于丹参可治疗风软脚，使人健跑犹如奔马。

《本经》说，丹参味苦，性微寒，主治心腹间由于感受致病物质而发生的病变，可消除流水样的肠鸣声，消除心腹间积聚的寒热邪气，消散腹中肿块，解除胸中胀满烦闷的症状。丹参还能补气，治疗气虚造成的衰弱性症状。

中医认为，丹参苦能泄降，微寒可清热，归心、肝二经，有活血通经、凉血消肿、清心除烦的功效。而活血通经是丹参最重要的功效，因此可用于血热瘀滞、月经不调、痛经经闭、腹中结块、产后瘀滞腹痛、恶露不尽、子宫外孕等症。甚至有“一味丹参散，功同四物汤”的说法，即认为在治疗妇科病上，丹参一味药，就能抵得上有名的四物汤中的四味药：补血生血胜过当归、地黄；调血敛血可比芍药；逐瘀生新倍过于芎䓖。对此，《本草纲目》中解释道，这是由于丹参能去旧血、补新血、安活胎、落死胎、调经脉、止崩中带下，而这些功效与那四味药合起来的功效刚好相同。近年来有的医家常将它用于各种贫血和血热，也取得了一定效果。另外，丹参还可用于治疗瘀血阻滞导致的心腹刺痛之证。

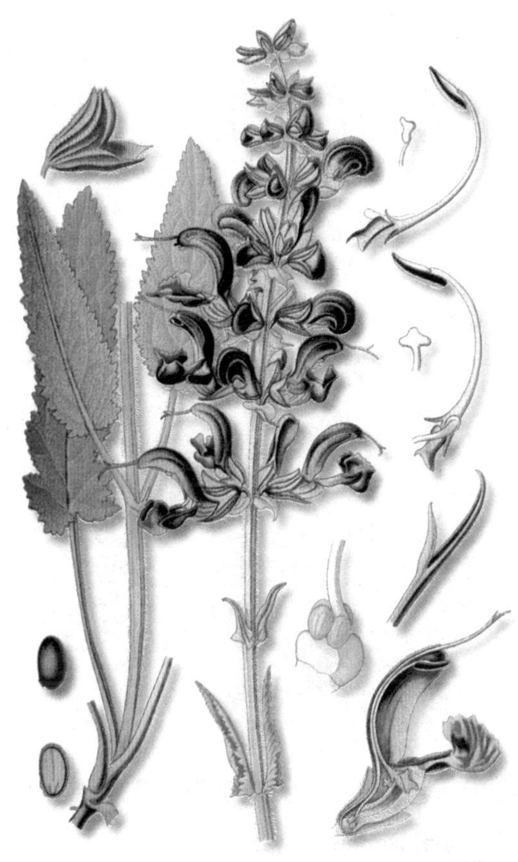

丹参

目前丹参应用十分广泛，已被制成各种剂型，对治疗冠心病、脑血管疾病等有缓解疼痛、防止血栓形成、促进瘫痪肢体恢复的作用。丹参对晚期肝炎及血吸虫病的肝脾肿大症状，能起到促进肝脏生理机能好转，并使肿大的肝脾缩小变软的作用。因丹参能解血中火毒，所以还有凉血消肿的功效，可治疗痈肿疮毒、关节肌肉红肿热痛、急性乳腺炎等症。另外，丹参中含有丰富的碘，因此对缺碘引起的甲状腺肿大有一定疗效。此外，丹参苦寒，又能清心除烦，因而常用于心烦不安，谵妄狂语等症状，临床中已取得很好的镇静安神作用。

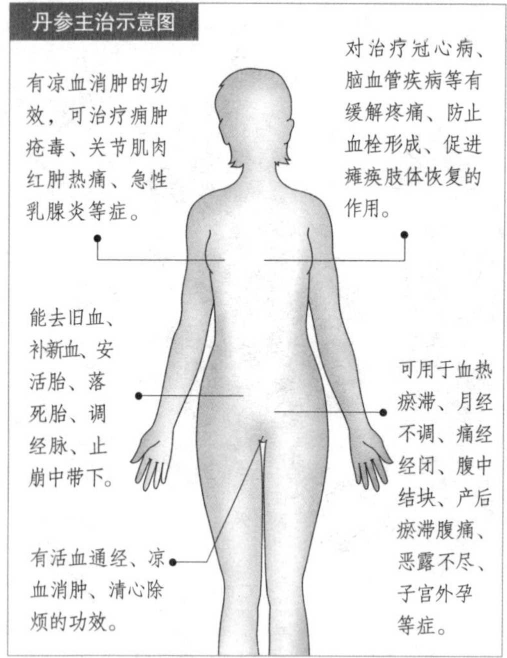

【治疗方剂】（仅供参考）

治妇人经脉不调，产前胎动，产后恶血不下，腰脊痛，骨节烦疼

将丹参洗净，切片，晒干，研细。每次用温酒送服6克。

治落胎下血

取丹参375克，加酒5升煮成3升。每次温服1升，每天三次。不能饮酒者，可用水煎服。

治寒疝腹痛，小腹阴中牵引痛

将丹参31克研细。每次用热酒送服6克。

治惊痫发热

丹参、雷丸各15.6克，与猪油62克，同煎几次，去渣，取汁收存。用时摩汁在小儿身上。

治妇人乳痈

丹参、白芷、芍药各62克。上药研细，醋腌一夜，加猪油250克，用微火煎成膏。去渣，取浓汁敷乳上。

治热油火灼，除痛生肌

取丹参250克，切碎，加水稍稍调拌，放入1000克羊油中煎煮后，取以涂伤处。

飞廉

《神农本草经》上说：飞廉，味苦，性平。主治骨头关节有发热感，小腿沉重酸痛。长期服用可使人身体轻便。飞廉也叫飞轻，生长河流或溪流水草汇集的地方。

【原经文】飞廉，味苦，平。主骨节热，胫重酸痛。久服令人身轻。一名飞轻。生川泽。

【释名】飞廉，为菊科飞廉属植物飞廉，高50~120厘米。茎直立，沿条棱有绿色纵向的翅，翅上有齿刺。多产于内蒙古各地，产量较少，以全草或根入药。

《本经》说，飞廉味苦，性平。主治骨节酸痛，四肢沉重。长期服用可使人身体轻捷灵便。

中医认为，飞廉有祛风清热，解毒消肿，止血散瘀的作用。因而可用于治疗风热感冒、头风眩晕、关节肿痛、静脉曲张、跌打损伤、皮肤瘙痒、烫火伤、痔疮、淋病、带下等症。治疗这些病证时，可将飞廉用水煎服，或做成丸散剂使用；也可外用，即取新鲜飞廉捣敷或烧存性研末敷患处。飞廉也可用于吐血、鼻衄、尿血、功能性子宫出血、泌尿系感染等症；捣烂外敷还可治痈疖、疔疮。另外，将飞廉瘦果制成酊剂，有利胆的作用，可治疗黄疸，对轻度胆绞痛也有不错的疗效。

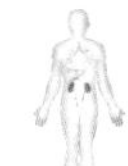

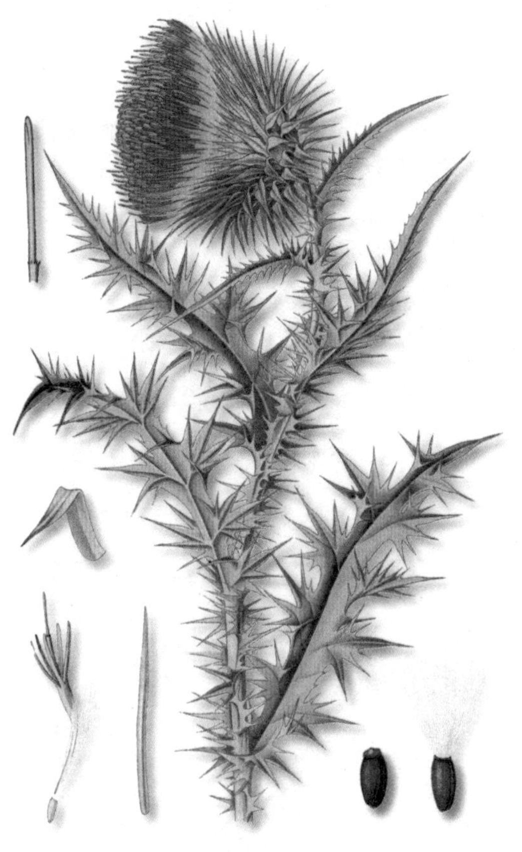

飞廉

飞廉主治示意图

治疗风热感冒、头风眩晕、关节肿痛、静脉曲张、跌打损伤、皮肤瘙痒、烫火伤、痔疮、淋病、带下等症。

祛风清热，解毒消肿，止血散瘀。

利胆，可治疗黄疸和轻度胆绞痛。

可用于吐血、鼻衄、尿血、功能性子宫出血、泌尿系统感染等症；捣烂外敷还可治痈疖、疔疮。

五味子

《神农本草经》上说：五味子，味酸，性温，主增添气力；治咳嗽呼吸困难；劳损形瘦，补不足；使男子阴器强盛，增添男子精液。五味子也叫会及，生长在山的土石上且有流水的地方。

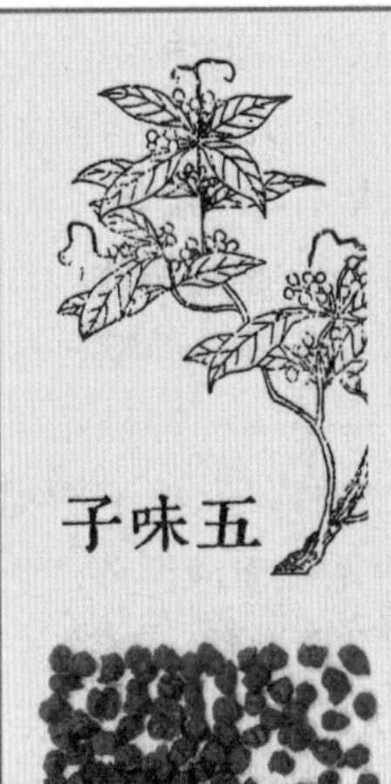

【原经文】五味子，味酸，温。主益气；欬逆上气；劳伤羸瘦，补不足；强阴，益男子精。一名会及。生山谷。

【释名】五味子，为木兰科多年生落叶藤本植物北五味子和南五味子的成熟果实。五味子有南北之别，“南产者色红，北产者色黑”。以北五味子最为常用，品质也比南五味子优异。

《本经》说，五味子味酸，性温。主要用于补益元气，治疗咳嗽气逆。对气虚症有很好的疗效，能改善各种虚弱性症状，比如身心过度疲劳以及房事过劳而造成的体虚瘦弱。五味子还有强肾的作用，能补益肝肾阴精，治疗男子肾虚、精亏等症，对房事大益。

中医认为，五味子皮肉甘酸，核中辛苦，都有咸味，这正是五味子得名的原因。酸入肝，苦入心，甘入脾，辛入肺，咸入肾，五味子五味俱全，所以“药王”孙思邈有“五月常服五味子以补五脏气”的说法。李时珍也认为，“五味子酸咸入肝而补肾，辛苦入心而补肺，甘入中宫益脾胃。”《本经》对于它的五味则强调了“味酸”，历代名医也都善于使用五味子的酸收之性，巧妙配合其他药物后，治疗各种病证。五味子还有敛肺、止咳、平喘的作用，可治疗肺虚咳喘及肺肾不足导致的咳喘，是治疗咳嗽的主要药物。另外，五味子有滋肾涩精止泻的作用，可用于肾虚精滑不固、梦遗虚脱、五更泄泻、脾肾虚寒等病证。

五味子还可益气生津敛汗，治疗气阴两伤导致的口渴心烦、心悸怔忡、失眠多梦及自汗盗汗等症。此外，五味子与黄芪配合使用，还可治疗糖尿病。据史料记载，淮南公羡门子服用五味子十几年，容颜如玉，而且入水不沾，入火不灼。由此可见，五味子还有滋补强壮以及美容的功效。现代医学研究证实，五味子能增强中枢神经系统的兴奋和抑制度，并使两种神经系统的活动趋向平衡。除此之外，五味子能提高人的智力，调节心血管系统血液循环，调节血压、强心，还有使呼吸顺畅、兴奋子宫的作用。临床上常将五味子研成末口服，治疗无黄疸型肝炎；用水煎服，治疗急性肠道感染；还用于治疗神经衰弱等神经系统疾病，都取得了很好的疗效。

【治疗方剂】（仅供参考）

治久咳肺胀

五味子62克，粟壳（炒过）15.6克。上药研末，制成弹子大小的丸，每天1丸。

治久咳不止

五味子15克，甘草4.6克，五倍子、风化硝各6克。上药研末，干噙。又一方：五味子31克，真茶12克。上药晒干研末，与甘草15克煎膏，制成绿豆大小的丸，每次服30丸，用沸汤送下，数日即愈。

治痰嗽并喘

五味子、白矾各等份研末。每次服9克，将生猪肺炙熟，蘸末细嚼，用白开水送下。

治阳事不起

新五味子500克，研末。用酒送服1克，每天三次。忌猪鱼蒜醋。

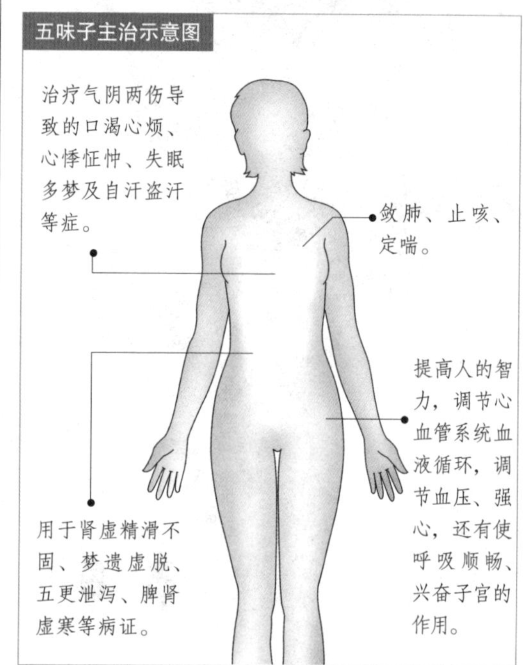

旋花

《神农本草经》上说：旋花，味甘，性温。主增添气力；能去除颜面黑色，使肌肤娇嫩。旋花根，味辛，主治腹内伤寒热的邪气，使小便通利。长期服用使人没有饥饿感，身体轻便。旋花也叫筋根花、金沸，生长在湿地且水草丛杂的地方。

《本经》说，旋花味甘，性温，能补益元气，增强脏腑功能，去除脸上的斑痣黑气，使容颜润泽美丽。旋花的根味辛，可消除腹中寒热邪等致病因素，并能通利小便。长期服用能使人耐饥饿，身体轻便。

中医认为，旋花味甘性温，因而有补脾益气的功效。补益的最佳效果即为《本

【原经文】旋花，味甘，温。主益气；去面皯黑色，媚好。其根，味辛，主腹中寒热邪气，利小便。久服不饥，轻身。一名筋根华，一名金沸，生平泽。

【释名】旋花，别名狗狗秧、打碗花，为旋花科植物篱天剑的花朵，与旋覆花不同。它以根状茎及全草入药。夏秋连根状茎一起挖出，洗净切段，晒干；或挑一部分根状茎单用。

经》中所说的“不饥轻身”。古代医家也认为，将旋花制成丸散服用，能使人没有饥饿感。据说服食旋花，能取到半年或百日不觉饥饿但体重不减、身体强壮的效果。旋花也可用于因脏腑虚弱而导致的面容枯槁，及面生斑痣等，因而有美容润肤的作用。旋花根味辛，性温，有行窜的功效，可消除腹内的各种致病因素，并有很好的利尿效果。可见，旋花不失为一种补泻兼可的好药。

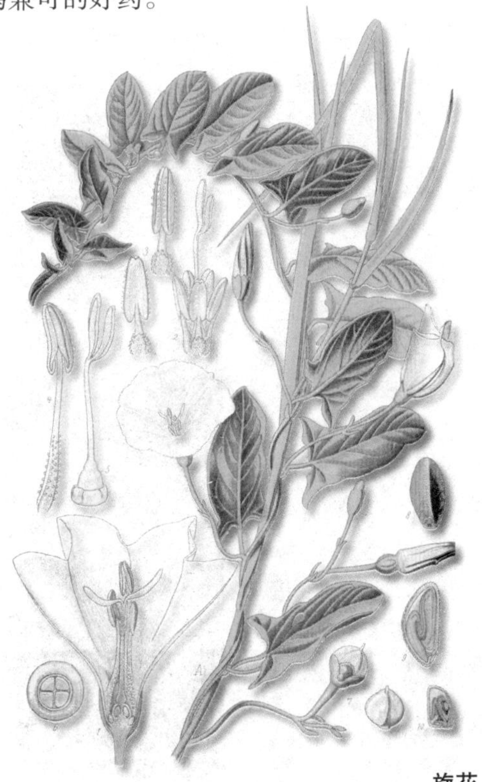
旋花

旋花主治示意图

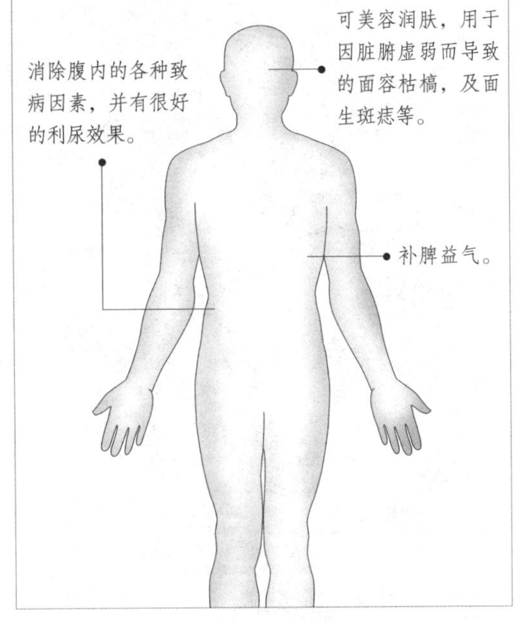

兰草

《神农本草经》上说：兰草，味辛、性平。能使水道通利；灭除蛊毒；消除并躲避不吉利的事情。长期服用可使人增添气力，身体轻捷，延缓衰老，通晓神明。兰草也叫水香，生长在沟渠水草丛杂的地方。

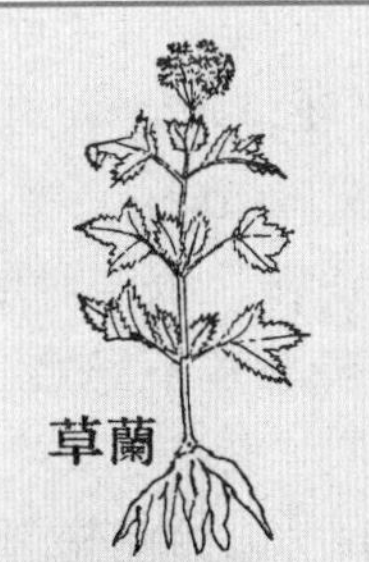
草蘭

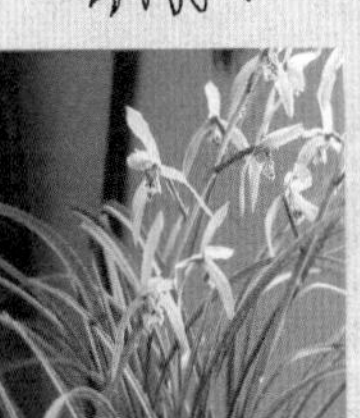

【原经文】兰草，味辛，平。主利水道；杀蛊毒，辟不祥。久服益气，轻身，不老，通神明。一名水香。生池泽。

【释名】兰草为菊科多年生草本植物兰草的全草，即佩兰。茎为圆柱形，常紫绿色，无毛或有短柔毛；叶互生，下部叶常枯萎，中部叶较大。夏、秋季分两次采割，除去杂质，晒干即可。

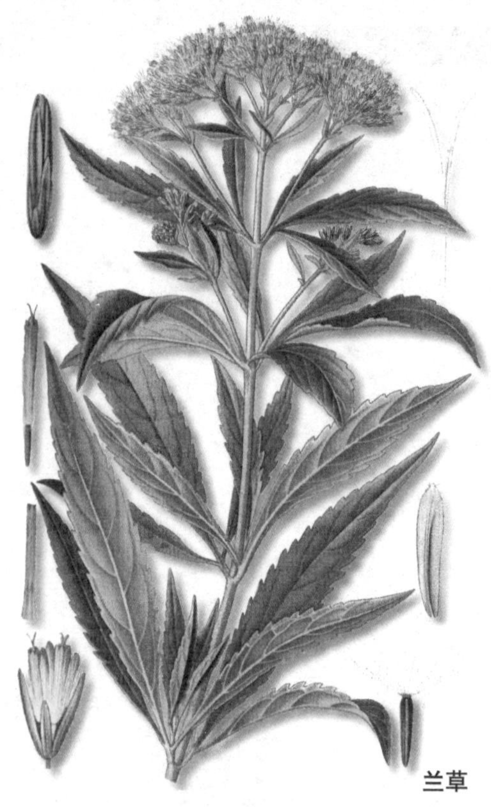
兰草

《本经》上说，兰草味辛，性平。能利水，通小便；辟除疫毒及环境中各种致病因素；能解蛊毒（蛊毒，即古人常说的一种毒药或致病因素，人如果中了蛊毒，会昏迷不醒、四肢沉重、关节酸疼、异常出血、喜怒无常等，总之情形非常惨），消除中蛊毒的各种症状。长期服用兰草，可补益元气，使人身体轻便，延缓衰老；还能改善精神状况，使人头脑清晰。

因兰草气味芬芳，早在春秋战国时期人们就盛行佩带它辟除各种恶秽不祥之气了。古时，兰草常用于佩带，也许“佩兰”之名正是因此而来。中医认为，兰草味辛，性平，归脾、胃二经，辛平发散，内服能疏散脏腑中的陈腐秽浊之气；因此古人很早就有“治之以兰，除陈气也”的说法。

现代临床医学中常将兰草用于夏伤暑湿、头胀、胸闷、身重、畏寒发热等症；同时还用于治疗湿热困脾、食欲不振或口中甜腻、多涎、口气腐臭等症。鲜佩兰香气浓郁，效果更佳；同时，还可做成膏涂抹头发。另外，现代药理学研究发现，兰草所含的有效成分对流感病毒有直接的抑制作用。

【治疗方剂】（仅供参考）

治感冒，流感

佩兰、黄花各 15 克。用水煎服。

兰草——君子的气节

世人多以兰草“虽处幽林与穷谷，不以无人而不芳”表达君子的高尚品格。兰草以其清幽孤傲、卓尔不群的风骨与松、竹、梅并称为“四君子”，也成为历代文人不吝笔墨大加赞赏的对象。同时，坚定、不屈、淡雅的兰草有如孤独、清高的君子，这也是“君子兰”的由来。“举世皆浊我独清”的屈原，宁被流放不愿与世俗同流，只愿与芝兰为伍；李白不慕富贵，壶酒单剑邀明月，与兰芝为伴。图中的兰草茂密繁盛，但又可归为由上而下的三个丛组，杂乱中有很讲究的秩序。作者一反画兰时常有的浑朴清萧的感觉，将兰草用焦墨中峰利落地拖出，使画面生辣有力。

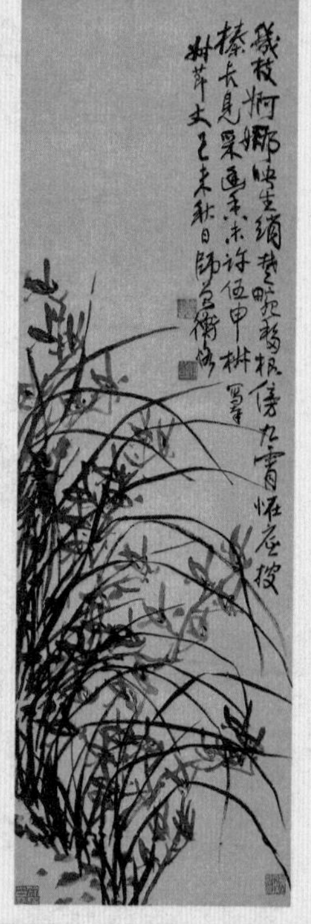
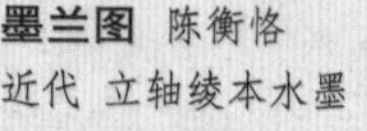
墨兰图 陈衡恪
近代 立轴绫本水墨

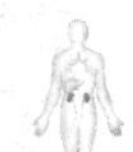

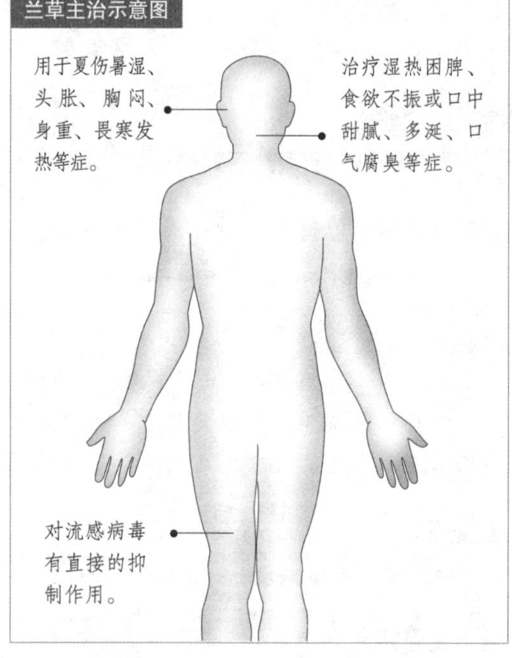

治腰肌劳损

将鲜佩兰62克切碎，用1~2只鸡蛋调匀，加泊盐煮熟，用酒送服。

治跌打肿痛

鲜佩兰、鲜榕树各适量，一起捣烂，用酒炒后敷患处。

蛇床子

《神农本草经》上说：蛇床子，味苦，性平。主治妇人阴器内肿胀疼痛；男子阳痿不举；湿痒。能祛除痹证邪气，使关节通利；治疗癫痫；消除恶疮。长期服用可使身体轻便。蛇床子也叫蛇米，生长在两山之间的高坡土地上和耕田、荒野中。

《本经》认为，蛇床子味苦，性平，主治女子阴中恶疮、阴道炎、外阴溃疡、子宫或阴道壁脱垂等妇科病；治疗男子阳痿不举，阴囊湿疹；能驱风湿，缓解关节疼痛；消除癫痫，及非常严重的大疮等。长期服用可使人身体轻健。

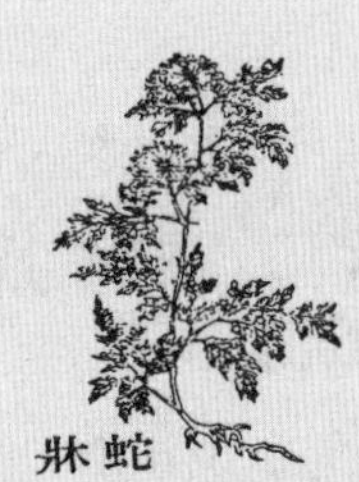

【原经文】蛇床子，味苦，平。主妇人阴中肿痛；男子阴痿；湿痒；除痹气，利关节；癫痫；恶疮。久服轻身。一名蛇米。生川谷及田野。

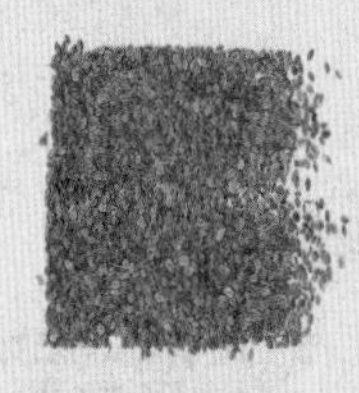

【释名】蛇床子为伞形科一年生草本植物蛇床的果实，也叫蛇粟、蛇米、蛇珠、气果、野茴香等。李时珍说，毒蛇喜欢把这种草药压在身下当做床，并以它的果实为食，所以有蛇床、蛇粟之称。

中医认为，蛇床子味苦，性平，而偏温，苦可燥湿，温能散寒，所以外用可燥湿止痒，治疗恶疮及阴部湿痒；内服能温肾、助阳、散寒，治疗阳痿、宫冷等症；也可用于风湿病。现代临床中，常用蛇床子治疗多种皮肤病及瘙痒症，比如妇女下阴瘙痒、滴虫性阴道炎、过敏性皮炎、皮肤湿疹、小儿癣、头疮、恶疮等，都取得了显著的疗效。蛇床子是一种强有力的温肾助阳的药物，所以内服的疗效也非常神奇。关于蛇床子可补肾阳的说法，历代医家均有记载，除《本经》中说它治疗“男子阴痿”外，《药性论》中也称它“大益阳事”，《本草纲目》中还说它“不独补助男子，又有益于妇人”。现代药理分析证明，蛇床子有类似性激素的作用，对治疗男子阳痿、性功能减退，及女子宫寒不孕等方面有着突出的疗效。

蛇床子还可治疗冬月喉痹，即会咽部的急性炎症，一旦发展到会咽水肿，就会使人突然窒息而死。而使用蛇床子烧烟来熏能取得很好的效果。另外，《本经》中

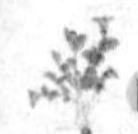

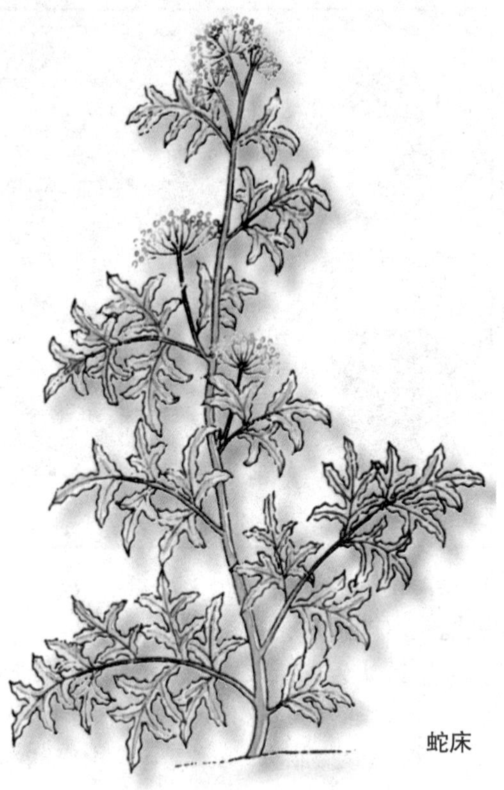
蛇床

记载的蛇床子能治癫痫的说法，常被人们所忽略，但有些医者认为从蛇床子补肾除湿的功效来看，确实可用于因肾虚或湿重所导致的癫痫，只是此功效尚需在实践中进一步验证。

【治疗方剂】（仅供参考）

治阳事不起

蛇床子、五味子、菟丝子各等份。上药研为末，加炼蜜做成梧桐子大小的丸，每次用温酒送服30丸，每天三次。

治赤白带下，月经不来

蛇床子、枯白矾各等份。上药研为末，加醋、面调和成弹子大小的丸，用棉布裹后纳入阴道中。一天换药一次。

治妇女阴部奇痒

蛇床子31克，白矾6克。煎汤常洗。

治产后阴脱

用布包蛇床子蒸熟后熨患处。

治男子阴肿、胀痛

将蛇床子研末，加鸡蛋黄调匀敷患处。

治脱肛

蛇床子、甘草各31克。上药研细，每次用白开水送服3克，每天三次。同时，用蛇床子末搽患处。

治痔疮

用蛇床子煎汤熏洗。

治小儿癣疮

用蛇床子末，加猪油调匀，搽疮上。

治牙痛

用蛇床子煎汤，趁热漱口。

蛇床子主治示意图

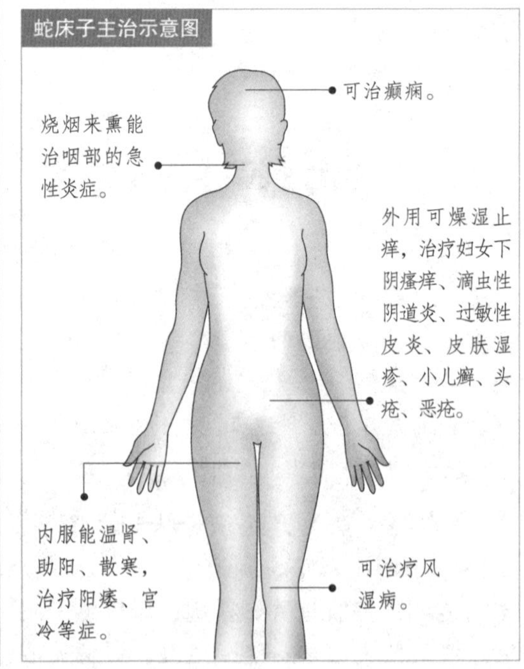

地肤子

《神农本草经》上说：地肤子，味苦，性寒。主治膀胱热邪，通利小便，能补益内脏精气。长期服用可使听力提高，眼睛视物清楚，身体轻便，衰老延缓。地肤子也叫地葵，生长在平原水草丛杂之地及耕田、荒野中。

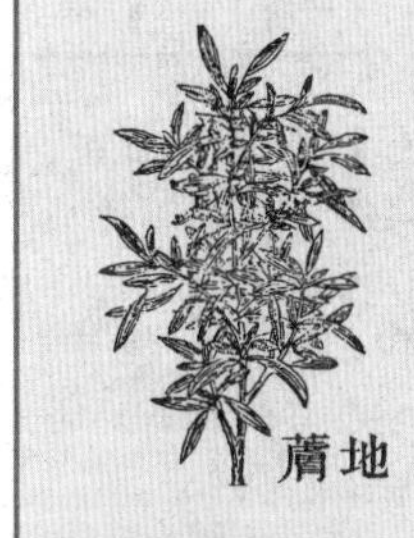

【原经文】地肤子，味苦，寒。主膀胱热，利小便；补中益精气。久服耳目聪明，轻身耐老。一名地葵。生平泽及田野。

【释名】地肤子，为藜科一年生草本植物地肤的种子。主要产于江苏、山东、河南、河北等地。采制方法为秋季果实成熟时采收植株，晒干，打下果实。

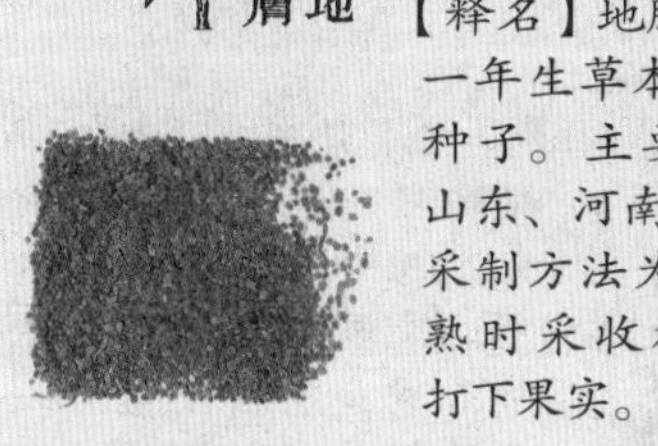

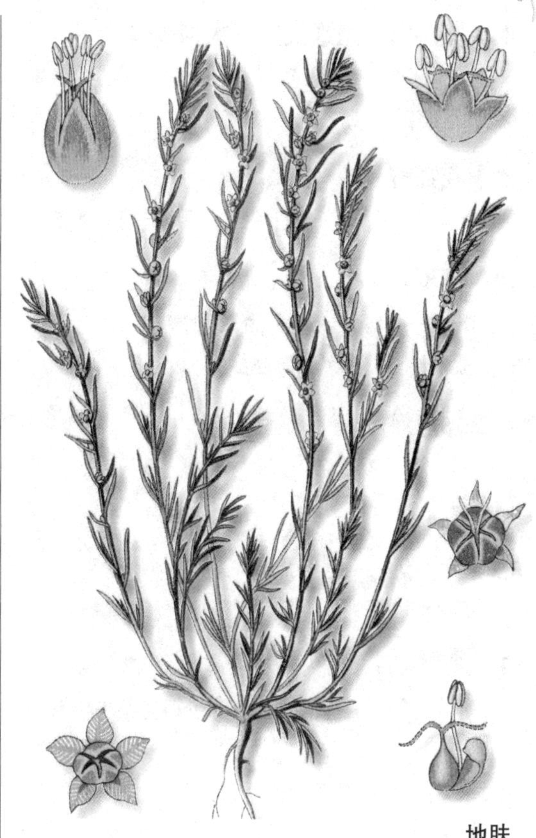

地肤

《本经》说，地肤子味苦，性寒。主治膀胱湿热引起的各种症状，可通利水道，畅通小便；补益脾胃之气，增强脾胃功能；补益精气，调节人体精微物质的分布运行状态及各个器官的功能。长期服用可使人耳聪目明，身体轻便，延缓衰老。

中医认为，地肤子属于苦寒药物，有泻火燥湿的作用，所以可用于治疗因湿热而引起的病证。地肤子内服可治膀胱中湿热郁结引起的小便淋漓、小便频数、热痛不利等，可使湿热从小便中排出；还能祛除女子各个经脉间郁积的热邪，可清利胎热，治疗湿热郁积导致的白带异常等妇科病。地肤子还可以外用，以散除体表的痈疮；制成汤液沐浴，还能治疗男子阴囊溃烂，祛热除风。《本草原始》中也有记载，地肤子外用能祛除皮肤中郁积的热，解除皮肤湿痒的症状。

现代临床中遵循古法，通过内服治疗膀胱湿热、小便热通不利之证；外用则治疗皮肤瘙痒、疥癣、男女阴部湿痒等症。至于《本经》中所说的“益精气”之效，不过是湿热去除后精气自安的结果，决不能拘泥于字面，把地肤子这苦寒导泄之品当作补益之药。

【治疗方剂】（仅供参考）

治风热赤眼

地肤子15克（焙）、生地黄250克（取汁），上药制成饼，晒干，研细。每次空腹用酒送服9克。

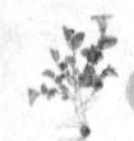

治头面肿痛、恶寒发热、大似伤寒

地肤子、生姜各等份研末，用热酒冲服，汗出即愈。

治小儿疝气

将地肤子炒后研细，每次用酒送服 3 克。

治血痢不止

地肤子 156 克，地榆、黄芩各 31 克。上药一起研末，每次用温水调服 1 勺。

治妊娠患淋

地肤子 375 克，加水 4 升煎至 2.5 升，分次服下。

治小便不通

取地肤草榨汁服。又方：地肤草一把，加水煎服。

治小儿小便不通、尿时涩痛、赤少如血及小便频数

地肤子汤：地肤子、瞿麦、黄芩、葵子、知母、枳实、升麻、猪苓各 0.75 克，橘皮、海藻、通草各 0.375 克，大黄 2.25 克。上药切碎，用 600 毫升水煎煮，取汁 200 毫升，依患儿年龄酌量服用。

地肤子主治示意图

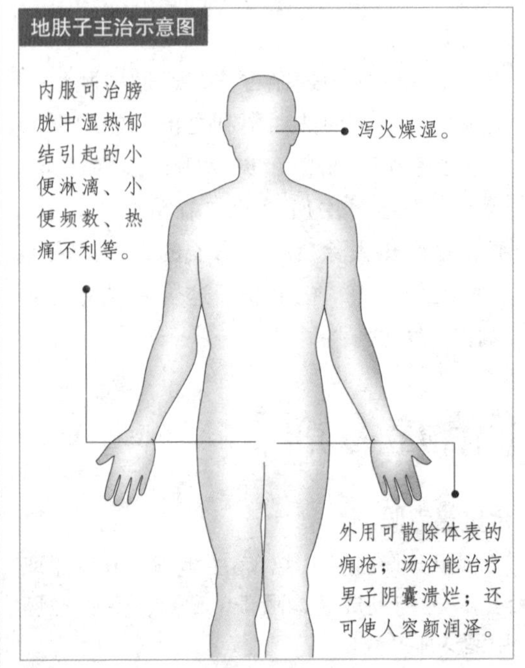

景天

《神农本草经》上说：景天，味苦，性平。主治严重的高热；被火烧伤引起身体发烧，烦躁；鬼魅恶疰气。景天的花主治妇女漏出赤白物；使身体轻便，眼睛视物明亮。景天也叫戒火、慎火，生长在两山之间的高坡土地上且有流水的地方。

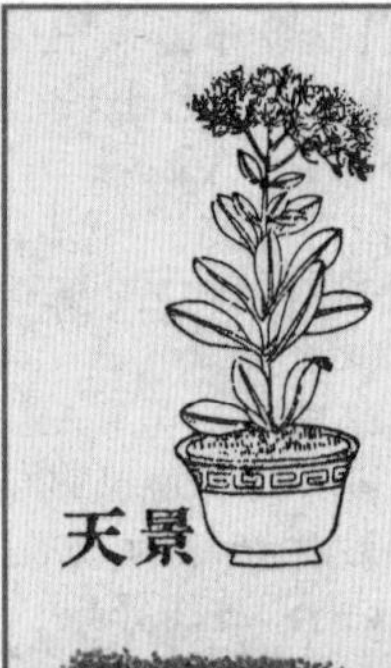

【原经文】景天，味苦，平。主大热，火疮，身热烦；邪恶气。花，主女人漏下赤白；轻身，明目。一名戒火，一名慎火。生川谷。

【释名】景天，为景天科植物景天的全草。主产我国北部和长江流域各省，采制方法为夏、秋季采挖，除去泥沙，晒干保存。

《本经》说，景天味苦性平，主治严重发热，治疗火邪郁滞而导致的疔疮肿毒，及伴随的发热；也可解除心烦闷热，驱除比较严重的致病因素。景天的花，可治疗女子经血淋漓不尽及带下之证。长期服用可使身体轻便，增进视力。

中医认为，景天味苦酸，性寒。味苦入心，性寒清热，所以能清热解毒，祛除心火亢盛。因景天入心经，所以可医治恶疮肿毒、丹毒、风疹等症，还可清热凉血，用于治疗高热、烦闷发热、惊悸狂乱等症。另外，景天可止血，适用于咯血、吐血等出血症的治疗。景天味酸而入肝，肝开窍于目，因此可以“明目”，用于治疗目赤肿痛等眼病。而肝的经脉环绕阴器，与子宫相连，如果肝经内有湿热驻

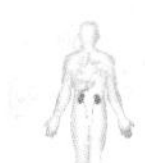

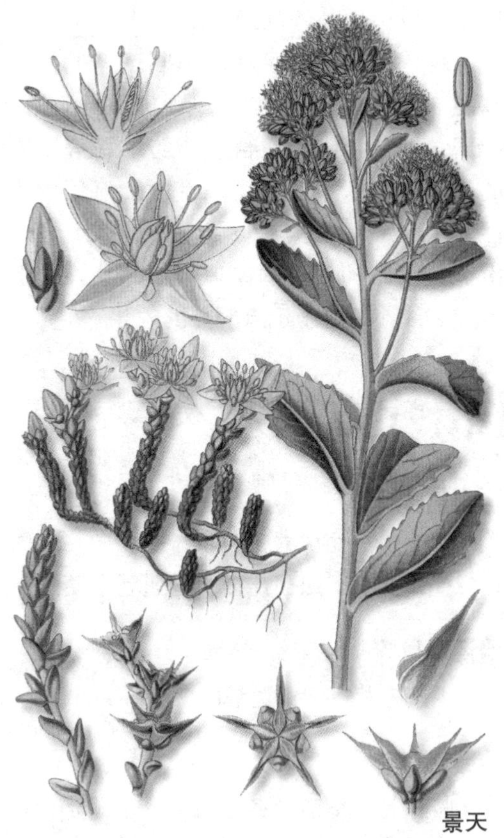
景天

留，必然会下注于子宫造成带下的疾患。因景天入肝，寒能清热，苦可泻痢，酸能收涩，所以凡是湿热导致的带下等妇科疾患，景天都有很好的疗效。

【治疗方剂】（仅供参考）

治小儿惊风

景天（干）15.6 克，麻黄、丹参、白术各 7.8 克。上药一起研末，每次取 1.5 克，用浆水调服。三四岁的小儿可服 3 克。

治婴儿风疹及疮毒

景天苗叶 156 克，盐 93 克。上药一起研细，绞取汁，以热手抹涂，一天两次。

治热毒丹疮

用景天捣汁涂搽。一昼夜搽 10~20 次。

治眼中生翳，涩痛难开

用景天捣汁，一天点三五次。

景天主治示意图

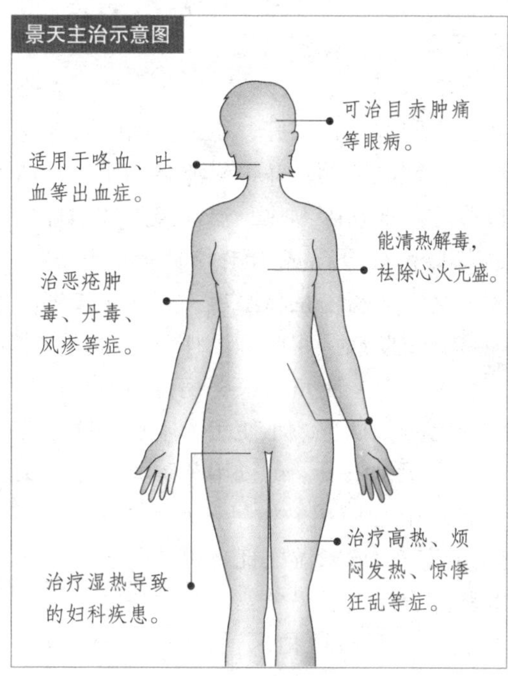

茵陈蒿

《神农本草经》上说：茵陈蒿，味苦，性平。主治风湿和寒热的邪气，热邪郁结所导致的身、面、白眼珠发黄。长期服用可使身体轻捷，气力增加，衰老延缓。茵陈蒿生长在土山、坟墓、高坡上。

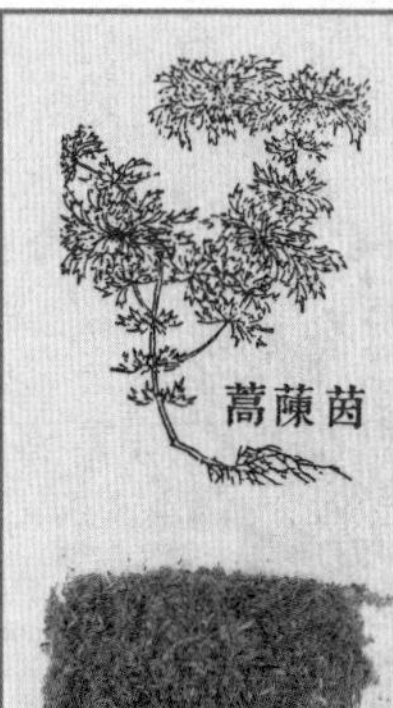

【原经文】茵陈蒿，味苦，平。主风湿、寒热邪气；热结黄疸。久服轻身益气，耐老。生邱陵阪岸上。

【释名】茵陈，又名茵陈蒿、绵茵陈。为菊科多年生草本植物茵陈的幼苗。全国大部分地区均有分布，春季幼苗高约三寸时采收，除去杂质，去净泥土，晒干即可。

《本经》说，茵陈蒿味苦，性平。可祛除风、湿、寒、热诸种致病因素，治疗黄疸。长期服用能使人身体轻便，还能补益元气，延缓衰老。

中医认为，茵陈蒿味苦，性平而微寒，可归脾、胃、肝、胆经。因味苦能燥湿，性寒能清热，并善渗泄且利小便，所以茵陈蒿能祛除湿热，治疗湿热郁结导致的黄疸，如今已成为治疗黄疸的重要药物。又因它长于祛除湿热，还适用于湿疮瘙痒等皮肤病。用茵陈治疗黄疸时，一定要分清阳黄、阴黄后根据病情施治。如果症状为身如橘色，小便短赤不利，腹微胀满，表明是阳黄，可以用茵陈与栀子、大黄等药配合使用；如果黄疸色黄而晦暗，则为阴黄，属寒湿之证，可与附子、干姜等药配合施治。另外，治疗湿疮瘙痒流水等症状，可与黄柏、土茯苓等药配合应用，也可单用茵陈煎汤外洗。

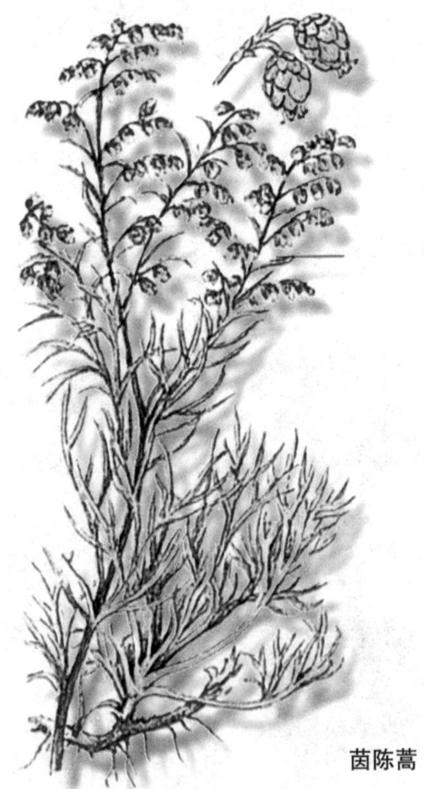
茵陈蒿

现代医学研究证明，不同剂型的茵陈蒿能起到促进胆汁分泌、保护肝脏、降压、利尿、解热、防止血管壁脂肪堆积等不同的作用。临床实践证明，治疗黄疸型传染性肝炎，每天用水煎 50~75 克茵陈蒿，分 3 次服用，服药后可迅速退烧；此法在消退黄疸和缩小肝脾上也有明显的效果。

【治疗方剂】（仅供参考）

治大热黄疸

将茵陈蒿切碎煮汤服，生食也可。还可治疗伤寒头痛、风热痒疟，能通利小便。

治浑身风痒

用茵陈蒿煮浓汤洗浴即愈。

治眼热赤肿

茵陈蒿、车前子各等份。上药煎汤，以细茶调服数次。

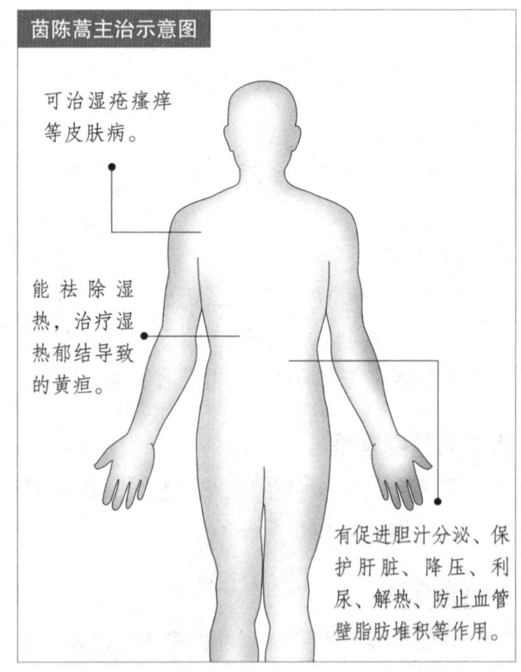

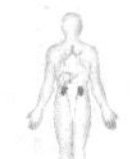

治肾脏温病引起的身面如刺、腰中欲折

茵陈蒿汤：茵陈蒿、栀子、芒硝各9克，苦参、生葛各12克，生地黄、石膏各24克，葱白12克，豉16克。上药切碎，用1800毫升水煎煮，取汁500毫升，加入芒硝，分为三服。

中医释黄疸

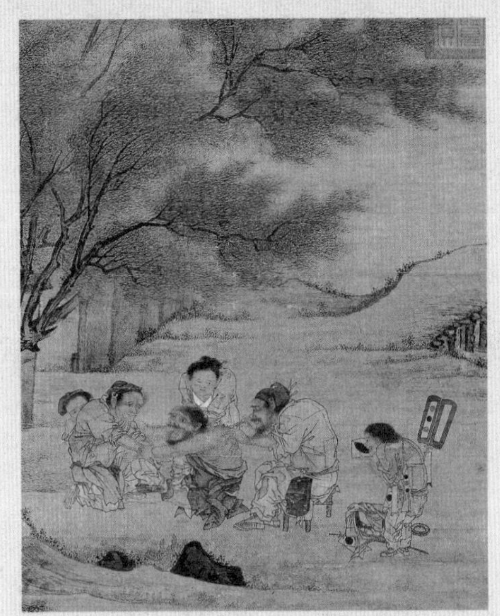

村医图（部分） 李唐 宋代 立轴绢本淡设色

黄疸是以面目及全身皮肤发黄为特点的病证，其中尤以目黄为主要症状。黄疸之证早在古代就已经出现，《灵枢·论疾诊尺》中记载："身痛而色微黄，齿垢黄，爪甲上黄，黄疸也。"《杂病源流犀烛》也有述及："目黄者曰黄疸，以目为宗脉所聚，诸经之热上熏于目，故目黄。"黄疸的发病多与湿邪有关，由于饮食不节、劳倦内伤导致湿热或寒湿阻滞于中焦，熏蒸或瘀阻肝胆，迫使胆汁不能循于常道而溢于肌肤，于是产生了黄疸。治疗黄疸的中药以茵陈蒿最为有名，因为它善除湿热，可从根本上消除病源。除了服药外，古人也用针灸治黄疸。此图又名《灸艾图》，描绘了村医为村民治病的情形。

杜若

《神农本草经》上说：杜若，味辛，性微温。主治胸胁下有向上返的不顺之气；能温暖内脏；治疗风入脑门的穴或脑部的毛窍，使头胀痛，流出许多鼻涕、眼泪之症。长期服用可补益瞳子，使眼睛明亮，身体轻捷。杜若也叫杜蘅，生长在河流水草丛杂的地方。

【原经文】杜若，味辛，微温。主胸胁下逆气；温中；风入脑户，头肿痛，多涕泪出。久服益精明目，轻身，一名杜蘅。生川泽。

【释名】杜若又名杜蘅、杜连、白连、白苓、若芝，为马兜铃科植物杜蘅的根茎。以根、根茎或全草入药。因含有黄樟醚和丁香油酚，气味芳香。其植株不高，叶为宽心形或肾状心形。

《本经》上说，杜若味辛，性微温。主治胸胁下气息上逆不顺的症状；能温补脾胃；消除致病因素从脑后侵入而引起的头脑肿痛、流涕、流泪的症状。长期服用可补益人体精微物质，改善视力，使身体轻便。

中医认为，杜若色白味辛，入肺经，因肺主一身之气，所以杜若能增加肺脏肃降的功能，从而治疗胸胁气机逆行导致的病证。杜若还善于消痰行水，对治疗痰饮喘咳有很好疗效。因杜若辛能行散，微温而气厚，所以又能宣卫气、散风寒，治疗风入脑后导致的头痛，及风寒感冒引起的流涕、流泪等症状。此外，杜若气味辛香，能通利人体各条经脉，因而可行瘀、解毒、消肿，适用于风湿和跌打损伤等症。

然而，杜若的使用率一直不高，原因在于它古时就曾被误认为高良姜，还被混同为细辛，近代后，仍然很少有人认识它，更别提使用它了。

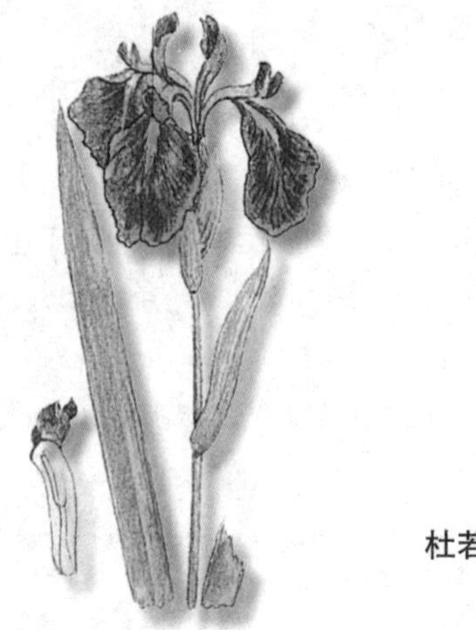
杜若

【治疗方剂】（仅供参考）

治风寒，头痛，发热初觉

香汗散：将杜若研为末，每次用热酒调服5克，少顷饮热茶一碗，催汗出。

主治哮喘

杜若散：将杜若（焙干）研为细末，每次服10~15克，如正在发作，就用淡醋调服下，一会儿吐出痰涎为效。

杜若主治示意图

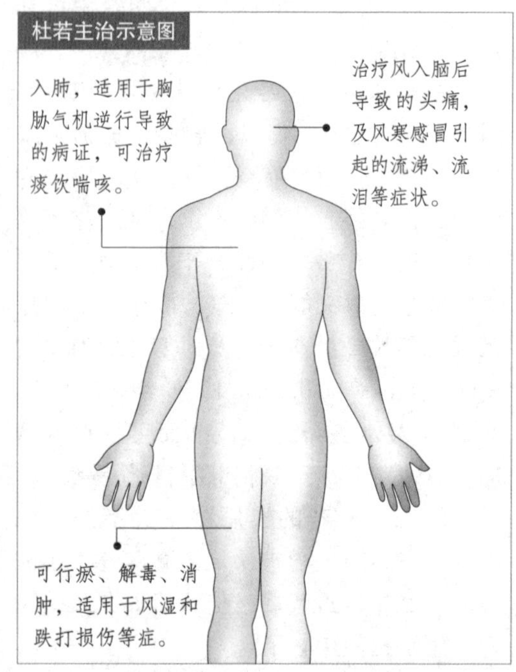

沙参

《神农本草经》上说：沙参，味苦，性微寒。主治瘀血导致的疼痛不移、惊恐。能消除发冷、发热症状；补内脏以增补肺气。长期使用对人体有利。沙参也叫知母，生长在两山之间高坡土地上且有流水的地方。

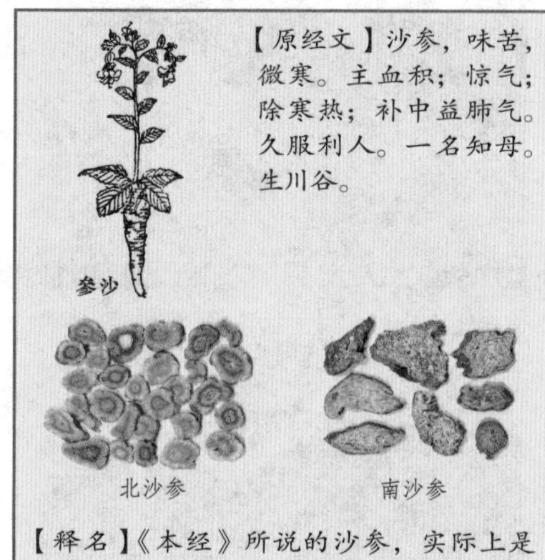

【原经文】沙参，味苦，微寒。主血积；惊气；除寒热；补中益肺气。久服利人。一名知母。生川谷。

【释名】《本经》所说的沙参，实际上是南沙参。它是桔梗科多年生草本植物轮叶沙参、杏叶沙参等植物的根。主要产于华东、中南及四川等地。

《本经》说，沙参味苦，性微寒，主治瘀血病证，及因外界致病因素引起的惊恐、神志异常，或因惊恐、神志异常而感染外界致病因素的症状；能消除外感风热而致的发热、怕冷之症；可补脾胃之气，滋阴润肺。长期服用对人体有益。

沙参主要有清肺热、养肺阴和养胃阴、生津液两种功效。自古以来，沙参被认为是养阴清肺、祛痰止咳的良药，有南沙参和北沙参之分。南沙参有养肺阴、润肺化痰的作用，主要用以治疗燥咳、干咳少痰、咽喉干等症，常与麦门冬、桑叶配合使用；也可治疗肺痨咳嗽、痰中带

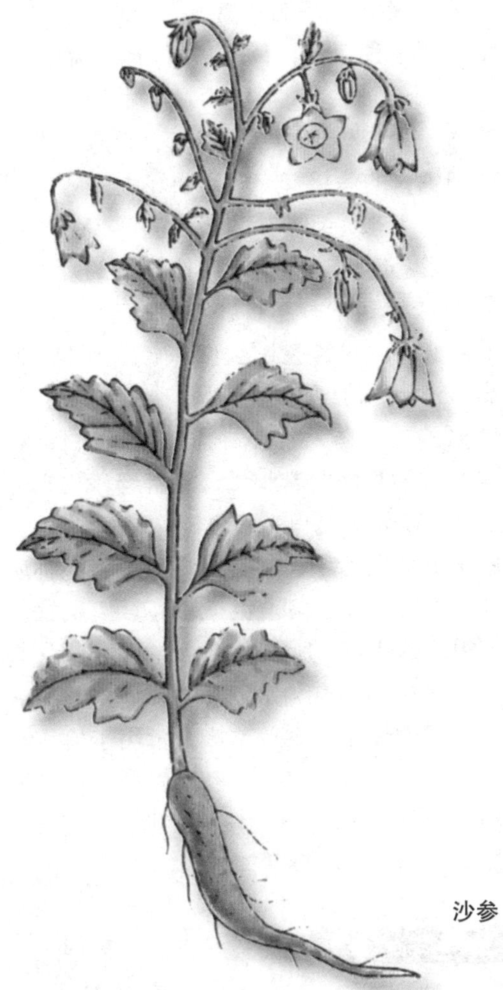
沙参

血，常与天门冬、熟地黄、百部等配合使用。北沙参则为伞形科多年生草本植物珊瑚菜的根，善于养肺阴，多用于肺阴虚症。它主治肺热燥咳、虚痨久咳、干咳少痰、咽干音哑等，常与贝母、麦门冬等配合使用；还可治疗胃阴虚引起的口渴、干呕、舌红绛、嘈杂、胃脘隐痛等，常与麦门冬、石斛等药配合使用。

南、北沙参虽然科属不同，但它们的功效非常相似，都是味甘带苦，性寒凉，可补肺胃之阴。两者的区别在于：养阴作用以北沙参为优，但北沙参则不宜用在外感症上；南沙参虽养阴作用较弱，却兼有化痰功效，适用于兼有风热感冒而肺燥热之证。此外，两种沙参都特别适用于治疗慢性咽喉炎症、声带损伤、声音嘶哑甚至失音等，属于很好的滋阴润喉药。

【治疗方剂】（仅供参考）

治阳明温病，泻下后出汗，应当补阴

益胃汤：沙参15克，麦冬25克，细生地2.5克，玉竹（炒黄）7.5克。上药用600毫升水煮取240毫升，分两次服，去渣后再煮120毫升服用。

沙参主治示意图

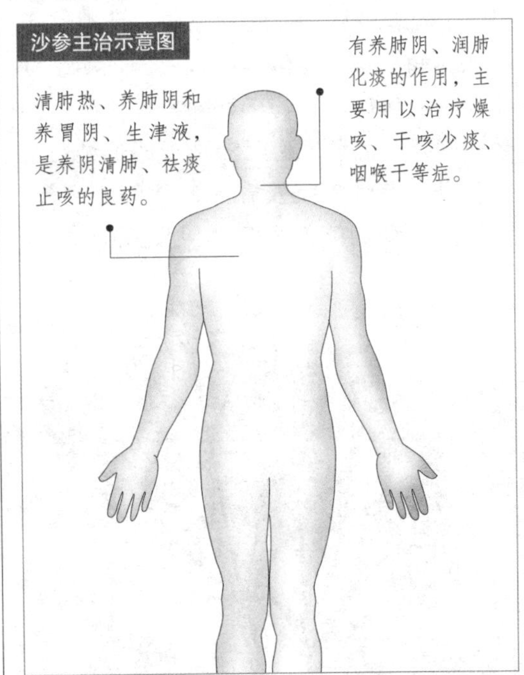

徐长卿

《神农本草经》上说：徐长卿，味辛，性温。主治鬼邪及多种精魅；蛊毒传染的疾病；疟疾先发热后发冷之证。长期服用可使身体强壮、轻捷。徐长卿也叫鬼督邮，生长在高山的土石上且有流水的地方。

【原经文】徐长卿，味辛，温。主鬼物百精；蛊毒疫疾邪恶气；温疟。久服强悍，轻身。一名鬼督邮。生山谷。

【释名】徐长卿也叫别仙踪、寥刁竹、竹叶细辛，味辛无毒。根茎为不规则柱形，有盘节，上端有茎痕，四周生须根，气味特异。以干燥根及根茎入药，秋季采挖，除去杂质，阴干即可。

《本经》说，徐长卿味辛，性温。主治那些病势急、可传染或者病因不明、神志异常的疾病。它善于祛除各种传染性的致病因素，消散气血阻滞造成的郁结；治疗各种季节性疾病及春天发作的疟疾等。长期服用此药能使人身体灵便强健。《本经》中说它“一名鬼督邮”，实际上二者不是同一种草药，只是功用相似，而被误认为同一种药。《本草纲目》中记载了它的另一个名称，即石下长卿，得名于在石缝间生长的徐长卿疗效比较好。

关于“徐长卿”的药名，事实上来源于人名。传说古时有个叫徐长卿的人善于使用这种药治疗“邪病”，人们为了纪念他，就用他的名字为这种药命名。所谓“邪病”，指一种伴随梦魇惊悸、哭笑歌狂、日见鬼神、悲喜无常等神志错乱的急性病，古人对这种病非常惧怕，又解释不出它的病因，便认为是鬼魅在作祟。中医则认为，所谓的“邪病”其实是因痰浊蒙蔽心神所导致的。而徐长卿辛温无毒，对拔风祛痰有很好的疗效，所以善于治疗这类疾病。

徐长卿还有利水消肿、镇痛止咳、活血解毒的作用。现代临床上常用于治疗胃痛、牙痛、风湿疼痛、经期腹痛、跌打损伤、毒蛇咬伤、慢性咳嗽、水肿、腹水、肠炎、痢疾、湿疹、荨麻疹等症。

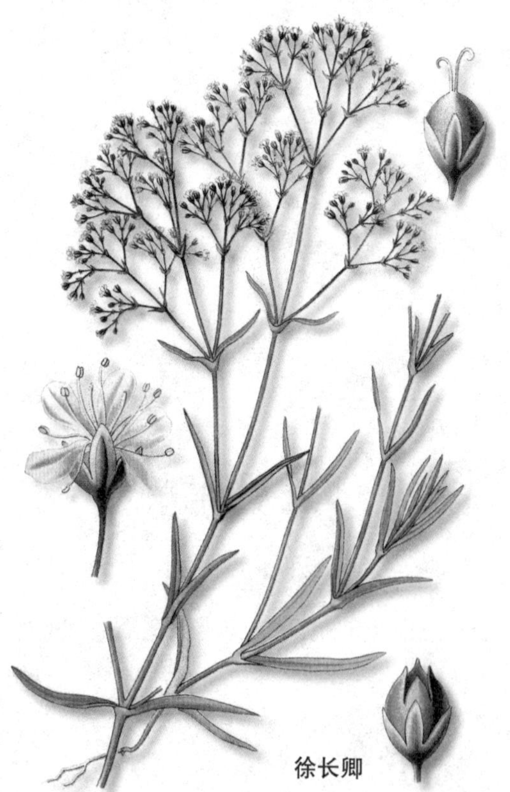
徐长卿

徐长卿主治示意图

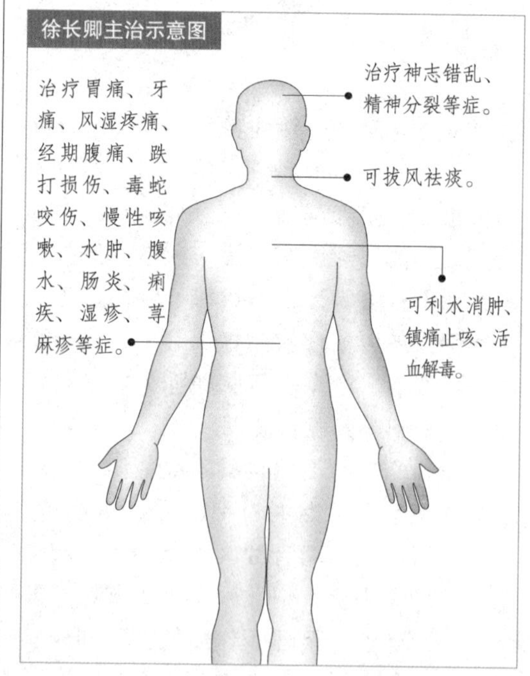

精神病学文化史

精神病在中国古代称为癫病，中医学里，癫病作为病名由来已久。先秦时期，“癫”指形体颠仆的癫痛之病。《黄帝内经》中，“癫”几乎是现代意义上的“痫”症，癫由癫痫之癫转变为癫狂之癫，始于唐代。孙思邈在《备急千金要方》卷十四中指出：“凡诸百邪之病，源起多途，其有种种形相示表癫邪之端，而见其病，或有默默而不声；或复多言而漫说；或歌或哭，或吟或笑；或眠坐沟渠，啖食粪秽；或裸形露体；或昼夜游走；或嗔骂无度；或是蜚蛊精灵，手乱目急。如斯种类癫狂之人，今针灸与方药并主治之。”从而使癫病的病理、症状、疗法自成一体，使癫病作为精神病彻底摆脱“神魔说”，而为世人所正视。癫狂的治疗以针灸和药疗为主，徐长卿即是治疗癫病的良药之一，历代实践证明，它对所谓的“邪病”有突出的疗效。图中的济公蓬头垢面，不修边幅，两只脚穿着不同的鞋子，举止疯癫，这一典型形象颇似古语中的癫狂病人。

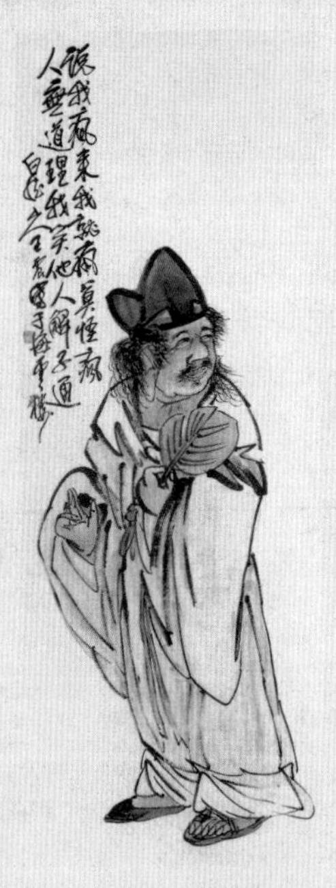

济公图 王震 近代 纸本设色

【治疗方剂】（仅供参考）

治小便不通

徐长卿（炙过）、瞿麦穗各15.6克，茅根0.9克，木通、冬葵子各31克，滑石62克，槟榔0.3克。上药用水煎后，再加朴硝3克，每次温服15克。

治晕车晕船

徐长卿、石长生、车前子、车下李根各等份。上药捣碎，取适量装在袋子里悬衣带上。

石龙刍

《神农本草经》上说：石龙刍，味苦，性微寒。主治胸腹内邪气郁结而使小便不利或成癃闭；治疗风湿；祛除鬼疰、恶毒。长期服用能补益虚损瘦弱，使人身体轻捷，耳聪目明，寿命延长。石龙刍也叫龙须、草续断、龙珠，生长在高山的土石上且有流水的地方。

【原经文】石龙刍，味苦，微寒。主胸腹邪气、小便不利、淋闭；风湿；鬼疰；恶毒。久服补虚羸，轻身，耳目聪明，延年。一名龙须，一名草续断，一名龙珠。生山谷。

【释名】石龙刍，为灯心草科植物石龙刍的全草，俗名龙须草。高达1米余，茎呈圆筒状，细长，下部有茶褐色鳞片形叶，聚伞花序侧生于茎的一边。石龙刍多分布于广西、浙江等地。

《本经》说，石龙刍味苦，性微寒，主治心腹间感染致病因素而致的疾病。能通利水道，治疗小便不畅及其他泌尿系统疾病；可祛风除湿，治疗各种慢性传染病；祛除凶顽的毒邪。长期服用可补益人体虚弱症状，使身体轻捷，耳聪目明，寿命延长。

中医认为，石龙刍味苦，性寒，能清心火、益肾阴、燥脾湿、利膀胱，适用于各种湿热郁结的疾病，如湿热内阻而引起的小便不利、淋闭症等。从古至今，石龙刍一直被认为是治疗泌尿系统疾病的重要药品。《本经》中所说的"胸腹邪气"，也是由于水湿聚积所导致的，因石龙刍利水，所以对此有很好的疗效。现代医学则主要用它治疗腹腔积水。又因石龙刍是苦寒药物，因而具有清热解毒的作用，对风湿病、传染病等有着突出的疗效。另外，石龙刍还能补内虚不足，治疗心腹痞满、肌肤无泽、盗汗自汗及阴茎中发热疼痛、腹中有蛔虫、饮食不消化等症。邪去正存，疾病被祛除，身体自然强壮，人也变得耳聪目明、腿脚灵便，寿命自然也就增长了。

【治疗方剂】（仅供参考）

治湿热淋闭

石龙刍、冬葵子、通草、黄柏、生甘草、滑石各等份。用水煎服。

治小儿夜啼

将石龙刍（干草）烧灰涂乳上，喂小儿。

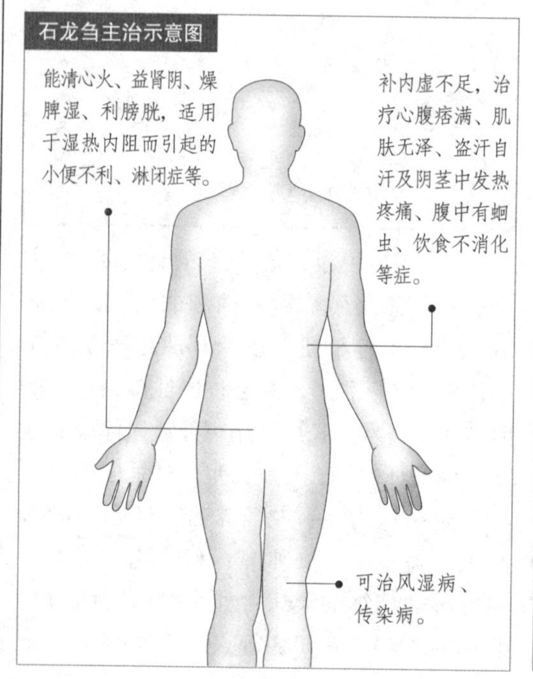

云实

《神农本草经》上说：云实，味辛，性温。主治痢疾，泄泻；祛除蛊毒及邪恶之气；治气滞；止痛；消除发冷发热。云实的花，主治幻视看见妖鬼精魅。但服用过多会使人精神失常、发狂急跑。长期服用可使身体轻便，通晓神明。云实生长在两山之间高坡土地上且有流水的地方。

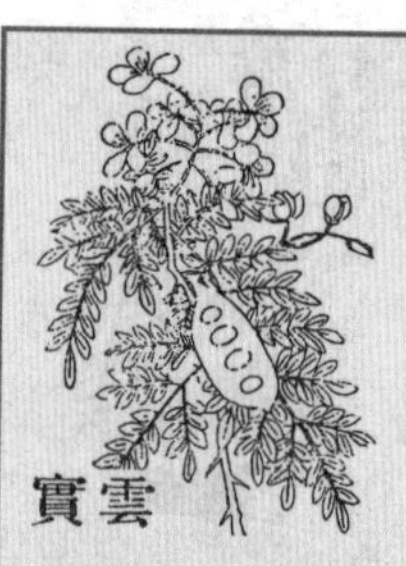

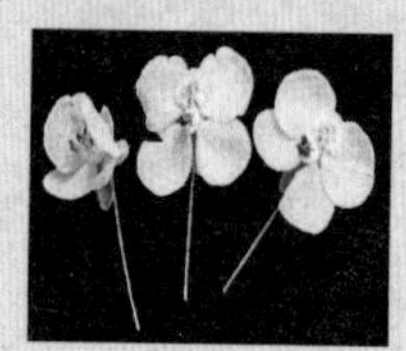

【原经文】云实，味辛，温。主泄痢肠寒热。花，主见鬼精物。多食令人狂走。久服轻身，通神明。生川谷。

【释名】云实，又名百鸟不停、老虎刺尖、黄牛刺、马豆、药王子，为豆科植物云实的种子。秋冬挖根，洗净切斜片，晒干或烘干；秋季采果实，除去果皮，取种子晒干。

《本经》说，云实味辛，性温。主治痢疾，能杀灭腹中的寄生虫，如血吸虫等，消除使人产生膨胀病的病源；祛除体内郁结的致病因素，并有清热止痛的作用。云实的花不可过多服用，否则会使人产生看见鬼神的幻觉，并且因癫狂而到处乱跑。

中医认为，云实味苦，性温；味苦能除湿清热，性温能祛风散结。寄生虫是由于体内湿热所感染的，云实善于祛除湿热环境，所以对治疗寄生虫病有很好的疗效。除此，云实还能治疗消渴症即糖尿病。根据《本草纲目》记载，云实除了能治疗痢疾，解除下痢脓血的症状外，还能治疗咽喉肿痛等症。现代药理分析证明，云实对化脓性球菌、大肠杆菌以及某些痢

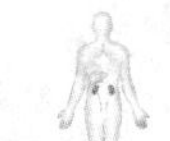

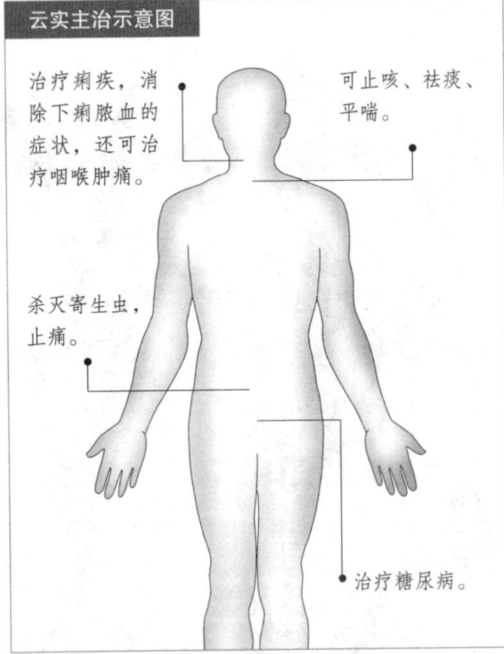

疾杆菌，确实有抗菌的作用；云实还有止咳、祛痰和平喘功效；另外，因云实含有毒物质，所以少量服用，确实可起到杀虫镇痛的效果。

《本经》中说云实的花过多服用会使人神志昏乱，疯癫乱跑，又说久服云实可强体轻身，这显然自相矛盾。可见，久服强身之说实在不可信。

【治疗方剂】（仅供参考）

治痢疾

云实子15克（炒焦），红糖25克。用水煎服。

治麻毒内陷，身热

云实根茎中蛀虫2~4条，焙干研末，开水吞服。

治感冒

云实、紫苏、香樟根各15克，姜葱适量。用水煎服。

糖尿病的历史

糖尿病（即消渴症）是一种非常古老的疾病。早在公元前400年，我国第一部医书《黄帝内经》中就记载过“消渴症”这一病名。汉代名医张仲景所著《金匮》的消渴篇中对“三多”（即多尿、多饮、多食）症状已有记载。唐朝初年，我国著名医家甄立言首次提出，消渴症患者的小便是甜的，夏秋两季会招苍蝇。唐代名医王焘通过亲尝患有消渴症的父亲的小便，证实了这一说法。他还针对消渴病制定了治疗方案，辅以调整饮食，使其父病情得到控制，并著成《外台秘要》一书。他由此成为世界上最早确认和治疗糖尿病的人，比西方早了200多年。在《外台秘要》中，记载了治疗糖尿病的各种药方，其中云实就是一味不可多得的良药。李时珍的《本草纲目》中也对此药的性状和疗效进行了详细的记载。

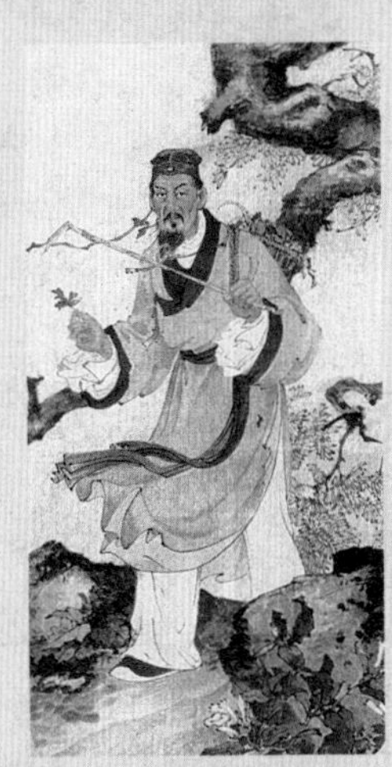
李时珍采药图 现代

王不留行

《神农本草经》上说：王不留行，味苦，性平。主治金属所致的创伤、瘀血，能消除疼痛，使刺容易拔出来；治疗风痹及内寒。长期服用可使身体轻便，寿命延长。王不留行生长在山的土石上且有流水的地方。

《本经》说，王不留行味苦，性平。主治金属所致的创伤，能止血、止痛。如果草木竹等物的刺扎入肌肉，使用王不留

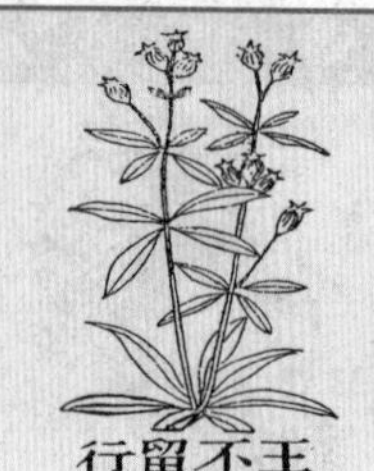

【原经文】王不留行，味苦，平。主金疮止血，逐痛出刺；除风痹；内寒。久服轻身耐老增寿。生山谷。

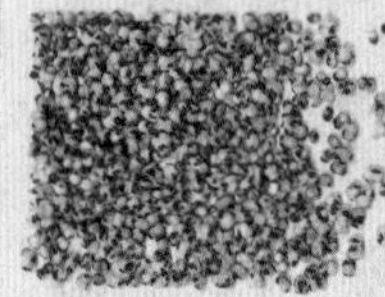

【释名】王不留行，为石竹科一年生或越年生草本植物麦蓝菜的成熟种子，也叫留行子。古人认为，王不留行的药性走而不停，即使有王命也不能阻止它，故得此名。

行能很容易地将刺逼出；它还可祛除风邪，治疗风湿病；治疗因脏腑功能衰退、阳气虚弱而产生的“内寒”。长期服用可使人身体轻便，衰老延缓，寿命增加。

中医认为，王不留行可行血通经、催生下乳、消肿愈疮。因此药苦泄宣通，长于通利血脉，行而不止，走而不守，所以有活血通经的作用，并且很早以前就被古人视为活血通利的良药。它上可通乳汁，下能通经闭，兼利尿通淋；还可治疗淋病涩痛，小便不利。因此，在现代临床上，王不留行主要被用于通经下乳和利尿通淋两方面。通经下乳主要表现在治疗血滞经闭、经行腹痛及乳汁不下等症。俗话说，“穿山甲、王不留，妇人服后乳长流”，正是在赞颂穿山甲和王不留行善于下乳的奇效。一般情况的女子产后乳汁不下，用这两味药再加上通草，等份制成散药，用温酒或猪蹄煎汤送服，可收到神奇的效果。如果是气血衰少导致的乳汁不下，就应当用王不留行与补气补血的当归、黄芪、地黄等药配合使用了。

另外，乳腺炎初期，还没有化脓时，也可用它来治疗，有活血通经、消肿止痛的疗效。古人认为王不留行还可治疗乳瘘（即乳腺炎溃烂后形成漏管）、恶疮、难产等。

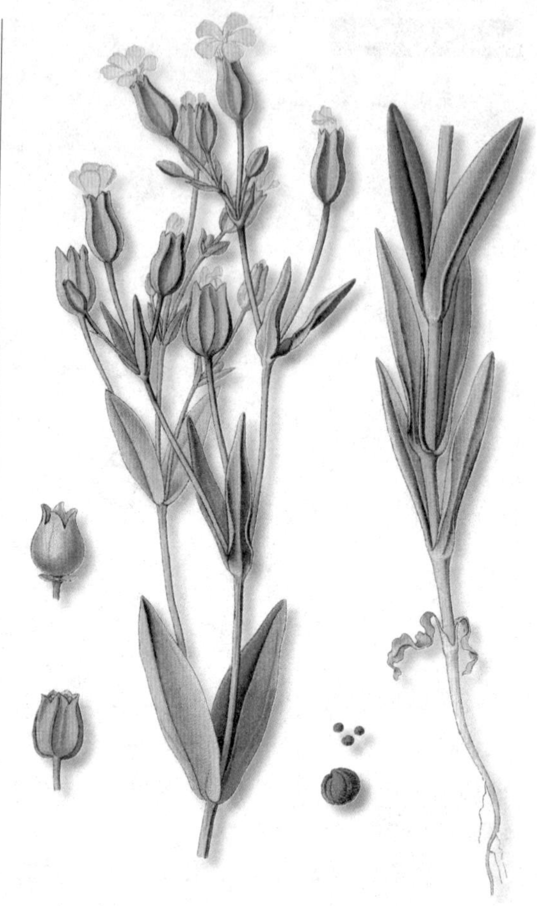

王不留行

《本草纲目》中认为此药还有利小便的功效，现代临床实践中证实了这一点，它确实对各种泌尿系统疾病有很好的疗效。

【治疗方剂】（仅供参考）

治鼻血不止

将王不留行连茎、叶阴干，煎成浓汁温服，很快见效。

治大便下血

将王不留行研末，每次用水送服 3 克。

治刀伤失血

王不留行、蒴翟叶、桑根白皮、甘草各

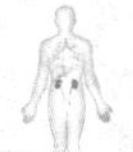

3 克，川椒 0.9 克，黄芩、干姜、芍药、厚朴各 0.6 克。前 3 味药烧存性，后 6 味药研末，两组调和均匀。如果治大伤，每次用水送服 1 勺；若是治小伤，只须用末敷伤处即可。妇女产后也可服用。

治妇女乳少

王不留行、穿山甲（炮）、龙骨、瞿麦穗、麦门冬各等份。上药研末，每次用热酒服 3 克，服药后再吃猪蹄汤，并且一天用木梳梳乳多次，助乳汁流出。

王不留行主治示意图

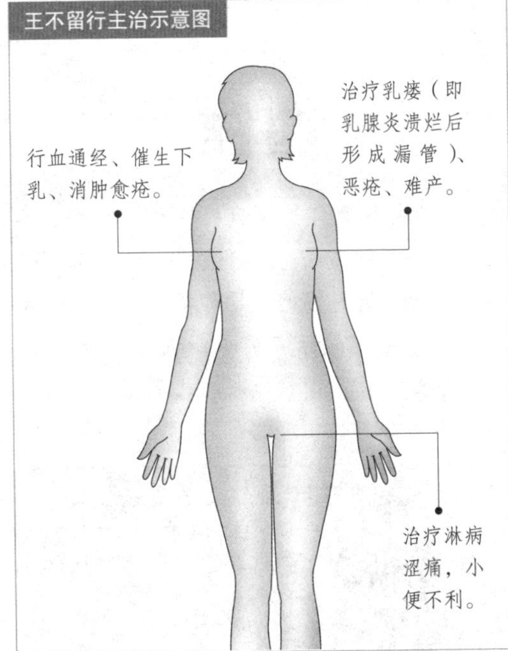

牡桂

《神农本草经》上说：牡桂，味辛，性温。主治气向上走引起的哮喘咳嗽，忧思导致的气机郁结，喉痹；可通利关节，补益内脏，增添气力。长期服用可通达仙境，身体轻便，延缓衰老。牡桂生长在山的土石上且有流水的地方。

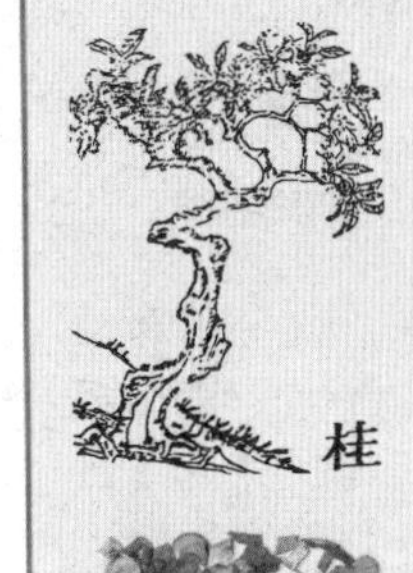

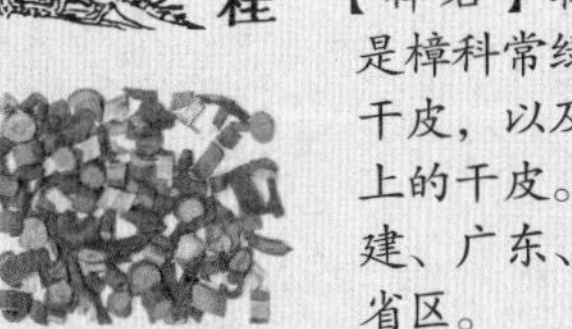

【原经文】牡桂，味辛，温。主上气咳逆；结气；喉痹吐吸；利关节；补中益气。久服通神，轻身不老。生山谷。

【释名】牡桂，即肉桂。是樟科常绿乔木肉桂树的干皮，以及它粗大的树枝上的干皮。分布于我国福建、广东、广西、云南等省区。

《本经》说，牡桂味辛，性温。主治咳嗽气喘，气结于喉导致的咽喉肿痛，呼吸不顺畅等。能通利关节，补益脾胃，治疗气虚之证。长期服用能使人身体轻捷，寿命延长。

中医认为，牡桂属辛热药物，因此有补火助阳、散寒止痛、温经通脉的功效。

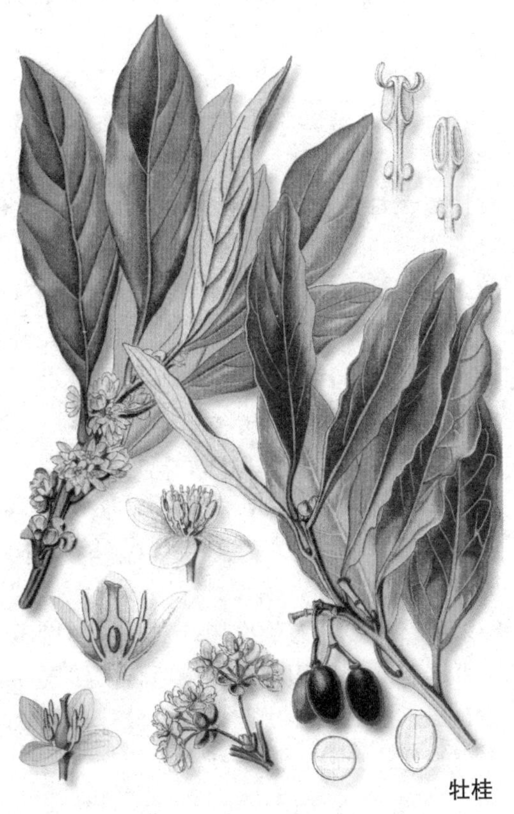
牡桂

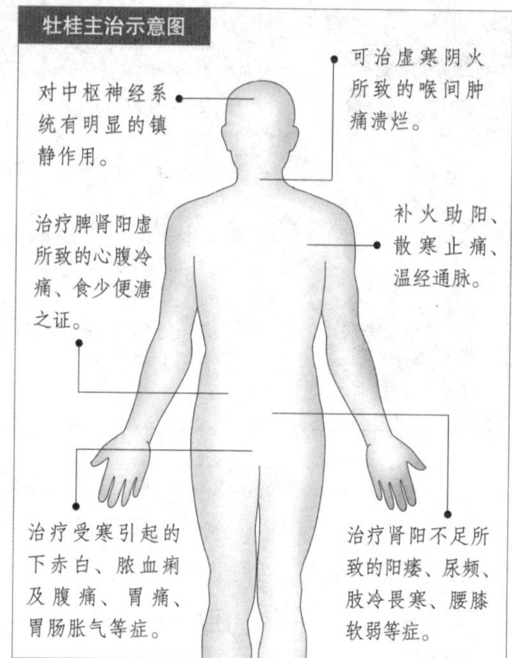

正因为牡桂能补火助阳，所以可治疗肾阳不足、命门火衰所致的阳痿于、尿频、肢冷畏寒、腰膝软弱等症；也用于治疗脾肾阳虚所致的心腹冷痛、食少便溏之证；还能用于受寒引起的下赤白、脓血痢及腹痛；外用还可治疗胃痛、胃肠胀气等症。牡桂虽然性热，却有引火归原的功效，对虚寒阴火所致的喉间肿痛溃烂有神奇的疗效。又因为牡桂能散寒止痛，所以可治疗风寒咳嗽、风湿腰腿痛、女子虚寒痛经等。此外，牡桂还能温经通脉，治疗女子经寒血滞、经闭、腹中结块等。

牡桂还可治疗气血虚弱之证：用少量肉桂配合补气补血的药物服用，能收到温化阳气、增补气血的疗效。现代医学研究证明，牡桂中含有桂皮醛，因此对中枢神经系统有明显的镇静作用，对肾性高血压也可起到降压作用。牡桂中所含的桂皮油还有很强的杀菌作用。另外，牡桂在血吸虫病的预防上也有很好的效果。

【治疗方剂】（仅供参考）

治产后心痛，恶血冲心，气闷欲绝

将桂心93克研末，加入狗胆汁做成芡子大小的丸，每次用热酒送服1丸。

治心腹胀痛，气短欲绝

取牡桂62克，用水1200毫升煮至800毫升，一次服完。

治喉痹不语，中风失音

取牡桂放在舌下，咽汁。

菌桂

《神农本草经》上说：菌桂，味辛，性温。主治多种疾病，能补养精神，使面容润泽。菌桂是各种药的向导和使者，长期服用可使身体轻便，延缓衰老，面容娇媚光泽，如同孩童一般。菌桂生长在山的土石上且有流水的地方。

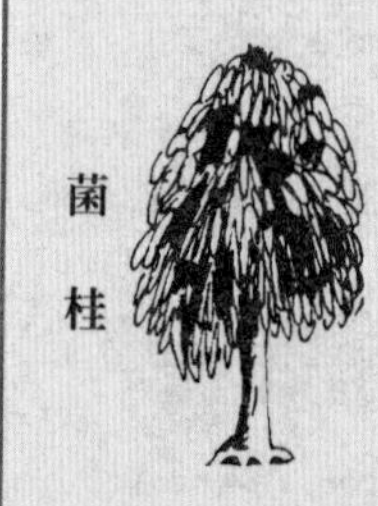

【原经文】菌桂，味辛，温。主百病。养精神，和颜色，为诸药先聘通使。久服轻身不老，面生光华，媚好，常如童子。生山谷。

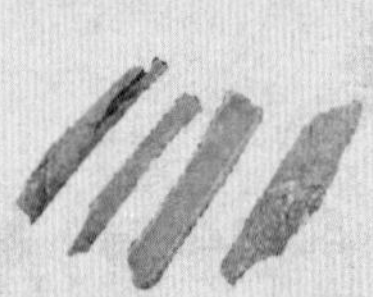

【释名】菌桂，即官桂，也叫筒桂、小桂。树皮呈筒状，表面为棕灰色，有小裂纹，香气浓郁，以含油多、皮薄者为佳。多于秋季剥取生长5~10年的树皮和枝皮，晒干或阴干。

菌桂味辛，性温，可治疗多种疾病，能补养精神，改善面色。长期服用使人容颜鲜艳丰润，体态美好，身体轻便，衰老延缓。

中医认为，菌桂同牡桂的功效基本相同，只是菌桂味辛而不热，性温而力缓，所以常用于滋补，非常适合作为老年人的保健药品。不过，菌桂虽然气味俱薄，却善于通利胸胁之间，直至下焦，正如《本经》所说的，能做其他药物的先导。菌桂对各种疾病都有适宜，而且有补益作用。它在内的补益作用表现在能补养精神，通达脏腑；在体表的补益作用则体现在它能改善人的面色，调畅血脉。它因为善于引药通经，所以凭借辛香浓郁的气味作为各种药物的先导；由于很强的通利血脉作用，久服使人轻身耐老；因为血脉调和后而能润泽肌肤，所以使人面生光华，娇媚如童子。

【治疗方剂】（仅供参考）

养精神，补虚强壮

菌桂、龟脑各适量。做成散药，经常服用。

和颜色，乌须发

首乌、胡麻仁、胡桃仁、杜仲、菌桂各适量。做成散药，常服之。

菌桂主治示意图

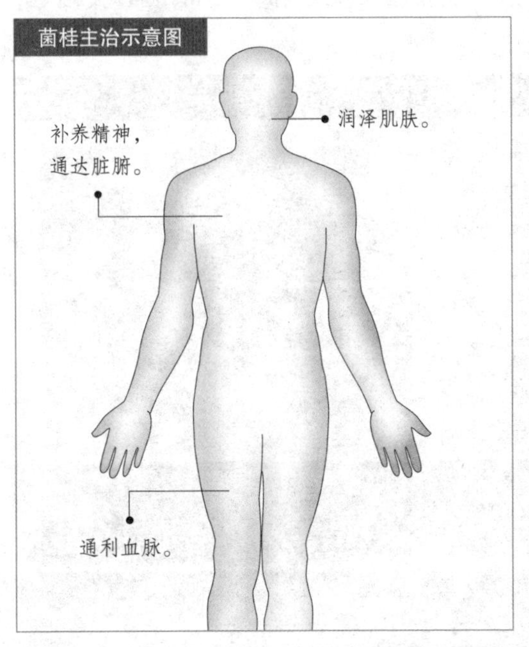

松脂

《神农本草经》上说：松脂，味苦，性温。主治痈、疽、恶疮、头部生疮溃烂、白秃、疥疮瘙痒感染风邪；可充实五脏，消除热邪。长期服用能使身体轻便，延缓衰老，寿命延长。松脂也叫松膏、松肪，生长在山的土石上且有流水的地方。

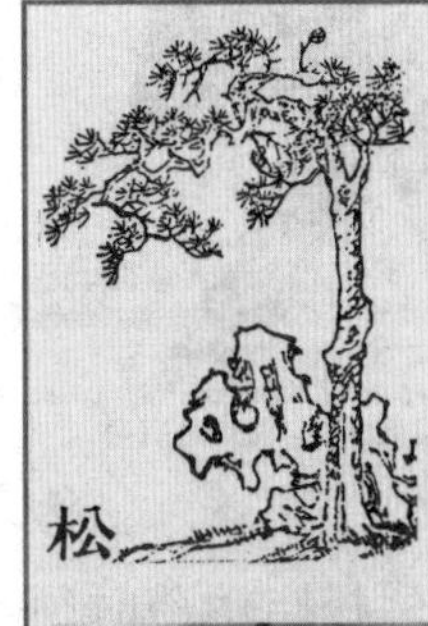

【原经文】松脂，味苦，温。主痈、疽、恶疮、头疡、白秃、疥瘙风气；安五脏，除热。久服轻身，不老延年。一名松膏，一名松肪。生山谷。

【释名】松脂，又名松香、松膏、松胶、松肪，是松树节油渗出后凝成的脂状物。松脂是制造松香和松节油的原料，一般在胸径达20厘米以上的松树上采割。

《本经》说，松脂味苦，性温。主治阴性脓疡，严重的大疮，头上的秃疮及疥疮等；它还能调和安养五脏，消除体内郁积的热邪。长期服用可使人身体轻健，推迟衰老。

松脂味苦而性温，因此有祛风燥湿、排脓拔毒、生肌止痛的功效，是治疗疮疡肿毒的主要药物，对疥癣、痈疖、湿疮、瘙痒等症有很好的疗效。松脂还能止血定痛，与其他药物配合外敷，可治疗皮破出血；外涂手足，能预防水田皮炎（即在水田中劳作的人常得的一种皮肤病）。另外，它善于祛除体内湿热及胃中郁积的热邪，因而能强健脾胃，使因病邪导致的五脏功能衰弱逐渐趋于正常。

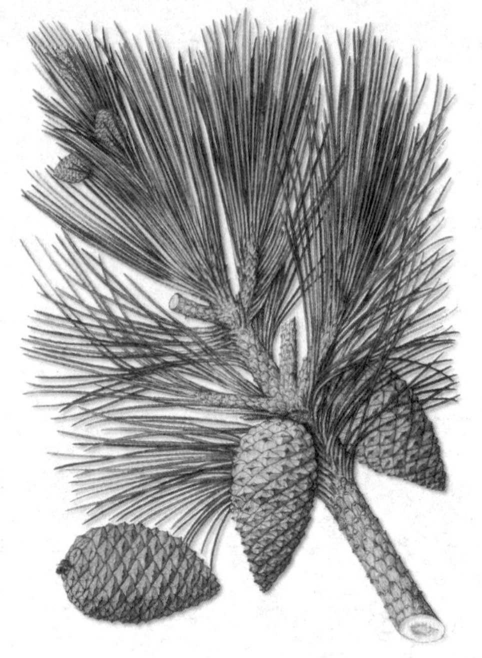
松

《本草纲目》中记载，松脂用药时须先经过炼制。将大釜加满水，釜上放一个瓦器，上面垫一些白茅，再在茅上加一层黄沙，厚一寸左右，然后把松脂散布于上。在釜底用桑树发火来烧，水变少时频加热水。等到松脂全部进入釜中再取出来，然后投入冷水里，冷凝后再蒸热，反复两次。松脂就可色白如玉，药性纯厚。

【治疗方剂】（仅供参考）

治妇女白带

取松香156克，用2升酒煮干，捣烂，加酒、糊做成梧桐子大小的丸。每次用温酒送服100丸。

治风虫牙痛

把松脂在滚水中泡化，漱口，痛即止。

治龋齿有孔

用棉裹松脂塞孔中。

治久聋不听

炼松脂93克，巴豆31克。上药和捣成丸，用薄棉裹塞，一天两次。

治疥癣湿疮

将松脂研末，加轻粉少许，先取油涂疮上，再撒上药末。几次即见效。

治阴囊湿痒

将松脂末卷入纸筒内，每筒加花椒3粒，

松脂——古老的养生药

在古代，松是长寿的象征，松脂也蕴涵此意，并且还是一种古老的养生药。晋代医学家、道教学家和养生学家葛洪在其所著的《抱朴子》中，记载了一则松脂治好麻风病并使人长寿的故事：那个人病愈后长服松脂，于是“身体转轻，气力百倍，登危越险，终日不极。且年百七十岁，齿不堕，发不白”。事实上，古人确有食松（包括松子、松脂、松叶等）以延年益寿的习惯，华佗《中藏经》中还有以松叶、松脂为主制成的延寿酒。方薰的此图仿清代陆子传的笔意，画面构图平稳、安逸，平行布置的坡岸与垂直的松树使人心平气和，与松树、松脂的延年益寿之意颇为吻合。

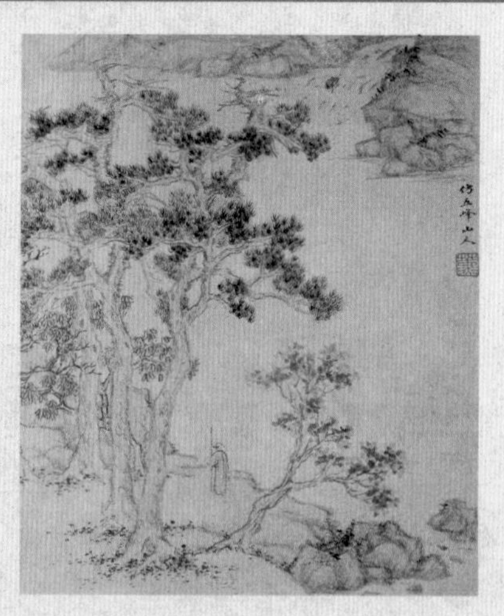
山水图 方薰

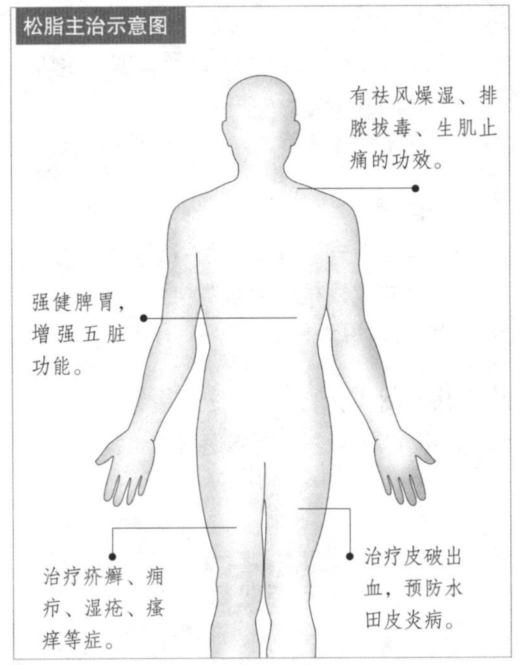

油浸三日，令纸筒燃烧滴油，取油擦患处。擦油前，用淘米水把患处洗净。

治烫伤败坏成疮

松脂30克，杏仁、附子各6克，甘草3克，羊脂15克。上药切碎，用未见水的猪脂15克煎熬成膏，外涂患处。

槐实

《神农本草经》上说：槐实，味苦，性寒。主治五脏热邪之气，能使涎唾停止；使极度虚损得以续补；治疗五种痔疮及火烧成的疮疡；消除妇人产后小腹内出现的结块，使子宫温舒。槐一般生长在平原的沟渠等潮湿处。

《本经》说，槐实味苦，性寒，主治五脏内的病邪之气；解除热邪耗伤津液的病症；治疗筋骨断绝，各种类型的痔疮，火疮，及女子乳房内肿块、子宫的急性疼痛等。槐实为苦寒药物，因而具有清热降火、

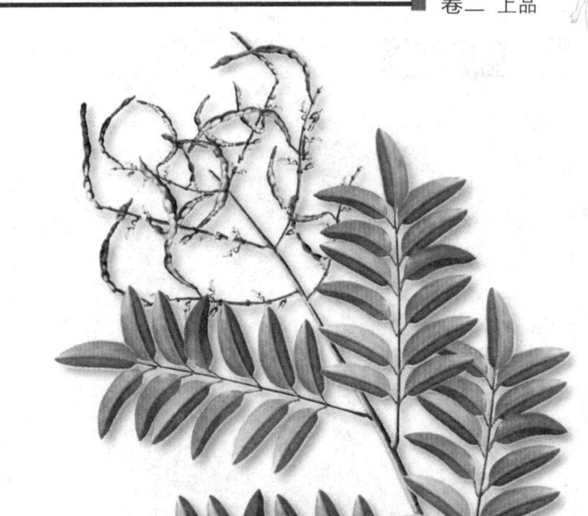

凉血止血的功效。又因入肝、胆、大肠经，所以可治疗肝火上炎、烦热胸闷、头痛目赤、流泪不止及高血压等症；也可治疗大肠火盛、湿热郁结引起的痔疮出血、大便下血；还适用于血热妄行引起的吐血、衄血、女子非经期阴道流血、痢疾下血等多种出血症。《本草纲目》中记载了槐实治痔疮的妙方：在七月七日摘取槐实，捣成汁用铜器盛装，煎制成米粒大小的丸，放入肛

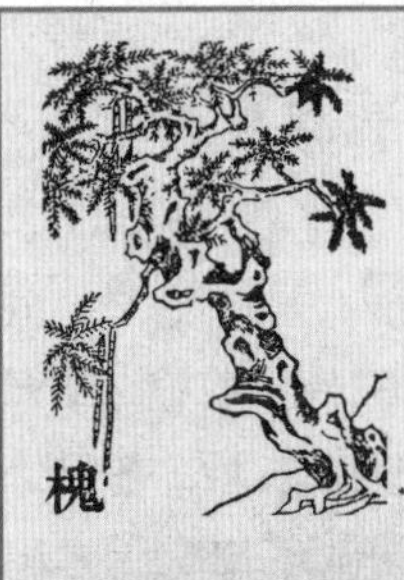

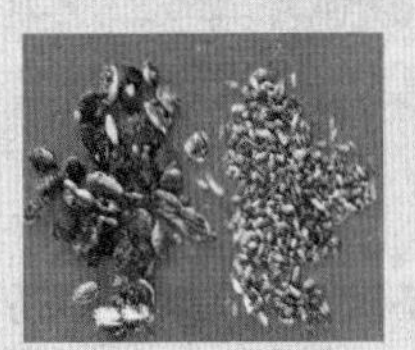

【原经文】槐实，味苦，寒。主五内邪气热，止涎唾；补绝伤；五痔；火疮；妇人乳瘕，子脏急痛。生平泽。

【释名】槐实，即槐角、槐树子，是槐树的果实，味苦无毒。形似豆荚，呈串珠状。外皮黄绿色，内含1~6颗种子，种子形如黑豆。秋后摘取成熟果实，拣净晒干，生用即可。

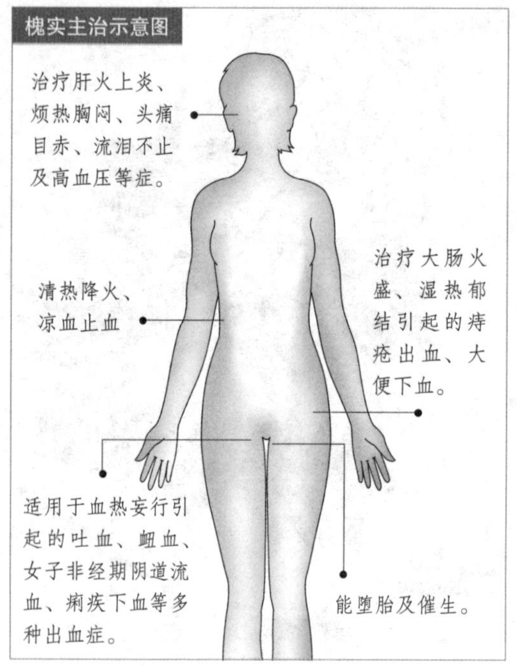

门中，每天换三次药，很快即可痊愈。书中还有槐实能堕胎及催生的记述。

关于槐实能祛百病、延年益寿的功效，这里有一个著名的传说。相传古时有一个叫庚肩吾的人，因常服槐实，七十多岁时依然鬓发乌黑，眼不花耳不聋，甚至读书时能看清非常细小的文字。现代药理分析也证实，槐实能提高血糖，而且富含杀菌成分，有抗葡萄球菌及大肠杆菌的作用。

【治疗方剂】（仅供参考）

治肠风泻血

槐实丸：槐实（去梗，炒）31克，地榆、当归（酒焙）、防风、黄芩、枳壳（麸炒）各15.6克。上药一起研末，加酒、糊做成梧桐子大小的丸。每次用米汤送服50丸。

治大肠脱肛

槐实、槐花各等份。上药炒末，蘸羊血炙熟吃（用猪肾去皮蘸末炙熟吃也可），以酒送服。

治内痔、外痔

将槐实15.6克捣成汁，晒稠，取地胆研为末，同煎成如梧桐子大小的丸。每次用水送服10丸。如果没有地胆末，可用苦参末代替。

治目热昏暗

槐实、黄连（去须）各62克。上药研末，加蜜做成梧桐子大小的丸。每次用浆水送服20丸，每天两次。

治大热心闷

将槐实烧为末，用酒送服1勺。

枸杞

《神农本草经》上说：枸杞，味苦，性寒。主治热邪伤五脏导致的消渴；全身走窜疼痛、发冷、发热的症状。长期服用可强壮筋骨，使身体轻便，延缓衰老。枸杞也叫杞根、地骨、枸忌、地辅，生长在平原沟渠、水草丛杂的地方。

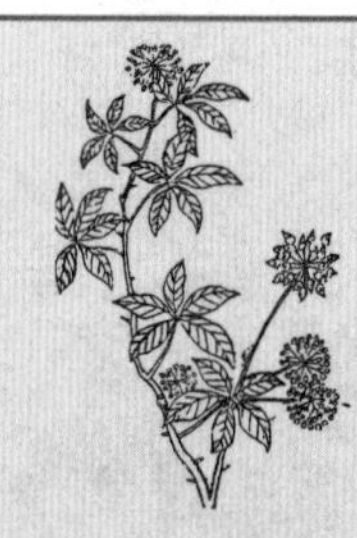

【原经文】枸杞，味苦，寒。主五内邪气，热中消渴；周痹，久服坚筋骨，轻身不老。一名杞根，一名地骨，一名枸忌，一名地辅。生平泽。

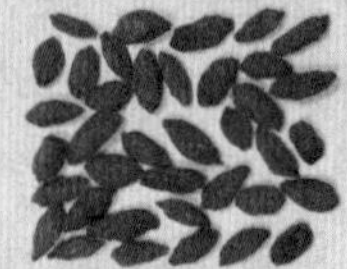

【释名】枸杞又名苦杞、天精、地骨、羊乳、仙人杖、西王母杖。果实呈长卵形，色泽鲜红，有不规则皱纹，以粒大、肉厚、色红者为佳。

枸杞味苦，性寒。能驱除五脏中的致病物质，治疗热邪内积而造成的多饮、多食、消瘦等糖尿病症状，还能治疗周身疼痛的风湿病。长期服用能使人筋骨强壮，

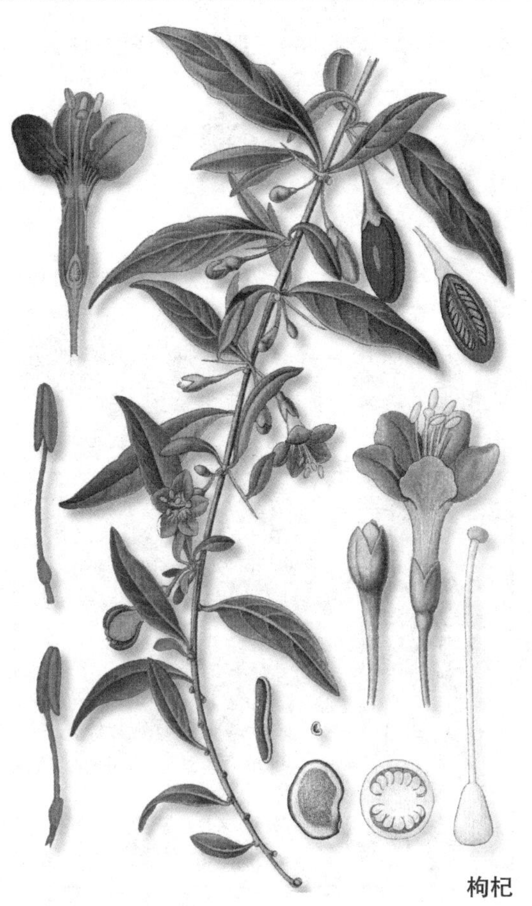
枸杞

四肢灵便，衰老延缓。

相传古时有一位老翁，得到了赤脚大仙所传的仙方，按方服药后，不仅寿逾百岁，而且白发变黑，齿落重生，行走如飞，甚至能像年轻人一样进行正常的性生活。他的仙方为：春采枸杞苗，夏采枸杞花，秋采枸杞子，冬采枸杞根，阴干后用酒浸，然后晒干，制成蜜丸每天服食。可见枸杞一物，全身是宝，是古今养生学家十分推崇的养生佳品。

《本经》中说的枸杞，从性味功效上看，指的应该是枸杞根，也叫地骨皮。地骨皮味甘淡，性寒，有清热凉血的作用。现代临床中，将其用于降低血压、血糖，并在解热方面取得了很好的疗效。用地骨皮蒸馏所得的地骨皮露，是退虚热、低热的佳品，也是防治糖尿病、高血压、老人中暑的良药。道教书籍中记载，生长千年以上的枸杞，它的根如果酷似狗形，就被称为西王母杖，非常珍贵。此外，枸杞根还是艺术根雕的绝佳原料。

枸杞子，是一味疗效显著的滋补药，古今的延寿名方几乎都要用到它。历代因久服枸杞子而延年益寿的例子很多，晋代的名医葛洪和陶弘景，唐代的药王孙思邈，都常喝枸杞子制的药酒，而成为世人仰羡的寿星；唐朝宰相房玄龄和杜如晦，因政事操劳、用心过度而导致了虚弱之症，服食“枸杞银耳羹”不久，便精力充沛，身体强壮。传说中那个得到赤脚大仙仙方的幸运老翁，因服用枸杞而性功能增强，如同年轻人一般。可见，枸杞还有增强性功能的作用。

枸杞还有明目的作用。而这一作用，其实是它能壮精益神，使精满神足的自然结果。对于因肝肾亏损而导致的视物昏花、目暗涩痛，有很好的治疗效果。枸杞还可以治疗脂肪肝，消除牙周炎，对长牙、换牙和骨骼发育都能起到促进作用，因而，尤其适宜儿童服用。另外，枸杞苗有清凉明目的功效；还能消除热毒、疮肿；尤其适合五官科急慢性炎症的治疗。

【治疗方剂】（仅供参考）

治肾经虚损，眼目昏花或云翳遮睛

四神丸：将枸杞子500克，好酒润透。分四份：一份与蜀椒31克炒，一份与小茴香31克炒，一份与芝麻31克炒，一份与川楝肉31克炒。炒后拣出枸杞，加熟地黄、白术、白茯苓各31克，一起研末，再加炼蜜做成药丸，每天服适量。

治骨蒸烦热（包括一切虚劳烦热及大病后烦热）

地仙散：地骨皮62克，防风31克，炙甘草

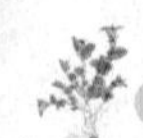

15.6克。上药调和均匀，每次取15克，加生姜5片，用水煎服。

治肾虚腰痛

枸杞根、杜仲、萆薢各500克。上药用好酒30升浸泡，密封于土罐中，然后放锅内煮一天，常取饮服。

治小便出血

将新枸杞根洗净，捣取自然汁。无汁则加水煎汁。每次取240毫升，加少许酒，饭前温服。

治风虫牙痛

取枸杞根白皮，醋煎含漱。

治妇女阴肿或生疮

用枸杞根煎水频洗。

治足趾鸡眼，作痛作疮

将枸杞根和红花研细敷涂。

治五劳七伤，房事衰弱

取枸杞叶250克，切细，加粳米、豉汁适量，一起煮粥。每天服用，效果神奇。

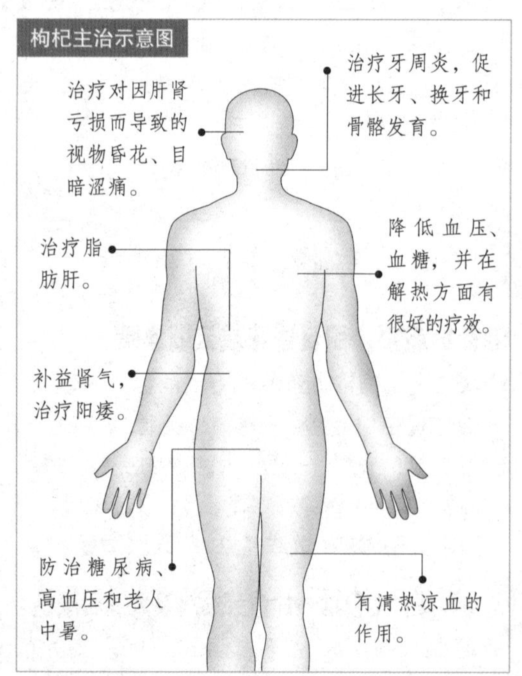

橘柚

《神农本草经》上说：橘柚，味苦，性温。主治胸中如同有物阻挡一样阻滞不通，导致人烦躁、呕吐、气喘；有助于消化。长期服用能去除口臭，排气顺畅，通晓神明。橘柚也叫橘皮。橘一般生长在两山之间高坡土地上且有流水的地方。

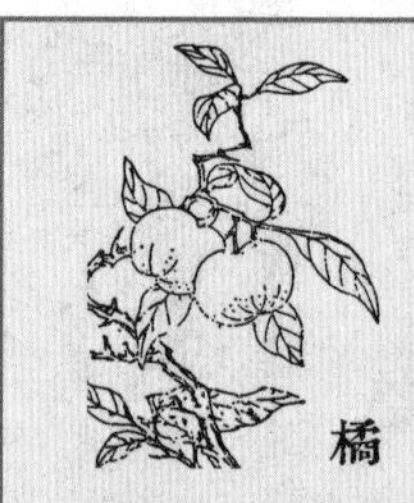

【原经文】橘柚，味辛，温。主胸中瘕热逆气，利水谷；久服去臭，下气，通神。一名橘皮。生川谷。

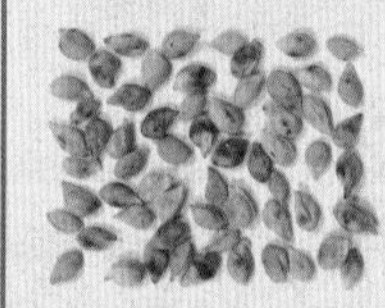

【释名】橘柚，即橘皮，为芸香科植物多种橘类的果皮，因入药以陈久者为佳，故也称陈皮。陈皮又以瓣大、完整、香气浓者为佳。

《本经》说，橘柚味辛，性温。主治胸中热气郁结痞满导致的肿块及气机上逆的症状，有助于脾胃消化。长期服用能去除口臭等不良气味，使上逆的气机下降。

中医认为，橘柚味辛、苦，性温，因辛能散，苦能泄，芳香化湿祛浊，所以成为理气健脾、燥湿化痰的常用中药。它因能泻肺降逆，故可用于痰湿壅肺，气机上逆而咳嗽气喘之症；能理气燥湿，健脾和胃，所以可治疗脾胃气滞、胸腹胀满、食少吐泻、消化不良等症。此外，它还有通利小便的作用。

《本草纲目》中记载了橘柚的用法："留白则补脾胃，去白则理肺气；同白术则补脾胃，同甘草则补肺，独用则泻肺损脾；加青皮减半用则去滞气，推陈致新。"因橘柚

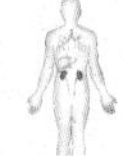

会耗损元气，所以，无气滞、痰湿的症状不宜使用，气虚及吐血的症状也应慎用。

现代药理分析证明，橘柚中所含的挥发油对消化道可起到缓和的刺激作用，有利于胃肠积气的排出；能促进胃液分泌，有助于消化。橘柚还能刺激呼吸道黏膜，使其分泌增多，有利于痰液稀释和排出，有很好的平喘作用。另外，橘柚对心血管系统还有升压及兴奋心脏的作用。

【治疗方剂】（仅供参考）

治湿痰停滞，咳唾稠黏

润下丸：取橘皮250克，放砂锅内，下盐15克，化水淹过煮干；另用粉甘草62克，去皮蜜炙。上2味药都研成末，蒸饼做成梧桐子大小的丸。每次用开水送服100丸。

治脾气不和，胀满

宽中丸：橘皮125克，白术62克。上药都研成末，加酒、糊做成梧桐子大小的丸。每次饭前用木香汤送服30丸。

治伤寒、手足逆冷及一切杂病

橘皮汤：橘皮125克，生姜31克。加水2升煎取1升，慢慢饮服。

治痰膈气胀

陈皮 0.9 克。水煎热服。

治突然失声

橘皮 15.6 克。水煎慢饮。

治经年气嗽

将焙干的橘皮、神曲、生姜等份研末，蒸饼做成梧桐子大小的丸。每次服 30~50 丸，饭后、睡前各服一次。

治化食消痰

取橘皮 15.6 克微熬，研成末，水煎后代茶细细饮服。

治大肠秘塞

把酒煮过的陈皮连白焙干，研成末。每次用温酒送服 6 克。

治产后尿闭

取陈皮 31 克，去白研成末。每次空腹用温酒服 6 克。

治趾甲嵌肉，不能行走

取浓煎陈皮汤浸泡患处，甲肉自离，轻手将甲剪去，以虎骨末敷之即愈。

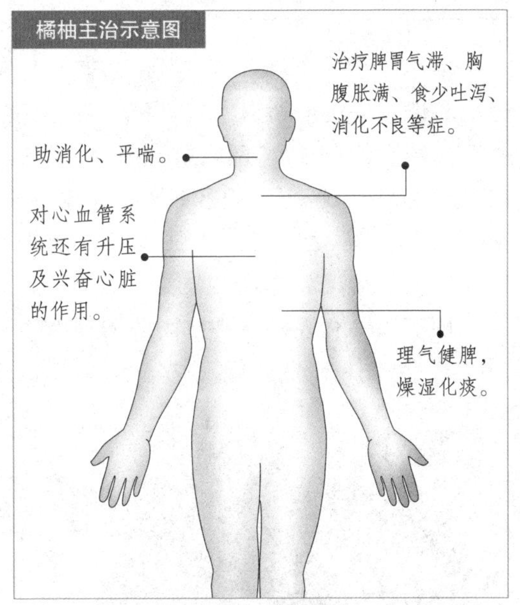

柏实

《神农本草经》上说：柏实，味甘，性平。主治受外来惊吓而恐惧不安、心跳加快；可充实五脏，增强气力；能消除风湿痹证。长期服用可使面色润泽娇嫩，听觉灵敏，眼睛明亮，耐饥饿，延缓衰老，身体轻巧，寿命延长。柏生长在两山之间，高坡土地上且有流水的地方。

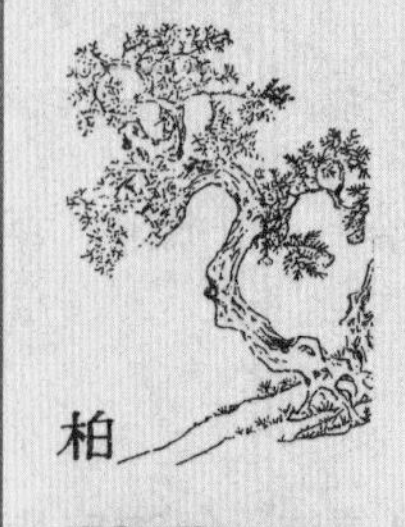

【原经文】柏实，味甘，平。主惊悸；安五脏，益气；除风湿痹。久服令人润泽美色；耳目聪明，不饥不老，轻身延年。生山谷。

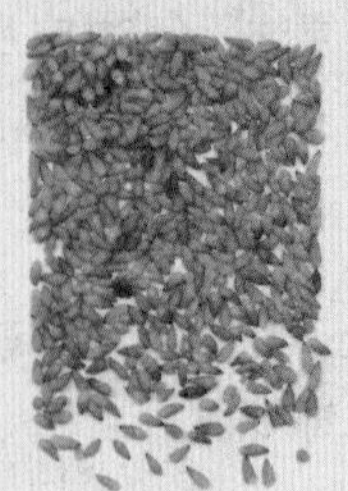

【释名】柏实，为柏科常绿植物侧柏的种仁，也称柏子仁、侧柏仁。采制方法为秋、冬季采收侧柏的成熟种子，晒干，除去种皮，收集种仁。全国各地均有生产，主产于山东、河南、河北、江苏等省。

柏实味甘，性平。主治由惊恐而导致的心悸不安，能协调五脏功能，补益元气，改善人体机能，还能消除肢体沉重等风湿病证状。长期服用能使人心情愉悦，面容润泽，耳聪目明，身强体壮，耐饥饿，衰老延缓，寿命增加。

柏实主要有养心安神、润肠通便的作用。它性味甘平，归心、脾、肝、肾经，因而能补心脾，益肝肾；而最主要的功效还是补心益血、养心安神，因而可用于治疗神经衰弱，也可治疗阴虚盗汗之证。《本草纲目》中还记载，柏实能治疗心血亏虚、血不养心导致的怔忡惊悸、神不守舍、虚烦不眠等；也可用于心脾受亏、忧思抑郁、言语错乱、恍惚不宁、精神疲惫等症的治疗。古人认为，柏实入脾而能除湿，因而可治疗以肢体沉重为特征的风湿病；又因柏实入肺，肺与大肠一气，从而可起到润肠通便，治疗肠燥便秘的作用。现代药理分析也证明，柏实含有大量脂肪油，确实有润肠通便的功效。

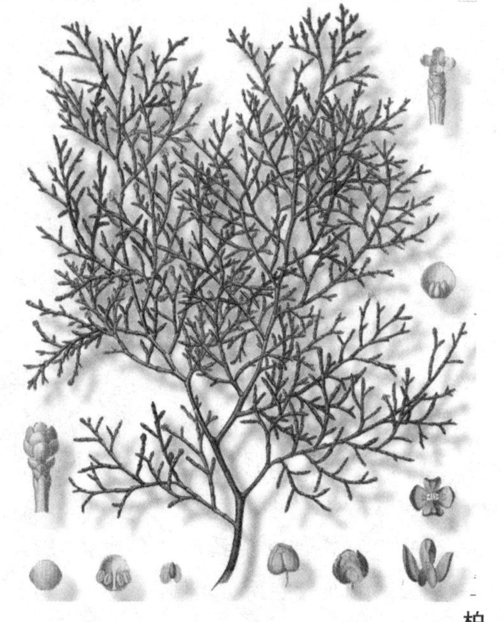
柏

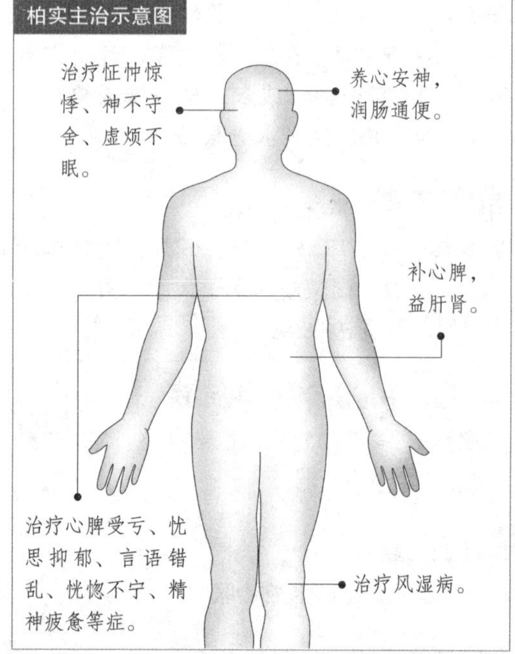

【治疗方剂】（仅供参考）

平肝润肾，延年壮神

将柏实晒干，去壳，研末。每次用温酒送服6克，一天三次。又方：加松子仁等份，以松脂调和成丸服用。又方：加菊花等份，以蜜调和成丸服用。又方：取柏实1000克，研末，泡酒中成膏，加枣肉1500克，

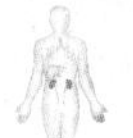

白蜜、白术末、地黄末各500克，捣匀做成弹子大小的丸。每次嚼1丸，每天三次。

治老人便秘

柏实、松子仁、大麻仁各等份。上药一起研末，加蜜、蜡做成如梧桐子大小的丸。每次饭前用少许黄丹汤调服20~30丸，每天两次。

治肠风下血

取柏实14个，捶碎，放布袋中，加入好酒720毫升，煎至八成服下。

治小儿惊痫腹满，大便青白色

将柏实研末，温水调服3克。

茯苓

《神农本草经》上说：茯苓，味甘，性平。主治过度忧郁导致胸胁有气上逆或惊吓导致恐惧不安和心跳加速；消除胃脘的聚积疼痛；治疗发冷发烧烦闷，咳嗽，口燥舌干；使小便通利。长期服用可安和魂魄，颐养心神，耐饥饿，寿命延长。茯苓也叫茯菟，生长在山的土石上且有流水的地方。

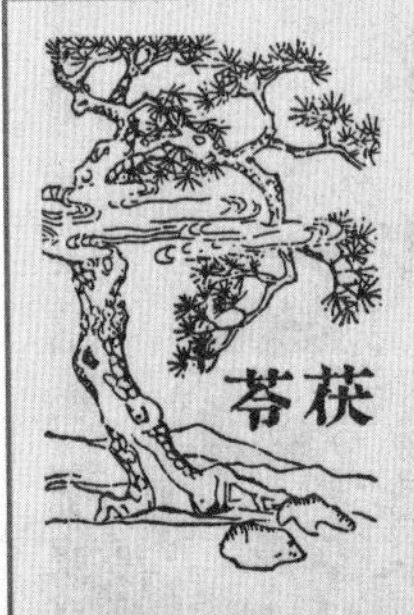

【原经文】茯苓，味甘，平。主胸胁逆气忧恚；惊邪恐悸；心下结痛，寒热烦满，咳逆，口焦舌干，利小便；久服安魂养神，不饥延年。一名茯菟。生山谷。

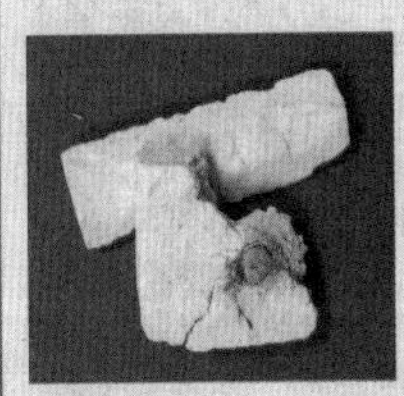

【释名】茯苓为多孔菌科植物，多寄生在赤松或马尾松的地下根，或埋于地下的松枝上。有栽培和野生两种，栽培的以安徽为多，故有“安苓”之称；野生则以云南为多，故称“云苓”。

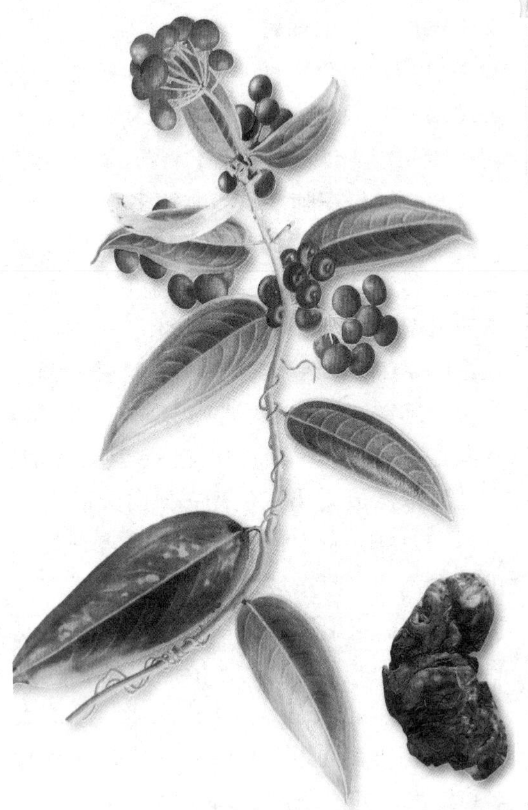

茯苓

《本经》中所说的茯苓实际上是白茯苓。它味甘，性平，主治胸胁间气逆上冲，内心忧闷愤恨，或由于惊吓而出现的恐惧不安、心悸；能治疗胃脘部气滞而导致的扭结疼痛，忽冷忽热，胸中烦闷，咳嗽喘逆，口舌焦躁等症；还能通利小便。长期服用可安定精神，延长寿命。

茯苓味甘淡，性平。味甘能补益中气，味淡能通利九窍。中气得补，于是心脾之气充实；九窍通利，从而邪热自解。心脾之气充实了，就会消除忧愁烦闷等不安情绪；邪热解除了，那么胃脘部扭结疼痛、烦躁闷满、咳嗽喘逆、口干舌燥等症状也就得到了缓解。另外，古人认为，茯苓淡利窍，甘助阳，是除湿的良药，它有补益脾胃之气，驱逐停积的水液，并生津导气的功效。现代临床上，茯苓通常用来利水渗湿、益脾和胃、安神宁心，适用于脾虚泄泻、消化不良、心悸失眠等症；还可用来祛除湿邪，治疗小便不利、水肿等症；也可治疗痰饮内停于胃导致呕吐清水，及痰饮停在肺导致咳嗽痰多等症。

关于茯苓利湿的功效，可追溯到元朝以前，传说成吉思汗曾用它治好了三军将士的风湿病。茯苓还有很好的抗衰老作用，在古代一直被神话为延年不老的仙药。相传一位隐居在嵩山的人，常服食赤箭和茯苓，百岁之后，尽管身体肌肉已经消瘦殆尽，但眼睛里依然放射出紫色光芒，白天能看到星星和月亮；听力也非常好，能辨别好几里外的声音。苏东坡也是茯苓强体的有利证明，他曾亲历了服用茯苓后身体由弱变强的过程，并且晚年时，依然保持强壮的身体和旺盛的创作力。清代末年，慈禧太后对茯苓非常推崇，并命人将其做成宫廷名点，后来传入民间，如今仍是北京的特产。据现代医学研究证实，茯苓还含有茯苓多糖，可抑制某些肿瘤细胞的生长。

【治疗方剂】（仅供参考）

治心神不定、恍惚健忘

茯神62克（去皮），沉香15.6克。上药共研末，加炼蜜做成小豆大小的丸，每次饭后用人参汤送服30丸。

治虚滑遗精

白茯苓62克，缩砂仁31克。上药共研末，加盐6克，将瘦羊肉切薄片蘸药炙熟吃，用酒送服。

治小便频多

白茯苓（去皮）、干山药（去皮）各等份。上药在白矾水中浸过，焙干研末，每次用米汤送服6克。

治滑痢不止

白茯苓31克，木香（煨）15.6克。上药一起研末，每次用紫苏木瓜汤送服6克。

治妊娠水肿、小便不利、恶寒

赤茯苓（去皮）、葵子各15.6克。上药

茯苓养生

自古以来，茯苓便是仙家必备的滋补食品，又是医者常用的药物。凡是讲究修身养生、追求延年的人，都非常注重服用茯苓。据史料记载，唐代民间的膳食中已经出现了以茯苓为原料的茯苓酥、茯苓饼等。宋代文学家苏东坡非常喜爱吃茯苓饼，因而他年过六旬仍身体强健并保持惊人的记忆力，在他的《东坡杂记·服茯苓赋》中记述：“以九蒸胡麻，用去皮茯苓，少入白蜜为饼，食之日久，气力不衰，百病自去，此乃长生要诀。”另外，茯苓的美容功效也不容忽视。现代营养学家对慈禧太后的养颜益寿药方进行分析，发现其中常用的补益中药共64种，而使用率最高的就是茯苓，高达78%。可见，茯苓的各种养生保健作用早为人们所知。

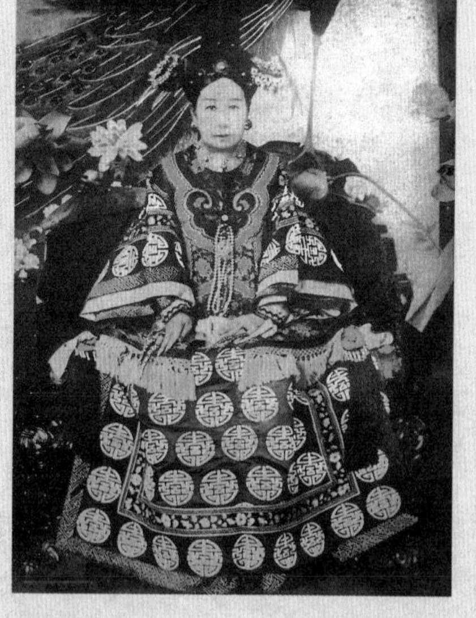

慈禧太后像

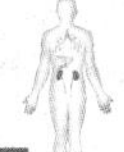

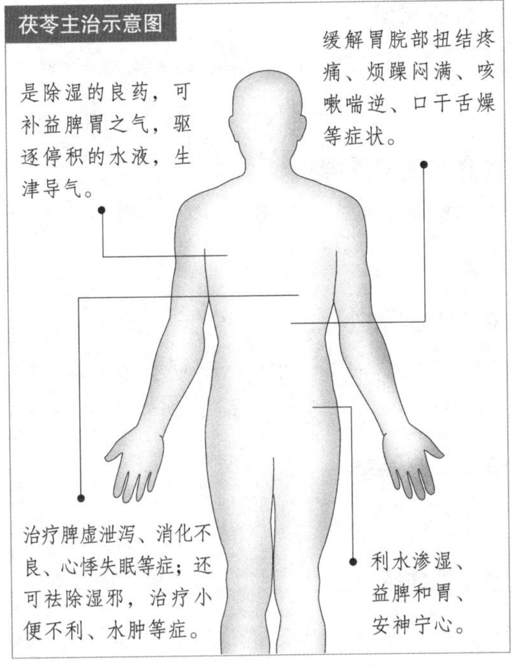

研末，每次用水送服6克。

治突然耳聋

取黄蜡不拘多少，和茯苓末细嚼，茶汤送服。

治痔漏

赤茯苓（去皮）、白茯苓（去皮）、没药各62克，破故纸125克。上药在石臼中捣成一块，酒浸数日后取出，放入木笼蒸熟，晒干研末，加糊做成梧桐子大小的丸，每次用酒送服20丸。

治水肿尿涩

茯苓皮、椒目各等份。上药一起煎汤，每天饮服，以见效为度。

榆皮

《神农本草经》上说：榆皮，味甘，性平。主治大小便不通利，能通利水道，消除病邪。长期服用可使身体轻捷，没有饥饿感，

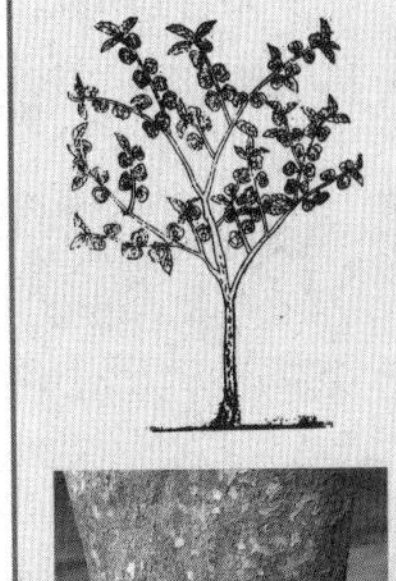

【原经文】榆皮，味甘，平。主大小便不通，利水道；除邪气。久服轻身不饥，其实尤良。一名零榆。生山谷。

【释名】榆皮即榆白皮，为榆科植物榆树树皮或根皮的韧皮部。采制方法为，春季或8~9月间割下老枝条，立即剥取内皮晒干。

它的果实效果尤其好。榆皮也叫零榆，榆生长在山的土石上且有流水的地方。

榆皮味甘，性平。主治大小便不通，尤其能通利小便，还能消除体内的各种致病物质。长期服用能使身体轻捷，耐饥饿。

中医认为，榆皮甘平，善于渗湿祛热，能利窍通淋。这里所说的淋，即指淋证，多由下焦湿热蕴结而引起的，包括泌尿系统感染、结核、结石、乳糜尿、前列腺炎等多种疾病，其中以尿急、尿频、尿涩痛、淋漓不尽为主要症状。榆白皮通过消除下焦湿热而通调水道，湿热去除后，

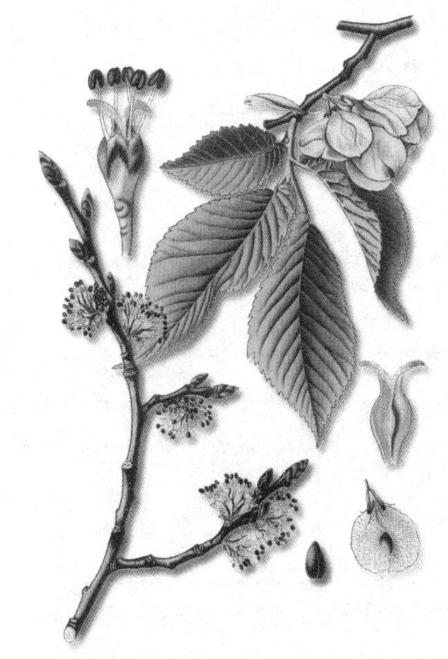
榆

榆皮主治示意图

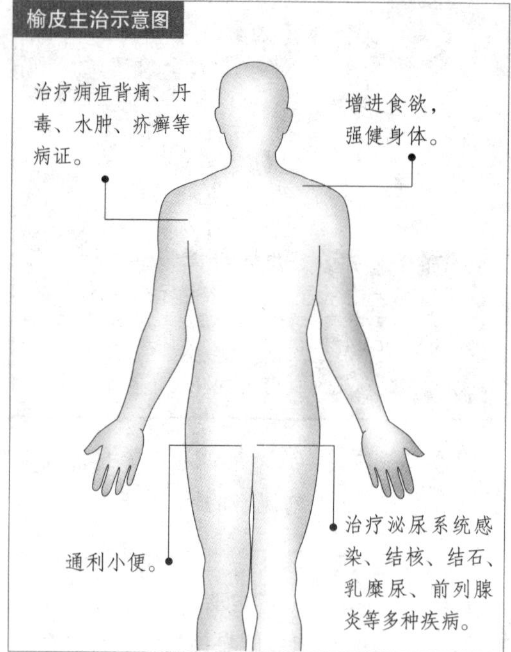

二便畅快，自然身轻体便。《本草纲目》中说，因榆皮、榆叶的质性都属滑利下降，所以小便不通、“五淋肿满”（即各种泌尿类疾病造成的小便不畅）、妇女生产不利等症都可以使用。

榆皮还可用作食疗增进人的食欲。古时的仙家术士便经常服用它，以达到通利关节的功效。另外，它还可治疗失眠，现代被用来制作催眠药。现代临床上，榆皮最广泛的应用仍是在治疗泌尿类疾患上，以及治疗痈疽背痛、丹毒、水肿、疥癣等病。

【治疗方剂】（仅供参考）

治气喘不止

将榆皮阴干，焙干研末，每天清晨和晚上取末 6 克，用 500 毫升水煎成胶状服下。

治五淋涩痛

将榆皮阴干、焙研，每次取 15 克，加 500 毫升水煎成胶状服下，一天两次。

治口渴多尿

取榆皮 1000 克，去黑皮，加水 10 升煮成 2 升。每次服 300 毫升，一天三次。

治身体突然浮肿

将榆皮捣末，同米煮粥吃，以小便畅通为效。

治早产后流血不止

榆皮、当归（焙过）各 15.6 克，加生姜水煎服。

治头、身长疮

将榆皮研末，调油涂擦。

治火伤成疮

嚼榆皮敷涂。

治背疽

将榆皮切细，清水洗净，捣烂，调香油敷擦，留出疮头透气。药干以苦茶润湿，如果药已不黏，就另换新药。

酸枣仁

《神农本草经》上说：酸枣仁，味酸，性平。主治胸腹寒热邪气凝滞导致的气机上逆；四肢发酸疼痛的湿痹症。长期服用可充实五脏，使身体轻便，延年益寿。酸枣生长在水草丛杂的陆地。

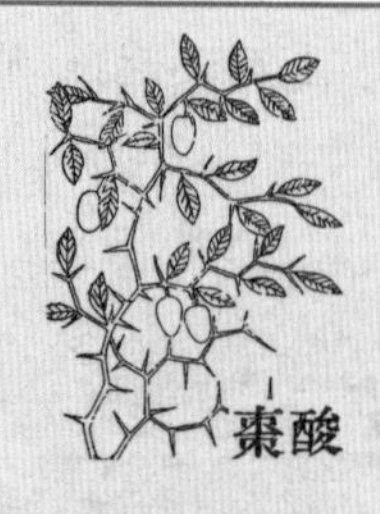

【原经文】酸枣仁，味酸，平。主心腹寒热邪结气聚；四肢酸疼湿痹。久服安五脏，轻身延年。生川泽。

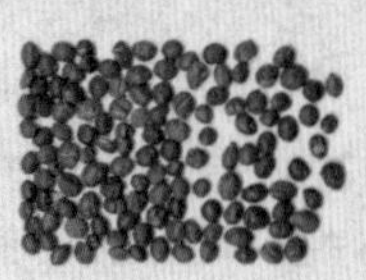

【释名】酸枣仁，属鼠李科落叶灌木或乔木植物酸枣的种子。主要产于我国北方地区，用它加工的饮料、食品有很多，如酸枣汁、酸枣酒等。

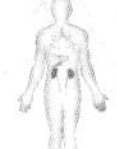

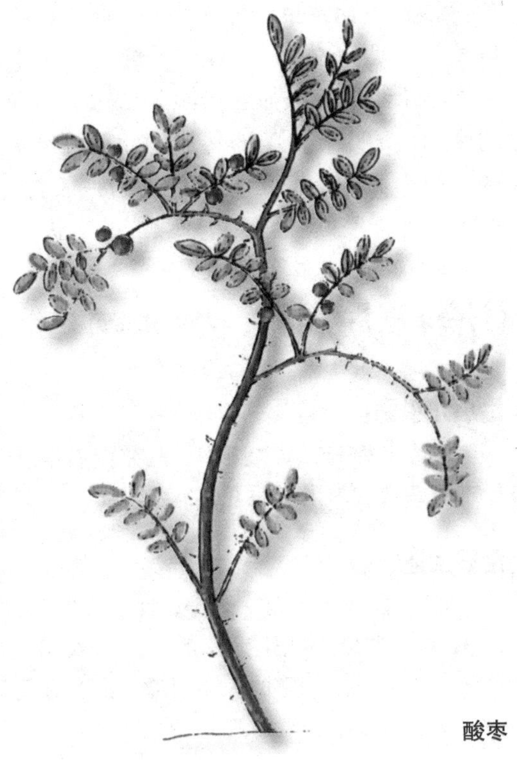

酸枣

《本经》说，酸枣仁味酸，性平。主治心脾间的寒热病邪；可解除致病物质滞留体内所引起的气机阻滞、积聚不散之证；还能治疗四肢酸疼及湿邪滞留而引起的风湿病。长期服用能调畅五脏，使人身轻、长寿。

历代实践证明，酸枣仁具有养肝、宁心、安神、敛汗的功效，可治疗心肝血虚、阴虚阳亢、心脾劳伤、惊悸怔忡、食少不眠、自汗盗汗的病证。在临床上，酸枣仁有生用熟用之分。生用可疏利肝脾血脉，《本经》中说的“心腹寒热”“邪结气聚”“酸痛湿痹”都属于生用的疗效范围内。炒熟用则能收敛肝脾的津液，治疗体虚盗汗、自汗。古人还有用生酸枣仁治多眠、用炒酸枣仁治失眠的说法，后来渐渐演变成炒后才入药。然而现代药理分析证实，生酸枣仁与炒酸枣仁都具有镇静作用，都可用于失眠，酸枣仁生用并不影响安神的效果。

【治疗方剂】（仅供参考）

治胆虚不眠

取酸枣仁 31 克，炒香，捣散。每次用竹叶汤调服 6 克。又方：再加人参 31 克、辰砂 15.6 克、乳香 7.8 克，调炼蜜做成丸子服。

治惊悸不眠

酸枣仁汤：酸枣仁 36 克，茯苓、白术、人参、甘草各 62 克，生姜 187 克。上药用 8 升水煮取三成，分次服。

治虚烦不眠

酸枣仁汤：酸枣仁 36 克，干姜、茯苓、芎䓖各 62 克，甘草 31 克。先用 10 升水煮枣仁，得汁 7 升，再放入其余各药同煮，得汁 3 升，分次服下。

治骨蒸不眠

用酸枣仁 31 克，加水 480 毫升研绞取汁，下粳米适量煮粥食。

酸枣仁主治示意图

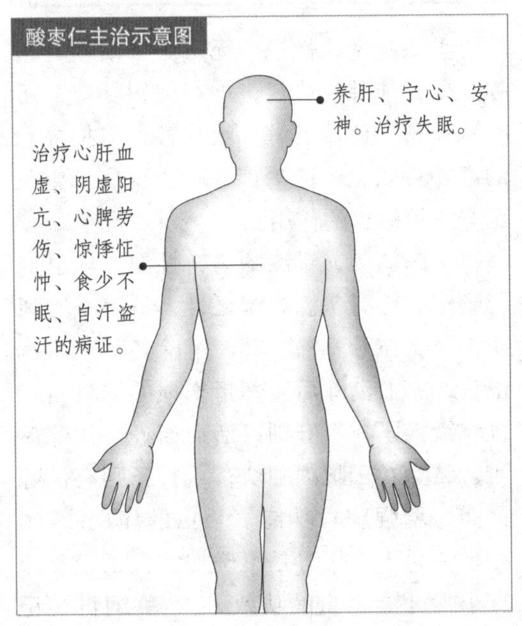

干漆

《神农本草经》上说：干漆，味辛，性温。主治断伤；补内脏以续筋骨，增加智力，充实五脏；治疗六种极度虚劳病交叉侵袭；祛除风寒湿邪的痹症。生漆还能祛蛔虫。长期服用干漆可使身体轻便，寿命延长。漆树生长在两山之间的高坡土地上且有流水的地方。

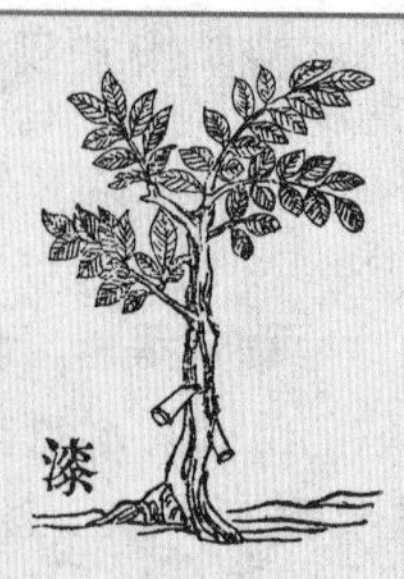

【原经文】干漆，味辛，温。主绝伤，补中，续筋骨，填髓脑；安五脏，五缓六急；风寒湿痹。生漆，去长虫；久服轻身，耐老。生川谷。

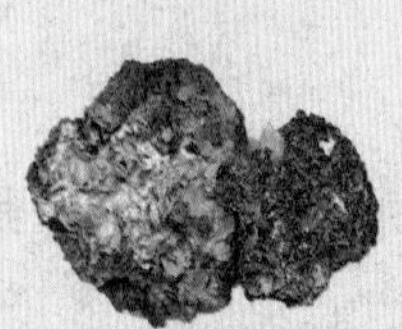

【释名】干漆是漆树汁液经加工或自然干燥后形成的固状物。呈不规则块状，黑褐色或棕褐色，表面粗糙，有蜂窝状细小孔洞或呈颗粒状，质坚硬，不易折断。具有特殊的臭气。

干漆味辛，性温，无毒。主治筋骨折损之伤，能补益中气，增强脾胃功能；可补脑益智，调畅五脏，治疗各种劳损导致的虚弱症状；还能治疗各种风湿病。生漆还有杀灭蛔虫的作用。

中医认为，干漆味辛，性温，入肝和胃肠经。因有辛温燥湿之性，故可祛除风寒，通调血脉壅滞，又能解除各种风湿病证状；瘀血消除后，断折伤损的筋骨自然也就续接了。入肝则可活血通经、祛除瘀血、破除女子腹内肿块；入胃肠则有消除食滞、增强脾胃功能、杀虫的作用。《本经》中说干漆无毒是不确切的，正因干漆有小毒才有杀虫的功效。《本草纲目》记载："漆性毒而杀虫，降而行血，所主诸症虽繁，其功只在二者而已。"现代临床上也常用干漆消积破血、燥湿杀虫这两方面的作用，治疗瘀血阻滞造成的女子月经不调、腹内肿块等病症，及消除胃肠食滞，杀灭各种寄生虫，解除虫积腹痛的症状。

【治疗方剂】（仅供参考）

治小儿虫病

干漆（捣碎，烧烟尽）、白芜荑各等份研末。每次用米汤送服 0.6~3 克。

治妇女血气痛

将湿漆 31 克，熬一顿饭时间，加干漆末 31 克，调成梧桐子大小的丸。每次用温酒送服 3~4 丸。怕漆的人不可服。此方还可治男子疝气或小肠气痛。

治妇女经闭或腹内肿瘕

干漆（打碎，烧烟尽）、牛膝末各 31 克，生地黄汁 1 升。上药一起在慢火上熬

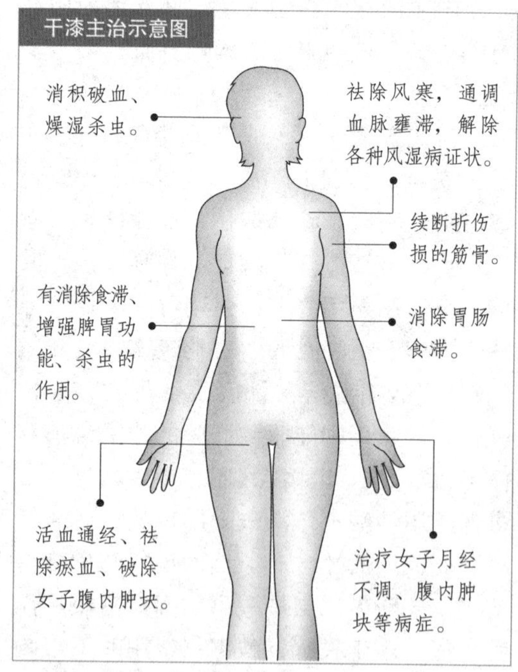

浓，做成如梧桐子大的丸子。每次服 1 丸，渐增至 3~5 丸，用酒或汤送服。

治产后青肿疼痛

干漆、大麦芽各等份研末。上药分别相间铺入瓦罐中，封紧，煅红，冷后再研散，每次用热酒送服 3~6 克。治疗产后各种疾病，都可以用此方。

治五劳七伤

干漆、柏子仁、山茱萸、酸枣仁各等份研末。上药加蜜做成如梧桐子大的丸，每次用温酒送服 14 丸，一天两次。

蔓荆实

《神农本草经》上说：蔓荆实，味苦，性微寒。主治筋骨中发冷发热的症状；治疗湿邪痹阻使肢体拘挛；能使眼睛视物清楚，使牙齿坚硬，通利多种窍道；祛除绦虫。长期服用可使身体轻捷，寿命延长。小荆实也有同等功效。蔓荆生长在山的土石上且有流水的地方。

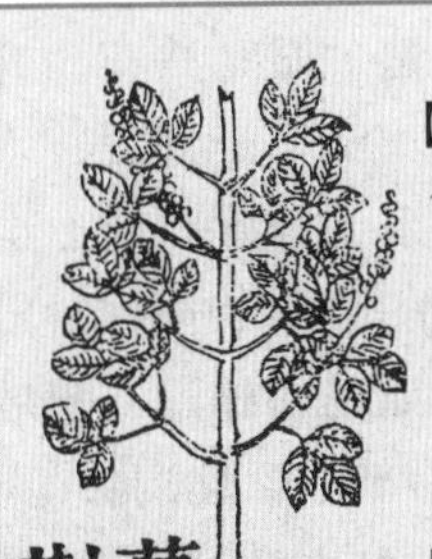

蔓荆

【原经文】蔓荆实，味苦，微寒。主筋骨间寒热；湿痹拘挛；明目坚齿，利九窍；去白虫。久服轻身耐老。小荆实亦等。生山谷。

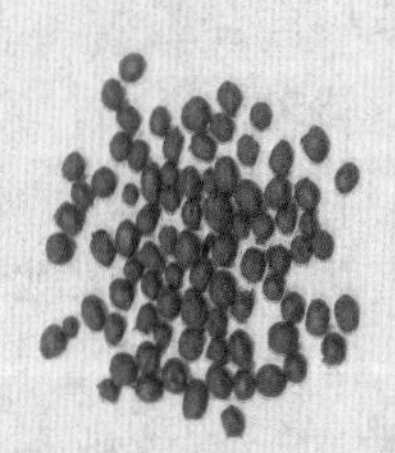

【释名】蔓荆实，即蔓荆子，为马鞭科落叶小灌木植物单叶蔓荆和蔓荆的果实。呈球形，表面灰黑色或黑褐色。主产山东、江西、浙江、福建等地，秋季果实成熟时采收，晒干收藏。

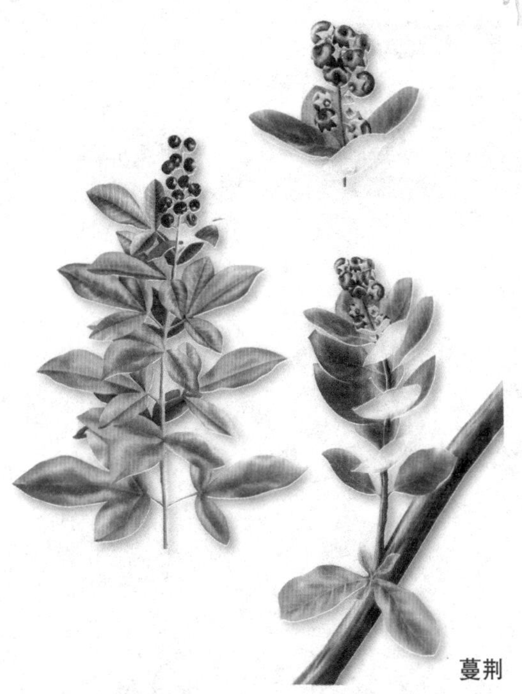

蔓荆

蔓荆实味苦，性微寒。主治筋骨间时寒时热，疼痛严重，以及肢体拘挛难以屈伸的风湿病。能增强视力，治疗目疾，坚固牙齿，畅通九窍，杀灭寸白虫。长期服用能使身体轻捷，延缓衰老。

中医认为，风寒等外邪侵入筋骨，最初表现为筋骨间时寒时热，到了后来就会出现严重的疼痛感，甚至难以屈伸。蔓荆实味苦而辛，因苦能燥湿，辛能散风祛寒，所以可治疗以上的风湿病症状。而风寒湿邪除去后，气血畅通无阻，九窍就自然通利了。另外，苦能坚肾，辛可补肝，而齿是肾之余，目是肝之窍，肝肾得以补养自然会目明而齿坚。而且就中医看来，人体的寄生虫是在湿热郁积的环境中所产生的，因蔓荆实是苦寒药物，能燥湿清热，所以破坏了寄生虫赖以生存的湿热环境，寄生虫也就被杀灭了。现代临床中多用它祛除风湿及疏散头面风热的功效，治疗风湿病及头痛、眩晕、目赤肿痛、齿龈肿痛、头风作痛等疾病。

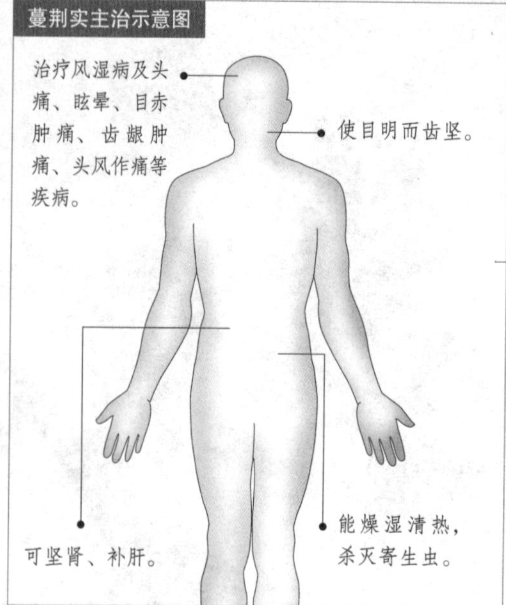

【治疗方剂】（仅供参考）

令发变黑

蔓荆实、熊脂各等份，用醋调涂。

治乳痈初起

将蔓荆实炒后研末。用酒送服1克，渣敷。

治鬓发脱落，可生发

蔓荆实、附子、柏子仁各2.25克。上药用乌鸡膏调和，反复捣研成膏，密封于新瓷器中，一百天后取出，用马膏调和，敷涂头部脱发处，并用布巾包裹，每天三次。

辛夷

《神农本草经》上说：辛夷，味辛，性温。主治五脏、体内有寒热邪气，使人发冷发热，风邪伤头导致头脑疼痛；能祛除脸上黑斑。长期服用可使排气顺畅，身体轻便，眼睛明亮，延年益寿。辛夷也叫辛矧、侯桃、房木，生长在山的土石上且有流水的地方。

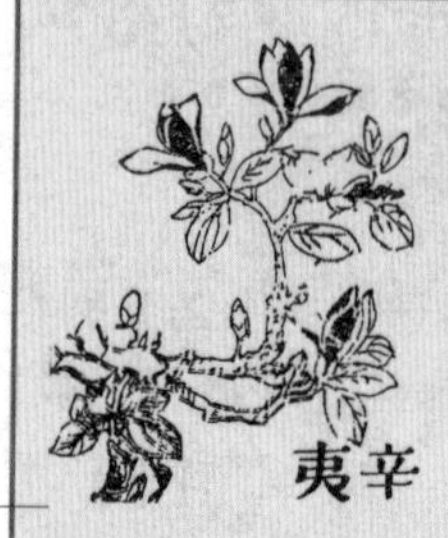

【原经文】辛夷，味辛，温。主五脏、身体寒热，风头脑痛；面皯。久服下气，轻身，明目，增年耐老。一名辛矧，一名侯桃，一名房木。生山谷。

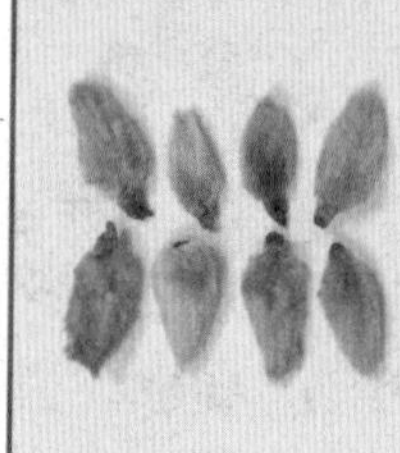

【释名】辛夷花，即木兰科落叶灌木木兰，是一种著名的药用花卉。辛指味道，夷是幽远，“辛夷”指气味辛香而幽远。药用的部分是它的花蕾，在花蕾未开时采摘。因于2月开花，所以又称迎春花。

《本经》介绍说，辛夷味辛，性温，主治身体受风寒侵袭而发冷发热的症状，及风寒头痛等。辛夷还能消除脸上的黑气斑痣，解决面色枯槁等问题。长期服用能使清阳之气上升，而令浊秽、上逆之气下降，从而使眼目清明。

风寒侵入身体，郁结不散，就会出现时冷时热的症状。而邪气上犯头顶就会头痛；留在面部，致使血行不畅就会产生黑气斑痣；上攻两目则会造成眼睛昏花和视物不清。中医认为，辛夷味辛、性温，气味清香，辛温能散除表邪，芳香则能上走空窍治疗头目疾病。又因辛夷入肺胃二经，能使清阳之气上升，从而畅达肺气，驱散上焦的风寒，于是上述症状自然能消除了。

肺又开窍于鼻，肺气宣，则诸如鼻塞、鼻渊、不辨香臭等鼻病自会痊愈。辛夷一直被看作散风寒、通鼻窍的良药，实践证明，无论内服外用，辛夷在这方面确实有着神奇的疗效。《本草纲目》记载，治疗鼻渊、鼻塞、鼻疮，将辛夷研末，加入少许麝香，用葱白蘸数次，疗效神奇。

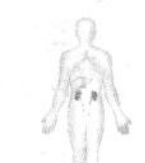

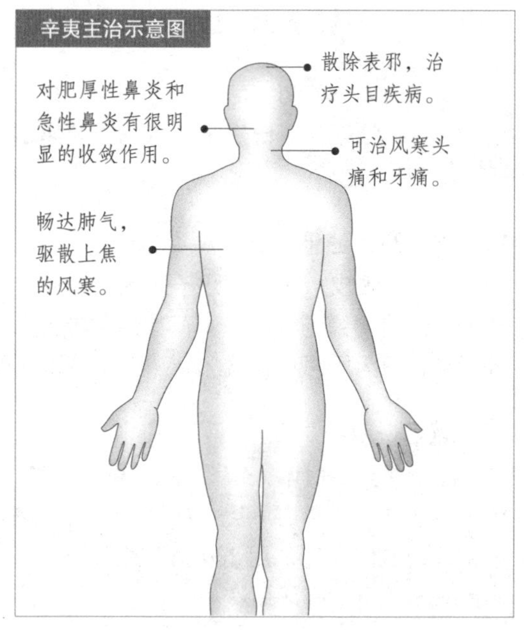

现代医学研究证明，它对肥厚性鼻炎和急性鼻炎有很明显的收敛作用。除此之外，辛夷还可以用在风寒头痛和牙痛上。

关于《本经》中说的辛夷可“增年耐老”的说法，无论在理论还是实践上，都难以成立。早在明代，医家就曾提出质疑，认为辛夷作为一种散表祛风的药物，不可能具有延年抗衰的作用。后世的实践中，也证明了辛夷不具备这种功效。

杜仲

《神农本草经》上说：杜仲，味辛，性平。主治腰脊疼痛，可安补内脏，增添精气，坚固筋骨，增强记忆力；消除阴器下潮湿而发痒，小便余沥不尽。长期服用可使身体轻便，衰老减慢。杜仲也叫思仙，生长在山的土石上且有流水的地方。

《本经》说，杜仲味辛，性平。主治腰脊疼痛之证；还能补益脾胃之气，增强脾胃功能；补益人体精微物质，改善各脏腑器官的功能；能强筋壮骨，增强人的意志力；消除男女阴部湿痒，及小便淋漓不畅的症状。

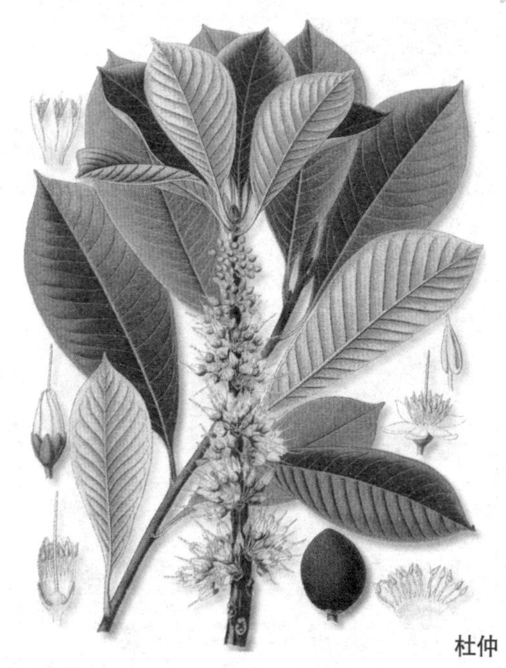

杜仲

中医认为，杜仲善于补肝益肾，肝主

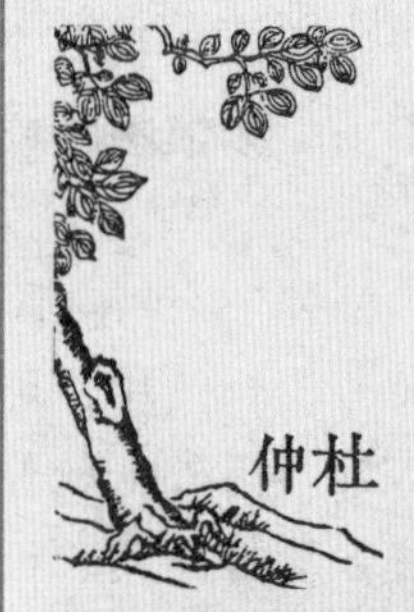

【原经文】杜仲，味辛，平。主腰脊痛；补中益精气，坚筋骨，强志；除阴下痒湿，小便余沥。久服轻身，耐老。一名思仙。生山谷。

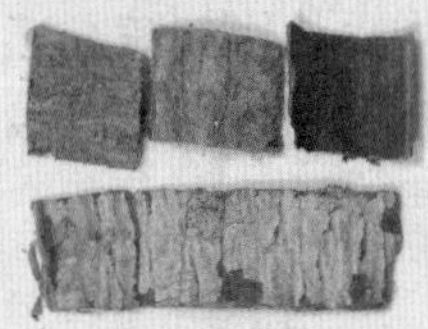

生杜仲

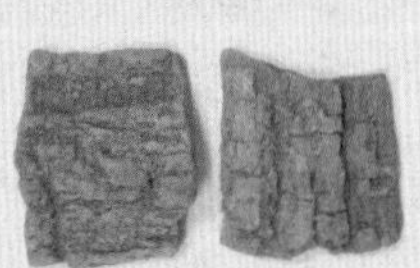

炒杜仲

【释名】杜仲，又名木棉，为杜仲科落叶乔木杜仲的树皮。据说它的名字来源于古时一位名叫杜仲的得道仙人。炒杜仲，是净杜仲丝用盐水淋喷拌匀，吸尽后，再用文火炒至黄褐色入药者。

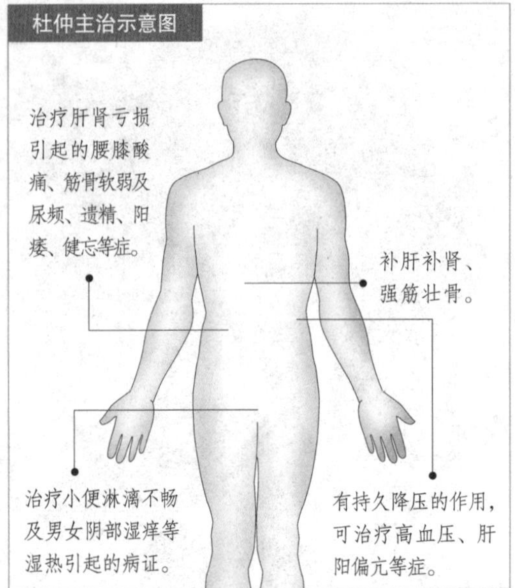

筋，肾主骨，肾气充实骨骼自然强健，肝气充实筋腱自然坚韧。因而，杜仲常被用于治疗肝肾亏损引起的腰膝酸痛、筋骨软弱及尿频、遗精、阳痿、健忘等症。又因杜仲味辛而能行散，性平偏温而能祛湿，所以也可治疗小便淋漓不畅及男女阴部湿痒等湿热引起的病证。肝肾不足会导致胎元不固，杜仲能补益肝肾，因而又具有安胎的作用，可治疗胎动不安、频惯堕胎或胎漏下血等症。

现代医学研究证实，杜仲还有持久降压的作用，与夏枯草、黄芩配合使用，可治疗高血压、肝阳偏亢等症。另外，杜仲还有利尿和抑制中枢神经系统等作用。近年来，经过化学、药理、临床等研究还证明，杜仲叶具有同杜仲相似的功效，因而可以代替杜仲使用。

【治疗方剂】（仅供参考）

治风寒伤肾，腰背虚痛

取杜仲500克，切细，炒过，放2升酒中浸10天。每天服300毫升。又方：将杜仲研末，每天清晨用温酒送服6克。

治病后虚汗及自流汗

杜仲、牡蛎各等份研末，每晚睡前用水送服5勺。

治产后诸疾及胎体不安

将杜仲去皮，在瓦上焙干，捣末，煮枣肉调末做成如弹子大的丸。每次用糯米汤送服1丸，每天服两次。

治肾虚

桂心9克，白术、茯苓各12克，甘草、泽泻、牛膝、干姜各6克，杜仲9克。上药研末，每次取3克，用200毫升煎酒煮五六沸，去渣服下，每天两次。

桑上寄生

《神农本草经》上说：桑上寄生，味苦，性平。主治腰痛；小儿背僵硬；痈肿；能安和胎儿，充实肌肉皮肤，坚固头发牙齿，促进胡须眉毛生长。它的果实能使眼睛明亮，身体轻捷，通晓神明。桑上寄生也叫寄屑、寓木、宛童，生长在两山之间的高坡土地上且有流水的地方。

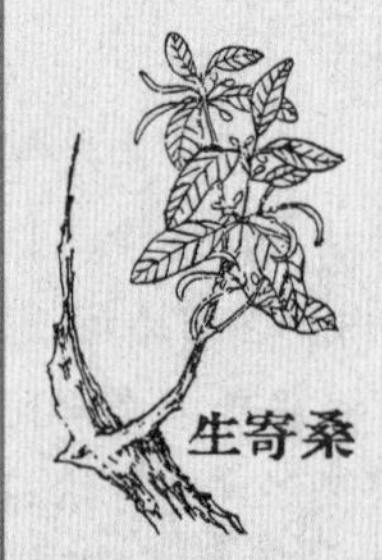

【原经文】桑上寄生，味苦，平。主腰痛；小儿背强；痈肿；安胎；充肌肤，坚发齿，长须眉。其实，明目，轻身通神。一名寄屑，一名寓木，一名宛童。生川谷。

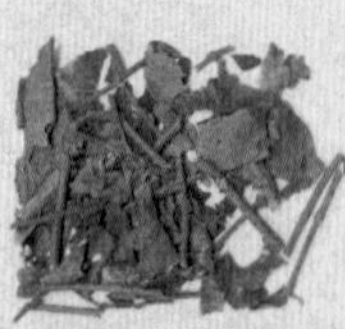

【释名】桑上寄生，即桑寄生，为桑寄生科植物槲寄生、桑寄生或毛叶桑寄生的枝叶。分布于我国东北南部至长江中下游各地。因鸟食其种子后不易消化而排泄于其他树上而传播。

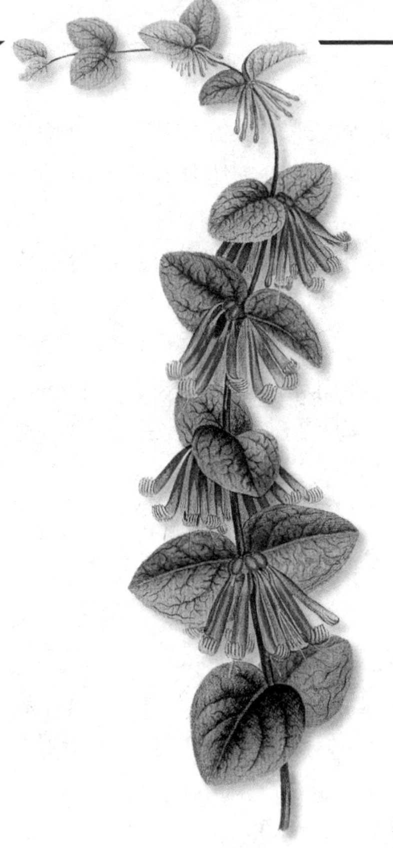
桑上寄生

《本经》说，桑上寄生味苦，性平。主治腰痛，小儿背部僵硬，及皮肤或皮下组织的化脓性炎症；能安胎，补养皮肤，坚固牙齿；治疗脱发，促进毛发生长。其果实能治疗眼疾。

桑上寄生味苦，平。因能养血润筋、祛风通络、强筋骨、补肝肾、安胎下乳，而一直被古人奉为益肾补血的良药。肾主骨，肾得补则筋骨强健，不会萎弱无力以至于染上风湿病；而发为血之余，血得补，则毛发自然得到滋润而不致枯槁脱落。中医认为，桑上寄生的主要功效在于补肝肾，益精血。它能祛除血中风湿，适用于因长期患风湿痹症而导致精血伤损，使筋骨失去滋养，从而产生萎弱无力、腰膝酸痛等症状。桑上寄生也适用于肝肾虚损、精血不足而造成的怀孕胎漏、胎动不安、视物昏花、头晕耳鸣等症。现代临床中证明，桑上寄生还有降压、利尿及扩张冠状动脉的作用，可用于治疗高血压及心脏病。

【治疗方剂】（仅供参考）

治膈气

取生桑上寄生捣汁 240 毫升饮服。

治胎动腹痛

桑上寄生 46 克，阿胶（炒）、艾叶各 15.6 克。上药加水 360 毫升煎至 240 毫升，去渣温服。去艾叶也可。

治毒痢脓血，脉搏弱

桑上寄生 62 克，防风、芎䓖各 7.8 克，炙甘草 9 克。上药一起研末，加 240 毫升水煎取八成，连渣服下。

治下血后虚、腰膝无力

将桑上寄生研末，每次用开水冲服 3 克。

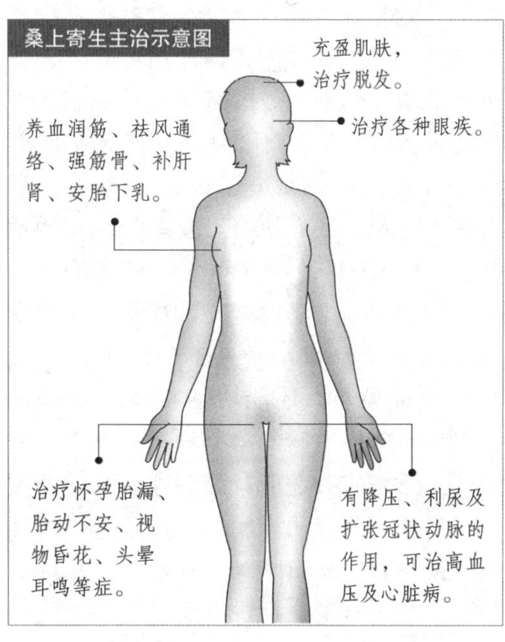

女贞实

《神农本草经》上说：女贞子，味苦，性平。主修补内脏，以充实五脏，使精神得以滋养，以祛除多种疾病。长期服用可使身体健壮，身体轻巧，延缓衰老。女贞生长在山的土石上且有流水的地方。

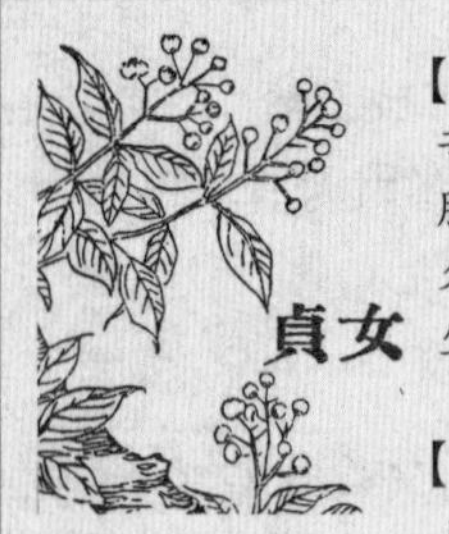

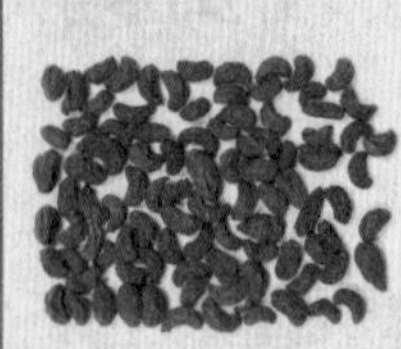

【原经文】女贞实，味苦，平。主补中，安五脏，养精神，除百疾。久服肥健，轻身不老。生山谷。

【释名】女贞实，即女贞子，为木樨科常绿灌木或小乔木女贞的成熟果实。李时珍说，此树凌冬依然保持青翠，似有贞守之操，所以用贞女来描述它。仁士钦其质，淑女慕其名。

《本经》说，女贞实味苦，性平。主要的功效是补益脾胃之气，改善脾胃虚弱的症状，从而滋养五脏，使精神健旺，各种疾病也就被消除或缓解了。长期服用可能使人身体健壮，腿脚灵便，健康长寿。

古人认为，女贞子能入肾除热，是补精的佳品，还有使白发变黑和明目的功效。《本草纲目》中介绍了一则名为“女贞丹”的药方，据说只需10天左右，就能使人精力倍增，老人不再起夜，白发根部变成黑色，还能增强腰膝的活动能力，增益人体脏腑的精微物质。女贞子在临床上常用来补益肝肾的阴液，善于清虚热，适用于肝肾阴虚发热，可治疗腰酸耳鸣、遗精、头晕目眩等症；也可治疗须发早白、视力减退、目昏不明等症。现代医学研究证明：女贞子对化疗或放疗所导致的白细胞减少有迅速提升作用，可以增强免疫功能，促进淋巴细胞转化为具有免疫功能的细胞。

女贞子与枸杞子，都有补益肝肾的作用，可用于肝肾阴虚之证的治疗。二者的不同之处在于，就滋补力来说，枸杞子可能会胜一筹；而就清虚热来讲，女贞子则要好一些。枸杞子性质和平，有润肺之功；女贞子补而不腻，但性偏寒凉。

【治疗方剂】（仅供参考）

治补肾滋阴

取女贞子，去梗叶，浸酒中一日夜，去皮，晒干，研末；等旱莲草出时，采些捣汁

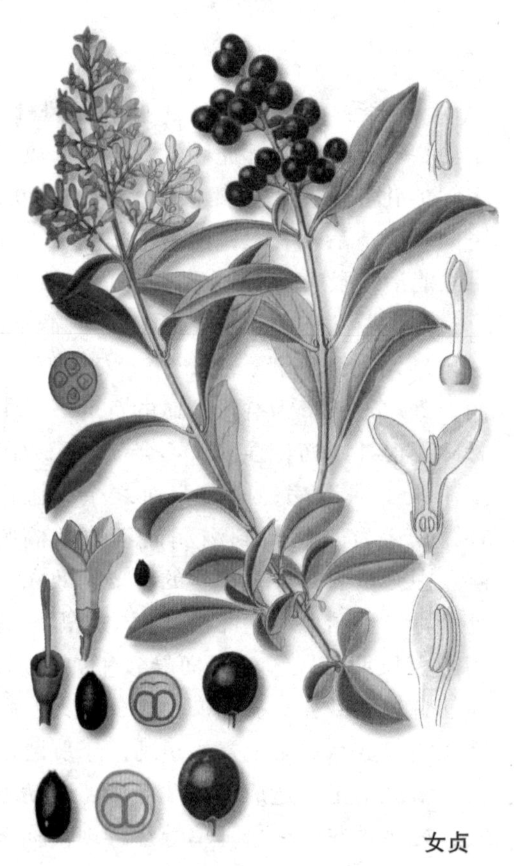

女贞

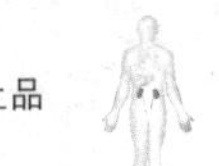

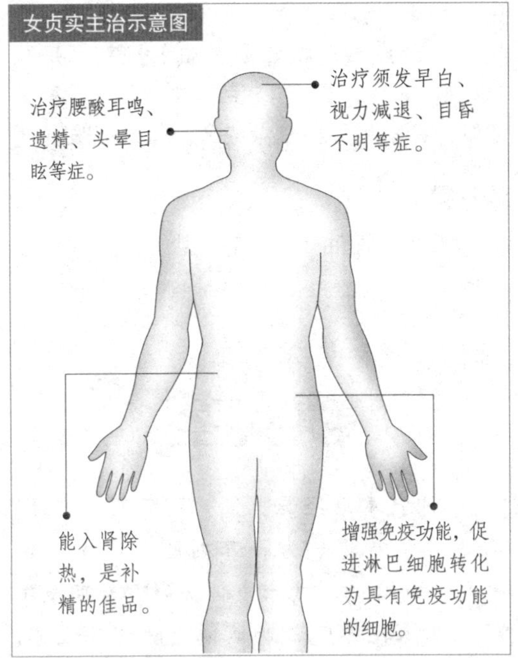

熬浓，和末做成如梧桐子大小的丸，每晚用酒送服 100 丸。十多天后，体力增加，不再起夜。

治风热赤眼

用女贞子不限量，捣汁熬膏，净瓶收存，埋地中 7 天后取出，点眼。

治口舌生疮，舌肿胀出

取女贞叶捣汁含浸吐涎。

治一切眼疾

将女贞叶捣烂，加朴硝调匀贴于眼部。

蕤核

《神农本草经》上说：蕤核，味甘，性温。主治胸腹部有气结聚；能使目明，治眼睛发红刺痛流泪。长期服用可使身体轻便，气力增加，耐饥饿。蕤核生长在两山之间的高坡土地上且有流水的地方。

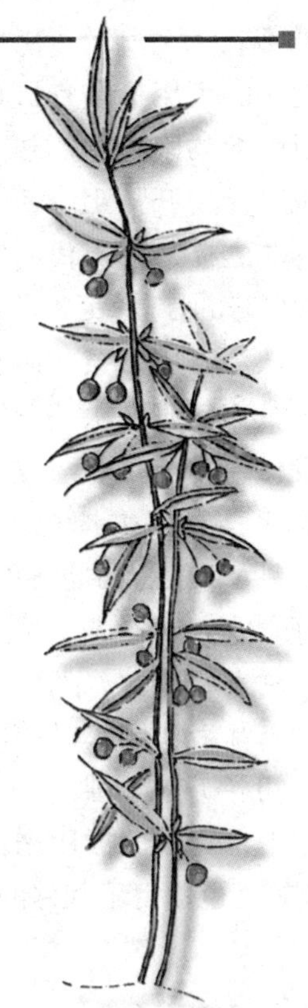

蕤核

《本经》说，蕤核味甘，性温。主治心腹间邪气郁结导致的疾病，可治疗眼疾，改善视力，消除眼睛红肿疼痛、容易流泪的症状。长期服用能使身体轻捷，补益元气，使人耐饥饿。

中医认为，蕤核有祛风、散热、养肝、明目的功效，自古就是治疗眼病最重

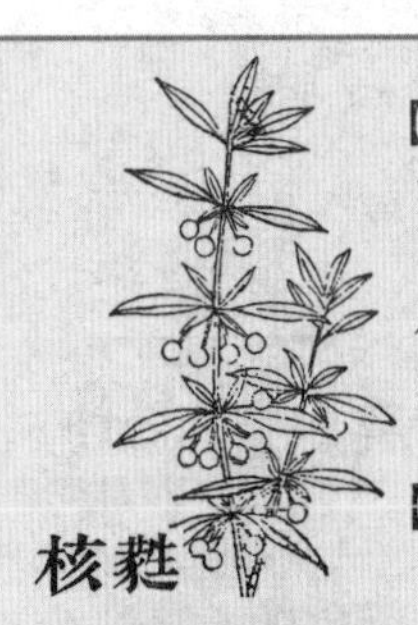

蕤核

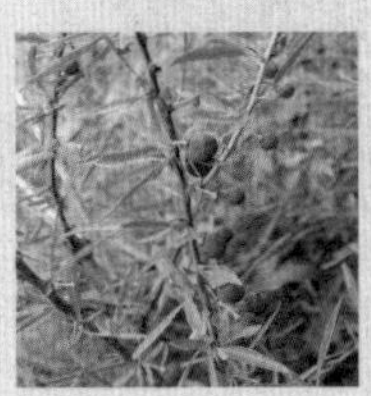

【原经文】蕤核，味甘，温。主心腹邪结气；明目，目赤痛伤泪出。久服轻身，益气不饥。生川谷。

【释名】蕤核，即蕤仁，为蔷薇科植物蕤核（扁核木）的干燥果核。核果球形，熟时黑色，表面有腊质白粉；果核卵圆形，稍扁，有皱纹，棕褐色。主产于山西、内蒙古、陕西、甘肃等地。

要的药物之一。可用于治疗肝血不足、风热上攻眼目引起的眼睑肿烂热痛、羞明落泪等症，也可治疗肝肾阴虚而致的两目昏暗、视物昏花之症，在历代的实践中已经取得了非常显著的疗效。《本草纲目》记载了一则古人认为万用万灵的眼科妙药，制法为：宣州黄连（研末）、蕤核仁（去皮，膏研）各等份，和匀，取两枚没有被虫蚀的干枣，割下头部，去掉核，形成罐状，将两种药物倒入填满，再将枣的头部盖上，用薄棉包好，放入银器中，用大茶碗水半碗，适当控制文武火，煎到枣变成鸡蛋大小，然后滤出汁液，倒入罐中收好。用它点眼的话，可治疗各种眼病，疗效神奇。在现代临床中，蕤核还被用来治疗慢性肝炎、肝肿大等，也取得了很好的效果。

【治疗方剂】（仅供参考）

治眼睛昏暗、痒痛隐涩、不能远视、迎风流泪

春雪膏：蕤核（去皮，压去油）62克，脑子7.8克。上药一起研匀，加生蜜18克，收存点眼。

又方：**百点膏：**蕤仁（去油）9克，甘草、防风各18克，黄连15克。先用后3味药煎取浓汁，然后下蕤仁做成膏，每天点眼。

治目翳

蕤核（去油）1.5克，盐0.3克。用水煎服。

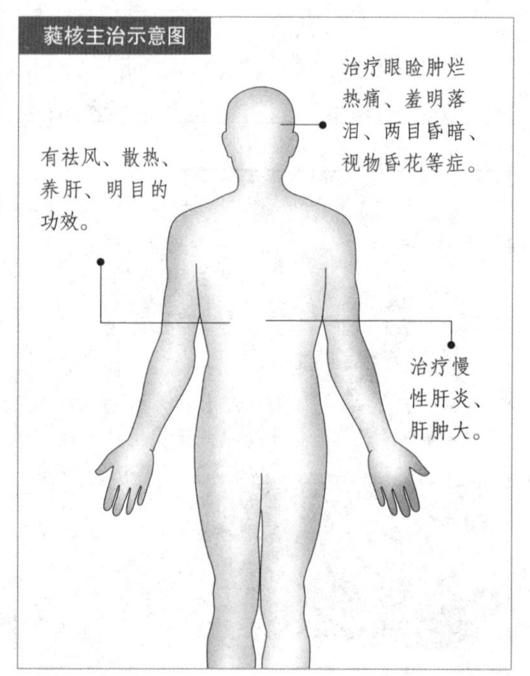

藕实茎

《神农本草经》上说：藕实茎，味甘，性平。主要功效为补养内脏，使精神饱满，气力增加，祛除多种疾病。长期服用可使身体轻巧，衰老延缓，没有饥饿感，寿命延长。藕实茎也叫水芝丹，生长在池塘或湖泊、水汇聚处。

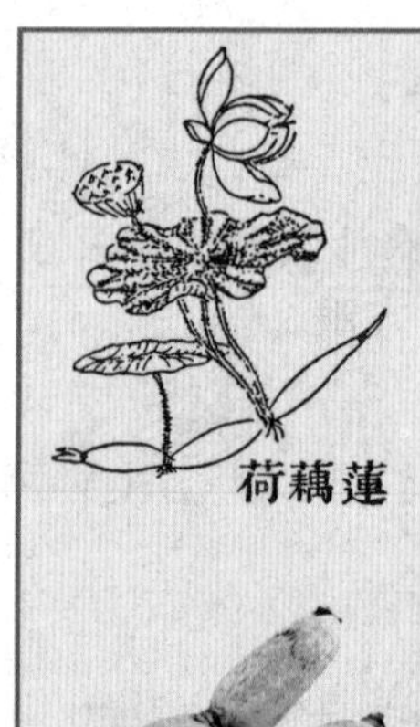

【原经文】藕实茎，味甘，平。主补中、养神、益气力，除百疾。久服轻身，耐老，不饥，延年。一名水芝丹。生池泽。

【释名】藕实茎，又名莲藕，其根名藕，实名莲，茎、叶名荷。清明后抽茎生叶，六七月开花，花有红、白、粉红三种颜色。六七月嫩时采摘，生食脆美。

藕味甘，平，无毒。《本草纲目》中记载，藕用盐水浸食不损口，同油炸糯米做果食则无渣。煮时忌用铁器。白花藕大而孔扁的，生食味甘，煮食不佳；红花藕及野藕，生食味涩，蒸煮则味美。四时皆可食。

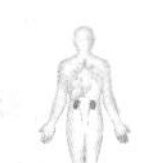

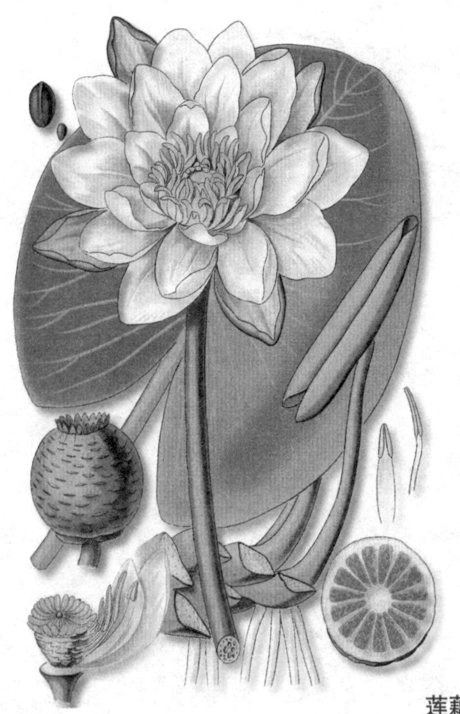

莲藕

藕可消除热渴，散瘀血，生肌。长期食用可令人心情舒畅，止怒止泄，解酒毒，帮助消化，缓解病后干渴。捣汁服可解除胸闷心烦，开胃，止腹泻，排产后瘀血。捣成膏外敷，可治疗金属外伤及骨折，并有很好的止痛效果。蒸食可滋补五脏，实下焦，开胃口。与蜜同食，则使人不生寄生虫，并耐饥饿。藕汁可解蟹毒。将藕捣成粉服食，可轻身延年。

藕节味涩，平，无毒。捣汁饮服，可治疗吐血不止及口鼻出血，消瘀血及产后血闷，解除热毒。和地黄研汁，加入热酒饮服，能够止咳血、血淋、溺血、吐血、下血、血痢、血崩。

传说古时一名男子患了血淋病，疼痛难忍，哭号欲死。医生开了一剂处方：用藕汁调发灰，每次服二钱，每日三次。服后不久即血止痛除。《养疴漫笔》记载，宋高宗患痢疾，众太医皆医治无效。高宗偶然发现一个小药房，便召那民医治病。民医问得病史后，诊断是食湖蟹所致的塞痢，于是将新鲜藕节捣烂，热酒调服，数次即愈。高宗大喜，赐给那民医捣药金杵臼，后人称为金杵臼严防御家。可见，藕既能消瘀血，又能解蟹毒。

【治疗方剂】（仅供参考）

治吐泻

取生藕捣汁服。

治上焦痰热

藕汁、梨汁各 120 毫升，调和均匀饮服。

治小便热淋

生藕汁、生地黄汁、葡萄汁各等份。每次取 120 毫升，加蜜温服。

治跌伤瘀血

将干藕根研末，每次用酒送服 1 勺，一天两次。

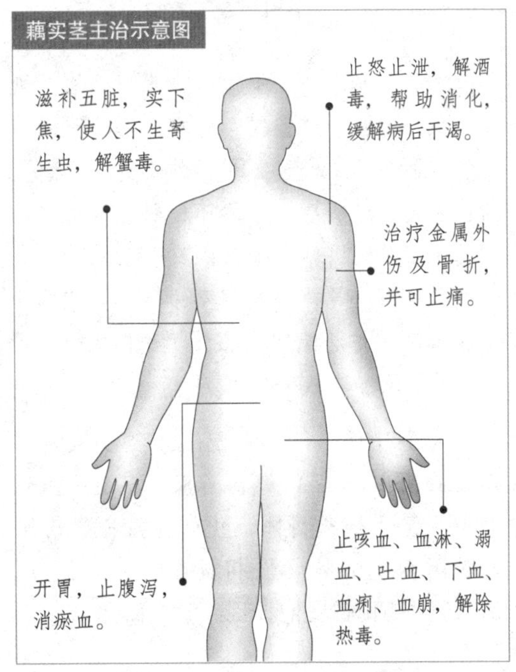

治脚冻发裂

把藕蒸熟，捣烂后涂患处。

治鼻血不止

取藕节捣汁饮服。

治突然吐血

藕节、荷蒂各 7 个。用蜜少许捣烂，加 240 毫升水煎取八成，去渣温服。

治大便下血

将藕节晒干研末，每次取 6 克，与人参、白蜜煎汤调服，一天两次。

治遗精白浊

金锁玉关丸： 藕节、莲花须、莲子肉、芡实肉、山药、白茯苓、白茯神各62克，上药一起研末；另用金樱子1000克，捶碎，加水10升熬至8升，去渣，再熬成膏，把膏药和药末调匀，再调一点面做成如梧桐子大小的丸，每次用米汤送服70丸。

大枣

《神农本草经》上说：大枣，味甘，性平。主治胸腹内有邪气，能充实内脏，滋养脾气，佐助十二经脉，使胃气正常，通达九窍，改善气虚阴虚、身体不健壮导致的严重惊恐、四肢沉重；还能调和多种药物的药性。长期服用可使身体轻捷，寿命延长。它的叶子像麻黄一样，能使人出汗。枣树生长在旷野的平原，水草丛杂的地方。

大枣味甘，平，无毒。主要功效是祛除心腹邪气，平胃气，养脾气，通九窍，助十二经，补益身体，止严重惊悸，缓解四肢沉重的症状。长期服食能补中益气，消除胸中烦闷，轻身延年。

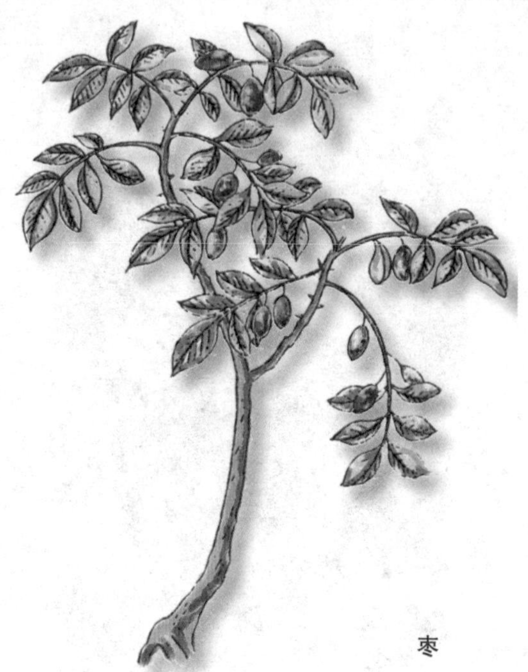
枣

《本草纲目》中记载了干枣的做法：先清扫地面，铺上菰箔之类接住枣。经过日晒夜露后，把烂的枣扔掉，其他的晒干后即成。切了再晒干的叫枣脯。煮熟后榨出的汁叫枣膏。蒸熟的叫胶枣，加麻油叶同蒸则色更润。胶枣捣烂后晒干则成了枣油。枣油的做法为：选红软的干枣放入锅

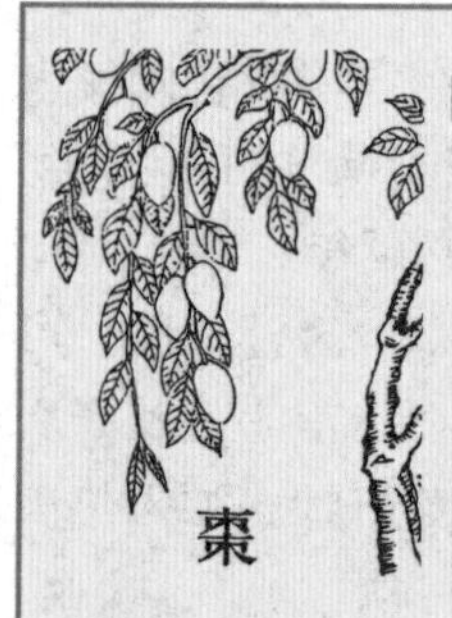

【原经文】大枣，味甘，平。主心腹邪气，安中养脾，助十二经，平胃气，通九窍，补少气、少津液，身中不足，大惊，四肢重；和百药。久服轻身长年。叶，覆麻黄能令出汗。生平泽。

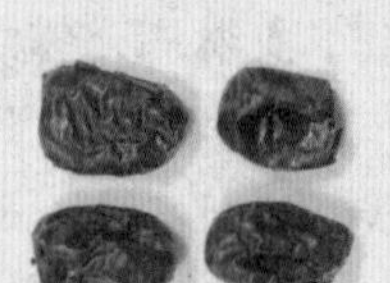

【释名】大枣，即晒干的大枣，又名红枣、干枣、枣子。秋季果实成熟时采收，晒干，其根、树皮也可入药，随时可采。大枣的制法为除去杂质，洗净，晒干，用时破开或去核。

中，加水到刚好淹平，煮沸后捞出枣，在砂盆中研细，用棉布包住绞取汁，涂在盘上晒干，其形如油，刮成末后收取。每次取一匙放入汤碗中冲饮即可。酸甜味足，用来调和米粉，有解饥渴、益脾胃的功效。

因大枣味甘，所以有齿病、疳病及腹内有蛔虫的人不宜食用，腹中胀满的人也不宜吃，小儿更不宜多吃。大枣忌与葱一起食用，否则会使人五脏不和；也不能与鱼一同食用，不然的话会令人腰腹疼痛。《本草纲目》中也记载，很多人蒸枣食用时喜欢用糖或蜜拌过，这是不明智的，因为长期这样吃会损脾气、助湿热。另外，枣吃多了还会令人牙齿变黄生虫。

【治疗方剂】（仅供参考）

调和胃气

将干枣去核，用缓火烤燥，研末，加少量生姜末，开水送服。

治反胃吐食

用1枚去核的大枣和1枚去头翅的斑蝥一起煨熟，去斑蝥，空腹开水送服。

治伤寒病后，口干咽痛、喜唾

大枣20枚，乌梅10枚。上药捣烂，加蜜做成丸，口含咽汁，效果佳。

治大便燥塞

将1枚大枣去核，加轻粉1.5克入枣中，煨熟，枣汤送服。

治烦闷不眠

大枣14枚，葱白7根。上药加水3升煮成1升，一次服下。

治上气咳嗽

取枣20枚，去核；另取酥125克，放微火上煎，然后倒入枣肉中渍尽酥，取枣收存。常含1枚，微微咽汁。

治耳聋鼻塞

大枣（去皮核）15枚，蓖麻子（去皮）300枚。上药一起捣碎，用棉裹塞耳、鼻，

大枣的美容功效

大枣在我国已有3000多年的历史。《开宝本草》中有载，大枣“甘，温，无毒。补虚益气，润五脏，久服令人肥健，好颜色”。宋朝孙光宪所著《北梦琐言》中载有一则大枣养颜的著名故事：古时在河南淇县的一个小村里，有一位名叫青姑的老姑娘，虽年过半百，却依然亭亭玉立，宛若仙人。原来是因为她喜爱吃当地的一种无核枣，此枣肉厚皮薄、质细味甜，营养特别丰富，而且有着非凡的驻颜功效。从此，民间有“一日三枣，一辈不老”的说法。据说“一朝选在君王侧”的千秋绝艳的杨贵妃，除了爱吃荔枝外，也非常喜爱吃大枣。

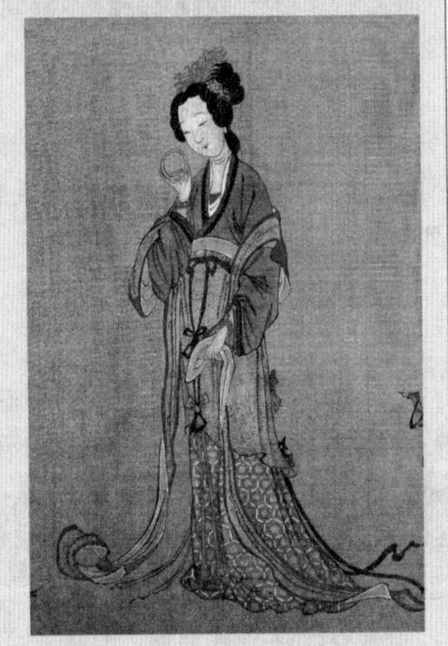

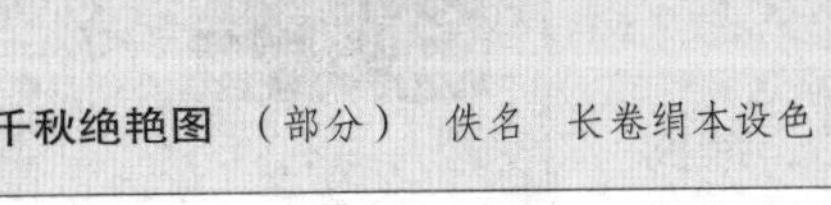

千秋绝艳图（部分） 佚名 长卷绢本设色

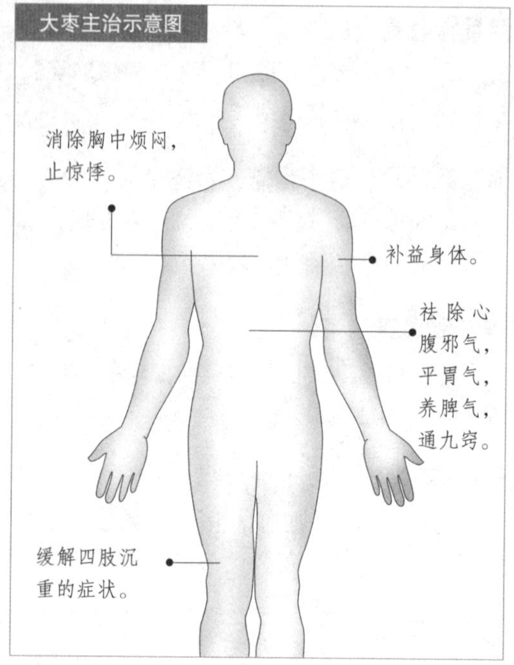

一天一次，一个多月后即可听见声音和辨别香臭。先治耳，后治鼻，不可并塞。

治诸疮久溃

取枣膏3升煎水频洗。

葡萄

《神农本草经》上说：葡萄，味甘，性平，主治湿邪痹阻于筋骨；能加倍增添气力；增强记忆力；使人肥胖壮健，耐饥饿；祛除风寒之邪。长期服用可使身体轻便，延缓衰老，延长寿命。葡萄还可用来酿酒。它生长在山土石上且有流水的地方。

葡萄，味甘，平。主治筋骨湿痹，可补益精气，增力强志，长期服用可使人强健，耐饥饿，祛除体内风寒邪气，使人身轻，延年益寿。葡萄生食或研酒饮服还能通利小便，催痘疮快出。

魏文帝曾盛赞葡萄，甘而不饴，酸而不酢，冷而不寒，味美多汁，除烦解渴。葡萄还可以酿酒，虽然容易醉，但醒酒也很快。其他的各种水果，没有能与它相提并论的。关于用葡萄酿酒的历史，可追溯到汉代。《史记》中载，大宛国用葡萄酿酒，能够贮藏十几年都不变质。张骞出使西域时采集了一些葡萄种带回去种植，中原便从此开始有了葡萄，渐渐地也就有了葡萄酒。《物类相感志》中记载，将麝香

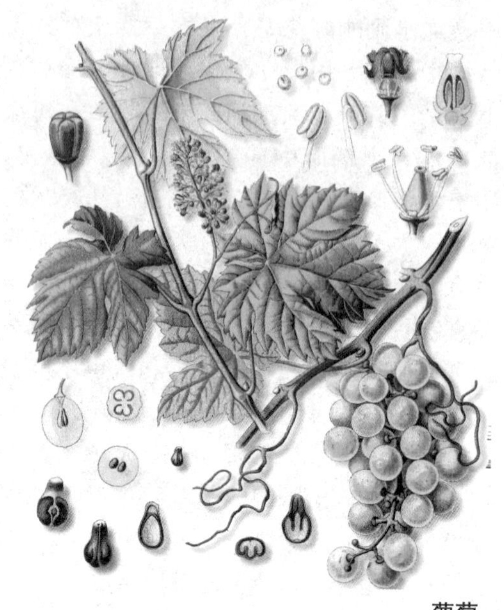
葡萄

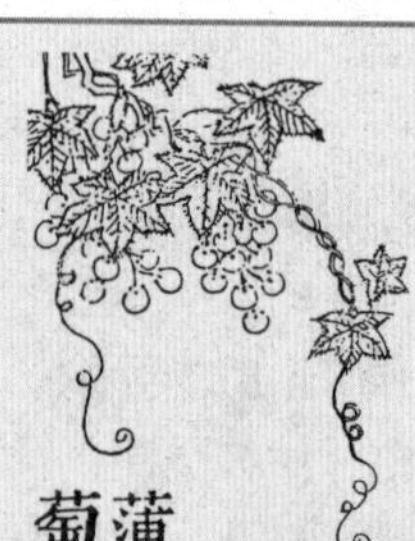
葡蒲

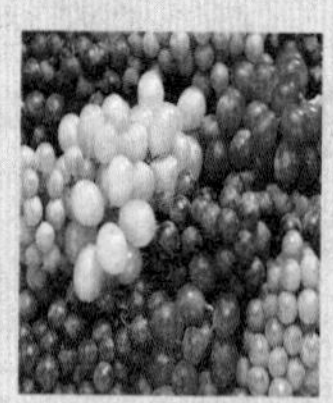

【原经文】葡萄，味甘，平。主筋骨湿痹；益气倍力；强志；令人肥健，耐饥；忍风寒。久食轻身；不老延年。可作酒。生山谷。

【释名】葡萄，为葡萄科植物葡萄的成熟果实。葡萄的栽培历史非常悠久，品种也很多，可分为酿酒葡萄和鲜食葡萄两大类。任何葡萄都可以酿酒，但并非都能酿出好酒。

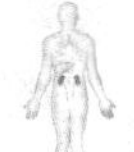

放入葡萄树皮内，则葡萄藤香气四溢。如果将葡萄藤穿越枣树，则葡萄的味道更甜美。

现代医学研究证明，葡萄可抗病毒杀细菌，对肝炎病毒、脊髓灰质炎病毒等有很好的杀灭作用；可防癌抗癌，防止正常细胞癌变，并能抑制已恶变细胞的扩散；抗贫血，常饮红葡萄酒，有益于治疗恶性贫血；降低胃酸、利胆，可治疗胃炎、肠炎及呕吐等；补益和兴奋大脑神经，对治疗神经衰弱和消除过度疲劳有很好的效果；能帮助人体积累钙质，促进肾脏功能，调节心搏次数。另外，葡萄的根、藤、叶等有很好的利尿、消肿、安胎的作用，可治疗妊娠恶阻、呕哕、浮肿等症。

【治疗方剂】（仅供参考）

治热淋涩痛

葡萄、生藕、生地黄各捣汁500毫升，再加白沙蜜500毫升，调和均匀，每次温服240毫升。

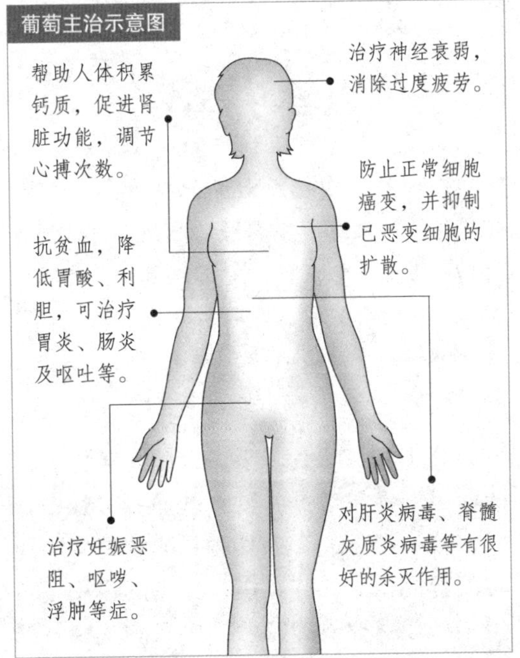

治胎上冲心

取葡萄汤饮服。

治水肿

葡萄嫩心14个，去头尾蝼蛄7个。上药一起研烂，露7天，晒干后研末，每次用淡酒调服半钱。暑天服此方，效果更佳。

蓬蘽

《神农本草经》上说：蓬蘽，味酸，性平。其主要功效是充实五脏，增加精气而使阴器长硬，使人的记忆力增强，力气倍增，并使人多子。长期服用可使身体轻便，延缓衰老。蓬蘽也叫覆盆，生长在平原水草丛杂的地方。

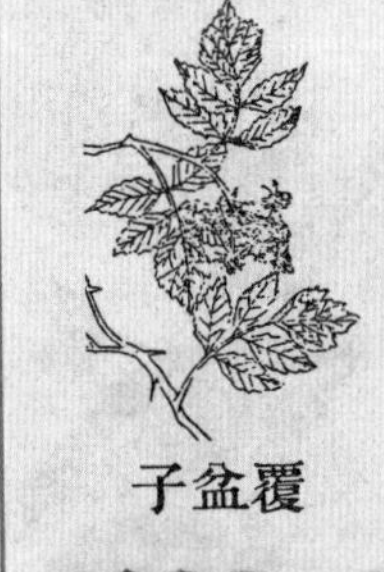

子盆覆

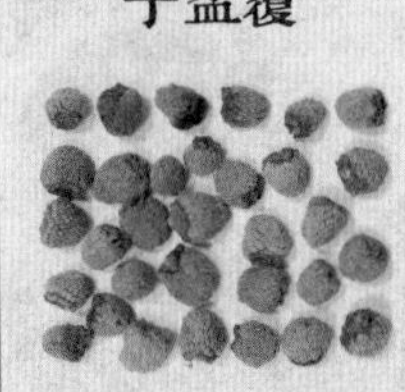

【原经文】蓬蘽，味酸，平。主安五脏，益精气，长阴令坚；强志；倍力；有子。久服轻身不老。一名覆盆。生平泽。

【释名】蓬蘽是蔷薇科植物灰白毛莓的果实，又名覆盆。果实酸甜可食，全株及根入药，能清热解毒。主要分布于浙江、江西、福建、广东、台湾等省。

蓬蘽味酸，性平。主要用于安利五脏，增强五脏功能。可使人气力倍增，精神意志坚强；也可补益精气，令人肾精充足，房事强健，生育能力提高。长期服用能使身体轻捷，动作灵敏，衰老延缓。

中医认为，蓬蘽味酸，性平，归肝肾二经。《内经》中说：“肝藏血，肾藏精。”肝肾阴精得以补养，精血自然旺盛，五脏功能从而得到协调，体力增强了，房事便很活跃，精足则有子。肾为先天之本，只有肾水充足了，才谈得上健康长寿。正因为蓬蘽有补肾养精的作用，才有《本经》中所说的延年益寿功效。

蓬蘽的叶微酸、咸，性平，无毒。将其绞取汁滴在眼里，可去肿赤，明目止泪，收湿气。《夷坚志》中记载，潭州赵太尉的母亲得烂弦疳眼病二十年不愈，某天偶遇一老妇，老妇看后说："你眼中有虫，我帮你除掉它吧。"说完进山采来蓬蘽叶，咀嚼留汁入筒中，又用皂纱蒙上赵太尉母亲的眼睛，滴汁入眼中，结果不多久眼病就痊愈了。后来人们又多次用此方治眼病，都取得很好的效果。可见，蓬蘽叶还是治疗眼病的好药。

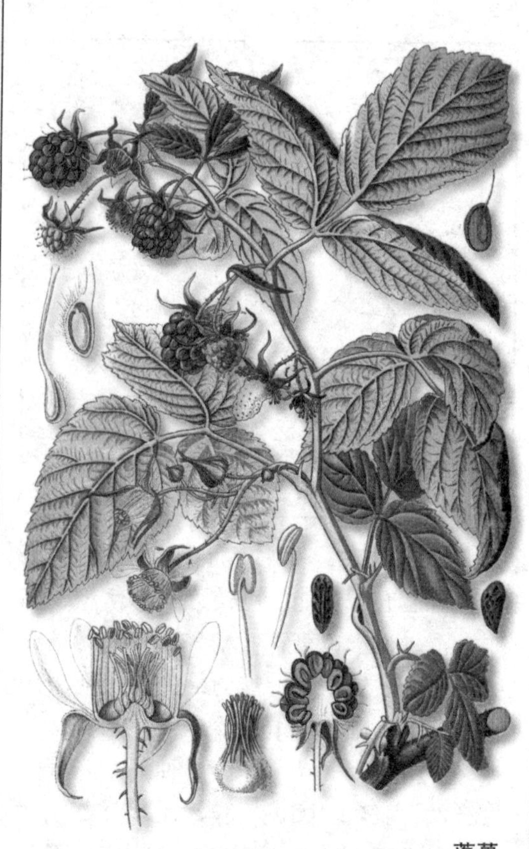
蓬蘽

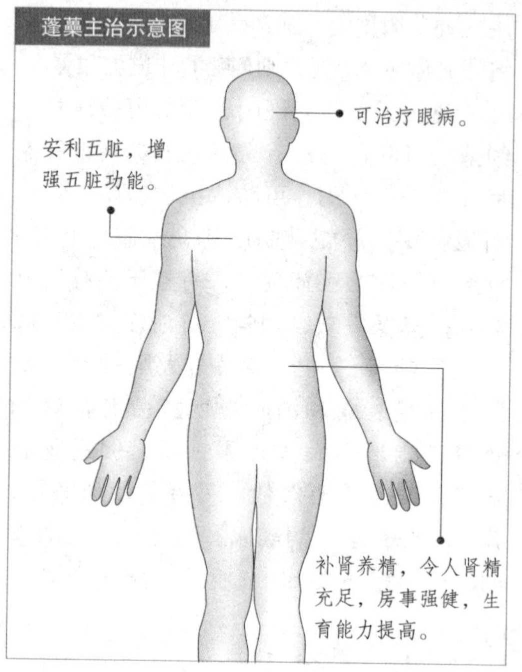

【治疗方剂】（仅供参考）

治阳事不起

将蓬蘽用酒浸泡后焙干，再研末。每天早晨用酒服9克。

鸡头实

《神农本草经》上说：鸡头实，味甘，性平。主治湿邪痹阻腰脊膝导致的疼痛，可补助内脏以祛除湿痹；能增添精气，增强记忆力，使听力敏锐，眼睛明亮。长期服用可使身体轻巧，延缓衰老，寿同神仙。鸡头实也叫雁啄实，生长在水塘或其他水汇聚处。

鸡头实，味甘，平，入脾、肾经。可治疗风湿性关节炎、腰背膝痛；可补中益气，提神强志，令人耳聪目明。鸡头实还有固肾涩精、补脾止泻、止带的作用，可用于治疗脾虚或脾肾两虚导致的遗精、滑

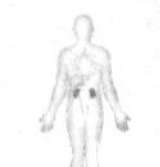

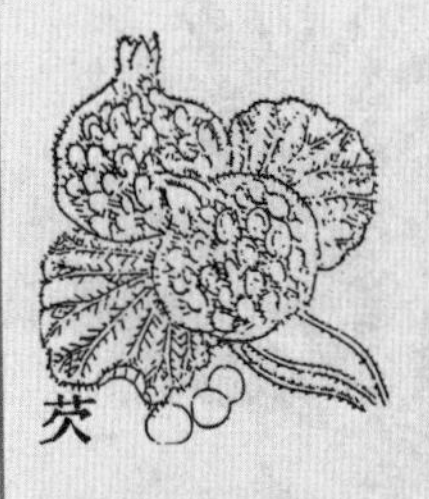

【原经文】鸡头实，味甘，平。主湿痹腰脊膝痛，补中，除暴疾；益精气，强志，令耳目聪明。久服轻身不饥，耐老神仙。一名雁喙实。生池泽。

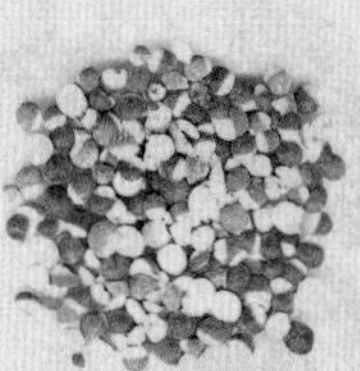

【释名】鸡头实，也叫芡实，一年生水生草本。多刺，须根为白色，呈绳索状，茎不明显。浆果为球形，直径3~5厘米，淡紫红色，外面密生尖刺，酷似鸡头，故名"鸡头实"。

精、早泄、慢性泄泻及五更泻、脓性白带、小便频数等症。

古人认为，脾恶湿而肾恶燥，鸡头实虽生于水中，但其实甘淡，且得土之正味，不会有湿气伤脾；它质黏味涩，又滑泽肥润，也不会因为燥而伤肾。所以，鸡头实自古以来被认为是治养脾肾难得的良药。

现代药理分析证明，鸡头实含有大量淀粉和少量蛋白质、维生素B、胡萝卜素、尼克酸、磷、钙、铁等。多用于煮粥和做饭。鸡头实有干货和新鲜之分，前者一般多用于煲3个小时以上的老火汤，后者鲜味好，适合做菜，但煮之前要用开水发泡20~30分钟。

不过，鸡头实虽有健脾除湿的功效，但因其味涩、性质收敛，所以难于消化，食用过多容易伤及脾胃，且壅气及易伤婴儿胃气，大小便不利者也不要过多食用。

【治疗方剂】（仅供参考）

治小便频数及遗精

四精丸： 秋石、莲子、白茯苓、鸡头实各62克。上药一起研末，加蒸枣做成梧桐子大小的丸，每次空腹用盐汤送服30丸。

治白浊

分清丸： 用鸡头实粉、白茯苓粉，化黄蜡和蜜做成梧桐子大小的丸。每次用盐汤送服100丸。

治脾虚泄泻、遗精遗尿、白带增多、小便频数

芡实粥： 取芡实30~60克，剥去硬壳，先煮熟再与粳米100克同煮粥，用白糖调味食用。

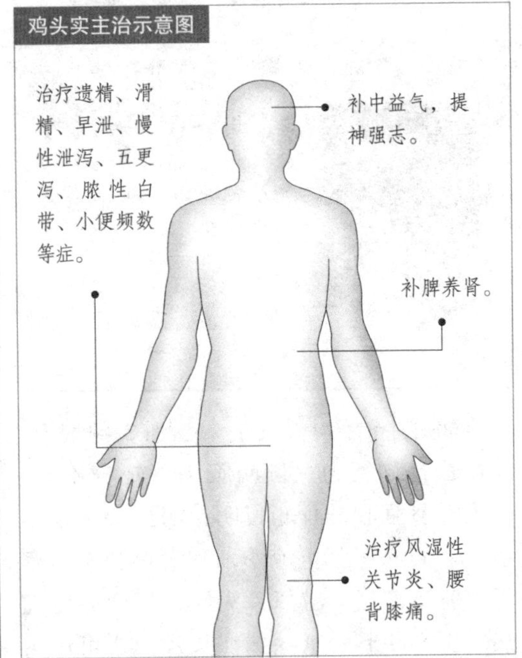

胡麻

《神农本草经》上说：胡麻，味甘，性平。主治劳伤导致身体虚弱消瘦且疲乏，能补益五脏，增加气力，充实肌肉，填补髓脑。长期服用可使身体轻便，延缓衰老。胡麻也叫巨胜，生长在平地水草丛杂的地方，它的叶片叫青蘘。青蘘，味甘，性寒。

主治风寒湿邪气痹阻于五脏；可增益气力，填补脑髓，坚强筋骨。长期服用能使听力灵敏，眼睛视物清楚，耐饥饿，衰老延缓，延年益寿。

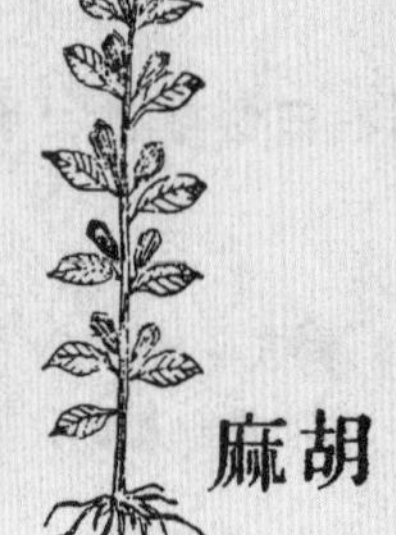

麻胡

【原经文】胡麻，味甘，平。主伤中虚羸，补五内，益气力，长肌肉，填髓脑。久服轻身不老。一名巨胜。生川泽。叶名青蘘。青蘘，味甘，寒。主五脏邪气，风寒湿痹；益气；补脑髓，坚筋骨。久服耳目聪明，不饥不老增寿，巨胜苗也。

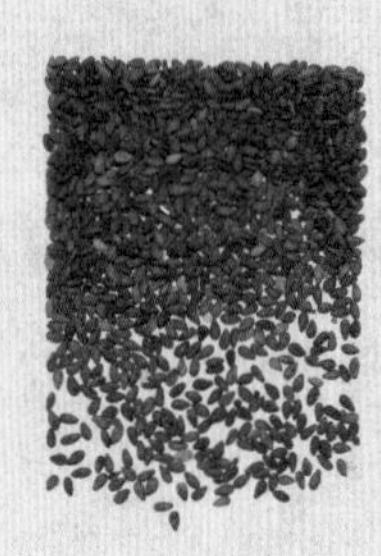

【释名】胡麻，就是芝麻，分早、迟两种，有黑、白、红三种颜色，它的茎秆都呈方形，秋季开白花，也有呈紫色艳丽的花。它每节都长角，长达一寸多。胡麻雌雄同株，生长迅速，长势茂盛。是我国五大油料作物之一。

胡麻主治伤中虚亏，补五脏，益气力，长肌肉，增智力。长期服用可轻身不老，使人筋骨强壮，耳聪目明，耐饥渴，延年益寿。胡麻还可止惊悸，利大小肠，耐寒暑，驱逐湿气、游风、头风，补产后体虚疲乏。将胡麻研末涂抹在头发上，可使头发乌黑润泽并且生长迅速。将胡麻和白蜜蒸成糕饼食用，可治百病。单用胡麻炒着吃，能使人不生风病，精神错乱者长期食用能行走正常，不胡言妄言。将胡麻嚼烂涂抹在小孩的头疮上，疗效神奇。也可将它煎成汤来洗浴恶疮和治疗妇女的阴道炎。

《参同契》记载，胡麻入口回甜，可以延年益寿。苏东坡给程正辅的信中说，凡患有痔疮的人，宜禁吃酒、肉、盐酪、

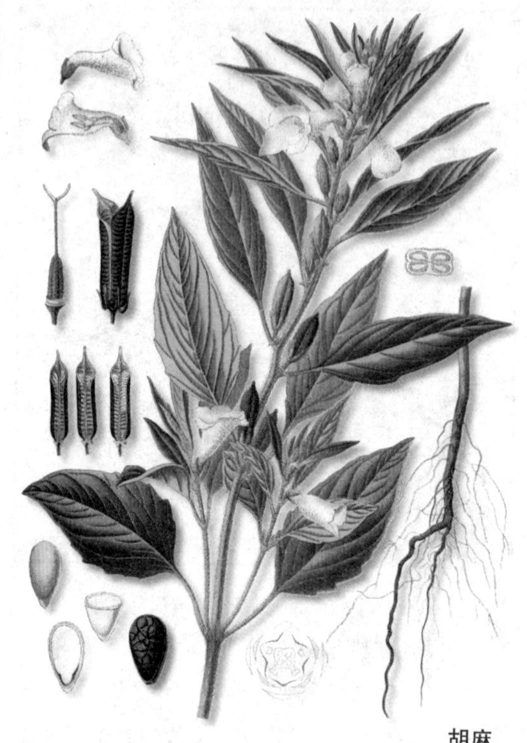

胡麻

酱菜、大味和粳米饭，只能用淡面和蒸过九次的胡麻和去皮的茯苓，再加少许白糖，做成面吃。长期食用可使人气力不衰，百病自行除去，痔疮渐消，这就是长寿的要诀。关于胡麻还有一个传说：汉明帝永平十五年间，剡县的刘晨、阮肇两个人，到天台山去采药，不料迷了路，就在他们筋疲力尽时，忽然看见一条小溪，当他们拖着疲惫的身体渡过小溪后，仿佛进入了仙境，有两位仙女前来迎接，并用胡麻款待了他们。所以有唐诗说："御羹和石髓，香饭有胡麻。"

现代药理分析表明，胡麻中含 6~10% 的胡麻胶。胡麻胶是一种以多糖为主的果胶类物质，含有 12% 的蛋白质，17% 左右的果胶酸、淀粉、矿物质等，可作为食品添加剂、医药原料、化妆品原粉等。除此之外，胡麻中所含的植物激素木酚素含量是其他普通作物的 800 倍左右，这种物质

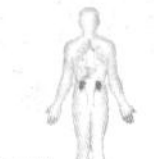

被人体吸收后，可抑制癌症，特别是能降低结肠癌、乳腺癌和前列腺癌的发病率。胡麻中还富含可溶性植物纤维素，能起到降低胆固醇的作用。经常食用胡麻，可降低便秘、肥胖、心脏病等的发病率。另外，胡麻油是一种优质食用油，富含的有效成分，能增强人体智能、强身健脑、防止心血管疾病、抑制疾病基因等。

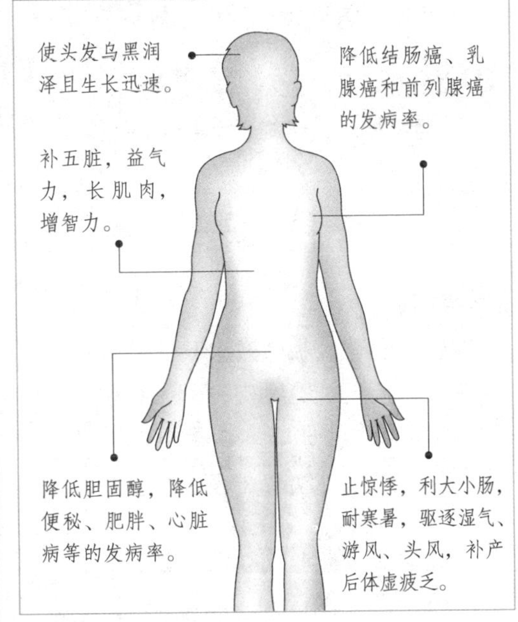

【治疗方剂】（仅供参考）

治腰脚疼痛

取新胡麻15克，熬香后，捣烂。每天吞服适量，用姜汁、蜜汤、温酒送下均可。

治手脚酸痛、微肿

将胡麻熬熟，研末，取75克放入1升酒中浸泡一夜，随意饮用。

治偶感风寒

将胡麻炒焦，趁热捣烂泡酒饮用。饮后暖卧，以出微汗为好。

治热淋茎痛

胡麻子、蔓菁子各15克，炒黄，装袋中，用3升水浸泡，每次饭前取服3克。

治痔疮肿痛

取胡麻子煎汤洗。

胡麻的乌发之效

身体的状况，很多都与头发相关。“发为血之余”，因而和血相关的脏器都与发有所关联。如心主血、肝藏血、脾主运化而生血，这三脏任何一脏受到损伤，都会影响到头发的健康和美观。历代本草中记载能乌须发的药物很多，其中比较常见的就是胡麻（芝麻）。五代时的《日华子本草》认为将其“细研涂令发长”。由于芝麻可补中益气，滋养五脏，因而唐代的黑发方中，也提到将其九蒸九曝，研末调枣做膏服用。可见，保持头发乌黑茂盛，是从古至今美容法的重点。从宋墓壁画中可以看出，那时候的妇人就有非常复杂的护法程序。

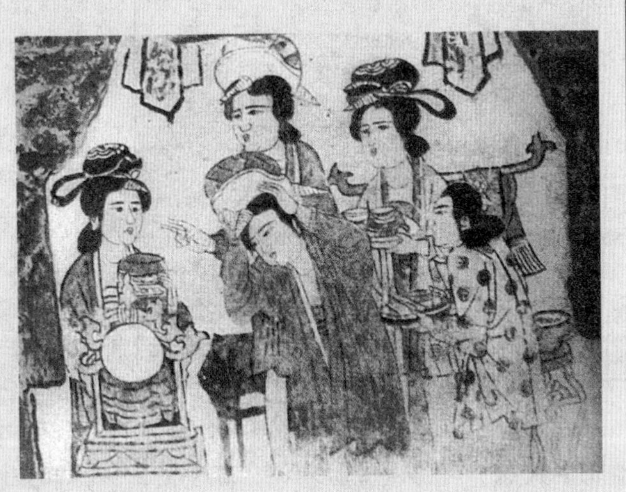

仕女梳妆图 宋代　壁画

治坐板疮疥

取生胡麻嚼烂敷涂。

治妇女乳少

将胡麻炒过，研细，加盐少许服下。

治汤火灼伤

将胡麻生研如泥，涂搽伤处。

治痈疮不合

将胡麻炒黑，捣烂敷涂。

麻蕡

《神农本草经》上说：麻蕡，味辛，性平。主治五劳七伤，可调和五脏，解除血中寒邪气。但过多服用会中毒，使人如同看见鬼一样而发狂奔跑。长期服用可通晓神明，使身体轻捷。麻蕡也叫麻勃。麻子，味甘，性平。主要功效为补中益气。长期服用可使人肥健，延缓衰老，寿同神仙。大麻生长在两山之间的高坡土地上且有流水的地方。

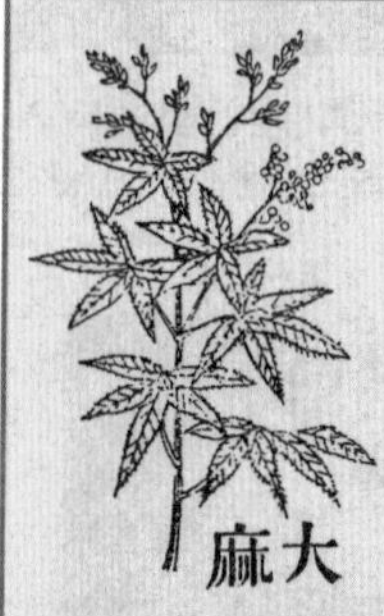

【原经文】麻蕡，味辛，平。主五劳七伤，利五脏，下血寒气。多食令见鬼狂走，久服通神明轻身。一名麻勃。麻子，味甘，平。主补中益气。久服肥健，不老神仙。生川谷。

【释名】麻蕡，是大麻科植物大麻的幼嫩果穗，又叫大麻花。大麻有雌有雄，叶子狭窄细长，形状像益母草叶，一枝有七片或九片叶。五六月间开小黄花抽穗，随即结果，果实可榨油。

麻蕡味辛，性平，主治各种引起身体虚弱的疾患。可协调五脏功能，除瘀血，驱寒气。但过多服用会使人精神亢奋，甚至癫狂到处乱跑。

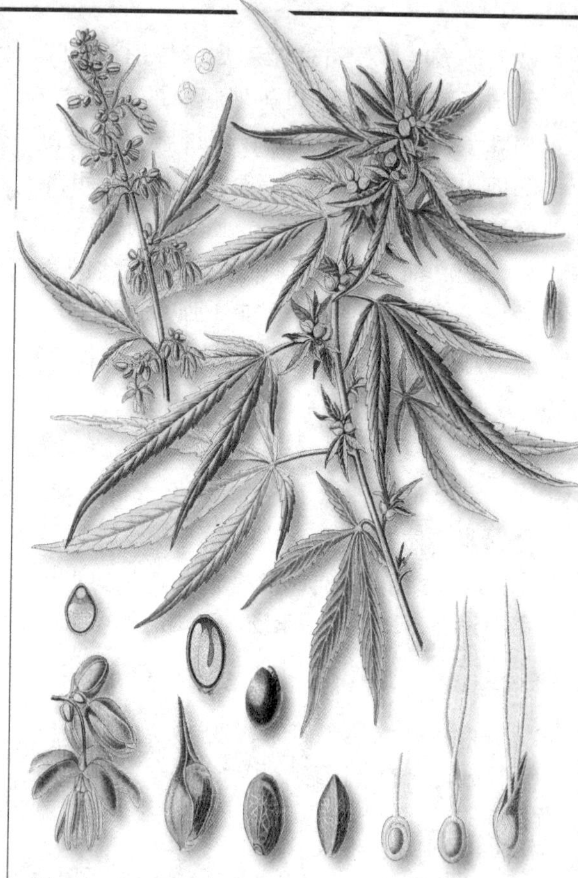
大麻

麻蕡的主要功效是活血化瘀。瘀血去才能新血生，五脏才能得以补养，各种虚损症状也才能得以治疗。然而，麻蕡有毒，大量服用会使人的精神过度兴奋而导致神志失常。经研究证明，麻蕡含有的成分有麻醉作用，可用于制作麻醉药，甚至有人提出华佗所创的麻沸散实为麻蕡散误传的说法。另外，适量服用麻蕡有安神的作用。

麻子，又名大麻仁、火麻仁等，味甘，性平。《本经》认为，麻子有补益中气的作用，长于治疗虚弱之证。事实上，麻仁确实有补虚作用，但并非补气，而是补血。它归脾、胃、大肠经，再加上甘平油润，所以有润燥滑肠的功效，补血滋阴倒在其次。正如古人说的，“缓脾润燥，治胃热汗多而便难。”现代临床中常用它来治疗产妇、老人、病后体虚者血虚津枯、大便秘结等症状，还可治疗邪热伤阴导致的大便秘结、痔疮便秘、习惯性便秘等症。麻子的壳有毒，因而入药时一定要去除壳。同时，麻子同麻蕡一样，也不可过多服用，否则会使人产生恶心、呕吐、腹泻、肢体麻木、烦躁不安甚至昏睡不醒等中毒反应。

【治疗方剂】（仅供参考）

治皮肤痒

麻蕡与蛇床子、石膏、大黄、蛤蟆草、芥穗等配合使用。

治偏枯、痛风痹症

麻蕡与乌头、乌蛇肉、青风藤、元胡等药配合使用。

麻蕡主治示意图

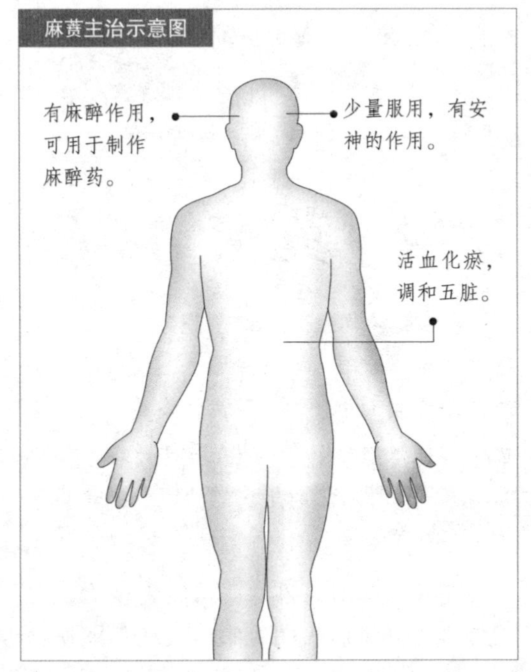

冬葵子

《神农本草经》上说：冬葵子，味甘，性寒。主治五脏六腑内寒热邪气郁积导致的发冷发烧、身体消瘦之证；可治五种淋症，通利小便。长期服用能坚固骨骼，使肌肉增长丰满，身体轻便，延年益寿。

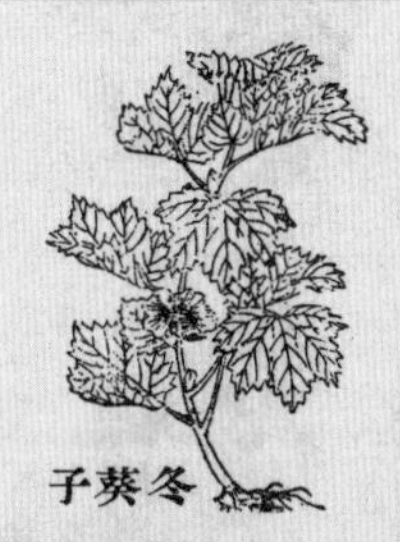

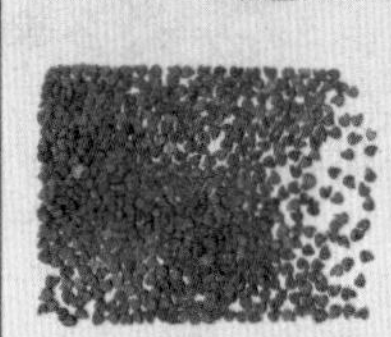

【原经文】冬葵子，味甘，寒。主五脏六腑寒热，羸瘦；五癃，利小便。久服坚骨，长肌肉，轻身延年。

【释名】冬葵子为锦葵科一年生或多年生草本植物冬葵的成熟种子。呈棕褐色，质坚硬，破碎后有微香。以颗粒饱满、成熟坚硬者为佳。

冬葵子味甘，性寒，主治五脏六腑的寒热之证，改善身体虚损瘦弱的状况，通利水道，治疗各种泌尿系统疾病。长期服用可使人筋骨坚实，肌肉丰盈，身体强健。

中医认为，冬葵子入大肠、小肠、膀胱经。它甘寒质滑，是滑利通窍的佳品。可用于通利水道、润滑肠道及疏通乳络，对水肿胀满、小便不利、小便涩痛、大便燥结、乳汁不下、乳房胀痛等症有很好的治疗效果。正是冬葵子的甘寒滑利之性，《本经》中才说它可治疗脏腑寒热之证，改善身体羸弱的状况。因为大小便畅通了，人体的毒素便随之排出体外，邪气去除，则正气安和，脏腑功能自然得以恢复正常。现代药理分析证实，冬葵子中含脂肪油及蛋白质，还能起到降血糖的作用。

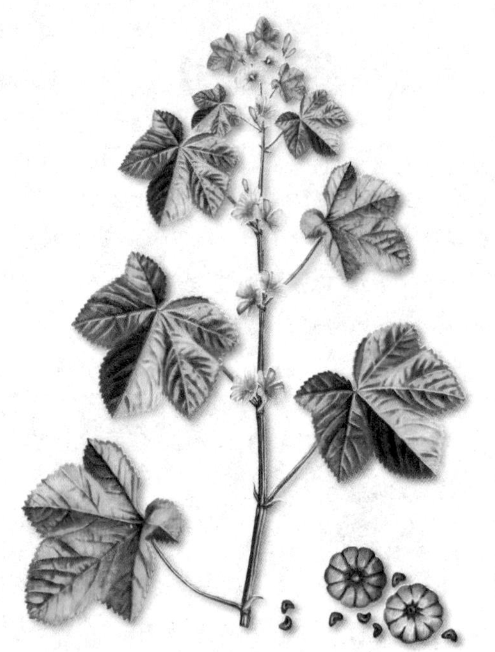
冬葵

【治疗方剂】（仅供参考）

治流行性斑疮

煮冬葵菜叶，与蒜合吃，效果很好。

治瘘疮不合

先以温热的淘米水洗净患处，再将冬葵叶置微火上烘暖贴上，贴过二三百叶，把脓引尽，即可。忌鱼、蒜、房事。

治汤火伤疮

将冬葵叶研末，敷患处。

治消渴利便

冬葵根156克，加720毫升水煮汁，早晨天亮后服下，每天一次。

治漏胎下血，血尽子死

将冬葵根、茎烧灰，用酒冲服1勺，每天三次。

治乳汁不通或乳房胀痛

冬葵子（炒香）、缩砂仁各等份研末。用热酒送服6克，效果神奇。

治胞衣不下

冬葵子15克，牛膝31克。上药加水2升，煎取1升服下。

治脸上疮疖

冬葵子、柏子仁、茯苓、瓜瓣各31克。上药一起研末，每次饭后用酒送服1勺，每天三次。

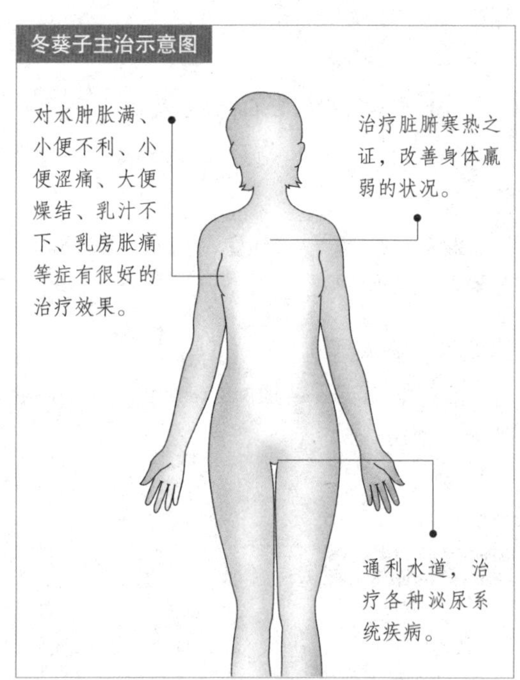

苋实

《神农本草经》上说：苋实，味甘，性寒。主治青光眼，能祛除邪气，使眼睛视物清楚；通利大小便，消除身体发冷发热的症状。长期服用可增添气力，轻便身体，耐饥饿。苋实也叫马苋，生长于平地河流且水草丛杂的地方。

苋实，味甘，性寒。可改善视力，主治外观无异常的失明等眼科疾病，能祛除

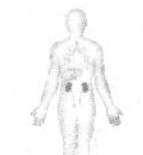

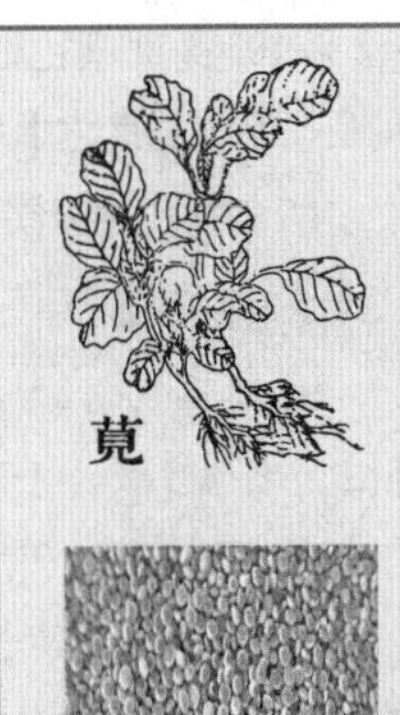

苋

【原经文】苋实，味甘，寒。主青盲明目，除邪；利大小便，去寒热。久服益气力，不饥轻身。一名马苋。生川泽。

【释名】苋实是苋科植物苋的种仁，就是苋菜籽。苋菜一共有六种：赤苋、白苋、人苋、紫苋、无色苋、马苋。人苋、白苋两种可入药。苋实扁有黑色光泽，九月收摘。

各种邪气，通利大小便，治疗身体忽冷忽热的症状。长期服用可增益气力。

苋又叫马苋。苋实味甘，有祛湿的功效，能散解下焦郁积的湿热。湿热去除后，大小便自然通利，二便通畅后，身体忽冷忽热的症状也随之消失了。中医认为，苋实的主要功效除了祛湿利便外，还有清肝明目。因肝开窍于目，肝火盛则会

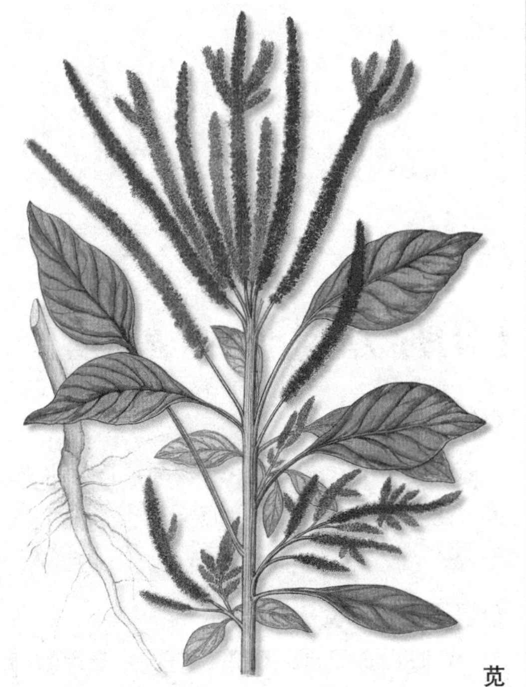

苋

苋实主治示意图

改善视力，治疗视物模糊、失明等各种眼病。

祛湿利便，清肝明目。

有杀灭蛔虫等寄生虫的作用。

通利大小便，治疗身体忽冷忽热的症状。

导致眼睛视物不清，直至失明。而苋实性寒，入肝经，可泻肝经内郁积的邪火，所以对治疗目病有突出的疗效。另外，《本草纲目》中记载，苋实还有杀灭蛔虫等寄生虫的作用。

【治疗方剂】（仅供参考）

治眼雾不明及白翳

苋菜籽、青葙子、蝉花各等份，炖猪肝服食。

白瓜子

《神农本草经》上说：白瓜子，味甘，性平。主要功效是使容颜美丽、光亮、润泽，补益气机，使人耐饥饿。长期服用能使身体轻便，衰老延缓。白瓜子也叫水芝，生长在平原水草丛杂的地方。

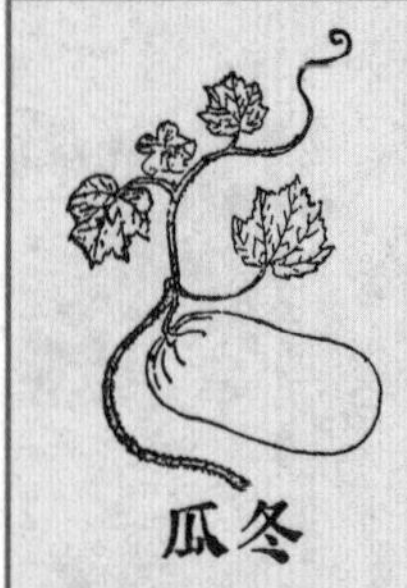

【原经文】白瓜子，味甘，平。主令人悦泽，好颜色；益气不饥。久服轻身耐老。一名水芝。生平泽。

【释名】白瓜子即冬瓜子，为葫芦科植物冬瓜的种子。呈扁平的长卵圆形或长椭圆形，外皮黄白色，有时有裂纹，一端钝圆，另一端尖。剥去种皮后，可见乳白色的种仁，有油性，味微甜。

白瓜子味甘，性平。具有很好的美容效果，可使人面容润泽，皮肤细嫩；也可补益元气，令人不易饥饿。长期服用可使人身体轻捷灵便。

白瓜子又叫水芝。中医认为，它味甘，性凉，质润，有养阴润肺、益胃的功效。肺胃气津不足，会导致面容晦暗无光，皮肤枯槁粗糙。而白瓜子以甘凉之性入胃、肺经，并补肺养胃，所以有驻颜美容的作用。《本经》说白瓜子能"益气不饥"，是就它可补益胃气，兼有食养之用的功效而言的。《本草纲目》中记载，白瓜子还有治疗肠内结块的作用。另外，现代医学研究证明，白瓜子有安神的功效，睡前吃点白瓜子，可治疗失眠，和牛奶配合食用效果更好。

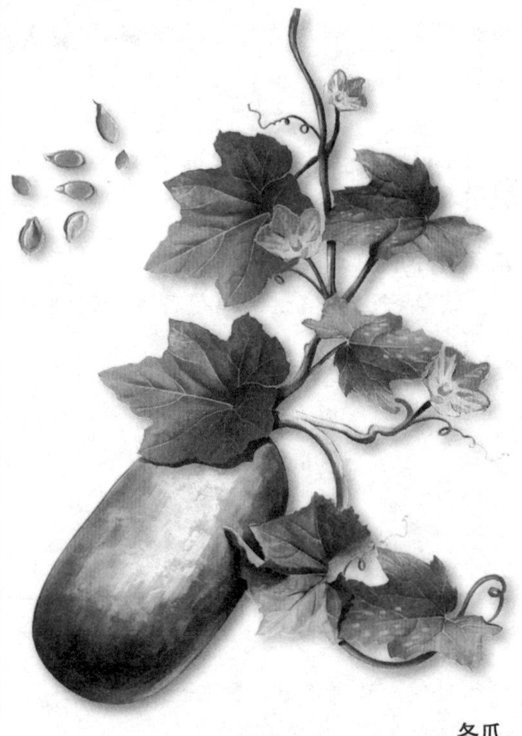
冬瓜

白瓜子主治示意图

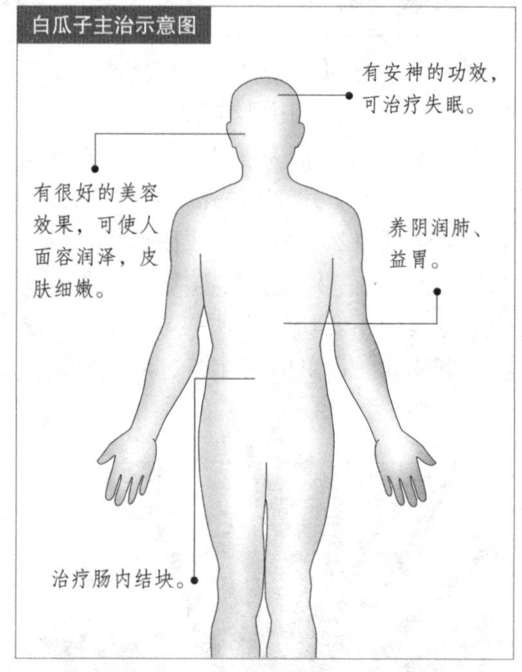

【治疗方剂】（仅供参考）

悦泽面容

白瓜子156克，桃花125克，白杨皮62克。上药研末，每次饭后饮服1勺，每天三次。

治男子白浊、女子白带

将陈白瓜子炒后研末，每次空腹用米汤送服15克。

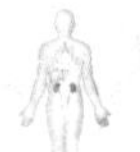

苦菜

《神农本草经》上说：苦菜，味苦，性寒。主治五脏内邪气积聚导致的食欲不振、胃内闭塞不通。长期服用可使人心中安和，气力增加，听觉灵敏，视物清晰；使人少睡眠，身体轻便，衰老延缓。苦菜也叫荼草，又叫选，生长在两山之间高坡的土地上且有流水的地方。

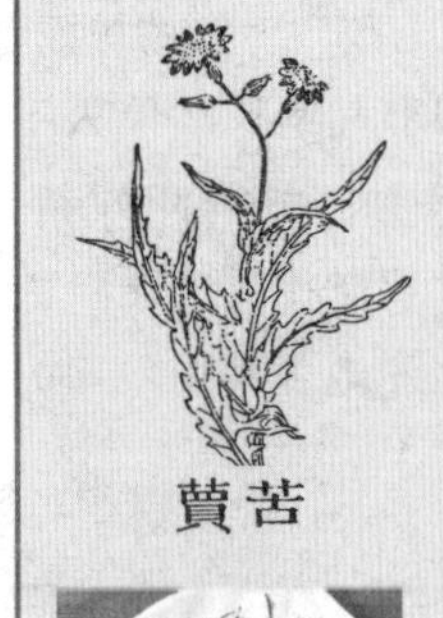

蕒苦

【原经文】苦菜，味苦，寒。主五脏邪气，厌谷胃痹。久服安心益气，聪察少卧，轻身耐老。一名荼草，一名选。生川谷。

【释名】苦菜为菊科植物苦苣菜的全草。早春时生长幼苗，有红茎、白茎两种。苦菜茎中空而脆，折断后有白汁流出。开黄花，像野菊。

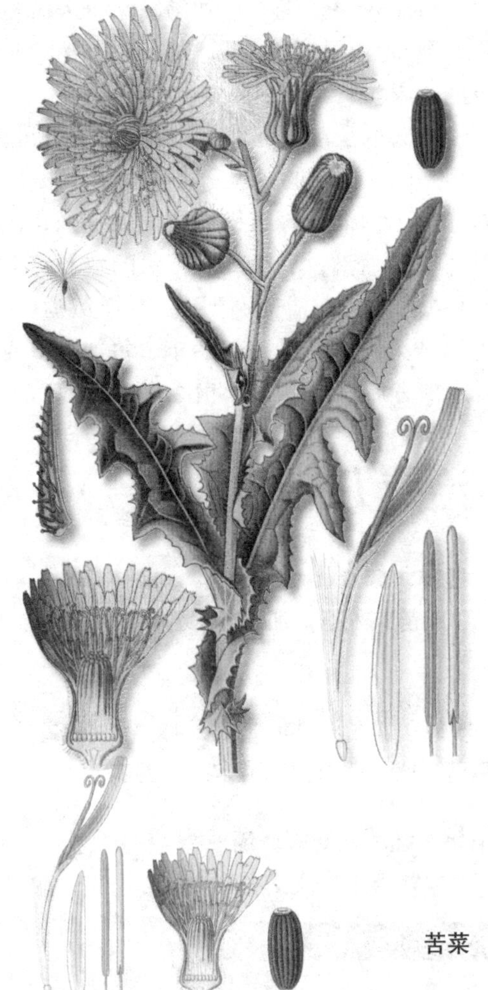

苦菜

苦菜味苦，性寒。可消除病邪侵入五脏导致的厌食、消化不良等症状。长期服用能安定心神，补益元气，使人耳聪目明，精力充沛，身体轻捷，动作灵便，延年益寿。

苦菜是一种苦寒药物，长于清泻胃经中的邪火，治疗厌食、消化不良、胃纳不佳等胃火炽热引起的病证。《本经》中说的消除五脏邪气，实际上就是指清泻胃火。胃火得以清泻，五脏自然能够获得安和。内热扰心，会使人心神不安、耳目浑浊；而热邪伤气，则会导致虚损不足、四肢无力而厌动、嗜睡。苦菜性苦寒，所以具有清热降火的作用，热清火降后，自然神安气足，上述症状也就消失了。《本经》中说它具有可使人身体轻捷、延年益寿等诸多延年保健的功效，也是就其清热降火的特性而言的。

古人认为，将苦菜捣汁饮用，可清除面目和舌头下的湿热；涂抹在疔疮肿痛的地方，能拔出病根；将汁滴在痈上，使痈溃烂，脓汁排出；点在瘊子上，瘊子自然脱落；还能敷贴在蛇咬处，消除蛇毒。另外，《本草纲目》中还记载了一剂用苦菜治疗痔疮的处方：将苦菜（新鲜或晒干都可以）放入锅中煮到熟烂，把热苦菜汤放入器皿中，人横坐在凳上，先用热苦菜汤熏，再用苦菜汤洗，直到汤冷。每天洗数次，数日后可愈。可见，苦菜还有治疗痔疮的效果。

苦菜的全草都可入药，除了茎、叶外，其根是治疗痢疾的良药。将其根煮汁服用，对赤痢、白痢和骨结核有突出的疗效；同时还能治血淋，利小便。苦菜的花和籽有祛中热、安定心神的作用。治疗黄疸时，可用苦菜籽加莲子一起研末，每次取6克加水煎煮后服用，每天两次，效果良好。

【治疗方剂】（仅供参考）

治血淋、尿血

取苦菜1把，加酒、水各半煎服。

治恶疮

取苦菜捣汁240毫升，加姜汁15毫升，用酒送服。同时用药渣敷疮一两次。

治妇人乳结，红肿疼痛

取紫苦菜捣汁，水煎酒服。

苦菜主治示意图

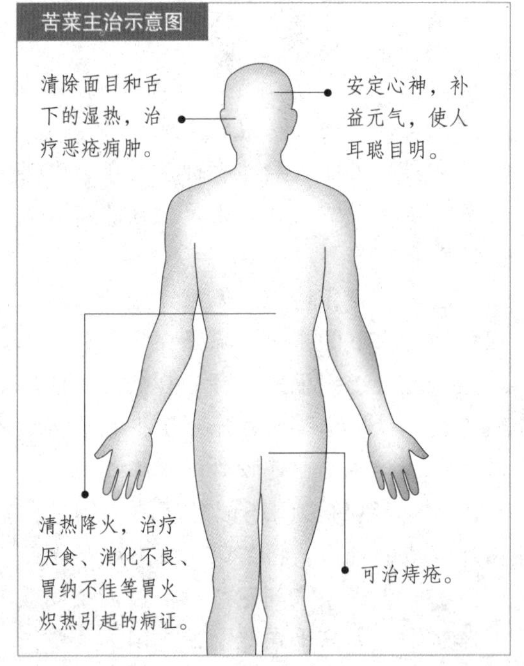

龙骨

《神农本草经》上说：龙骨，味甘，性平。主治胸腹患鬼疰，身上有妖精鬼魅，表现为皮肤掣动，游离无常；或胸腹刺痛，体热皮肿；或经常悲泣，并梦见已死去的人；如果患者是女性，则可能不愿意见外人，只是自己胡言乱语，仿佛身边有人与她交谈一样。还可治疗咳嗽气逆，下脓血痢，女子崩漏下血，腹内有结块，小儿感染热邪导致的惊风、癫痫。龙齿，主治小孩、大人的惊痫、癫病及疯狂奔跑，胃脘部邪气结聚，使人不能喘息等；可消除各种痉抽；能杀死妖精。长期服用可使身体轻便，明晓神明，延年益寿。龙骨一般产于平坦的陆地、两山之间的高坡上。

【原经文】龙骨，味甘，平。主心腹鬼疰，精物老魅；欬逆；泄痢脓血；女子漏下；癥瘕坚结；小儿热气惊痫。龙齿，主小儿、大人惊痫，癫疾狂走；心下结气，不能喘息；诸痉；杀精物。久服轻身，通神明，延年。生川谷。

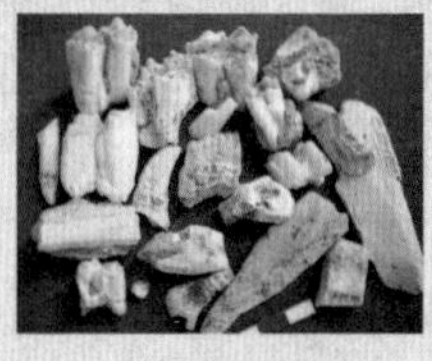

【释名】龙骨为古代哺乳动物如三趾马、象类、犀类、鹿类等骨骼的化石。呈不规则的块状，大小不一。全体淡黄白色，夹杂蓝灰色及红棕色的花纹，粗细深浅不一。表面平滑，偶尔有小裂隙，断面较粗糙，质硬而脆，容易片片剥落而散碎。吸湿性强，用舌头舔能感觉有吸力。

《本经》说，龙骨味甘，性平，主治心腹间的慢性传染病，能防止环境中各种致病因素侵袭身体，可治疗咳嗽气喘、便

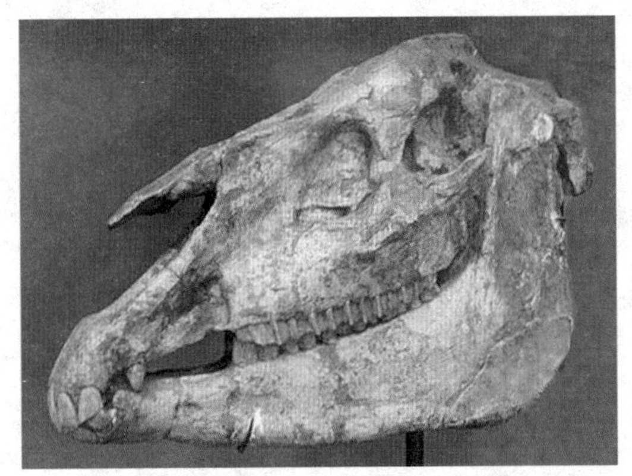
龙骨

脓血、痢疾、女子非经期阴道出血、腹部肿块等症。

中医认为，龙骨的主要功效是镇心安神、平肝潜阳、收敛固涩、生肌敛疮。龙骨常用于治疗心神失常、心悸健忘、失眠多梦、惊痫、癫狂及肝阳上亢导致的头晕目眩、烦躁易怒等症，可起到平肝益心的作用。龙骨味涩，而涩能固脱，所以对自汗、盗汗、肾虚遗精、白带异常、月经过多等症，都有很好的治疗作用。

龙骨煅后研末外用，有吸湿敛疮的功效，可治疗湿疮痒疹、疮疡长久不愈之证。传说清代光绪年间，河南某地有一个理发匠，身患严重的疮疖，但没有钱买药医治，就用捡来的骨片碾成粉，敷在疮上。没想到脓水很快被吸干，伤口不久也痊愈了。后来他知道那种骨片就是龙骨，便四处收集，卖给药铺。很多官员患了疮肿后，医生也给他们开龙骨配制的处方。另外，据现代医学研究，龙骨含有碳酸钙、磷酸钙、铁、钠、钾等元素，有促进血液凝固、抑制骨骼肌的兴奋及降低血管壁的通透性等作用。

《本经》提到的龙齿，为古代大型哺乳动物三趾马、犀类等的牙齿化石。它味涩，性凉，有镇惊安神的作用。能治疗小儿惊风及大人癫痫、精神异常、癫狂乱跑；可驱除心腹间气机郁结导致的气短、喘逆之证，治疗各种痉症（以项背强急、四肢抽搐、说不出话、角弓反张为主要症状），能杀灭各种不知名的致病物质。现代临床中常用龙齿治疗心悸、失眠、惊痫等症。需要注意的是，龙骨和龙齿入汤剂时要先煎。而希望安神潜阳时应当生用，希望收涩生肌时适宜煅用。

【治疗方剂】（仅供参考）

治女经常年月经不通

取龙胎、瓦松、景天各少许，都用240毫升水煎取120毫升，去渣，分别温服。

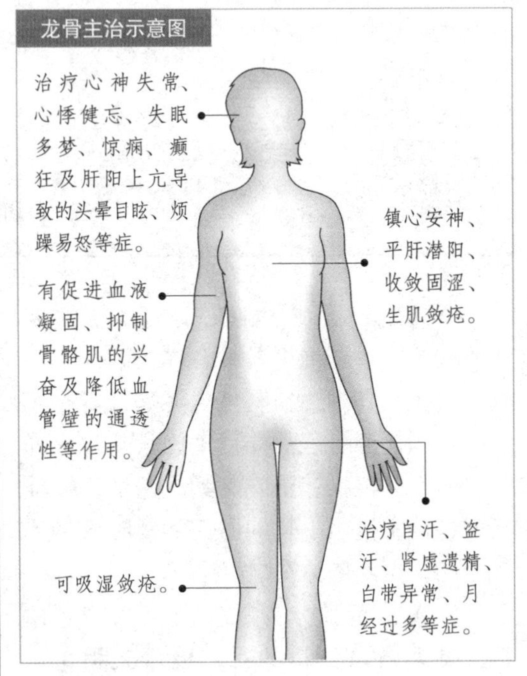

麝香

《神农本草经》上说：麝香，味辛，性温。主要功效为辟除不正之气，杀死鬼精；可缓解温疟先发热后发冷的症状；消除蛊毒；治疗癫痫抽风；祛除三虫（长虫、赤虫、蛲虫）。长期服用能除掉病邪，使人睡着后不被噩梦惊醒。麝生活在两山之间的高坡土地上且有流水的地方。

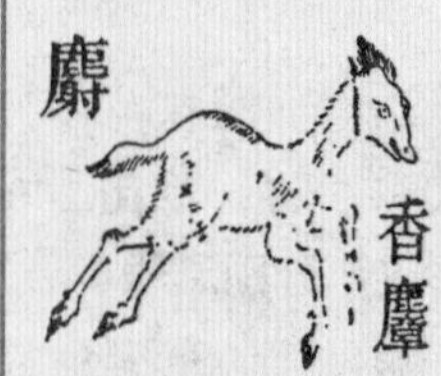

【原经文】麝香，味辛，温。主辟恶气，杀鬼精物；温疟；蛊毒；痫痓；去三虫。久服除邪，不梦寤魇寐。生川谷。

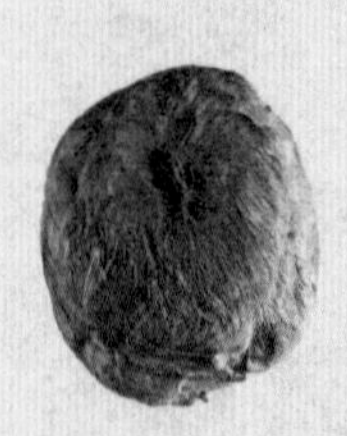

【释名】麝香为发情期的麝科动物林麝、马麝或原麝的成熟雄性，从肚脐与阴茎间的腺体香囊中分泌出的有浓烈芳香气味的深褐色油脂状物。

《本经》说，麝香味辛，性温。主要功效在于防止环境中各种各样的致病物质侵袭人体，其中包括恶性传染病及各种不明原因的病源；能治疗夏季因暑热侵体而突然外发的疟疾；消除癫痫、痉证；还能杀灭各种寄生虫。长期服用能驱除各种病邪之气，使人精神安定。

古人将麝香分为三等：第一等名遗香，是麝自己剔出的香，极难获得，价值如明珠。其次是脐香，只有捕住它才能杀取到。再次是心结香，是麝遇到猛兽捕逐，惊恐失心，狂跑跌死而得。《谈苑》中记载，商汝山中有很多麝。它们天生爱护自己的脐，人如果追赶过急，将其

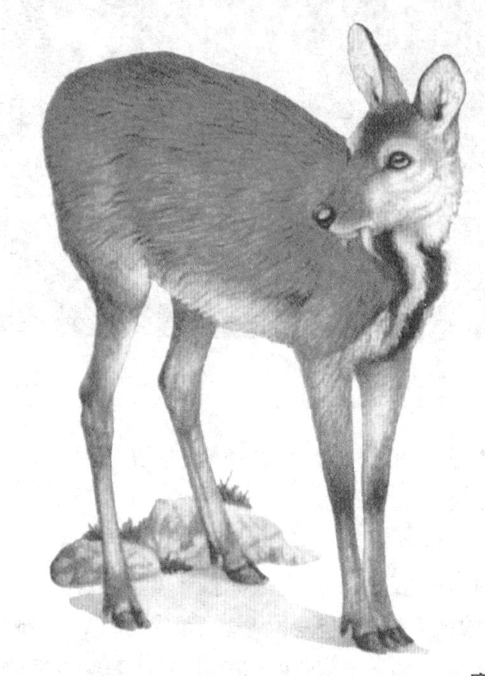

麝

追到了悬崖边，它们就会用爪撕裂自己的香囊，然后跳崖而死，死后仍然拱起四足保护自己的脐。所以李商隐说，投岩麝自香。许浑也说，寻麝采生香。

从古至今，麝香都是极为名贵的中药和香料。古人曾把麝香供为神品，用它“祛恶除邪”，还同其他珍品一起为宫廷所专有。作为香料，麝香被誉为四大动物香料（还有灵猫香、海狸香、龙涎香）之首。其医疗作用主要是开窍、辟秽、通络、散瘀。《本草经疏》中说：“麝香，其香芳烈，为通关利窍之上药。”现代药理分析也证明，麝香的主要成分为巨环麝香酮，既是一种极为名贵的香料，也是麝香具有芳香开窍、活血通络作用的主要原因。

麝香在现代临床中的运用，大体可以概括为：1. 开窍醒脑；2. 祛瘀活血；3. 消痈排脓；4. 催产下胎；5. 宣痹通阳。因麝香有较强的开窍通闭作用，所以是醒脑回

苏的主要药品，可治疗中风、惊痫、猝然倒地、神志不清等症。又因麝香善于通络活血，有散瘀止痛的作用，故可用于厥心痛、痛经、女子腹中瘀血肿块、产后瘀滞腹痛及跌打损伤、瘀滞肿痛等症。此外，麝香还有催生下胎的作用，可治疗胎死腹中或胞衣不下等症，因此孕妇忌用。如今已将它制成片剂、针剂等剂型，用于治疗冠心病；以麝香为主料之一的救心丸等药物，对防治心绞痛有很好的疗效；麝香还用于治疗肿瘤和小儿麻痹。

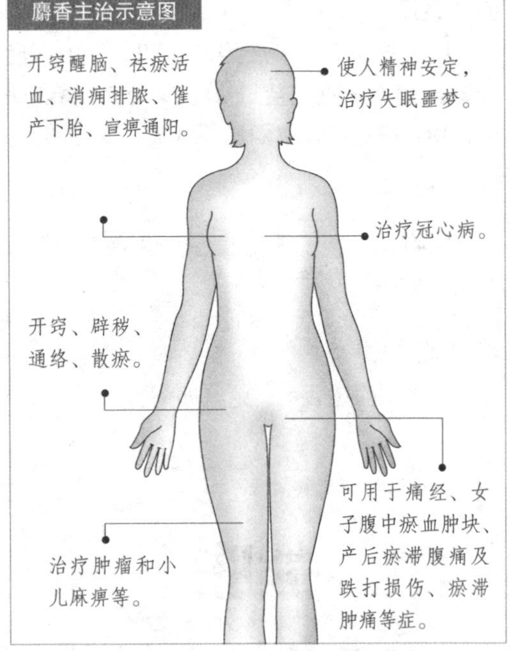

【治疗方剂】（仅供参考）

治中风不省

取麝香6克研末，加清油62克，和匀灌下，自醒。

治瓜果食积（脾胀气急）

麝香0.3克，生桂末31克，加饭调和成绿豆大小的丸。大人服15丸，小儿服7丸，都用开水送服。

治偏正头痛

麝香1.5克，皂角末3克。将上药包在薄纸中，放在头痛部位，外用布包炒盐趁热熨，盐冷即换。如此几次便不再发病。

中国的香料

香料历史悠久，可追溯到5000年前的黄帝神农时代，当时人们已学会采集植物作为医药用品来驱疫辟秽。后来随着中国香料的发展，有了植物香料和动物香料之分，麝香就是动物香料的重要组成部分，其加工而成的香料在唐宋时期就已远销海外。麝香是一种高级香料，只需在室内放一丁点，便会满屋清香，多日不散。唐代诗人杜甫在《丁香》诗中吟："晚坠兰麝中。"麝香还是配制高级香精的重要原料。古代文人、诗人、画家在上等墨料中加少许麝香，制成"麝墨"写字、作画，芳香清幽，令人神清气爽，还能使字画防腐防蛀。古时后宫嫔妃的居所中除了图中所绘的晨起听乐、梳妆、采摘鲜花、簪头等情景外，沁人心脾的麝香应该也是少不了的。

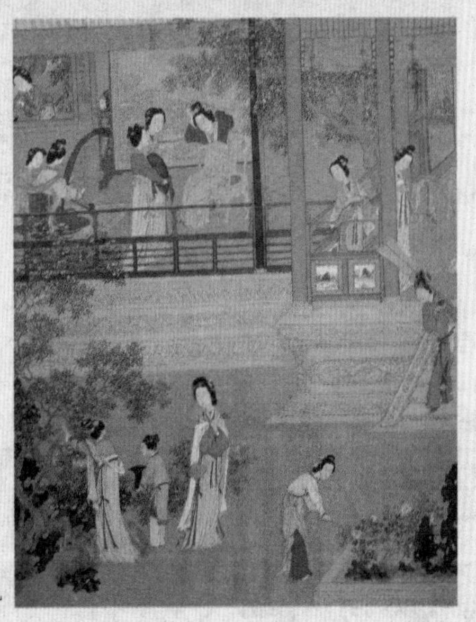

贵妃晓妆 仇英 明代 绢本重设色

催生易产

取麝香3克，研后用水送服。又方：胜金散：麝香3克，盐豉31克。上药烧红研末，用秤砣锤过，以酒送服6克，婴儿即下。

治痔疮肿毒

取麝香、当门子、盐各等份涂擦。不超过三次即消。

治山林瘴气

用水送服麝香0.9克，即解。

熊脂

《神农本草经》上说：熊脂，味甘，性微寒。主治周身麻木不仁、筋脉挛急；五脏、腹中寒热积聚不散，身体消瘦疲乏；头部溃疡、白秃、面部黑斑及粉刺。长期服用可增强记忆力，轻便身体，耐饥饿。熊脂也叫熊白。熊生活在高山的土石上且有流水的地方。

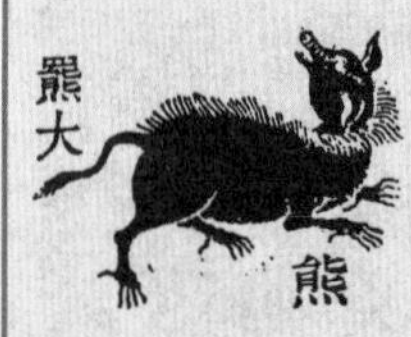

【原经文】熊脂，味甘，微寒。主风痹不仁，筋急；五脏、腹中积聚寒热，羸瘦；头疡、白秃、面皯、皰。久服强志；不饥轻身。一名熊白。生山谷。

【释名】熊脂就是黑熊或棕熊背上的脂肪。色白如雪，味道很美，只有冬天才有，夏天没有。它腹中及身上的脂肪只可煎炼入药，而不能吃。

《本经》说，熊脂味甘，性寒，主要治疗以周身疼痛游走、麻木不仁，筋骨强直拘挛为主要症状的风湿病，也可治疗五脏及腹中邪气积聚，及由此导致的忽冷忽热、虚弱羸瘦的症状；还适用于头癣、白秃疮及脸上的斑、痣、黑气、脓疱。长期服用可使人体质强壮，身体轻便，意志增强，精神饱满。

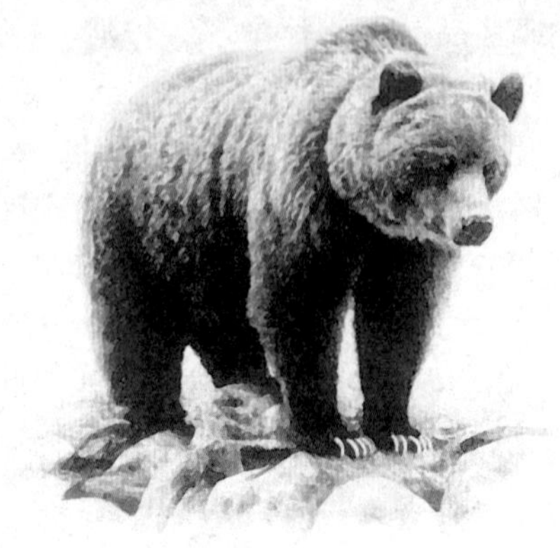
熊

熊脂性微温而质润，有补虚损、强筋骨、润肌肤的作用，能治疗各种风湿病，改善身体虚弱的状况。外用可治疗头癣、白秃疮等皮肤病，还可滋润肌肤，有美容的功效。在熊脂众多功效中，强筋壮骨应该是最主要的。自古以来，熊脂就被认为是补虚强壮的佳品。《本草经疏》中说，熊脂性温，能通行经络；又因质性润泽，而能滋养肝脾，所以可治疗风邪导致的风湿病。另外，熊脂滑润而通行，因而可消除五脏及腹中积聚的邪气，治疗饮食呕吐的症状；味甘而能强力，所以还能治疗时冷时热、体虚瘦弱等症。《本草纲目》中记载，用酒炼制后服用可使长发变黑，并能悦泽容颜，消除面上的扁平疣及疮。

除了熊脂之外，熊身上最有名的要数熊掌了。熊掌也叫蹯，乃八珍之一，古人很珍视它，但很难煮熟。传说熊性情轻捷，好攀缘，喜欢爬上高树，见到人就自己跌落到地上，以此为嬉。熊冬伏入洞穴，春季才出洞。冬月蛰伏时不吃东西，饥饿时就舔自己的脚掌，所以它的美味在掌。

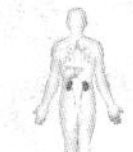

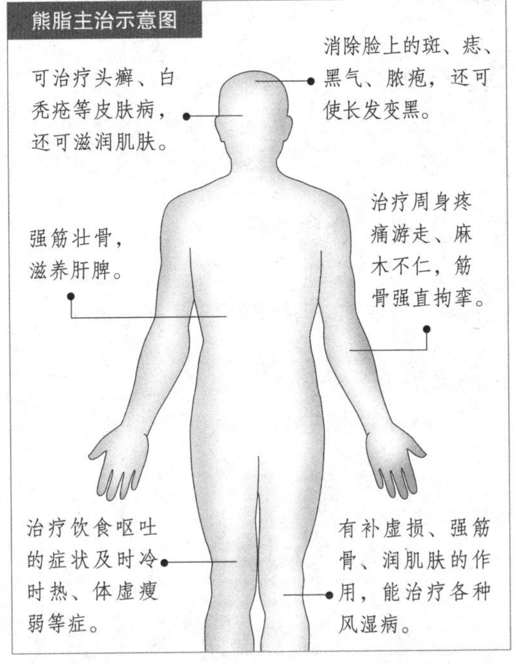

【治疗方剂】（仅供参考）

治白秃疮及发中生癣

取熊脂敷之。

白胶

《神农本草经》上说：白胶，味甘，性平。主治身体极度劳伤导致的腰痛、体虚、消瘦，可温补内脏，增加气力；治疗妇人月经闭止，不孕不育；能止痛，使胎儿安和。长期服用可使身体轻捷，延缓衰老，寿命延长。白胶也叫鹿胶。

《本经》说，白胶味甘，性平，主治因劳累过度耗损了中气而导致的各种虚弱性症状；能补益中气，强壮筋骨，改变体虚瘦弱的状况；还可治疗女子月经中断、不孕不育，止妇科病疼痛，缓解胎动不安等。长期服用能使人身体轻便、容颜和悦、延年益寿。

白胶善于补血止血、益精壮阳、补益肝肾。就滋补来说，它虽不及鹿茸，但比鹿角稍强，且药性温和。李时珍曾说过，鹿角生用可散热、行血、消肿、辟邪，熟用则益肾、补虚、强精、活血，炼成霜、熬成膏则专门用于滋补。古人认为，鹿的精气全在于角，角下连督脉，而鹿的角在各种兽中应该是最大的，所以鹿的督脉最盛，因而能够补益人的督脉之气；角又是鹿全身骨节中最主要的，肾主骨，所以服用后还能补肾；而且角中充满了血，人的冲脉则被称为血海，所以又能补血、冲脉。冲督二脉气盛，肾气又强，上述的各种疗效自然就都能达到了。而且与无情的草木相比，白胶毕竟是血属之精，因而滋补效果自然要胜一筹。

白胶可治疗虚劳瘦弱、精血不足、男子腰痛、阳痿，女子宫寒、白带异常、不孕不育、胎动不安及非经期阴道出血、吐血、衄血、尿血等症，也可用于阴疽内陷等症。《本草纲目》中记述，白胶烤后噙酒服用，可补虚劳，长肌益髓，使人肥健，容颜润泽；也可治过度疲劳引起的咳嗽、尿精尿血、疮疡肿痛等。白胶补益中

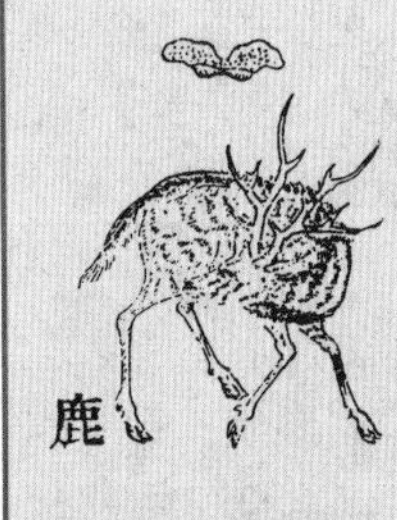
鹿

【原经文】白胶，味甘，平。主伤中劳绝腰痛羸瘦，补中益气；妇人血闭；无子；止痛安胎。久服轻身延年。一名鹿角胶。

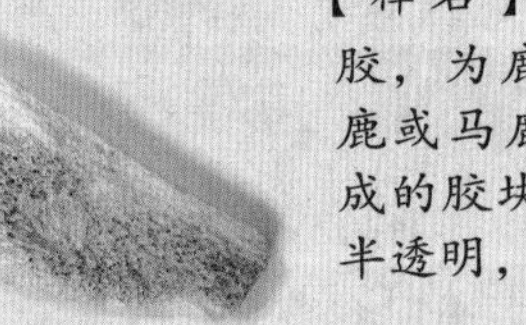

【释名】白胶即鹿角胶，为鹿科动物梅花鹿或马鹿的角煎熬而成的胶块，呈黄白色，半透明，故名白胶。

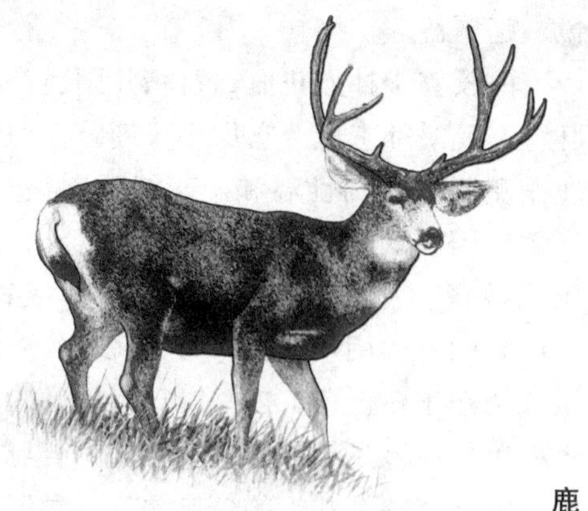

鹿

气的道理在于它善于补血，血足则中气自然足，上述妇科诸症也就自然消除；至于“身体轻便，延年益寿”，那也是由于精足血满的原因。由此可见，补血是白胶具有较好补益效果的根本原因。

【治疗方剂】（仅供参考）

治盗汗遗精

白胶62克，生龙骨（炒）、牡蛎（煅）各31克。上药一起研末，加酒、糊做成梧桐子大的丸，每次用盐汤送服40丸。

治虚损尿血

取白胶93克，炙过，加水2升煮取1.4升，分次服下。

治小便不禁，上热下寒

将白胶研成细末，加酒、糊做成梧桐子大的丸，每次空腹用温酒送服30~40丸。

治汤火灼疮

用白胶加水浓煎，待冷后涂患处。

白胶主治示意图

治疗虚劳瘦弱、精血不足、男子腰痛、阳痿，女子宫寒、白带异常、不孕不育、胎动不安及非经期阴道出血、吐血、衄血、尿血等症。

和悦颜色、延年益寿

补血止血、益精壮阳、补益肝肾。

阿胶

《神农本草经》上说：阿胶，味甘，性平。主治胸腹的脏器虚损，导致身体极度虚弱如同有凉水洒在身体上一样发冷，很像发疟疾的症状；消除腰腹痛、四肢酸疼；治疗女子下部出血，可安和胎儿。长期服用可使身体轻捷，气力增加。阿胶也叫傅致胶。

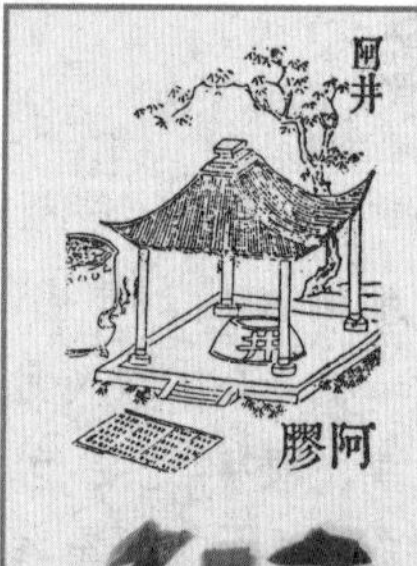

【原经文】阿胶，味甘，平。主心腹内崩，劳极洒洒如疟状，腰腹痛，四肢酸疼；女子下血，安胎。久服轻身益气。一名傅致胶。

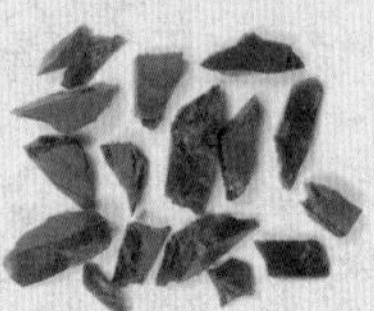

阿胶

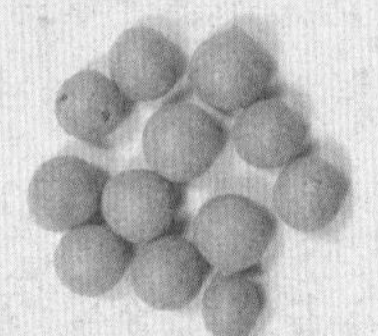

阿胶珠

【释名】阿胶又名陈阿胶、驴皮胶等，为黑驴皮去毛后熬制而成的胶。阿胶为山东省著名特产，因主要产于山东省东阿县，又是用当地得天独厚的阿井水煎熬而成，所以得名阿胶。

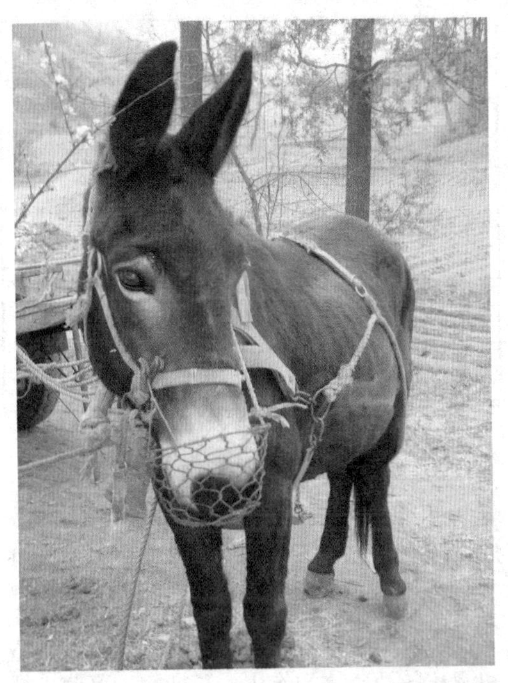

可炼制阿胶的驴

《本经》说，阿胶味甘，性平。主治心包之血不散入经脉却下于腹的病证，及身体因疲劳过度而极度虚弱，出现如同疟疾发作一样的症状，也可解除因此导致的腰腹疼痛、四肢酸痛的症状。阿胶还可以治疗女子非经期阴道流血及胎动不安等症。

自古以来，阿胶就被认为是补血、止血、滋阴、润肺的佳品。补血滋阴功效表现为：可治疗血虚眩晕、心悸、阴虚心烦失眠等症。对于阿胶的补血滋阴作用，曾有人做过这样的实验：将贫血的动物分成两组，一组给服阿胶，另一组不给服阿胶。结果显示，给服阿胶的那组动物，贫血现象比对另外一组消失得快，体质也恢复得比较迅速。阿胶突出的补血效果，使它成为妇科的常用药物。《本草纲目》中记载，阿胶可治疗女人血痛血枯，经血不调，无子，崩中带下，胎前产后诸疾。阿胶的止血功效表现为：是应用最广泛的止血药，可治疗咯血、衄血、吐血、便血、尿血、痔疮出血、女子非经期阴道流血、月经过多等出血症。据民间传说，阿胶曾经治好过慈禧太后的顽固血病，慈禧大喜过望，赐那种阿胶以“福”字。于是，“福”字牌阿胶名扬天下。阿胶的清肺润燥功效表现为：可治疗虚劳喘咳、阴虚燥咳等。另外，阿胶还有利尿、润肠的作用，可治疗小便不利、下脓血痢及女子产后便秘、老人肠燥便秘、血虚便秘等症。

现代药理研究证明，阿胶具有很强的抗衰老作用。可加速红细胞和红蛋白的生成，能改善动物体内钙的平衡，促进钙的高度吸收，有利于血钙的存留，对创伤性休克、进行性肌营养不良有很好的防治作用。

【治疗方剂】（仅供参考）

治老人便秘

阿胶（炒）6克，葱白3根。上药用水煎化，加入蜜30毫升，温服。

治胞转淋闭

取阿胶93克，以水2升煮至700毫升，温服。

治肠胃气虚，冷热不调，下痢赤白，腹痛，小便不利

黄连阿胶丸：阿胶（炒过，水化成膏）31克，黄连93克，茯苓62克。上药研为末，捣成梧桐子大的丸，每次用粟米汤送服50丸，一天三次。

治妊娠尿血

将阿胶炒黄为末，饭前用粥送服6克。

治妊娠下血不止

取阿胶93克炙为末，用酒1500毫升将其煎化，一服即愈。又方：阿胶末62克，生地黄250克（捣汁）。上药加入清酒2升，分为三服。

阿胶主治示意图

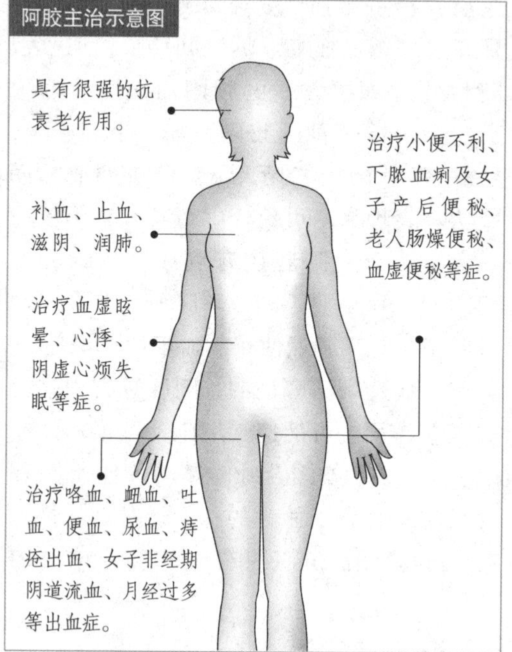

治产后虚弱

阿胶（炒）、枳壳（炒）各31克，滑石7.8克。上药研为末，用蜜调成梧桐子大小的丸，每次用温水送服50丸。如果未通，可再服。

治多年咳嗽

阿胶（炒）、人参各62克。上药研为末，每次取9克，用豉汤1盏、葱白少许煎服，每天服三次。

石蜜

《神农本草经》上说：石蜜，味甘，性平。主治胸腹有邪气导致的惊恐、癫痫、抽风等症；可充实五脏，增益气力，修补内脏，止痛解毒。能祛除百病，并调和许多药物的药性。长期服用可增强记忆力，使身体轻巧，耐饥饿，延缓衰老。石蜜也叫石饴，酿造它的蜜蜂生活在大山岩石缝间（或坑穴）。

【原经文】石蜜，味甘，平，主心腹邪气，诸惊痫痓；安五脏，诸不足，益气补中；止痛解毒；除众病，和百药。久服强志，轻身不饥不老。一名石饴。生山谷。

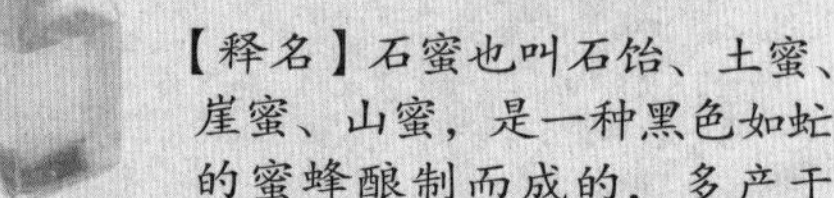

【释名】石蜜也叫石饴、土蜜、崖蜜、山蜜，是一种黑色如虻的蜜蜂酿制而成的，多产于悬崖高岭或石岩之中，味道醇美，色泽碧绿，入药胜于其他蜂蜜。

《本经》说，石蜜味甘，性平，主治心腹间病邪积聚导致的惊风、癫痫、痉病等症；能安利五脏，调和五脏功能，补益五脏各种虚弱症状；可补益元气，增强脾胃功能；还能止痛解毒。石蜜具有消除各种疾病和调和各种药物的作用。长期服用可使人精神健旺，意志坚强，身体灵便，益寿延年。

相传石蜜出自一种形似虻的黑色蜂，多出自南方崖岭间，蜂窝在崖上的土窟中。人不容易取，只能用长竿刺蜜出来，用东西接住。《博物志》中说，南方诸山幽僻处多出石蜜。石蜜都在绝崖石壁，不攀缘就得不到，人只有到山顶后将篮子悬下来，才能取到。蜂走后蜜留在石上，有成群结队的灵雀来吃。到春天，蜂回来后继续采蜜。

《本草纲目》中记载，石蜜（蜂蜜）的主要功效为清热、补中、解毒、润燥、止痛。因它归肺、大肠经，又质地滋润，所以可补益津液、润燥滑肠，临床中可用于体虚津枯、肠燥便秘的病证。如果配合有养血润燥功效的黑芝麻一起使用，还可治疗慢性便秘。蜂蜜生用性凉，所以有清热润肺的作用，可治疗肺虚久咳、肺燥干咳以及肺脾两虚、干咳咳血、虚痨咳嗽等症。它还能补虚止痛，用于脾胃虚弱、心腹疼痛、寒疝腹痛、手足厥冷等症的治疗。由于蜂蜜能够滋养脾胃，所以凡是滋补丸药，大多都使用蜜丸。另外，蜂蜜还有矫味和防腐的作用。

现代药理分析证明，蜂蜜能保肝和促进肝细胞再生，所以对脂肪肝的形成有明显的抑制作用；蜂蜜能杀灭痢疾杆菌和化脓性球菌；还能在人体内增加呼吸量及血糖。临床中，蜂蜜还可用于治疗肝脏病、神经衰弱、贫血、肺结核、胃及十二指肠溃疡等。据养生人士透露，每天早、中、晚分别服用新鲜蜂蜜100克，10天后增至150~200克，对胃、十二指肠溃疡有很好的疗效。除可用于治病外，蜂蜜中还含有促进生长、增进活力的物质，是老人和儿童非常好的日常营养品。然而，蜂蜜不能过量服用，否则具润滑之性会使人腹泻，因此有习惯性腹泻的人不宜服用。

【治疗方剂】（仅供参考）

治大便不通

取蜜200毫升，微火煎至饴糖状，趁热做成长一寸的棒，一端尖细。等冷却变硬后塞入肛门，不久即可通便。

治产后口渴

用蜜不限量，熟水调服即可。

治瘾疹作痒

用蜜不限量，好酒调服。

治五色丹毒

用蜜调干姜末，敷涂。

治口中生疮

蜜浸大青叶含咽。

治龟头生疮

用蜜煎甘草涂擦。

治热油烫烧

用蜜涂擦。

治疔肿恶毒

用蜜与隔年葱研膏。把疔刺破涂上，半小时后，用热醋洗去。

蜂蜜的历史

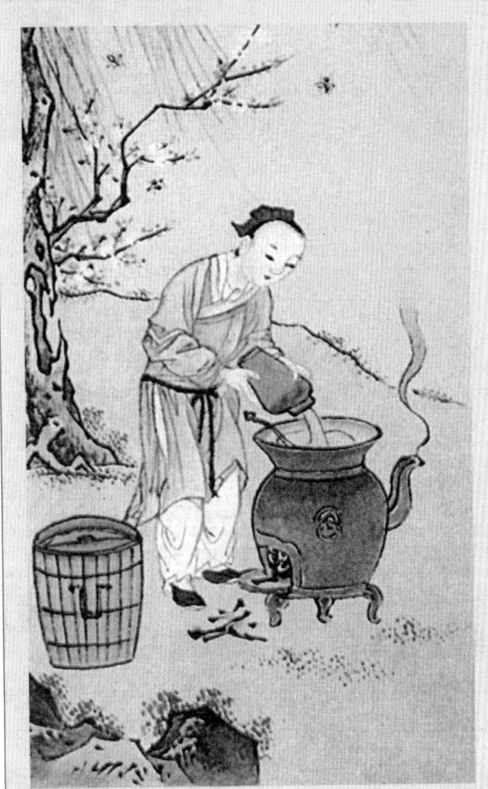

花卉草虫图 居廉　清代　册页绢本设色

早在3400年以前的甲骨文中就有“蜜”的记载。文献中最早提及蜜蜂是《山海经·中次六经》：“平逢之山……有神人焉，其状如人而二首，名曰骄虫，是为螫虫。实唯蜂蜜之庐。”说明在先秦时期人们就已开始利用和养殖蜜蜂了。晋代张华的《博物志》是最早记述人工养殖蜜蜂的文献。到宋初时，养蜂技术有了很大发展，蜂蜜成为当时非常普遍的饮品。诗人苏东坡曾多次赞誉蜂及蜜，如“不食五谷唯食蜜，笑指蜂蜜作檀越”“君不见南国采花蜜似雨，天教酿酒醉先生”等。如今，蜂蜜仍是人们日常生活中不可或缺的养生保健佳品，尤其适宜秋天服用，“朝朝盐水，晚晚蜜汤”即为我国古代医学家提倡的秋天养生小窍门。

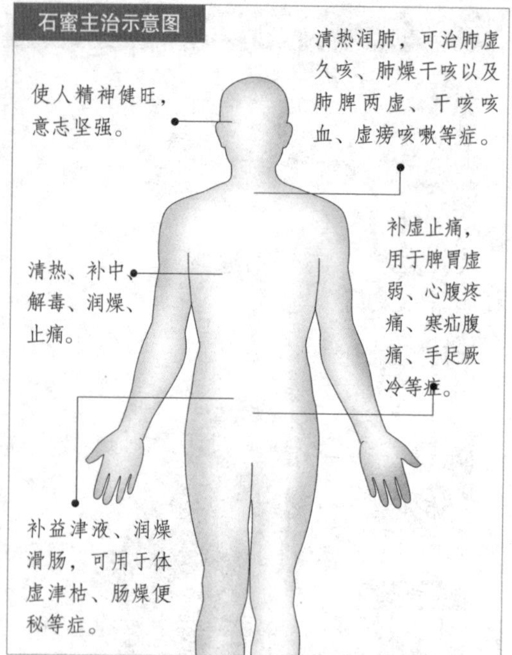

治大风癞疮

取生姜1000克，捣取汁，拌入蜂蜜500克，微火煎浓，收存。每天清晨用温酒送服枣大的1丸，一天服三次，忌生冷醋滑等物。

治脸上斑点

用蜜调茯苓末敷擦。

治目生珠管

用蜜涂目。仰卧半日洗去，每天一次。

蜂子

《神农本草经》上说：蜂子，味甘，性平。主治风邪侵袭头部产生的剧痛；能祛除蛊毒；修补内脏损伤而虚损消瘦。长期服用可使人容颜润泽，面容艳丽，衰老延缓。大黄蜂子，主治胸腹部胀满疼痛；能轻便身体，增加气力。土蜂子，主治痈肿。蜂子也叫蜚零，生活在大山岩石的缝间（或坑穴）。

【原经文】蜂子，味甘，平。主头风；除蛊毒；补虚羸伤中。久服令人光泽，好颜色，不老。大黄蜂子，主心腹胀满痛；轻身益气。土蜂子，主痈肿。一名蜚零。生山谷。

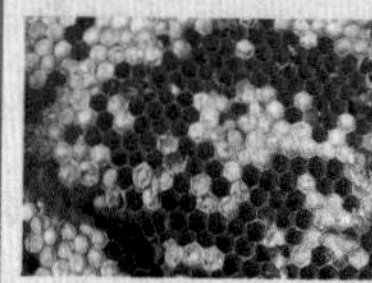

【释名】蜂子即蜂的幼虫，生长在蜜脾中，外形像蚕蛹，呈白色，以头足未长成形者入药，也可用油炸或炒着吃。

《本经》说，蜂子味甘，性平。主治风邪侵头引起剧烈头痛，且疼痛反复发作、长时间不愈的症状；能改善人体虚损瘦弱的状况，补益中气，增进脾胃功能。长期服用可令人面色光润、肌肤白嫩、衰老延缓、寿命延长。其中大黄蜂的幼虫主治心腹间痞满作痛；土蜂的幼虫可治疗体表、软组织或内脏中的急性、局限性、化脓性的炎症。

李时珍说，蜜蜂有三种：在林木或土穴中做房的，是野蜂；被人们用器具收养的，是家蜂。这两种蜂都体小而微黄，蜜皆味浓甘美。还有一种在山岩高峻处做房的，叫石蜂。这种蜂黑如牛虻，其蜜味酸色红。三种蜂群都有各自的蜂王。王元之的《蜂记》中说，蜂王所在的地方，众蜂不敢螫。如果众蜂失去了蜂王，则会众溃而死。它们酿蜜如脾，称为蜜脾。取蜜不能多取，取多则蜂饥而不能繁衍；也不能取少，取少则蜂变懒惰不再酿蜜。蜜蜂子，生长在蜜脾中，如蚕蛹呈白色，岭南人取头足未成形的，用油炒熟食。

蜂子性平而偏凉，有祛风清热、补脾养血、化瘀生肌和解毒的作用。因性凉可清热，所以能够治疗痰涎风火而导致的头风。因味甘能补脾养血，使人气血充足，所以可用于脾胃功能不佳、身体虚损瘦

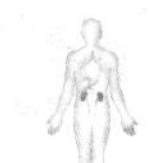

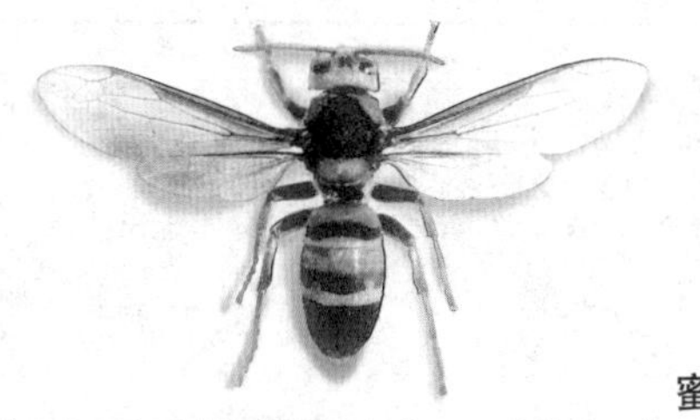

蜜蜂

弱、气血两亏等症的治疗；还能解毒，且能解非常严重的蛊毒。

蜂子的品种不同，所以功效也略有不同。大黄蜂子以补脾益气为主，可治疗腹痛胀满、脾胃虚弱；土蜂子则以清热解毒为主，可治疗痈肿之证。

【治疗方剂】（仅供参考）

治须眉脱落，皮肉烂疮

用蜜蜂子、胡蜂子、黄蜂子（一起炒）、雄黄（醋熬）各0.3克，乌蛇、白花蛇（一起酒浸，去皮、骨，炙干）、全蝎（去土，炒）、白僵蚕（炒）、丹砂各31克，地龙（去土，炒）15.6克，蝎虎（全，炒）、赤足蜈蚣（全，炒）各15枚，龙脑1.5克。上药研末，每次用温蜜汤调服1克，每天3~5次。

蜂子主治示意图

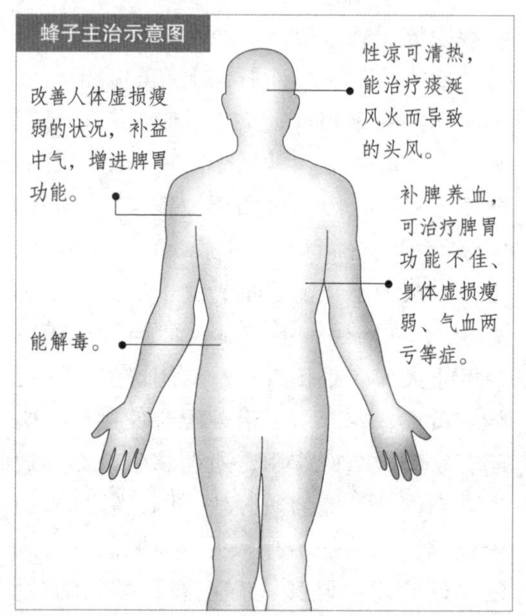

蜜蜡

《神农本草经》上说：蜜蜡，味甘，性微温。主治下痢、下脓血，能安补内脏，续补极度损伤；可治金属创伤；增添气力，使人没有饥饿感，减慢衰老。蜜蜡产于大山岩石的缝间（或坑穴）。

【原经文】蜜蜡，味甘，微温。主下痢脓血；补中，续绝伤；金疮；益气，不饥，耐老。生山谷。

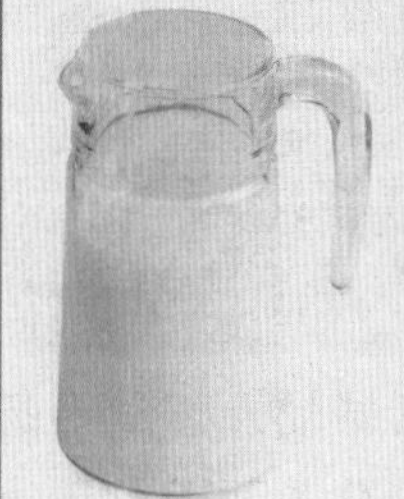

【释名】蜜蜡又名蜂白蜡，为精选后的蜜蜂分泌的蜡质，也是一种从蜂巢中提取的特殊营养物质。既可入药，又可用于美容保健。

《本经》说，蜜蜡味甘，性微温，主治痢疾及下脓血。能补益中气，增进脾胃功能；治疗金属器械所致的外伤，接续折损的筋骨；补益人体精微的营养物质，增强各脏腑器官的功能，增加体力，延缓衰老。

蜜蜡性涩，有收敛、生肌、止痛的作用，长于健脾疗疮，内服可治疗脾虚导致的久泻、久痢、胎漏等，外用可治疮疡溃烂、长久不愈、水火烫伤等，都取得了很好的疗效。《药性论》中记载了蜜治疗白发的方法：先将白发用镊子镊去，再将蜜蜡熔化后点入毛孔中，就可生出黑发。《本经》中说蜜蜡可使人不觉饥饿，陶弘景也说，蜜蜡是仙经中辟谷的重要食物，普通人只需嚼食方寸大的一块，就能够一整天都不饥饿。甚至还有辟谷方法：蜜蜡与松脂、杏仁、枣肉、茯苓各等份后混合在一起，饭后服用50丸，以后就不会感

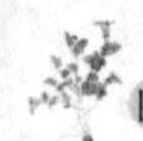

蜜蜡主治示意图

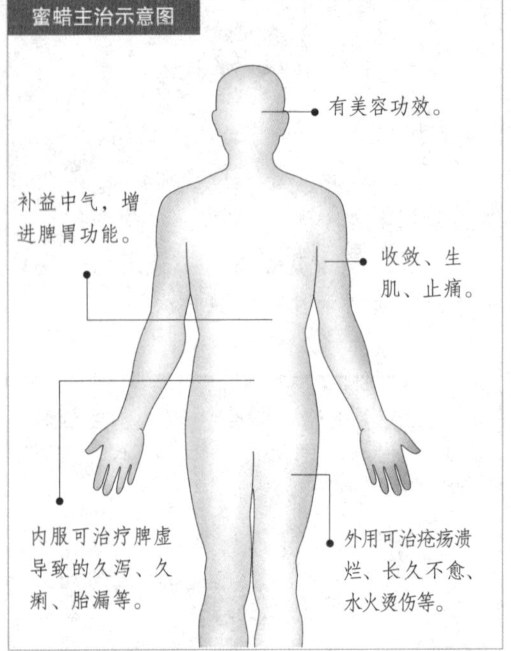

觉到饥饿了。实际上，蜜蜡使人感觉不到饥饿的原因是它非常难消化；而陶弘景所说的辟谷方法，也仅是使人不觉饥饿，营养问题并没有解决。

蜜蜡还有不可忽视的美容功效，涂抹在皮肤上的蜜蜡被加温时，肌肤的温度也随之上升，此时血液及淋巴循环加速流动，促进身体的排毒。长期如此使用蜜蜡，可减少水肿、皱纹和黑眼圈的产生。

牡蛎

《神农本草经》上说：牡蛎，味咸、性平。主治被寒邪所伤引起的发冷发热；先发热后发冷的温疟，冷时如同凉水洒在身上一样；消解惊恐、愤怒之气；消除拘急使身体和缓；祛除瘰疬及女子带下有红白颜色掺杂之证。长期服用可使骨节强健；能杀死妖鬼；延年益寿。牡蛎也叫蛎蛤，生活在湖泊、大海中。

蠣牡

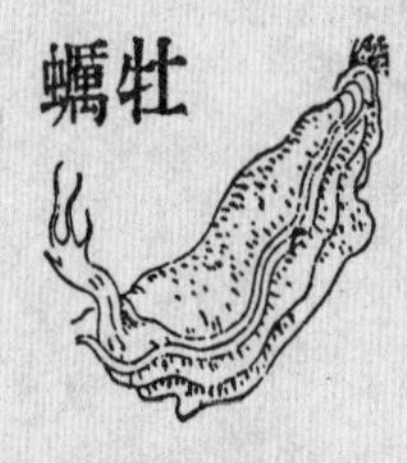

【原经文】牡蛎，味咸，平。主伤寒寒热；温疟洒洒；惊、恚怒气；除拘缓；鼠瘘；女子带下赤白。久服强骨节；杀邪鬼；延年。一名蛎蛤。生池泽。

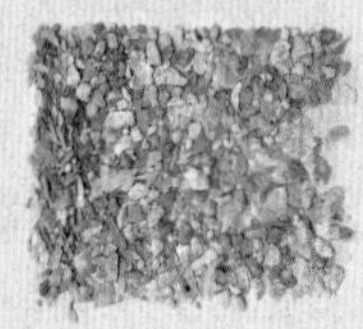

【释名】牡蛎，为牡蛎科动物长牡蛎、大连湾牡蛎或近江牡蛎的贝壳。全年均可采收，去肉，洗净，晒干收存。

《本经》说，牡蛎味咸，性平，主治外感寒邪引起的忽冷忽热症状，以及温疟（以先热后寒，热重寒轻，口渴喜冷饮，舌红苔黄，脉弦数等为主要症状的疟疾）之后体弱畏风；能消除惊恐、发怒等不良情绪对身体的影响；缓解手足拘挛，治疗颈部淋巴结核破溃后流脓，长久不愈致使形成瘘管；也可治疗女子白带异常、赤白相间之证。

牡蛎性寒而滞重，有益阴潜阳、镇惊安神的作用；又因它味咸涩，所以还可收敛固涩、软坚散结。所谓益阴潜阳，是指牡蛎能治疗阴虚而肝阳上亢的病证，肝阳上亢的临床表现为头痛、眩晕、手足震颤、肢体麻木等，常见于高血压病。牡蛎能镇惊安神，因而可用于惊狂烦躁、心悸失眠等症；还可收敛固涩，适用于自汗、盗汗、久泻不止、遗精、女子崩漏带下等症。《本草纲目》中记载，牡蛎做成粉擦身可止大人、小孩盗汗；治阴虚盗汗还可与麻黄根、蛇床子、干姜配合使用。牡蛎还有软坚散结的作用，所谓软坚散结，通俗点来说就是能消散肿块，因此牡蛎常用于颈淋巴结核的治疗。另外，煅后的牡蛎还可治疗胃痛吐酸，有止痛止酸的功效。

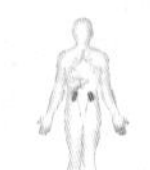

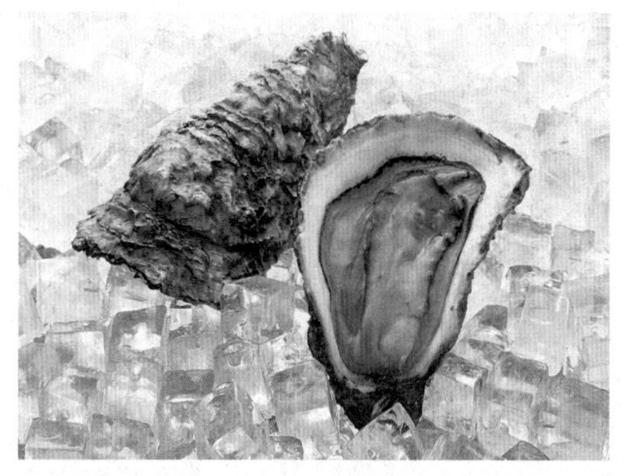

牡蛎

牡蛎的功效与龙骨非常相似，二者常可相互替代。不过，牡蛎以益阴、软坚为主；镇惊、固涩的效果稍逊于龙骨。

【治疗方剂】（仅供参考）

治心脾气痛，有痰

将牡蛎煅成粉，用酒送服 6 克。

治疟疾寒热

牡蛎粉、杜仲各等份研末。加蜜做成如梧桐子大的丸，每次用温水送服 50 丸。

治气虚盗汗

牡蛎粉、杜仲各等份研末。每次用酒送服 1 勺。

治产后盗汗

牡蛎粉、麦麸（炒黄）各等份。每次用猪肉汤调服 3 克。

治消渴饮水

用黄泥封固牡蛎，煅赤，研末。每次用活鲫鱼煎汤调服 3 克。

治病后常流鼻血

牡蛎 3 克，石膏 1.5 克。上药一起研末，每次用酒送服 1 勺。也可加蜜做成丸，一天三次。

治小便淋闭（服治血药无效者）

牡蛎粉、黄檗（炒）各等份研末。每次用茴香汤送服 3 克。

治梦遗便溏

将牡蛎粉，加醋、糊做成梧桐子大的丸。每次用米汤送服 30 丸，一天两次。

治阴囊水肿

牡蛎（煅粉）62 克，干姜（炮）31 克。上药一起研末，冷水调糊敷上。不久，囊热如火。药干即换，至小便通畅即可。

治月经不止

将牡蛎煅过研细。加米醋揉成团，再煅再研，加米醋调艾叶末熬膏，做成梧桐子大的丸，每次用醋艾汤送服 40~50 丸。

治刀伤出血

用牡蛎粉敷涂。

治痈肿初起

用牡蛎粉末调水涂擦，药干即换。

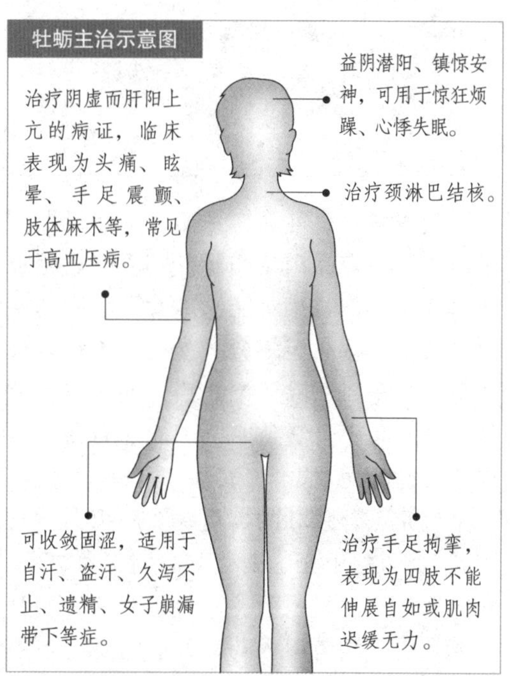

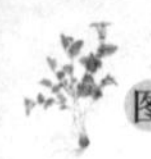

龟甲

《神农本草经》上说：龟甲，味咸、性平。主治从阴门漏下败烂之物或漏下色红、淡的经血；能攻克癥瘕，时有时无的疟疾；消除五种痔，女子阴部溃疡，湿痹等症；改善四肢极度弯曲柔软无力；可使小儿囟门闭合。长期服用使身体轻巧，没有饥饿感。龟甲也叫神屋，龟生活在湖泊、大海中。

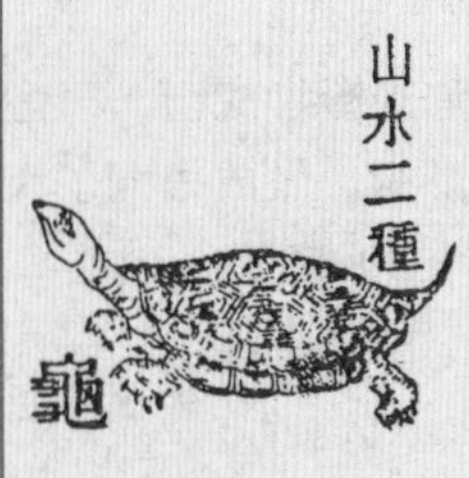

【原经文】龟甲，味咸、平。主漏下赤白；破癥瘕；痎疟；五痔；阴蚀；湿痹；四肢重弱，小儿囟不合。久服轻身，不饥。一名神屋。生池泽。

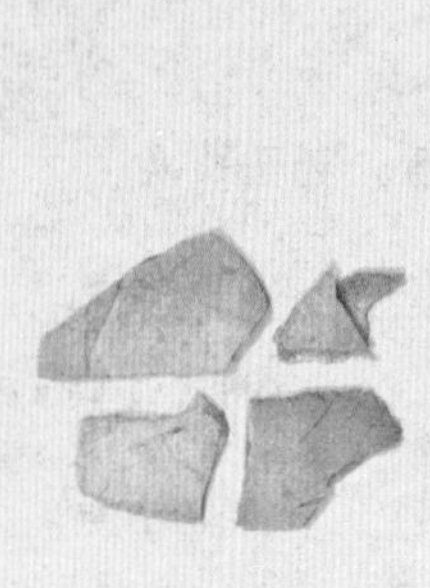

【释名】现在所谓的龟甲，又叫龟板，实为乌龟的腹甲。在受热时会分泌出一种黏膜，所以在一定温度和压力下可以将龟甲碎片粘结成大块材料，龟甲具可切性，易于加工和雕刻。

龟甲味咸，性平。主治女子非经期阴道流血、白带赤白相间及外阴瘙痒、阴道瘙痒溃烂等妇科病；能消散女子腹中的瘀血结块，改善久疟不愈的状况，治疗各种类型的痔疮；祛除风湿病痛、四肢沉重软弱之证。龟甲骨缝致密，因而还有使小孩囟门合拢的功效。

龟是滋补强壮的良药，久服可“益气资智”。龟的甲壳、肉、肝、胆、血、蛋，甚至尿液，都可入药，不过主要还是用其甲壳。古人用龟甲入药，开始时是上下甲

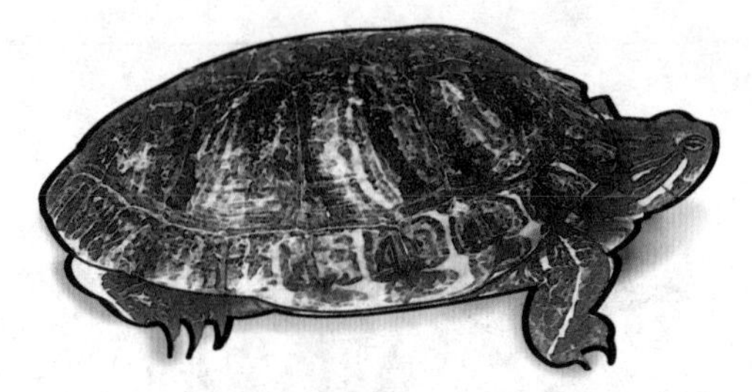

水龟

都用的，到了元代时，当时的医家发现下甲有良好的滋阴作用，于是上甲就被弃之不用了。现代药理分析证实，龟的上下甲事实上具有相同的化学成分及药理作用，都有滋阴和化瘀止痛的作用；而且上甲的出胶率是下甲的两倍。因此，上甲完全可以代替下甲使用。

龟甲可归心肾二经，是滋阴益肾、养血补心的良药。具体表现在5个方面：1. 可用于阴虚火旺引起的病证。阴虚发热到非常严重的程度时，就像从骨头里向皮肉外扩散一样，中医称为“骨蒸劳热”，它还常伴有盗汗、遗精等症状。龟甲因能滋阴、清热，所以可以治疗。2. 治疗肾阴不足、肝阳上亢引起的头晕目眩、心烦呕吐甚至痉挛晕厥等症。3. 能养血止血，所以可治疗阴虚而有血热导致的衄血、吐血、便血、痔疮下血及妇女崩漏、经多等各种血证。4. 可以益肾强骨，治疗筋骨不健、腰脚痿弱、小儿囟门不合。5. 能养血补心，适用于失眠健忘、心虚惊悸等症。

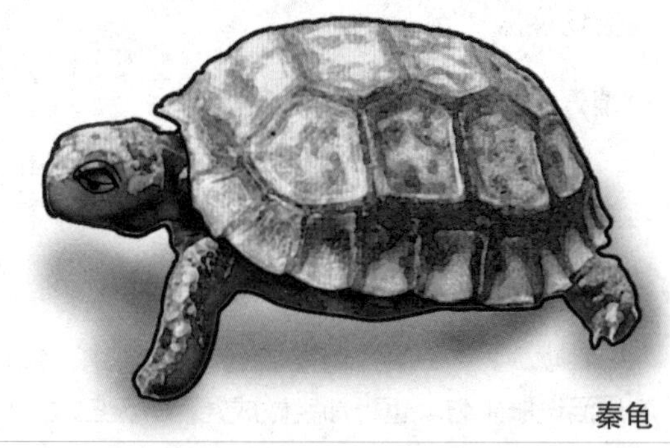

秦龟

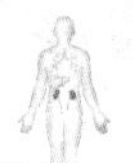

值得注意的是，《千金方》里有一则名叫孔圣枕中丹的方剂，主治失眠健忘。近年来常取其益智的功效，用于治疗儿童多动症、学习障碍等，与六味地黄丸共同服用，效果更好。《本草纲目》中还说龟甲能够补益心肾，益大肠，止久痢久泄，也用于难产、消除痈肿等症。

【治疗方剂】（仅供参考）

治阴虚血弱

龟甲（炙酒）、熟地黄（九蒸九晒）各187克，黄檗（盐水浸炒）、知母（酒炒）各125克。上药在石器内研末，加猪脊髓调和成梧桐子大小的丸，每次空腹用温酒送服100丸。

治疟疾不止

将龟甲烧存性，研末。每次用酒送服1勺。

治难产催生

将龟甲烧存性，研末，酒送服1勺。

治肿毒初起

取龟甲1枚，烧过，研末，用酒送服12克。

龟甲主治示意图

补益心肾，益大肠，止久痢久泄，也用于难产、消除痈肿等症。

能养血补心，适用于失眠健忘、心虚惊悸等症。

治疗肾阴下足、肝阳上亢引起的头晕目眩、心烦呕吐甚至痉挛晕厥等症。

能养血止血，可治疗衄血、吐血、便血、痔疮下血及妇女崩漏、经多等各种血证。

治小儿口、耳、头生疮

用龟甲烧灰敷涂。

治臁疮朽臭

生龟1个，取壳，醋炙黄，再煅存性，出火气后，加入轻粉、麝香适量。先用葱汤洗净患处，再擦药。

龟甲与占卜

龟的寿命极长，是古代灵兽之一，它的坚甲因而也被赋予了一种神奇的魔力。商人常用龟甲占卜，在以火灼烤龟甲时，龟甲发出的噼啪之声常被理解为是神在传达旨意，而同时出现的龟甲裂纹在他们看来似乎也充满了无穷的玄妙。李时珍说过，龟有龟王、龟相、龟将之分，主要是通过其腹部、背部的纹理来分辨。背部中间有直纹的龟叫千里。龟头的第一条横纹两边有斜纹，其他地方都近似于千里的，即龟王。其他龟没有这些特征。听说占卜时，帝王用龟王，文臣用龟相，武将用龟将，各依等级。这种说法与《逸礼》所载相合：天子一尺二寸，诸侯八寸，大夫六寸，士庶四寸。

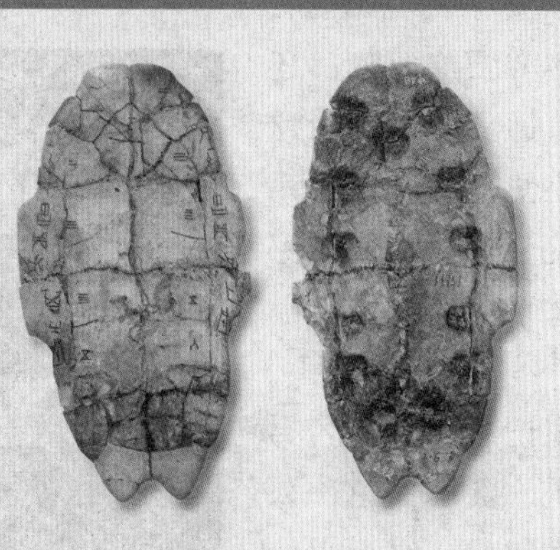

灵龟卜甲 商代

桑螵蛸

《神农本草经》上说：桑螵蛸，主治内脏损伤；疝瘕；阳痿不举，可增添阴精，使人多子；女子血脉不通而腰痛，使劳淋、气淋、热淋、石淋、血淋五种淋症顺畅，通利水道，利小便。桑螵蛸也叫蚀胧，生长在桑枝上，采后要略蒸一下。

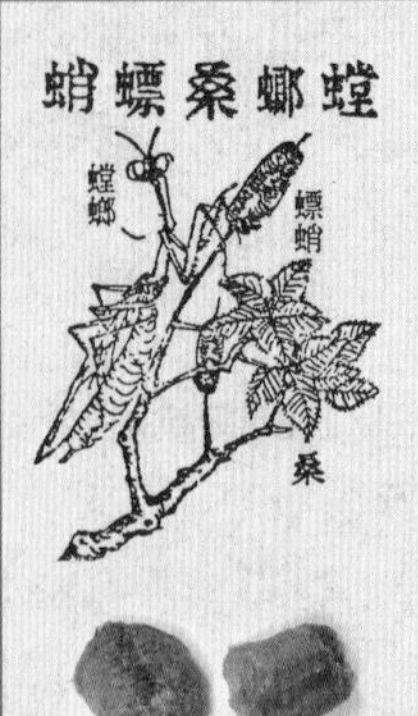

【原经文】桑螵蛸，味咸，平。主伤中；疝瘕；阴痿；益精生子；女子血闭腰痛；通五淋，利小便水道。一名蚀胧。生桑枝上，采蒸之。

【释名】桑螵蛸，为螳螂科昆虫大刀螂或巨斧螳螂的干燥卵壳，古时人们以附着于桑树上的为正品。深秋至次年春季采收，除去杂质，蒸死虫卵，干燥收存。

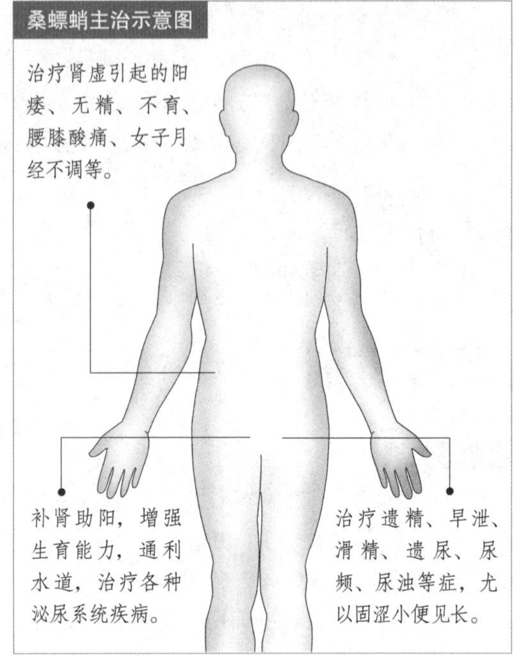

《本经》说，桑螵蛸味咸，性平，主治中气受损、小腹热痛、小便流出白色黏液等症；能补肾助阳，治疗男子阳痿；也用于女子月经中断、腰酸腰痛等症；还可通利水道，治疗小便不通、泌尿系统结石及其他泌尿系统疾病。

《本草纲目》中记载，有一名男子，贪恋女色，久而致病，每天小便数十次，且尿如同稠米汤一般，整天心神恍惚、食欲不振。家人遍请名医，均不见起色。公子渐渐骨瘦如柴，卧床不起了。就在家人心急如焚时，从京城来了一位名医，为公子诊断后，让他服用“桑螵蛸散”，结果一剂还没服完，公子就痊愈了，众人无不称奇。这是因为桑螵蛸入肝、肾二经，甘咸入肾，能固涩肾气，所以凡肾阳虚衰、肾与

螳螂

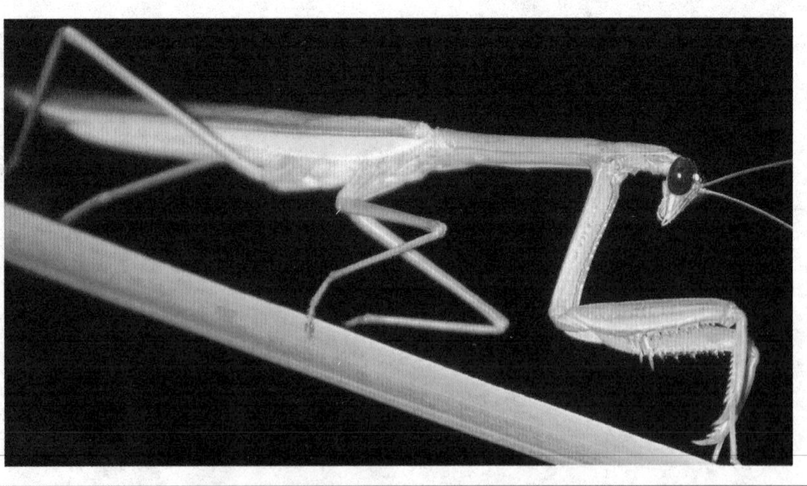

膀胱之气不固导致的遗精、早泄、滑精、遗尿、尿频、尿浊等症都可治疗，而其中尤以固涩小便见长。桑螵蛸在固涩肾气的同时，还可以补肾助阳，被历代医家誉为"肝肾命门之药"，可治疗肾虚引起的各种病证，如阳痿、无精、不育、腰膝酸痛、女子月经不调等。另外，将桑螵蛸烧灰存性，油调外敷，还可治疗小儿软疖等症。

【治疗方剂】（仅供参考）

治遗精白浊，盗汗虚劳

桑螵蛸（炙）、白龙骨各等份研末。每次空腹用盐汤送服6克。

治小便不通

桑螵蛸（炙黄）30枚，黄芩62克。上药用水煎后，分两次服。

治妊娠遗尿不禁

将桑螵蛸12枚研末，分两次用米汤送服。

治咽喉肿塞

桑螵蛸31克（烧灰），马屁勃15.6克。上药研细，加蜜做成梧桐子大小的丸，每次取3~5丸，煎犀角汤送服。

秋蝉螳螂

螳螂，善于捕捉害虫，故为益虫。《月令·七十二候集解》中曾记载："螳螂，草虫也""能捕蝉而食，故又名杀虫。"

早在人类社会初期，人们就对螳蜘表现出敬畏和关注之情。由于螳螂举起前腿竖立的姿势好像在祈祷，大眼睛中透出机灵神气，能任意转动的头部等特点，使得古希腊人赋予它一个含有占卜、预言、先知者之意的名字——mantis（螳螂）。螳螂因其奇特的外形和两种不同速度的生活方式——一种是纹丝不动的欺骗等待，一种是闪电般的打击——而被人们看作令人敬畏的生物。许多乡民都称它"恶魔"，美国南部边远地区的农民则叫它"骡驹谋杀者"，据说它们会从嘴中流出一些"烟草汁"，对骡驹造成致命的伤害。欧洲还有种传统的说法，认为"螳螂具有魔力"。

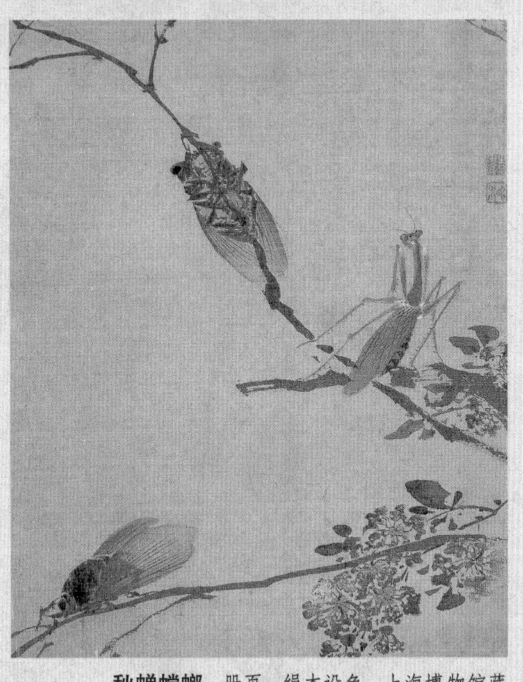

秋蝉螳螂 册页 绢本设色 上海博物馆藏

在东方人的历史中，螳螂是勇猛的象征。日本人称它为镰刀，它们的好斗进取气概常与古代日本剑客的名字相关联。中国武术中也有模仿螳螂动作的拳术。螳螂与中国的传统医药也早已结下不解之缘，早在公元前15世纪就已广泛使用。中国古代寓言有数千年的悠久历史，其中不少的著名篇章家喻户晓，螳螂便是主要的题材之一，如"螳螂捕蝉，黄雀在后""螳臂当车"等。

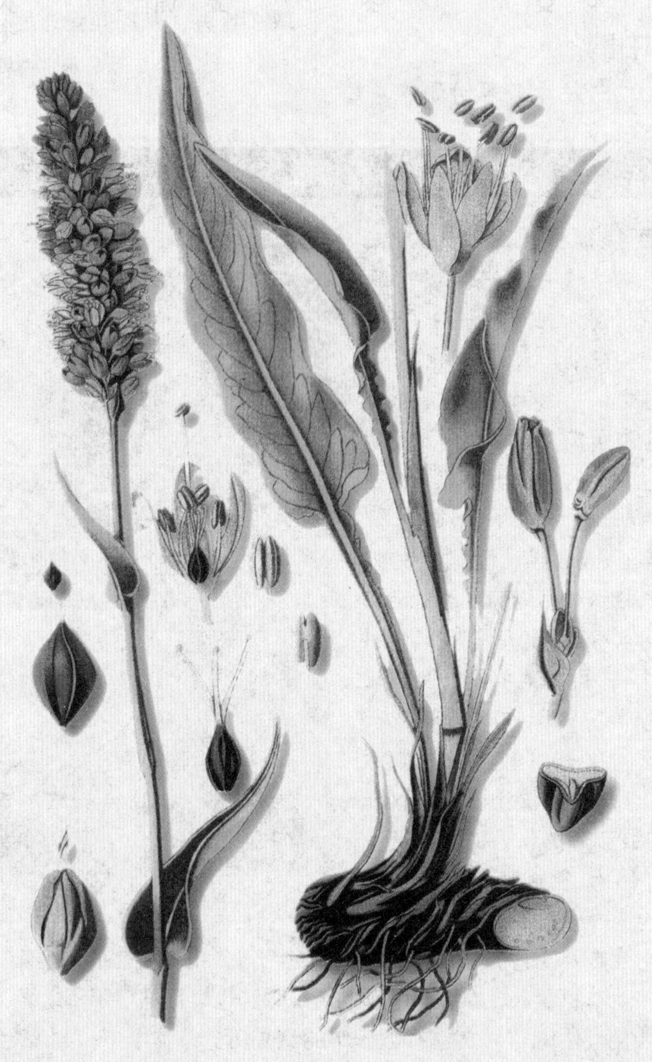

卷三

中品

《神农本草经》的中品药共120种，可做臣药，无毒或有毒，主养性，其中有的能补虚扶弱，如龙眼、当归、百合、鹿茸等；有的能祛邪抗病，如黄连、黄芩、麻黄、白芷等。

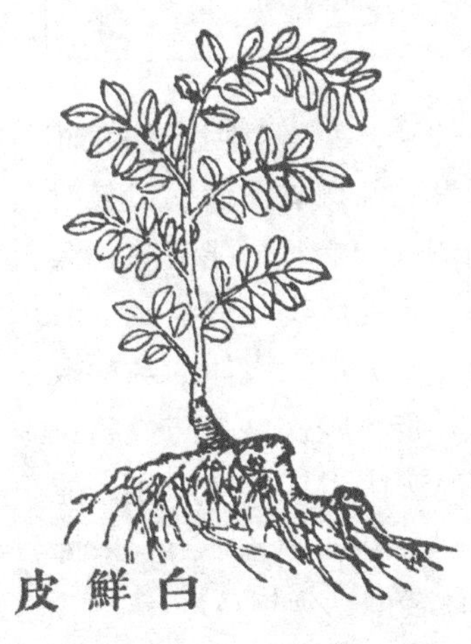

雄黄

《神农本草经》上说：雄黄，味苦、性平。主治寒热之邪造成的鼠瘘、恶疮、疽、痔等肌肉坏死症；能杀死妖精鬼魅及多种虫之毒，其功效胜过五种兵器；服食水煮的雄黄，能使身体轻巧灵便，如同神仙。雄黄也叫黄金石，产于山中深的坑穴中。

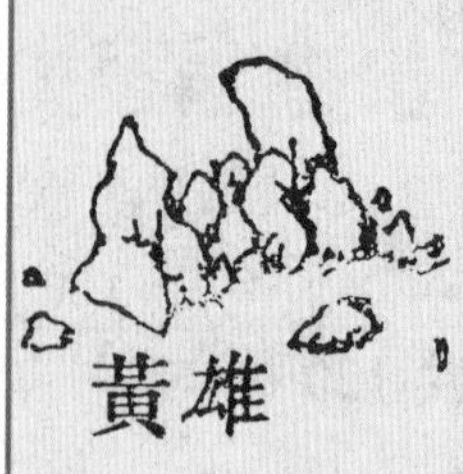

【原经文】雄黄，味苦，平。主寒热鼠瘘、恶疮、疽、痔死肌；杀精物恶鬼邪气；百虫毒；胜五兵。鍊食之，轻身神仙。一名黄金石。生山谷。

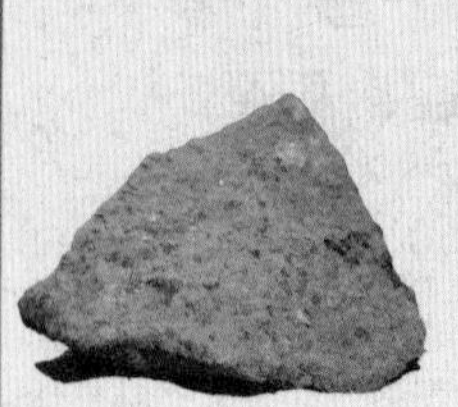

【释名】雄黄为硫化物类矿物雄黄族雄黄，主要含二硫化二砷，也含有少量重金属盐。雄黄颜色呈深红或橘红，表面常覆盖橙黄色粉末，以颜色艳丽、有光泽且半透明者为佳。

雄黄味苦，性平，寒。可用于伤寒而发热怕冷，及颈淋巴结核破溃后伤口长时间不愈合且形如瘘管的症状，能消除长久不愈的恶性疮疡、阴性脓疡、痔疮及皮肤麻木不仁的症状，杀灭侵入人体的各种致病因素，治疗各种毒虫咬伤，其药效超过五种兵器（也有说法认为其火气炽盛，能化金、银、铜、铁、锡五种金属）。采炼后服用，使人身体轻健，延年益寿。

关于雄黄的性味，历代中医有不同的看法：《本经》中说它味苦，性平而寒，有

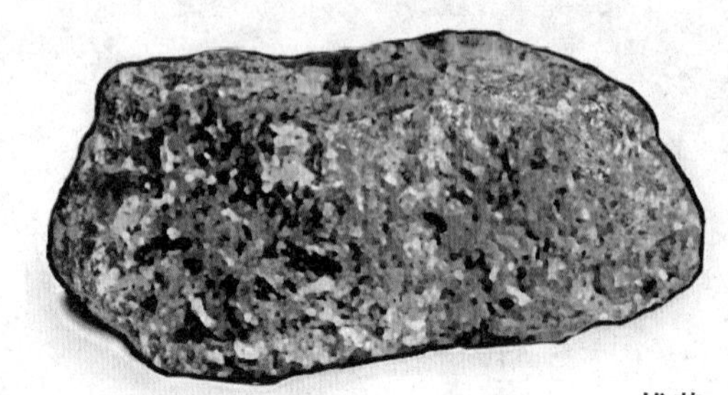

雄黄

的医家则认为它味甘大温，还有些人认为它味辛大寒；现在的看法一般是雄黄味辛，性温，有毒。雄黄归肝、大肠二经，具有解毒杀虫、燥湿祛痰和截疟作用，尤其是以毒攻毒治疗疮疡方面，具有其他药物无法比拟的疗效；临床上常用于疔疮痈肿、蛇虫咬伤、肠道寄生虫、疟疾、惊痫等疾病的治疗。《本经》中说它能杀精物恶鬼，实则是对它解毒杀虫功效的赞誉。雄黄入丸散剂内服，可防治中暑和流行病，古代辟疫方中多含有雄黄。

现代医学研究证明，雄黄有抗肿瘤作用，能抑制肿瘤细胞的生长，并对癌细胞有腐蚀作用；人体吸收后，会对神经有镇静、止痛作用；雄黄在人体内外均有杀虫的功效，对金黄色葡萄球菌、变形杆菌、人体结核杆菌、绿脓球菌及多种皮肤真菌均有不同程度的抑制作用；还有消炎退肿的功效，尤其对腮腺炎有很好的治疗效果。但是，雄黄被肠道吸收后会引起吐、泻、眩晕甚至惊厥的症状，并可能因为慢性中毒而损害肝、肾的生理功能。

【治疗方剂】（仅供参考）

治伤寒咳逆

取雄黄3克，用120毫升酒煎，病人趁热嗅其气。

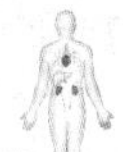

治阴部蚀烂，痛痒

取雄黄15.6克烧于瓶中，熏下部。

治偏头风

雄黄、细辛各等份研细。每次取0.6~0.9克吹入鼻中，左痛吹右，右痛吹左。

治癥瘕积聚

将雄黄62克研细。水飞9次，放入新竹筒中，用一块蒸饼封住筒口，蒸7次。再用上等粉脂31克，调和成绿豆大小的丸，每次用酒送服7丸，一天三次。

治食物中毒

雄黄、青黛各等份研末，每次用新汲水送服6克。

治白秃头疮

将雄黄、猪胆汁调匀敷上。

治眉毛脱落

取雄黄末31克，调醋搽。

治牙痛

将雄黄和枣肉捏成小丸，塞牙齿空洞中。

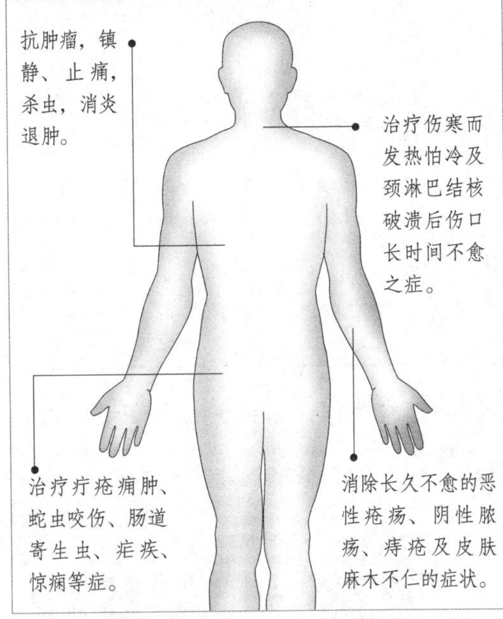

治疯狗咬伤

雄黄15克，麝香6克。上药一起研细，用酒送下，分两次服完。

治红鼻头

雄黄、硫黄各15克，水粉6克。上药用乳汁调敷，三五次后可愈。

雄黄与端午习俗

作为一种中药材，雄黄有很好的解毒、杀虫功效，因而古人便认为雄黄可以克制蛇、蝎等百虫。中国神话传说中不乏用雄黄来克制修炼成精的动物的情节，比如变成人形的白蛇精喝下雄黄酒后，失去控制现出原形。所以人们不但把雄黄粉末撒在蚊虫滋生的地方，还饮用雄黄酒来辟邪。端午节喝雄黄酒正是源于它的此功效。传说屈原投江之后，他家乡的人们为了不让蛟龙吃掉屈原的遗体，纷纷把粽子、咸蛋抛入江中喂食蛟龙。一位老者还拿来一坛雄黄酒倒入江中，说是可以毒晕鱼龙。不一会儿，水面果真浮起一条巨大的蛟龙。人们齐力将这条蛟龙扯上岸，抽其筋，剥其皮，又把龙筋缠在孩子们的手腕和脖子上，再用雄黄酒涂抹孩子的七窍，这样孩子们便能免受虫蛇伤害。时至今日，我国不少地方仍有端午节喝雄黄酒，并把雄黄酒涂在小孩儿的耳、鼻、额头、手、足等处的习惯。

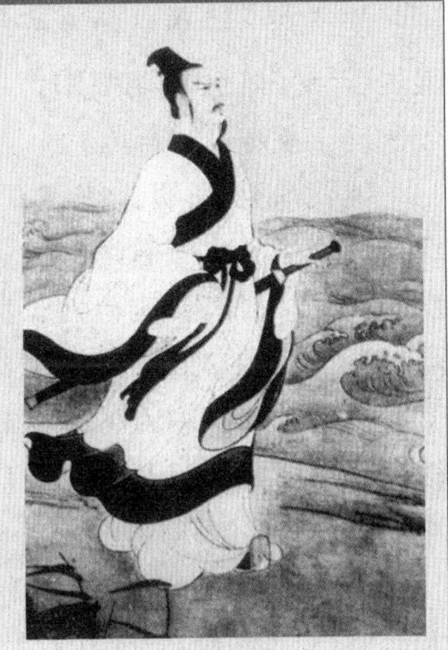

屈原像

雌黄

《神农本草经》上说：雌黄，味辛，性平。主治恶疮、头生秃疮、疥疮有鳞介样干皮并奇痒难忍；能杀死虫虱，消除身痒。长期服用水煮炼后的雌黄，可使身体轻巧，寿命延长，延缓衰老。雌黄产于山中深的坑穴中。

【原经文】雌黄，味辛，平。主恶疮；头秃；痂疥；杀毒虫虱，身痒，邪气诸毒。錬之久服轻身，增年不老。生山谷。

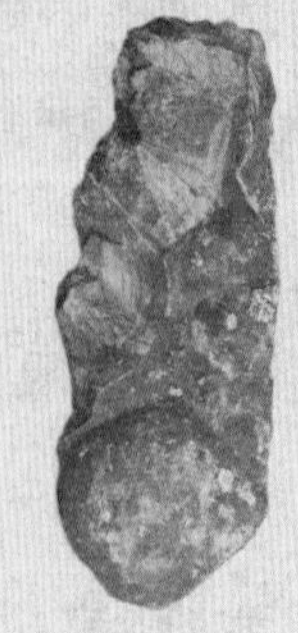

【释名】雌黄为硫化砷类矿物雌黄的矿石，主要成分是三硫化砷。雌黄除了在药力上稍逊于雄黄外，在药性、毒性、药效等方面与雄黄基本一致。

雌黄味辛，性平。可用于长时间不愈的严重大疮及头秃、疥癣、皮肤瘙痒等病；能杀毒、除虫虱，及抵御各种致病因素侵袭。采炼后长期服用，可使人身体轻捷，延年益寿。

现代临床证明，雌黄还可以治疗慢性支气管炎和支气管哮喘、破伤风、带状疱疹、翼状胬肉、流行性腮腺炎等症，都取得了很好的疗效。雌黄对常见化脓性球菌、肠道致病菌、人型结核杆菌、牛型结核杆菌、齿垢杆菌及常见致病性皮肤真菌均有很强的抑制作用。

不过，由于雌黄有毒，而且毒性较大，所以阴亏血虚的患者及孕妇不能服用。正常人内服的用量一般每次不能超过

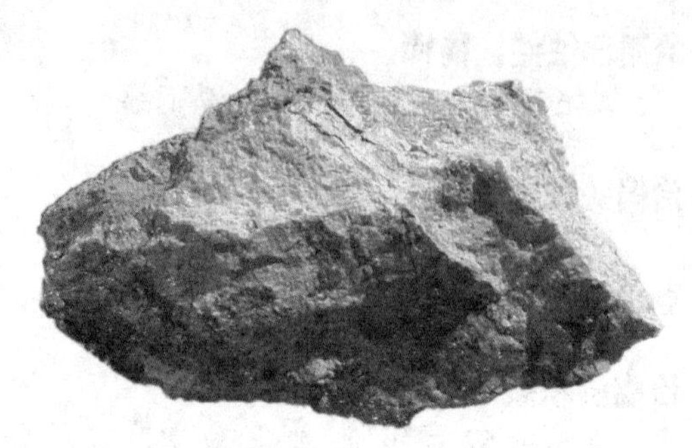

雌黄

0.3克，过量就会导致中毒；外用时也不能长期或大面积使用，不然很可能通过皮肤吸收而造成蓄积性中毒。另外，雌黄煅烧后会氧化分解为三氧化二砷，即砒霜，含有剧毒，所以雌黄切忌用火煅烧。可见，《本经》中认为它长期服用，可轻身延年的说法，是没有科学依据的。

【治疗方剂】（仅供参考）

治耳流脓汁

雄黄、雌黄、硫黄各等份研末，吹入耳内。

雌黄主治示意图

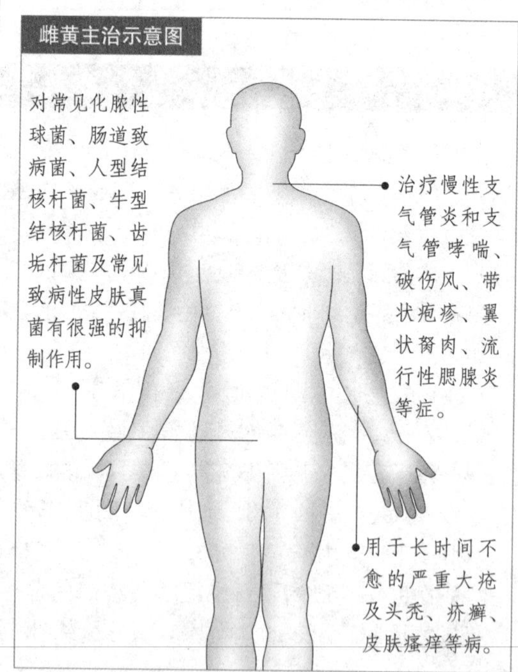

治疵痣、皮中紫赤

雌黄、干漆、矾石各9克，雄黄15克，巴豆15枚，炭皮48克。上药研末，用鸡蛋清调和，涂旧布上，外贴患处，每天两次。

辟秽解毒

雄黄9克，雌黄6克，矾石4.5克，鬼箭羽4.5克，羚羊角（烧）6克。上药研末，每次取3克用绛袋盛贮，随身佩带，或悬于户上。如果遇上大疫，可用青布包裹0.1克，在院中烧熏。

石硫黄

《神农本草经》上说：石硫黄，味酸，性温。主治妇人下阴部因被虫啮而生疮、疽及痔；能消解瘀血，坚固筋骨，消除头疮引起的秃顶；还能变成金、银、铜、铁特殊的物质。石硫黄产于山中深的坑穴中。

【原经文】石硫黄，味酸，温，有毒。主妇人阴蚀；疽；痔；恶血；坚筋骨；除头秃；能化金、银、铜、铁奇物。生山谷。

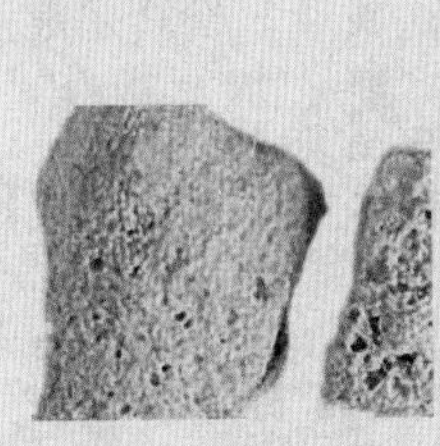

【释名】石硫黄即硫黄，经硫黄矿石或含硫矿物冶炼而成，外观为淡黄色脆性结晶或粉末，有特殊臭味。硫黄作为易燃固体，主要用于制造染料、农药、火柴、火药、橡胶、人造丝等。

石硫黄即硫黄，味酸，性温，主治女子外阴瘙痒、阴道溃烂、阴部发炎，及阴性脓疡、痔疮、败血等；还可强筋壮骨，治疗秃疮。

硫黄主要的功效正如《本经》中所说，可消除“阴蚀”“疽痔”“恶血”“头秃”等症。现代已广泛应用于各种疥癣、秃疮、阴疽恶疮等外症的治疗，尤其对疥疮、湿癣、酒渣鼻、毛囊炎、圆形脱发、脂溢性皮炎、阴囊湿疹、阴唇湿痒等外科痼疾，疗效非常显著。临床中，硫黄多用于内服，因它有补火助阳和通便的功能，所以可治疗阳痿足冷、虚寒便闭、虚喘冷哮等症。按照中医的理论，肾主骨，肾气得补，则骨骼自然健康强壮，这就是《本经》中说它可“坚筋骨”的原因。不过，硫黄这方面的功效已经很少用了。

《本经》中说硫黄能“化金、银、铜、铁奇物”，即可变成金、银、铜、铁特殊的物质。事实上是硫黄在加热的条件下能够与这些金属起化学反应，从而生成其他物质，如硫化铜、硫化铁等，从而消除了金属本身的毒性。现代药理分析证明，硫黄与皮肤接触后能够先变成硫化氢和五硫黄酸，然后溶解皮肤角质并起到杀灭皮肤寄生虫的作用。可见，硫黄对皮肤真菌有抑制作用，可杀灭疥虫。硫黄内服后，在肠内有一部分变为硫化氢和硫化砷，能刺激肠壁从而起到缓泻的作用。

【治疗方剂】（仅供参考）

治脚气

取牛乳3升，煎至1.5升。取500毫升，调硫黄粉31克。一次服下，蒙被而卧，以出汗为好，注意避风。如果不出汗，可再服药一次。隔几天之后，照此再服药。反复几次，即可见效。

治伤寒阴证

煎艾汤服硫黄末9克。安卧，出汗自愈。

治积块作痛

硫黄、硝石、结砂、青皮、陈皮各125

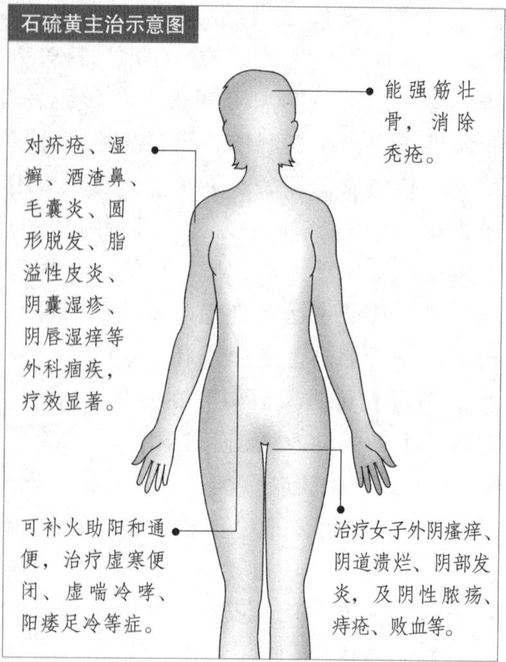

克。上药共研为末，加面、糊做成梧桐子大小的丸，每次空腹用米汤送服30丸。

治气虚暴泻，日夜二三十次，腹痛不止

硫黄62克，枯矾15.6克。上药共研为末，加蒸饼、糊做成梧桐子大小的丸，以丹砂为衣。每次取15~20丸，用温水或盐汤送下。此方暑天旅行时宜备。

治霍乱吐泻

硫黄31克，胡椒15克。上药共研为末，加黄蜡31克，熔化调成皂角子大小的丸，每次用凉水送服1丸。

治脾虚下白

硫黄31克，炒面粉0.3克。上药共研为末，滴水、糊做成梧桐子大小的丸，每次用米汤送服50丸。

治肾虚头痛

取硫黄31克，加胡粉研为末，和饭做成梧桐子大的丸。痛时，用冷水送服5丸。

治酒赤鼻

生硫黄15.6克，杏仁6克，水银粉3克。上药共研为末，每晚搽鼻。

治小儿耳聋

用硫黄末和蜡做成捻子插在耳中。一天换两次。

治女子阴疮

取硫黄末敷之，几日可愈。

水银

《神农本草经》上说：水银，味辛，性寒。主治疥疮长时间瘙痒、溃烂并有干疡鳞介样干皮；消除白秃病；杀死皮肤内虫虱；能堕胎；祛除热邪；消除金、银、铜、锡的毒；加热则变化为红色，长期服用可成神仙而不死。水银在平坦的土地上制造（加工）。

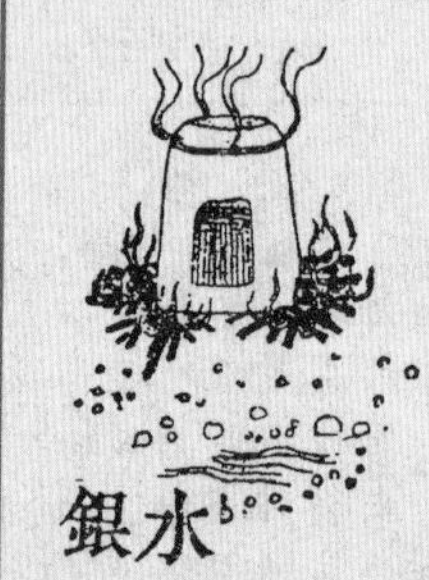

【原经文】水银，味辛，寒。主疥瘘痂疡；白秃；杀皮肤中虱；堕胎；除热；杀金、银、铜、锡毒；熔化还复为丹，久服神仙不死。生平土。

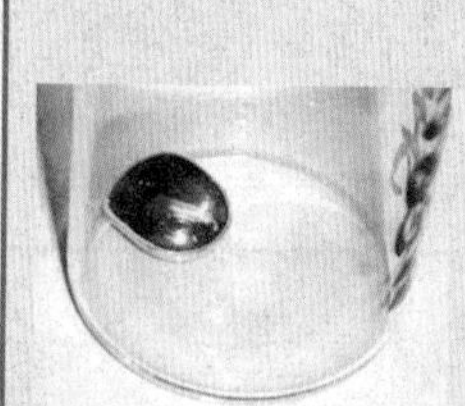

【释名】水银即液态金属汞，因状如水而色如银，故得此名，古时也称为灵液。现代常用于化学药物及电子产品，还被用在温度计中，尤其是测量高温的温度计。

水银味辛，性寒。主治各种皮疹、疮疡、秃疮，还能杀虫、除热、堕胎，解金、银、铜、锡等金属之毒。

《本经》所言，水银的功用为攻毒杀虫，可杀灭各种虫、虱和细菌。因其剧毒性滑，又有堕胎之弊，现代临床已经不用。《本经》说它能解某些金属之毒，其实是一种生成“汞齐”的化学反应。由于古人多从红色的氧化汞中制取汞，而汞加热后氧化又会生成氧化汞，所以《本经》说它“熔化后还复为丹”，丹即氧化汞。

历代医家都只认为它味辛，性寒，而对其毒性则认识不一。现代科学研究显示，汞是一种剧毒的化学药品。《本经》中所说的，水银有攻毒杀虫的功效，可杀灭各种虫、虱和细菌，还能堕胎，都是因为它含有剧毒的原因。也正因为汞含有剧毒，且它的化合物毒性也非常高，口服、吸入或接触后可以导致脑和肝的损伤，所以现代临床中已经很少用它来治病。而且除了一些医用温度计需要借用它的精确度外，大多数温度计都用酒精来代替汞。

汞是一种可以在生物体内积累的毒素，它很容易被皮肤及呼吸、消化道吸收，从而造成汞中毒。汞会破坏人的中枢神经组织，对口、黏膜和牙齿产生不利的影响。长时间暴露在高汞环境中会导致脑损伤甚至死亡。尽管汞的沸点很高，但在室内温度下饱和的汞蒸气仍然可以达到使人中毒的剂量。所以，必须小心汞的使用，一旦发现汞流失，可撒硫黄粉，使汞变成不挥发的、毒性较低的硫化汞；对付汞蒸气可用碘，使之生成碘化汞，从而清除汞害。

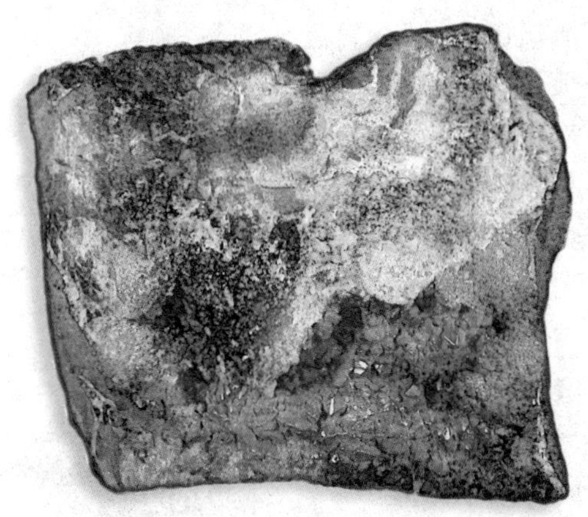

水银粉

【治疗方剂】（仅供参考）

治白癜风

以水银拭之，即令热消，数拭之，病可愈。

治腋下狐臭

水银、胡粉各等份，用面脂研和涂之。

小儿初生洗浴

浴汤中入盐少许，拭干，以水银粉少许摩其身，既不畏风，又散诸气。

治水气肿满

水银粉 3 克。取乌鸡蛋去黄，盛粉，蒸饼包，蒸熟取出，与苦葶苈（炒）3 克一起蒸饼，捣成绿豆大小的丸。每次饭前汤服 3~5 丸，一天三次。

治风虫牙疳脓血有虫

水银粉 3 克，黄连 31 克，研末掺之。

治小儿耳烂

水银粉、枣子灰各等份研末，油调敷。

治底耳肿痛，有脓水

水银粉 3 克，麝香 0.3 克，研末掺之。

治烂弦风眼

取水银粉末，用唾液调和，点大眦，每天两三次。

治小儿头疮

葱汁调水银粉涂之。

治小儿生癣

猪脂和水银粉抹之。

治牛皮恶癣

五更食炙牛肉1片，少刻用温酒送服水银粉1.5克。

治杨梅疮癣

水银粉、大风子肉各等份研末，涂之即愈。

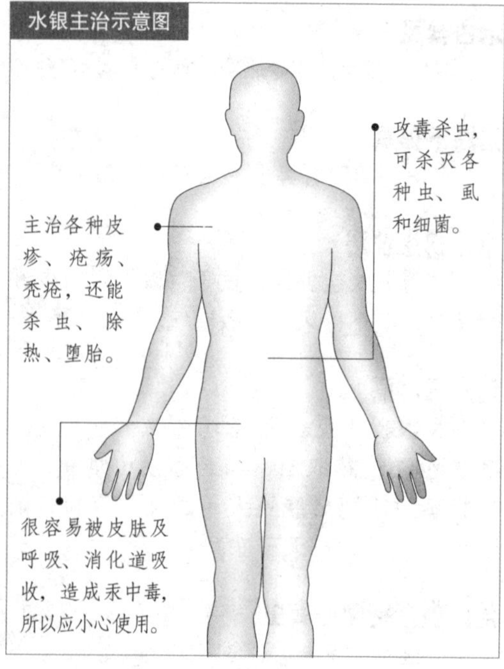

石膏

《神农本草经》上说：石膏，味辛，性微寒。主治被风邪所伤引起的身体忽冷忽热，胃脘部有气上逆而欲呕，惊风抽搐，呼吸急促，口干舌燥，使人不得安宁，腹内坚硬且疼痛等症状；能祛除恶鬼；使人多子（催生）；治疗金属创伤所致的出血。石膏产于山的深坑穴中。

【原经文】石膏，味辛、微寒。主中风寒热，心下逆气，惊，喘，口干舌焦不能息，腹中坚痛；除邪鬼；产乳；金疮。生山谷。

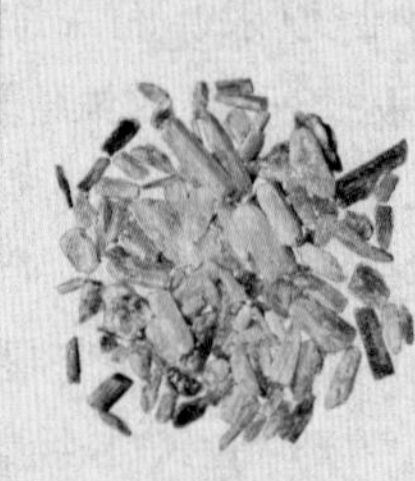

【释名】石膏为硫酸盐类矿物硬石膏族石膏，主要含水硫酸钙，还有少量硅酸、氢氧化铝、硫化物、有机物及微量的铁、镁等元素。中医学中被称为白虎，所以以石膏为主药的方剂多以白虎来命名，如“白虎汤”等。

石膏味辛，性微寒。主治外感风邪而恶寒发热之症，能消除心腹间气机上逆、心惊气喘、口干舌燥、呼吸困难、腹中坚硬疼痛的症状；还能祛除侵入人体的致病物质，治疗女子产后哺乳期的各种疾病；还能治愈金属器械所造成的外伤。

石膏在临床使用中有生石膏和煅石膏之分，其主治也有内服和外用的差异。生石膏多用于煎剂内服，善于清热泻火，除烦止渴，可治疗外感热病、高热烦渴、肺热喘咳及胃火亢盛引起的头痛、牙痛等症；煅石膏是生石膏经过煅后生成的无水硫酸钙，主要可外用，有清热、

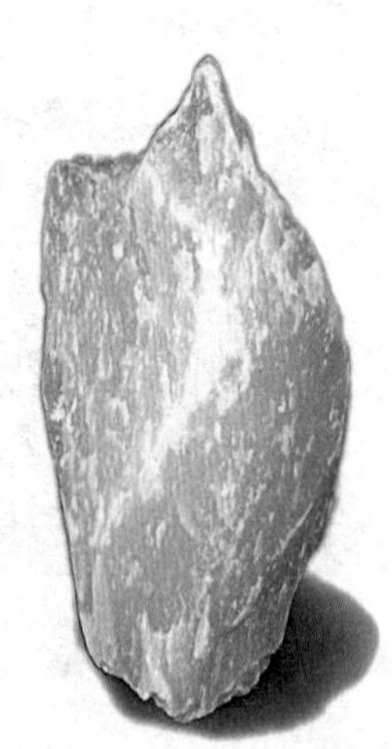
石膏

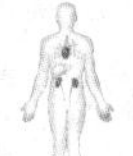

敛疮、生肌的功效，可治疗疮疡溃破不敛、伤口长久不愈、水火烫伤、外伤出血、湿疹瘙痒等症。据临床实践，用石膏粉敷涂烧伤创面，可减少分泌物渗出，防止感染，而且可很快结痂，加快创口愈合速度。将石膏粉用桐油或花生油调制成膏后，外敷患处，对加快创口的愈合也有很好的效果。据现代药理分析，生石膏有解热作用，却抑制汗腺分泌，所以既能退热又不用发汗；石膏受到胃酸的作用，可使血钙增加，从而抑制肌肉兴奋度，所以可起到镇静和镇痉的疗效。煅石膏外用则能降低血管通透性而起到消炎的作用。

【治疗方剂】（仅供参考）

治痰热而喘，痰涌如泉

石膏、寒水石各等份。上药研为细末。煎人参汤，饭后送服9克。

石膏主治示意图

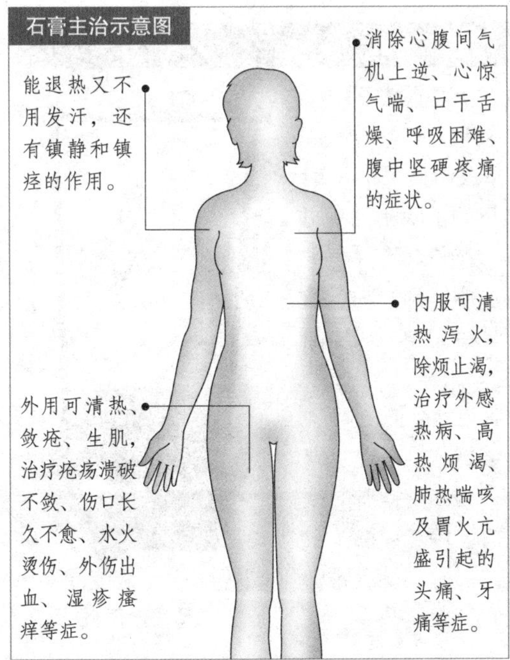

磁石

《神农本草经》上说：磁石，味辛，性寒。主治风湿痹阻全身，导致肢节肿胀疼痛而不能拿东西，身体又时时发冷；可消除高热、烦闷与耳聋。磁石也叫玄石，产于山中深的坑穴中。

【原经文】磁石，味辛、寒。主周痹风湿，肢节中痛，不可持物，洗洗酸消；除大热烦满及耳聋。一名玄石。生山谷。

【释名】磁石为氧化物类矿物尖晶石族磁铁矿。关于它的名字，按照古人的解释：“磁石取铁，如母之招子”，即和慈母有相似之处，故得名。磁石又叫灵磁石；因其色黑，也称玄石。

磁石，味辛，性微寒。主治风湿病引起的全身疼痛、四肢关节酸楚、不能持物等症状；能缓解畏寒发抖、身体瘦弱不堪的状况，消除严重发热、胸中闷满、心神不宁的症状；还可治疗耳聋。磁石也叫元（玄）石。

中医认为，磁石的磁力越强入药越好。按照《雷公炮炙论》的说法，磁石中药性最好的是“延年砂”，其次是“续采

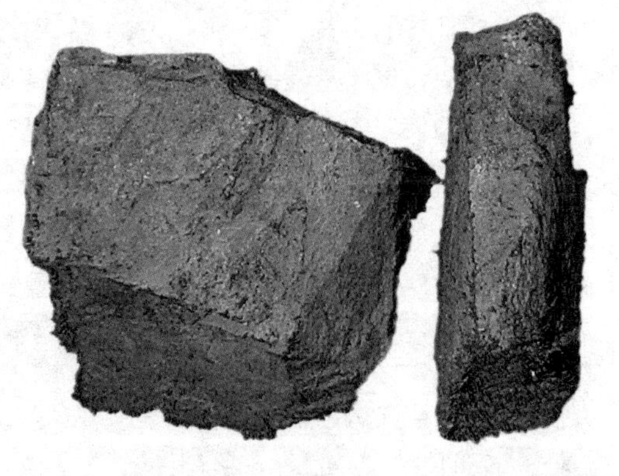

磁石

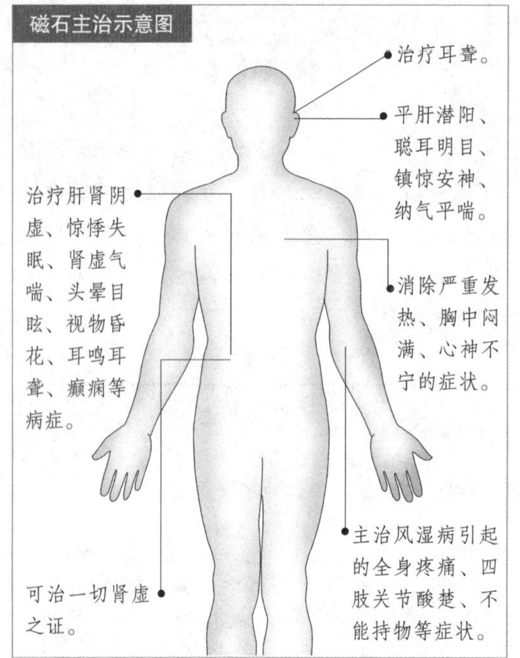

石”，最普通的叫做磁石，再次的就不能入药了。后世医家一般认为，磁石以色黑有光、磁力强者入药为佳。

磁石归肝、心、肾经。因其性寒质重，所以入心可除烦满燥热、心神不安之症；入肾能补益肾气，可治疗肾虚耳聋。也正因为入肾可养肾脏，而肾主骨，所以筋骨自然强健，也就治愈了《本经》中说的“周痹风湿”之症。现代普遍认为，磁石的主要功效为平肝潜阳、聪耳明目、镇惊安神、纳气平喘。临床中，则用于治疗肝肾阴虚、惊悸失眠、肾虚气喘、头晕目眩、视物昏花、耳鸣耳聋、癫痫等病症。

磁石最重要的功效还是补肾。陶弘景曾说它“入肾脏，强肾气，益精除烦”；李时珍则概括为“治肾家诸病”。确如李时珍所言，磁石作为补肾妙药，可治疗一切肾虚之证。现代临床中，磁石的功效大多体现在磁疗上。目前国内的磁疗产品可谓是层出不穷，治疗范围也涉及100多种常见病，另外许多保健产品也大多与磁有关。

【治疗方剂】（仅供参考）

治耳聋耳鸣，常如风水声

磁石酒：磁石25克（捣研，绵裹），木

磁石在中国古代的应用

中国古人不仅在认识磁石方面走在世界前列，而且在磁石的应用方面有很多惊世的发明。战国中期著名的纵横家鬼谷子曾说“郑子取玉，必载司南，为其不惑也”，这是磁石指极特性的最早记载。古代中国人利用磁石的这种特性，制造出最早的指南器——司南。北宋时期，中国人又发明了人工传磁技术，比西方早了1个多世纪。同时，据《梦溪笔谈》记载：“方家以磁石磨针锋，则能指南。然常微偏东，不全南也。”这是世界上关于地磁偏角的最早记载，比1492年哥伦布发现新大陆时才观察到地磁偏角早了4个多世纪。中国人发明了指南针之后不久，便将其应用到航海事业上。

除指南针外，中国古人还发明了磁石的其他装置。由于连续遭到刺客的袭击，秦始皇在修建阿房宫时，便根据“磁石召铁”的原理，让工匠设计一种磁石门。唐代的《元和郡县志》中有详细的叙述：“着铁甲入者，磁石吸之不得过。”阿房宫的磁石门是世界上第一个磁性警卫装置，可算得上是世界科技史上的一大创举。

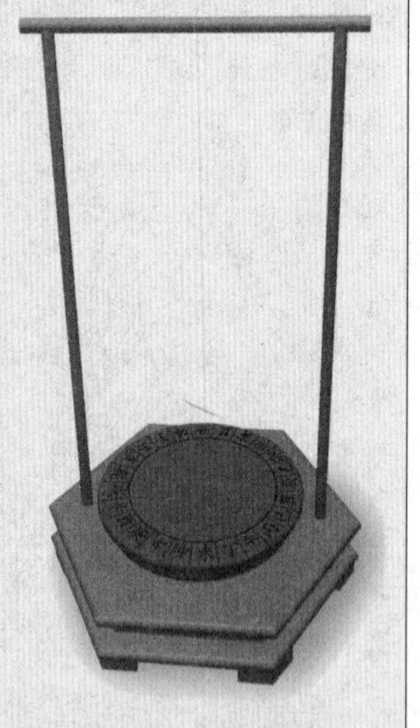
缕悬式指南针

通、菖蒲（米泔浸一两天，切，焙）各250克。上药用绢囊盛，放入10升酒中浸泡，冷天浸泡7天，暑天浸泡3天，每次饮300毫升。

治老人耳聋

磁石粥：磁石500克（捣末，水淘去赤汁，绵裹之），猪肾1具。在露天的地方每天取水做粥食，可常年气力强盛，面如童子。

治久患耳聋，养肾脏，强骨气

磁石肾羹：磁石500克（捣研，水淘去赤汁，绵裹），猪肾1对（去脂膜，细切）。以水5升煮磁石，取2升，去磁石，放入肾，用葱、豉、姜、椒调和做羹，空腹食之。

治白内障、青光眼

煅磁石、朱砂、六曲各等份。上药分别研成细末，将适量六曲粉取出留作打糊，其余细粉混合均匀，用六曲细粉打糊成小丸服用。

凝水石

《神农本草经》上说：凝水石，味辛，性寒。主治身体发热，腹中积聚，热邪在皮肉中像火烧一样热，使人烦闷异常，可用水冲饮凝水石。长期服用使人耐饥饿。凝水石也叫白水石，产于山中深的坑穴中。

【原经文】凝水石，味辛，寒。主身热，腹中积聚邪气，皮中如火烧，烦满，水饮之。久服不饥。一名白水石。生山谷。

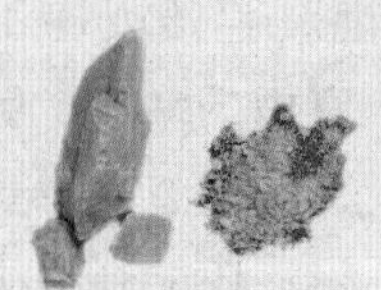

【释名】凝水石又叫寒水石，为三方晶系碳酸钙的矿石或硫酸钙的矿石，前者称为方解石，后者称为红石膏。南方习用方解石，北方习用红石膏。

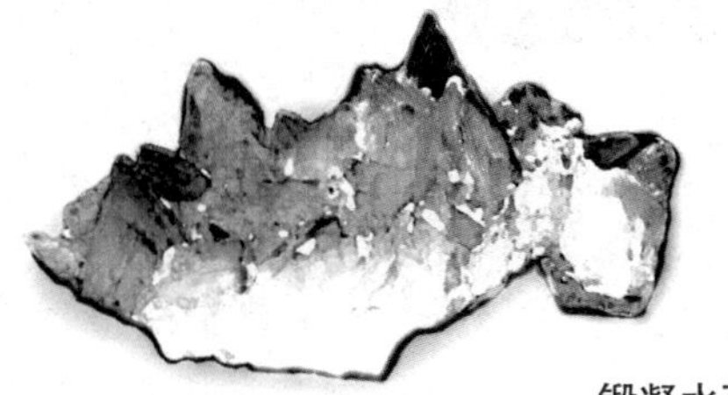

锻凝水石

凝水石，即寒水石，味辛，性寒。主治身体发热、腹中邪气聚积、皮肤内热如火烧、胸中烦闷痞满的症状，可以用水冲服凝水石来治疗上述病症。

凝水石又叫白水石，关于它的性味，现代一般认为是味辛咸，性寒。其中凝水石之味，历来有不同看法；而对它的药性，则古今一致，都认为是大寒。可寒到什么程度呢？《本经疏证》中说："末置水中，夏日可使为冰，是其阴凝之甚，肃厉之严，纯乎寒化，似非他物能间。"这当然属夸大之辞，然而我们也能从中了解到古代医家对其寒性的深刻认识。

因凝水石性寒，则可除热，所以《本经》中说它可主治"身热""皮中如火烧""烦满"等热性病。凝水石在临床上与石膏的作用相似，都可用于清热泻火、除烦止渴，用于治疗时行热病、积热烦渴、水肿、吐泻、尿闭、齿痛、齿衄等。《本草纲目》中记载，它还有"坚齿明目"的功效。凝水石外用，可治疗丹毒烫伤等病症。另外，《本经》中还提到凝水石可治疗"腹中积聚邪气"，这一功效在后世中渐渐被忽略了。现代医学研究证明，凝水石确实有软坚散结之功，可治疗腹中肿块，并且在临床中已取得了令人满意的疗效。

【治疗方剂】（仅供参考）

治伤寒发狂

凝水石6克、黄连3克。上药研细，用

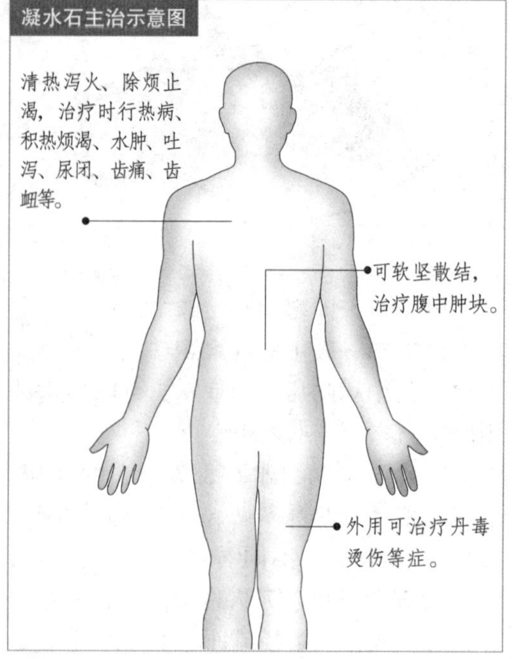

甘草煎汤冷服。

治小儿丹毒

用凝水石粉 31 克调水涂。

治肺热喘嗽

凝水石 62 克，炙甘草 15.6 克。上药一起研为末，每次服 9 克，用生姜蜜汤送下。

治胃火牙痛

取凝水石 31 克，火煅，淡酒淬过。加防风、荆芥、细辛、白芷各 1.5 克，共研细。天天擦牙，效果很好。

治头痛，流鼻血

凝水石、牡蛎各 31 克，研细。每次取 6 克，用新汲水送下。同时用水调少量药滴鼻内。

治黄昏后视力下降

取凝水石粉 3 克放在两薄片猪肝中，外用绳捆好，在砂锅中煮熟，取出切食。每天吃一次。

治水泻，腹内如雷鸣

用火煅凝水石，加米饭调和成梧桐子大小的丸，外以铅丹为衣，每次用米汤送服 20 丸。

治油火伤

用凝水石粉敷上。

治口疮咽痛

取凝水石（煅过）93 克，加丹砂 10.9 克，共研细，点患处。

阳起石

《神农本草经》上说：阳起石，味咸，微温。主治妇女阴器损伤出血，能消散子宫内的瘀血和腹内结块；消除气滞，时冷时热，腹痛；治疗不孕不育，阳痿不能勃起，补益身体不足。阳起石也叫白石，产于山中的坑穴中。

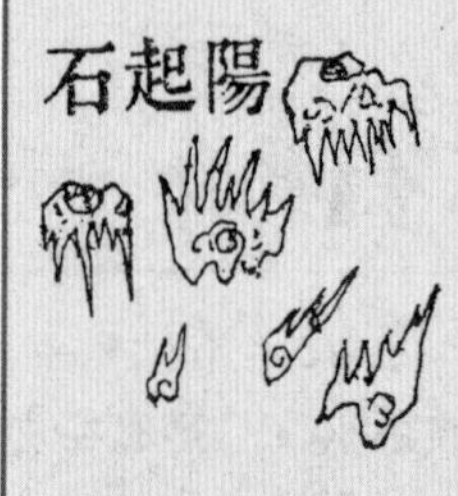

【原经文】阳起石，味咸，微温。主崩中漏下，破子脏中血；癥瘕结气，寒热，腹痛；无子，阴痿不起，补不足。一名白石。生山谷。

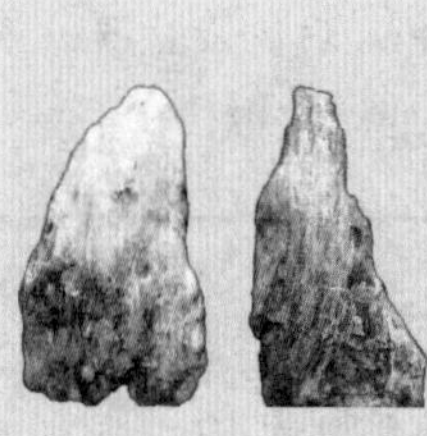

【释名】阳起石为硅酸盐类矿物阳起石或阳起石棉矿石，又叫阳举石、白石、羊起石、石生。铁含量高的称为铁阳起石，为深绿色或黑色；石棉状的阳起石可呈白色或灰色。

阳起石味咸，性微温。主治女子非经期阴道出血，可消解子宫内的瘀血、肿块；还能消散郁结的邪气，消除忽冷忽热的症状，治疗女子腹痛不孕；还能补益男子肾精，治疗阳痿不举。

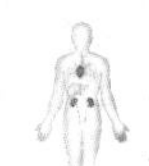

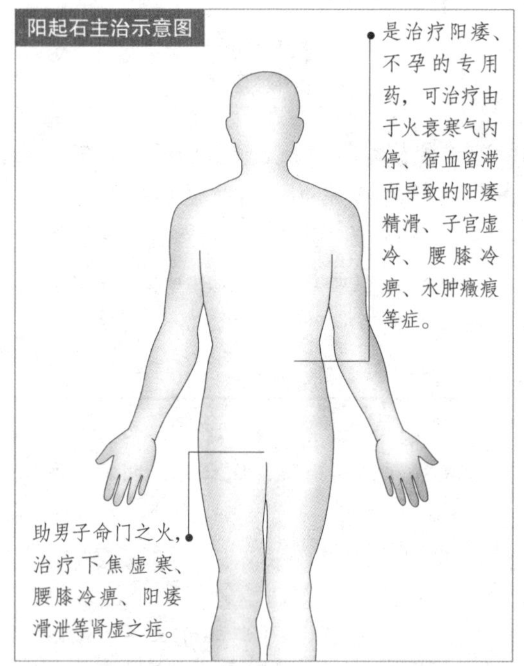

阳起石最主要的功效是可以助男子命门之火，治疗下焦虚寒、腰膝冷痹、阳痿滑泄等肾虚之症。正如《本草求真》中所记载：阳起石，专入命门，凡是由于火衰寒气内停、宿血留滞而导致的阳痿精滑、子宫虚冷、腰膝冷痹、水肿癥瘕等症，服此药都能见效，是因为它性属纯阳的缘故。古代医家还赞誉它为“补助阳气，除积寒宿血留滞下焦的圣药”。直到现代，阳起石仍然是中医治疗阳痿、不孕的专用药。虽然阳起石有着显著的壮阳作用，但《本草纲目》中认为它不可长时间过多服用。现代研究已经证实，石棉是一种致癌物质，因而，作为石棉矿石的阳起石究竟还能否入药，还待进一步探讨。

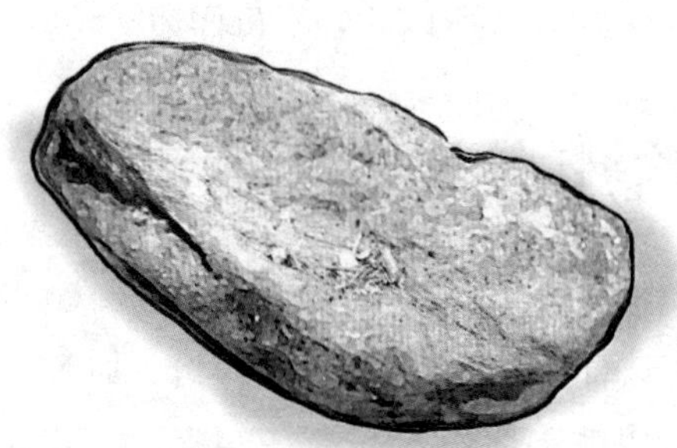

阳起石

【治疗方剂】（仅供参考）

治丹毒肿痒

将阳起石煅后研细，清水调搽。

治元气虚寒，精滑不禁，手足常冷，大便溏泄

将阳起石煅后研细，加钟乳粉等份，再加酒煮过的附子末，调一点面粉把药做成梧桐子大小的丸。每次空腹用米汤送服 50 丸，直至病愈为止。

治阳痿阴汗

将阳起石煅后研细，每次用盐酒送服 6 克。

理石

《神农本草经》上说：理石，味辛，性寒。主治身体发热，可增强肠胃功能，以解除烦躁；治疗眼疾，明目；能消散积聚肿块；杀死三虫。理石也叫立制石，产于山中深的坑穴中。

【原经文】理石，味辛，寒。主身热，利胃解烦；益精明目；破积聚；去三虫。一名立制石。生山谷。

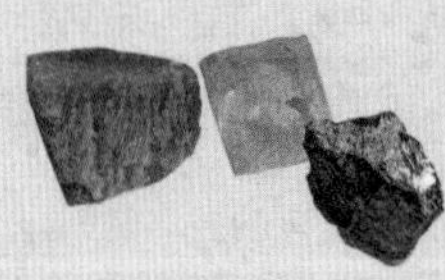

【释名】理石的功效和石膏相似，如今已经极少使用，它的性状和贡献也早已鲜为人知了。

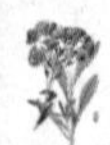

理石主治示意图

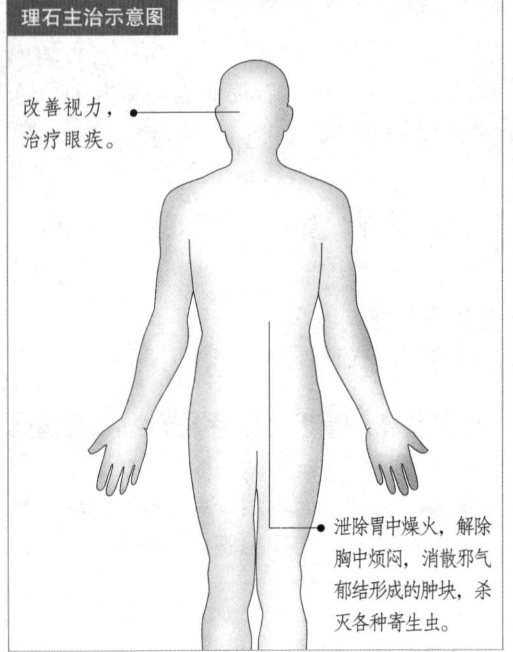

理石味辛，性寒。能消退身体发热，泄除胃中燥火，解除胸中烦闷；还能改善视力，治疗眼疾；消散邪气郁结形成的肿块，还能杀灭各种寄生虫。

理石和石膏的功效相似，《本经》中介绍了理石不同于石膏的独特功效，即理石还有“破积聚”“去三虫”的作用。根据其他医学典籍中记载，理石泡酒服用，还可治疗各种顽疾，使人肥健。

不过，理石早已鲜为人知了，近现代临床中多用石膏。至于《本经》和诸家本草中记载的理石的疗效，很值得现代医者深入研究。

【治疗方剂】（仅供参考）

治疗积聚留饮

将理石用酒浸泡后服用。

长石

《神农本草经》上说：长石，味辛，性寒。主治身体发热，四肢逆冷；能通利小便；通畅血脉；明目，祛除翳膜偏盲；杀灭三虫；消除蛊毒。长期服用可使人耐饥饿。长石也叫方石，产在山中深的坑穴中。

【原经文】长石，味辛，寒，主身热，四肢寒厥；利小便；通血脉，明目，去翳眇；下三虫；杀蛊毒。久服不饥。一名方石。生山谷。

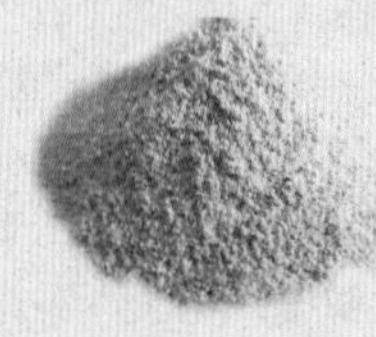

【释名】长石为硫酸盐类矿物硬石膏的矿石。根据对长石性味的观察，应该为清热祛火之品。

长石味辛，性寒。主治身体发热，手足寒冷，有利血脉、通小便的作用，可改善视力，去除障翳，并杀灭各种人体寄生虫，治疗因此而导致的鼓胀病。长期服用可使人体质健壮，耐饥饿。

根据对《本经》中所记长石的性味的研究，判断它应该为清热祛火之品。因后世医书罕有记载，且近代极少使用，难以确定其疗效，所以此处不再详述。

【治疗方剂】（仅供参考）

治瘫淋

长石、滑石、桑白皮各等份。加入东流水，用浆水送服。

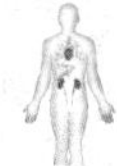

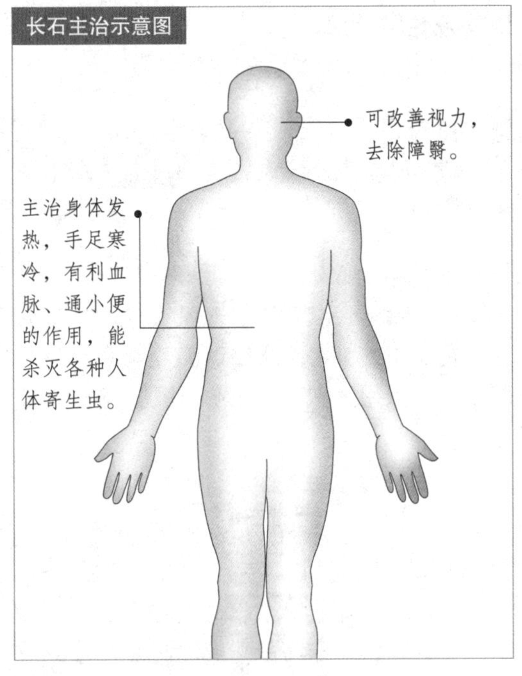

石胆

《神农本草经》上说：石胆，味酸，性寒。主治目痛，使眼睛视物明亮；治疗金属所致的创伤；各种痫症、抽风；女子下阴部溃疡疼痛；石淋引起的发冷发烧；子宫损伤突然下血；各种毒邪之气；使人能生孩子。服煮炼的石胆可使人衰老延缓，长期服用能延年益寿似神仙；它还能使铁变为铜，合成金、银。石胆也叫毕石，产于山中深的坑穴中。

《本经》说，石胆味酸，性寒。主治各种眼疾，能改善人的视力；治疗金属器械所致的外伤；消除各种癫痫、痉病（即患热病时颈项强直、手足抽搐、出汗发热的症状）；治疗女子阴蚀疮（即外阴或阴道炎症，溃烂成疮，作痒作痛），及女子崩中（即非经期阴道大量出血）；也可用于石淋（即泌尿系统有结石，导致尿中有砂石状固体物排出的症状），及由此产生的时冷时热症状。石胆能祛除外界侵入人体的各种致病物质，还有增强人生育能力的功效。

石胆可入肝、胆经，因性酸寒，可涤荡湿热淫火，所以有治疗眼病的功效，可用于因湿热郁积，又遭风邪而导致的眼睛发红溃烂、又痛又痒的病证。也适用于石淋之症，即因湿热久蕴，煎熬尿液，致使尿中杂质结为砂石。石胆还有着强烈的涌吐作用，当痰涎壅盛，蒙蔽清窍而引起癫痫抽搐、惊风发狂时，可取石胆研为末，用温醋汤调和后服下，痰涎吐出即愈。误食毒物时，也可以用温水将它溶化后服用，进行催吐。古人曾用这种方法治疗寄生虫入胃。《千金方》中还说，治疗百虫入耳，可用胆矾和醋灌之，虫即出。除此，石胆还能敛收下降，治疗崩中下血。

除内服外，石胆也可外用，而且有解毒、蚀疮去腐的功效。可治疗金属器械所致的创口，及女子外阴瘙痒疼痛，还能治疗牙疳、肌肉疼痛、脓血不止、痔疮热肿、肿毒不消等外部疮肿之病。

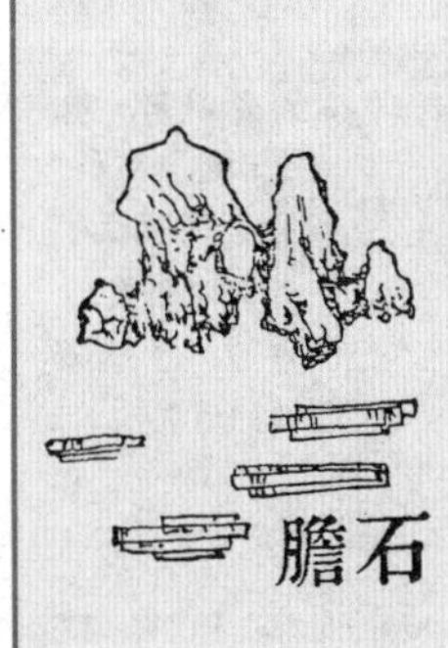

【原经文】石胆，味酸，寒。主明目，目痛；金疮；诸痫痉；女子阴蚀痛；石淋寒热；崩中下血；诸邪毒气；令人有子。鍊饵服之不老，久服增寿神仙；能化铁为铜成金银。一名毕石。生山谷。

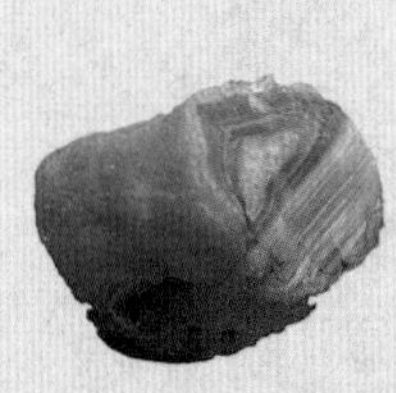

【释名】石胆，也叫胆矾、蓝矾。呈不规则的块状结晶，大小不一。深蓝色或淡蓝色，微带浅绿。晶体有玻璃样的光泽，呈半透明或透明状，在空气中容易风化。质脆，易碎，无臭，味酸涩。

另外，石胆有毒，所以不能大量服用。据现代医学研究，人摄入胆矾的致死量为10克。所以《本经》说它“久服增寿神仙”实属谬论；而“能化铁为铜，成金银”，则更是无稽之谈。

【治疗方剂】（仅供参考）

治女人头晕，感觉天地转动

取胆矾31克，细研，用胡饼剂子1个，按平一指厚，以篦子勒成骰子，大块不要切断，放在瓦上焙干。每次服一骰子，研成末，用灯心竹茹汤调下。

治口舌生疮

取石胆15.6克，放在锅内煅红，露一夜，研细。每次取少许搽疮上，吐出酸涎水。如此数次，病愈。

治甲疽［指（趾）甲与肉间的肿痛，常溃烂流脓］

取石胆31克烧至烟尽，研末敷患处。几次即愈。

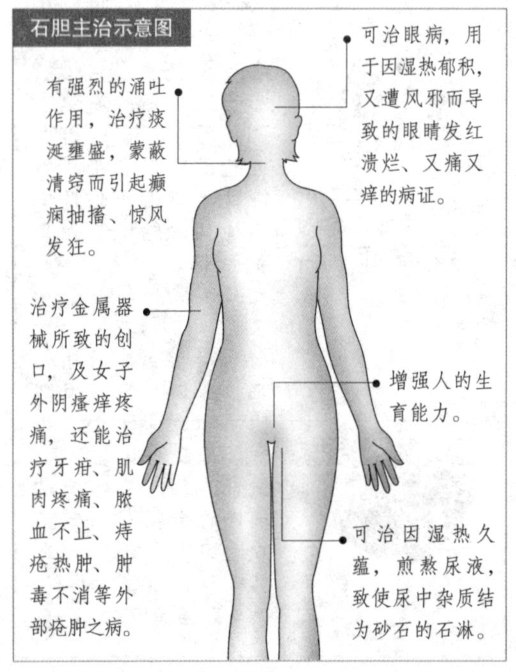

治痔疮热肿

将石胆煅后研细，蜜水调匀搽疮上。

治风眼赤烂

取胆矾9克，烧过，研细，泡热水中每天洗眼。

治腋下狐臭

取胆矾半生半熟，放入腻粉少许，研为末。每次取1.5克，以自然姜汁调涂，热痛即止。数天用一次，以痊愈为度。

白青

《神农本草经》上说：白青，味甘，性平。主要功效为能使眼睛视物清楚，通利多种窍道以治耳聋；消除胃内壅滞的气机；杀死众多的毒邪、三虫。长期服用能通晓神明，轻巧身体，延长寿命，延缓衰老。白青产于山中深的坑穴中。

【原经文】白青，味甘，平。主明目、利九窍，耳聋；心下邪气，令人吐；杀诸毒、三虫；久服通神明，轻身，延年不老。生山谷。

【释名】白青，也是蓝铜矿物质，形圆色白，腹中不空，因而得名白青。

白青味甘，性平。主治各种目病，能改善视力；通利九窍，治疗耳聋；可祛除心腹间的病邪之气，有催吐作用；还能解毒，并杀灭体内各种寄生虫。长期服用可使人精神健旺，身体轻捷灵便，延年益寿。

白青属于诸石类药，质性沉重，可入肝经，善于镇肝降逆，祛除上扰的肝火，所以可用于肝阳上亢引起的眼睛视物不清、听力下降等上窍疾患；还能直达下焦，因而可作为通利下窍的药物使用。至

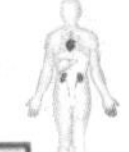

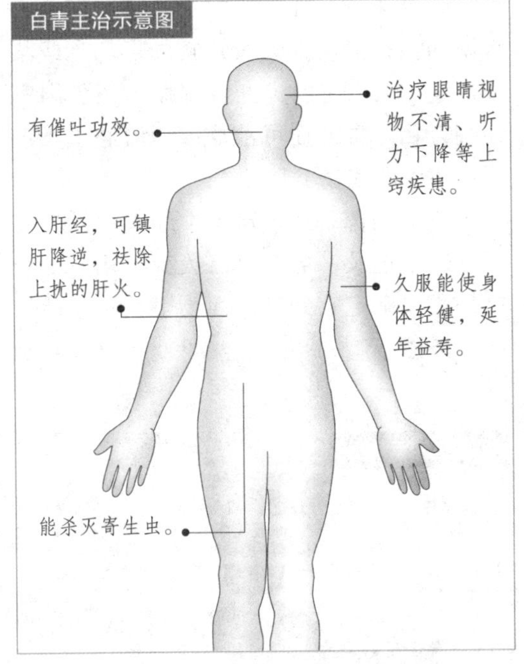

于催吐功效，则是铜盐类物质的通性。白青具有轻微的毒性，因此能杀灭寄生虫。另外，白青含有多种微量元素，味甘，对人体有一定好处。因而，《本经》说它久服能够使身体轻健，延年益寿，是有一定科学根据的。

【治疗方剂】（仅供参考）

治年老耳聋

白青、芒硝各等份。上药水煎后澄清，洗目。

扁青

《神农本草经》上说：扁青，味甘，性平。主治目痛，能使眼睛视物清楚；治疗跌打损伤所致的外伤，痈肿，及被金属所伤长时间不愈；能消散积聚的气息；消除毒气，安和精神。长期服用可使身体轻便，延缓衰老。扁青产在山中深的坑穴中。

【原经文】扁青，味甘、平。主目痛明目；折跌；痈肿；金疮不瘳；破积聚；解毒气；利精神。久服轻身不老。生山谷。

【释名】扁青，也是碳酸盐类矿物蓝铜矿的矿石，为单斜晶体。通常呈粒状、肾状、散射状、土状等块状体，或被覆在其他铜矿的表面，呈深蓝色。条痕为浅蓝色，断口呈贝壳状。

扁青味甘，性平。主治眼睛赤痛等各种眼病，能改善视力；还可用于跌打损伤，体表化脓性炎症，难以治愈的金属伤口感染等外伤；能消散瘀血、痞气、肿块；还能解毒，能使人精神健旺。长期服用可使身体灵便，延年益寿。

中医认为，扁青色青而入肝，质重可镇火降逆，所以非常适宜眼病的治疗。同时，扁青有收涩敛肌的功效，因而外用能够治疗跌打损伤所致的疮肿、外伤长时间不愈等症。扁青将肝邪祛除后，气血积聚的症状自然也就减轻了。《本草纲目》记载，扁青还能治疗风湿病；补益男子阴精，增强性能力和生育功能；因有平肝的作用，所以还可用于癫痫症。

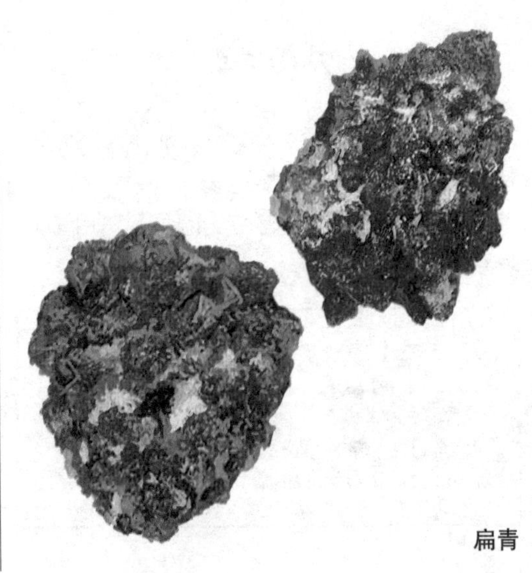
扁青

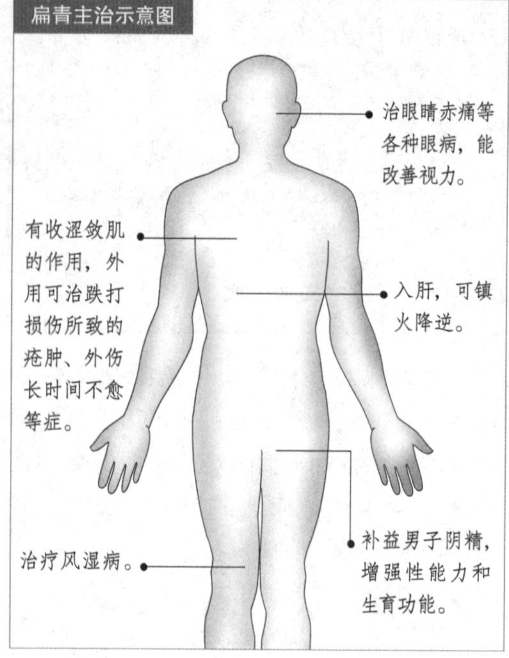

【治疗方剂】（仅供参考）

治痈肿金创

扁青、公英、地丁各等份。上药一起研为细末，用醋调，敷患处。

肤青

《神农本草经》上说：肤青，味辛，性平。主治虫毒及蛇、蔬菜、肉众多之毒；还可除恶疮。肤青产于两山之间的高坡中。

【原经文】肤青，味辛，平。主虫毒及蛇、菜、肉诸毒；恶疮。生川谷。

【释名】肤青一药，至今尚未确定其为何物，所以暂不详述。

肤青味辛，性平。主治蛊毒（即古人常说的一种能使人失去知觉的毒药，或某些严重的传染病），也能解蛇、菜、肉等各种毒物之毒，还可治疗溃烂流脓、长期不愈的凶恶疮疡。

关于肤青一药，自《本经》以后，极少有医书述及，可能早已废弃不用，如今更是难以确定它到底为何物了，所以此处不再详述。

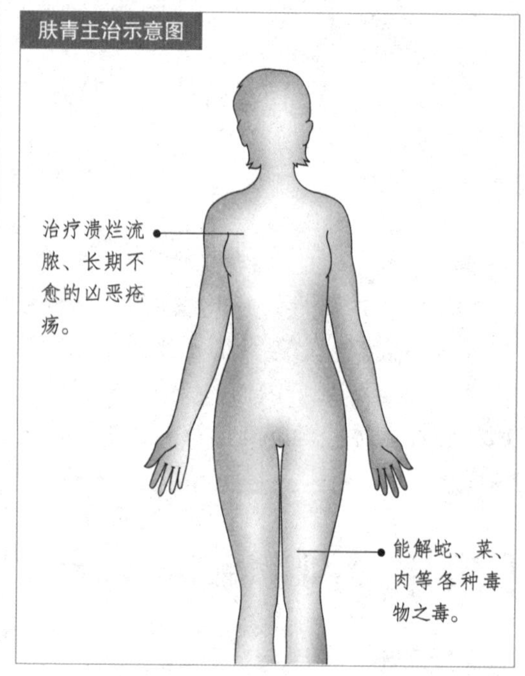

干姜

《神农本草经》上说：干姜，味辛，性温。主治胸闷，咳嗽，呼吸困难；能温煦脏腑，止血；使人发汗，以驱逐风湿痹症。治疗泄泻下痢，生姜效果更好。长期服用干姜能祛除臭气，通晓神明。姜生长在山的土石上且有流水的地方。

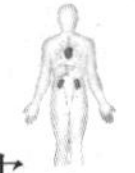

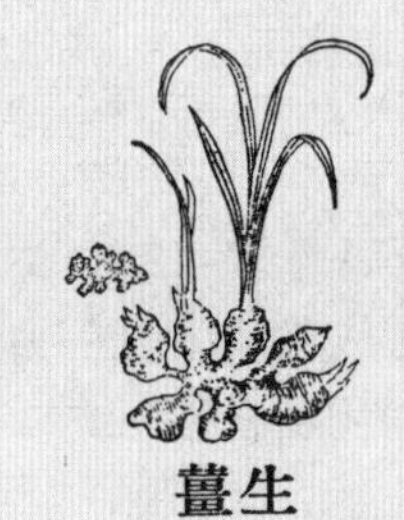

薑生

【原经文】干姜，味辛，温。主胸满，欬逆上气；温中止血；出汗，逐风湿痹；肠澼下痢。生者尤良。久服去臭气，通神明。生山谷。

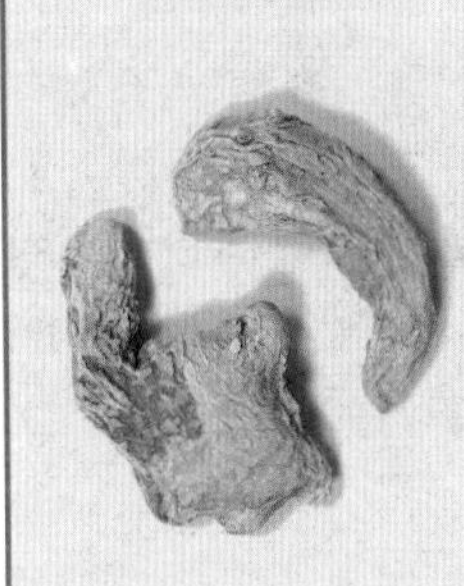

【释名】调味的鲜姜，在中药里称为生姜，生姜干燥后就是干姜，再把干姜炮炭存性，又叫炮姜或姜炭。俗话说："夏吃大蒜冬吃姜，不劳先生开药方。"可见，姜是一味疗效广泛的良药。

干姜味辛，性温。主治胸中痞满、咳嗽气喘、痢疾便血、风湿痹痛。能温补中气，令人发汗，还可止血。长期服用，能祛除浊秽之气，使人精神健旺。

《本经》中说干姜味辛而性温，不过从临床实践来看，应为味辛性热更合适。姜归脾、胃、心、肺经，所以它的辛热之性有四大用处：入脾，能温经助脾、统血止血，治疗虚寒性吐血、便血、崩漏出血之证；入胃，能温中散寒，治疗脾胃虚寒、便溏泄泻、肢冷脉微等证；入心，能逐风发汗，通利血脉，只是作用不明显，需要和风湿药配合使用才能显效；入肺，则能涤痰开窍，治疗痰饮喘咳之证。

在临床中，姜的性味及疗效因不同的炮制方法而有所差别：生姜性温，有散寒发表、止吐祛痰的作用，可治疗伤寒头痛、气逆喘咳、胃寒腹痛等症；干姜性热，善于温中回阳、散寒燥湿，可治疗脉微肢冷、厥逆亡阳、脾胃虚寒、寒饮咳嗽、便溏泄泻等；炮姜大热，有温经止血的功效，可用于腹痛泄泻、吐血、下血诸症。另外，生姜皮和姜汁也有一定的药用价值。生姜皮能和脾行水，治疗皮肤水肿。姜汁则有化痰止呕的作用，可涤痰开窍。

现代药理分析证明，姜的根茎中含有挥发油，如姜烯、水芹烯、姜辣素、姜酮等，可刺激胃液，使胃酸增多，增高胃中脂肪分解酶的活性，从而增加肠管的张力及蠕动节律；还能兴奋延髓中枢及心脏；促进血液循环，抑制毛癣菌及阴道滴虫；并有止吐的作用。不过，由于干姜为辛热之品，所以不可多服，尤其是孕妇及阴虚有热、患眼疾、患痔疮的人更应慎服。

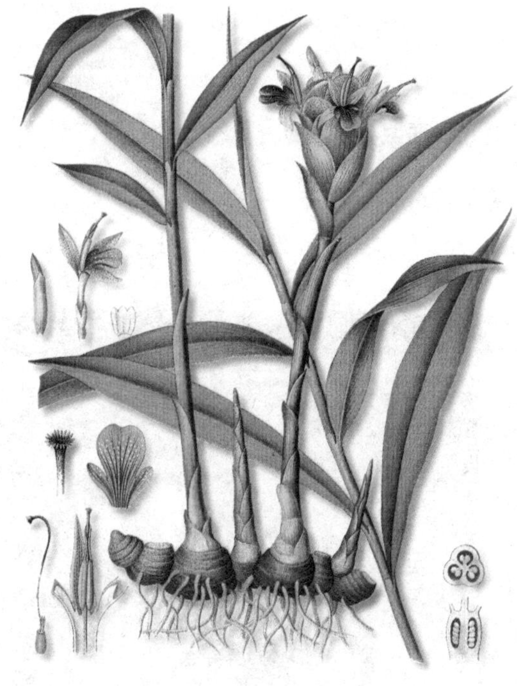

生姜

【治疗方剂】（仅供参考）

治脾胃虚冷，吃不下饭

将白干姜在浆水中煮透，取出焙干，捣为末。加陈米粥做成梧桐子大的丸，每次用

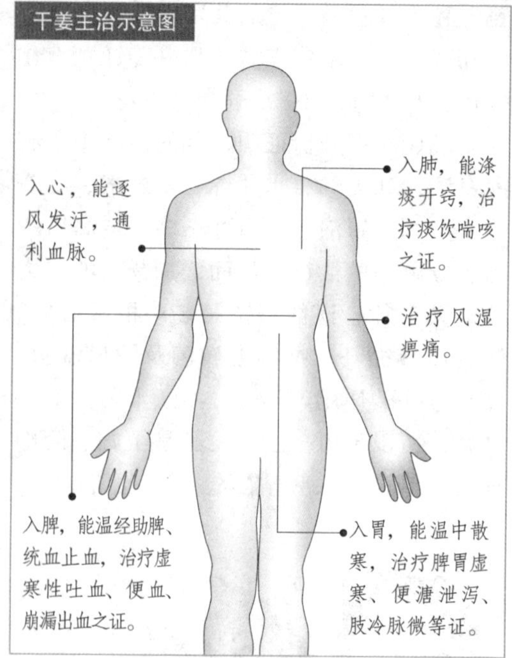

白开水送服30~50丸。疗效神奇。

治头晕吐逆

干姜（炮）7.8克，甘草（炒）3.6克。上药加水360毫升煎至五成服下。

治脾寒疟疾

干姜、高良姜各等份研为末。每次取3克，加水240毫升煎至七成服下。又一方：将干姜炒黑为末，临发病时用温酒送服9克。

治咳嗽上气

干姜（炮）、皂荚（炮，去皮、子及有蛀部分）、桂心（紫色，去皮）各等份。上药一起捣烂筛过，加炼蜜调成梧桐子大小的丸，每次用水送服3丸。咳嗽发作时立即服用，每天3~5次。禁食葱、面、油腥。

治吐血不止

取干姜研为末，用童便调服。

治赤眼涩痛

将白姜研末，用水调后贴足心。

治牙痛不止

川姜（炮）、川椒各等份研为末，敷搽患处。

延年益寿话生姜

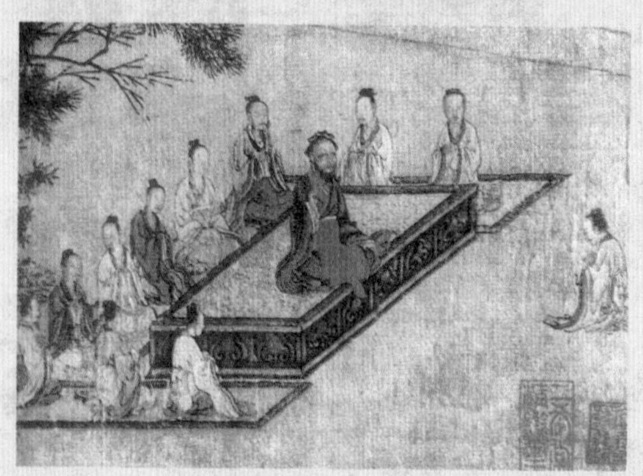

孔子讲学 水墨画 约15世纪 中国

我国北宋著名文学家、美食家苏东坡在《东坡杂记》中曾记载了一则常年服食生姜而延年益寿的轶事。苏东坡当时任杭州太守，一次去游杭州净塘寺时，偶遇一位自称“聪药王”的和尚，年过八旬，但面色红润、目光炯炯。他惊奇之余便向这位高僧求教长寿养生之术。和尚自言服生姜已40余年，因而不老。

老年人面部常布满“老年斑”，事实上，这是人体内部产生的“体锈”表现在了体表，而“体锈”的产生是因为体内氧自由基过度活跃所造成的。科学研究已经证实，生姜中含有的姜辣素有很强的对抗氧自由基的作用。因而常吃生姜可延年益寿。

早在春秋战国时期，儒家创始人孔子就已认识到生姜延年益寿的作用。孔子一年四季都离不开生姜，但不多吃，每顿饭后只吃数片。在那个颠沛流离、饱尝战祸的时代，孔子能活到73岁，不能不与他常年食用生姜有关。

莫耳实

《神农本草经》上说：莫耳实，味甘，性温。主治风邪伤头导致冷痛；风湿周痹引起四肢拘挛疼痛；可祛除坏肉死肌。长期服用能益气力，使听力灵敏，眼睛视物清楚，记忆力增强，身体轻便。莫耳实也叫胡菜、地葵，生长在两山之间高坡土地上且有流水的地方，或平坦的陆地。

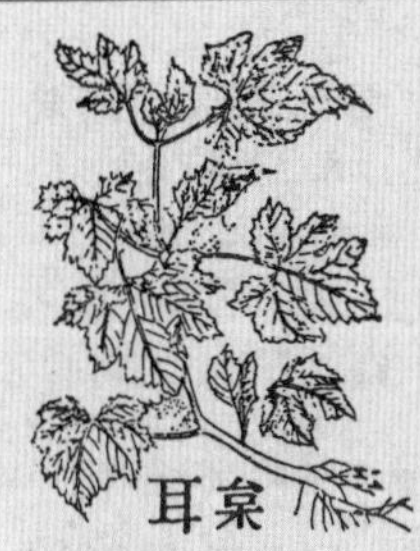

【原经文】莫耳实，味甘，温。主风头寒痛；风湿周痹，四肢拘挛痛；恶肉死肌。久服益气，耳目聪明，强志，轻身。一名胡菜，一名地葵。生川谷。

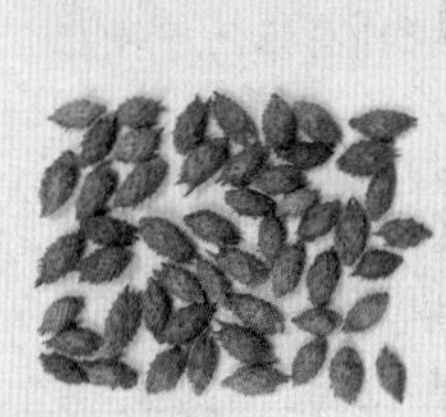

【释名】莫耳实即苍耳子，为菊科一年生草本植物苍耳的果实。因形状很像女子的耳坠，故以耳来命名。它还有一个有趣的别名，叫白花痴头婆。

莫耳实味甘，性温。主治风寒头痛，风湿痹痛遍及全身，四肢拘挛疼痛，及风湿疼痛游走不定的症状。还能治疗肌肉里瘀血积聚、息肉、疮疡及肌肤麻木不仁等外科病症。

莫耳实有发散的功效，可上达头顶，下到足膝，外透肌肤，再加上它苦温除湿的特性，所以能够散风寒、通鼻窍、祛风湿、消肿毒。适用于风湿痹症、四肢拘挛疼痛、感冒头痛、鼻渊流涕等症的治疗，尤其善于治疗鼻渊头痛、不闻香臭、流脓浊涕之症，现代临床中多用它治疗慢性鼻炎。在皮肤病的治疗方面，莫耳实也有很显著的疗效，可用于麻风、疔毒、皮肤瘙痒等症。另外，莫耳草也有很高的药用价值，能祛风、清热、解毒，可用于治疗风湿痹痛、四肢拘挛、麻风、瘙痒、疔毒、湿疹及子宫出血、子宫深部脓肿等。

现代药理分析证明，莫耳实的煎剂可起到镇咳、畅通呼吸的作用；对心脏有平稳作用；还能抑制金黄色葡萄球菌、乙型链球菌及肺炎双球菌，并有抗真菌作用。不过，莫耳实有毒，不能过量服用，否则可能导致呼吸困难甚至窒息而死。所以，《本经》中说它长期服用能益气力，使听力灵敏，身体轻便的说法是不科学的。莫耳实入药时一般都要先炒，使毒性降低，但服用时仍然要严格遵守用量，以免发生不测。

【治疗方剂】（仅供参考）

治一切背上毒疮、无名恶疔、牙疼喉痹

万应膏： 在五月五日采莫耳根、叶数担，洗净晒干，切细，用5口大锅，加水煮烂，用筛滤去渣，用丝布再滤一次。然后倒入干净锅里，用武火煎滚，文火熬稠搅成膏，然后用新罐贮封，经常敷贴即愈。牙疼敷牙上，喉痹敷在舌上或含化，两三次即见效果。

治急性咽喉感染

莫耳根1把，老姜1块，研汁用酒调服，立刻见效。

治水肿、小便不利

莫耳实灰、葶苈末各等份，每天用水服下6克。

治女人血虚，风邪攻脑，头旋闷绝，忽然倒地，不知人事

取莫耳草的嫩心，阴干研末，以酒送服3克，其功效迅速。也可治男子各种眩晕。

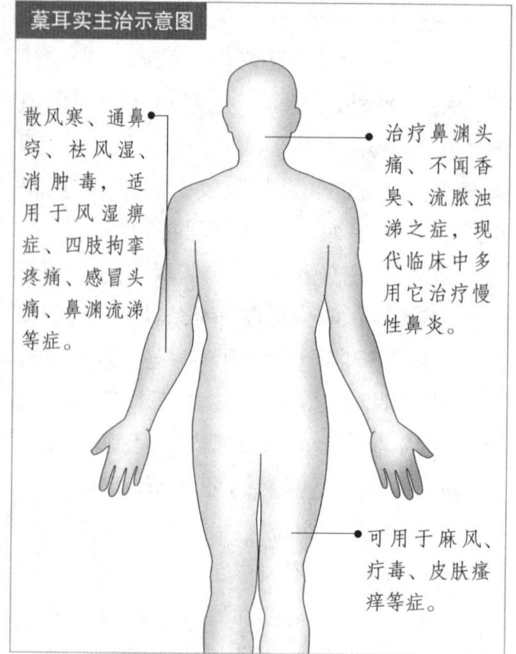

治一切疔疮恶疮

取葈耳草根、叶，捣烂和小儿尿绞汁，冷服1升，每天三次，除疮根效果非常好。又一方：将葈耳根、苗烧灰，和醋调和涂搽，干后再涂，不超出10次，即拔出疮根。

治鼻血不止

取葈耳茎、叶捣汁1小盏服用。

治痔疾下血

五月五日采葈耳的茎和叶制成末，用水送服1克，效果明显。瘟疫盛行时，全家都用冷水送服6克，能辟邪恶，不沾染病。

治下痢脓血

取葈耳草不拘多少，洗净，用水煮烂，去渣加入蜂蜜，用武火熬成膏，每次用温水送服1~2匙。

治产后痢疾

将葈耳叶捣烂绞汁，温服适量，每天三四次，效果甚佳。

葛根

《神农本草经》上说：葛根，味甘，性平。主治消渴；发高热，呕吐；及各种痹症；能促进阴器勃起；解多种毒。葛谷，主治长久下痢不愈者。葛根也叫鸡齐根。葛生长在两山之间的高坡土地上且有流水的地方。

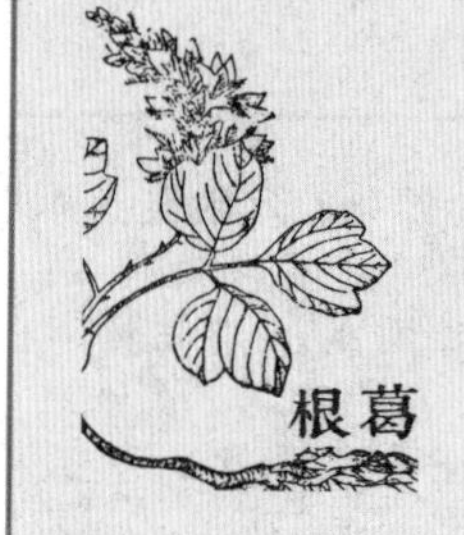

【原经文】葛根，味甘，平。主消渴；身大热，呕吐；诸痹；起阴气；解诸毒。葛谷，主下痢十岁已上。一名鸡齐根。生川谷。

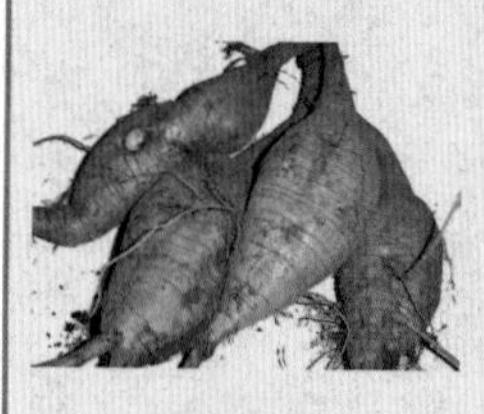

【释名】葛根又名甘葛、粉葛，为豆科植物野葛或甘葛藤的干燥根。葛春天生苗，引藤蔓生，长一两丈，紫色。七月份开花，粉紫色，不结果实。

葛根味甘，性平。主治消渴、严重发热、呕吐及各种痹病，能清胃、生津、止渴，对各种中毒之症还有很好的解毒作用。

葛根归脾、胃二经，有解热生津、升阳止泻、发表解肌、透发麻疹的作用，可治疗发热头痛、麻疹初期、疹出不畅、热病烦渴、湿热泻痢、脾虚腹泻等症。《本经》中说葛根可解毒，不过从临床中看，葛根只能解酒毒和麻疹之毒。葛根可谓是解酒的良药，将葛根捣汁饮用，对酒醉不醒、心中烦闷有奇效，对服药过度产生的副作用也有一定缓解作用。葛根还被用于治疗增生性关节炎及颈椎增生，已经取得了不错的疗效。

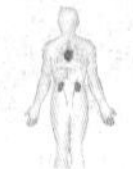

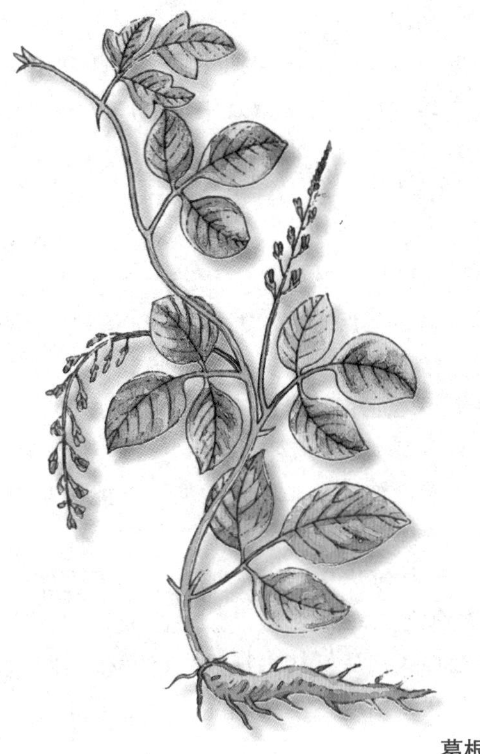

葛根

葛根性凉，因而还有清热凉血的功效，对于心热吐血、鼻衄不止、心神烦闷的症状，都可内服葛根汁进行治疗。现代药理研究证明，葛根能增加脑及冠状血管流量，可缓解心脏缺血症状；对肠管有解痉作用；浸剂还有显著解热作用，并能增加子宫活力。现代临床中，葛根的应用范围非常广泛，如高血压、心脏病、脑血栓、糖尿病、偏头痛、突发性耳聋等症都可治疗。葛根的药效也因炮制方法的不同而有所不同，生葛根偏于解表、清热、透疹；煨葛根则偏于止泻。另外，葛的种子能治疗长久不愈的痢疾。

【治疗方剂】（仅供参考）

治烦躁热渴

取葛粉125克，拌入泡过粟米一夜的水中，煮熟，加米汤同服。

治心热吐血

将生葛根捣汁500毫升，一次服完。

治酒醉不醒

饮生葛根汁2升即愈。

治疖子初起

将葛蔓烧灰，水调敷涂。

治鼻血不止

将生葛捣汁，每次服1小盅，每天三次。

治金疮中风，痉强欲死

生葛根125克，加水3升煮取1升，去渣分服，牙关紧闭者灌服。

治毒药中毒、上吐下泻

将葛根煮成汁，时常服用。

治伤寒头痛，内热脉洪

取葛根125克，加水2升，豉16克，一起煮成半升服用。加生姜汁效果更好。

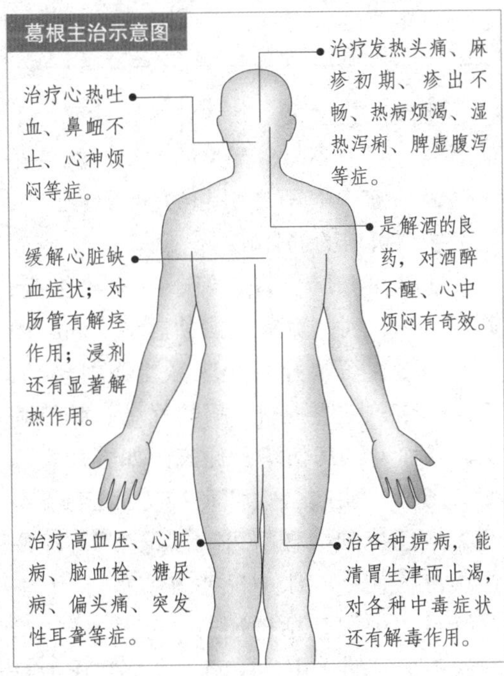

栝楼根

《神农本草经》上说：栝楼根，味苦，性寒。主治消渴，身体发热；心中烦闷，身体高热；能补虚损，充实内脏；接续断伤的筋骨。栝楼也叫地楼，生长在两山之间的高坡土地上且有流水的地方及大山的阴凉处。

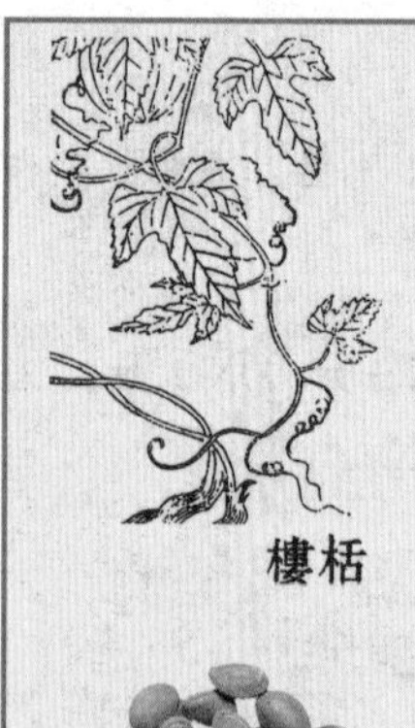

【原经文】栝楼根，味苦，寒。主消渴，身热；烦满大热，补虚安中；续绝伤。一名地楼。生川谷及山阴地。

【释名】栝楼即瓜蒌、栝楼，为葫芦科多年生草质藤本植物。栝楼根即栝楼的肥厚块根，也叫白药、天花粉、瑞雪。以色洁白、粉性足、体肥满、质细嫩者为佳。

栝楼又名地楼，其根味苦，性寒。主治消渴、胸中痞闷、严重的发热，能补益中气，治疗中气不足引起的虚弱性症状，还可接续折损的筋骨。

栝楼根归肺、胃二经，有清热化痰、养胃生津、利气宽胸、消肿散结、润肠通便等功效。可治疗痰热咳嗽、胸中痞满、痰气郁结、胸痹胸痛、痰热互结、肺热肺燥、咳血、热病伤津、痈疥（如乳痈、肺痈、肠痈）初起及大便秘结等病症。《本经》中还提到栝楼根可“续绝伤”，即治疗跌打损伤，临床中证明确实如此。《本草纲目》中记载栝楼还有“通月水”“治胞衣不下”的作用，民间一直把它作为打胎药来用。现代医学研究证实，栝楼根对胎盘滋养层细胞有损伤作用，因此利用栝楼及其制剂来抗早孕及中期流产，特别在死胎引产上，有非常好的效果。

栝楼的全草都有很高的药用价值。栝楼的果实可清热化痰、宽胸利气，是治疗肺热、肺燥、咳嗽的常用药，还可用于胸闷胁痛、胸痹疼痛（类似于冠心病、心绞痛）等症；栝楼子主要可滑肠通便，对肠燥便秘之症有突出的疗效；栝楼的茎、叶因清芬凉爽，在盛夏酷暑中，煎汤服用，可使人精神健旺，精力增加，并能预防夏季各种疾病。

现代临床中，栝楼被应用到了更加广泛的领域。如用栝楼、薤白制成片剂，治疗冠心病；从栝楼中提取出栝楼蛋白制成注射剂或栝楼蛋白精制品，用于治疗恶性

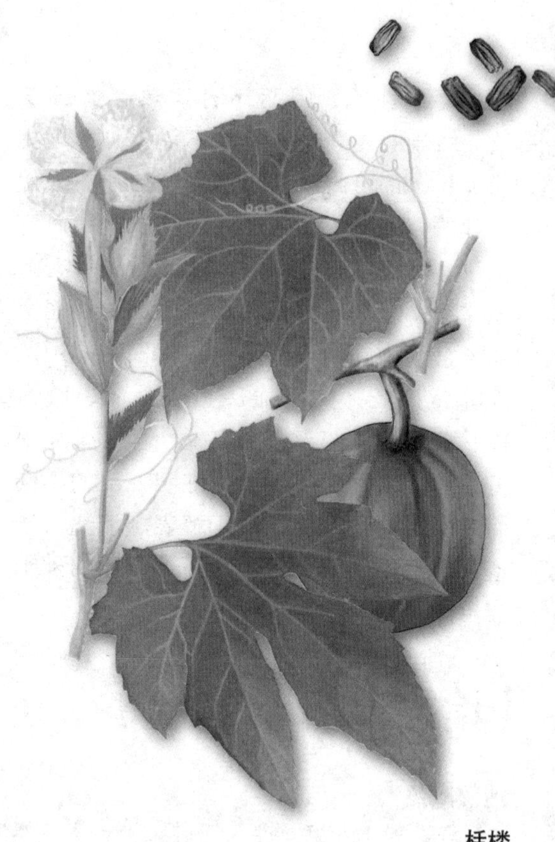

栝楼

葡萄胎、绒毛膜上皮癌等。

【治疗方剂】（仅供参考）

治干咳不止

将熟栝楼捣烂，加蜜等份，再加白矾 3 克，共熬成膏，随时口含咽汁。

治痰喘气急

用栝楼 2 个、明矾（如枣大）1 块，同烧存性，研细，用熟萝卜蘸食。药尽病除。

治妇女痰嗽，月经不调，瘦弱

栝楼仁 31 克，青黛、香附各 46 克。上药共研末，加蜜调匀，口中含化。

治小儿黄疸

将青栝楼焙过，研末。每次取 3 克，加水 120 毫升煎至七成，临睡时服，五更有黄物泻下，即为见效。

治小便不通，腹胀

将栝楼焙过，研末。每次用热酒送服 6 克，服至病愈为止。

治吐血不止

泥封栝楼，煅存性，研末。每次用糯米汤送服 9 克，每天两次。

治肠风下血

栝楼 1 个（烧灰），赤小豆 15.6 克。上药一起研末，每次空腹用酒送服 3 克。

治咽喉肿痛，不能发声

栝楼皮、白僵蚕炒、甘草炒各 7.8 克。上药一起研末，每次用姜汤送服 10.9 克，每天两次。或用棉裹半钱含咽也可。

治风疮疥癣

取生栝楼 1~2 个，打碎，酒泡一夜，用酒热饮。

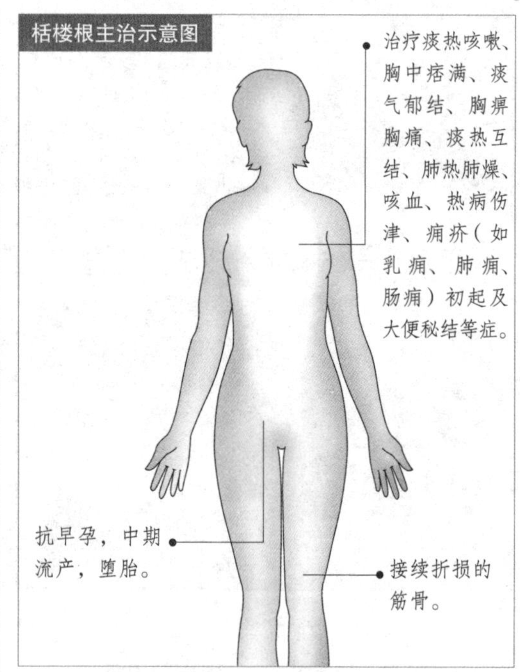

治小儿热病

取栝楼根末 1.5 克，乳汁调服。

治天疱湿疮

天花粉、滑石各等份研末，水调搽涂。

治折伤肿痛

将栝楼根捣烂涂患处，厚布包住，热除，痛即止。

苦参

《神农本草经》上说：苦参，味苦，性寒。主治胸腹气滞；癥瘕、积聚；黄疸；尿后淋漓不尽；可排除水湿；消除痈肿；安补内脏，使眼睛视物清楚，流泪停止。苦参也叫水槐、苦蘵，生长在大山的土石上且有流水的地方及耕田、荒野。

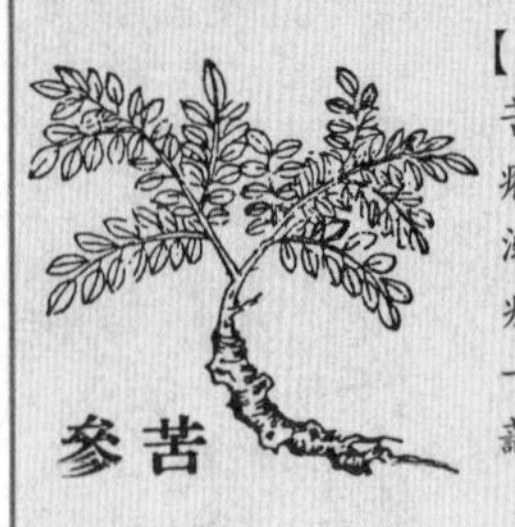

【原经文】苦参，味苦，寒。主心腹结气；癥瘕、积聚；黄疸；溺有余沥，逐水；除痈肿；补中明目止泪。一名水槐，一名叫苦蘵。生山谷及田野。

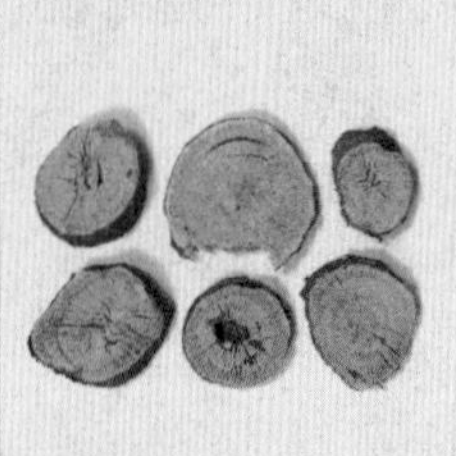

【释名】苦参为豆科多年生落叶亚灌木植物苦参的根。呈圆柱形，长 10~30 厘米，直径 1~2.4 厘米。表面有明显纵皱，皮孔明显突出且稍反卷，横向延长。

苦参味苦，性寒。主治邪气郁结于胃脘，引起胸闷憋气、疼痛痞塞的症状，还可消除因此产生的肿块、黄疸、小便淋漓不尽等；还能利水、消肿、补益中气、改善视力。

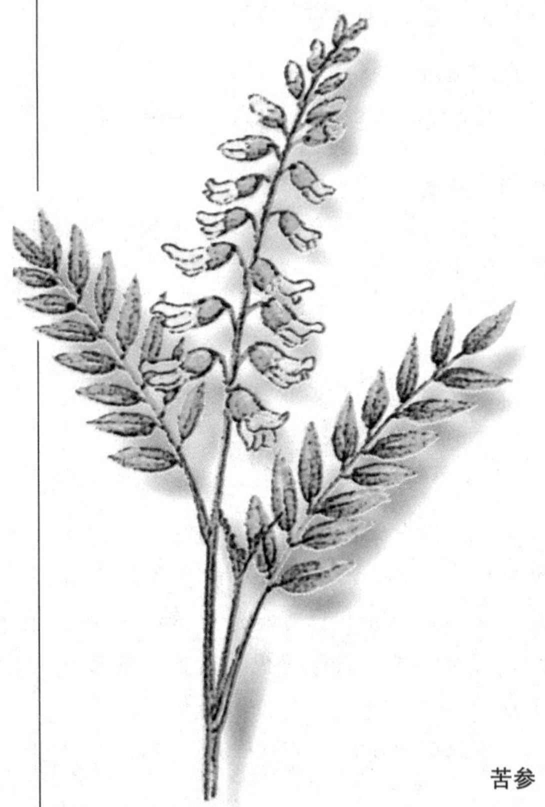
苦参

苦参又叫水槐、苦蘵，归心、肝、胃、大肠、膀胱经，可泻心胃之火，消膀胱湿热，有清热燥湿、杀虫利尿的功效。苦参味苦，性寒；因苦能燥湿，寒能清热，所以是一种清热燥湿的良药。湿热是许多疾病的根源：湿热郁积于中焦，会导致气机壅滞，产生心腹下结气闷满的症状，一旦结气长时间不愈，还会造成血瘀，从而导致胸腹部产生瘀血、肿块。湿热在下焦滞留，会导致小便不利，出现淋漓不尽的症状。湿热熏蒸上焦，则会产生目疾和黄疸。湿热如果滞留皮肤，还会发出痈肿毒疮。湿热又是人体寄生虫赖以生存的环境。苦参专治湿热，因而可消除黄疸，通利小便、消散痈肿、瘀血，从而使气机流通、身体轻健。苦参虽名为参，却与其他参类的功效恰恰相反，专用于泻而不是补。

现代临床中，苦参被广泛用于治疗湿热黄疸、阴肿、阴痒、赤白带下、滴虫性阴道炎、湿疹、瘙痒、疥癣、疮疖、尿闭、淋症、便血、热痢、麻风等症。内服外用都有很好的疗效，内服常用量为 3~10 克，外用则可煎水洗或用干粉撒敷患处。不过，苦参味苦且性大寒，脾胃虚寒者忌用。另外，苦参有毒，人过多食用中毒后会出现以神经系统损伤为主的症状，如流涎、呼吸急促、脉搏加速、步法不稳，严重者惊厥，甚至窒息而死。所以，一定不可随意、过量服用。

【治疗方剂】（仅供参考）

治热病发狂

取苦参末加蜜调成梧桐子大小的丸，每次用薄荷汤送服 10 丸。也可取苦参末 6 克，以水煎服。

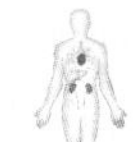

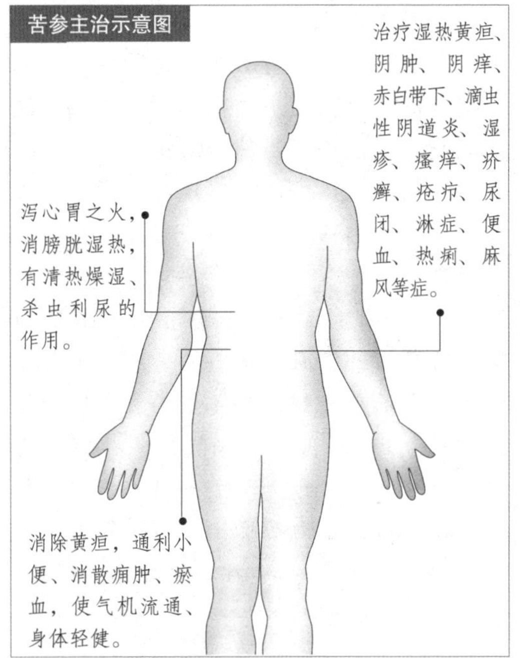

治伤寒结胸，胸满痛，发高烧

苦参31克，加醋2升，煮成1.2升，服后能吐即愈。

治毒热足肿

用苦参煮酒多擦。

治梦遗食减

苦参93克，白术156克，牡蛎粉125克。上药一起研末，另取雄猪肚1个，洗净，在砂罐中煮烂，和药捣匀，做成小豆大的丸。每次用米汤送服40丸，每天三次。

治饮食中毒

苦参93克，以苦酒1.5升煮成800毫升，分两次服，吐出即愈。

治血痢不止

将苦参炒焦研为末，滴水做成梧桐子大的丸，每次用米汤送服15丸。

治大肠脱肛

苦参、五倍子、陈壁土各等份，煎汤洗患处，并用木贼末敷上。

治齿缝出血

苦参31克，枯矾3克，一起研末。每天擦齿3次，效果明显。

治鼻疮脓臭

苦参、枯矾各31克，生地黄汁300毫升，加水煎浓，随时滴疮上。

治遍身风疹，痛不可忍，涎痰多，夜难眠

取苦参末31克，另用皂角62克，在1升水中揉滤取汁，瓦器内熬成膏，调和苦参末做成梧桐子大小的丸，每次饭后用温水送服30丸。

茈胡

《神农本草经》上说：茈胡，味苦，性平。主治胸腹胃肠内气机郁结，饮食不消化；寒热邪气引起发冷发烧；能推陈出新，强健机体。长期服用可使身体轻便，眼睛明亮，并补益精气。茈胡也叫地薰，生长在两山之间的高坡土地上且有流水的地方。

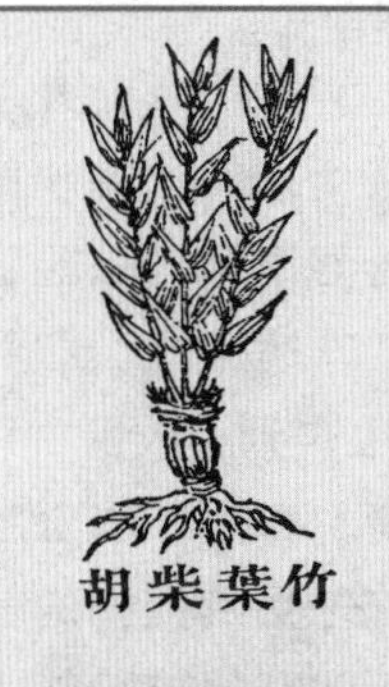

胡柴藁竹

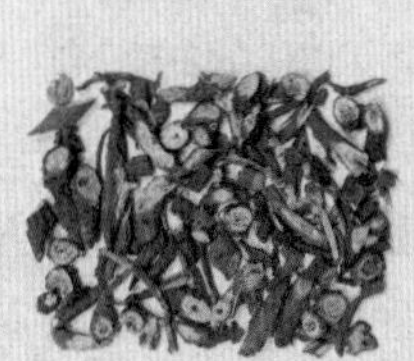

【原经文】茈胡，味苦，平。主心腹肠胃中结气，饮食积聚；寒热邪气；推陈致新。久服轻身明目，益精。一名地薰。生川谷。

【释名】茈胡即柴胡，为伞形科植物柴胡或狭叶柴胡的干燥根。按性状不同，又分为北柴胡和南柴胡。一般春、秋二季采挖，除去茎叶及泥沙，干燥收存。

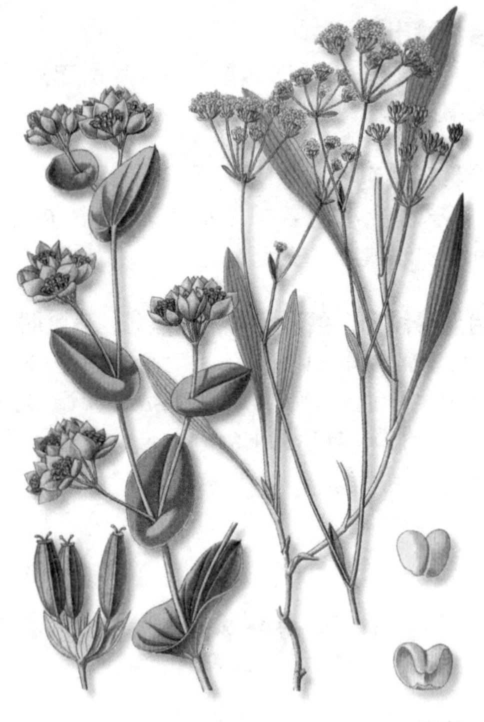
茈胡

《本经》说，茈胡味苦，性平。主治胸腹肠胃间气机郁结之症，可治疗消化不良、饮食积滞、作寒发热，能驱除体内浊气，接纳清气。长期服用能使身体轻便；还有治疗眼病、改善视力、补益精微物质、提高脏腑功能的作用。

茈胡归肝、胆二经，主要功效为升达胆气、疏肝解郁。中医认为，人体脏腑的功能都取决于胆，茈胡苦能泄降，祛除邪火，且质性轻清，所以可升达胆气。胆气畅达了，各脏腑功能自然也得到了改善。其次，愤怒忧愁等不良情绪，都会影响脏腑功能，使其活动失衡，首先受到损伤的就是肝脏，从而导致肝郁（即肝的疏泄能力下降）之证；而肝郁又会引起《本经》中提及的饮食积滞、消化不良、胸胁疼痛以及目赤肿痛、头痛眩晕等症状。因柴胡有疏散肝郁的作用，所以能从根本上加以治疗以上症状。

按照中医的理论，肝和肾的精血同源，肝郁又会导致肾脏的机能受损，从而引起阳痿、无精、不射精等男科疾病。茈胡能使人气血通达、情思舒畅，所以是疏肝解郁的良药，可以通过疏肝从根本上治疗上述各种男科疾病，即《本经》所说的“益精”之效。

现代在临床中，茈胡常用于疏散退热、疏肝解郁、升举阳气等方面。疏散退热表现在治疗寒热往来（怕冷、发热交替出现）、口咽干苦、心烦气逆、感冒发烧等；疏肝解郁表现为可用于肝气郁滞、胁肋胀痛、月经不调等症；升举阳气则表现为可治阳痿不举、气虚下陷、久泻脱肛、子宫下垂等症。

【治疗方剂】（仅供参考）

治伤寒余热

茈胡125克，甘草31克。上药每次取9克，煎后一次服完。

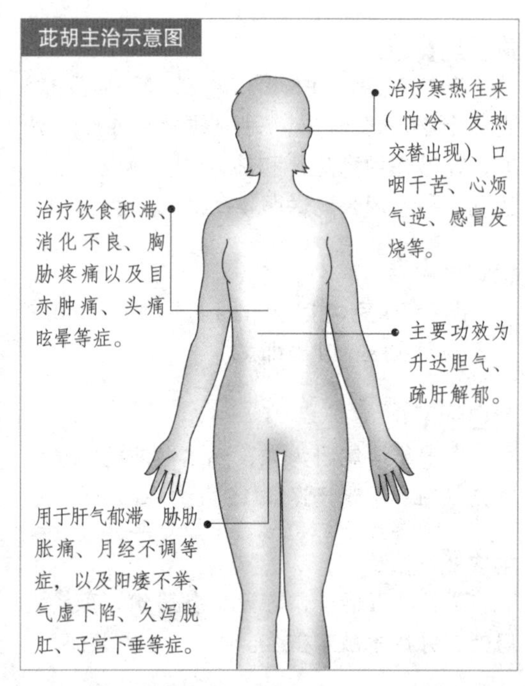

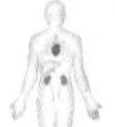

治小儿骨热，遍身如火，盗汗，咳嗽，烦渴

茈胡125克，丹砂9克。上药一起研末，拌猪胆汁和饭蒸熟，做成绿豆大小的丸。每次取服1丸，用桃仁、乌梅汤送下，每天三次。

治虚劳发热

茈胡、人参各等份。上药每次取9克，加姜枣同水煎服。

治湿热黄疸

茈胡31克，甘草7.8克，白茅根1小把。上药加水240毫升煎至七成，适当分次服完。

治眼睛昏暗

茈胡7.8克，决明子23克。上药一起研末，加入人乳调匀，敷眼上。

治积热下痢

茈胡、黄芩各等份。上药用半酒半水煎至七成，等温度合适后空腹服下。

芎䓖

《神农本草经》上说：芎䓖，味辛、性温。主治伤于风邪而进入人的脑部使人头痛；寒痹有筋脉结聚拘挛，能使挛急舒缓而恢复正常；金属创伤；妇人血脉闭阻而无月经不生孩子。生长在两山之间的高坡土地上而有流水的地方。

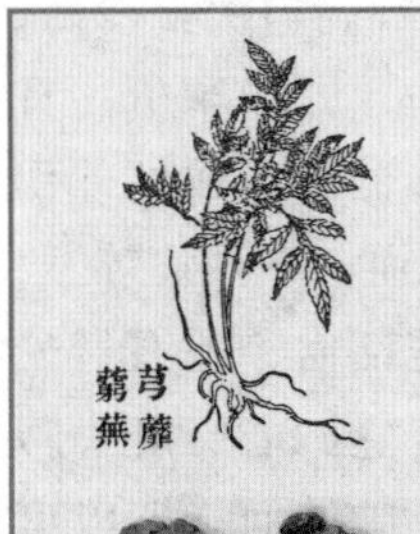

【原经文】芎䓖，味辛，温。主中风入脑头痛；寒痹筋挛缓急；金疮；妇人血闭无子。生川谷。

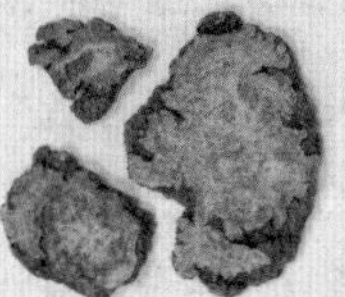

【释名】芎䓖，也称川芎、香果、山鞠穷，性温无毒，根茎为不规则结拳形团块。

《本经》说，芎䓖味辛，性温，主治风邪入脑而引起的头痛，寒邪侵入身体而引起的风湿病。可用于筋脉挛缩，不能屈伸之症，能缓解抽筋、肌肉痉挛等急性症状；能治疗金属器械所伤；也可用于女子月经不通及不孕不育等。

中医认为，芎䓖辛能发散走窜，温能祛寒邪，散郁结，所以古人说它能“去一切风，调一切气”。心主疮毒，芎䓖入心，因而能治疗各种疮毒肿痛。芎䓖入肝，由于它能发散走窜，所以有上行头目、下调经水、内开郁结、旁达肌肤等多方面的疗效。

在芎䓖广泛的治疗范围内，有两方面能达到非常突出的疗效，即治头痛和调月经。古人有“头痛必用芎䓖”的说法;《本草纲目》中也说，芎䓖能散肝经之风，是治疗少阳、厥阴经头痛及血虚头痛的圣药。在现代临床中，治疗外感头痛，芎䓖也是必备之药；至于血虚头痛和肝火头痛是否可用，至今没有统一说法。不过，有人主张用大剂量芎䓖来治疗瘀血头痛，已经取得不错的效果。

芎䓖也是妇科良药，可治疗女子月经不调、痛经、闭经、产后瘀滞腹痛、腹内结块等症。根据《药性论》的记载，芎䓖还可治疗中风和半身不遂；尤其是经络阻滞、血瘀生风而导致的半身不遂。

【治疗方剂】（仅供参考）

治气虚头痛

将芎䓖研细，每次取6克，茶汤调服。

治气厥头痛，妇人产后头痛

芎䓖、天台乌药各等份研末。每次服6克，葱茶调下。也可加白术，用水煎服。

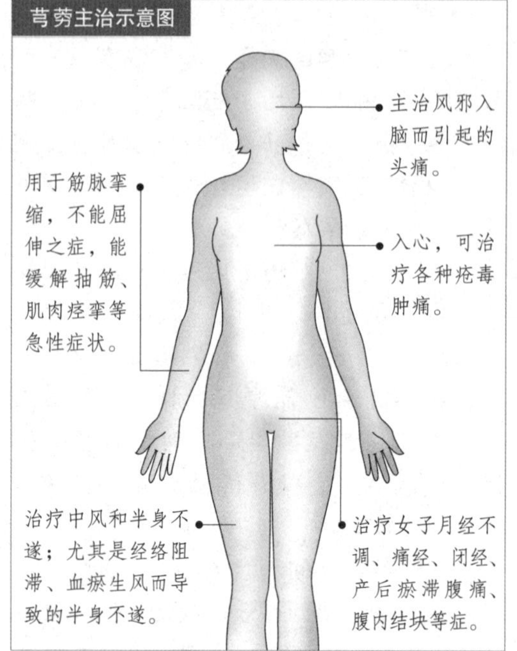

治偏头风痛

将芎䓖切细泡酒，每日饮少量。

治头晕目眩

芎䓖、槐子各31克。上药一起研末，每次用茶汤送服9克。

治小儿脑热、太阳穴痛、眼睛红肿

芎䓖、薄荷、朴硝各6克。上药一起研末，每次取少许吹入鼻中。

治齿败口臭

用水煎芎䓖，随时含漱。

治牙齿疼痛

取大芎䓖1个，焙干，加入细辛，共研末擦牙。

治诸疮疼痛

将芎䓖煅后研细，加入适量水银粉，滴麻油调匀搽患处。

当归

《神农本草经》上说：当归，味甘，性温。主治气逆呼吸困难；温疟有发冷发烧的症状，冷时如同凉水洒在皮肤上；妇人漏下，不孕；各种恶疮溃疡，金属所致的创伤等，都可将其煮汁饮服。当归也叫乾归，生长在两山之间的高坡土地上且有流水的地方。

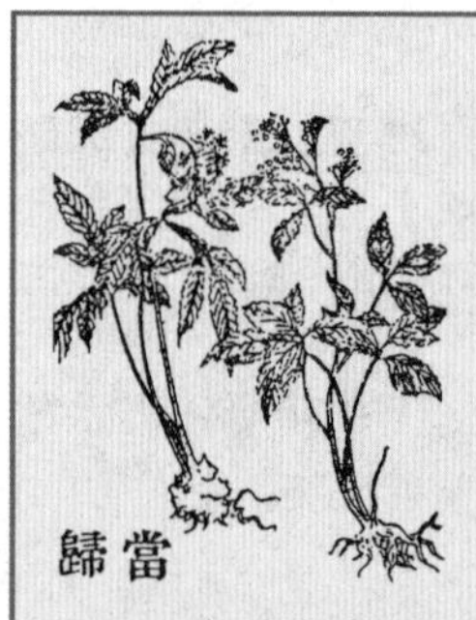

【原经文】当归，味甘，温。主欬逆上气；温疟寒热洗洗在皮肤中；妇人漏下绝子；诸恶疮疡、金疮，煮饮之。一名乾归。生川谷。

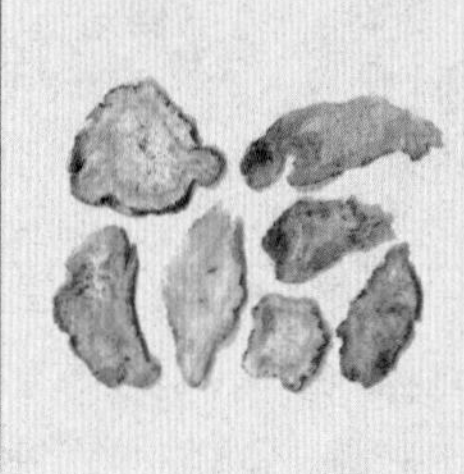

【释名】当归是伞形科植物当归的根，为最常用的中药，被誉为“妇科圣药”。传说当归之名取自古代女子思夫归来之意。正如唐诗中云：“胡麻好种无人种，正是归来又不归。”

当归味甘，性温。主治咳嗽气喘、温疟（以先热后寒、热重寒轻、口渴喜冷饮、舌红苔黄等为主要症状）、皮肤癣疥、日久不愈的恶性疮疡、金属器械造成的外伤疮疡、女子非经期阴道流血、不孕症等。

当归既能补血，又能活血，兼有行气止痛、润肠通便的作用。它归心、肝、脾经。因心主血、肝藏血、脾统血，所以可治疗一切血症，被古代医家认为是治血病的良药。它有很好的调经效力，所以为妇科所常用，凡是女子月经不调、经闭、痛经及胎产各种病症，还有血虚、血寒、血瘀、气滞等，它都有非常显著的疗效。外科与伤科也多用它，因为它能散瘀消肿、排脓生肌，所以可作为《本经》中说的“恶疮疡、金创”之用。《本经》中还说到当归可“主咳逆上气”，对此，很多医家认为，气血同行，血虚会导致气息不顺，当归可补血益阴、利脉顺气、滋肺补肾，所以有治疗咳逆的作用。另外，当归与理气药配合使用，能够治血瘀气滞之症；与祛风湿药配合，可治风湿痹痛；与润肠药配合，则可治血虚、肠燥、便秘。总之，但凡血虚、血滞所引起的病症，都可使用当归治疗。

按传统中医的看法，当归的药性和疗效因其不同的使用部位而有所差异。张元素曾说：“头止血，尾破血，身和血，全身即一破一止也。”《本草纲目》中则认为：“治上当用头，治中当用身，治下当用尾，通治则全用，乃一定之理也。”现代一般认为，当归的身善于补血，当归的尾善于活血，全当归则可补血活血，酒炒后可加强活血功效，油炒的能增强润肠作用。

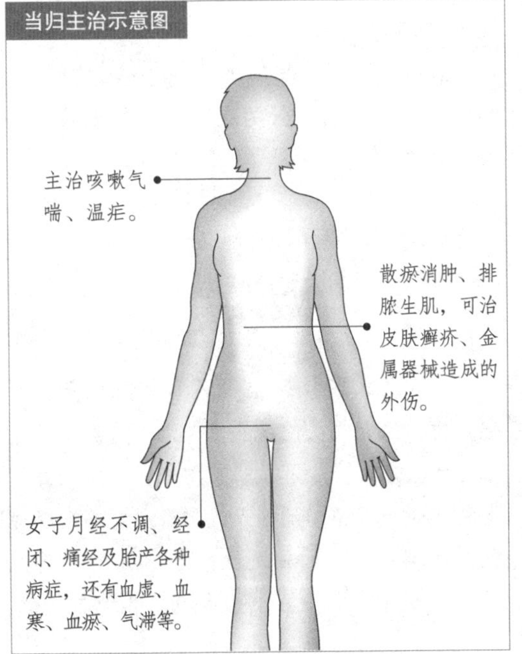

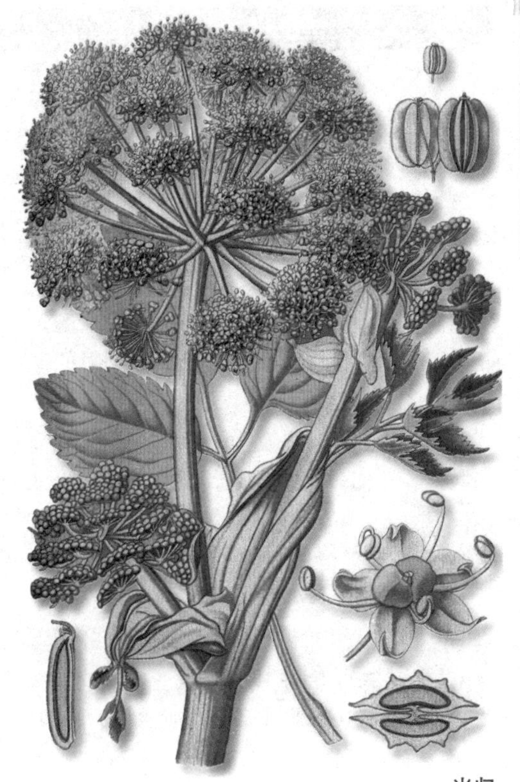
当归

【治疗方剂】（仅供参考）

治小便出血

取当归125克，锉碎，加酒3升煮成1升，一次服下。

治头痛欲裂

取当归62克，加酒1升煮成600毫升服下，每天两次。

治手臂疼痛

取当归93克，切细，酒浸3天后饮之。饮尽，再配药照饮，病好为止。

治久痢不止

当归62克，吴茱萸31克。上药同炒

“当归”的由来

当归是甘肃的特产，又是我国的名药，素有药王之称。中医素有“十药九归”之说，中药方剂配伍大多离不了当归，尤其是治疗妇科病。甘肃岷县所产的当归距今已有1700多年的历史，早在公元505年就已成为珍贵的贡品。

关于当归之名的由来，还有一个动人的传说。相传，甘肃秦州有位诚实勇敢的青年，名叫李缘，他与老母、爱妻相依为命。一天，李缘听人说高山峻岭中遍地是名贵药材，但进山危险重重，无人敢去。李缘决定只身探宝采药。行前与母亲、妻子相约：如果三年不归，定是死于山中，爱妻可另嫁他人。李缘一去三年，杳无音信。妻子忧伤过度，拖着病体改嫁了。就在妻子改嫁的第二天，李缘觅宝归来。两人重见，相抱痛哭，李缘将一筐历经千辛万苦采集的草药赠与了她。李缘前妻每每思念李缘时，就取筐中草药生吃，不料病体逐渐康复，面色渐见红润。后人根据唐诗“正是归时又不归”，将此药材取名“当归”。

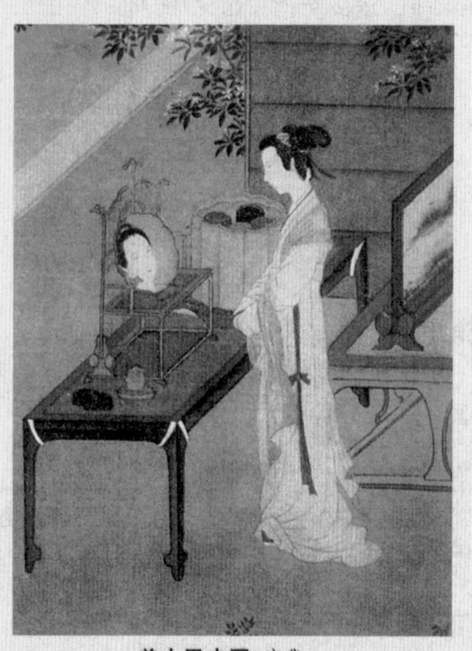

美人思夫图 宋代

香，去掉吴茱萸，单以当归研末，加蜜做成梧桐子大小的丸，每次用米汤送服 30 丸。

治大便不通

当归、白芷各等份研为末，每次用米汤送服 6 克。

治妇人百病

当归 125 克，地黄 62 克。上药一起研细，加蜜做成梧桐子大小的丸，每次饭前用米汤送服 15 丸。

治月经逆行，从口鼻出

先用京墨磨汁服下，再用当归尾、红花各 9 克，加水 180 毫升煎至八成，温服。

治少女闭经

取当归尾、没药各 3 克，一起研末。用红花泡酒送服，每天一次。

治妇人血气，脐下气胀，月经不调，常作呕，睡眠不好

当归 12 克，干漆（烧存性）6 克。上药一起研末，加炼蜜做成梧桐子大小的丸，每次用温酒送服 15 丸。

治产后腹痛如绞

取当归末 15 克，用白蜜 100 毫升、水 240 毫升一起煎，分两次服。如果无效，可再服一剂。

麻黄

《神农本草经》上说：麻黄，味苦，性温。主治风寒伤头使人头痛；温疟先高烧后发冷，使人出汗，令邪从肌表出来，以祛除邪热之气；能止咳逆，消除吸气困难及发冷发烧症状；能消散坚硬的肿块及积聚。麻黄也叫龙沙，生长在山的土石上且有流水的地方。

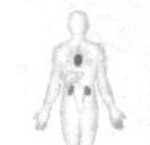

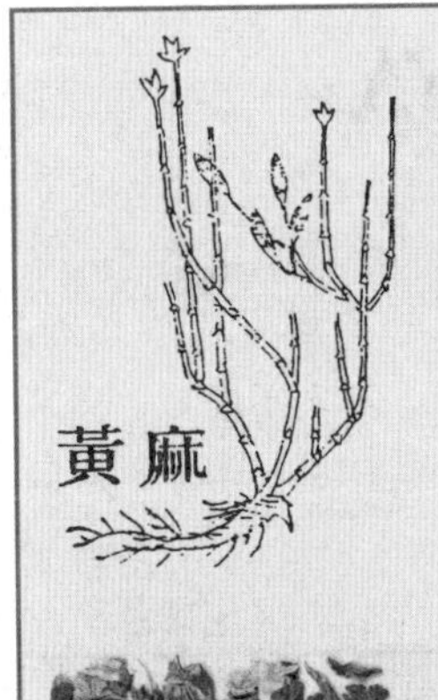

【原经文】麻黄，味苦，温。主中风、伤寒头痛；瘟疟，发表出汗，去邪热气；止欬逆上气，除寒热；破癥坚积聚。一名龙沙。生山谷。

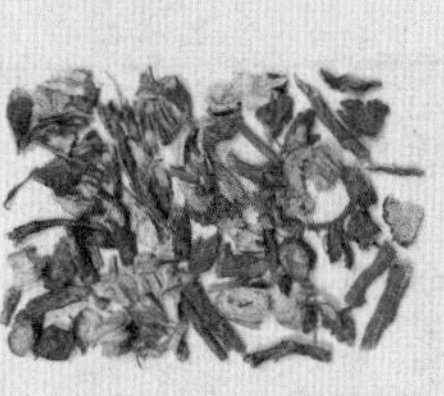

【释名】麻黄为麻黄科草本小灌木草麻黄、木贼麻黄或中麻黄花茉的草质茎。因其味麻，色黄，故名麻黄，又有卑相、龙沙、卑盐等别称。

麻黄味苦，性温。主治外感风寒导致的头痛、温疟，有解表发汗、祛邪除热的功效，可止咳定喘，治疗恶寒发热，消散腹中肿块。

麻黄又叫龙沙，归肺、膀胱经，因辛能发散，性温散寒，所以可宣发肺气，外则发汗解表，内则宣肺平喘，下则利水消肿。麻黄因其显著的发散力，被历代医家赞誉为“解肌第一药”“发表第一药”等，并应用于胸闷喘咳、风寒感冒、浮肿无汗、支气管哮喘等症。将麻黄洗净晒干，切段后生用，发汗力最强，多用于外感表症；与蜂蜜同炒，蜜炙用，可减弱发汗之力，但润肺功效显著，可用于平喘。现代药理分析证明，麻黄能通过收缩血管升高血压，对中枢神经有明显的兴奋作用，有发汗、降温的作用；能缓解支气管平滑肌的痉挛，善于平喘；还有抑菌、抗病毒及利尿的功效。

不过，麻黄为辛散之品，所以体质虚弱、表虚自汗、阴虚盗汗、肾虚咳喘的人不宜使用。又因麻黄能升高血压，对中枢神经有兴奋作用，所以高血压和失眠患者更应慎用。

麻黄的根及根茎也可入药，称为麻黄根。值得注意的是，麻黄主要的功效是发汗，而麻黄根却专门收敛止汗，还能降血压，可用于气虚自汗、阴虚盗汗、产后虚汗等证，既可煎汤内服，又可研末外用。

【治疗方剂】（仅供参考）

治流行热病

取麻黄31克，用水煎至半干，去渣留汁，加米、豉煮成粥。先用热水洗澡，然后食粥，汗出即愈。

治脉沉、小便不利

取麻黄125克，加5升水煮，去沫，再加甘草62克，煮成3升。每次服1升。盖厚被出汗。如果不出汗，可再次服药。注意避风寒。

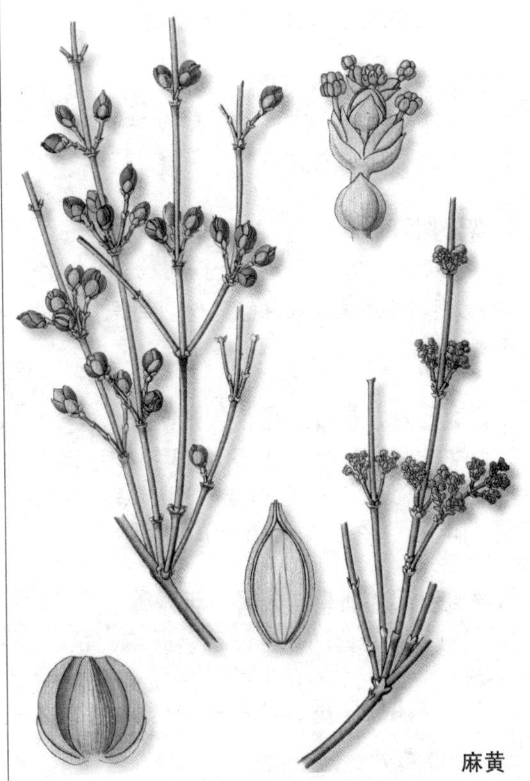
麻黄

麻黄主治示意图

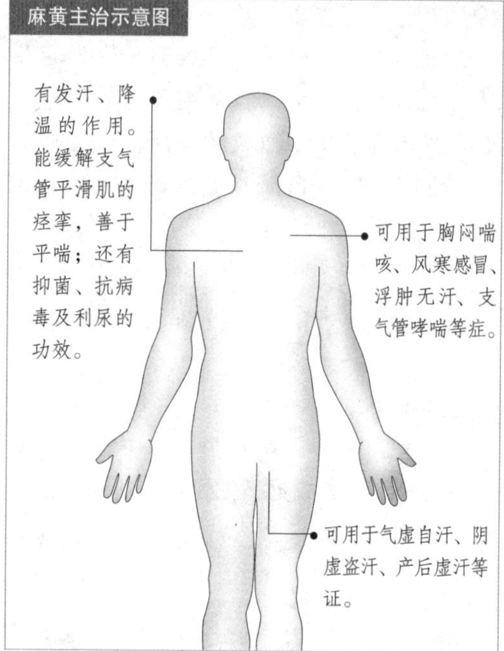

治风痹冷痛

麻黄（去根）156克，桂心62克。上药一起研末，加酒2升，用慢火熬成糖稀。每次用热酒调服15毫升，汗出见效。

治产后腹痛，血下不止

将麻黄去节，研成末。每次服1匙，一天2~3次，血下尽即止。

治盗汗阴汗

麻黄根、牡蛎粉各等份研末，扑身上。又一方：麻黄根、椒目各等份研为末。每次用酒送服3克。

治诸虚自汗，夜卧更甚，久则枯瘦

黄芪、麻黄根各31克，加牡蛎（淘米水浸洗后煅过）一起制成散剂。每次取15克，用480毫升水和100粒小麦煎服。

治中风引起的面歪、牙紧、舌硬等

麻黄12克，防风、防己、升麻、桂心、芎䓖各6克，羚羊角8克，竹沥600毫升。前7味药切碎，用800毫升水与竹沥合煎，取汁300毫升，分三次服。

通草

《神农本草经》上说：通草，味辛，性平。主治杀灭寄生虫；祛除脾胃寒热之邪，通利九窍、血脉和关节，使人不虚妄。通草也叫附支，生长在高山的土石上且有流水的地方。

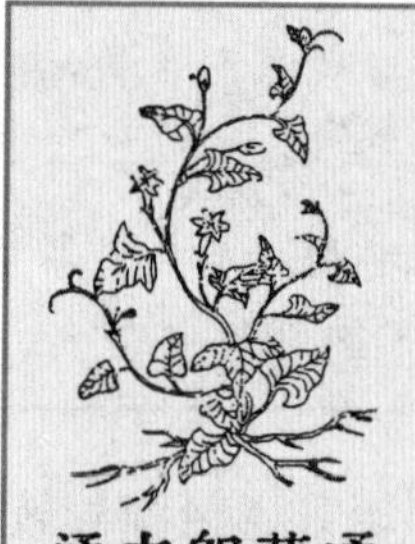

通木卽草通

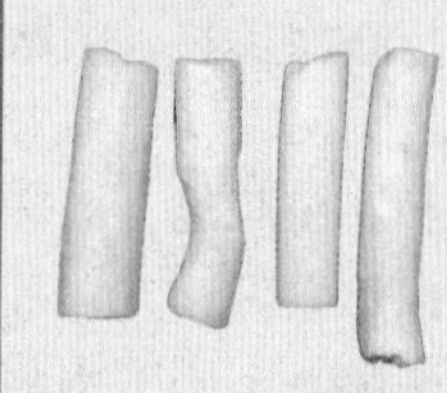

【原经文】通草，味辛，平。主去恶虫；除脾胃寒热；通利九窍、血脉、关节，令人不忘。一名附支。生山谷。

【释名】通草为五加科灌木植物通脱木的干燥茎髓。也叫通脱木、空心通草，临床还有方通草、丝通草之称。古人认为它："阴窍涩而不利，水肿闭而不行，用之立通"，故得名通草。

通草味辛，性平。能驱除人体内的寄生虫，解除脾胃邪气郁结所致的发寒发热之症，还能通利九窍，疏通血脉关节，令人记忆力增强。

现代一般认为，色白气寒，体轻味淡，所以能入肺经，有引热下行而利尿的作用；味淡而升，所以能入胃经，有通气上达而下乳汁的功效。因此，通草主要的功效是清热利湿、通气下乳。临床可用于治疗小便淋漓涩痛、湿温病引起小便短赤、产后乳汁不多等症。现代药理研究证明，通草主要含糖醛酸、脂肪、蛋白质和多糖等成分，有利尿及促进乳汁分泌的作用。《本经》中所说的通草的疗效，后世中证实了其真实性，并都有所应用。唯独说通草还有“利血脉关节”“去恶虫”“令人不忘”的功效，近现代临床罕有发现，仍需进一步研究。

【治疗方剂】（仅供参考）

补心，治遗忘

菖蒲、远志（去心）、茯苓、通草、石决明各等份。以上 5 味药捣筛为散，饭后用水送服 1 匙，每天一次。

治热气淋涩，小便赤如

通草 93 克，葵子 15 克，滑石 125 克（碎），石苇 62 克。上药用水 6 升煎取 2 升，去渣，分三次温服。忌食五腥、热面、炙炸等物。

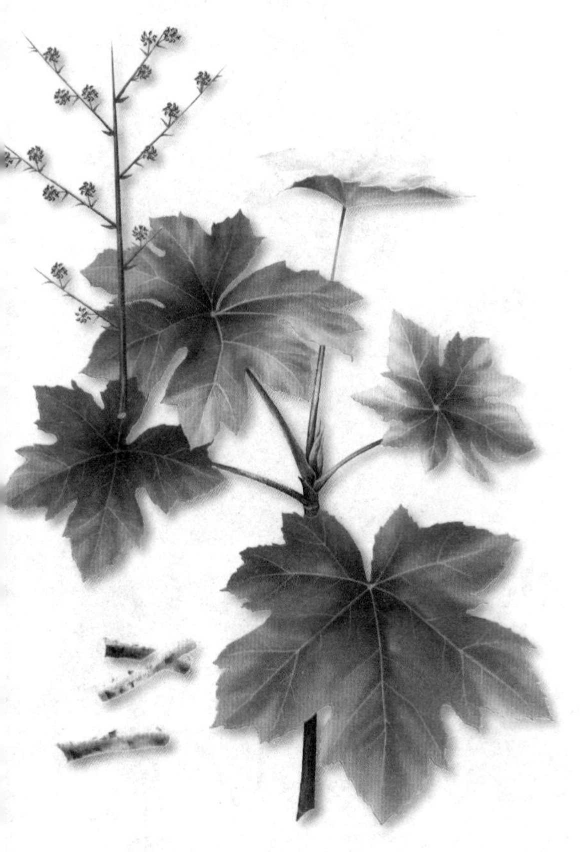

通草

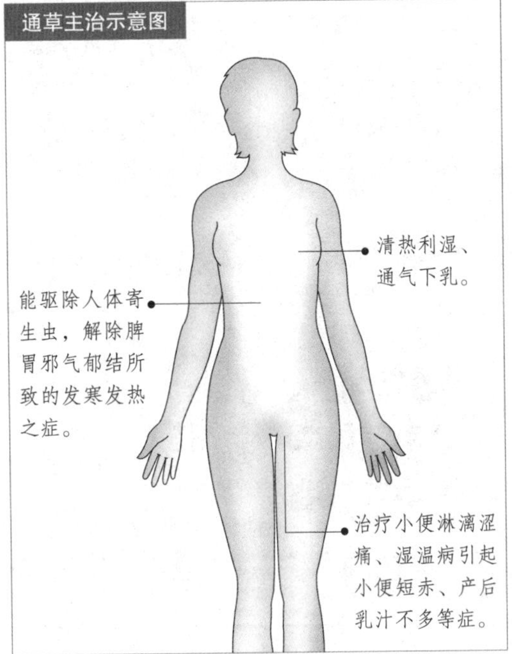

治全身黄肿透明及肾肿

通草（蜜涂炙干）、木猪草（去里皮）各等份。上药研为细末，加入研细的土地龙、麝香少许。每次用米汤送服 1.5~3 克。

治鼻痈，气息不通，不闻香臭，并有息肉

木通、细辛、附子（炮，去皮、脐）各等份。上药研为末，以蜜调和，用绵裹少许，纳鼻中。

芍药

《神农本草经》上说：芍药，味苦，性平。主治邪恶之气侵体导致瘀滞腹痛；祛除血脉痹阻、坚固积块、发冷发烧之症；消除疝瘕腹内疼痛；能止疼痛；通利小便；添补气力。芍药生长在山的土石上且有流水的地方及小土山、大土山上。

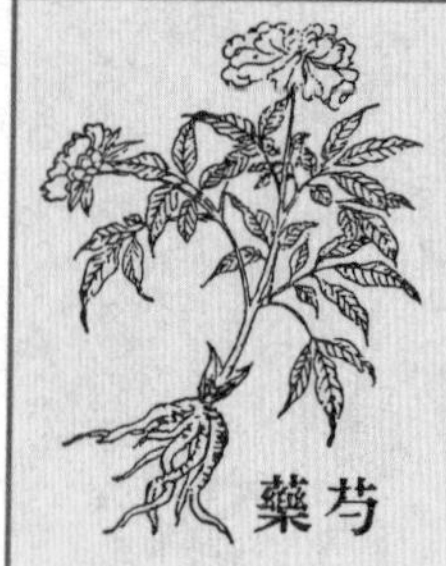

【原经文】芍药，味苦，平。主邪气腹痛；除血痹，破坚积，寒热；疝瘕；止痛；利小便；益气。生山谷及丘陵。

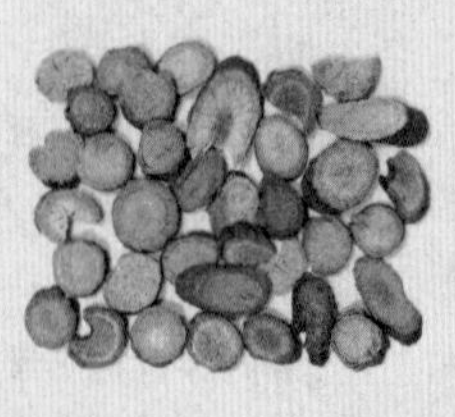

【释名】芍药在我国至少有3000年以上的栽培历史，是一种著名的观赏花卉及古老的草药。它有离草之称，古时男女惜别常以此草相赠。在《本经》时代，芍药入药尚未分白芍、赤芍，从晋朝陶弘景开始才将二者区分开来。

芍药味苦，性平。主治腹中邪气郁结导致的疼痛，可畅通血脉，消除血涩不行，消散固定不移的坚硬肿块，解除畏寒发热的症状，还有通利小便、止痛、补益元气的功效。

芍药有白色和赤色之分。白芍味苦、酸，性微寒，归肝、脾经。有养血调经、敛阴止汗、平降肝阳、柔肝止痛的作用，可用于肝血亏虚、外感风寒、表虚自汗、阴虚盗汗、月经不调；也可用于肝阳上亢引起的头痛眩晕等；还能用于肝气不和或肝气乘脾导致的脘腹疼痛、胸胁作痛、痛经及手足拘挛等症。现代临床中发现，它对防治中老年冠心病有良好的作用。

白芍的药性和疗效因不同的炮制方法而发生变化：生白芍善于治疗自汗盗汗、头痛眩晕、四肢拘挛疼痛；炒白芍药性有所和缓，具有柔肝和脾的功效，多用于治疗腹痛泄泻；酒炙后的白芍称为酒白芍，重在治疗胁肋疼痛、月经不调、经行腹痛以及产后腹痛等症。现代药理分析表明，白芍能扩张冠状血管、解除平滑肌痉挛、抑制胃液分泌，因此有降压、镇静、镇痛、解热、抗惊厥、止汗、利尿等作用。

赤芍则性微寒，味苦辛，可归肝、脾经。有清热凉血、散瘀止痛的功效，可治疗热入营血、斑疹吐衄、经闭、腹肿结块、跌打损伤、痈肿疮毒等症。现代药理研究证实，赤芍还有非常好的抗菌作用，能抑制流感病毒；并且和白芍一样具有解热、镇静、镇痛、解痉、抗惊厥、扩张血管等作用。关于白芍和赤芍的区别，一般认为白芍性收而补，善于养血，功在柔肝止痛；而赤芍性散而泻，善于清热凉血、化瘀止痛，没有补益作用。

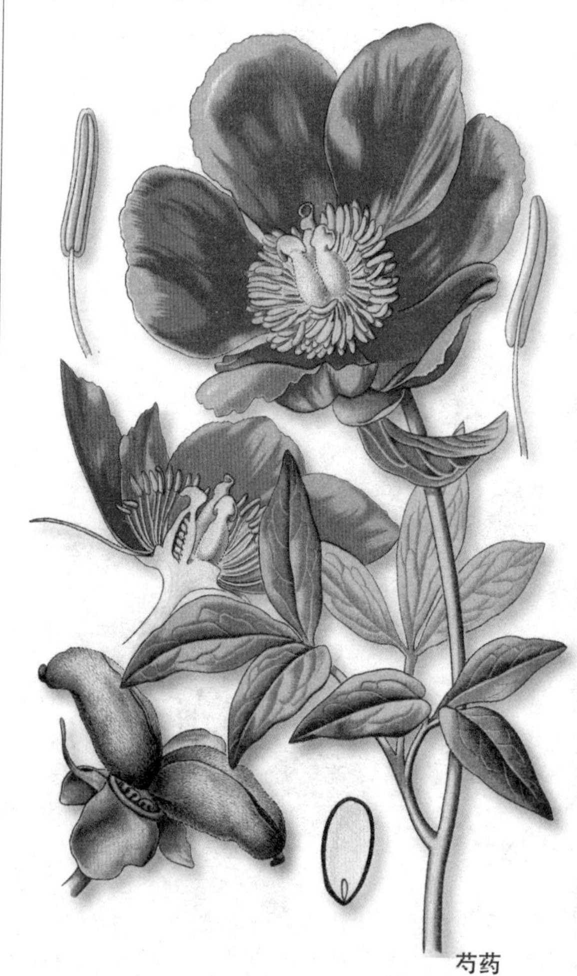
芍药

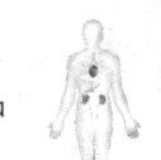

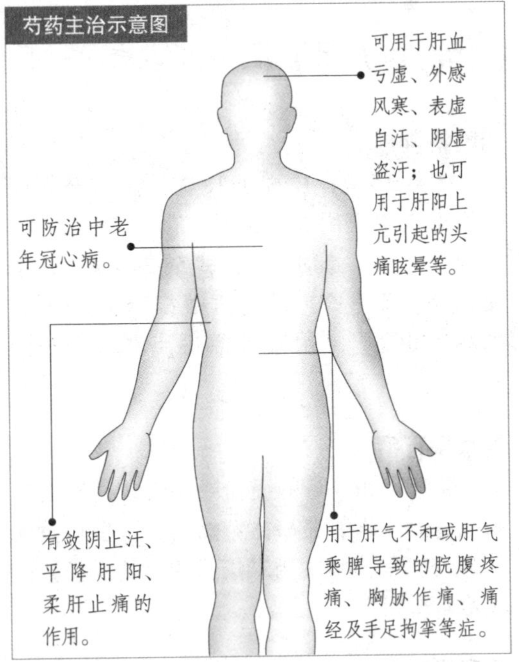

【治疗方剂】（仅供参考）

治腹中虚痛

白芍药9克，炙甘草3克。上药加水480毫升煎成240毫升温服。夏月加黄芩1.5克，恶寒加肉桂3克，冬月大寒再加桂3克。

治风毒骨痛

芍药0.3克，虎骨31克。上药炙后研细，装入布袋放在3升酒中泡4天。每次饮酒300毫升，一天三次。

治脚气肿痛

芍药187克，甘草31克。上药一起研末，用白开水送服。

治消渴引饮

白芍药、甘草各等份研末。每次取3克，用水煎服，一天三次。有特效。

治鼻血、咯血

白芍药31克，犀角末7.8克。上药一起研细，用新汲水冲服1茶匙，直至血止。

治崩中下血、小腹疼痛

芍药31克（炒黄），柏叶187克（微炒）。上药共研末，每次用酒送服6克。

治月经不停

白芍药、香附子、熟艾叶各4.5克，用水煎服。

治鱼骨鲠喉

将白芍药嚼细咽汁。

治赤白带长期不愈

白芍药93克，干姜15.6克。上药切碎捣成末，每次空腹用水送服2匙，每天两次。又一方：将芍药炒黑，研末，用酒送服。

蠡实

《神农本草经》上说：蠡实，味甘，性平。主治皮肤间发冷发热，胃内有热气的症状；可消除风寒湿痹，坚固筋骨，增强食欲。长期服用可使身体轻便。它的花、叶能祛除绦虫。蠡实也叫剧草、三坚、豕首，生长在两山之间的高坡土地上且有流水的地方。

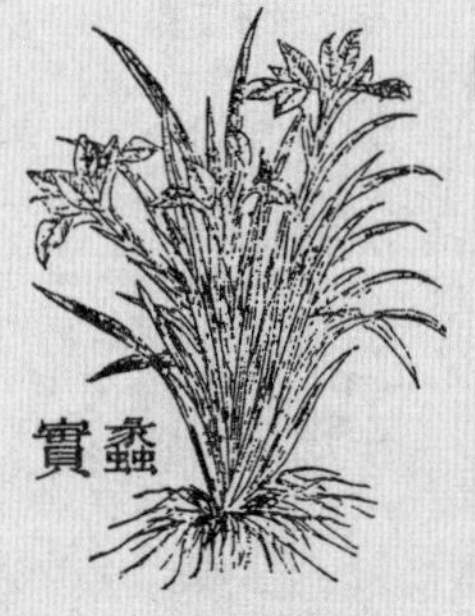

【原经文】蠡实，味甘，平。主皮肤寒热；胃中热气；风寒湿痹，坚筋骨；令人嗜食。久服轻身。花、叶，去白虫。一名剧草，一名三坚，一名豕首。生川谷。

【释名】蠡实即马蔺子，为鸢尾科鸢尾属植物马蔺的种子。在我国广泛分布于东北、华北、西北等地。植物丛密；根茎粗壮，须根细长而坚韧；叶基生，狭线形。

蠡实味甘，性平。主治皮肤中恶寒发热，消除胃中邪热，解除风寒湿痹痛，可强筋壮骨，增进食欲。

蠡实即马蔺子，入脾、肺二经，有凉血止血、清热利湿的作用。可治疗吐血、衄血、功能性子宫出血等出血症，也适用于急性黄疸型传染性肝炎、骨结核、疝痛、小便不利等症；外用还可治痈肿、止外伤出血。

马蔺的全草都可入药。马蔺根味甘，性平，能清热解毒，治疗急性咽炎、传染性肝炎、急性骨结核及痔疮、牙痛等症；对慢性气管炎也有很好的治疗效果。马蔺花味咸、酸、苦，性微凉，有清热凉血、利尿消肿的作用。可用于吐血、咯血、衄血等血症及咽喉肿痛、小便不利、泌尿系统感染等；外用可治疗痈疖疮病、外伤出血等症。由于马蔺花味苦，有燥湿的功效，而湿祛则虫自灭，所以还有杀虫的作用。不过，这一功效后世中很少使用，还未能引起后人足够的重视。另外，马蔺子及其全草过多服用会使人溏泄，所以《本经》中说它“久服轻身”，是没有科学依据的。

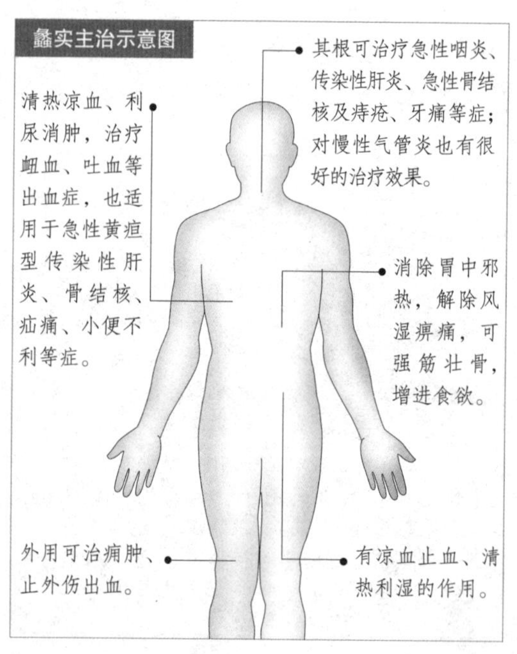

【治疗方剂】（仅供参考）

治喉痹肿痛

蠡实25克，牛蒡子18克。上药一起研末，每次空腹用温水送服1匙。又一方：马蔺根叶62克，加水1.5升煮成240毫升，慢慢饮下。又一方：用马蔺根捣汁300毫升，加蜜100毫升，用慢火熬后点喉部，一天5~7次。

治水痢百病

取蠡实和等量的面粉或牛骨灰，空腹用米汤送服1匙。又一方：蠡实、干姜、黄连各等份研末，每次用米汤送服2匙。忌猪肉和冷水。

治肠风下血

将蠡实研破，酒浸数日，晒干500克，加何首乌250克，雄黄、雌黄各125克，一起研末。用浸泡蠡实的酒调末成梧桐子大小的丸，每次用温酒送服30丸，一天三次。

治小便不通

马蔺花（炒）、茴香（炒）、葶苈（炒）各等份。上药一起研末，每次用酒送服3克。

治一切痈疽

用马蔺花和牛膝一同煎服。

瞿麦

《神农本草经》上说：瞿麦，味苦，性寒。主治关格癃闭导致小便不通；能使肉中刺出来；消除痈肿，可去翳膜，使眼睛视物清楚；能堕胎，治疗血脉不通（经闭）有瘀血。瞿麦也叫巨句麦，生长在两山之间的高坡土地上且有流水的地方。

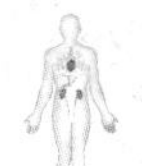

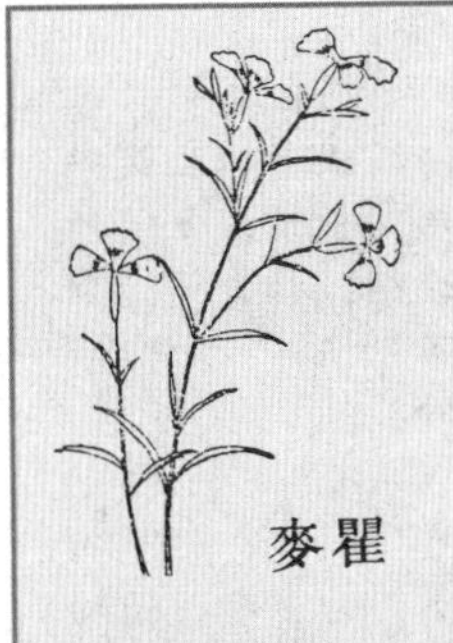

麦瞿

【原经文】瞿麦，味苦，寒。主关格，诸癃结，小便不通；出刺；决痈肿；明目去翳；破胎堕子、闭血。一名巨句麦。生川谷。

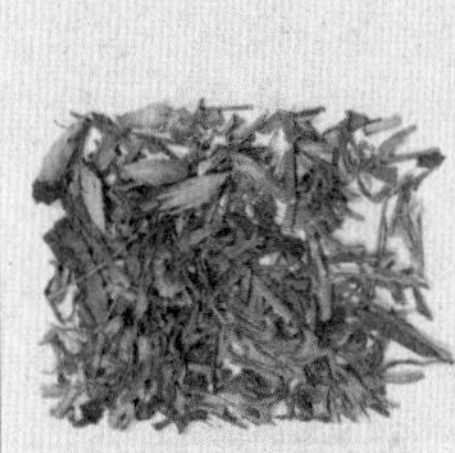

【释名】瞿麦即巨麦、瞿麦穗，又名天竺草，为石竹科多年生草本植物瞿麦干燥的地上部分。全国大部分地区都有分布。夏、秋季节采割，除去杂质，晒干，切段生用。

瞿麦味苦，性寒。主治大小便不通，膀胱热结导致的小便不利；使痈肿自溃；还能治疗各种眼疾，改善视力，祛除翳膜；堕胎，治疗经闭不下。

古人认为，瞿麦归心、小肠、膀胱经。瞿麦苦寒清热泄降，能清心及小肠之火，导热下行而利小便，能泄血分之郁积而活血，所以具有利尿通淋、活血通经两大功能。多用于小便不通、淋漓涩痛、热淋、血淋、石淋等多种淋症及血瘀经闭、月经不调等症。它还有"堕胎，下闭血"的作用，所以过去还常用瞿麦煮成浓汁服用，治疗胎死腹中，或分娩经数日而胎儿不下等症。另外，它还有活血排脓的功效，《本经》中说可"出刺""明目去翳"就是指它这方面的作用。

现代药理研究证明，瞿麦的煎剂有显著的利尿作用，并有强心、降低血压的功效。不过，由于瞿麦能"破血堕子"，所以孕妇千万不能服用。脾气虚者也要慎服。

【治疗方剂】（仅供参考）

治小便石淋

将瞿麦子捣为末，每次用酒送服1匙，每天三次。三天后可下石。

治小便不利

瞿麦7.8克，栝楼根62克，大附子1个，茯苓、山芋各93克。上药一起研末，加蜜做成梧桐子大小的丸，每次服3丸，每天三次。如果无效，每服可加至7~8丸，以小便通畅、腹中温暖为见效。

治下焦结热，小便淋闭或有血出，或大小便出血

瞿麦穗31克，甘草（炙）23克，山栀子仁（炒）15克。上药一起研末，每次取21克，

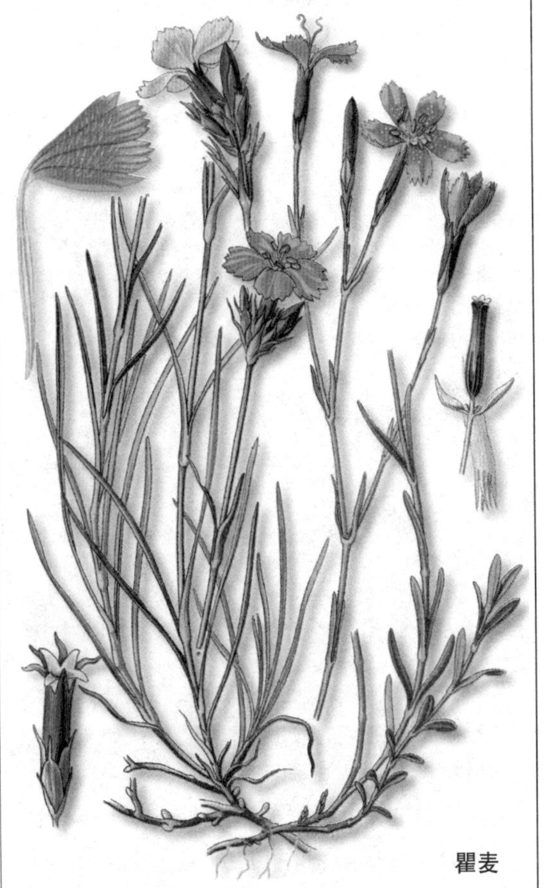

瞿麦

加连须葱头7个、灯心草50根、生姜5片、水480毫升，煎至七成，随时饮服。

治胎死腹中或胎动后几天还生不下

将瞿麦煮成浓汁服下。

治目赤肿痛

将瞿麦炒黄、研细，用鹅涎调匀涂眼边。用瞿麦捣汁涂眼也有奇效。

治咽喉骨鲠

将瞿麦研末，每次用水送服1匙，每天两次。

瞿麦主治示意图

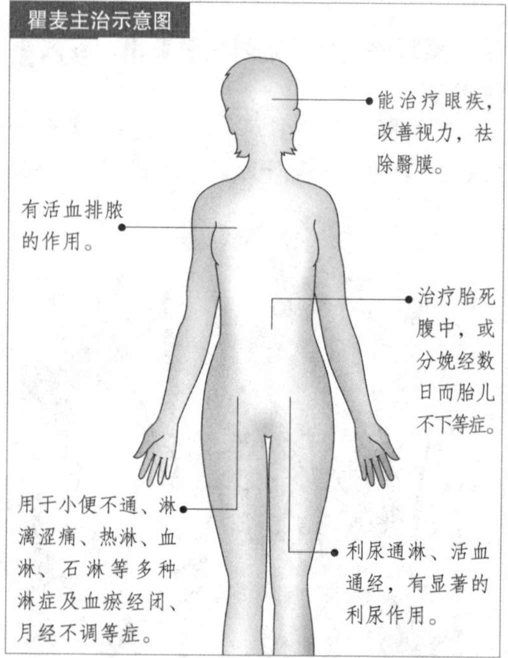

元参

《神农本草经》上说：元参，味苦，性微寒。主治腹内寒热；积聚不散；妇女生育后虚损并伴有瘀血症；还能补益肾气，使人的眼睛视物清楚。元参也叫重台，生长在两山之间的高坡土地上且有流水的地方。

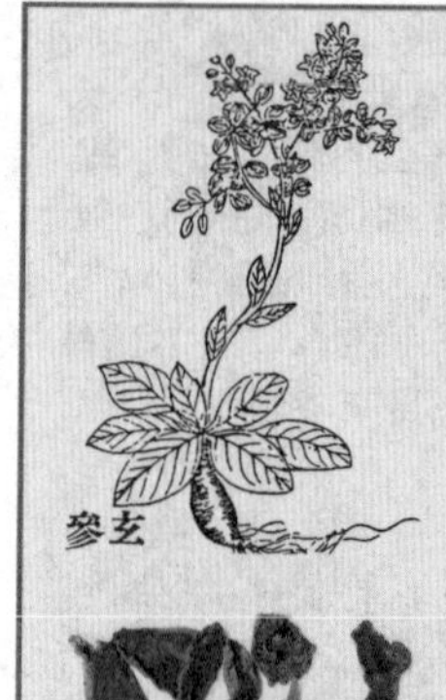

【原经文】元参，味苦，性微寒。主腹中寒热；积聚；女子产乳馀疾；补肾气，令人目明。一名重台。生川谷。

【释名】元参，也叫玄参，为玄参科植物玄参的干燥根。冬季茎叶枯萎时采挖，除去根茎、子芽、须根及泥沙，晒或烘至半干，堆放3~6天，反复数次至干。

元参即玄参，味苦，性微寒。主治腹中结块、忽冷忽热、女子哺乳期各种疾病，可滋补肾气，增强视力。

关于元参之名，起源于一个传说。元参因其通身乌黑亮泽，是北方玄武之色；形圆质润，又是人参之形，所以又名玄参。可是到了宋代，为了避始祖玄朗的讳，就不得不改名，把“玄”字改成“元”字了。也不允许玄参再是黑的，玄参只好变成青白色。到了清代康熙年间，又遇到康熙玄烨的避讳，只得又将“玄”字改为“元”字。玄参一怒之下，将自己变成先白后黑，于是，人们就给它取了个绰号叫变色参。当然这仅是民间传说而已，事实上，早在汉代，它的变色之性已使它有了“鬼藏”的别称，意思就是鬼变脸。

元参因味咸，故有软坚散结的作用；因苦寒，故能清热泻火解毒；因甘寒，而能滋水养阴；因咸寒而质润，所以可软坚润燥。又因元参入肾经，能壮肾水，补益肾气，且具有清上彻下、滋阴降火的功效，所以，它有清热、养阴、解毒、消痈的主要功效，可治疗热病伤阴、舌绛烦渴、骨蒸劳嗽、津伤便秘、目赤、咽痛、白喉、瘰疬、痈肿疮毒等症。另外，玄参可滋阴，有补性，从古至今就被认为是治疗妇人产后疾病的良药。

现代药理分析证明，元参能扩张血管、降血压、降血糖；还能抑制多种皮肤真菌和绿脓杆菌；还有中和白喉毒素的作用。不过，玄参属于苦寒之品，所以，脾胃虚寒、食少便溏的人不宜服用。

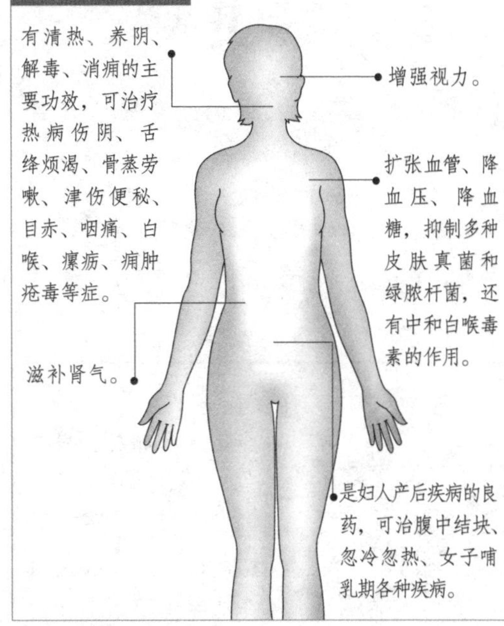

【治疗方剂】（仅供参考）

治颈部淋巴结核

取元参泡酒，每天饮食少许。效果显著。

治年久瘰疬

将生元参捣烂敷患处，一天换药两次。

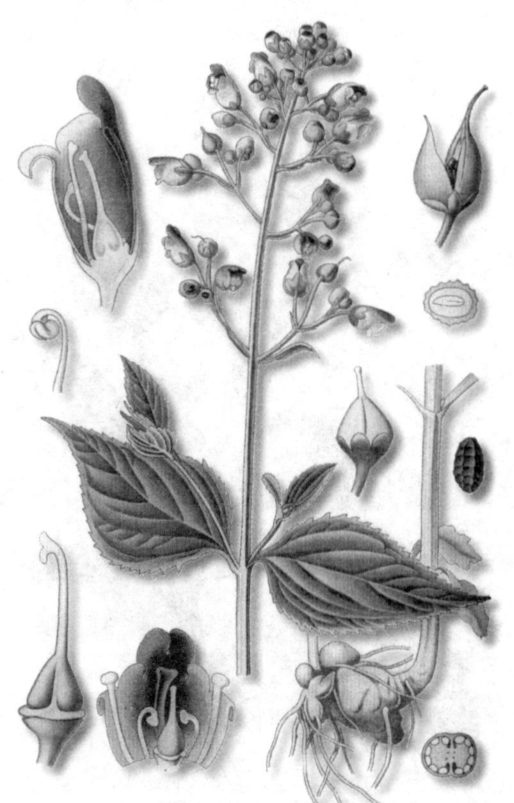
元参

治赤脉贯瞳

将元参研末，取淘米水煮猪肝，每天蘸药末吃。

治发斑咽痛

元参、升麻、甘草各 15.6 克，加水 720 毫升煎成 360 毫升，温服。

治急喉痹风

元参、鼠粘子（半生半炒）各 31 克。上药共研末，用新汲水 240 毫升调服，立愈。

治鼻中生疮

取元参末涂搽，或把元参在水中泡软后塞入鼻中。

治小肠疝气

将元参炒过，做成丸子，空腹用酒送服 4.5 克。直至出汗即为见效。

秦艽

《神农本草经》上说：秦艽，味苦，性平。主治寒热邪气，身体发冷发烧；消除寒湿风邪导致的四肢关节痹阻疼痛；能祛除水邪，通利小便。秦艽生长在山的土石上且有流水的地方。

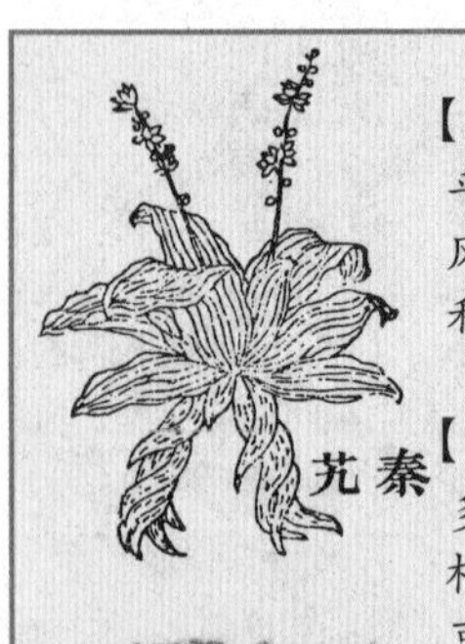

【原经文】秦艽，味苦，平。主寒热邪气；寒湿风痹，肢节痛；下水，利小便。生川谷。

【释名】秦艽为龙胆科多年生草本植物秦艽的根。按根的不同形态，可分为“独根秦艽”和“散根秦艽”。后者的根呈麻花状，如同松散地拧在一起的绳索。一般来说，“独根秦艽”的药效优于“散根秦艽”。

秦艽味苦，性平。主治外界致病物质侵袭身体造成的恶寒发热症状，及风寒湿邪侵体导致的四肢关节疼痛的痹症，还能利水，通利小便。

秦艽味苦、辛，性微寒。因苦能降泄燥湿，辛可散风，寒能清热，所以有祛风湿、除湿热、清虚热、退黄疸的作用。可用于治疗风湿痹痛、筋脉拘挛、中风半身不遂及骨蒸潮热、湿热黄疸；也可通利二便，用于肠燥便秘、肠风便血等症。自古以来，秦艽就被认为是祛风除湿的重要中药。祛风除湿类药大多有温燥之性，但秦艽微寒，质润而不燥，既能祛风除湿，又能舒筋通络，而且无论时间长短的风湿痹痛都可治疗。所以，秦艽堪称治疗风湿病的绝佳药物。《本经》中显然注意到了秦艽的这些疗效，认为它可“下水，利小便”，就是由秦艽苦寒除湿热且能导湿热外出从而治疗黄疸的功效决定的。

除了祛风除湿，秦艽还有清虚热的作用，不过这一功效不是它的主要功效。现代药理研究及临床实践中都证实，秦艽可用于关节炎，能缓解症状，加速消肿。另外，它还有镇痛、镇静、解热、降压、升高血糖、抗菌、抗过敏和利尿等作用。不过，秦艽性滑润，所以脾虚、大便泄泻的人不宜服用。

【治疗方剂】（仅供参考）

治各种黄疸

取秦艽31克，浸500毫升酒中，空腹饮酒。有酒量的人服后容易见效。又一方：取秦艽93克，用牛乳1升煮成700毫升，分两次服下。

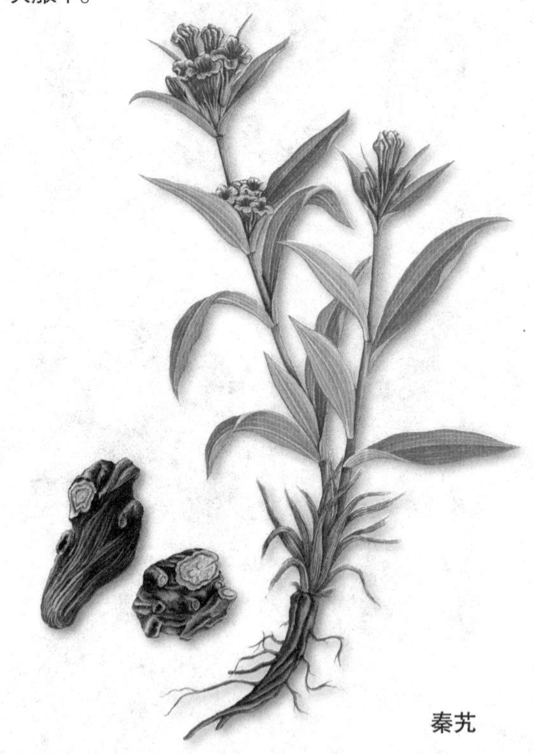

秦艽

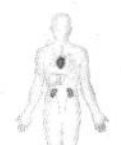

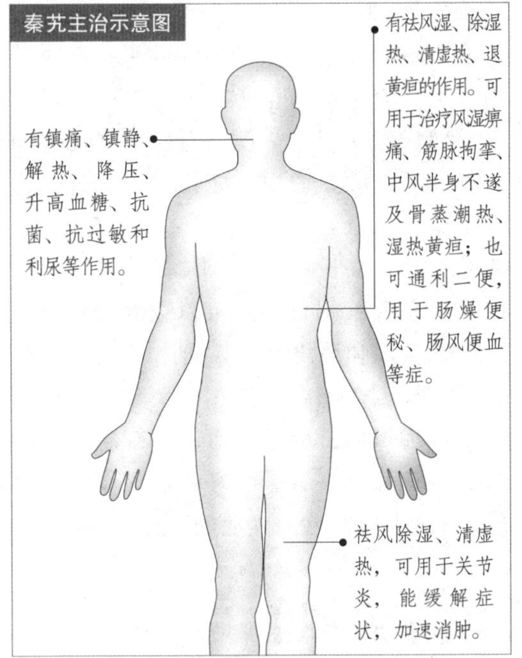

治暴泻、大渴、大饮

秦艽62克、炙甘草15.6克。上药用水煎，每次服9克。

治伤寒烦渴

取秦艽31克，用牛乳240毫升煎取六成，分两次服。

治急劳烦热

秦艽、柴胡各31克，甘草15克。上药研细，每次用开水送服9克。

治小便艰难

取秦艽31克，用240毫升水煎取六成，分两次服。

治胎动不安

秦艽、炙甘草、炒鹿角胶各15.6克。上药一起研末，用水240毫升、糯米50粒煎服，每次服9克。又一方：秦艽、阿胶（炒）、艾叶各等份研为末。用水240毫升、糯米50粒煎服，每次服9克。

百合

《神农本草经》上说：百合，味甘，性平。主治鬼邪、气郁导致腹胀胃脘疼痛；能通利大小便；补益内脏，增加气力。百合生长在两山之间的高坡土地上且有流水的地方。

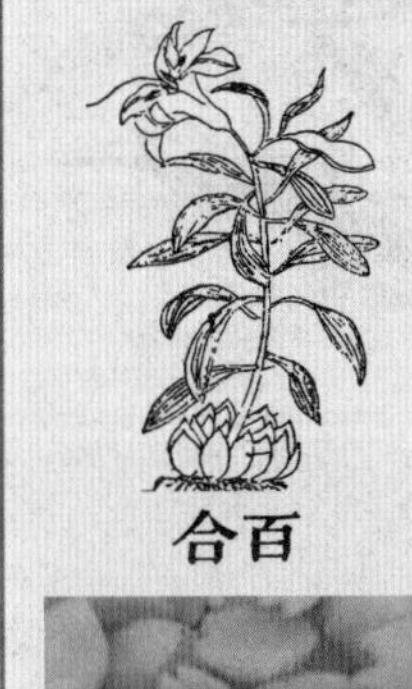

合百

【原经文】百合，味甘，平。主邪气腹胀心痛；利大、小便；补中益气。生川谷。

【释名】百合又名强瞿、番韭、山丹、倒仙，是百合科百合属多年生草本球根植物。近年来有不少人工培育的新品种，如亚洲百合、麝香百合、香水百合、火百合、姬百合等。

百合味甘，性平。主治邪气阻滞而腹胀心痛的症状，还有通利大小便和补益中气的作用。

中医一般认为，百合质滑利，色白入肺，又入心经。因而有润肺止咳、清心安神的功效，对于阴虚久咳、心神不宁、虚烦惊悸、痰中带血、热病后余热不尽、失眠多梦、精神恍惚等症有很好的疗效。《本草述》中说，百合的功效，在于益气并兼之利气，能养正并去邪，堪称通利、养胃的佳药。而腹胀心痛正是因为脾气不升、肺气不降，导致胸腹气逆、邪热内结，而其大小便不通，百合可驱除邪热，使脾肺二气贯通，邪热除则胸腹胀满自然就消失了。后世中一些医家用百合治好了

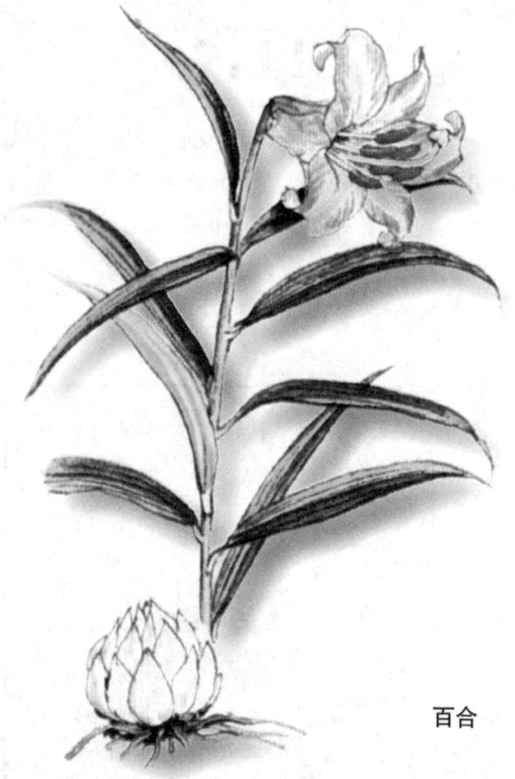
百合

长久不愈的胃病，就是这个道理。

百合的很多部位都有较高的药用价值，它的花和子也可入药。百合花能润肺清火、安神，对咳嗽、眩晕、夜寐不安、天疱湿疮等症有很好的治疗效果；百合子则可用于治疗肠风下血。

现代医学研究表明，百合中富含多种营养物质，除蛋白质、淀粉和脂肪外，还有蔗糖、还原糖、果胶、钾、钙、磷、铁、胡萝卜素、维生素C等，因而可谓是食疗佳品。经常服用百合粥可以滋润肺胃，有保护呼吸道和消化道黏膜的作用；用百合、绿豆、赤豆做的饮料可防中暑；蜜炙百合可缓解肺虚燥咳、劳嗽咯血，并有润肺止咳的功效；百合煎剂有很好的止咳作用。不过，风寒咳嗽、中寒便溏的人忌服。

【治疗方剂】（仅供参考）

治伤寒病后坐卧不安，神志不清，胡言乱语

如果病人已经发汗，可用百合7枚，水泡一夜，次日清晨用泉水煮取1升；另用知母93克，加水2升煮取1升。百合汁、知母汁合在一起煮成1.5升，分次服。如果病人已经吐过，则用百合7枚，水泡一夜，次日清晨用泉水2

世界各地的百合传说

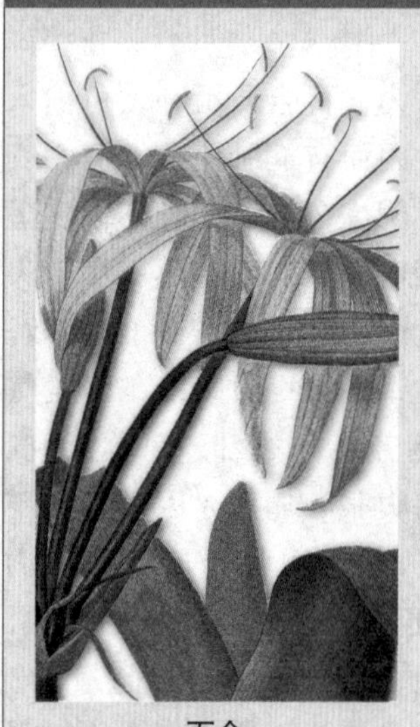
百合

百合象征着纯洁、贞洁和天真无邪，尤其是白色百合最受推崇。世界各地都有关于百合的美丽传说。

在西方，百合的由来极为凄美，传说夏娃和亚当受到蛇的诱惑吃下禁果，因而被逐出伊甸园。夏娃悔恨之余不禁流下悲伤的泪水，泪珠落地后化成洁白芬芳的百合花。因其鳞茎由许多白色鳞片层环抱而成，状如莲花，故取“百年好合”之意将其命名“百合”。

在德国，百合的由来更为神奇。相传劳莫保大公爵某天偶遇一位名叫爱丽丝的美丽姑娘，公爵竟以为是仙女下凡。他仗着自己权大势大，强行带姑娘一起回城。爱丽丝被他拉着挣脱不开，便大叫起来，呼天保佑。就在这时，一阵神风吹过，姑娘不见了，而姑娘站的地方却长起一株百合花，发出阵阵清香。

在中国古代，由于百合花开时，常散发出淡淡幽香，人们将其和水仙、栀子、梅、菊、桂、茉莉合称七香图，深受文人雅士的喜爱。

升煮取1升，加鸡蛋黄1个，分两次服。如果病人已经泻过，则用百合7枚，水泡一夜，次日清晨用泉水2升煮取1升；另用代赭石31克、滑石93克，加水2升煮取1升，和百合汁一起再煮成1.5升，分两次服。如果病人未经汗、吐、下，则用百合7枚，水泡一夜，次日清晨用泉水2升煮取1升；另取生地黄汁1升，令两汁合煮成1.5升，分两次服。如果病已经演变成热症，则用百合31克、滑石93克，一起研末，水服1匙，微泻即见药效。如病已经变成腹满作痛，则将百合炒为末，每次用水送服1匙，每天两次。

治烦闷咳嗽

新百合125克，加蜜蒸软，不时含1片吞津。

治肺病吐血

新百合捣汁，水送服。煮百合吃也可。

治疮肿不穿

取野百合同盐捣泥敷涂。

治肠风下血

取百合子，酒炒微赤，研末，开水冲服。

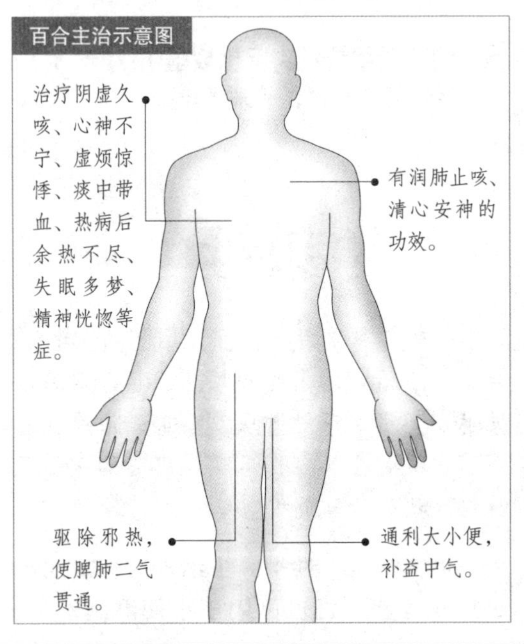

知母

《神农本草经》上说：知母，味甘，性寒。主治消渴，消除热邪；治疗肢体浮肿，通利水道；补益不足，增添气力。知母也叫蚳母、连母，或叫野蓼、水参，还叫水浚、货母、蝭母。它生长在两山之间的高坡土地上且有流水的地方。

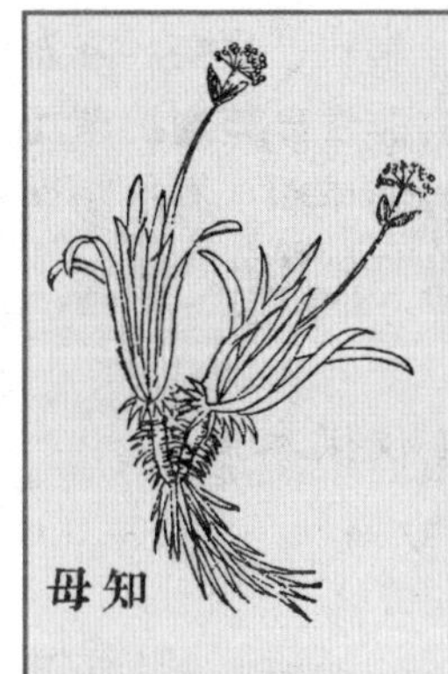

【原经文】知母，味苦，寒。主消渴热中，除邪气；肢体浮肿，下水；补不足、益气。一名蚳母，一名连母，一名野蓼，一名地参，一名水参，一名水浚，一名货母，一名蝭母。生川谷。

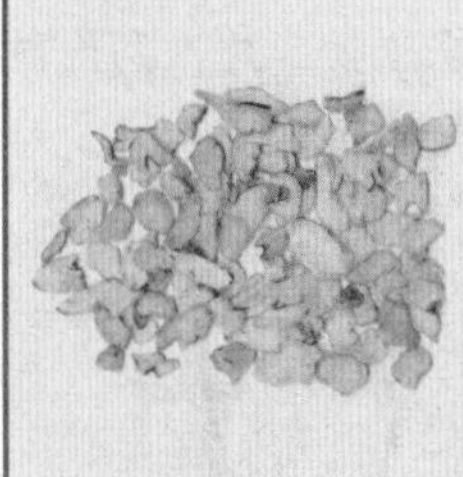

【释名】知母为百合科植物知母的干燥根茎。呈长条状，微弯曲，略扁，偶有分枝，长3~15厘米，直径0.8~1.5厘米，一端有浅黄色的茎叶残痕。春秋二季采挖，除去须根及泥沙，晒干收存。

知母味苦，性寒。主治消渴、内热，可祛除邪热，除湿利水，治疗肢体浮肿，并能补益元气，治疗虚损不足。

现代一般认为，知母是一味苦寒药物，不过与川贝相似，在清热泻火的同时还有滋阴润燥的作用。知母归肺、胃、肾三经，所以，它可上清肺热而泻火，中清胃热而除烦渴，下润肾燥而滋阴。这也是知母最重要的三方面功效，可治疗肺胃气分实热、肺热咳嗽、肺虚燥咳、阴虚消渴、肠燥便秘等症。

知母经盐水炙后，称为盐知母，专入肾且能润燥，可增强滋阴降火的作用，对肾虚火旺、骨蒸潮热有很好的治疗效果。《本经》所说的“主消渴、热中”“除邪气”，即为知母清热滋阴的疗效；而可消除“肢体浮肿”“下水”，说的是知母通利关窍的作用，只是现代临床中很少应用；“补不足，益气”则是知母可补阴之不足、益五脏之阴气的功效。现代药理分析证实，知母具有镇静、解热、祛痰、降血糖、利尿等作用，还有非常显著的抗菌功效。不过，由于知母性寒质润，有滑肠之弊，所以脾虚便溏的人不宜服用。

知母主治示意图

上清肺热而泻火，中清胃热而除烦渴，下润肾燥而滋阴。

治疗肺胃气分实热、肺热咳嗽、肺虚燥咳、阴虚消渴、肠燥便秘等症。

有镇静、解热、祛痰、降血糖、利尿等作用，还有显著的抗菌功效。

对肾虚火旺、骨蒸潮热有很好的治疗效果。

【治疗方剂】（仅供参考）

治咳嗽有痰

知母、贝母各31克，研细；巴豆30枚，去油，研匀。夜里切生姜3片，两面蘸上药末，放在嘴里细嚼咽下。休息后次日必泻，痰嗽渐止。体弱者，可以不用巴豆。

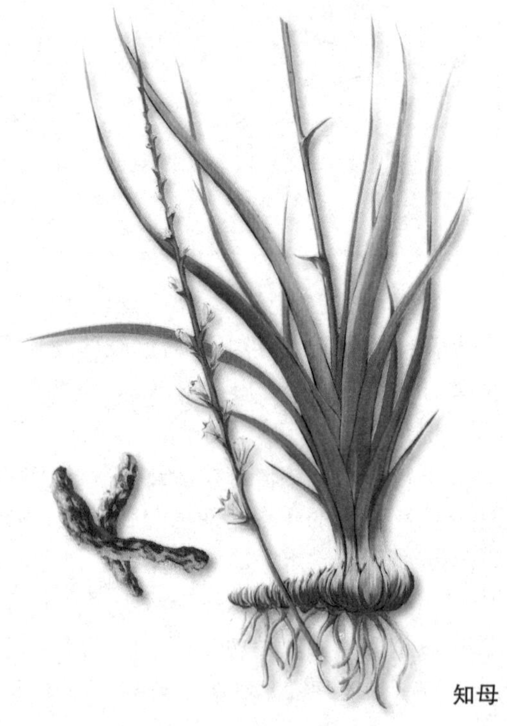
知母

治妊娠不足月，腹痛欲产

将知母62克，研细，和蜜做成梧桐子大小的丸，每次用米粥送服20丸。

治紫癜风疾

用醋磨知母涂搽。

治甲疽（趾甲边红肉突出成疽）

将知母烧存性，研末敷患处。

贝母

《神农本草经》上说：贝母，味辛，性平。主治伤寒引起的烦热症状；消除小便淋漓不尽，浮肿肿块，喉痹；治疗乳汁不下；缓解金属创伤后受风引起的破伤风抽搐症状。贝母也叫空草。

贝母味辛，性平。主治外感伤寒而内热烦躁等症状，也可用于小便淋漓不尽、

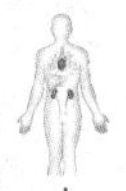

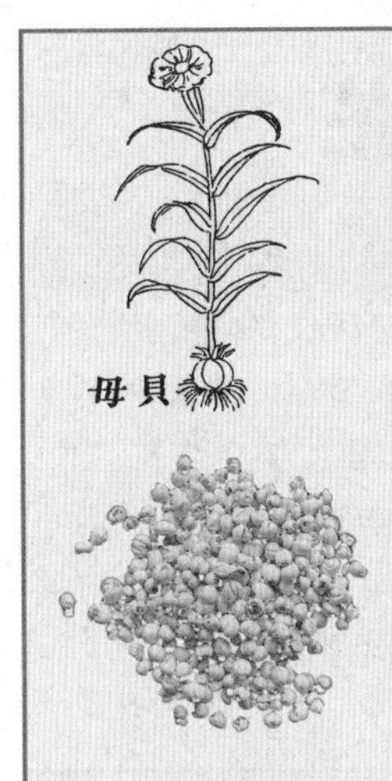

【原经文】贝母，味辛，平。主伤寒烦热；淋沥邪气；疝瘕；喉痹；乳难；金疮风痉。一名空草。

【释名】贝母为百合科多年生草本植物贝母的地下鳞茎。贝母按产地和品种的不同，可分为川贝母、浙贝母和土贝母三大类。

小腹灼热疼痛、小便流出白色黏液的疾患，对咽喉肿痛难咽、乳汁不下、金属器械外伤所致的破伤风等也有很好的疗效。

在《本经》时代及后来漫长的历史中，所有的本草文献中记载的贝母只有一种，直到明清时，才有了川贝和浙贝的区别。

川贝味甘、苦，性微寒，归肺、心经。因味苦清火，味甘润燥，微寒有清热之力，又归肺经，所以有清热化痰、润肺止咳、散结消肿的功效。可用于肺热燥咳、虚劳咳嗽、肺虚久咳、痰少咽燥、痰中带血及痈肿瘰疬、乳痈、肺痈等症的治疗。浙贝味苦，性寒，归肺、心经。因它是苦寒之品，所以能清降肺火、化痰止咳、降火消痰、消散痈肿瘰疬。可见，清热化痰、开郁散结是浙母的主要功效。

关于川贝与浙贝，二者疗效基本相同，都可化痰止咳、清热散结。不同点在于，川贝兼有润肺的作用，常与养阴润肺药配合使用，可治疗肺虚久咳、痰少咽燥等症；浙贝纯为苦寒之品，更善于泄，常与宣肺祛痰药配合使用，对风热侵肺或痰热郁肺所致的咳嗽有很好的疗效。另外，贝母归于心经，因而还有消散心经气郁的功效，可治疗心胸气机郁结导致的胸闷、胸痛、心悸、健忘、失眠、抑郁不乐等症；而贝母清热解毒、散郁滞，因而可治疗《本经》中说的“伤寒烦热；淋沥邪气；疝瘕；喉痹；乳难；金疮风痉”等症。

【治疗方剂】（仅供参考）

治忧郁不乐，胸膈郁积

将贝母去心，加姜汁炒后研细，再和姜汁、面糊做成丸子，每次服 70 丸。

治化痰降气，止咳解郁

贝母（去心）31 克，姜制厚朴 15.6 克。上药加蜜做成梧桐子大小的丸，每次用开水送服 50 丸。

治小儿百日咳

贝母 15 克，甘草（半生半炙）6 克。上药一起研末，加砂糖调成芡子大小的丸，每

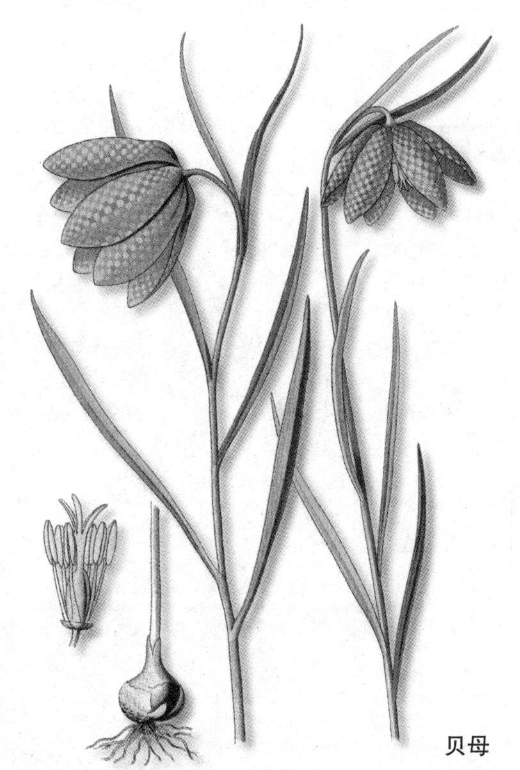

贝母

次用米汤化服1丸。

治乳汁不下

贝母、知母、牡蛎粉各等份。上药研为细末，每次用猪蹄汤调服6克。

治冷泪目昏

贝母1枚，胡椒7粒。上药一起研为细末，点眼。

治目生胬肉

贝母、丁香各等份研末，加乳汁调匀点眼。

治衄血不止

将贝母炮过，研为细末，每次用温浆水送服6克。

治乳痈初肿

用酒送服贝母6克，另找人吮乳，使之通畅。

治紫白癜

贝母、南星各等份研为末，用生姜带汁调药搽瘢上。

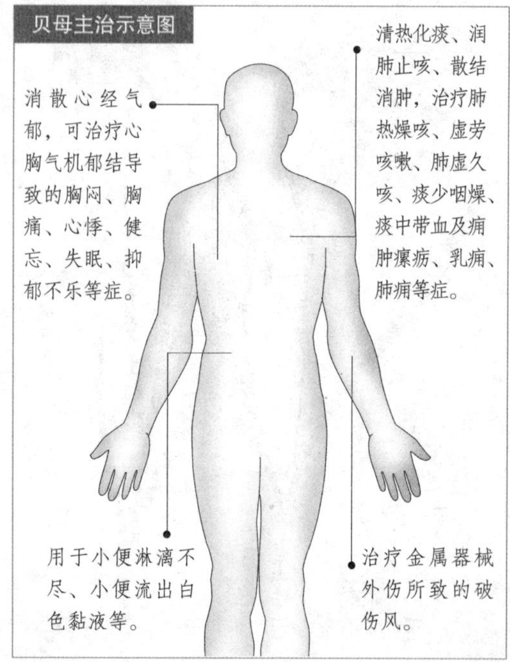

白芷

《神农本草经》上说：白芷，味辛，性温。主治女人崩漏、赤白带、经闭、阴部肿胀；消除身体发冷发热的症状；缓解风邪伤头导致的头痛、流泪之症；善于生长肌肉、润泽皮肤，可以做成美容的油脂剂。白芷也叫芳香，生长在两山之间高坡的土地上且有流水的地方。

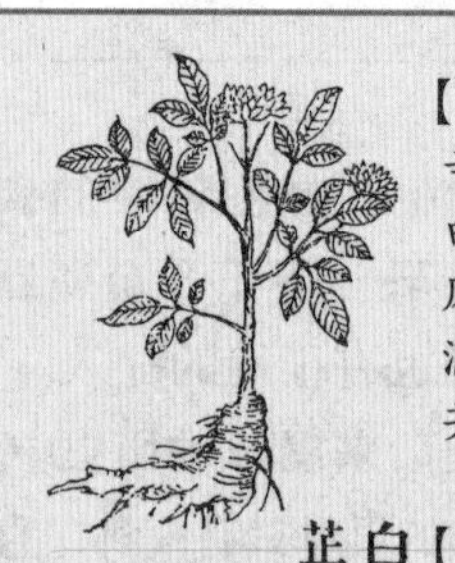

【原经文】白芷，味辛，温。主女人漏下赤白；血闭阴肿；寒热；风头侵目泪出；长肌肤润泽，可作面脂。一名芳香。生川谷。

芷白

【释名】白芷为伞形科植物白芷的干燥根。含挥发油，香豆素及其衍生物，如当归素、白当归醚、欧前胡乙素、白芷毒素等。二月、八月是其采集的季节，晒干保存。

白芷味辛，性温。主治女子非经期阴道流血、下赤白带、经闭不通、外阴及阴道肿痛等妇科病；能消除恶寒发热、风邪侵袭而致的头痛、流泪症状；还可促进肌肤生长，润泽细腻肌肤，可做成保健化妆用品。

中医认为，白芷芳香走窜，性质燥烈，内疏燥湿，外散表邪而利九窍，具有散风解表、通窍止痛、燥湿止带、消肿排脓的功效。可用于风寒外感、头痛、鼻塞、齿痛、风湿痹痛及妇女带下、疮疡肿毒等；还适用于毒蛇咬伤、皮肤湿痒及胃脘疼痛、面部神经麻痹、白癜风等。其中尤其以止痛、治疗表证头痛效果最佳。传说古时有一个患严重头痛的人，遍求名医都无效，后来打听到一剂服用白芷的偏方，服后病痛立即消失了。可见白芷止痛、祛风的神奇疗效。白芷质性燥烈，善除湿邪而能燥湿止带，所以能治疗《本经》中说的“女人漏下赤白”。白芷还有祛风散寒的作用，因而“寒热、风头”等风邪之病，自然也能治疗。

现代药理分析证明，白芷对多种致病杆菌和真菌有明显的抑制作用。杭白芷所含的白当归素有扩张冠状血管的作用。不过，少量白芷素能兴奋中枢神经，但大剂量服用则会使肢体僵直，产生间歇性痉挛，甚至导致全身麻痹。因此，服用白芷一定要严格控制用量，以免中毒。另外，《本经》中提到白芷能润泽肌肤，做成护肤品；但目前外用只限于治疗皮肤病，对美容功效还未涉足，仍需进一步研究。

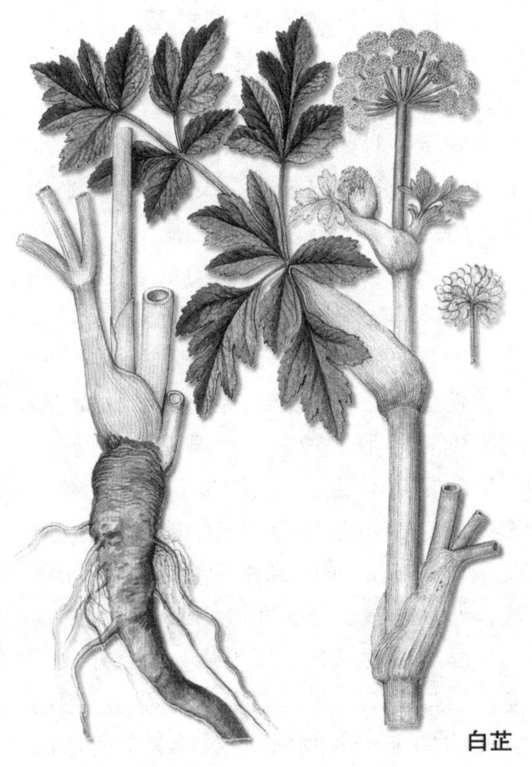

白芷

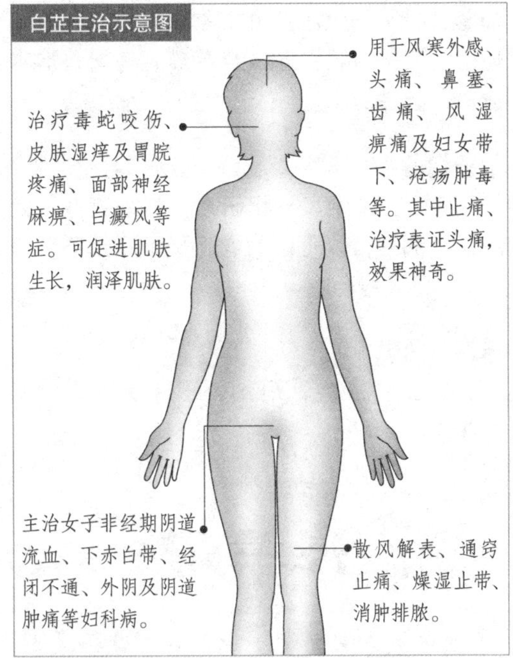

【治疗方剂】（仅供参考）

治一切伤寒、风邪

白芷31克，生甘草15.6克，姜3片，葱白10克，枣1枚，豆豉50粒。上药加480毫升水煎，服下取汗。若不出汗再服。

治伤风流涕

白芷31克，荆芥穗3克。上药研细，每次用茶送服6克。

治偏正头风

白芷（炒）7.8克，芎䓖（炒）、甘草（炒）、川乌头（半生半熟）各31克。上药一起研末，每次用细茶薄荷汤送服3克。

治头晕目眩

将白芷洗晒后研细，加炼蜜做成弹子大小的丸，每次嚼服1丸，用茶汤或荆芥汤送下。

治风热牙痛

白芷3克，丹砂1.5克。上药一起研末，

加蜜做成芡子大小的丸。常取以擦牙，效果显著。又一方：白芷、吴茱萸各等份，泡水漱口，吐去涎水。

治一切眼疾

将白芷、雄黄一起研末，加炼蜜做成龙眼大小的丸，以丹砂为衣，于饭后用茶送服1丸，每天服两次。

治口齿气臭

取白芷21克，研细，于饭后用清水送服3克。

淫羊藿

《神农本草经》上说：淫羊藿，味辛，性寒。主治阴痿不健壮；能消除阴茎中疼痛，通利小便，增添气力，增强记忆力。淫羊藿也叫刚前，生长在山的土石上且有流水的地方。

淫羊藿味辛，性寒。主治男子阳痿、阳器劳伤、茎中疼痛，能通利小便、增益气力，使人保持良好的精神状态。

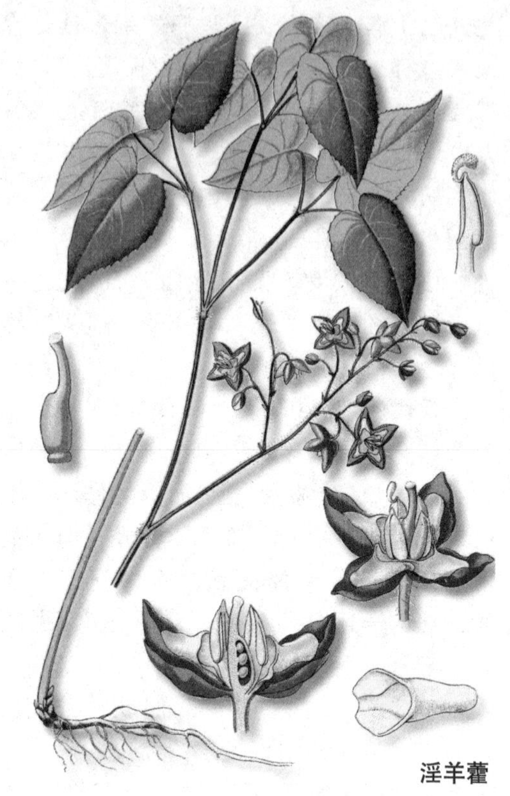

淫羊藿

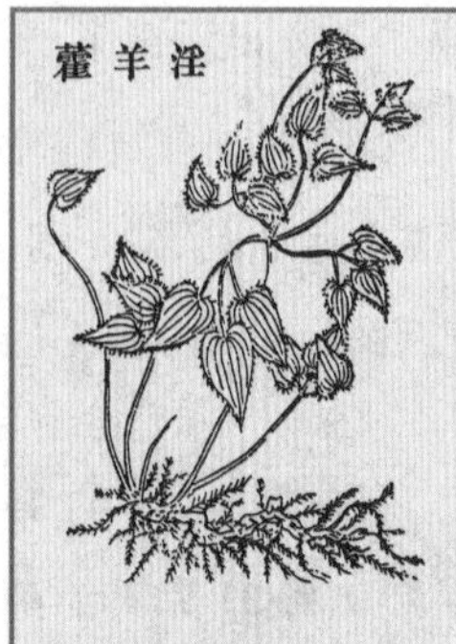

【原经文】淫羊藿，味辛，寒。主阴痿绝伤；茎中痛，利小便，益气力；强志。一名刚前。生山谷。

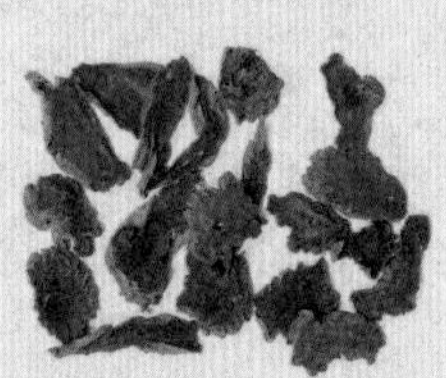

【释名】淫羊藿为小檗科植物淫羊藿、箭叶淫羊藿、柔毛淫羊藿、巫山淫羊藿或朝鲜淫羊藿的干燥地上部分。主要分布于西北及山西、河南、四川等地。夏、秋间茎叶茂盛时采割，除去粗梗及杂质，晒干或阴干收存。

关于淫羊藿的得名，源于一头淫性大发的公羊。传说古时有一头公羊，吃草时误吃了一种野草，结果每天与母羊交配上百次也丝毫不显疲累。人们由此受到启发，将那种草药取来补肾壮阳，果然治好了许多人的阳痿和生育能力低下的病症。由于此药得于淫羊，故名淫羊藿。

现代中医普遍认为，淫羊藿味辛、甘，性温，归肝、肾二经。辛、甘而温，故有内补外散之功效。甘温能补肾助阳，可治疗肾阳不足导致的阳痿、尿频、腰膝无力及宫冷不孕等症；辛温能祛风除湿，对风湿痹痛、肢体麻木等症有很好的疗效，而且非常适合风寒湿痹兼肾阳虚的病人。淫羊藿的温肾作用很强，而且疗效迅速，治疗肾阳不足、阳痿、不孕时，单用也能达到理想的效果。《本经》中所说的

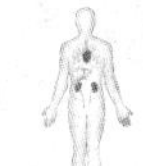

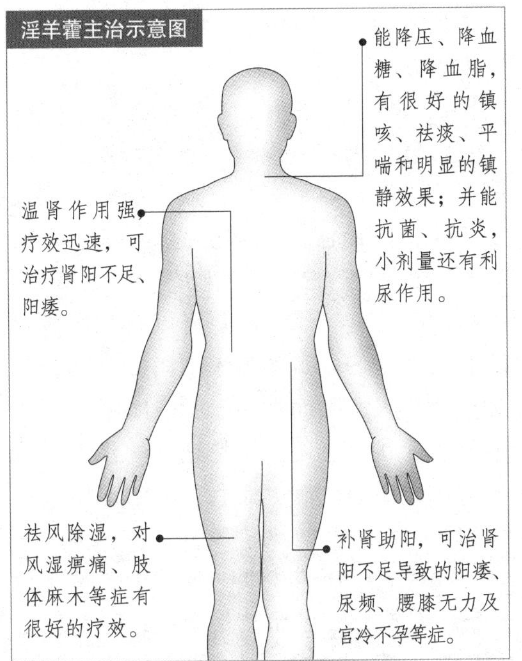

阴茎中疼痛之症，是由于肝肾虚损而导致的，淫羊藿可补益二经，所以能够治疗。“利小便”缘于它甘温补益阳气，促进尿由膀胱排泄的作用；“益气力，强志”，则是补肾阳的结果。

现代药理分析证明，淫羊藿确实能起到类似雄性激素的作用，可促进精液分泌。它还能降压、降血糖、降血脂，并有很好的镇咳、祛痰、平喘作用和明显的镇静效果；并能抗菌、抗炎，小剂量还有利尿的作用。不过，淫羊藿药性燥烈，温热动阳，作为补肾壮阳药使用时，不可长时间服用；为了巩固长期疗效，必须配合补阴精的药物同时服用。另外，阴虚火旺、梦遗、阳事易举者千万忌用。

【治疗方剂】（仅供参考）

治阳痿，腰膝冷

取淫羊藿500克，用酒10升浸泡3天后，时常饮服。

治三焦咳嗽，气不顺，腹满不饮食

淫羊藿、覆盆子、五味子（炒）各31克。上药一起研末，加熟蜜做成梧桐子大小的丸，每次用姜茶送服20丸。

治目昏生翳

淫羊藿、生王瓜（即红色的小栝楼）各等份研为末。每次用茶送服3克，每天两次。

治痘疹入目

淫羊藿、威灵仙各等份。上药一起研为末，每次用米汤送服1.5克。

治虚火牙痛

用淫羊藿煎汤，不时漱口，疗效明显。

黄芩

《神农本草经》上说：黄芩，味苦，性平。主治多种热症；消除黄疸；治疗腹泻，拉痢疾，以祛除水湿；消除闭经；缓解并治愈恶疮，疽溃烂及被火烧伤引起的烂疡。黄芩也叫腐肠，生长在两山之间的高坡土地上且有流水的地方。

黄芩味苦，性平。主治各种发热症

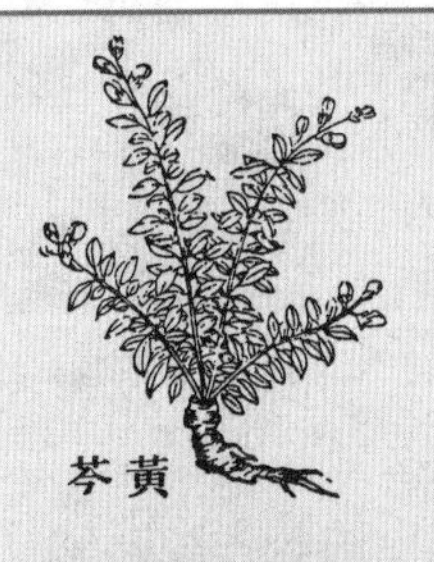

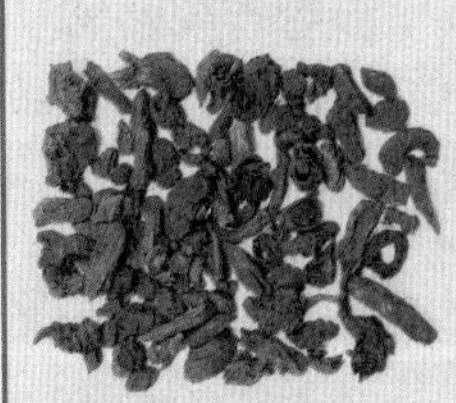

【原经文】黄芩，味苦，平。主诸热；黄疸；肠澼泄痢，逐水；下血闭；恶疮疽蚀；火疡。一名腐肠。生川谷。

【释名】黄芩为唇形科多年生草本植物黄芩的根，又名腐肠、黄文、元芩等。主要产于河北、山西、内蒙古、河南及陕西等地，春季采挖最佳，也可秋季采收。

状、黄疸、下脓血痢、经闭、恶性疮疡、阴性疮疡、火热疮等，还有逐水的作用。

黄芩是一味很特殊的草药，它曾救过一代名医李时珍。据《本草纲目》记载，李时珍二十多岁时不慎患了严重感冒，开始他没在意，可不久病情加剧，吃遍百药都不见好转，眼见年轻的李时珍日渐消瘦，家人非常担心，以为他难逃此劫了。这时李时珍的父亲——当时的名医李言闻忽然想到了黄芩，就给儿子开了一剂黄芩方，没想到一服下去，高烧竟全然退去，咳嗽也停止了。

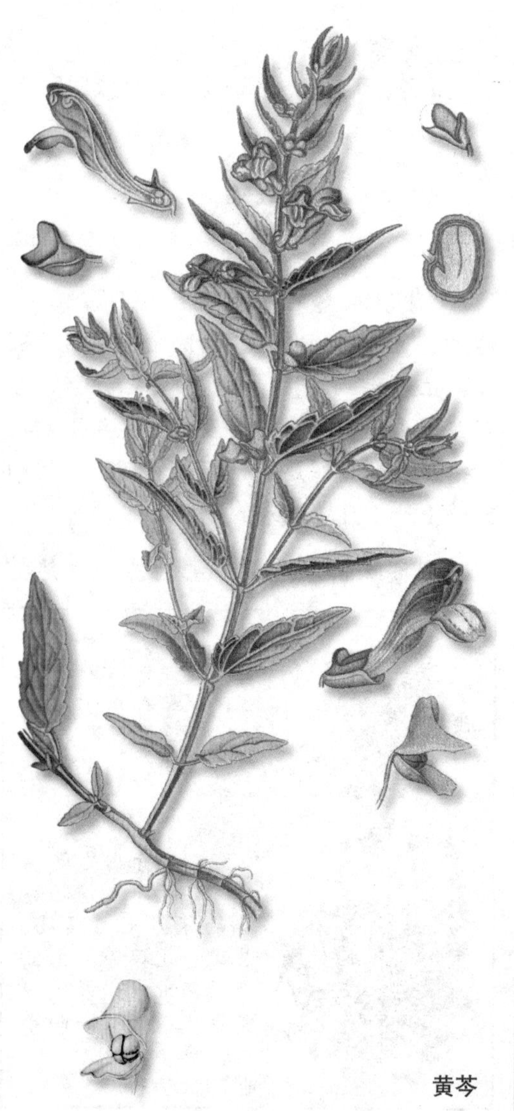
黄芩

黄芩味苦，性平，《本草纲目》则认为它性寒。因苦能燥湿，寒能清热，所以可泻实火、除热解毒、止血安胎。临床中常用于治疗由湿热之邪引起的多种病证，如夏季的湿温症、湿热泻痢、湿热黄疸、湿热郁结于膀胱导致的热淋以及胎热所致的胎动不安等。黄芩善于清泻肺、心、肝等诸经之火，因而常用于肺热咳嗽、壮热不退等症状。它还有清热止血的作用，对咳血、血崩、便血等症有很好的疗效，也可用于热毒疮疡痈肿等症。

现代医学研究表明，黄芩所含的有效成分，对多种细菌尤其是金黄色葡萄球菌及绿脓杆菌具有很强的抑制作用。另外，黄芩还可降血压，有镇静、解除平滑肌痉挛、利尿、抑制肠管蠕动等作用。但因它是苦寒之品，所以脾胃虚寒的人不宜服用。

【治疗方剂】（仅供参考）

治男子五劳七伤、消渴不生肌肉，妇女带下、手足寒热

随季节不同，黄芩、大黄、黄连三药的用量也不同。春季用量是：黄芩、黄连各125克，大黄93克；夏季是：黄芩187克，大黄31克，黄连218克；秋季是：黄芩187克，大黄、黄连各93克；冬季是：黄芩93克，大黄156克，黄连62克。配好后捣碎加蜜做成乌豆大小的丸，每次服5丸，渐增至7丸。每天服三次，一月后病愈。长期服用使人身体健壮。

治肤热如火烧

取黄芩31克，加水240毫升煎成120毫升，一次服下。

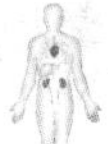

治吐血、衄血时发时止

将黄芩31克研末。每次取9克，加水240毫升煎取六成，和渣一起温服。

治血淋热痛

黄芩31克，水煎热服。

治妇女绝经期已过，仍不断经

取黄芩心62克，浸淘米水中7天，取出炙干再浸，如此7次，研细，加醋、糊做成梧桐子大小的丸，每次空腹用温酒送服70丸，每天两次。

治安胎清热

黄芩、白术各等份研末，调米汤做成梧桐子大小的丸，每次用开水送服50丸。药中加神曲也可。

治产后口渴，饮水不止

黄芩、麦门冬各等份研为末，水煎温服。

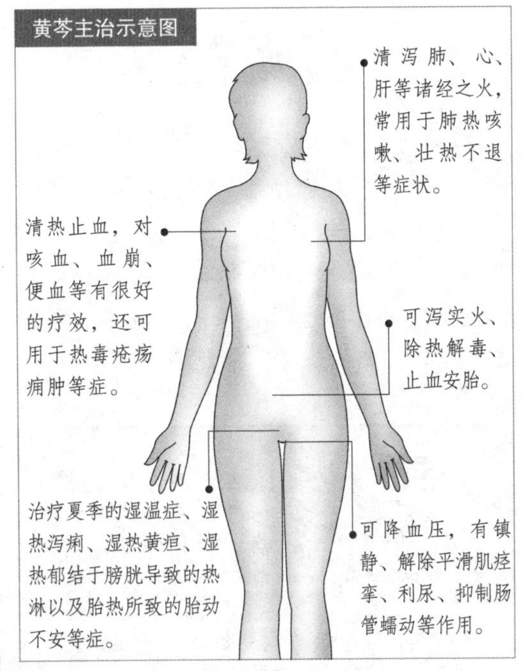

治疮血出、血出不止如尿，手冷欲绝

以酒炒黄芩6克，研为末，酒服，血即止。

中华药膳

中国药膳的历史，源远流长，早在汉代就已经有了药膳应用的史实："母亲调药膳，思情笃密。"经过后世不断地研究改进，药膳已发展为中国传统医学的一门实用营养方面的学科，或称为"中医营养学"。它不但为中华民族的传统医疗奠定了"药食同源"的保健基础，而且具有预防、治疗疾病的现实意义。到了现代，药膳的含义更为广泛，指以药物和食物为原料，经过烹饪加工制成的一种具有治疗作用的膳食。药膳的原料往往牵涉到中草药类的药食并用之品，比如山药既属日常生活常用的食品，也是药用的补肾健脾良药；阿胶是驴皮加工而成，配和乌鸡肉具有很好的补血养血和美容效果。值得一提的是贝母，它经过炮制可做成祛痰镇咳的有效药膳；与甲鱼配伍，还有滋阴补肺的作用，适用于阴虚咳喘、低热盗汗等症，健康人食用则能防病强身。

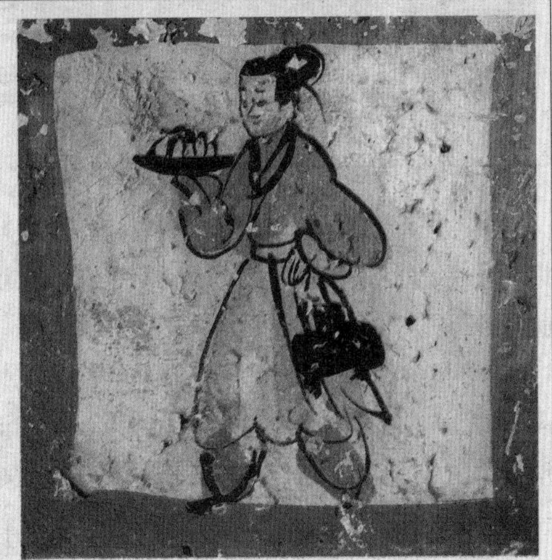

砖画进食图 魏晋 甘肃省博物馆藏

石龙芮

《神农本草经》上说：石龙芮，味苦，性平，主治风寒邪侵体引起的痹症；消除胸腹间邪气；能通利关节；消除烦闷。长期服用可使身体轻便，眼睛视物清楚，延缓衰老。石龙芮也叫鲁果能、地椹，在河流且水草汇集的地方，靠近石头而生长。

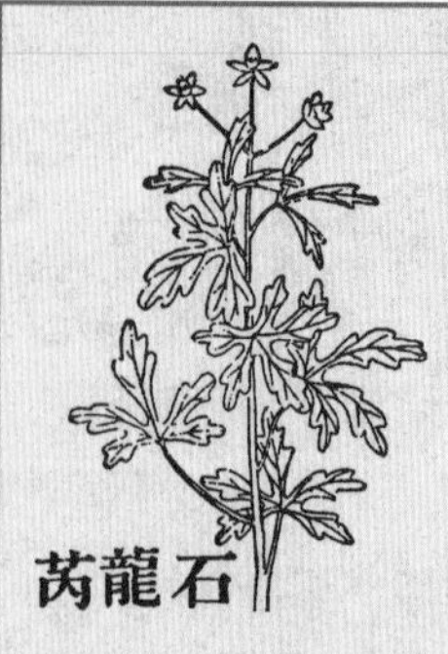

【原经文】石龙芮，味苦，平。主风寒湿痹；心腹邪气；利关节；止烦满。久服轻身明目，不老。一名鲁果能，一名地椹。生川泽石边。

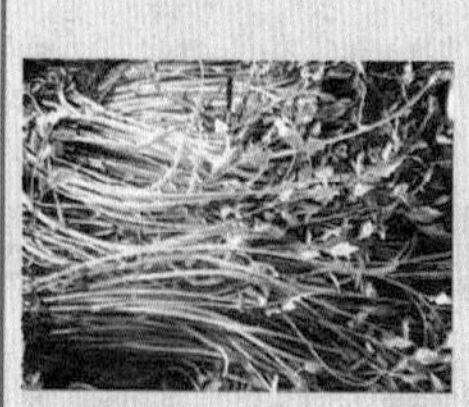

【释名】石龙芮又名野芹菜，为毛茛科毛茛属植物石龙芮的全草。高20~40厘米，叶有光泽，花为黄色，生于枝梢。果实密集呈长椭圆形。春、夏季采全草，洗净鲜用或晒干入药。

石龙芮味苦，性平。主治风寒湿痹症，心腹间邪气郁结，可通利关节，祛除胸中烦闷。

按照中医的说法，石龙芮味苦而能燥湿，所以《本经》中说它可治疗“风寒湿痹”“利关节”；又因它味苦入心，性寒，所以可利心气，能“止烦满”。石龙芮依水而生，吸纳了水的润下之性，因而善入下焦而补肝肾。肝主血，肾主精，精血两旺，于是可实现《本经》中所说的“轻身，明目不老”。

石龙芮的全草都可入药。《本草纲目》中记载，石龙芮的子可明目，补阴气不足，遗精，外阴冷厥；石龙芮的草可散瘀血、止腹泻，捣汁服用或外敷，还能治疗蛇蝎毒及各种疮肿。

现代临床中则一般把石龙芮当作消肿、散结、拔毒、截疟的外用药，对淋巴结核、疟疾、慢性下肢溃疡等症有非常好的疗效。但是，由于石龙芮有毒，所以一般认为不宜内服。

【治疗方剂】（仅供参考）

治蛇咬伤而生疮

取生石龙芮捣汁涂敷。

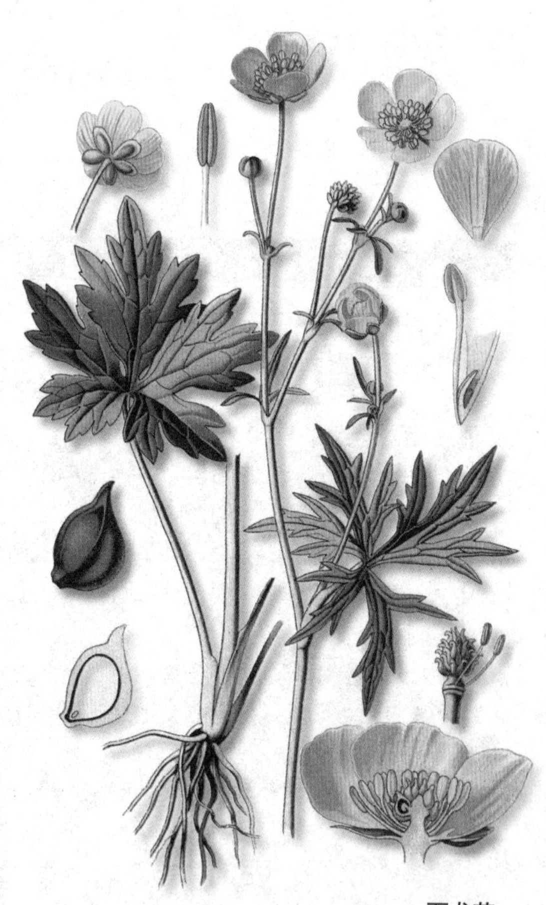

石龙芮

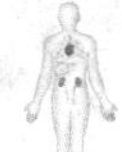

石龙芮主治示意图

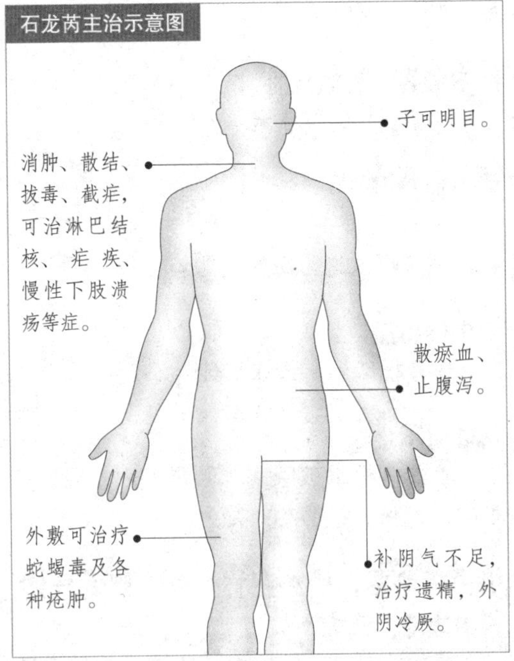

治结核气

将石龙芮晒干研末，油煎成膏敷之，每天3~5次。

治血疝初起

用石龙芮叶按揉患处。

治疟疾

将石龙芮鲜全草捣烂，于疟发前6小时敷大椎穴。

治肝炎

取石龙芮全草3~39克，用水煎服。

治疗下肢溃疡

取石龙芮全草，洗净，切碎，加水煮烂后压榨取汁，再熬制成膏，放瓶中密闭备用。每50斤鲜药可制膏1000克。用时以石龙芮膏外敷患处，每天或隔天一次。

茅根

《神农本草经》上说：茅根，味甘，性寒。主治劳损瘦弱，安补内脏，增加气力；能消散瘀血，止血；消除身体发冷发热的症状；通利小便。其苗能祛除水湿。茅根也叫兰根、茹根，生长在山的土石上且有流水的地方及耕田、荒野中。

【原经文】茅根，味甘，寒。主劳伤虚羸，补中益气；除瘀血；血闭；寒热；利小便。其苗，主下水。一名兰根，一名茹根。生山谷、田野。

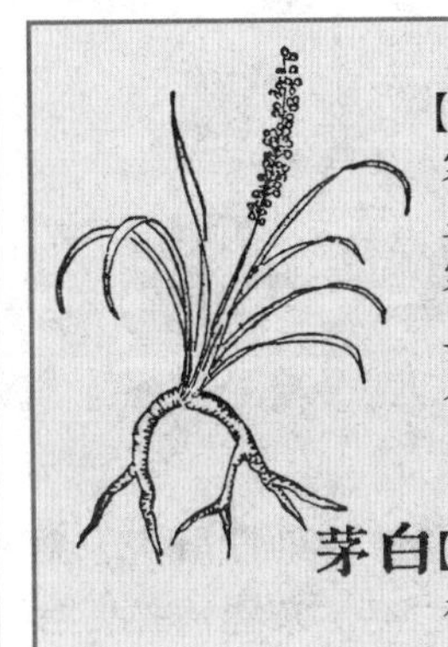

茅白【释名】茅根为禾本科植物白茅的干燥根茎，又称白茅根。白茅到处都有，在春天发芽，像针一样长在地上，俗名茅针。夏天开花，毛茸茸的，入秋枯萎。其根洁白，六月采挖。

茅根味甘，性寒。主治身体劳伤，虚弱羸瘦，能补益中气，散除瘀血，利小便，下五淋，除肠胃热邪，止渴坚筋。对女人月经不调、小便赤涩如血、吐血、伤寒气逆上冲、肺热喘急、水肿黄疸等症也有很好的治疗效果。

茅根性寒清热，能清肺胃膀胱中的热邪，具有凉血止血、清热利尿的作用。可治疗衄血、吐血、咯血、尿血、热病烦渴、肺热喘咳、胃热呕吐、黄疸、水肿、热淋涩痛、急性肾炎等症。据临床实践，将干

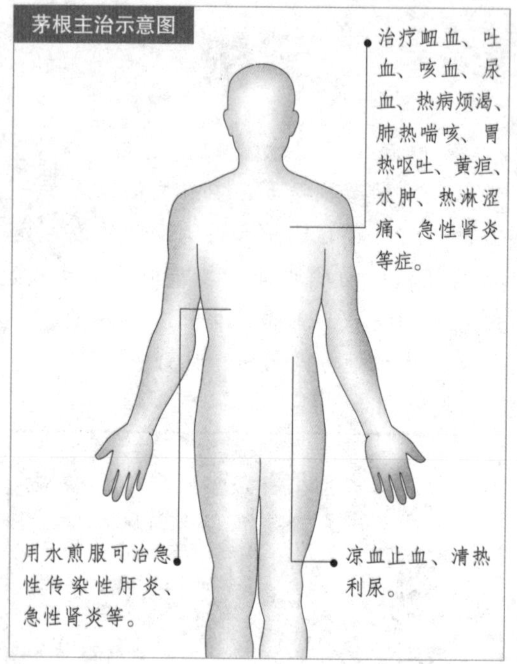

茅根用水煎，可治疗急性传染性肝炎、急性肾炎。茅根为性寒之品，寒能清热，甘能补脾，因而虽味甘但不泥膈，虽性寒而不碍胃，利水且不伤阴，热邪清除后自然达到益气的效果。《本经》中说茅根可"除瘀血"，瘀血实际上是由血热而来，热邪祛除后则瘀血自然消散。现代临床中大都用茅根来凉血止血，很少使用其除瘀血的功效，所以临床中仍待进一步验证。

正如李时珍所说，白茅的根，味道甘甜，能消除伏天的热气，利小便，能够消除各处血气上逆和喘逆消渴之症，还治黄疸水肿，是非常好的药物。但是世人因为它的平凡而忽视了它用处，只知道服用其他苦寒的药剂，导致冲了和气。

【治疗方剂】（仅供参考）

治反胃上气，食入即吐

茅根、芦根各62克。上药用4升水煮取2升，一次服下。

解中酒毒，恐烂五脏

取茅根汁，饮1升。

治小便热淋

取白茅根400克，用15升水，煮取5升，适冷暖饮之，每天三服。

治小便出血

将茅根煎汤，频饮为佳。

治吐血不止

取白茅根水煎服之。若是妇人，可取茅根捣汁，每天饮服100毫升。

治温病热呕，伏热在胃，令人胸满气逆，胃中虚冷，或大下

茅根（切）、葛根（切）各250克。上药用3升水煎取1.5升，每次温饮1盏。呕吐止即停药。

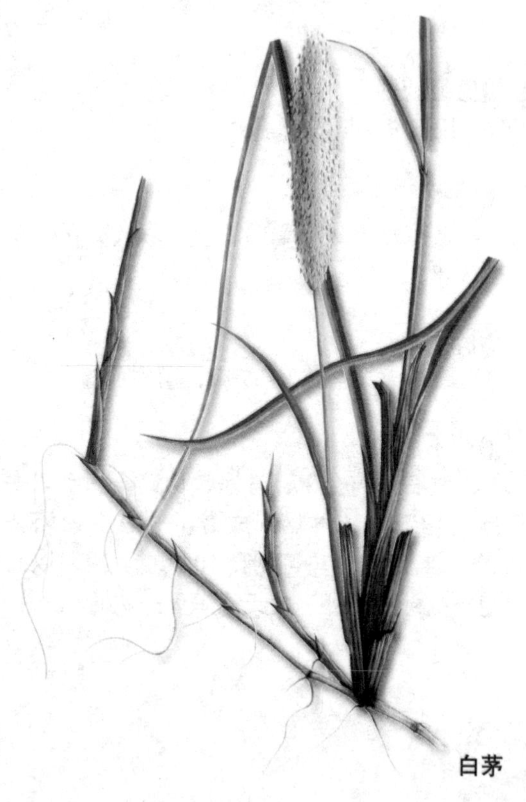
白茅

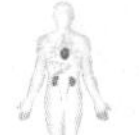

紫苑

《神农本草经》上说：紫苑，味苦，性温。主治咳嗽，呼吸困难，胸中寒热邪郁结，导致胸闷烦躁；能袪除蛊毒；治疗受风后足瘸不能行动；充实五脏。紫苑生长在山的土石上且有流水的地方。

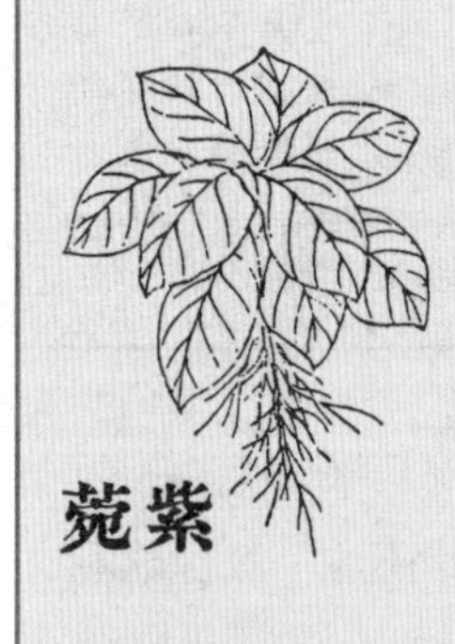

【原经文】紫苑，味苦，温。主欬逆上气，胸中寒热结气；去蛊毒；痿蹷；安五脏。生山谷。

菀紫

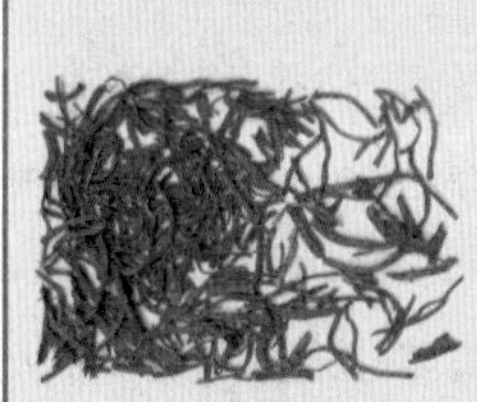

【释名】紫苑为多年生菊科草本植物紫菀的根及根茎。呈紫色而柔婉，故得此名，也叫青菀、返魂草等。在路边处处都有，铺地生长。根很柔细且有白毛的，叫做白菀。

紫苑味苦，性温。主治咳嗽气喘，胸中邪气郁结导致时冷时热，能袪除蛊毒，治疗下肢软弱无力之症，还能安和五脏，增强脏腑功能。

紫苑归肺经。肺经为六经之首，肺朝百脉，因此肺经有病就会五脏不安；而肺经的病邪除去后，五脏都可安和。紫苑辛能散气，苦能降火，性温而不热，质润而不燥，所以能疏肺经，化痰止咳，袪除胸中的寒热之气。从古至今被认为是治疗肺病的首选之药，可用于外感咳嗽、内伤咳嗽、热咳及寒咳。肺经通则体内的水道也畅通，所以它又有下气、利小便的功效。

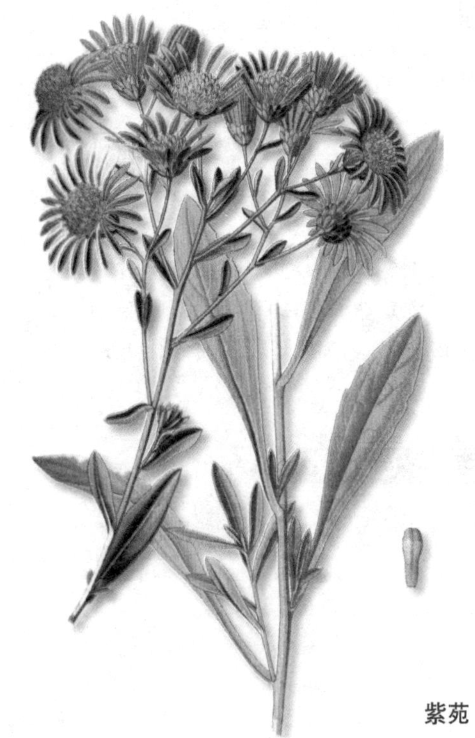

紫苑

《本经》中说紫苑可袪除蛊毒。蛊毒在腹部，以体内有火而生，因紫苑味苦可降火，所以能够用来治疗蛊毒。此外，紫苑可通肺气、利百脉，因此还能治疗下肢柔软无力、肌肉消瘦、屈伸不利、难以行走等症。《本草纲目》中还记载，将紫苑连根带叶取来浸泡在醋里，加入少许盐收藏做菜，味道辛香，号称仙菜。不过，盐不宜太多，否则容易腐烂。

现代医学研究证明，紫苑富含的有效成分，可用于袪痰镇咳、抑制病菌、消炎利尿等，并有一定的抗癌作用。值得注意的是，阴虚火旺导致的燥咳、咳血及热咳，不宜单独服用紫苑。

【治疗方剂】（仅供参考）

治肺伤咳嗽

取紫苑花 15 克，加水 240 毫升煎至七成，温服，每天服三次。

治久咳不愈

紫苑、款冬花各31克，百部15.6克。上药捣筛为末，每次取9克，用姜3片、乌梅1个煎汤调下，每天服两次。

治吐血咳嗽

将紫苑、五味子炒过，一起研末，加蜜做成芡子大小的丸，每次含化1丸。

紫苑主治示意图

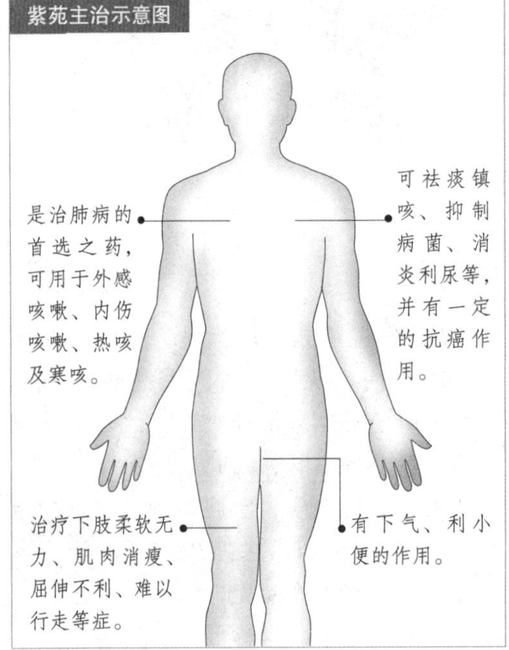

紫草

《神农本草经》上说：紫草，味苦，性寒。主治胸腹邪气郁结，导致人患五疸；安补内脏使气力增加；通利多种窍道，使水道（尿道）疏通。紫草也叫紫丹、紫芙，生长在山的土石上且有流水的地方。

紫草味苦，性寒。主治心腹间邪气郁结导致的各种黄疸，可补益中气、通利九窍、畅通膀胱水道。

草紫

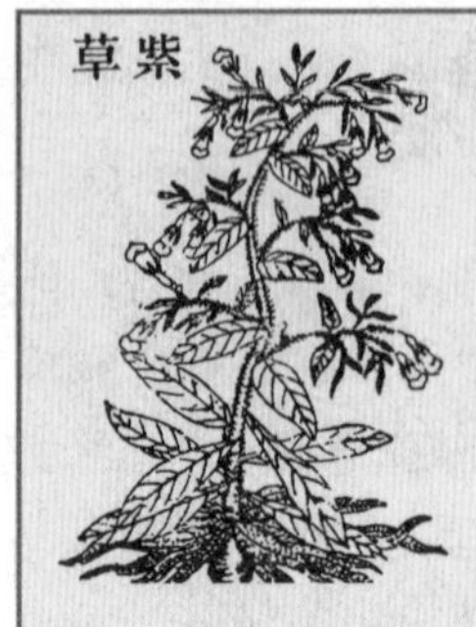

【原经文】紫草，味苦，寒。主心腹邪气，五疸；补中益气；利九窍；通水道。一名紫丹，一名紫芙。生山谷。

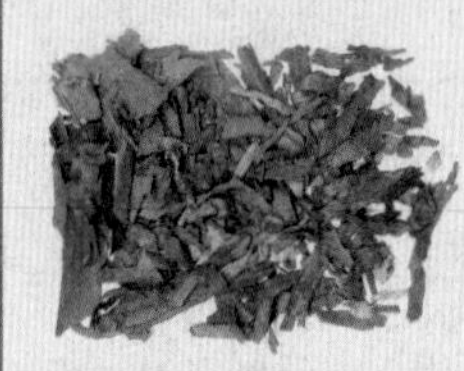

【释名】紫草为紫草科多年生草本植物紫草、新疆紫草的根。栽种紫草，三月逐垄下子，九月子熟时除草，春节前后采根阴干，其根头有白毛如茸，采时以石压扁曝干。

紫草也叫紫丹、紫芙，能清火解燥，清热，是活血凉血、解毒透疹的良药，可治疗热毒炽盛所致的心腹闷满、斑疹等症。它的苦寒之性，可除湿热，因而各种黄疸病都可治疗。紫草可清热解毒，邪气祛则中气旺盛，各窍通畅，所以实现了《本经》中所说的“补中益气，利九窍”的效果。紫草归心、肺二经，肺经通则体内各水道都畅通，所以它又有利尿滑肠、治疗便秘的作用。此外，紫草和当归、白芷等配合使用还可以治疗痈肿溃疡、火伤、冻伤等症。

现代医学研究证明，紫草能抑制性激素特别是黄体生成素的形成，因而有避孕作用。它还有抗菌消炎的效果，对流感病毒、金黄色葡萄球菌、灵杆菌等有很强的抑制作用。同时，临床实践中还证明它有一定的抗肿瘤等作用。不过，紫草是苦寒药物，因而便溏的人不宜服用。

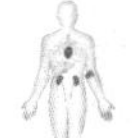

【治疗方剂】（仅供参考）

消解痘毒

紫草 3 克，陈皮 1.5 克，葱白 10 克。上药用新汲水煎服。

治婴童疹痘

紫草 78 克，以百沸汤 1 盏浸泡，密封不要泄气，等温度适宜时服 50 毫升。煎服也可。如果病童大便通利，最好不要服用。

治恶虫咬人

将紫草煎油涂之。

治火黄身热，午后却凉；身有赤点或黑点的，就不可治了

紫草汤：紫草、吴蓝、木香、黄连各 31 克。上药用水煎服，再配合烙手足心、背心、百会和下廉。

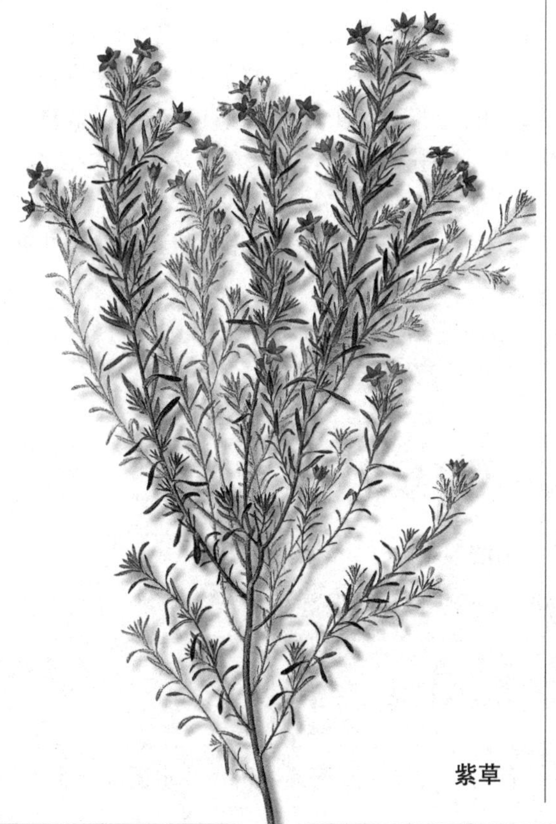

紫草

紫草主治示意图

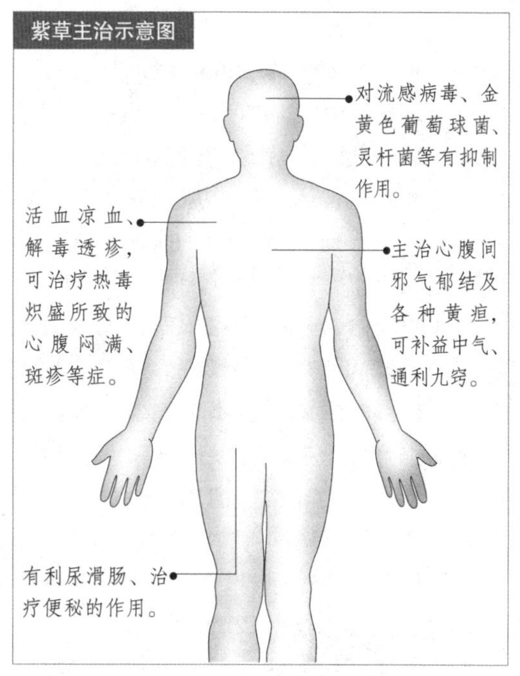

茜根

《神农本草经》上说：茜根，味苦，性寒。主治风寒湿痹；可消除黄疸；补益内脏。茜草生长在山的土石上且有流水的地方。

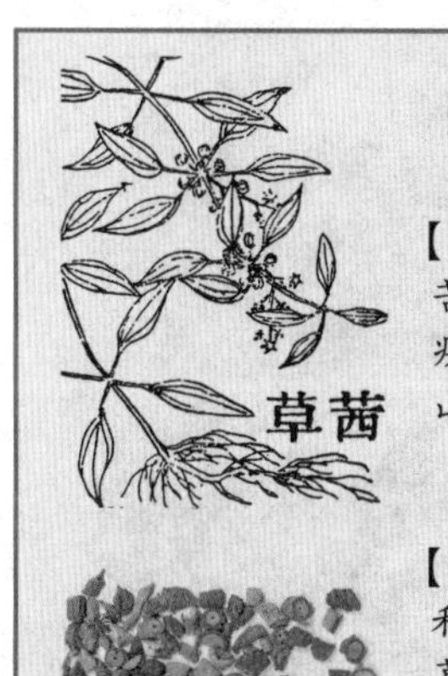

【原经文】茜根，味苦，寒。主寒湿风痹；黄疸；补中。生山谷。

【释名】茜根为茜草科多年生草本植物茜草的根茎及干燥根。因为对血证有很好的治疗效果，所以又名血见愁。

《本经》上说，茜根味苦，性寒。主治风、寒、湿邪侵体引起的风湿病，可治疗黄疸，补益中气，加强脾胃功能。

按照中医的理论，各种风湿病都是由于外邪之气侵入经络、肌肉和关节，导致气血闭塞不通而造成的。茜根苦寒，苦能走血入心，寒能清热，因而长于行血活血、疏通经络，可治疗风湿病，尤其对血热型的风湿病治疗效果最好。黄疸，则大多是由外感时邪或饮食不节制，致使湿热或寒湿积聚在中焦，迫使胆汁溢入肠道而造成的。茜根能燥湿、清热、逐瘀，所以可治疗各种黄疸病。

现代临床中，茜根被常用于活血逐瘀，治疗跌打损伤所致的血瘀肿痛、关节疼痛及风湿疼痛等症；另外，还可治疗月经不调、经闭、产后瘀痛等，是治疗妇科疾病的良药。早在《黄帝内经》中，就有用它治疗血枯经闭的记载。《本草纲目》中也有治疗女子月经不调的验方。茜根除清解血热外，还可止血，对各种血热妄行导致的出血和外伤出血有非常好的疗效，如鼻血、咯血、吐血、尿血、便血、产后出血及冲脉和任脉不稳固、气虚不能摄血造成的漏下不止等。在黄疸的治疗方面，茜根主要用于黄疸型传染性肝炎，也可用于慢性肝炎、肝脾肿大等。茜根还可治疗泄精，加速痔瘘疮疖排脓等。另外，它还有强壮作用，适用于小儿及孕妇的软骨病。现代药理分析证明，茜草富含的有效成分，能缩短出血和凝血时间，加强子宫收缩，并有祛痰、止咳、消炎、抑菌等作用。

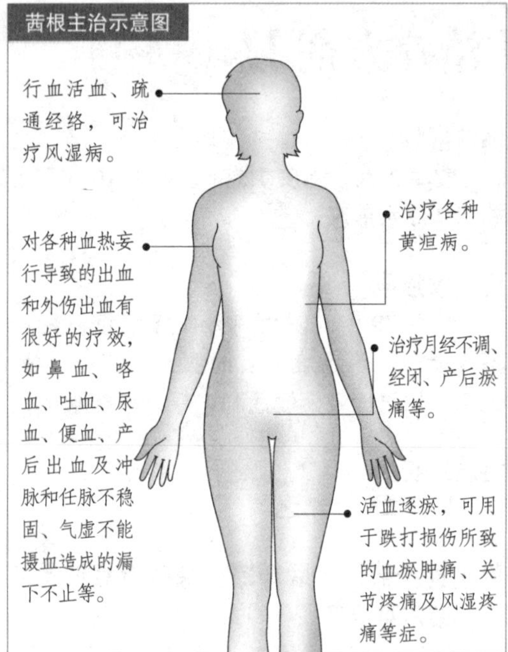

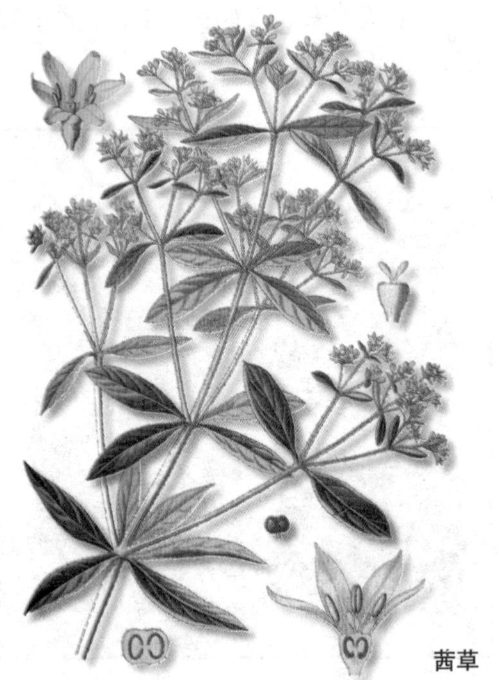
茜草

【治疗方剂】（仅供参考）

治吐血不止

将茜根31克捣末，水煎冷服，每次服6克。也可水调和6克药后服用。

治吐血燥渴，解毒

茜根、雄黑豆（去皮）、甘草（炙）各等份。上药一起研为末，用井水调成弹子大小的丸，每次用温水化服 1 丸。

治鼻血不止

茜根、艾叶各 31 克，乌梅肉 7.8 克。上药研为末，用炼蜜做成梧桐子大小的丸，每次用乌梅汤送服 50 丸。

治妇人五十后，经水仍不止

茜根、生地黄各 31 克，阿胶、侧柏叶、炙黄芩各 15 克，小儿胎发 1 枚（烧灰）。上药分为 6 帖，每帖用 180 毫升水煎取七成，入发灰服之。

使头发变黑

茜草 500 克，生地黄 1500 克（取汁）。以 1200 毫升水煎茜草绞汁，将渣再煎 3 次。用此汁同地黄汁，微火煎如膏，用瓶盛之。每天空腹用温酒送服 7.5 毫升，一个月头发就能乌黑如漆。忌萝卜、五辛。

败酱

《神农本草经》上说：败酱，味苦，性平。主治身体突然发热；被火烧伤有红晕的现象；疥疮瘙痒、疽、痔及马鞍热气。败酱也叫鹿肠，生长在山的土石上且有流水的地方。

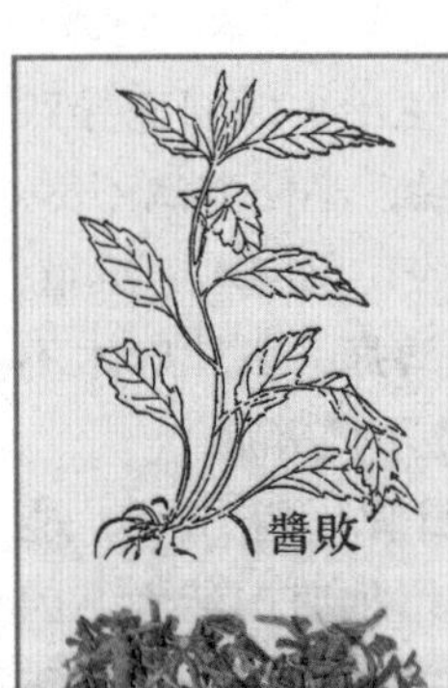

【原经文】败酱，味苦，性平。主暴热；火疮赤气；疥瘙、疽、痔、马鞍热气。一名鹿肠。生山谷。

【释名】败酱为败酱科多年生草本植物黄花败酱、白花败酱的全草。因其有陈腐气，故得败酱之名。据说南方人采嫩的急火蒸后当菜吃，颇有酱的味道。

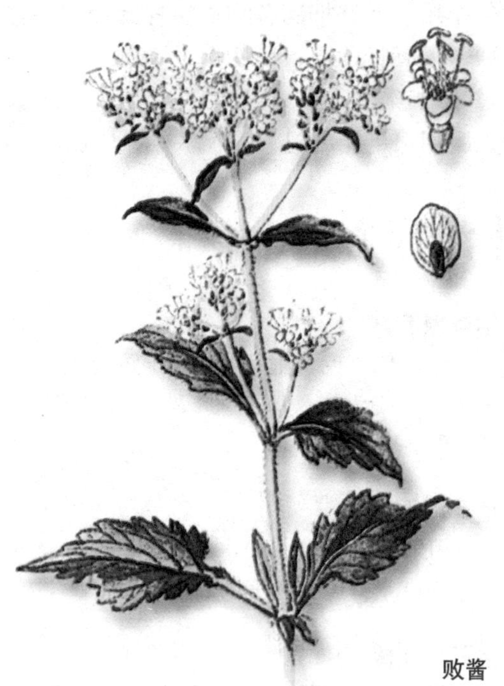
败酱

败酱味苦，性平。主治来势急剧的发高烧，消除火热赤疮、疥疮瘙痒、阴性脓疡、痔疮及马鞍热疮（即由于骑马过久而导致的疮疡）等。

关于败酱的性味，历来说法不一，《本经》中说它味苦，性平；《名医别录》中记载，败酱味咸，微寒，无毒；《药性论》中则说它味辛、苦，微寒。今人从临床实践的角度出发，比较赞成最后一种说法。

败酱归胃、大肠、肝经。因辛可以散寒行气，苦可以泻火，微寒可以清热，所以败酱有清热解毒、消痈排脓、活血化瘀的功效。它常被用来治疗肠痈，也可用于由于瘀血阻滞所导致的胸腹疼痛等症。《本经》中所说的“火疮赤气”，是由于热邪导致的皮肤潮红；“马鞍热气”，则是指由于骑马时间过长，摩擦或汗湿郁热，致使胯下生湿疹。败酱能清热解毒，因而都能够治疗。

临床医学研究显示，败酱还有抗病毒

的作用，能够抑制各型痢疾杆菌和伤寒杆菌、大肠杆菌等；还能促进细胞增生。不过，败酱的常用量仅为5~10克，如果大量服用很可能出现头昏、恶心等症状。

【治疗方剂】（仅供参考）

治肠痈有脓

薏苡仁3克，附子0.6克，败酱1.5克。上药一起捣为末，每次取1匙，加水2升煎成1升，一次服下。

治产后腹痛

用败酱156克，加水4升煮成2升，每次服200毫升，每天三次。

治产后恶露

败酱、当归各1.8克，续断、芍药各2.5克，芎䓖、竹茹各1.2克，生地黄（炒）3.6克。上药加水2升煮成800毫升，空腹服下。

治蠼螋尿疮

用败酱煎汁涂搽，效果明显。

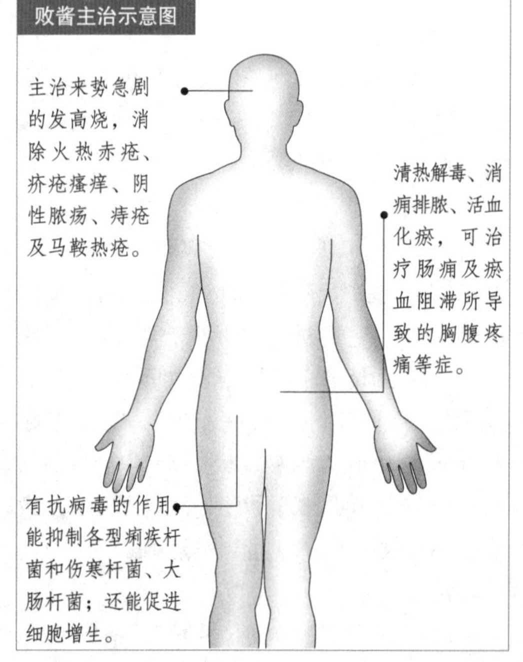

白鲜

《神农本草经》上说：白鲜，味苦，性寒。主治风邪伤头导致的头痛；身目发黄；咳嗽；小便淋漓不尽；消除女子阴内肿胀疼痛；治疗肌肉像死了一样没有感觉的湿痹症，肢体不能屈伸，只能扶持着脚走路等症。白鲜生长在山的土石上且有流水的地方。

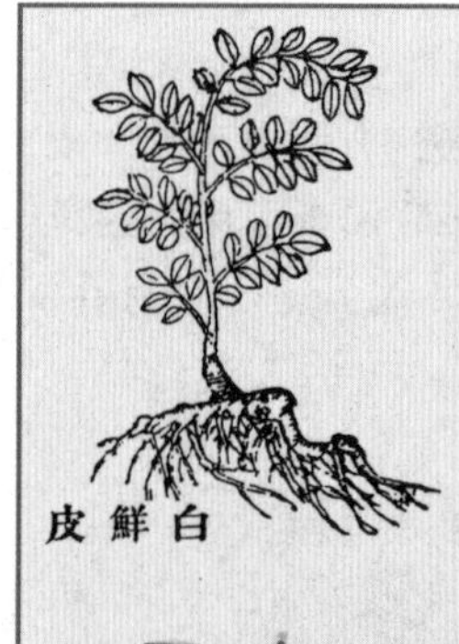

【原经文】白鲜，味苦，寒。主头风；黄疸；欬逆；淋沥；女子阴中肿痛；湿痹死肌，不可屈伸，起止行步。生山谷。

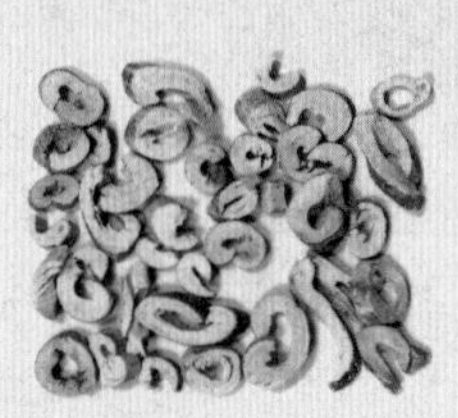

【释名】白鲜又名白鲜皮，为芸香科多年生草本植物白鲜的根皮。根似小蔓茵，宜在二月采，阴干；皮为黄白色，实心。白鲜主要产于辽宁、河北、四川、江苏等地。

白鲜味苦，性寒。主治中风邪而导致的头痛，黄疸，咳嗽气喘，小便淋漓不尽，女子外阴及阴道肿痛发炎，以麻木、沉重、疼痛等为主要症状的湿痹病，肌肤麻木不仁，肢体屈伸不利，行走不便等症。

中医认为，白鲜归脾、胃二经，能燥湿清热、泻火解毒、增加肌肉活力，因而有祛风、除湿、止痒的功效，对湿热痹痛、湿热黄疸、湿热疮毒、湿疹疥癣等有非常好的疗效。现代临床中多取其外用，治疗化脓性皮肤溃疡、皮肤湿疮瘙痒等症。另外，白鲜对多种致病真菌有很强的抑制作用，还能够解热。《本经》中所说的“头风，黄疸”等症，正是由于它可燥湿祛风，才能够治疗。

湿热郁结于下焦，会导致“小便淋沥，女子阴中肿痛”之症；湿热郁积于肌肉血脉，则会引起“湿痹死肌，不可屈伸，起止行步”等风湿性病状。白鲜苦寒，专除湿热，有燥湿兼通利小便的作用，所以可使湿热从小便中排出，从而治疗了各种湿热之证。

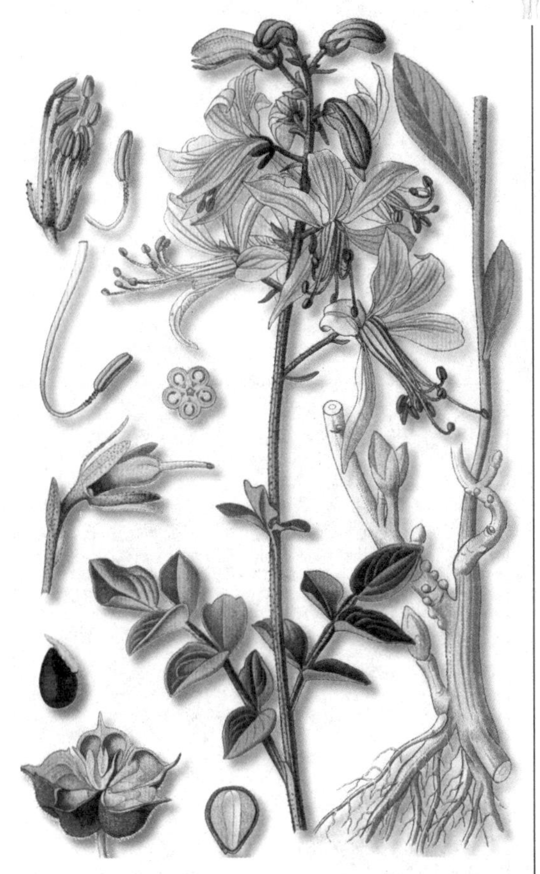

白鲜

【治疗方剂】（仅供参考）

治产后中风，体虚不能服用另外的药

取白鲜皮，用新鲜的井水3升煮取1升，温服。

治颈淋巴结核瘘管，已破出脓血

将白鲜皮煮汁，服1升，马上就会吐出秽物。

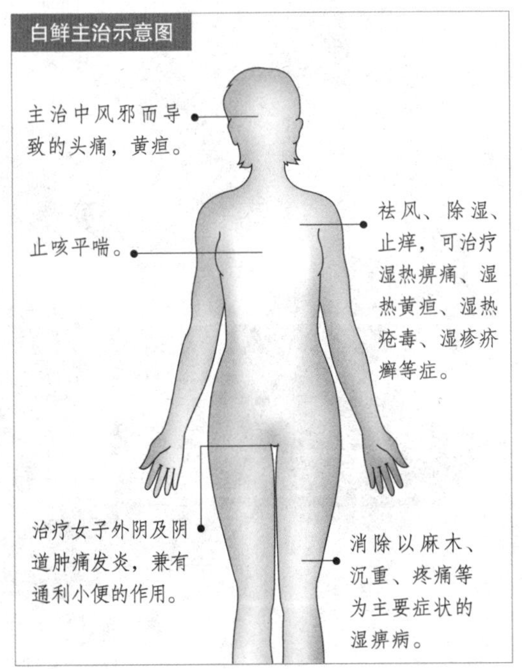

治小儿客忤而有实邪

白鲜皮汤：白鲜皮、大黄、甘草各3克，芍药、茯苓、细辛、桂心各2.025克。上药切碎，用400毫升水煎煮，取汁180毫升，分为三服。

治心脏虚损而致的惊悸不宁、羸瘦多病

白鲜皮、茯神各9克，竹沥400毫升，人参6克，白银（用2000毫升水煎煮，取汁600毫升）30克。上药切碎，放入竹沥、银汁中煎煮，取汁280毫升，分为三服，两服间相距约一小时。

酸浆

《神农本草经》上说：酸浆，味酸，性平。主治发热烦闷；能安定神志，增加气力；通利水道；治疗难产，吞其果实马上可使胎儿产出。酸浆也叫醋浆，生长在河流水草汇集的地方。

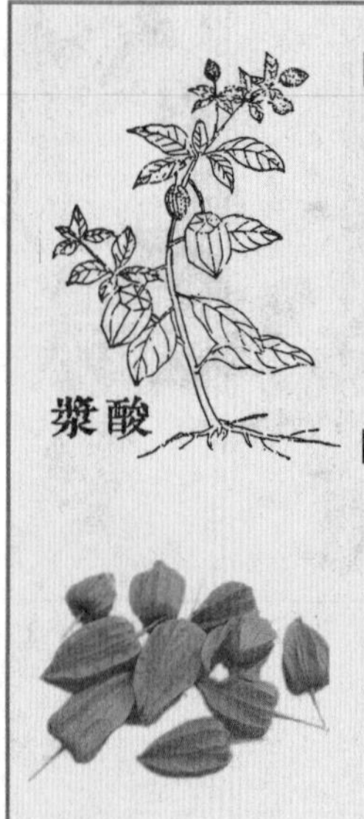

【原经文】酸浆，味酸，平。主热烦满；定志益气；利水道；产难，吞其实立产。一名醋浆。生川泽。

【释名】酸浆又名洋姑娘、金灯笼、野胡椒，为茄科草本植物酸浆带宿萼的成熟果实。可生食、糖渍、醋渍或做果酱，香味浓郁，味道鲜美。

酸浆味酸，性平。主治内热引起的胸中烦闷痞满，可安定精神、补益元气、通利水道；还可治疗难产，据说只要吞食酸浆的果实，马上就能生产下来。

现代一般认为，酸浆苦寒而归肺，因而有解毒利咽、清热化痰的作用，常用于治疗咽痛音哑、肺热咳嗽痰多等症。酸浆还有一定的利尿通淋作用，可治疗热淋尿痛、小便赤涩等症。《本经》中还介绍了酸浆的一个特殊功效，即治疗难产，并说只要吞食酸浆果实，马上就能生产。现代科学已经证明，酸浆根中所含的酸浆根素对子宫可产生收缩作用，其果实也有相同功效，因而确实可用来催产。除此，现代还将酸浆用于治疗咽喉肿痛，因见效迅速、疗效显著，而被认为是治喉病的专用药。

酸浆的全草也可入药，其疗效与果实相同，不过一般作为外用。将新鲜的酸浆全草捣汁外涂，可治疗湿疹、黄水疮、六疱疹等；将其捣烂后浸醋，取汁含漱，可治疗牙龈肿痛。另外，内服还有很好的利尿止血作用。

除了入药外，酸浆还可用于食疗。酸浆的果实可食用，且成熟果实甜美清香，是营养非常丰富的水果蔬菜。酸浆果富含维生素 C，对再生障碍性贫血有很好的疗效。

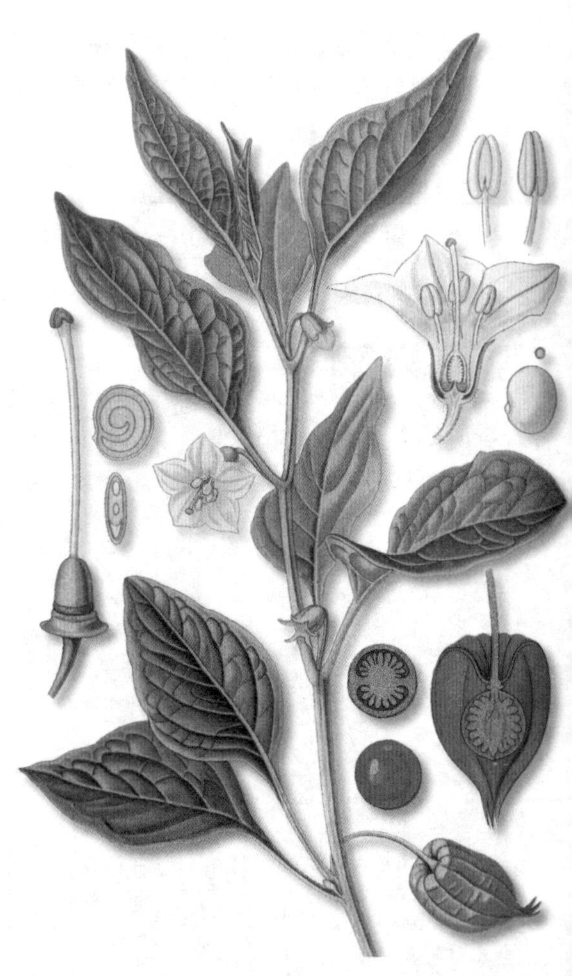

酸浆

【治疗方剂】（仅供参考）

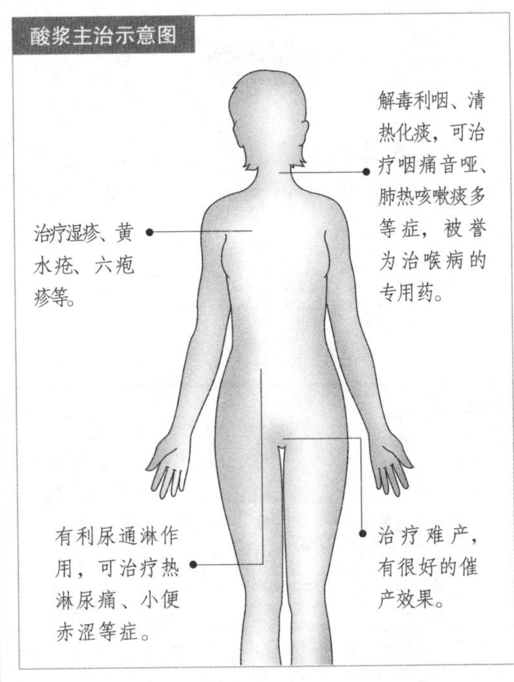

治热咳咽痛

将酸浆草研为末，开水送服。还可以醋调药末敷喉外。

治痔疮

取酸浆叶贴疮上。

治肠胃伏热

酸浆果实156克，苋实93克，马蔺子（炒）、大盐榆白皮（炒）各62克，柴胡、黄芩、栝楼根、蔄茹各31克。上药一起研末，加炼蜜做成梧桐子大小的丸，每次用木香汤送服30丸。

除热、催生

取酸浆捣汁服用。

专除小儿热

取酸浆实不拘多少，食之，有奇效。

治水肿、小便不利或尿路感染、小便尿血

酸浆全草与车前子各15克，水煎服。

酸浆——治难产的良药

妊娠足月临产时，胎儿不能顺利娩出者，称为“难产”，古称“产难”。关于难产的原因，《裸产要旨》中认识颇深：“难产之故有八，有困于横、子逆而难产者；有因胞水沥平而难产者；有因女子矮小，或年长遗爆，家骨不开而难产者……有因体肥脂厚，平素迫而难产者；有因子壮大而难产者；有因气盛不运而难产者。”可见，与现代医学论述的难产有产力异常、产道异常、胎位异常等原因是一致的。所谓产力是指促使胎儿从宫内娩出的一种动力，包括宫收缩力、腹压两方面力量，其中以子宫收缩力为主。如果产道及胎位均正常，仅子宫收缩失去其节律性或强度，频率有所改变，影响产程进展而导致难产者，称为产力异常。如果总产程超过24小时，则为“滞产”。酸浆是治疗难产的良药，一剂酸浆酒方（即将酸浆绞取半杯自然汁，用半杯酒送服）使得从古至今无数对母子获得平安，因而也备受古今医家赞誉。

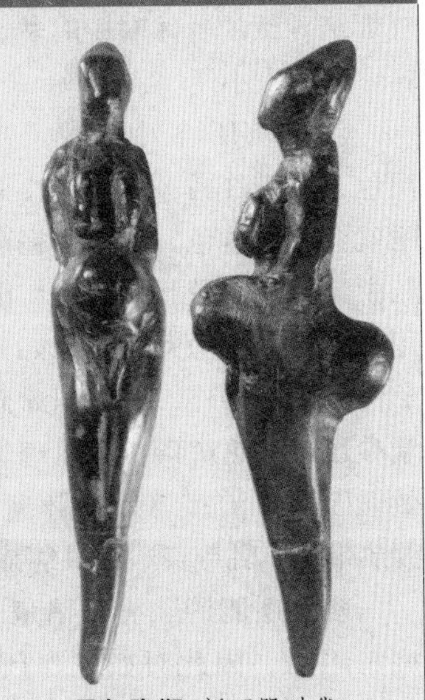

孕妇陶塑 新石器时代

紫参

《神农本草经》上说：紫参，味苦，辛，性寒。主治胃腹寒热邪气积聚；身体发冷发热；能通畅许多窍道，通利大小便。紫参也叫牡蒙，生长在山的土石上且有流水的地方。

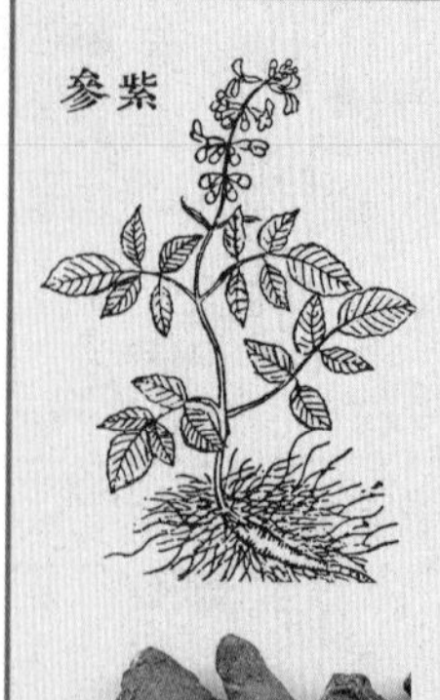

【原经文】紫参，味苦，辛寒。主心腹积聚；寒热邪气；通九窍，利大小便。一名牡蒙。生山谷。

【释名】紫参，又称牡蒙、童肠、众戎、五鸟花。为一年生草本，高20~70厘米。花期7~8月，果期9~10月。果实采收后，晒干贮藏。主要产于江苏、浙江、安徽等地。

紫参味苦辛，性寒。主治心腹间邪气郁结导致的身体时冷时热，还能畅通九窍、通利大小便。

《本草纲目》中记载，紫参根干呈紫黑色，肉带红白，外形像小紫草，太阳一晒就会变成紫色。紫参可畅通九窍，祛除肠中大热，消散肠中聚血，因而古方中曾用紫参配成乌喙丸，治疗妇人肠覃病（寒邪侵入腹腔肠外，气血积滞而成的包块）。紫参还有清热解毒、活血理气、止痛的功效，因而可治疗急慢性肝炎、脘胁胀痛、湿热带下、乳腺炎、疔肿等症。

紫参还能消除痈肿诸疮、心腹坚胀、瘀血阻滞，因此对妇人血闭不通有非常好的疗效。过去的很长一段时间，紫参只被用来治疗各种风湿痹症，但后世的实践证明，它对血证也有突出的疗效。如其能够治疗吐血、血痢、金属创伤、外伤出血等。除此，它还有补虚益气、止渴益精、除脚肿的作用。

【治疗方剂】（仅供参考）

治下痢

取紫参250克，用5升水煎取2升，再放入甘草62克，煎取500毫升，分三次服。

治吐血不止

紫参、人参、阿胶（炒）各等份。上药研为末，用乌梅汤送服3克。另一方：紫参、甘草、阿胶（炒）各等份并研末。用糯米汤送服3克。

治面上酒刺

紫参、丹参、人参、苦参、沙参各31克。上药研为末，加捣碎的胡桃仁，调和成梧桐子大小的丸，每次用茶送服30丸。

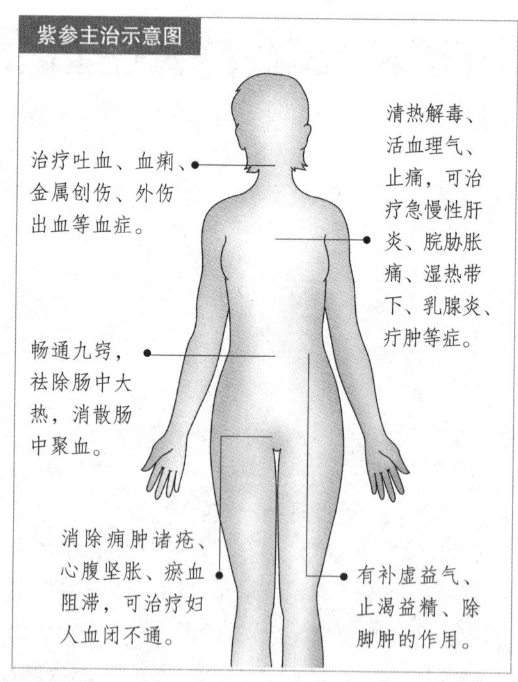

藁本

《神农本草经》上说：藁本，味辛，性温。主治妇人疝瘕，阴器中寒邪郁积而肿胀疼痛，腹内挛急；能消除伤风头痛；使肌肤、面容润泽美丽。藁本也叫鬼卿、地新，生长在山的土石上且有流水的地方。

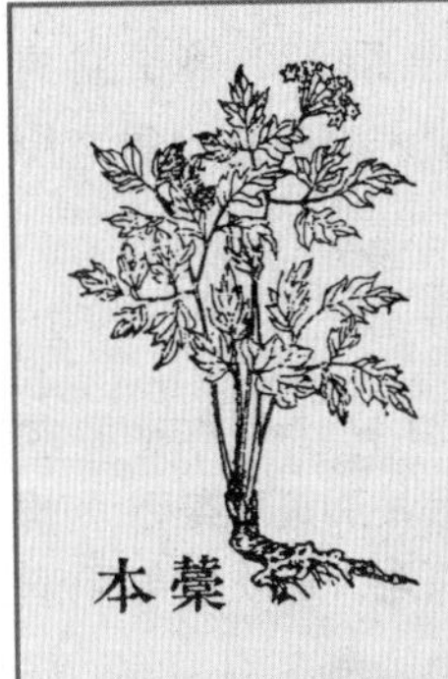

【原经文】藁本，味辛，温。主妇人疝瘕，阴中寒肿痛，腹中急；除风头痛；长肌肤，悦颜色。一名鬼卿，一名地新。生山谷。

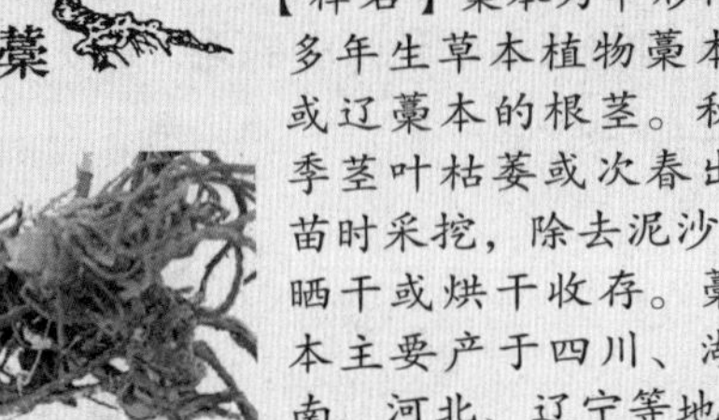

【释名】藁本为伞形科多年生草本植物藁本或辽藁本的根茎。秋季茎叶枯萎或次春出苗时采挖，除去泥沙，晒干或烘干收存。藁本主要产于四川、湖南、河北、辽宁等地。

藁本味辛，性温。可治女子小腹灼热疼痛，小便流出白色黏液，阴中寒冷肿痛，腹部痉挛，头中风邪而疼痛。藁本能促进肌肉生长，使人面色和润。

藁本归膀胱经，能散寒、温经、行瘀，既能清上焦的病邪，又能利下焦的湿热，因此有祛湿止痛的作用。可治疗肢体酸痛、风湿痹痛等因外感风邪而导致的痛证，尤其善于清除太阳经的风寒，对风寒头痛有奇效。《本经》中所说的“妇人疝瘕，阴中寒，肿痛，腹中急”都由太阳膀胱经感受寒湿所导致的，因藁本味辛，能祛除下焦的湿邪，所以可治疗上述病证。藁本还有调经血的作用，使气血上充于面，则能够悦颜、滋润肌肤，并起到祛皱润泽的作用；和白芷配合做成面膏还可以治疗粉刺、酒渣鼻等皮肤病。

现代医学研究表明，藁本对多种致病真菌都有很强的抑制作用，并对中枢神经系统有镇静、镇痛效果，因而可治疗神经性皮炎。藁本的常用量为3~10克，血虚头痛的人不宜服用。

【治疗方剂】（仅供参考）

治头屑

藁本、白芷各等份。上药一起研末，晚上擦抹头上，早晨梳理。

治小儿癣疥

用藁本煎汤沐浴，并以此洗衣。

治妇人下焦三十六疾及不孕绝产

承泽丸：梅核仁15克，辛夷10克，葛上亭长7枚，泽兰子7.5克，藁本3克。上药分别捣碎，加炼蜜做成大豆大小的丸，饭前用酒送服2丸，每天三次。若服后不愈，可逐渐加量。

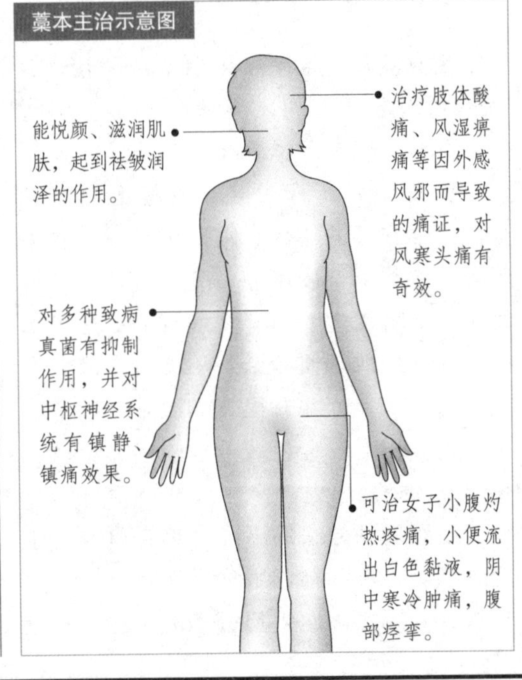

狗脊

《神农本草经》上说：狗脊，味苦，性平。主治腰背僵硬，能舒缓脊柱关节拘急的症状；消除寒湿引起的全身麻痹、膝部疼痛；对老人非常有益。狗脊也叫百枝，生长在两山之间的高坡土地上且有流水的地方。

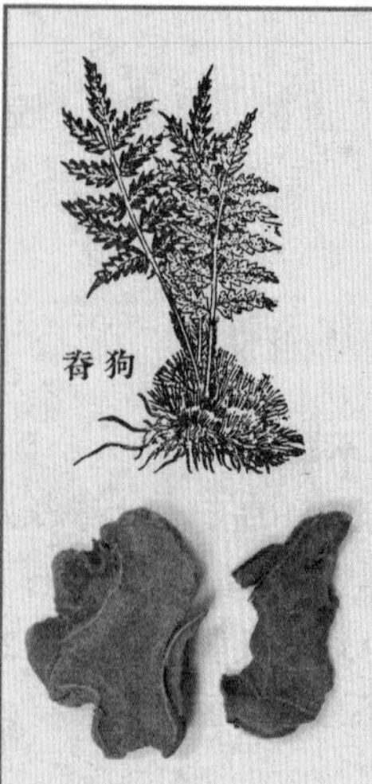

【原经文】狗脊，味苦，平。主腰背强，机关缓急；周痹寒湿膝痛，颇利老人。一名百枝。生川谷。

【释名】狗脊为蚌壳蕨科多年生草本植物金毛狗脊的根茎。其根茎平放，短而粗，上面布满金黄色的毛，状似狗的脊梁骨，故得此名，又叫"金毛狗脊"。

狗脊味苦，性平。主治腰背僵直，关节不利，全身性的风湿痹痛，膝关节疼痛。狗脊对老年人非常有益。

狗脊归肝、肾二经，有补肝肾、祛风湿、强腰膝的作用。因而可治疗肝肾不足导致的腰背僵硬疼痛、膝盖疼痛、俯仰困难、两脚无力、风湿久痹等症；还可治疗肾虚导致的小便频繁、小便过多及妇女白带过多等症；并有很好的温补、固摄作用。狗脊根上的金色绒毛还能治疗金属创伤引发的疮疡出血。

根据炮制方法的不同，狗脊可分为生狗脊和炙狗脊两种。生狗脊比较苦燥，炙狗脊的苦燥之性比生狗脊稍弱，适宜长期使用。不过，由于狗脊有温补、固摄的作用，所以肾虚有热、口苦舌干、小便短涩黄赤、小便不利的人忌服。而且，它的常用量为10~15克，不宜过多服用。

【治疗方剂】（仅供参考）

治男子各种风疾

取金毛狗脊，用盐泥严封煅红，取出去毛。与苏木、川乌头（生用）各等份研为末，加醋、糊做成梧桐子大小的丸，每次用温酒盐汤送服20丸。

治妇女白带异常

金毛狗脊、白蔹各31克，鹿茸（酒蒸焙）62克。上药一起研末，加艾煎醋汁，和糯米糊做成梧桐子大小的丸，每次空腹用温酒送服50丸。

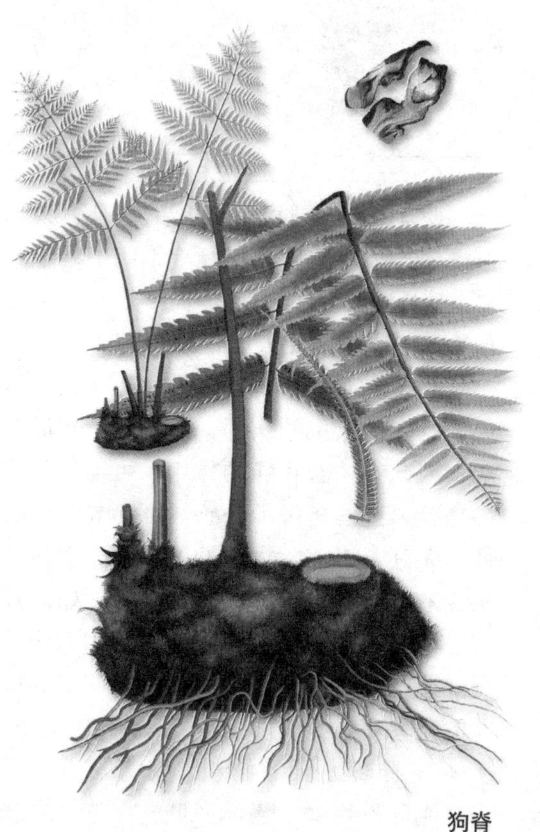

狗脊

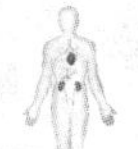

治固精强骨

金毛狗脊、远志肉、白茯神、当归（身）各等份。上药分别研为末，加炼蜜做成梧桐子大小的丸，每次用温酒送服 50 丸。

治病后脚肿

除节食以养胃气之外，再外用狗脊煎汤浸洗。

狗脊主治示意图

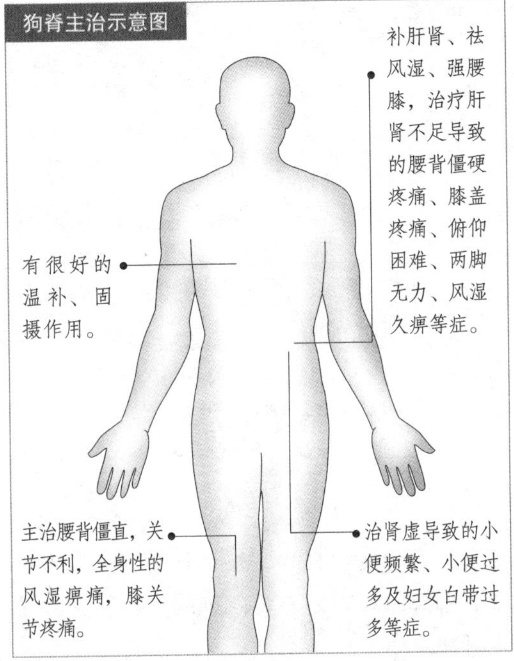

萆薢

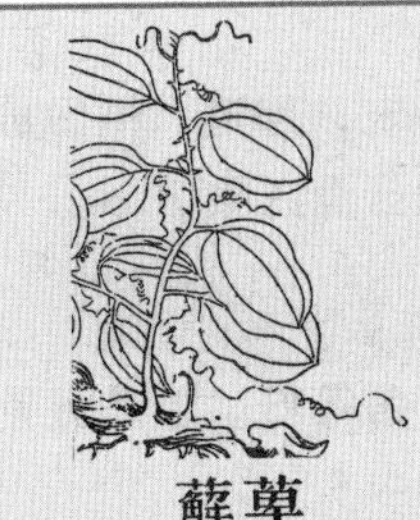

薢萆

【原经文】萆薢，味苦，平。主腰脊痛，强骨节，风寒湿周痹；恶疮不瘳，热气。生山谷。

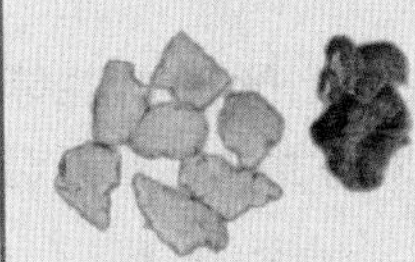

【释名】萆薢为薯蓣科多年生藤本植物粉背薯蓣、绵薯蓣的干燥根茎。其叶互生，雌雄异株。根状茎横生，呈圆柱状，表面黄褐色。

《神农本草经》上说：萆薢，味苦，性平。主治风寒湿邪导致的全身麻痹，腰背疼痛，关节僵硬；消除恶疮不愈且伴有发烧的症状。萆薢生长在山的土石上且有流水的地方。

萆薢味苦，性平。主治全身性的风寒湿痹，腰背疼痛，关节屈伸不利，也可用于久治不愈的恶性疮疡及发热症状。

古代医家说过："萆薢治湿最长，治风次之，治寒又次之"。可见，萆薢的主要功效在于祛湿，内能利湿而消解浊滞，外可祛风除湿、通络止痛。

可治疗膏淋、白浊（即小便混浊，白如泔浆或脂膏）、白带过多，尤其善于治疗风湿痹症引起的腰膝疼痛、屈伸不利等；不论偏寒、偏热都可使用，其中最适合以肢体沉重、肌肤麻木、腰膝酸痛为主要症状的湿重之痹。

萆薢可分为粉萆薢和绵萆薢两种，二者疗效大体相同。只是粉萆薢偏于利湿消浊，绵萆薢则多用于祛风除湿。现代药理研究证明，萆薢中含有的有效成分，具有抗真菌的作用；还能扩张末梢血管、降低血压、增强胃肠平滑肌的运动、升高血糖、降低血清胆固醇等。另外，萆薢还可用于湿热疮毒的治疗。值得注意的是，阴虚火旺及肾虚腰痛者忌用此药。

【治疗方剂】（仅供参考）

治腰脚痹软，行走不稳

萆薢 7.5 克，杜仲 2.5 克。上药捣筛，每天早晨用温酒送服 5 克。忌食牛肉。

治小便频数

取萆薢500克，研为末，加酒、糊做成梧桐子大小的丸，每次用盐酒送服70丸。

治肠风痔漏

萆薢、贯众（去土）各等份。上药分别研末，每次空腹用温酒送服9克。

治头痛发汗

萆薢、旋覆花、虎头骨（酥炙）各等份。将上药制成散药，病即将发作时，用温酒送服6克，暖卧取汗。

治五劳七伤

萆薢、钟乳粉各0.75克，干姜2.25克，巴戟天、菟丝子、苁蓉各1.5克。上药研末，用蜜调和成梧桐子大小的丸，每次用酒送服7丸，每天三次。忌肥腻。

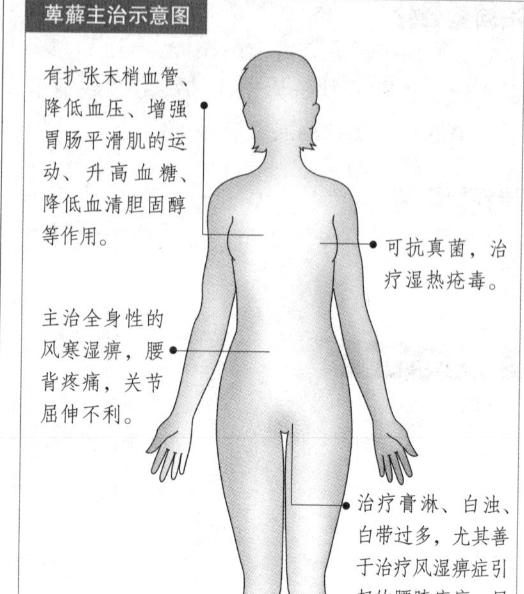

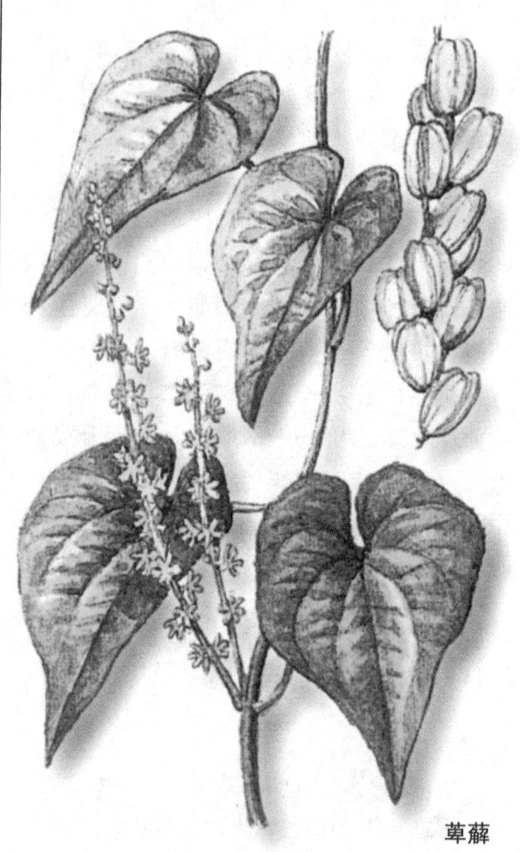
萆薢

白兔藿

《神农本草经》上说：白兔藿，味苦，性平。主治蛇虺、蜂、蝎、疯狗、菜、肉等各种中毒，还能解蛊毒；辟除鬼疰。白兔藿也叫白葛。

【原经文】白兔藿，味苦，平。主蛇虺、蜂、趸、猘狗、菜、肉、蛊毒；鬼疰。一名白葛。生山谷。

【释名】白兔藿，其植物科属难以确定。根据《本经》所载，它有清热解毒的作用，是一种专门解毒的特效药。

白兔藿味苦，性平。主治各种中毒，如毒蛇咬伤、蜂蜇伤、疯狗咬伤、菜肉等食物腐败之毒、各种毒虫之毒，以及其他不明原因的严重中毒症状。

从《本经》所载可以看出，白兔藿具

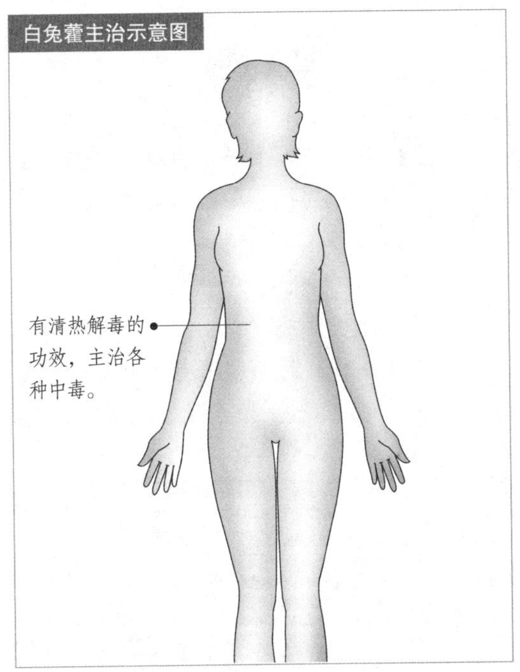

有清热解毒的功效，是一种专门解毒的特效药。可惜后世罕见记述，且目前无法确定其究竟为何物。尚待专家的深入研究，在此暂不详述。

营实

《神农本草经》上说：营实，味酸，性温。主治痈疽、恶疮使肉聚积而高于皮肤，筋脉高起而疮长久不能愈合；消除热邪导致的下阴破溃不愈；能通利关节。营实也叫蔷薇、蔷麻、牛棘，生长在两山之间的高坡土地上且有流水的地方。

营实味酸，性温。主治体表急性、局限性、化脓性炎症；能治疗各种疮疡，包括一些凶顽的大疮、溃烂之疮；缓解筋肉结聚，跌打损伤；能祛除热邪之气，治疗难以治愈的阴蚀疮；还有祛除风湿、通利关节的疗效。

营实可活血、除风湿、利关节。不过其最重要的功效还是解毒，它能够清除热邪盛毒，且其攻毒的效力比活血的功效还要强。营实还有利水的作用，能够治疗急性肾炎水肿。《本草纲目》中记载，营实可用于除风热、湿热，有生肌杀虫的作用，所以适用于各种痈疽疮癣；另外，对泻痢、遗尿、糖尿病也有很好的疗效，还可改善精神倦怠、嗜睡的状况。

【治疗方剂】（仅供参考）

治消渴尿多

取蔷薇根 1 把，水煎，每天服用。

治小儿尿床

用蔷薇根 15 克，酒煎夜饮。

治口咽痛痒，发声不出

蔷薇根皮、射干各 31 克，甘草（炙）15.6 克。上药每次取 6 克，用水煎服。

治口舌糜烂

将蔷薇根打去土，煮成浓汁，温含口中，冷即吐去。

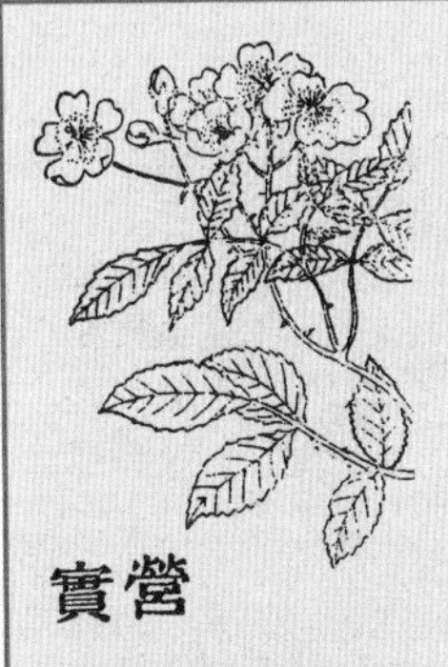

【原经文】营实，味酸，温。主痈疽、恶疮结肉；跌筋败疮；热气阴蚀不瘳；利关节。一名蔷薇，一名蔷麻，一名牛棘。生川谷。

【释名】营实即蔷薇子，又名蔷薇、刺花。干燥果实呈卵圆形，有柄，外皮为红褐色，果皮肉质肥厚，果肉与种子间有白毛，肉味酸甜。以个大均匀、肉厚无杂质者为佳。

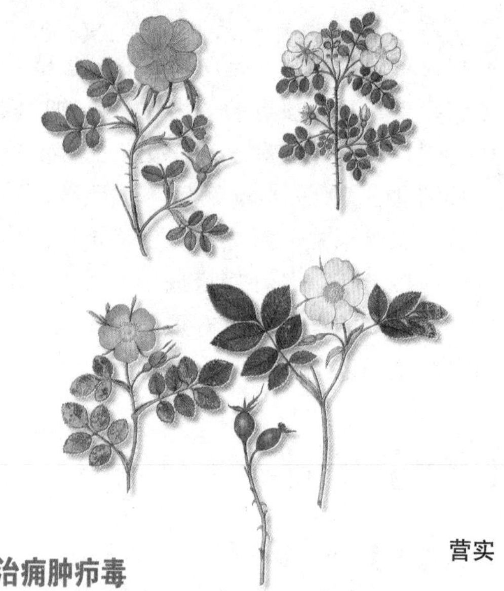
营实

治痈肿疖毒

用蔷薇皮交替炙热熨患处。

治刀伤肿痛

将蔷薇根烧灰，每次用开水送服 1 匙，每天三次。

治眼热昏暗

营实、枸杞子、地肤子各 62 克。上药一起研末，每次用温酒送服 93 克。

营实主治示意图

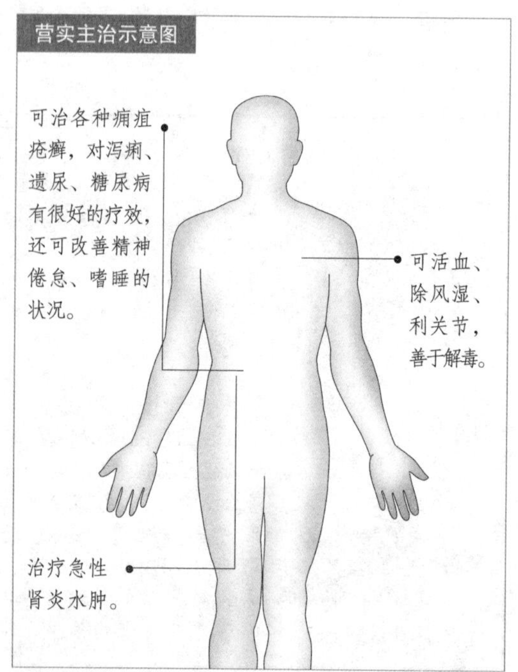

白薇

《神农本草经》上说：白薇，味苦，性平。主治在野外伤风，导致身体发热，四肢懑胀，昏睡不知人事；精神失常使人神志不清；风邪侵体使人发冷发烧，全身酸楚疼痛；温疟导致身体先发热后发冷，冷时像凉水洒在身上一样，而且发作有规律。白薇生长在两山之间的高坡土地上且有流水的地方。

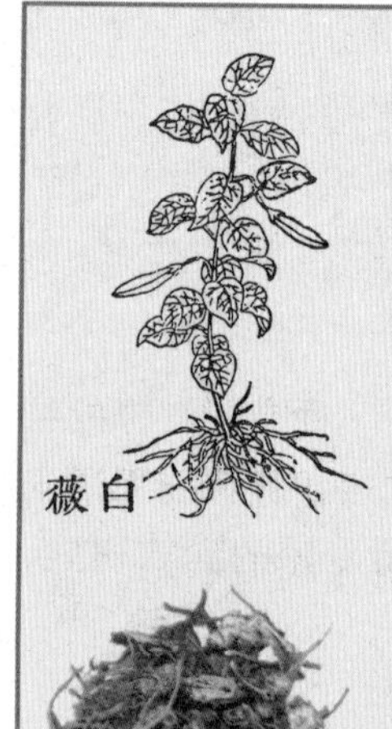

【原经文】白薇，味苦，平。主暴中风，身热肢满，忽忽不知人；狂惑；邪气寒热酸疼；温疟洗洗，发作有时。生川谷。

【释名】白薇为多年生草本植物直立白薇和蔓生白薇的根。其根茎短，簇生多数细长的条状根，以色棕黄、匀称、粗壮、断面白色、实心的为佳。主要产于安徽、山东、辽宁等地，早春、晚秋可采。

白薇味苦，性平。主治突然中风、身体发热、肢体沉重酸痛、神志恍惚、狂躁不安及恶寒发热、温疟规律性发作等病症。

早在古时，白薇就被作为妇科良药，治疗各种妇科疾病，并认为有起死回生的疗效。相传古时有一女子，平时身体很好，几乎很少生病，有一天突然晕倒在地，人事不省，好像死人一样。经医生诊断，是气塞不行造成的突然晕厥，应当用白薇医治，使气血顺畅，才能够苏醒。果

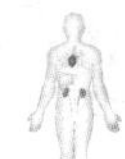

然，服用白薇汤后不久，那名女子就苏醒了，疾病也很快痊愈了。众人无不称奇。

后人从临床实践出发，认为白薇味苦咸，性寒。苦能降气清火，咸可入血，寒能清热，尤其可以清虚热，所以它有清热、凉血、利尿通淋的作用。白薇性苦寒但凉而不燥，滋而不滞，所以是名副其实的妇科良药，可治疗阴虚发汗、盗汗、潮热、产后虚弱、病后余热等症。因苦能降泻，所以可以利尿，白薇还被用于血淋、热淋等症。另外，白薇还有解毒疗疮的作用，可治疗咽喉肿痛、毒蛇咬伤等症，内服外用皆可。

《本经》中说白薇可治疗“暴中风身热，肢满，忽忽不知人，狂惑邪气”，其中“暴中风”指突然昏倒、不省人事或半身不遂、口眼歪斜、言语不利等。“狂惑”则类似于今天的神经分裂症，表现为神志错乱、打人骂人、不吃不睡、乱摔东西等。此症大多由血塞、邪火串胃肝导

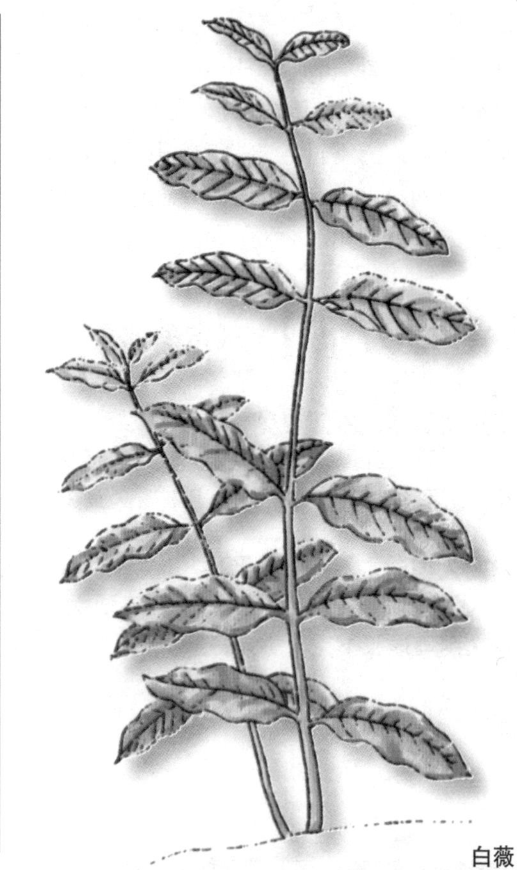

白薇

中医论感冒

古人认为，感冒是感受触冒风邪或时行病毒，导致肺卫功能失调，出现头痛、鼻塞、喷嚏、流涕、恶寒、发热、全身不适等症状的一种外感疾病。早在《内经》中就已经认识到感冒主要是外感风邪所致。中医学将感冒分为风寒感冒、风热感冒、暑湿感冒及体虚感冒四种。此处重点说一下体虚感冒，即因年老、体质虚或病后、产后体弱气虚阴亏，容易反复感冒；或感冒后长久不愈，其症状、疗法都与常人感冒不太相同。体虚感冒中很大一部分为阴虚感冒，即因阴虚津亏而感受外邪，且津液不能作汗外出，表现为恶寒发热、少汗、手足心热、头昏心烦、口干、干咳少痰、舌红少苔等。治法当以滋阴解表为主，白薇因其清热和阴的功效而成为治疗阴虚感冒的良药。另外还可辅以玉竹，滋阴助汗；葱白、薄荷、桔梗，疏表散风；甘草、大枣，甘润和中。

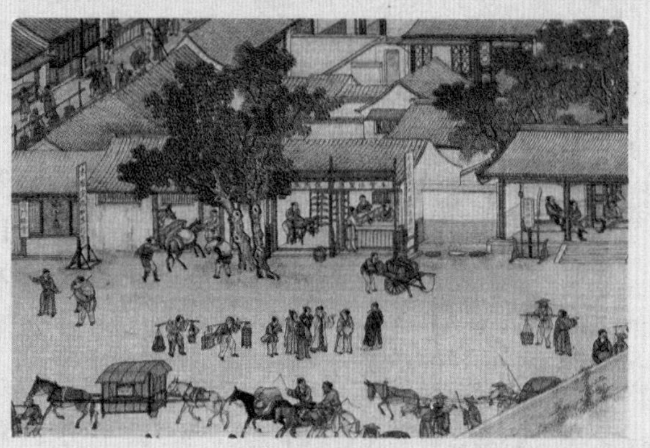

清明上河图（局部——药店） 宋代

致，因白薇有清热、利血的作用，所以可以治愈。另外，白薇根中含有白薇素、挥发油、强心甙等有效成分，能直接加强心肌收缩能力。不过，白薇的常用量为 3~10 克，切勿过多服用；且脾胃虚寒，少食便秘的人不宜服用。

【治疗方剂】（仅供参考）

治肺实鼻塞，不知香臭

白薇、贝母、款冬花各 31 克，百部 62 克。上药分别研为末，每次用米汤送服 3 克。

治妇人遗尿，不拘胎前产后

白薇、芍药各 31 克。将上药研为末，每次用酒送服 1 克，每天三服。

治金疮血出

将白薇研为末，贴之。

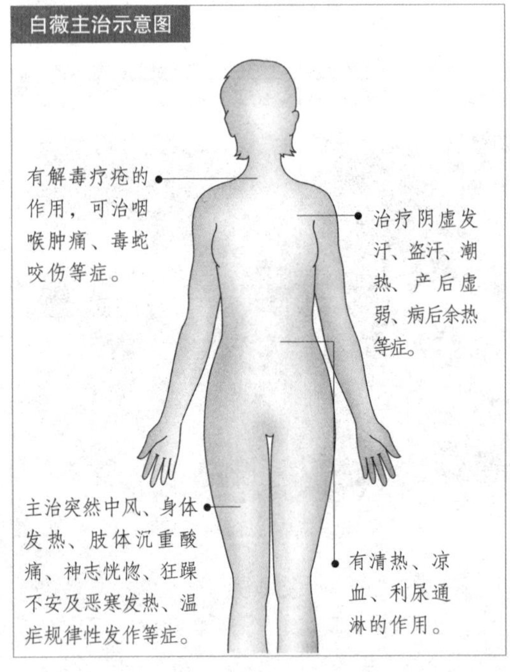

薇衔

《神农本草经》上说：薇衔，味苦，性平，主治风湿痹症引起的全身关节疼痛；痫症使人吐舌；惊悸不安；贼风使人生鼠瘘、痈肿。薇衔也叫麋衔，生长在河流或水道且水草丛生的地方。

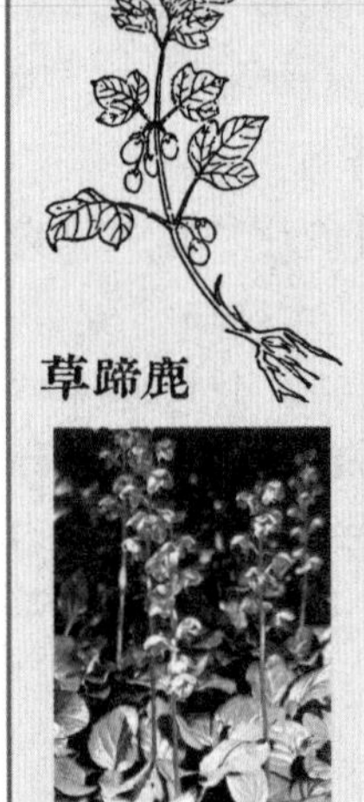

【原经文】薇衔，味苦，平。主风湿痹历节痛；惊痫吐舌；悸气；贼风鼠瘘、痈肿。一名麋衔。生川泽。

【释名】薇衔，也叫鹿蹄草。为常绿草本。全体光滑无毛，根状茎细长呈匍匐状。总状花序，生于花茎顶端，花瓣白色，稍带粉红色。花期 5~6 月，果期 9~10 月。全草可入药。

《本经》说，薇衔味苦，性平，专治风湿性疾病，能解除关节肿痛变形，僵硬难以屈伸及全身酸痛等症状。还能治疗惊风和痫症，消除因之而吐舌的症状；并祛除四季中侵入人体的不同致病物质，对鼠瘘和痈肿也有很好的效果。

薇衔善于祛风除湿，活血调经，所以对风湿性关节炎及其他风症有很好的疗效，并能治疗女子非经期阴道出血、白带异常及外伤出血等症。薇衔还有补虚、益肾、泄热的作用，可治疗虚弱咳嗽、劳伤吐血及痈疮肿毒等。不过，古书中也有记载，认为薇衔有使女子绝产无子的危险，所以女性患者应当慎用。

《本草纲目》中说，薇衔是治疗风病自汗的良物，然而后世却很少使用，实在是非常可惜的事。《素问》中曾记载了一种被称为酒风的病，症状为身体发热、神情懈怠、出汗如同洗澡一样、恶风怕寒，此症是由于元气虚弱而引起的，可用薇衔配合泽泻、白术使用，能够起到非常好的疗效。现代临床中则常用它来祛风湿、强筋骨，治疗风湿痹痛、腰膝无力等症；也用它止血，治疗咳嗽咯血、女子非经期阴道出血、外伤出血等血症。

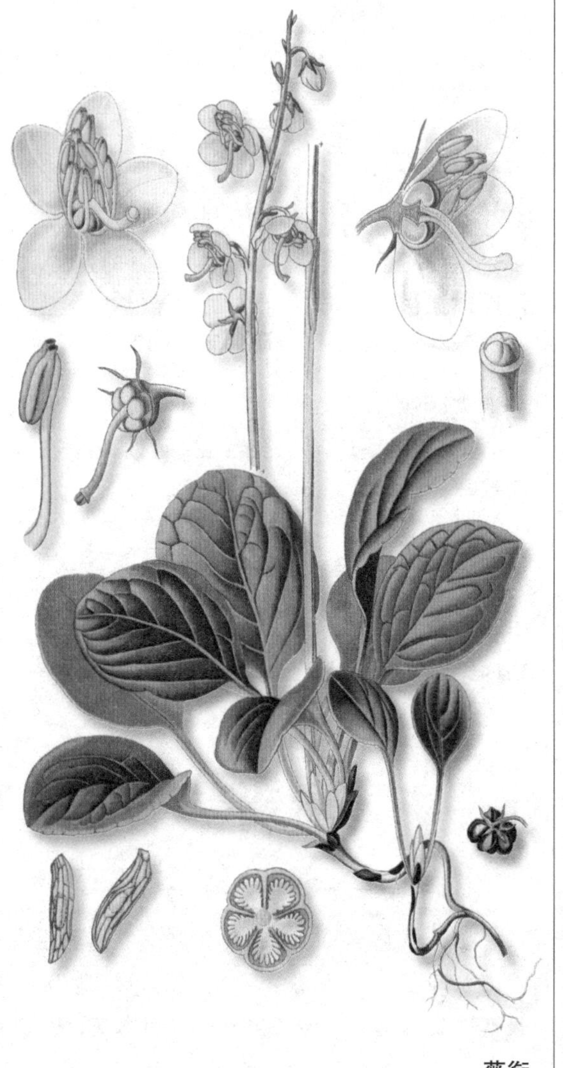
薇衔

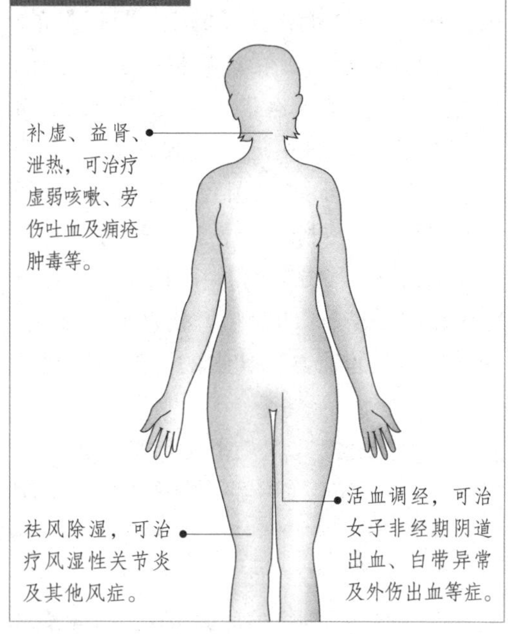

翘根

《神农本草经》上说：翘根，味甘，性寒。主要功效有祛除发热；补添阴精；使人面容润泽美丽，眼睛视物明亮。长期服用可使身体轻便，延缓衰老。翘根生长在平原大野而水草丛生的地方。

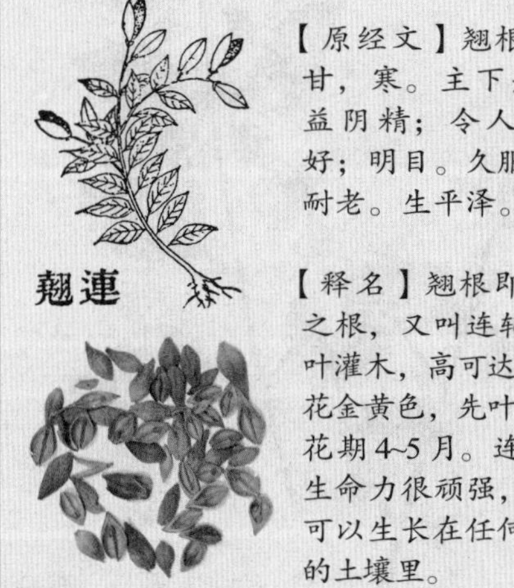

【原经文】翘根，味甘，寒。主下热气，益阴精；令人面悦好；明目。久服轻身耐老。生平泽。

【释名】翘根即连翘之根，又叫连轺。落叶灌木，高可达3米。花金黄色，先叶开放。花期4~5月。连翘的生命力很顽强，几乎可以生长在任何质量的土壤里。

翘根味甘，性寒、平。可消退热邪、补益阴精，使人面色润泽健康、眼睛明亮。

一般认为，翘根具有同连翘相似的清热作用，正如《医学衷中参西录》中所说："其性与连翘相近，其发表之力不及连翘，而其利水之力则胜于连翘。"翘根坚劲下趋，可专除湿热，对湿热发黄有非常好的疗效。《伤寒论》中记载有"麻黄连翘赤小豆汤"，即专治"伤寒瘀热在里，身发黄色"的处方，其中的"连翘"实际上就是翘根。

然而，翘根究竟是不是连翘之根，各家本草并无定论。《本经》中说它可"益阴精，令人面悦好，明目"，然而这似乎并不是性寒之品的功效；而"久服轻身，耐老"也不是苦寒之药所具有的作用。在陶弘景时代，就已经因为"方药不复用，俗无识者"，而将翘根分在有名无实的药中。后来又由于难以正确分品，翘根还被划入下品之中。历代本草书籍也都语焉不详，关于翘根究竟为何物，至今没有统一定论，尚须进一步考证。

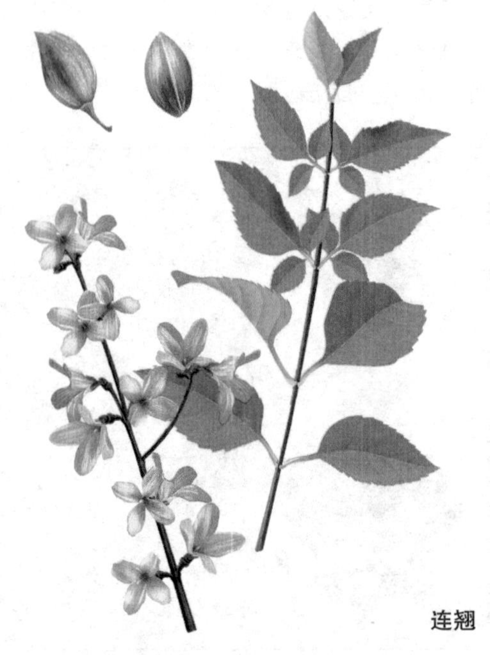
连翘

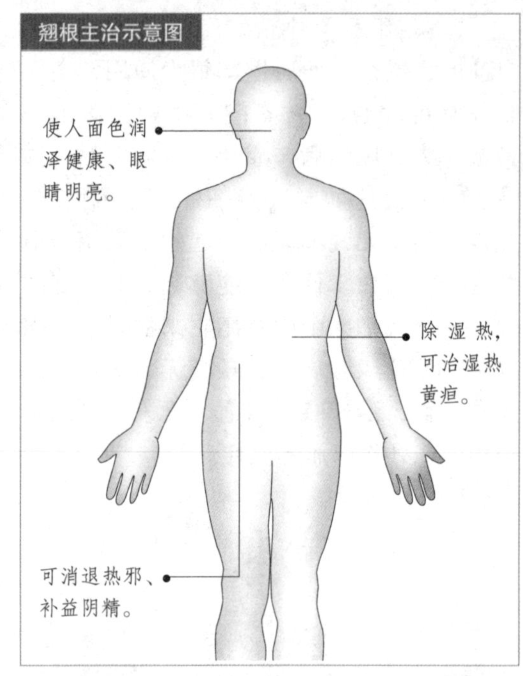

【治疗方剂】（仅供参考）

治瘰疬结核

连翘、芝麻各等份研为末，随时吞服。

治痔疮肿痛

将连翘煎汤熏洗，然后用绿矾加麝香少许敷贴。

治小儿头疮

胡粉、连翘各3克，水银1.5克。上药中先取连翘用水煎煮，再放入胡粉、水银调和均匀，外敷患处。

水萍

《神农本草经》上说：水萍，味辛，性寒。主治被热邪导致的浑身发痒；能通利水道；祛除酒毒；促进须发生长；治疗消渴。长期服用可使身体轻巧。水萍也叫水花，生长在水塘、水汇聚处。

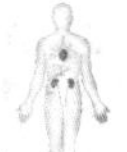

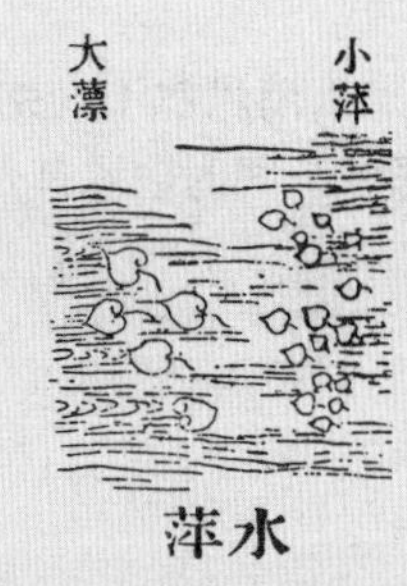

萍水

【原经文】水萍，味辛，寒。主暴热身痒；下水气；胜酒；长须发；止消渴。久服轻身。一名水花。生池泽。

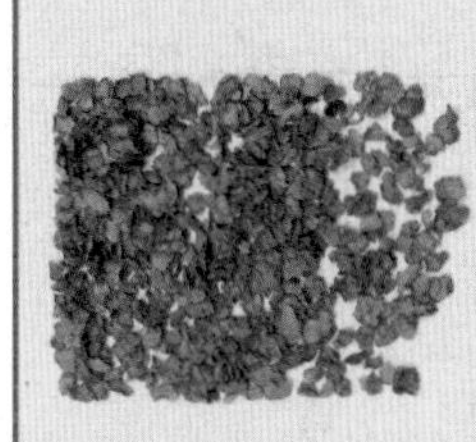

【释名】水萍即浮萍，又名田萍，为浮萍科多年生漂浮植物紫背浮萍或青萍的干燥全草。它以繁殖力强而著称，一晚上就能生出许多叶片。它也是一味价格便宜而疗效不凡的中药。

水萍味辛，性寒。主治突然发烧、浑身发痒，可驱逐水气、解酒、止消渴、生长须发。长期服用能使人身体轻巧。

水萍，其性轻浮，入肺经，达皮肤，所以能发邪汗。民间流传宋朝东京开河时，掘出一块石碑，碑上有用梵书大篆体镌刻的一首诗，但没有人能认识那些梵文。当时有名的文人林灵素得知后，对其逐字辨别翻译，得出一剂治疗中风的药方，名为去风丹。诗中写道："天生灵草无根干，不在山间不在岸。始因飞絮逐东风，泛梗青青飘水面。神仙一味去沉疴，采时须在七月半。选甚瘫风与大风，些小微风都不算。豆淋酒化服三丸，铁镤头上也出汗。"制药方法为：把紫色水萍晒干，捣成细粉末，和蜜糖一起炼成弹子大小的丹丸。每次服1粒，用豆淋酒化下。可治疗左瘫右痪、三十六种风、偏正头风、口眼歪斜、一切无名风及脚气、跌打折伤、胎孕有伤。服用百粒以上，可完全康复。此药方后人改名为紫萍一粒丹。

水萍善于走表发散和通调水道，且疗效神奇。因它能发汗解表，所以可用于外感风热表证及发热无汗；因它可透疹止痒，所以可治疗麻疹透发不畅、风疹皮肤瘙痒；又因它可利水消肿，所以对水肿小便不利，尤其是兼有风热表证者有很好的疗效。

近年来，水萍还被用于治疗慢性鼻窦炎、骨髓炎，已取得了不错的效果。《本经》中说水萍可治疗"身热暴痒"，即取其发汗解表、祛风热、止痒的功效；"长须发，消渴"，则是取其清热的功效，不过现代临床中很少应用。现代药理研究表明，水萍的煎剂和浸剂确实有利尿和解热作用。不过，水萍属于发汗解表之药，所以体弱多汗的人应慎用。

【治疗方剂】（仅供参考）

治消渴饮水

取水萍捣汁服。又一方：干水萍、栝楼根各等份研为末，加入乳汁和成梧桐子大小的丸，每次空腹服20丸。病三年者，服药数日可愈。

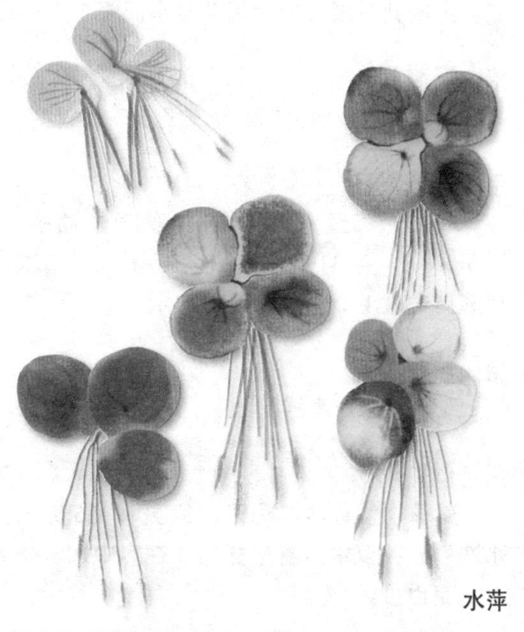

水萍

水萍主治示意图

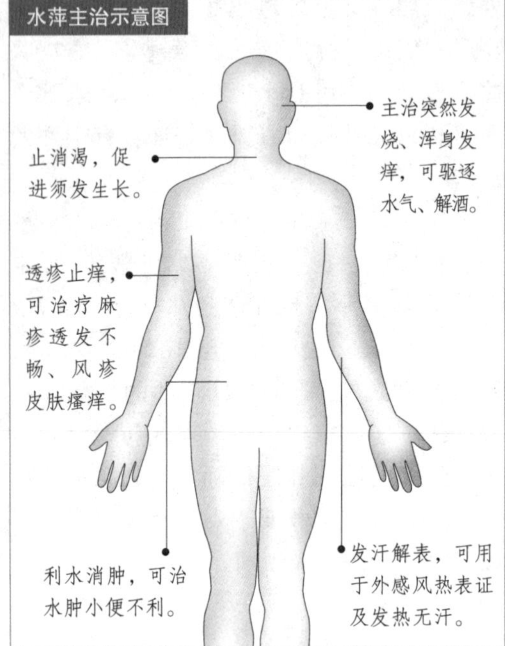

治水气浮肿，小便不利

将水萍晒干，研末。每次用开水送服1匙，每天服两次。

治吐血不止

紫背水萍（焙）15.6克、黄芪（炙）7.8克。上药共研末，每次用姜蜜水调服3克。

治大肠脱肛

将紫背水萍研为末，干敷患处。

治风热瘾疹

水萍（蒸过，焙干）、牛蒡子（酒煮，晒干，炒）各31克。上药一起研末，每次用薄荷送服1~2钱，每天服两次。

治风热丹毒

取水萍捣汁涂搽。

治汗斑癜风

夏季收紫背水萍晒干，每次取125克煎水洗浴，并以水萍直接搽抹。在水中加汉防己6克也可。

治大风疠疾

将水萍晒干，研末，加入消风散156克。每次取15克，水煎后，频饮。同时以水萍煎汤洗浴。

治毒肿初起

取水萍捣烂敷患处。

治烧烟去蚊

夏季取水萍阴干烧成灰，可将蚊虫熏去。

治消渴

水萍捣汁服之。

王瓜

《神农本草经》上说：王瓜，味苦，性寒，主治消渴；瘀血闭阻导致经闭；发冷发烧，肢体酸痛；可增益气力；治愈耳聋。王瓜也叫土瓜，生长在平原水草汇集的地方。

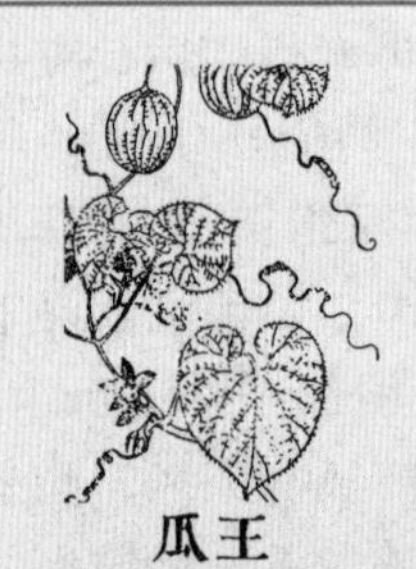

瓜王

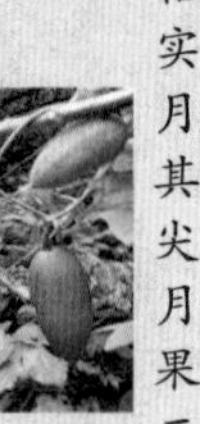

【原经文】王瓜，味苦，寒。主消渴；内痹瘀血月闭；寒热酸疼，益气；愈聋。一名土瓜。生平泽。

【释名】王瓜为葫芦科栝楼属植物王瓜的果实，又叫山苦瓜。三月生苗，其蔓多须。其叶圆如马蹄而有尖，面青背淡。六七月开成簇的小黄花。果实成熟时有红、黄二色，皮较粗涩。

王瓜味苦，性寒。主治消渴、肾与膀胱气化失常、痹阻于内导致小便不利、瘀血内阻引起闭经、恶寒发热、肢体酸痛等

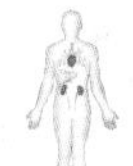

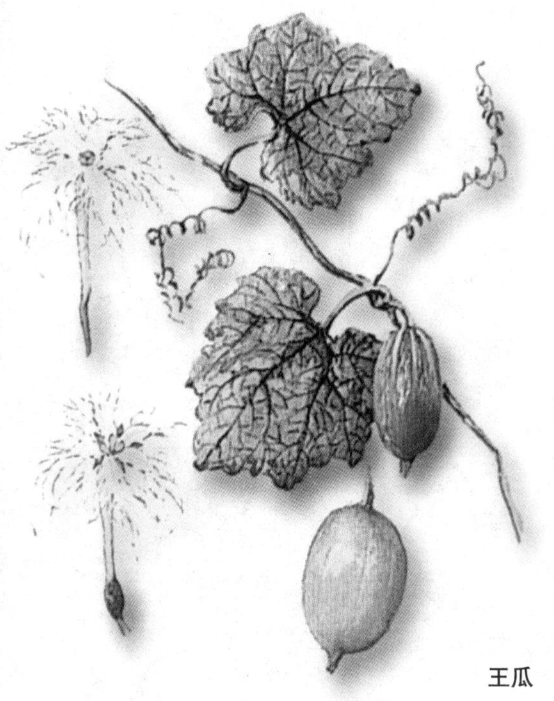

王瓜

症，还能益气，治愈耳聋。

王瓜是一味苦寒药物，具有清热生津、活血通经的作用。《日用本草》概括其疗效为："止热燥大渴，消肿毒，除黄疸，行乳汁，通经水。"临床中，王瓜常用于治疗消渴，尤其对热盛伤津导致的消渴治疗效果显著；它还可治疗内痹血瘀所导致的闭经。《本经》中说王瓜可治愈耳聋，指的是瘀血内阻引起的耳聋，因王瓜可消散瘀血，使精气上达，所以耳聋也随之而愈了。如果是因年老精气衰竭造成的耳聋，王瓜就无能为力了。

王瓜根也可入药，而且应用更为广泛。它和王瓜一样，味苦，性寒，但是有小毒，具有清热解毒、散瘀止痛、利尿消肿的作用。因而常用于毒蛇咬伤、急性扁桃体炎、慢性咽喉炎、跌打损伤、痈疖肿毒、小便不利及胃肠道疼痛、手术后疼痛、外伤痛等。不过，因王瓜根是苦寒之药，所以脾胃虚寒者及孕妇不宜服用。

【治疗方剂】（仅供参考）

治消渴饮水

将王瓜去皮。每次饭后嚼60~90克，六七次即可痊愈。

治反胃吐食

将王瓜放在灯上烧存性3克，加入好枣肉、平胃散末6克，用酒送服，服后即可下。

治痰热头风

悬栝楼1个，王瓜7个（焙），牛蒡子（焙）125克。上药研为末，每次饭后用茶或酒送服9克。忌动风发热之物。

治筋骨痛挛

取王瓜子炒开口，研为末。用酒送服3克，每天两服。

治瘀血作痛

将王瓜烧存性，研为末，空腹用无灰酒送服6克。

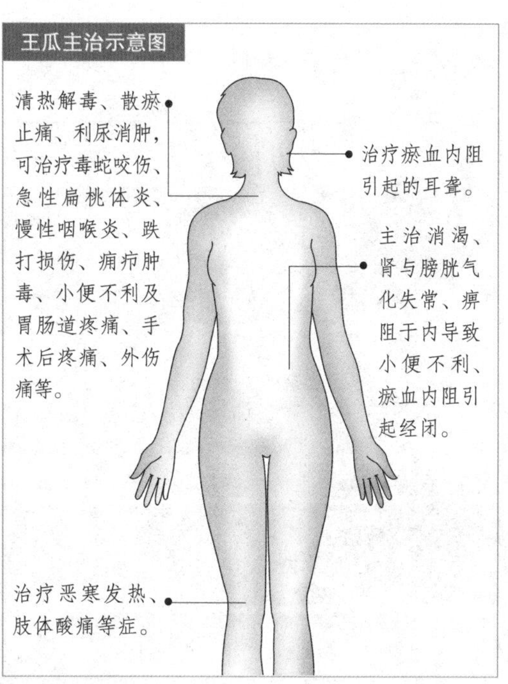

治大肠下血

王瓜（烧存性）31克，地黄62克，黄连15.6克。上药研为末，加蜜做成梧桐子大小的丸，用米汤送服30丸。

治小儿发黄

将王瓜根生捣汁300毫升服下，不过三次，头发乌黑。

治小便不通

取王瓜根捣汁，加入少量水解之，用筒吹入下部。

治大便不通

上方吹入肛门内。二便不通，前后吹之，取通。

地榆

《神农本草经》上说：地榆，味苦，性微寒。主治妇人生孩子时抽搐疼痛；消除七种虚损性疾病；治愈带下病；还能止痛；祛除疮疡坏肉、死肉；止汗；治疗金属创伤。地榆生长在山的土石上且有流水的地方。

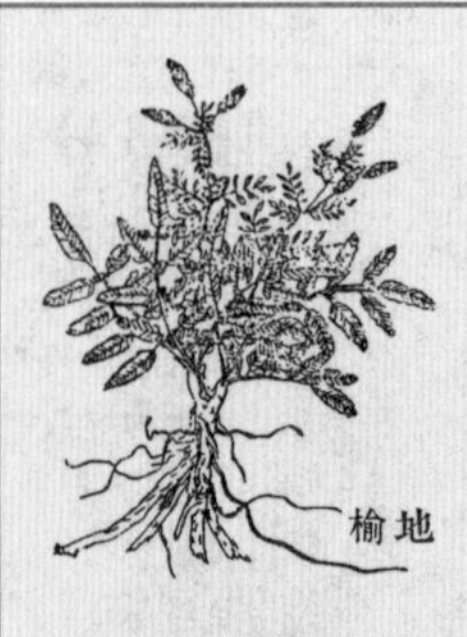

榆地

【原经文】地榆，味苦，微寒。主妇人乳痓痛；七伤；带下病；止痛；除恶肉；止汗；疗金疮。生山谷。

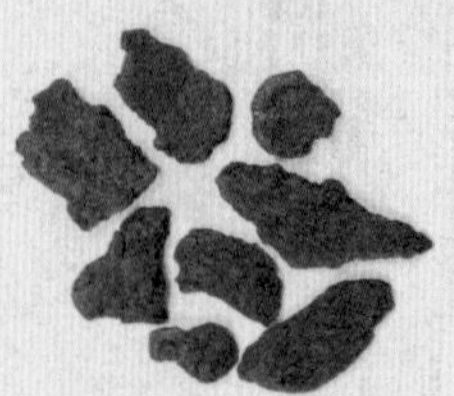

【释名】地榆为蔷薇科多年生草本植物地榆的根。原有的根在三月里长苗，独茎直上。三月份叶子对分长出，似榆叶但稍狭窄、细长一些。七月开花如椹子，紫黑色。根外黑里红。

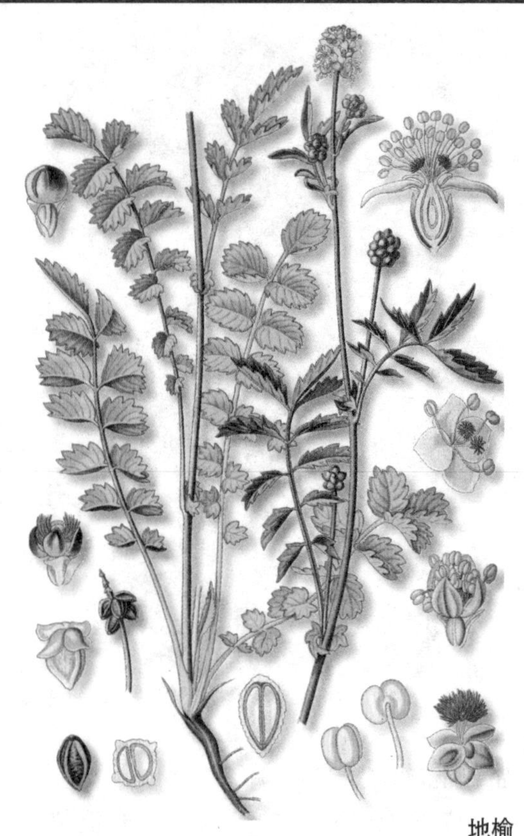

地榆

地榆味苦，性微寒。主治女子乳房痉挛疼痛，因七伤而导致的带下、白带异常等症，能止痛、止汗，祛除腐烂之肉，治疗金属器械造成的外伤。

按照现代中医的看法，地榆味苦、酸，性微寒。味苦能降气祛火，酸涩能收敛，微寒则可清热，所以地榆被认为是清热凉血、收涩止血的良药。临床中多用于治疗便血、痔血、尿血、血痢等症。因地榆性寒，又有清热止痛的作用，所以《本经》中认为它可治疗产后乳痛，即妇人乳痓痛症。现代也用地榆治疗由于邪热内阻而引起的关节痛，已经取得了很好的疗效。又因地榆酸涩有收敛作用，所以还可以治疗带下病，即由于湿热下注而致的阴道中分泌物过多，出现白带异常、颜色黄浊、气味腥臭等症状。地榆还可以消毒消肿、生肌敛疮，常被用于水火烫伤、皮肤溃烂、疮疡等症的治疗。

除了入药外，地榆还可用来酿酒。古时山中居住的人，在缺乏茶叶时，便采它的叶泡水喝，极为香美可口。另外，地榆叶还可以做成食物充饥。

现代药理研究显示，地榆含有鞣质、三萜皂甙等有效成分，能缩短凝血时间，收缩血管，所以有很好的止血作用。同时，地榆对金黄色葡萄球菌、脑膜炎菌、伤寒菌还有很强的抑制作用；对轻度烧伤也有较好的疗效。此外，地榆还能降压、促进蛋白质消化。

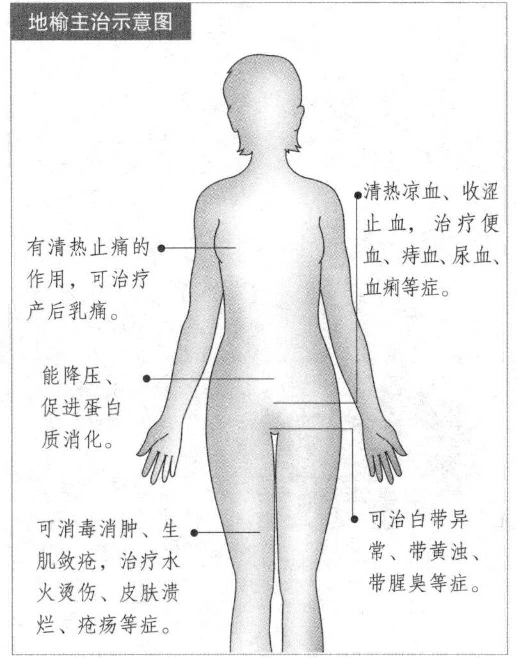

【治疗方剂】（仅供参考）

治男女吐血及妇女漏下，赤白带不止，人极黄瘦

用地榆93克，加米醋1升，煮沸十多次，去渣汁，饭前热服100毫升。

治血痢不止

将地榆晒干，研细。每次取6克，掺在羊血上炙熟服下。又一方：单用地榆煎汤，每次服300毫升。

治下赤白痢

用地榆500克，加水3升煮成1.5升，去渣，熬成膏。每次空腹服300毫升，每天两次。

治大便下血，长期不愈

地榆、鼠尾草各62克。上药加水2升煮成1升，一次服完。

治小儿疳痢

用地榆煮汁。熬如饴糖。服之效果显著。

治毒蛇蜇人

取新地榆根捣汁饮下，并配合用汁搽伤口。

治虎犬咬伤

取地榆煮汁饮下，再以地榆末敷伤口。单用白开水冲服地榆末也可。

治小儿湿疮

将地榆煎成浓汁，一天洗疮两次。

治小儿面疮，红肿焮痛

地榆250克，加10升水煎成5升，温洗患处。

海藻

《神农本草经》上说：海藻，味苦，性寒。主治身体各部位瘿瘤及颈下有果实核样肿块；能消散聚结的邪气；消除痈肿，破除癥瘕；散解腹中上下来回鸣响的顽固气体；还能消散多种水肿。海藻也叫落首，生长在大海中。

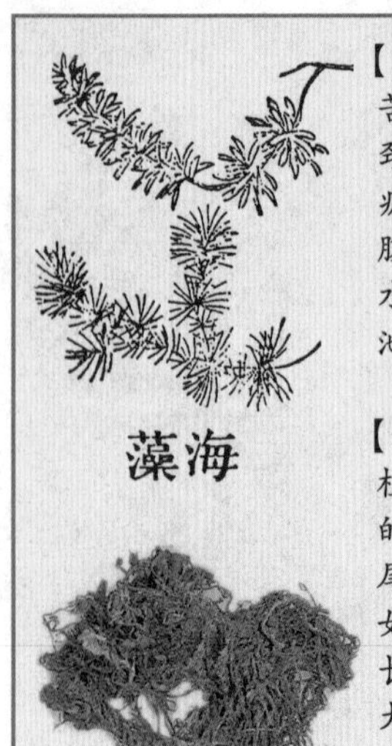

【原经文】海藻，味苦，寒。主瘿瘤气、颈下核；破散结气；痈肿；癥瘕；坚气腹中上下鸣；下十二水肿。一名落首。生池泽。

【释名】海藻为马尾藻植物海蒿子和羊栖菜的全草。有两种：马尾藻，长在浅水中，如短马尾；大叶藻，长在深海中，叶子较大。海藻主要产于浙江、福建、广东、山东及辽宁等地。

海藻味苦，性寒。主治瘿瘤结气、颈淋巴结肿大，能破郁结，消邪气，对痈肿、腹中肿块、痞结坚硬、腹中肠鸣、十二经水肿等症有很好的治疗效果。

关于海藻的性味，后世中认为，海藻味苦、咸，性寒，归肝、胃、肺经。其因苦能泻结，咸可软坚，寒能清热，所以可用于破结散气，并有很好的清热、消痰、利尿作用。《本经》中提到的“瘿瘤气”，即民间所说的大脖子病，是由于湿热邪气阻塞而停滞于脉络造成的；因海藻可软坚，并善于泻积聚的邪火，所以能够治疗此病。“十二水肿”则是由于经脉虚弱、水气流溢导致小便不通引起的；因海藻有泻肾利尿的作用，所以对其有很好的治疗效果。

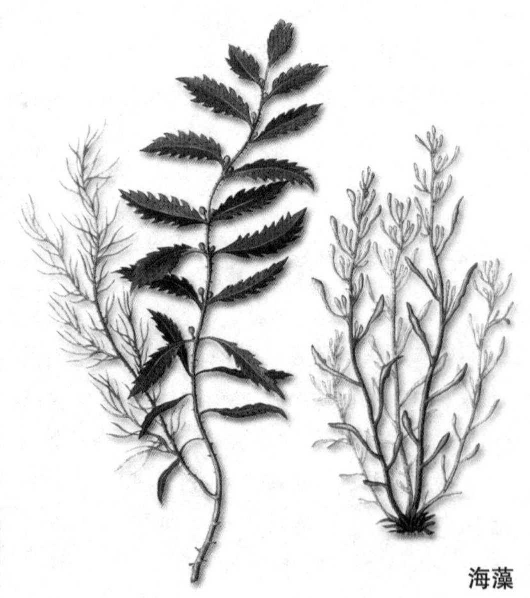
海藻

现代医学研究证实，海藻还有藻胶酸、粗蛋白、甘露醇、灰分、钾、碘等多种有效成分，其提取物有明显的抗血液凝固作用，还可以纠正由于缺碘造成的甲状腺机能不足，并有降血脂和杀菌的作用。值得注意的是，海藻不能与甘草同时使用。

【治疗方剂】（仅供参考）

治蛇盘瘰疬，于颈项交接者

海藻（以荞面炒过）、白僵蚕（炒）各等份。上药分别研为末，以白梅泡汤调和成

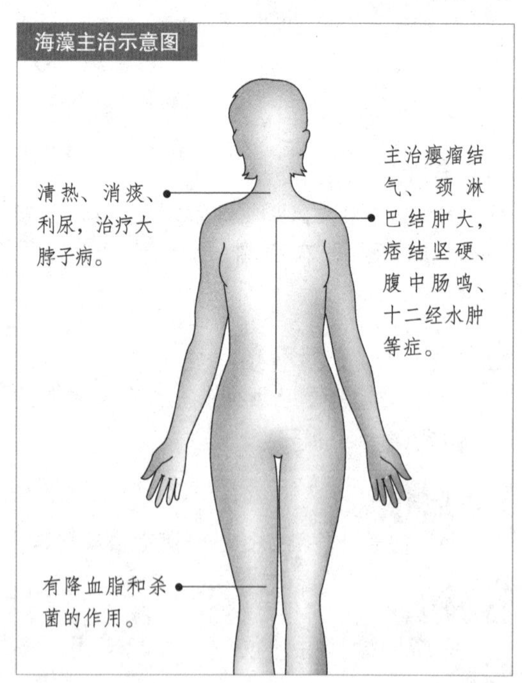

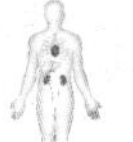

梧桐子大小的丸，每次用米汤送服 60 丸。必能泄出毒气。

治气肿，行走无定，或起如蚌，或大如瓯，或着腹背，或着臂脚

海藻（洗去咸）、赤茯苓（去黑皮）、防风（去叉）、独活（去芦头）、附子（炮裂，去皮脐）、白术各 93 克，鬼箭（去茎用羽）、当归（切，焙）各 62 克，大黄（锉，醋炒）125 克。上药分别切成麻豆大小，用生绢包裹，放入 20 升酒中浸泡，春、夏季节泡 5 天，秋、冬季节泡 7 天。初次服 300 毫升，每天三次。以瘥愈为度。

治阳器短小

肉苁蓉、海藻各等份。用白狗肝汁拌和，涂在阴茎龟头。

泽兰

《神农本草经》上说：泽兰，味苦，性微温。主治妇人产子后脏腑有瘀血、伤风遗留的疼痛；消散腹部水肿，身面、四肢浮肿，骨节内的水邪；治疗金属创伤形成的痈肿脓疮。泽兰也叫虎兰，还叫龙枣，生长在大水汇聚处的旁边，或者湖边。

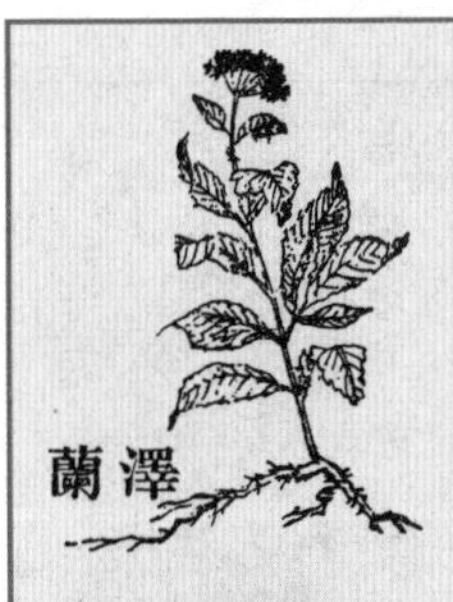

【原经文】泽兰，味苦，微温。主乳妇内衄、中风馀疾；大腹水肿，身面、四肢浮肿，骨节中水；金疮痈肿疮脓。一名虎兰，一名龙枣。生大泽傍。

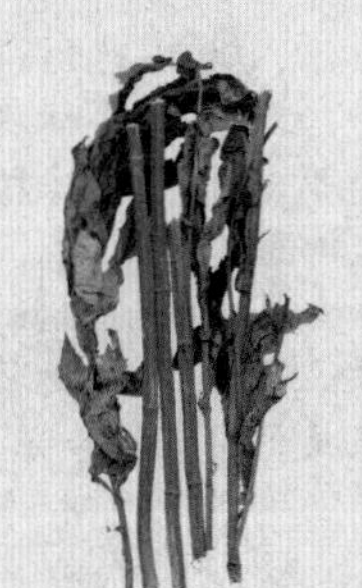

【释名】泽兰为唇形科多年生草本植物地瓜儿苗的全草，也叫虎兰、地瓜儿苗。叶子微有香味，可以煎油及做浴水。茎为紫色，方节。根名地笋，可以给产妇当作蔬菜吃。

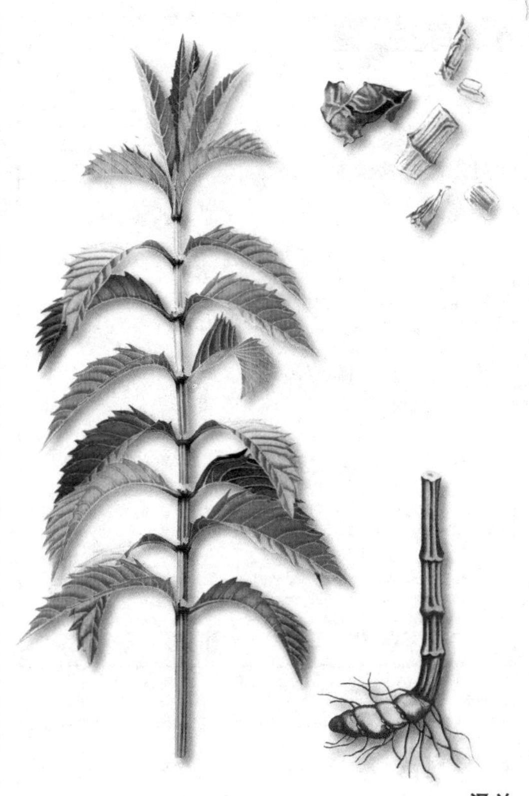
泽兰

泽兰味苦，性微温。主治产妇内出血，中风遗留的病症，以及腹部水肿、身面四肢浮肿、骨节中水气郁结、金属外伤、痈肿流脓等。

《本经》中说泽兰味苦，性微温。然而根据临床经验，泽兰应当是味辛、苦，归肝、脾经。因而有散肝郁结进而舒肝的作用，还能活血通经。由于泽兰不温不燥，属于阳中的阴药，所以被认为是妇科活血调经的良药。它对妇女闭经、经行不畅、产后瘀阻等症有很好的治疗效果。也正因为活血祛瘀的作用，它还可以用于治疗跌打损伤、疮疡肿痛等症。《本经》中说泽兰可治“中风馀疾”“金疮，痈肿，

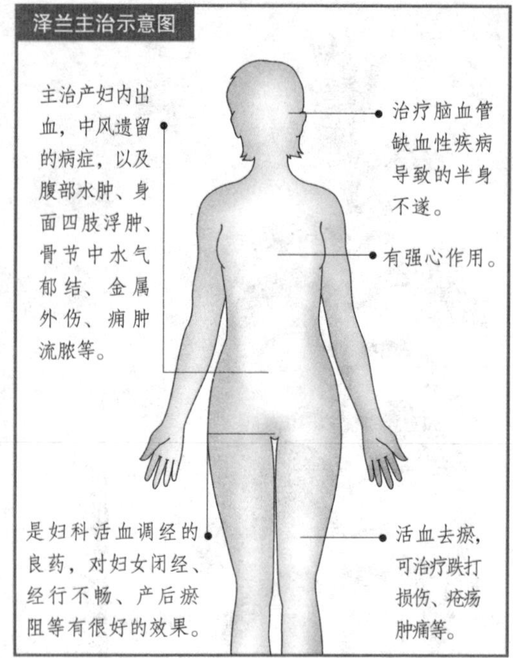

疮脓”，这些病症都是由于血脉寒瘀所导致的，因泽兰有活血通经的效果，所以可治愈。今人也广泛利用它的这一功效，如治疗脑血管缺血性疾病导致的半身不遂。

现代的人一般只知道泽兰的活血作用，而忽略了它利水的功效。泽兰芳香舒脾，脾气舒则可利尿、行水，所以也就有了利水的作用。《本经》中说的“大腹水肿，身面四肢浮肿，骨节中水”等症也都可以治疗。临床中则将其更多地用于产后水肿、血虚浮肿等症。

泽兰药效弱，所以常作为辅药使用。现代药理分析证明，泽兰含挥发油、葡萄糖甙和树脂，还含黄酮甙、氨基酸、有机酸、皂甙及葡萄糖、泽兰糖等多种糖类。泽兰的苗还有强心作用。

【治疗方剂】（仅供参考）

治产后水肿，血虚浮肿

泽兰、防己各等份研末。每次用醋酒送服6克。

治小儿褥疮

由大人嚼泽兰心把疮周围封起来。效果显著。

治疮肿初起

把泽兰捣烂封住，效果显著。

治产后阴翻（产后阴户燥热，变成翻花状）

取泽兰125克，煎汤熏洗。两三次后，再加枯矾一起煎洗。

治疮疡肿毒，散痈消肿

泽兰、当归、银花、甘草各适量。用水煎服。

防己

《神农本草经》上说：防己，味辛，性平。主治风寒、温疟导致的身体先发热后发冷；热邪侵体所致的痫症；可祛除病邪，通利大小便。防己也叫解离，生长在两山之间的高坡土地上且有流水的地方。

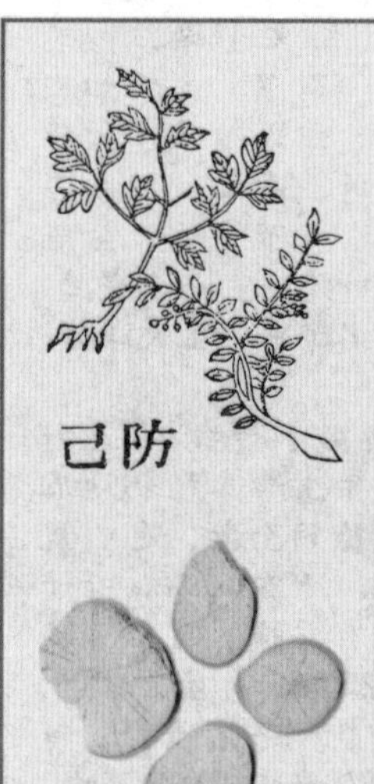

【原经文】防己，味辛，平。主风寒温疟；热气诸痫；除邪、利大小便。一名解离。生川谷。

【释名】防己有两类：汉防己，为马兜铃科植物广防己、异叶马兜铃等多年生攀缘藤本植物的根；木防己，为防己科植物粉防己、木防己等多年生绕藤本植物的根。《本经》时并没有汉防己和木防己之分。

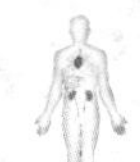

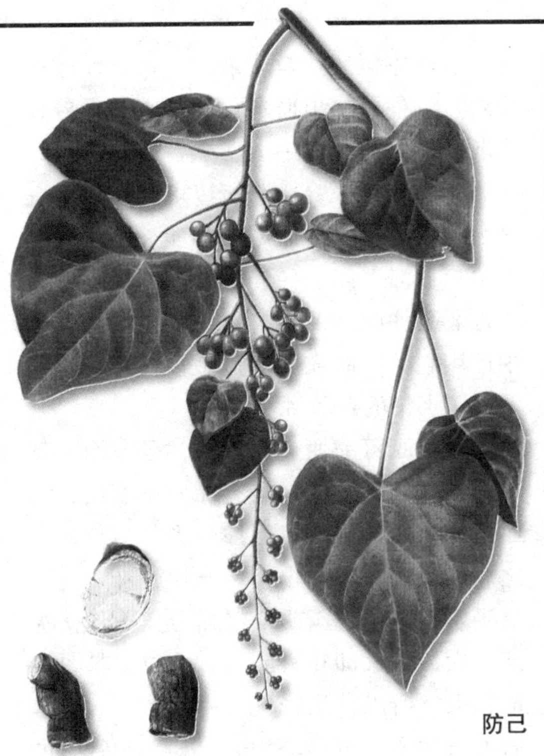
防己

防己味辛，性平。主治外感风寒、温疟、身体发热、各种痫证，还能祛除邪气、通利大小便。

《本经》中记载防己味辛，性平，后世医家却认为它味苦，性大寒，现在则一般认为防己味辛、大苦，性大寒，归膀胱、脾、肾经。因苦寒而善泻湿热、散水邪风邪、利水清热，所以可用于祛除经络中风湿、内脏中水邪，有利水消肿、祛风止痛的作用，可治疗小便不利、风湿痹痛、水肿脚气等症。其中治疗风湿多用木防己，而治疗小便不通则多用汉防己。同时，防己还可治疗湿热疮毒。

《本经》中说防己可治疗“风寒温疟”“热气诸痫”，其中“风寒温疟”指风寒侵入体内导致的疟疾；“痫”即通常所说的羊痫风，是因为心有热邪而造成的。因防己味辛、苦，有燥湿、清热的作用，所以可治疗上述病症。又因防己有利水、通便的作用，所以可治疗大便热结、小便不利等症。

现代医学研究表明，防己含有多种生物碱，有一定的镇痛作用。汉防己还可用于降血压、松弛横纹肌、解热消炎和增加冠状动脉血流量；其利尿的作用也很突出。不过，防己属大寒之药，容易伤胃气，所以体弱阴虚及胃功能不佳的人不宜服用。而且防己的常用量为5~10克，切勿过多服用。

【治疗方剂】（仅供参考）

治皮肤水肿，水气在皮肤中，按之下陷，但不怕风

防己、黄芪、桂枝各93克，茯苓187克，甘草62克。上药混合后，每次取31克，加水1升煎成500毫升服下，每天两次。

治关节风湿

防己31克，黄芪70克，白术23克，炙甘草15.6克。上药一起研末，每次取15克，加生姜4片、枣1枚，水360毫升，煎至八成，温服。过一段时间再服。

治小便淋涩

木防己、防风、葵子各62克。上药分别捣碎，加水5升煮成2.5升，分三次服。

治喘满，心下痞坚，面黑，脉沉紧

木防己93克，人参125克，桂枝62克，石膏（如鸡蛋大）12枚。上药加水6升煮成2升，分次服。如果无效，可去石膏，加茯苓、芒硝。

治伤寒喘急

防己、人参各等份。上药分别研为末，每次用桑白皮汤送服6克。

治肺痿喘嗽

用汉防己末6克，加浆水240毫升煎至七成，慢慢饮服。

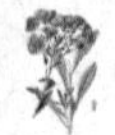

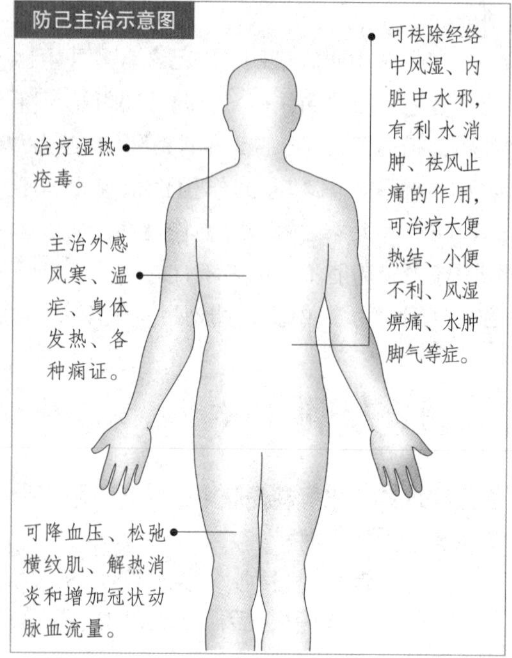

治咯血多痰

汉防己、葶苈各等份研末。每次用糯米汤送服3克。

牡丹

《神农本草经》上说：牡丹，味辛，性寒。主治身体发冷发热，中风使人抽搐、痉挛、惊风、感染癫痫邪气；能散解顽固的肿块，及停留在肠胃的瘀血；还能充实五脏；治愈痈疮。牡丹也叫鹿韭韭、鼠姑，生长在两山之间的高坡土地上且有流水的地方。

牡丹味辛，性寒。主治恶寒发热，中风后手足抽搐、惊痫，可祛除邪气，消散积聚的肿块及肠胃中的瘀血，能安利五脏，调节脏腑机能，还可治疗痈肿毒疮。

牡丹的入药部分主要是它的根皮，即丹皮。其味辛、苦，性微寒，可归心、肝、肾经，具有清热凉血、活血化瘀的作用。清热凉血的功效表现在，可治疗斑疹吐衄、各种血热出血症；加上它气味芳香疏散，不仅能清血中的实热，还能除血分伏热；又因其入肾经，所以可治疗阴虚发热之症。丹皮的活血散瘀功能，则表现在可治疗血滞经闭、痛经、腹内结块、痈肿疮毒、肠痈腹痛及跌打损伤等。现代临床中还用它治疗高血压和过敏性鼻炎，已经取得了不错的疗效。

丹皮既可凉血又可活血，虽寒而不凝滞，虽辛而不过散，具有凉血不留瘀、活血不动血的显著特点，被认为是治疗血分之病的良药。正如李时珍所说，牡丹皮可治手、足少阴、厥阴四经血分伏火。伏火即阴火，阴火即相火。古方中仅以牡丹皮治相火，所以仲景肾气丸中用了它。但是后人只知道用黄檗治相火，却不知牡丹的功效更佳。《本经》中所说的“寒热，中风”，都是血热所导致的，因丹皮可清热凉血，所以能够治疗；可消除“瘈疭、痉、惊、痫邪气”，是由于丹皮清除了血中伏热的原因；而“除癥坚，瘀血留舍肠

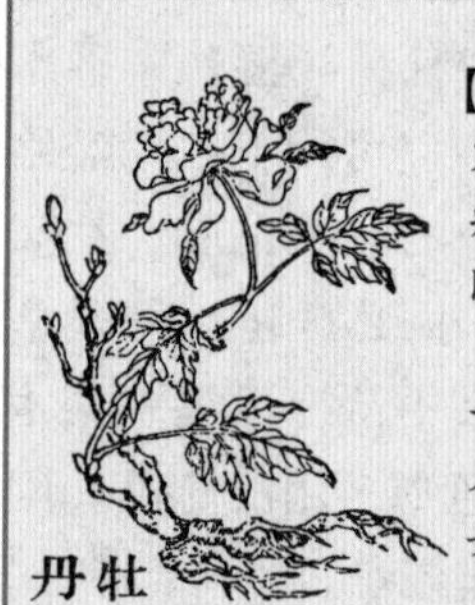

【原经文】牡丹，味辛，寒。主寒热；中风瘈疭、痉、惊、痫邪气；除癥坚，瘀血留舍肠胃；安五脏；疗痈疮。一名鹿韭韭:《本草知名》作“韮”，一名鼠姑，生山谷。

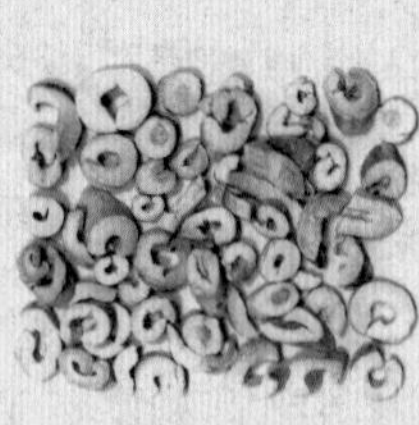

【释名】牡丹在我国被誉为花王，自古就是非常著名的观赏花卉。牡丹孤傲不群，传说曾因违抗武则天的命令，不在冬天开花，而被贬至洛阳，从此，洛阳牡丹名扬天下。

胃”，则取自丹皮活血化瘀的疗效；又因它可凉血行血，所以能消散热壅血瘀引起的痈疮，即《本经》中说的“疗痈疮”。

丹皮的药性和疗效会因用法的不同而有所差异。生用可清热凉血，酒炒则偏于活血化瘀，炒炭则长于止血。现代药理分析证明，丹皮具有镇静、催眠、镇痛、抗惊厥、退热、降血压、降低血管通透性和抑菌等作用。

除丹皮外，牡丹花蕊也可入药。《本草纲目》中记载：“牡丹花蕊为阴，能泻阴胞中之火。”所谓“阴胞中之火”，以及平常所说的“胎毒”，都属于先天性遗传病。《红楼梦》中的薛宝钗就患有先天性咳喘病，遍寻百药而不治，直到后来服用了以牡丹花蕊为主药的秘方“冷香丸”，才有所好转。可见，牡丹花蕊在泻火方面确实有奇效。

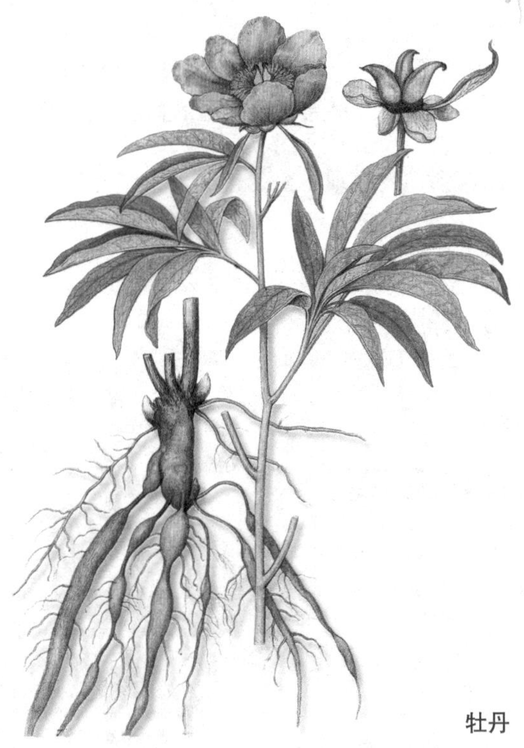
牡丹

【治疗方剂】（仅供参考）

治气胀不能动

牡丹皮、防风各等份。上药分别研为末，每次用酒送服 6 克。

治妇女恶血

牡丹皮、干漆（烧至烟尽）各 15.6 克。上药加水 480 毫升煎成 240 毫升服下。

国色天香话牡丹

牡丹是我国特有的木本名贵花卉，因其花大色艳、雍容华贵、富丽端庄、芳香浓郁的特点，素有“国色天香”“花中之王”之称，从古至今被人们当作富贵吉祥、繁荣兴旺的象征。牡丹作为观赏植物可追溯到南北朝时期，《嘉记录》中说：“北齐杨子华有画牡丹。”牡丹既已入画，其作为观赏对象显然确切无疑。到了唐代，牡丹栽培开始繁盛起来。传说当时有位名叫宋单父的人，善于种花，奉唐玄宗之命，到骊山种了一万多株牡丹，颜色各不相同。李白“云想衣裳花想容，春风拂槛露华浓”等三首“清平调”歌咏的就是几种不同颜色的牡丹。宋代时，中国牡丹栽培中心由长安而转移到了洛阳，牡丹的品种更多，栽培技术也更加系统、完善。欧阳修赞曰：“大抵洛人家家有花，而少大树，盖其不接则不佳。”今天，洛阳牡丹的美艳之名已远播海外，备受世人赞誉。

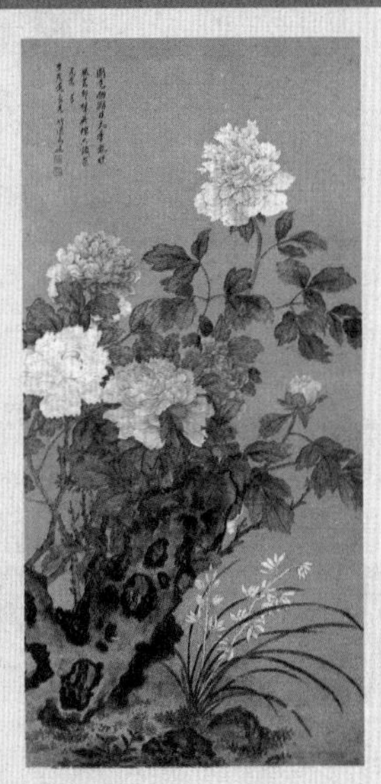

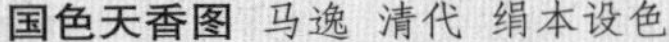
国色天香图 马逸 清代 绢本设色

治伤损瘀血

牡丹皮62克，虻虫21个（熬过）。上药一起捣碎，每天早晨用温酒送服1匙。

治刀伤后内出血

将牡丹皮研细，用水冲服少许。瘀血自尿中排出。

治下部生疮

取牡丹末1匙煎服。一天三次。

牡丹主治示意图

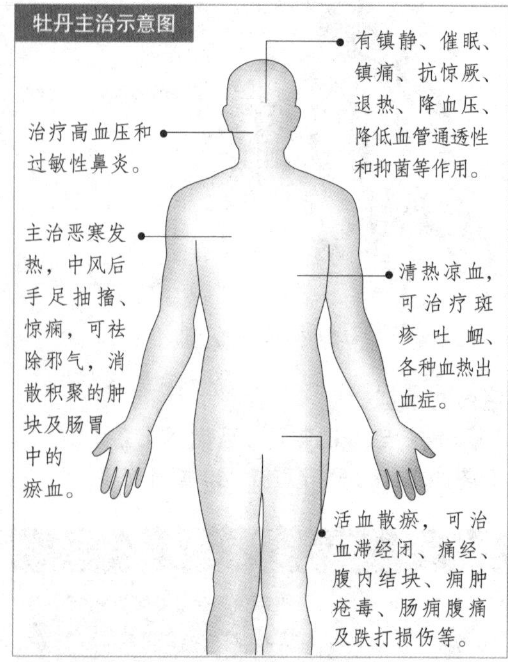

款冬花

《神农本草经》上说：款冬花，味辛，性温。主治吸气困难，喘逆；消除喉痹；治疗寒热之邪引起的惊风、癫痫。款冬花也叫橐吾、颗冻，还叫虎须、菟奚，生长在山的土石上且有流水的地方。

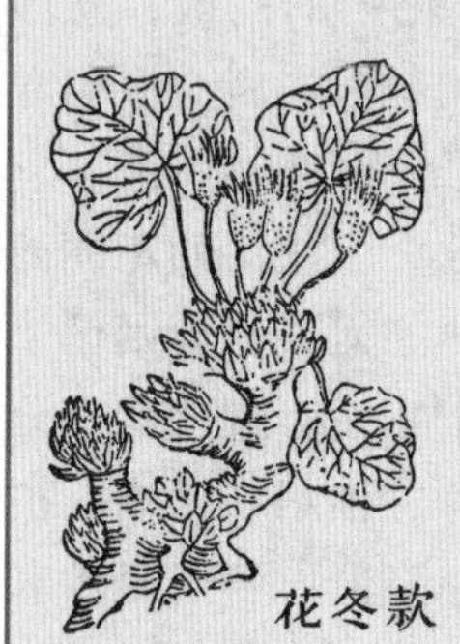

花冬款

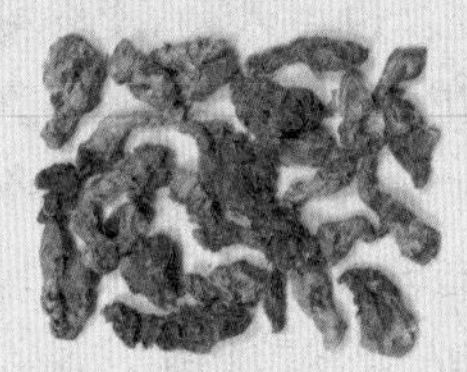

【原经文】款冬花，味辛，温。主欬逆上气善喘；喉痹；诸惊痫寒热邪气。一名橐吾，一名颗冻，一名虎须，一名菟奚。生山谷。

【释名】款冬花是菊科多年生草本植物款冬的干燥花蕾。“款”指“至”之意，因其至冬开花，故名款冬花。主要产于四川、山西、河南、甘肃等地，其中以甘肃灵台产的为最佳，又称“灵台冬花”。

款冬花味辛，性温。主治咳嗽气喘、咽喉肿痛、各种惊痫、因感外邪而畏寒发热等病症。

款冬花是最耐寒的植物之一，通常在隆冬季节绽放，先叶而开花，花呈金黄色，非常美丽惹眼。相传，唐代著名诗人张籍家境贫寒，自幼身体虚弱。一年冬天，他上京办事的途中，天上突然飘起鹅毛大雪，极度的寒冷中，他由于衣衫单薄而染上肺病，咳嗽不止，身体更加虚弱不堪。偶然间他发现了墙边盛开的款冬花，就回忆起曾听一位老僧说过，款冬花是止咳的良药。张籍试着采了点款冬花吃了，没想到很快就康复了。他大喜过望，便吟出“渊冰厚三尺，素雪覆千里”的诗句赞扬那些救命花。

款冬花归肺经，因温而不燥、辛而兼清，所以有润肺下气的作用。它常被用于邪气犯肺、肺气上逆引起的咳嗽，能够化痰止咳。喉为肺系，风木之火气结于喉中，则会导致喉痹肿痛，因款冬花得金水之气，金能平木，水能制火，所以可以治疗。至于“惊痫寒热邪气”，因款冬花出于水中，辛温而润达，能够和阴阳而调寒热，所以能够治疗。

现代医学研究发现，它对人的呼吸系统确实有着不小的疗效，具有止咳、祛痰和略微的平喘作用。国外也很重视款冬花的药用，东欧一些地区采用款冬花叶的制剂治疗气管炎、支气管哮喘及咽炎，已取得了不错的疗效。对款冬花的药理分析研究表明，款冬花中所含的有效成分能够起到降压作用，并对胃道平滑肌有一定抑制作用。另外，款冬花的常用量为5~10克，不可过多服用；而且它虽然可止咳，但肺痈咳脓的人慎用。

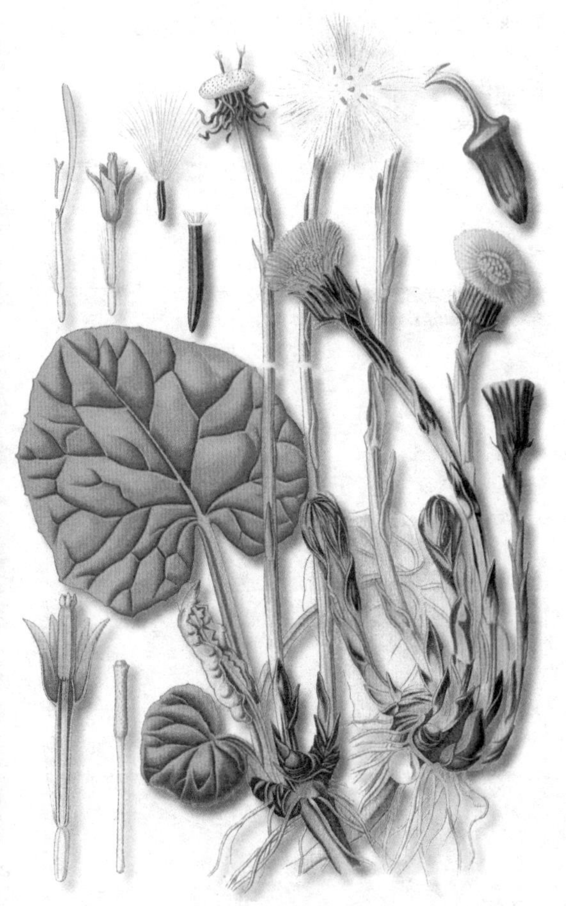

款冬花

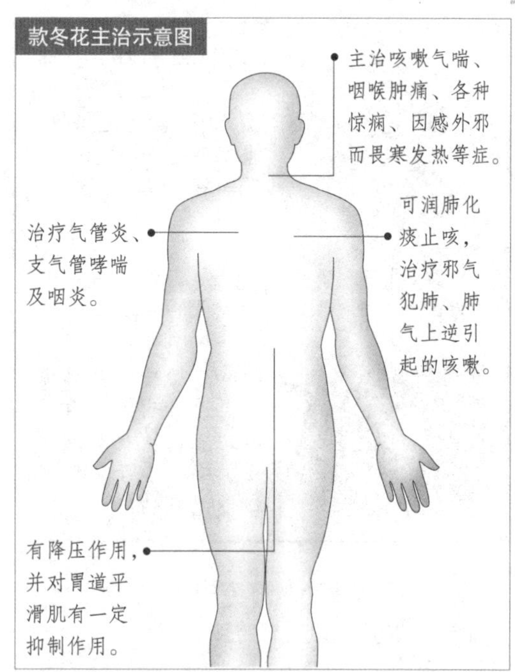

【治疗方剂】（仅供参考）

治久咳不愈

早晨取款冬花1小团，拌蜜少许，放在瓦罐内烧烟，罐留1孔，让烟冒出，以口吸烟咽下。

治痰嗽带血

款冬花、百合各等份。上药经蒸、焙后，加蜜做成龙眼大小的丸。每天临睡时嚼服1丸，用姜汤送下。

治口中疳疮

款冬花、黄连各等份。上药研为末，用唾液调成饼子，以蛇床子煎汤漱口，将饼子敷患处。

石韦

《神农本草经》上说：石韦，味苦，性平。主治虚劳发热；邪气导致的五癃，气闭

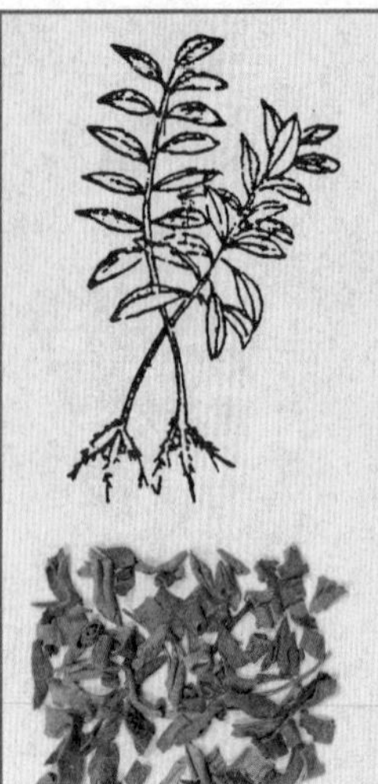

【原经文】石韦，味苦，平。主劳热；邪气五癃闭不通，利小便水道。一名石韉。生山谷石上。

【释名】石韦为水龙骨科植物石韦的叶片。因喜生于山坡岩面和石缝中，故名石韦。叶背有毛，却长有斑点，柔韧如同树皮。多分布于我国长江以南各地。

不通；能通利大小便。石韦也叫石韉，生长在山的土石上且有流水的地方。

石韦味苦，性平。主治身体劳伤，外感邪气导致的发热、小便癃闭不通，有利水道、通小便的作用。

关于石韦的性味，现在一般认为其味苦、甘，性微寒，入肺、膀胱二经。因苦甘微寒而有清热燥湿的作用，于是上可清肺而化痰，下可清利膀胱湿热而通小便，临床中可用于肺热咳嗽气喘，支气管哮喘，急、慢性支气管炎，小便不通等淋证，水肿，急、慢性肾炎等。石韦还有止血作用，可用于女子非经期阴道流血、尿血等血热出血证。《本经》中所说的石韦可主治的病症，则侧重于它在利水通淋方面的作用。比如其中的“劳热邪气”，指的就是劳力伤津、癃闭不通的邪热，而并非虚劳。另外，石韦还可泡“茶”，称为石茶，有很好的日常清热利尿的作用。

现代药理研究表明，石韦煎剂有止咳、祛痰、平喘的显著疗效，对金黄色葡萄球菌、大肠杆菌、变形杆菌等均有不同程度的抑制作用。其中，庐山石韦对治疗放射线引起的白细胞下降还有重要作用。

【治疗方剂】（仅供参考）

治小便淋痛

石韦、滑石各等份研末，每次取 0.4 克，用水送服。

治气热咳嗽

石韦、槟榔各等份研末，每次取 6 克，用姜汤送服。

治崩中漏下

将石韦研末，每次用温酒送服 9 克。

治产后卒淋、气淋、血淋、石淋

石韦汤：石韦、黄芩、通草、甘草各 6 克，榆皮 15 克，大枣 30 枚，葵子 30 克，白术、生姜各 9 克。上药切碎，用 1600 毫升水煎煮，取汁 500 毫升，分三次服。

治血淋

石韦散：石韦、当归、蒲黄、芍药各等份。上药研末，每次用酒送服 1 克，每天三次。

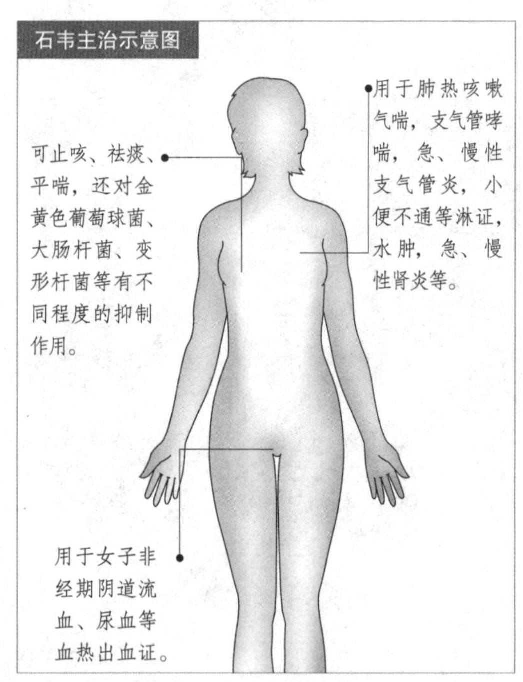

马先蒿

《神农本草经》上说：马先蒿，味苦，性平。主治发冷发烧；被鬼伤害导致心腹刺痛、闷绝倒地；中风湿痹；女子带下病，不孕不育。马先蒿也叫马屎蒿，生长在水草汇集的地方。

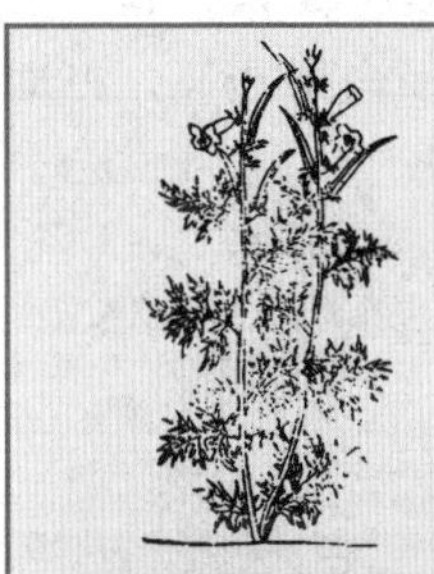

【原经文】马先蒿，味苦，平。主寒热；鬼疰；中风湿痹；女子带下病，无子。一名马屎蒿。生川泽。

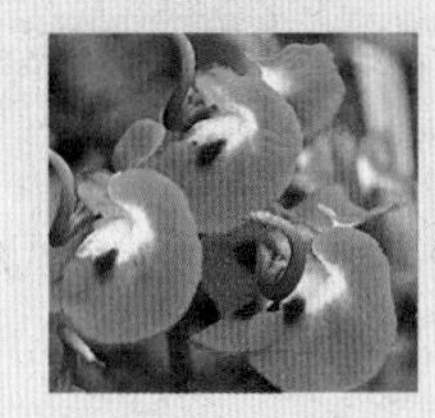

【释名】马先蒿也叫马屎蒿、马新蒿、马尿泡、烂石草，为玄参科植物返顾马先蒿等的茎叶或根。

马先蒿味苦，性平。主治恶寒发热，各种传染病，外感中风，风湿病引起肢体麻木，女子带下，不孕不育等。

根据《本经》所记载，可看出马先蒿有清热、祛风胜湿、利水的作用。陶弘景介绍马先蒿说："主恶疮，方药亦不复用。"《别录》中则说："马先蒿，治五癃，破石淋，膀胱中结气，利水，通小便。"除此之外，遍观历代本草及各种医学典籍，极少见到马先蒿之名，更没有完整的复方及病例。因难以确定其药性，本书在此暂不作探讨。

【治疗方剂】（仅供参考）

治女子带下、痰湿不孕

半夏、茯苓、赤芍、马先蒿、车前子各适量。用水煎服。

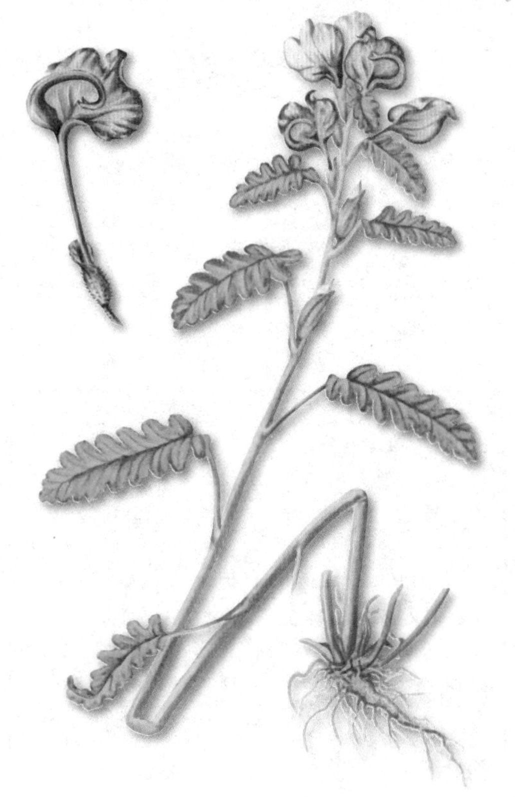

马先蒿

治疥疮

取马先蒿根适量，煎汤洗患部。

马先蒿主治示意图

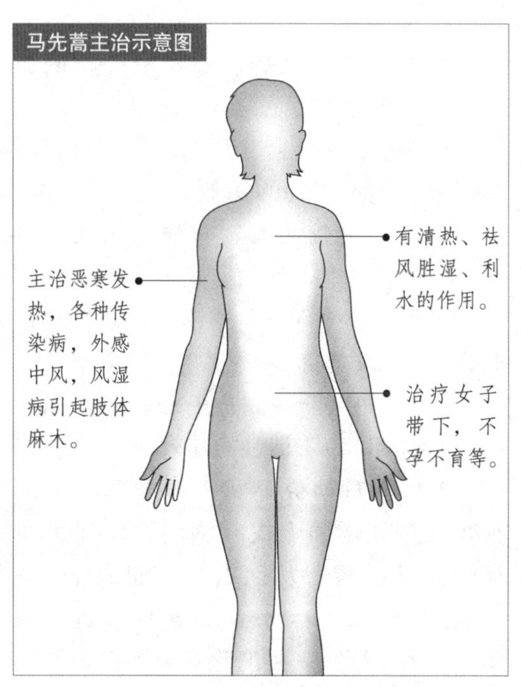

积雪草

《神农本草经》上说：积雪草，味苦，性寒。主治高热；消除恶疮、痈疽、浸淫疮及赤燥疮导致的皮肤发红、身体发烧。积雪草生长在两山之间的高坡土地上且有流水的地方。

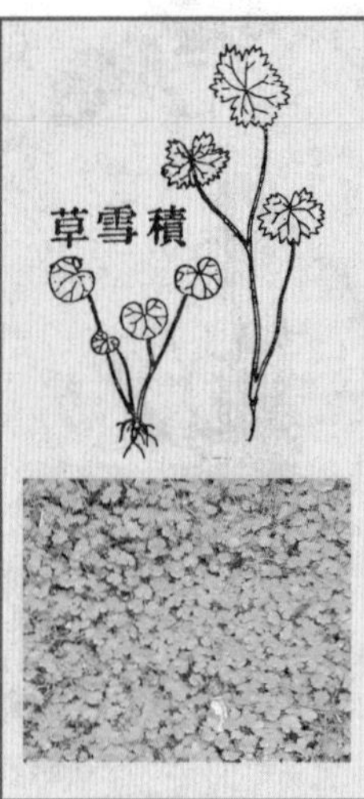

【原经文】积雪草，味苦，寒。主大热；恶疮、痈疽、浸淫、赤熛皮肤赤，身热。生川谷。

【释名】积雪草为伞形科植物积雪草的全草或带根全草。因为它喜生湿地，性寒似雪，故得此名。积雪草叶子呈圆形，大小如铜钱，所以古人又称其为地钱草、连钱草。

积雪草味苦，性寒。主治身体高热、痈肿溃疡、恶性疮疡、浸淫疮、赤疮热痛、皮肤红赤发热等。

积雪草是一味苦寒药物，因而具有清热利湿、解毒消肿的功效。它归肝、脾、肾三经，可治疗腹泻、腹痛、痢疾、目赤、喉肿、吐血、咯血、衄血、便血、疥癣、风疹、湿热黄疸、疔痈肿毒、跌打损伤等症。《本经》中说它可治疗“大热”“恶疮痈疽”等症，正是取决于积雪草清热利湿、解毒消肿的功效。

现代药理研究显示，积雪草所含的有效成分能增强上皮细胞活力，促进正常的肉芽形成，从而有助于创面愈合，并能防治手术和创伤后的组织黏连。因此，积雪草还是一种消除疤痕和组织黏连的美容药物。

关于积雪草可治疗疤痕，《拾遗记》中有这样一个故事：传说孙权最宠爱的邓夫人，一次不小心划破了脸颊，伤口很深很大，流血不止。医官为她开了当时最名贵的药，即积雪草与白玉、琥珀、白獭的脊髓等药配合外敷，果然神验无比。由于药方中多加了朱砂，所以邓夫人的脸不但丝毫没有留下疤痕，反而白里透红，更加娇艳。

【治疗方剂】（仅供参考）

治热毒痈肿

秋后收积雪草阴干研为末，用水调敷。

治妇人小腹疼痛

取夏五月采的积雪草，晒干，捣筛为末，每次取6克，以好醋调和均匀，服用。

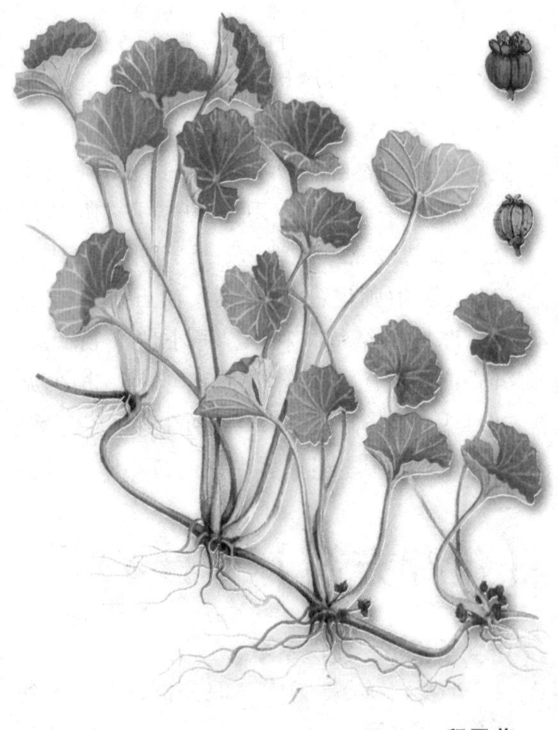

积雪草

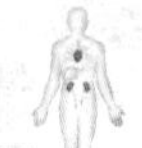

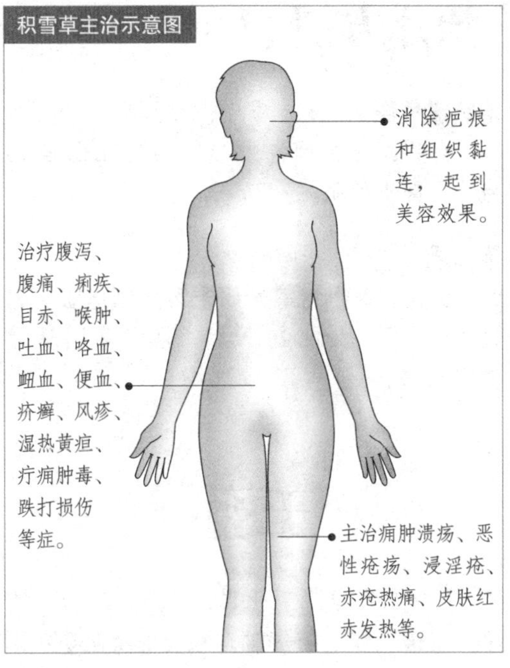

治中暑腹泻

将积雪草鲜叶搓成小团，嚼细用开水送服 1~2 团。

女菀

《神农本草经》上说：女菀，味辛，性温。主治由于感受风寒导致身体像洒了凉水一样冰冷；消除霍乱、腹泻痢下，肠鸣声上下来回作响而且无定处；治疗惊风、癫痫；消退各种疾病引起的发冷发烧。女菀生长在山的土石上且有流水的地方，有的生长在山的南面。

女菀味辛，性温。主治风寒侵体引起发冷、霍乱、泻痢、肠鸣、惊痫及各种寒热病证。

中医认为，女菀辛能发散，温可和中，色白而入肺，因而具有发散风寒、和中利尿、温肺化痰等疗效，能够治疗外感表证、恶寒发热、风邪导致身体发冷等各种寒热之症。它还能化湿和胃，用于治疗霍乱、泻痢、肠鸣等湿邪积滞、脾胃失运

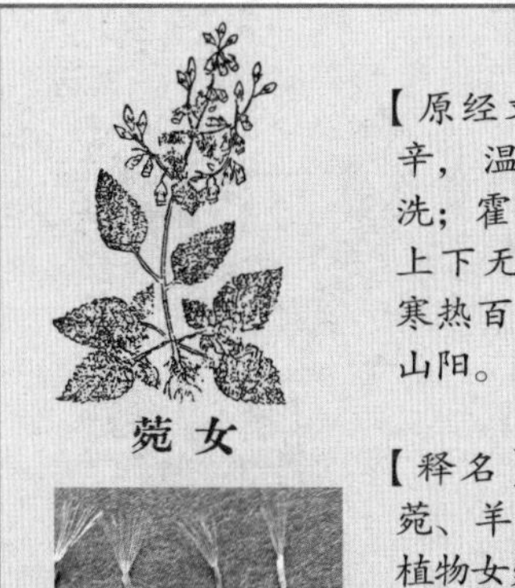

【原经文】女菀，味辛，温。主风寒洗洗；霍乱、泄痢肠鸣上下无常处；惊痫；寒热百疾。生山谷或山阳。

【释名】女菀也叫白菀、羊须草，为菊种植物女菀的全草或根。因为它是白色的紫菀，且根部柔婉如同女子身体，故得此名。

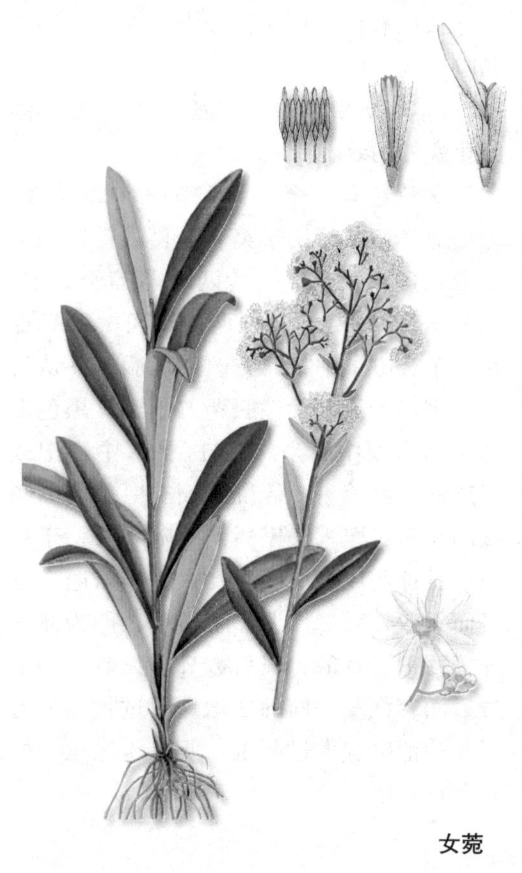
女菀

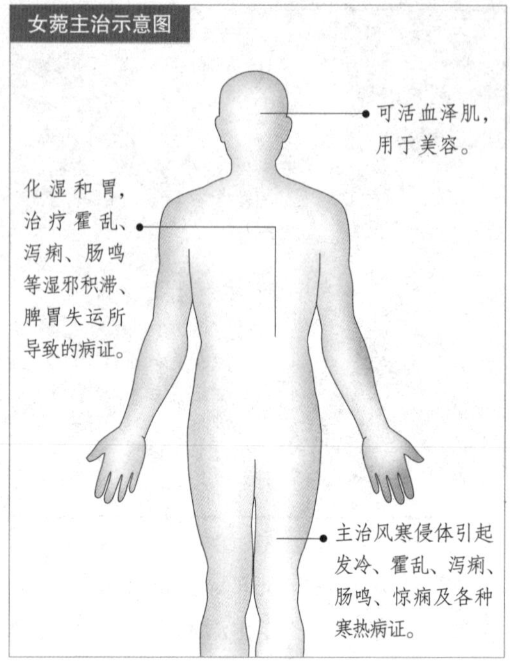

所导致的病证。现在临床中，女菀多用于肠鸣泄泻及痢疾等症，已取得了很好的疗效。《本经》中说的“惊痫”，也是取其温肺化痰的功效。

女菀还有一个罕为人知的神奇功效，即活血泽肌，可用于美容。葛洪曾发明女真散，即用黄丹、女菀两味药等份研末，用醋送服0.1克，每天两次即可。孙思邈在《千金方》中将此方改用酒服，并认为男性服药十天，女性服药二十天，黑色素都会从大便中出来。《名医录》中还记载了这样一则故事：传说宋朝有一位倾国倾城的女子，嫁入夫家后，不随心意，于是因整日郁闷成病而面色变黑。母家遍求百医而无效，后来偶遇一个道士，他为此女开了一剂女真散，服后数日即见效，一个月后面容恢复以前的白嫩。不过，据说由于此药泄肺气太过严重，所以年过三十的人不宜服用。

【治疗方剂】（仅供参考）

治咳嗽气喘

女菀、路边荆各25克，金钱吊白米15克。上药水煎服。

治面黑

女菀、黄丹各等份研末，用酒送服。男性10天后，女性20天后，黑色素皆从大便中出来。

王孙

《神农本草经》上说：王孙，味苦，性平。主治风邪侵入五脏，寒湿邪痹阻导致四肢酸疼，膝部冷痛。王孙生长在两山之间的高坡土地上且有流水的地方。

【原经文】王孙，味苦，性平。主五脏邪气；寒湿痹，四肢疼痛，膝冷痛。生川谷。

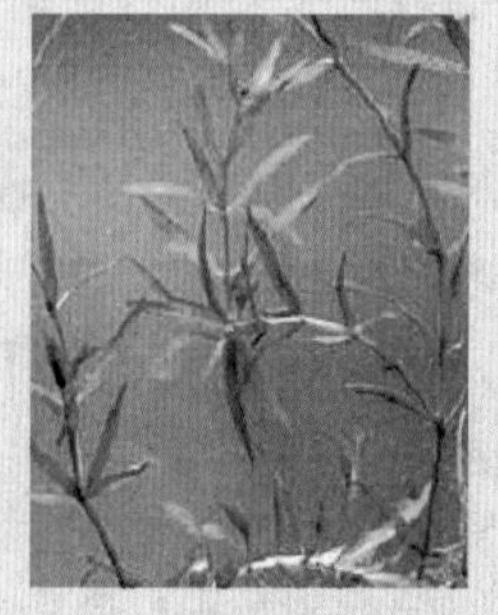

【释名】王孙为百合科植物四叶王孙的根茎。因其根茎似藕，故别称旱藕。主要分布于湖北、四川等地。夏、秋季采挖，除去茎叶及须根，洗净，鲜用或晒干皆可。

王孙味苦，性平。主治五脏邪气郁结、风湿病引起四肢酸痛、膝盖冷痛等。

关于王孙一药，古籍中只见其名，未见其用，至今很少有人知道它。关于它的药性，《本经》中说其味苦，性平。《吴普本草》中记载：“神农、雷公：苦，无毒。黄帝：甘，无毒。”今人则认为它味

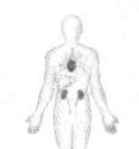

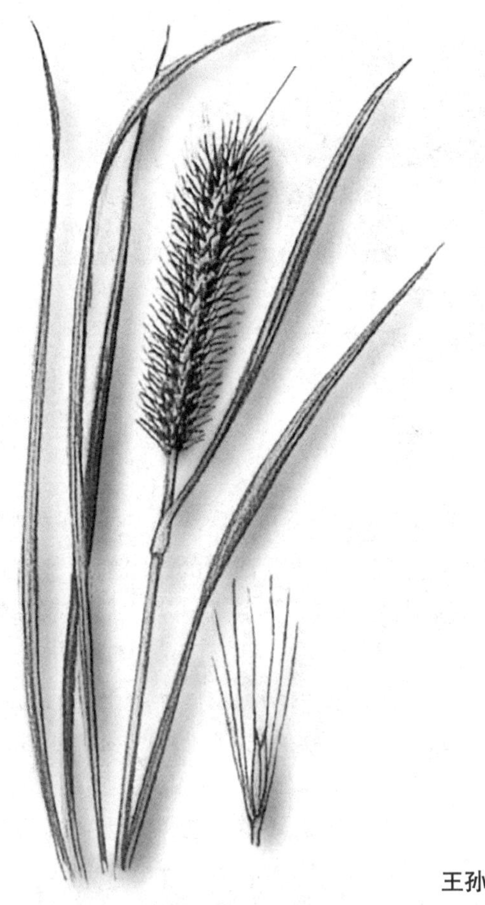

王孙

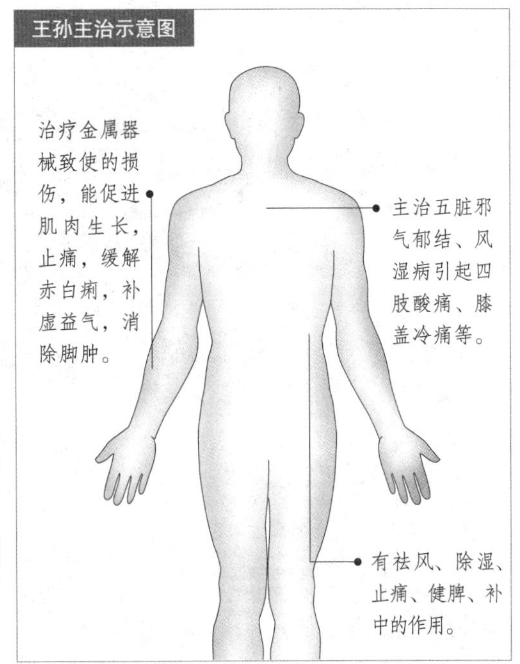

苦，性平偏温。因其味苦所以可燥湿，甘能入脾，所以具有祛风、除湿、止痛及健脾、补中的疗效。因而可治疗《本经》中所说的“寒湿痹，四肢疼酸，膝冷痛”之症，尤其以严重的寒湿病邪效果最好。脾为后天之本，脾健则五脏安和，而五脏安和了，邪气自然消除，所以《本经》中说它可“主五脏邪气”。

王孙还有补中益气的作用，正如《别录》中所说：“王孙，疗百病，益气。”另外，《唐本草》中还记载了王孙可治疗金属器械致使的损伤，能够促进肌肉生长，止痛，缓解赤白痢，补虚益气，消除脚肿。王孙这种药，古代医学典籍中记载较少，所以尚须进一步研究。

蜀羊泉

《神农本草经》上说：蜀羊泉，味苦，性微寒。主治头生秃疮；恶疮引起身体发烧；疥疮导致瘙痒而生痂；蛲虫生癣；能治疗龋齿。蜀羊泉生长在两山之间的高坡上且有流水的地方。

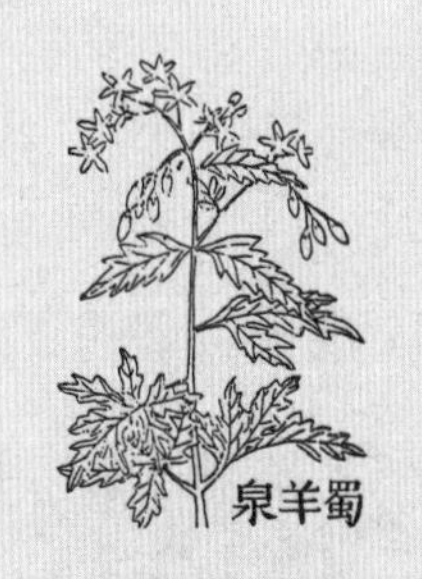

泉羊蜀

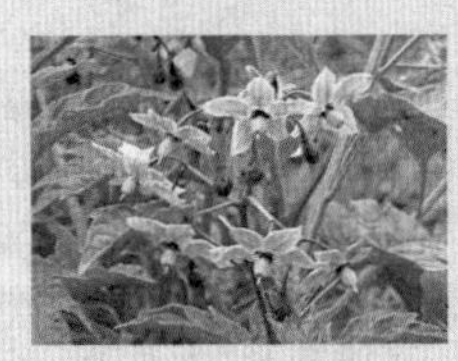

【原经文】蜀羊泉，味苦，微寒。主头秃；恶疮热气；疥瘙痂；癣虫。疗龋齿，生川谷。

【释名】蜀羊泉也叫羊泉、漆姑草，为茄科植物蜀羊泉的全草。叶子似菊，花呈紫色，子如同枸杞子，根像远志。通常三四月份采苗叶阴干。

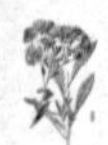

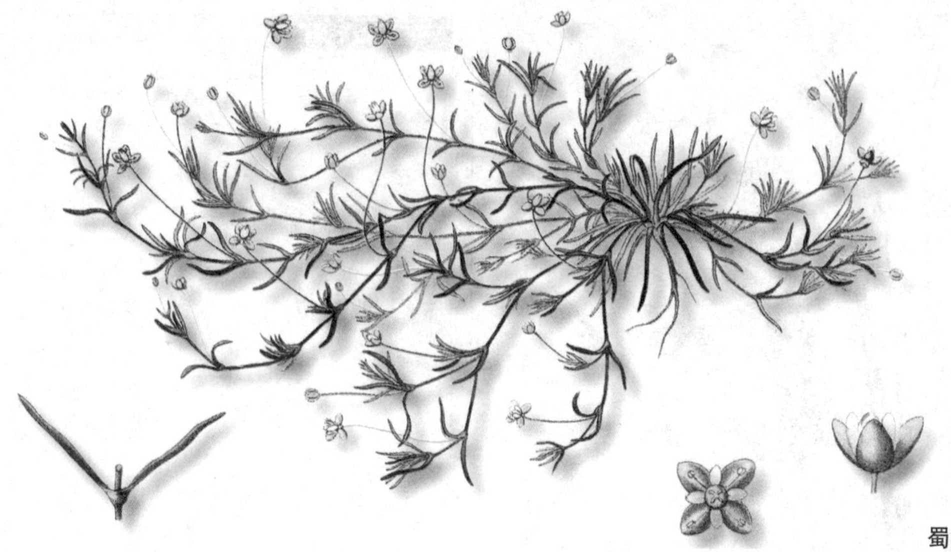
蜀羊泉

蜀羊泉味苦，性微寒。主治头秃疮、恶性疮疡、疥疮瘙痒、痂结，能杀灭引起癣病的各种霉菌、真菌，还可治疗龋齿。

蜀羊泉有小毒，且味苦而燥湿，气寒而清热，色青则入肝，因而具有清热解毒、燥湿杀虫、祛除风邪的作用。湿热是各种霉菌、真菌生存的必备环境，而头秃恶疮、疥癣疮疡、龋齿等，也是湿毒导致或风热郁结于皮肤而致的，因蜀羊泉有燥湿清热的疗效，所以能够治疗。《本草纲目》中说，蜀羊泉除了可治疗龋齿，还对“女子阴中内伤，皮间实积”有很好的疗效。《唐本草》中则记载，蜀羊泉能够促进毛发生长，捣涂外敷治疗疮疡疗效显著。另外，民间还常用蜀羊泉煎汤来洗疥疮、癣，据说效果也非常好。

蜀羊泉主治示意图

治疗头秃恶疮、疥癣疮疡、龋齿等症。

有一定的抗肿瘤作用，能治疗肺癌、胃癌、肝癌等多种恶性肿瘤。

有清热解毒、燥湿杀虫、祛除风邪的作用。

现代医学研究表明，蜀羊泉还有一定的抗肿瘤作用，能治疗肺癌、胃癌、肝癌等多种恶性肿瘤，目前已取得了不错的效果。

【治疗方剂】（仅供参考）

治各种黄疸病

取蜀羊泉1把，捣汁与酒调和后服用。不超过三五次，即可痊愈。

治黄疸初起

蜀羊泉、神仙对坐草、大茵陈、三百草、车前草各等份。用白酒煎服。

治漆疮

将蜀羊泉捣烂涂搽。

爵床

《神农本草经》上说：爵床，味咸，性寒。主治腰背疼痛得不能挨床，低头和仰头都很艰难；能够消退身体发热，可做成煎剂来沐浴。爵床生长在两山之间的高坡土地上且有流水的地方和耕田、荒野。

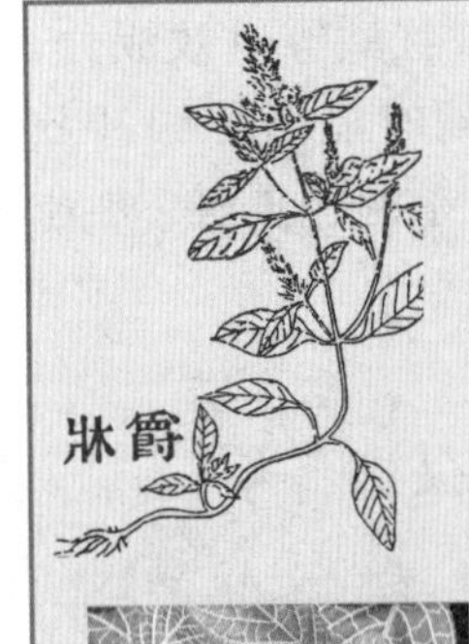

【原经文】爵床，味咸，寒。主腰背痛，不得著床，俛仰艰难；除热，可作浴汤。生川谷及田野。

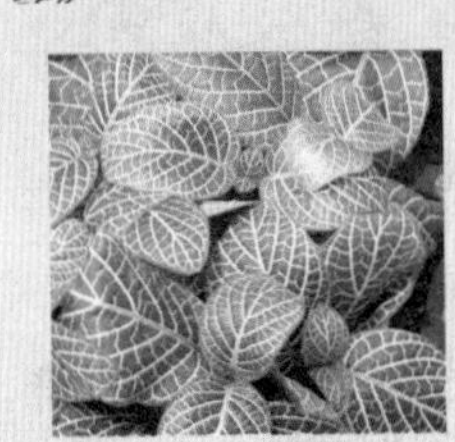

【释名】爵床为一年生匍匐草本植物爵床科植物爵床的全草。爵床方茎对节，与大叶香薷一样。但香薷搓之气香，而爵床搓之不香微臭，以此为别。

爵床味咸，性寒。主治腰背疼痛，不敢挨床、低头抬头困难，可清热，可用来作浴汤洗浴。

中医认为，爵床味咸可入肾，性寒可清热，因而具有清热解毒、活血止痛、消滞利湿的疗效。《本经》中所说的“腰背痛，不得著床，俛仰艰难”之症，病因有三种可能性：一种是湿热留滞腰脊导致；一种是瘀血阻于肾络所致；另一种是精亏腰脊失养所引起。爵床入肾而利水湿，因同性相吸而可导水，水湿祛除后则腰痛自然停止，所以可治疗上述病证。

爵床因性寒，因此清热也是它的主要功效，《本经》中用它来“除热”正是缘于此。《本草纲目》中认为它还可消除血胀下气，治疗各种疮疡。其他一些医学典籍中还记载，爵床除了上述疗效外，还有退寒热、利水湿、截疟疾、疗淋疝、解烦热、理小肠火、治目赤肿痛、消除咽喉肿痛等作用。另外，《本经》中用爵床做成浴汤来治疗疾病的方法，非常科学，既避免了中药的苦味，又能达到很好的疗效。不过，这种方法并不能增强药力，其实内服和外敷都可达到同样的效力。除此，近现代临床证明，爵床还可治疗骨质增生及颈椎病。

【治疗方剂】（仅供参考）

治痞积

用爵床煮牛肉、田鸡、鸡肝。一起服食。

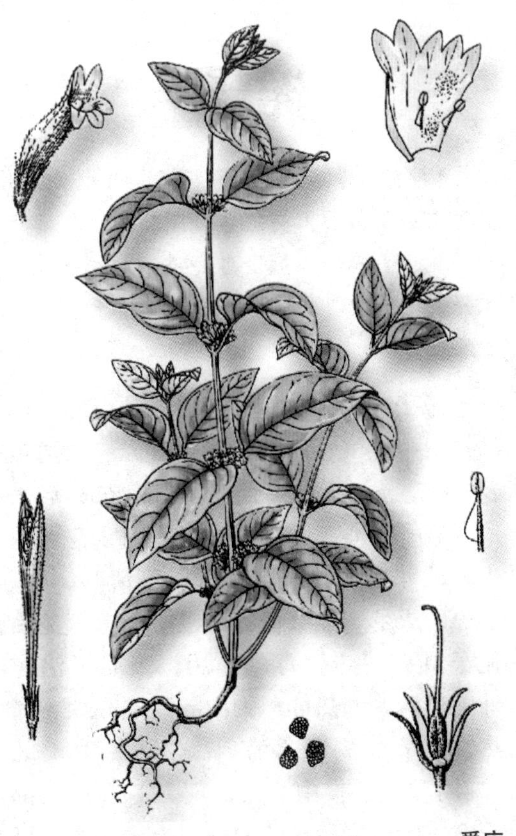

爵床

爵床主治示意图

治疗骨质增生及颈椎病。

主治腰背严重疼痛。

有清热解毒、活血止痛、消滞利湿的疗效。

有退寒热、利水湿、截疟疾、疗淋疝、解烦热、理小肠火、治目赤肿痛、消除咽喉肿痛等作用。

栀子

《神农本草经》上说：栀子，味苦，主治五脏有风邪，胃内有热导致面部发红；消除酒糟鼻、白癞、赤癞及各种疮疡。栀子也叫木丹，生长在两山之间的高坡土地上且有流水的地方。

栀子味苦，性寒。主治五脏内邪气郁结，胃中热气翻腾导致面色红赤、酒糟鼻及白癞、赤癞等疥癣性皮肤病、疮疡等。

栀子归心、肺、三焦经。因味苦可泻火，性寒能清热解毒，所以可清心、肺、三焦的火邪，能够消解血液中的毒素。因栀子具有清热解毒的作用，因而可治疗外感热病、邪热郁积胸中导致的心烦、燥热、不安、失眠等症。《本经》中说的“五内邪气，胃中热气，面赤”等症，都是由体内火盛所导致的；因栀子苦寒，可解阳之热，所以能够治疗。它还能清热利尿，使湿热都从小便中排出来，因而可治疗湿热郁结导致的黄疸、血淋及小便不利等症。栀子还有凉血解毒的作用，所以《本经》中用来治疗“白癞、赤癞、疮疡”等由于热毒所导致的疾病。现代临床中还用它来治吐血、热淋、尿血、目赤肿痛等症。

现代药理分析表明，栀子中含有黄酮类栀素、藏红花素、藏红酸等有效成分，可起到利胆的作用，同时能增加胆汁分泌；还有镇静、降压及杀菌、止血、加速软组织愈合的功效。

【治疗方剂】（仅供参考）

治鼻血不止

将山栀子烧灰吹入鼻中。

治小便不通

用栀子仁 14 个、独头蒜 1 个、盐少许，捣烂贴脐上及阴囊处，一会儿即通。

治血淋涩痛

生栀子末、滑石各等份，用葱汤送服。

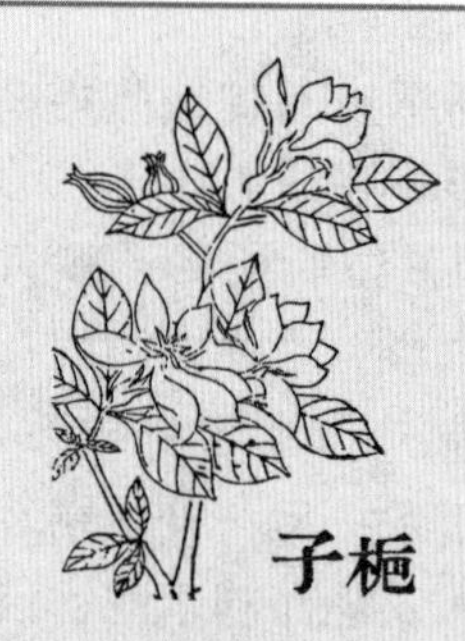

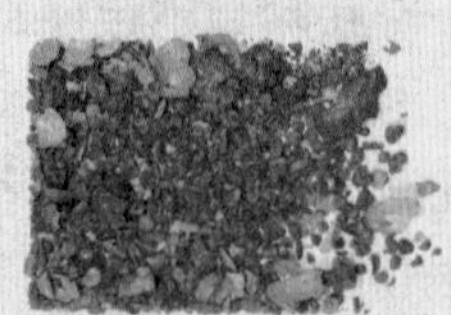

【原经文】栀子，味苦，主五内邪气；胃中热气，面赤；酒皰皶鼻、白癞、赤癞、疮疡。一名木丹。生川谷。

【释名】栀子为茜草科常绿灌木栀子的成熟果实。5~7 月开花，香气浓郁，8~11 月结果，皮薄籽细。全国大部分地区都有种植。

治下泻鲜血

将栀子仁烧灰，水送服1匙。

治热毒血痢

取栀子14枚，去皮，捣末，加蜜做成梧桐子大小的丸，每次服3丸，每天三次，疗效显著。也可用水煎服。

治临产下痢

将栀子烧过，研末，空腹用热酒送服。

治热水肿

将栀子炒过，研末，用米汤送服9克。

治小儿狂躁

栀子仁7枚，豆豉15克。上药加水240毫升，煎至七成服下，效果神奇。

治赤眼肠秘

取山栀子7个，钻孔煨熟，加水1升煎至500毫升，去渣，放入大黄9克，温服即可。

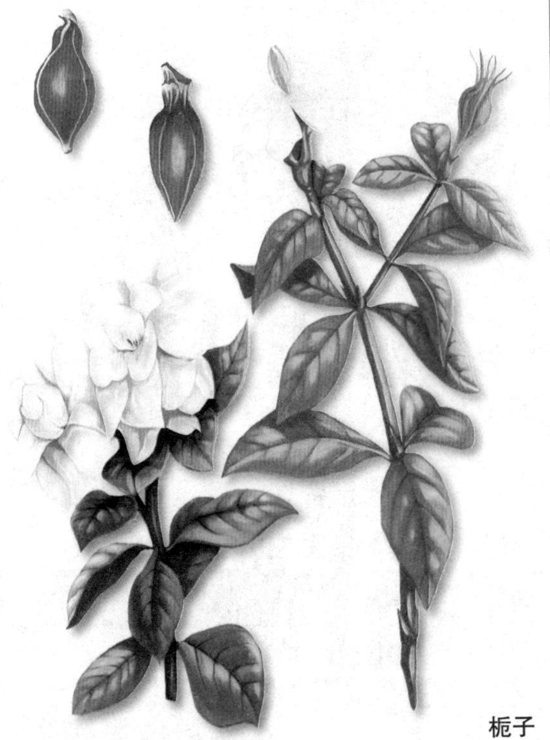

栀子

栀子主治示意图

可治胃中热气翻腾导致面色红赤、酒糟鼻及白癞、赤癞等疥癣性皮肤病、疮疡等。

治吐血、热淋、尿血、目赤肿痛等症。

治疗外感热病、邪热郁积胸中导致的心烦、燥热、不安、失眠等症。

利胆，能增加胆汁分泌；还有镇静、降压及杀菌、止血、加速软组织愈合的功效。

用于湿热郁结导致的黄疸、血淋及小便不利等。

治风痰头痛

取栀子末和蜜浓敷舌上，得吐即止。

治火焰丹毒

将栀子捣烂，用水调和后涂擦。

治眉中练癣

将栀子烧过，研末，调油敷涂。

治伤折肿痛

将栀子、白面一起捣烂，敷涂痛处。

竹叶

《神农本草经》上说：竹叶，味苦，性平。主治咳嗽，呼吸困难，胸闷烦躁；筋脉过度紧张；恶疮；能杀死小虫。将竹根煎汤服，能增益气力，止口渴，补虚损，使气下行。竹沥汁，可治中风抽搐。竹的果实，能使人通晓神明，气力增加。

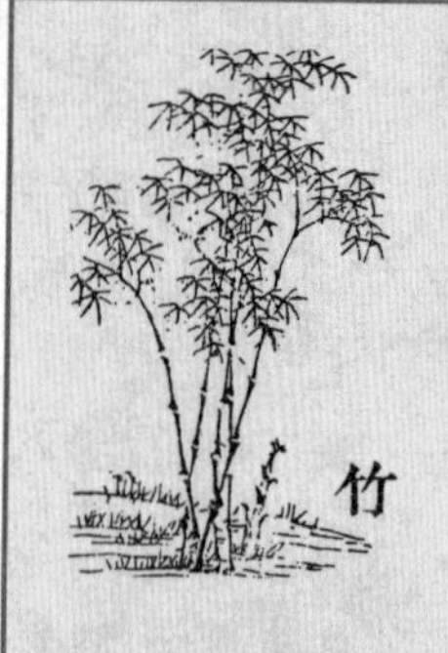

【原经文】竹叶，味苦，平。主欬逆上气；溢筋急；恶疡；杀小虫。根，作汤，益气止渴，补虚下气。汁，主风痓。实，通神明，益气。

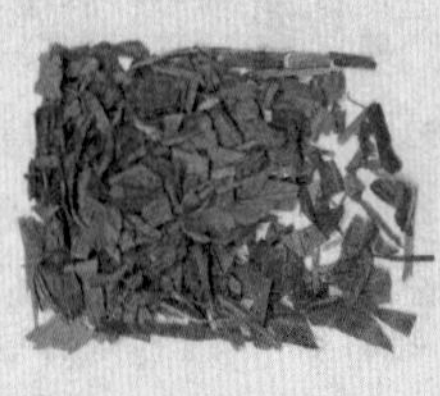

【释名】竹叶，为禾本科植物淡竹或苦竹的叶。叶面呈深绿色，无毛，背面色较淡，基部有微毛；质薄而较脆。可随时采鲜者入药，以色绿、完整、无枝梗者为佳。

竹叶味苦，性平，主治咳嗽喘逆。将竹根煎汤服用可益气、补虚、止渴、下气。竹沥汁能治疗风痓。竹的果实有益气轻身的作用。

关于竹叶的性味，后世医家根据临床经验，产生了不同于《本经》的看法，认为竹叶味甘、淡，属于性寒之品，归心、肺二经。寒可以清心除烦、清热化痰，还能散上焦的邪风，因而多用于治疗外感风热的病证，比如热病前的心胸烦热，病后口干舌燥等证。《本经》中“主欬逆上气”亦如此。

中医认为，胃热则伤阴，津乏则口渴，竹叶有清热生津的功效。《本经》中说它可以“补虚下气”，其实正是取自它消除胃热后使阴胜而气益的作用，并不是竹叶本身能够补气。另外，竹枝能清热化痰、定惊利窍，可治疗痰热风痓或惊痫病。不过，《本经》中提到竹叶可治“筋急”“恶疡”“杀小虫”的说法至今没有找到合理的解释，尚须进一步研究。

现代药理分析证明，竹叶所富含的有效成分确实具有解热和利尿作用。其中淡竹叶的利尿作用比猪苓、木通等稍弱，但其增加尿中氯化物的排泄量则比猪苓、木通等强，而且还有增高血糖的作用。除了药用外，竹叶在我国及东南亚的广大地区还有着长期的食用历史，正是由于这一点，1998 年（淡）竹叶被卫生部批准列入了“药食两用的天然物名单”。

【治疗方剂】（仅供参考）

治上气发热（急热之后饮冷水所引起）

竹叶 1500 克，橘皮 93 克。上药加水 10 升煮至 5 升，细细饮服。三天服一剂。

治牙齿出血

用淡竹叶煎浓汁含漱。

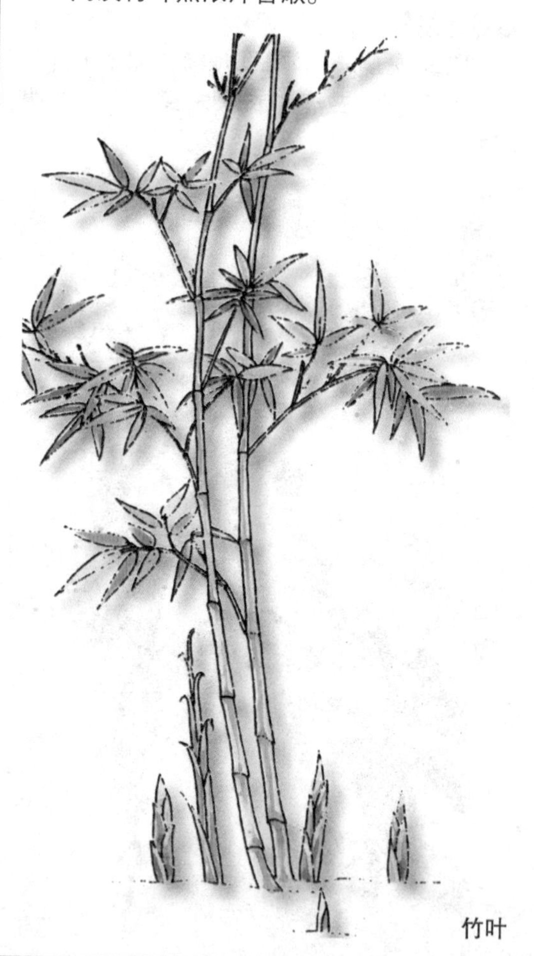

竹叶

中国竹与中华气节

中国传统文化重视“气节”。所谓气节，指炎黄子孙应有的高尚情操，即不媚权贵、不屈威武、不迎流弊、人穷志不短、位卑忧国恨等。竹子内茎中空，令人不由联想到君子“谦逊虚心”的美德；竹子枝翠叶绿，节节高升，蕴含了积极向上的活力。古代先贤们颂竹、写竹、画竹，把竹子与松、梅一起誉为“岁寒三友”，仿佛竹子与中国人的精神生活有着不解之缘。可以说，竹子是中华精神传承孕育出的一种特殊文化现象。

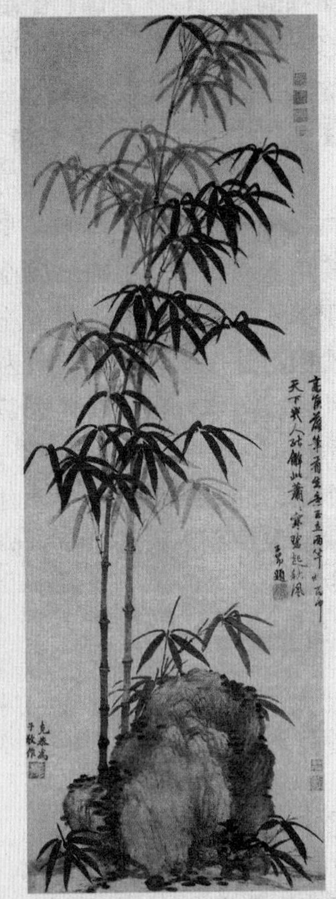

雨竹图 元代 纸本水墨

自先秦以来，帝王将竹制为“符”，用以发布命令，旨在要求手下像竹子一样有礼有节、坚决顽强地履行使命。另外，古往今来许多人追求“居必有竹”。在古人眼中，竹子具有凝重、清雅、正直的品性，可体现居者高雅、清正的气节，所谓“千枝翠竹遮映”“窗前竹劲风”等情韵，均是居室高雅的写照。

治脱肛不收

用淡竹叶煎浓汁热洗即可。

治小儿头疮、耳疮、疥癣

将苦竹叶烧末，调猪胆涂擦。

治火烧败坏成疮

苦竹叶、柏白皮、生地黄、蛇衔、黄芩、栀子仁各0.75克。上药切碎，用羊髓24克煎熬，煎沸后取下，放冷后再煎，反复3次，去渣，外涂患处。

竹叶主治示意图

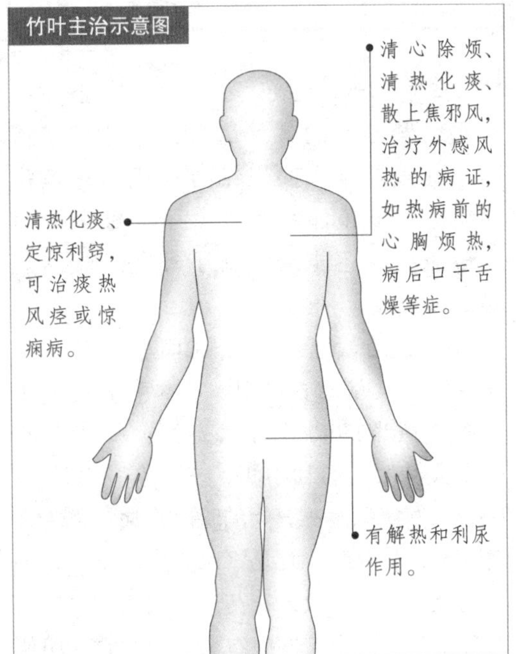

蘖木

《神农本草经》上说：蘖木，味苦，性寒。主治五脏、肠胃内热邪结聚，黄疸，痔疮，泻痢，女子崩漏颜色赤白相间；使男女性欲旺盛，疮疡愈合。蘖木也叫檀桓，生长在山的土石上且有流水的地方。

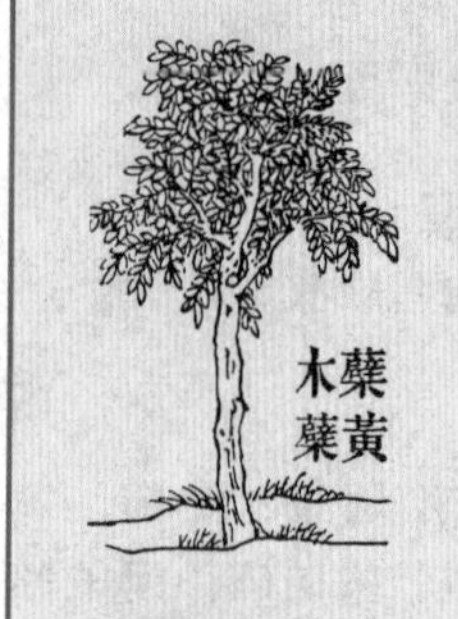

【原经文】蘗木，味苦，寒。主五脏、肠胃中结热；黄疸；肠痔；止泄痢；女子漏下赤白；阴阳伤；蚀疮。一名檀桓。生山谷。

【释名】蘗木，又叫黄蘗，今日多称黄柏，为云香科落叶乔木黄皮树或黄柏除去栓皮的树皮。二月和五月采皮，晒干收存。

蘗木味苦，性寒。主治五脏和肠胃中热邪结聚导致的各种病证，如热结于胃肠引起腹痛、大便燥结等；可治疗黄疸和痔疮；能止住腹泻和女子非经期阴道少量流血，还能治疗女子外阴肿胀溃烂等妇科炎症。

蘗木是苦寒药物，因而有清热、燥湿、泻火、解毒的作用。《本草纲目》中记载，黄檗的功效有六方面：一为泻膀胱之火；二为通利小便；三为除下焦湿肿；四为止痢疾见血；五为消除脐中痛；六为补肾不足，壮骨髓。凡是肾水膀胱不足，各种脚膝无力，都可放入黄芪汤中服用，可使两足膝中气力涌出，四肢有力。因此它被历代医家视为瘫痪的必备之药。而将其蜜炒研末，对口疮有非常神奇的治疗效果。

蘗木气味俱厚，质性沉降，善于清除下焦的湿热，所以对腹泻、痔疮、女子非经期少量流血、白带异常、外阴溃疡等下焦湿热引起的病证有突出的疗效。蘗木味苦，性寒而无毒，因而能够清泄五脏肠胃中蕴结的热邪，从而治疗湿热蒸熏、胆热郁积引发的黄疸及泻痢的病证。又因蘗木可入肾经，所以有制火补肾的作用，可治疗阴虚而内热的病证，表现为体内精微的液态营养物质亏损，导致虚火亢盛，产生面颊潮红、口干舌燥、手足心热、烦躁易怒、盗汗、遗精、性欲亢进而脉象细数等症状。另外，蘗木因具有清热解毒的作用，还可治疗痈肿、疔疮、丹毒、烧伤等。

在临床中，蘗木还有用法的区别：清热、燥湿主要用生蘗木；坚肾、清虚热主要用盐水炒蘗木；而治尿血、便血则大多用蘗木炭。内服时多与黄连、栀子等配合使用；外用则大多将其研为细末调猪胆汁外涂或煎水外洗。现代医学研究证明，蘗木还具有一定的抗菌、杀灭皮肤真菌的作用，同时还可降压、降血糖、利胆、利尿、保护血小板、退热、扩张血管、促进皮下渗血吸收等，并对中枢神经系统有一定的抑制作用。

【治疗方剂】（仅供参考）

治小儿热泻

取蘗木削皮，焙干研末，加米汤调和成粟米大小的丸，每次用米汤送服 10~20 丸。

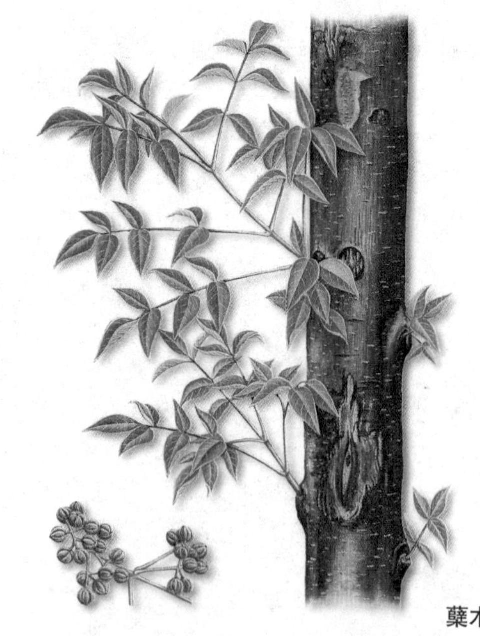

蘗木

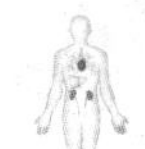

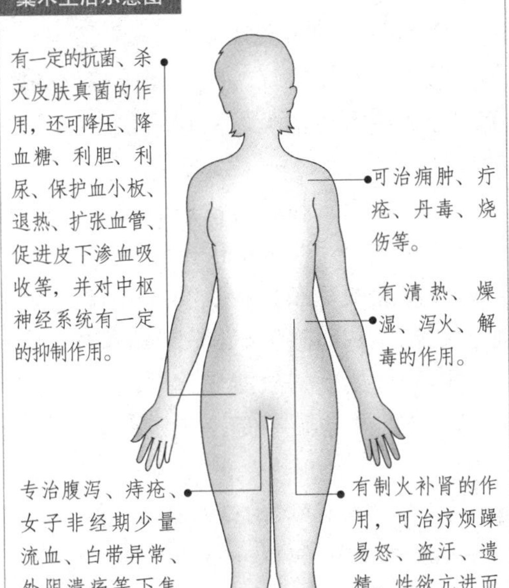

治积热梦遗（心神恍惚，膈中有热）

蘖木末31克，片脑3克。上药加炼蜜做成梧桐子大小的丸，每次用麦门冬汤送服15丸。

治消渴、食多、尿多

用蘖木500克，加水1升，煮开几次存放，渴即饮用。如此数日，可见效。

治眼目昏暗

每天清晨含蘖木1片，吐唾液洗眼，坚持不停，保无目疾。

治口舌生疮

将蘖木放入口内含噙。又方：黄蘗、细辛各等份研末，敷患处。又方：黄蘗、干姜各等份研末，敷患处。

治鼻中生疮

蘖木、槟榔各等份研末，调猪油涂擦。

治唇疮痛痒

将蘖木研末，调蔷薇根汁涂擦。

吴茱萸

《神农本草经》上说：吴茱萸，味辛，性温。其主要功效是能安和内脏，使气下行，止痛；使咳嗽、发冷发烧停止；消除湿邪，血痹；祛除风邪，使腠理张开。它的根能够杀死三虫。吴茱萸也叫藙，生长在两山之间高坡的土地上且有流水的地方。

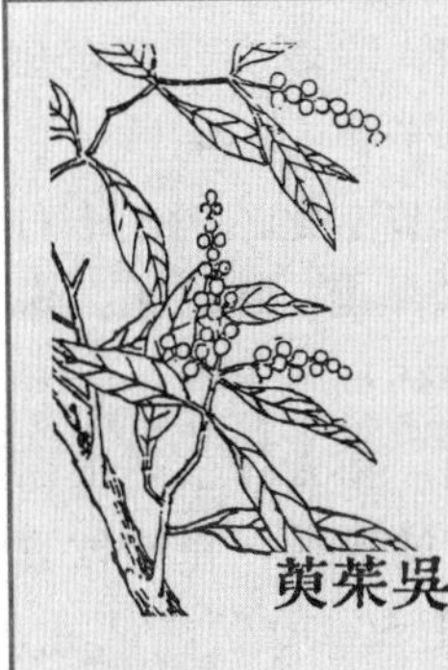

【原经文】吴茱萸，味辛，温。主温中，下气止痛；欬逆寒热；除湿；血痹；逐风邪、开腠理。根，杀三虫。一名藙。生川谷。

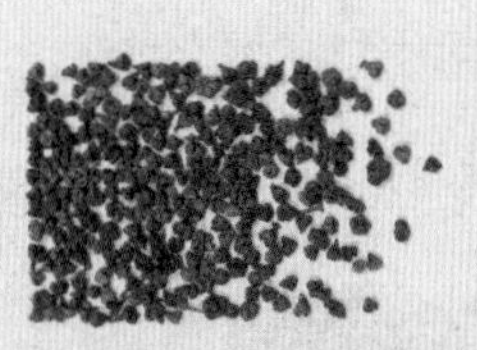

【释名】吴茱萸为芸香科落叶灌木或小乔木植物吴茱萸的未成熟果实。三月开红紫色的小花，七八月结出像花椒子一样的果实，嫩时呈淡黄色，熟后变成深紫色。我国南北皆有所产。

吴茱萸味辛，性温。能温补中气、下气止痛，可治疗咳嗽气喘、恶寒发热，还能祛湿逐风、消散血痹、舒理肌肤。吴茱萸的根，还是杀灭各种寄生虫的好药。

我国历来有九月九日重阳节折吴茱萸戴在头上，用来辟邪的习俗。这源于《风土记》中记载的一则故事：传说汝南桓景曾经跟随费长房学道。一日，长房告诉他，九月九日他家会大祸临头，让他马上赶回去，每人做一个深红色的袋子，里面放上茱萸系在臂上，然后到高高的地方饮菊花酒，这样灾难就可消除。汝南桓景照他所说的做了，九月九日带领全家登上高山并饮菊花酒。傍晚回家，看到鸡、狗、牛、羊都突然死了。长房听说了这件事后说：这些牲畜代替你们受了难。于是，各地渐渐有了九月九日头插茱萸，登上高处饮菊花酒的习俗。“遥知兄弟登高处，遍插茱萸少一人”，王维的诗句也来源于此。

关于吴茱萸的性味，现代一般认为它味辛、苦，性热，有小毒，归肝、脾、肾经。吴茱萸味辛则能散能行，性温则温中益气，融通血脉，因而可用于下气止痛、温肺止咳、开腠理、除血痹、疗寒热等。从前有个中丞叫常子正，不能饮食过量，每当多吃或阴晴季节变化，病便十日发作一次，病发时头疼背寒，吐酸水，卧床多日不能起，求医问药都不见效。宣和初年，他做了顺昌司禄，在太守蔡达道席上，得到了用吴茱萸配的药方。每当饮食过饱、腹胀时，就服用 50~70 颗。从此，病就再也没有发作。

吴茱萸常用来治疗浊气上逆引起的厥阴头痛，寒气侵肝而致的胃痛、小腹冷痛

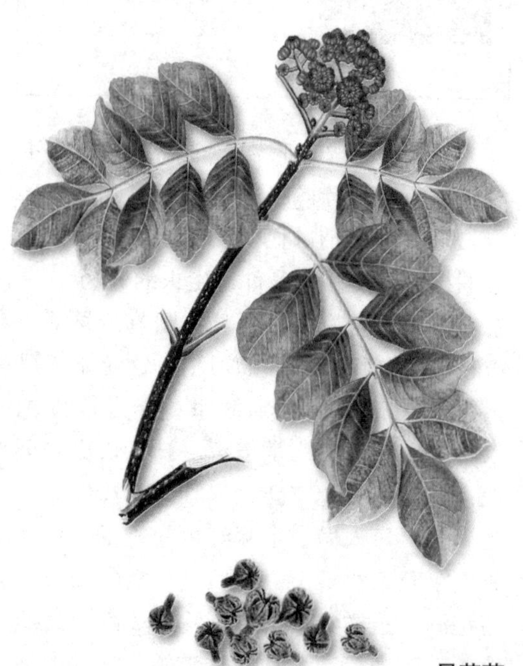
吴茱萸

及呕吐吞酸，经寒导致的腹痛，月经后期阳气虚弱致使的泄气泻肚等。另外，吴茱萸还能治疗寒湿脚气，将其研末醋调外敷于脚心还能降火消炎，对口舌生疮有很好的疗效。

中医认为，腠理是皮肤、肌肉、肺腑的纹理和皮肤、肌肉间隙处的结缔组织，是血液流通的枢纽，一旦受寒就会导致血流不通畅，从而降低抵御外邪的能力。吴茱萸因辛散达邪，故能使体内的风寒湿邪通过腠理排出去，于是达到了《本经》中“开腠理”疗“寒热”的效果。现代药理研究证明，吴茱萸含有挥发油、生物碱等成分，有很好的健胃、镇吐、镇痛、降血压及收缩子宫等作用。但因吴茱萸辛热燥烈，容易损气生火，所以不宜久服；阴虚有热的人则忌用。

【治疗方剂】（仅供参考）

治冬月感寒

取吴茱萸 15 克煎汤服用，以出汗为度。

治胃气虚冷，口吐酸水

把吴茱萸在开水中泡 7 次，取出焙干，加炮过的干姜等份研末。每次用热汤送服 3 克。

治赤白痢

吴茱萸、黄连、白芍药各 31 克。上药同炒研末，加蒸饼做成梧桐子大小的丸，每次用米汤送服 20~30 丸。

治牙齿疼痛

用吴茱萸煎酒含漱即可。

治老小风疹

用吴茱萸煎酒涂擦。

治久寒不欲饮食

吴茱萸 12 克，硝石 18 克，生姜 48 克。

上药用2000毫升酒兑水成4000毫升，入药煎取800毫升，每次服400毫升。如果服后即下，不必再服；如果服后即下如米泔，或如沫渣，或如污泥，并见呕吐者，继续服用。

吴茱萸主治示意图

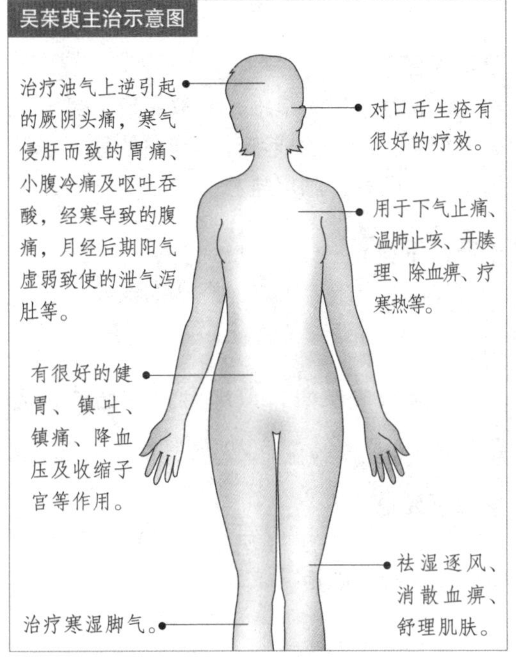

桑根白皮

《神农本草经》上说：桑根白皮，味甘，性寒。主治内脏劳伤导致的五劳六极，身体消瘦；消除妇女暴下经血，脉断绝或脉间歇；可补虚损，益气力。桑叶，主要能消除发冷发烧，使人发汗。桑木耳，黑色的可治疗女子漏下赤白相间之物；血分有病使人癥瘕积聚、下阴部疼痛；阴阳伤使人身体时冷时热，不孕不育。五木耳，它的名字叫檽，能增益气力，使人耐饥饿，身体轻便，记忆力增强。桑树生长在山的土石上且有流水的地方。

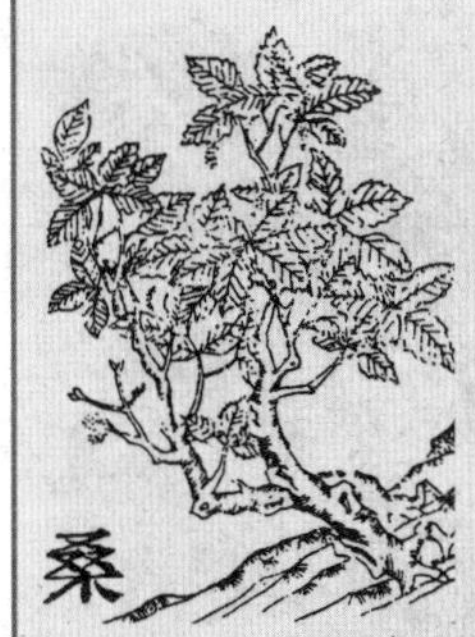

【原经文】桑根白皮，味甘，寒。主伤中，五劳六极，羸瘦；崩中；脉绝；补虚益气。叶，主除寒热出汗。桑耳，黑者，主女子漏下赤白汁，血病癥瘕积聚，阴痛，阴阳寒热无子。五木耳，名檽，益气不饥，轻身强志。生山谷。

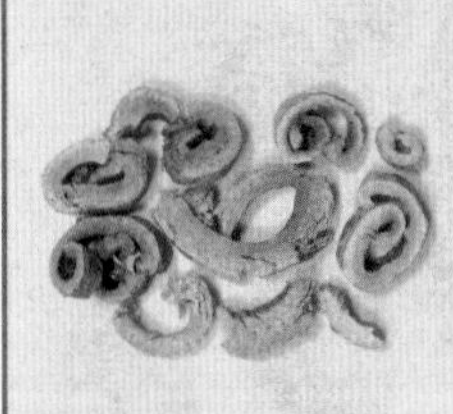

【释名】桑根白皮即桑白皮，为桑科植物桑树除去栓皮的根皮。我国大部分地区均有生产。一般冬季采挖，洗净，刮去表面的黄色粗皮，剥取皮部晒干即可。

桑根白皮味甘，性寒。主治中气受伤，五脏、筋骨、气血等各种劳损，身体消瘦羸弱，女子非经期阴道流血，能补虚益气。桑叶有发汗的作用，可治疗恶寒发热之症。桑木上的黑木耳，可治疗女子非经期流血、带下赤白等症；还可治各种血证，邪气积聚形成肿块、阴部疼痛、阴伤寒热及不孕症。桑及楮、槐、榆、柳的五种树上的木耳都叫木需，有益气、轻身、强体、耐饥饿的作用。

桑根白皮味甘可入脾，性寒可除脾中热邪，所以能治疗邪热伤脾造成的“伤中”，还可固脾气、益脾阴，从而达到了“补虚益气”和疗“脉绝”“五劳六极”的效果。除此，“崩中”是由于脾不统血所引起的；脾主肌肉，脾得补才能肌肉丰满，才能从根本上解决身体“羸瘦”的状况。

现代中医认为，桑根白皮入肺经，因性寒，故可清肺经的痰火，有泻肺平喘的作用；还可肃降肺气、通调水道，从而达到消肿利水的疗效。可治疗肺热、咳嗽、

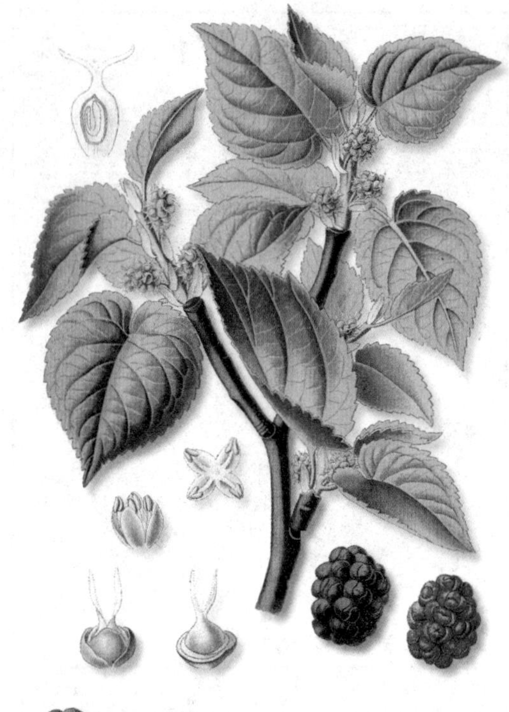

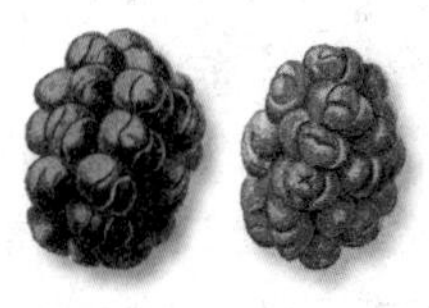

桑

痰多及面目浮肿、水肿尿少等症。现代药理分析认为，桑根白皮有轻度镇咳、利尿及不同程度的降压作用；还可镇痛、镇静、抗惊厥、降温；并对多种致病细菌有抑制作用。

桑树的很多部位都可入药，除桑根白皮外，《本经》中还认为桑叶能够“除寒热，出汗”，有疏风清热的作用，可治疗外感风热及燥热伤肺之证。它还可清肝明目，对风热上攻、目赤肿痛、头痛头晕、目暗昏花、肝经实热、肝阴不足等有好的疗效；还可凉血止血，治疗血热吐血之证。另外，桑耳味甘，性平偏凉，有凉血止血的作用，可治疗血热妄行导致的女子崩漏、带下赤白等证。它还有微弱的活血功能，对血瘀而致的腹中结块、阴痛、不孕等有不错的疗效。

【治疗方剂】（仅供参考）

治咳嗽吐血

取新鲜桑根白皮500克，在淘米水中浸泡3夜，刮去黄皮，切细，加糯米125克，焙干研末。每次用米汤送服3克。

治消渴尿多

取入地三尺的桑根，剥取白皮，炙至黄黑，切碎，用水煮成浓汁，随意饮服，也可加一点米同煮，忌用盐。

治产后下血

取桑根白皮，炙过，煮水饮服。

治跌伤

将桑根白皮研末煎成膏，敷伤处，痛即止。

治刀伤成疮

将新桑根白皮烧灰，与马粪调匀涂疮上，换药数次即愈。

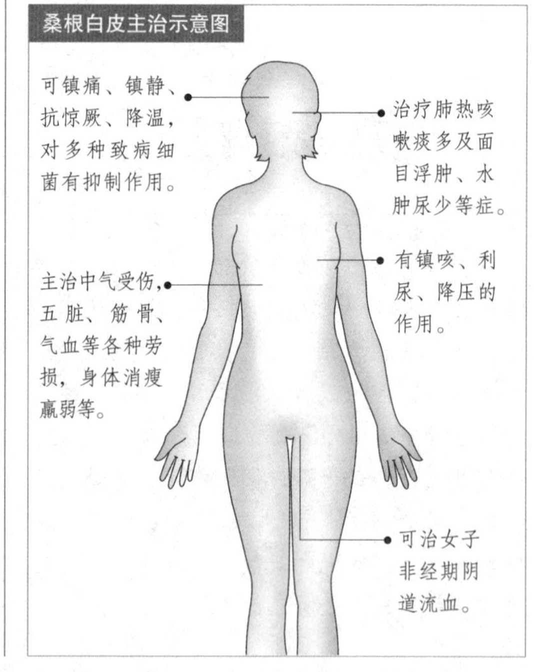

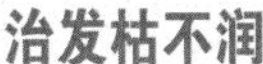

治发枯不润

用桑根白皮、柏叶各500克，煎汁洗头，有奇效。

治小儿流涎（脾热，胸膈有痰）

用新桑根白皮捣取自然汁饮服。

治小儿丹毒

用桑根白皮煮汁洗浴，或研末，调羊膏涂擦。

治石痈（坚硬，不作脓）

将桑根白皮阴干研末，溶胶和酒调涂，以痈软为度。

芜荑

《神农本草经》上说：芜荑，味辛，性平。主治风邪侵袭五脏，能消散积藏在皮肤、骨节间游动的毒素，可杀灭三虫；促进食物消化。芜荑也叫无姑、蕨蓎，生长在两山之间的高坡土地上且有流水的地方。

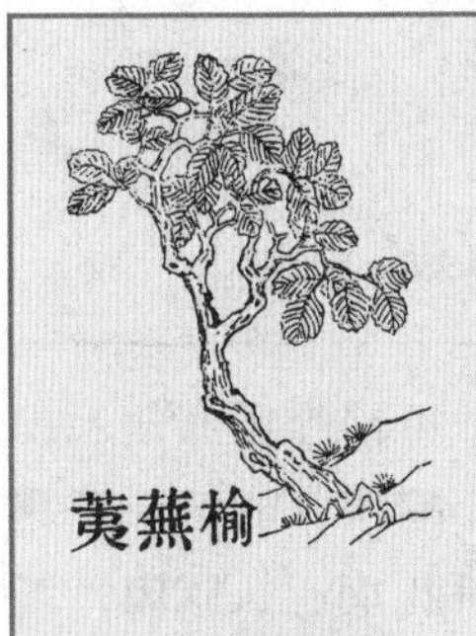

【原经文】芜荑，味辛，平。主五内邪气，散皮肤、骨节中淫淫温行毒；去三虫；化食。一名无姑，一名蕨蓎。生川谷。

【释名】芜荑为芜荑科落叶小乔木或灌木植物大果榆果实的加工品，其味腥臭，因而又叫臭芜荑，颜色黄白的称为白芜荑。主要产于河北、山西等省。

芜荑味辛，性平。主治五脏中邪气积聚，可消散皮肤关节中的流动的温邪毒素，能杀灭各种寄生虫。

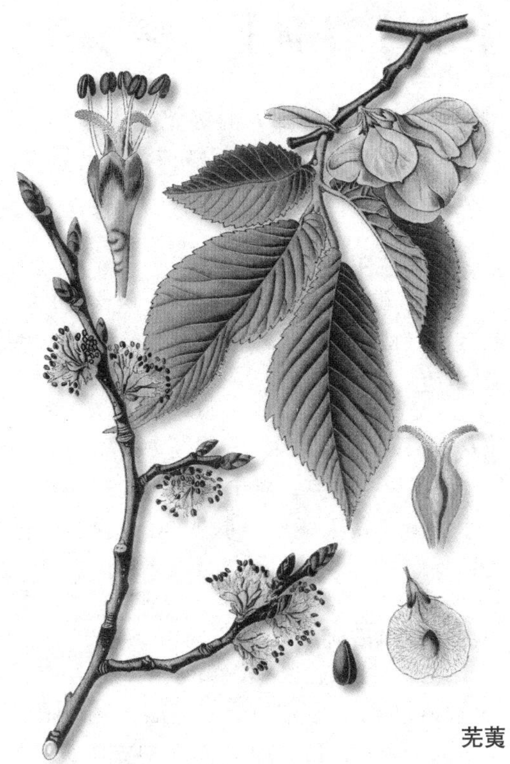

芜荑

现代中医一般认为，芜荑味辛、苦，性温，归脾、胃经。寒气侵入人体会导致肌肤骨节疼痛，好像有虫子在爬行一样。因芜荑辛可以散寒行气，有祛风除湿的作用，所以《本经》中所说的“皮肤、骨节中淫淫温行毒”之症，芜荑可以很好地治疗。人体内的寄生虫都是因湿热而生起，芜荑味辛能散湿气，所以可杀灭各种寄生虫；《本经》中所说的“去三虫”即取自于此。现代临床中，也多用它来治疗蛔虫、绦虫等。另外，芜荑性苦可降火，火大则食不化，所以芜荑又有促进消化的作用。

现代医学研究显示，芜荑在体外对猪蛔虫、蚯蚓、蚂蟥等都有显著的杀灭效果；还能抗真菌，对堇色毛癣菌、奥社盎氏小芽孢癣菌等12种皮肤真菌有着不同程度的抑制作用。

【治疗方剂】（仅供参考）

治脾胃有虫，食即痛，面黄无色

取芜荑仁 62 克，和面炒成黄色，研末。每次用米汤送服 2 匙。

杀体内寄生虫

生芜荑、生槟榔各 125 克。上药研末，加蒸饼做成梧桐子大小的丸，每次用开水送服 20 丸。

治久泻

取芜荑 156 克，捣末，加饭做成梧桐子大小的丸。每天饭前空腹服 30 丸，久服可安神保健。

治婴孩惊风后失声

芜荑、神曲、麦蘖、黄连各 3 克。上药分别炒过后，一起研末，加猪胆汁调糊做成黍米大小的丸，每次用木通汤送服 10 丸。

治虫牙作痛

将芜荑仁放蛀齿孔中，很有效。

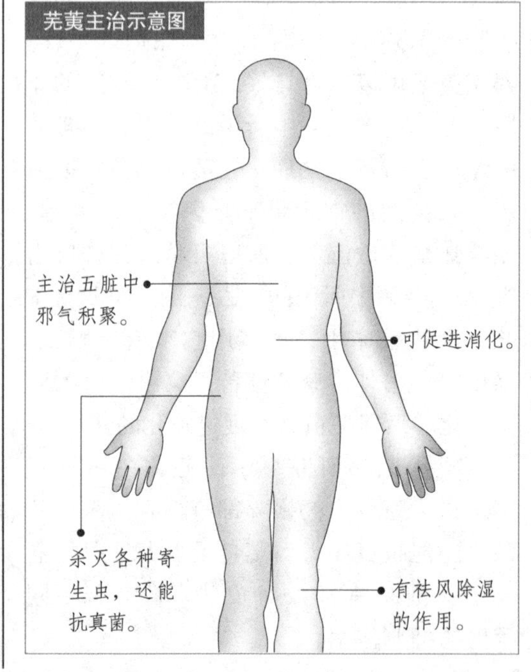

治虫癣瘙痒

水银、芜荑和酥调匀后敷之。

枳实

《神农本草经》上说：枳实，味苦，性寒。主治强烈的风邪侵袭皮肤，使身上如同有芝麻、大豆样的东西一样，苦痒难忍；可消除身体发冷发烧；止痢；能增长肌肉，和利五脏，增添气力，轻便身体。枳生长在平坦的陆地周围有溪流、河流或水汇聚处的地方。

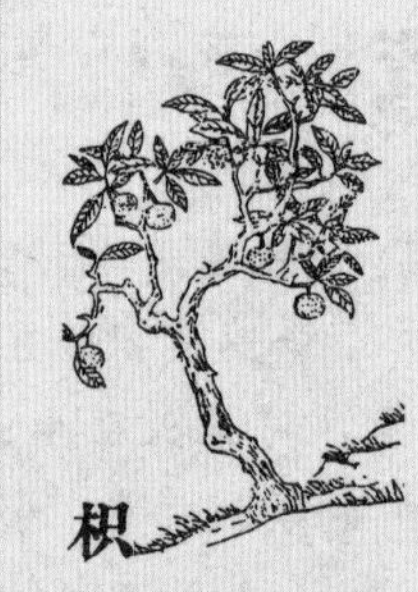

【原经文】枳实，味苦，寒。主大风在皮肤中如麻豆苦痒，除寒热结；止痢；长肌肉；利五脏；益气轻身。生川泽。

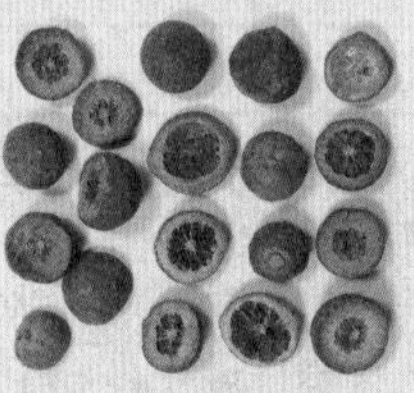

【释名】枳实即枳的果实，为芸香科常绿小乔木植物酸橙或香圆、枸橘的幼果。嫩小未成熟的幼果为枳实，果近成熟者为枳壳。主要产于四川、江西、浙江和福建等地。

枳实味苦，性寒。可治疗风邪侵入皮肤，生出极痒难忍的小疙瘩；能解除恶寒发热、邪气积聚；也可止痢、长肌肉，调和五脏，益气轻身。

枳和橘表面形状很相似，所以古人一直认为二者是一种树。有语为证：“橘生淮南则为橘，生淮北则为枳。”由于生长地域不同，橘味甘甜，枳味苦涩难食。由此，白居易赋诗：“物有似是者，真伪何有识。”不过，枳虽然不能食用，却是很好的药材。唐人朱余庆曾赋诗："方物就中名最远，只应愈疾味偏佳。若教尽乞人人与，采尽商山枳壳花。"

枳实味辛行散，苦降下行，是破气消积的良药，可以治疗食积、泻痢、便秘等肠胃病症。同时，它还有化痰除痞的作用，可以治疗胸闷胸痹等症。配合党参、黄芪等补药使用还可以治疗胃下垂、子宫脱垂、脱肛等症。《本经》中所说的"寒热结"，是由于寒热两种邪气结聚于小肠而引起的；因枳实苦可泻结，所以可以治疗。中医认为，肌肉不生长是由于脾功能微弱导致的，枳实苦寒可清湿热，健脾故能生肌肉。另外，《本经》所说的"益气轻身"，则是取自它可使邪气消除、正气流通的缘故。

现代医学研究表明，枳实有升压的作用，能兴奋子宫，还有降胆固醇和抗过敏等作用。需要注意的是，枳实的常用量为3~10克，体虚者及孕妇慎用。而且，由于枳实药效十分强烈，所以用时要慎重。

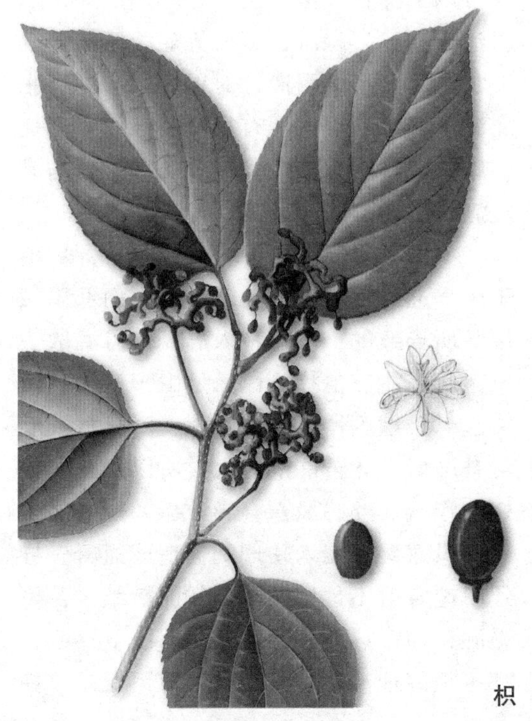

枳

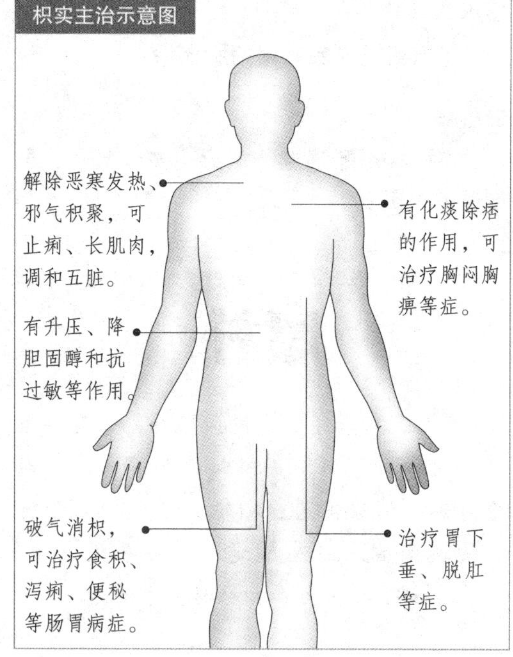

【治疗方剂】（仅供参考）

治卒胸痹痛

将枳实捣末，用水送服1克，白天三次，夜晚一次。

治产后腹痛

枳实（麸炒）、芍药（酒炒）各6克，水煎服，也可研末服。

治奔豚气痛

将枳实炙后研末，饮服1克，白天三次，夜晚一次。

治妇人阴肿、坚痛

将枳实250克碎炒，用棉裹熨。

治大便不通

枳实、皂荚各等份研末。上药制成饭丸，用米汤送服。

治肠风下血

枳实（麸炒）、黄芪各250克。上药研末，每次用米汤送服2克。

治小儿头疮

将枳实烧成灰，用猪脂调涂。

治风疹

将枳实用醋渍湿，放火上炙令其热，温度适中时熨上。

厚朴

《神农本草经》上说：厚朴，味苦，性温。主治伤风、伤寒引起的头痛，身体时冷时热；消除惊恐、心慌，及气血痹阻导致的肌肉麻木没有知觉；能够杀灭三虫。厚朴生长在山的土石上且有流水的地方。

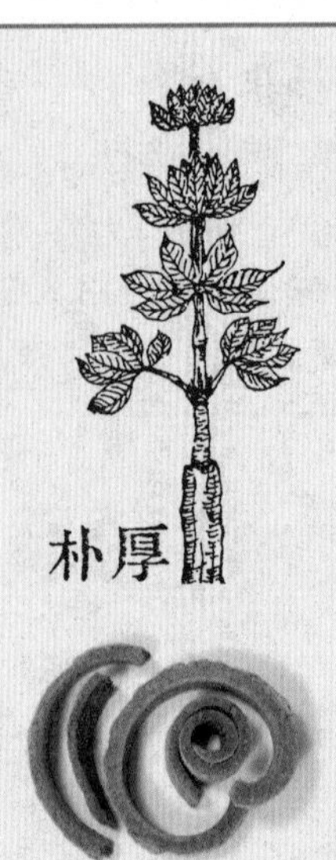

【原经文】厚朴，味苦，温。主中风、伤寒头痛，寒热；惊悸；气血痹死肌；去三虫。生山谷。

【释名】厚朴为木兰科乔木厚朴或凹叶厚朴的干皮、根皮及枝皮。因为其木质朴皮厚，所以得名厚朴、厚皮。主产于四川、湖北、陕西等省。以紫色多润者为佳，以薄而白者为劣。

厚朴味苦，性温。主治外中风邪、伤寒引起的头痛、恶寒发热、惊悸不安、气血痹阻、肌肤麻木不仁等，还能杀灭各种寄生虫。

厚朴苦能下气，辛可散结，温能燥湿，所以有燥湿、行气、平喘、消积的作用。《本草汇言》中有云：“厚朴辛苦吻燥，入脾、胃二经，散滞调中，推为首剂。”明代名医李士材也说过：“厚朴，脾胃药也，温中下气，是其本功。”厚朴不仅可以消除食、湿、痰等有形的积聚，用以治疗便秘、寒湿、多痰等症。还能消散气、寒等无形的阻滞，对胃虚寒、胸腹胀痛满闷、哮喘等病证有很好的疗效。现代临床中，常用它治疗哮喘咳痰、胸腹痞满胀痛、宿食不消、寒湿泻痢等病证。

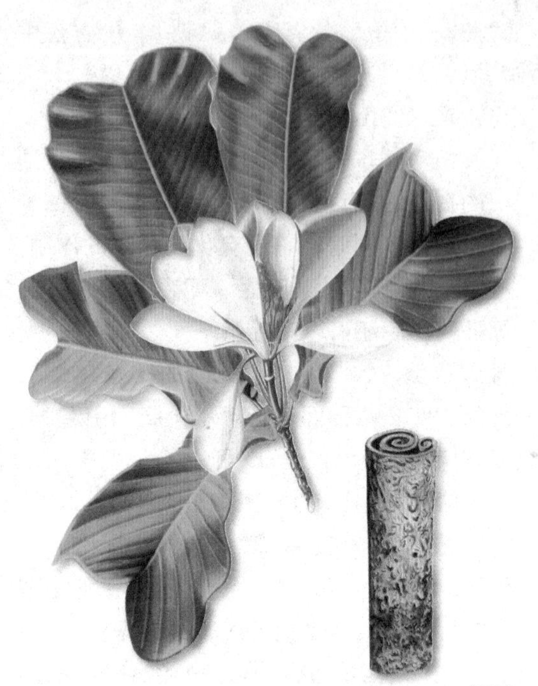

厚朴

中医认为，中风、伤寒性头痛是由于风气通肝，肝交督脉于头顶，而邪风又侵脉所导致的；因厚朴入肝经，可温散去风，所以能够治疗。惊悸是由于寒热病所引起，心虚则悸，肝虚则惊；因厚朴性温可补肝虚，味苦能清心火，所以对其有很好的疗效。外感风寒会导致患寒热、头痛病，风寒湿邪侵入腠理则会造成血凝，导致肌肉麻痹不仁；因厚朴辛能散结，苦可燥湿，而温热能祛除风寒，所以上述病证都可很好地治疗。又因厚朴苦可燥湿，使

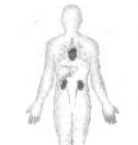

寄生虫失去了寄生的环境，所以厚朴还可以杀灭各种寄生虫；不过这一疗效现代并不常用。

药理分析表明，厚朴所含的有效成分，有一定的抗菌作用。能抑制白喉杆菌、肺炎球菌、枯草杆菌等病菌；少量使用还可兴奋肌肉和肠管；而且还有一定的降压作用。不过，厚朴的常用量为3~10克，体虚者及孕妇忌用。

【治疗方剂】（仅供参考）

治脾胃虚损

厚朴煎丸：厚朴（去皮，锉片）、生姜（连皮，切片）各1000克。上药在5升水中一起煮干，去姜，焙厚朴，再以干姜125克、甘草62克，同厚朴一起在5升水中煮干，去甘草，焙姜、厚朴为末，加枣肉、生姜同煮熟，去姜，把枣肉、药末捣匀做成梧桐子大小的丸。每次用米汤送服50丸。方中再加熟附子也可。

治腹痛胀满

厚朴七物汤：用厚朴（炙）250克，甘草、大黄各93克，枣10枚，大枳实5枚，桂62克，生姜156克。上药加水10升煎取4升，温服800毫升，每天三次。

治气胀心闷，饮食不下，久患不愈

将厚朴用姜汁炙焦后研末。每次用陈米汤调服2匙，每天三次。

治霍乱腹痛

厚朴汤：厚朴（炙）125克，桂心、生姜各62克，枳实5枚。上药加水6升煎取2升，分三次服下。

治久痢

厚朴、黄连各93克。上药加水3升煎成1升，空腹细服。

厚朴主治示意图

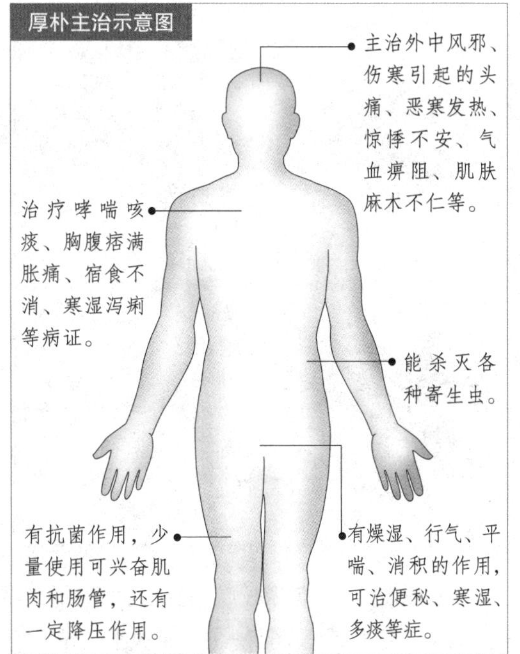

治大肠干结

将厚朴（生研）、猪脏（煮熟捣烂）调和成梧桐子大小的丸，每次用姜水送服30丸。

治尿混浊

厚朴（姜汁炙）31克，白茯苓3克。上药加水、酒各240毫升，煎成240毫升，温服。

治月经不通

把炙过的93克厚朴切细，加水3升煎成1升，分两次空腹服下。三四剂之后，即见特效。

秦皮

《神农本草经》上说：秦皮，味苦，性微寒。主治风寒湿痹，身体如同被寒风吹一样冰冷，能消退发热；消除眼睛中生的青翳、白膜。长期服用可使头不生白发，身体轻灵便巧。秦皮生长在两山之间的高坡土地上且有流水的地方。

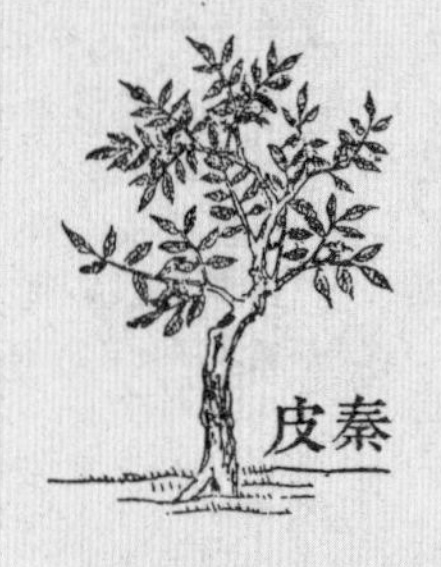

【原经文】秦皮，味苦，微寒。主风寒湿痹，洗洗寒气，除热；目中青瞖、白膜。久服头不白，轻身。生川谷。

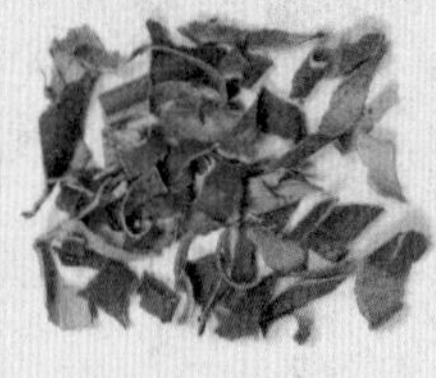

【释名】秦皮为木樨科落叶乔木植物苦枥白蜡树或小叶白蜡树的茎皮。主产于陕西、四川、宁夏、云南、贵州、河北等地。春、秋二季剥取，晒干收存。

秦皮味苦，性微寒。主治风寒湿痹引起的皮肤寒冷，可清热，除去眼中的青翳、白膜。

现在一般认为秦皮味苦、涩，性寒，归肝、胆、大肠三经。因其苦寒能泻火，涩可以收敛，所以能够祛除风寒、清热、燥湿，治疗风热伤体，邪气难以排出并蓄积于眼部导致的目赤肿痛、视物不清等症。《本经》中所说的“目中青瞖、白膜”即缘于此。它还有清热、燥湿、涩肠的作用，对湿热导致的痢疾有不错的疗效。秦皮还可以治疗身体怕寒引起的瑟瑟发抖，即“洗洗寒气”。另外，《本草纲目》中还记载，秦皮因有收涩的作用，所以可治疗下痢、女子崩漏；还能治男子少精，增强生育能力。至于《本经》中提到的“久服头不白，轻身”，则疑是著者的套话，尚未找到充分的科学依据。

现代药理分析表明，秦皮中富含的有效成分有消炎作用，对关节炎能起到较好的抑制效果；还可以促进尿酸排泄，有抑制心脏、降低肠管兴奋性的作用。另外，秦皮的常用量为3~10克，外用煎汤洗眼可适量。

【治疗方剂】（仅供参考）

治赤眼生翳

取秦皮31克，用1500毫升水煮取700毫升，澄清，每天温洗。一方加滑石、黄连等份。

治赤眼睛疮

秦皮31克，清水1升，放在白碗中浸泡，春夏季节需一顿饭工夫以上，看碧色出，即用箸头缠绵，仰卧点令满眼，微痛不要担心，良久沥去热汁。每天点10次以上，不超过两天即可痊愈。

治血痢连年

秦皮、鼠尾草、蔷薇根各等份。用水在铜器重釜中煎取汁，再调成梧桐子大小的丸，每次服5、6丸，每天两服。可适量增加。也可煎饮。

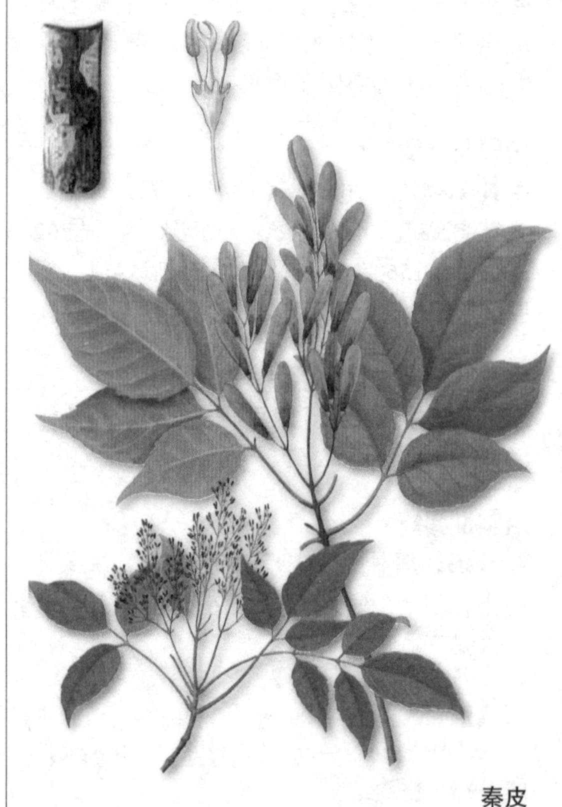

秦皮

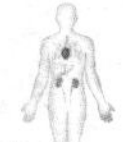

秦皮主治示意图

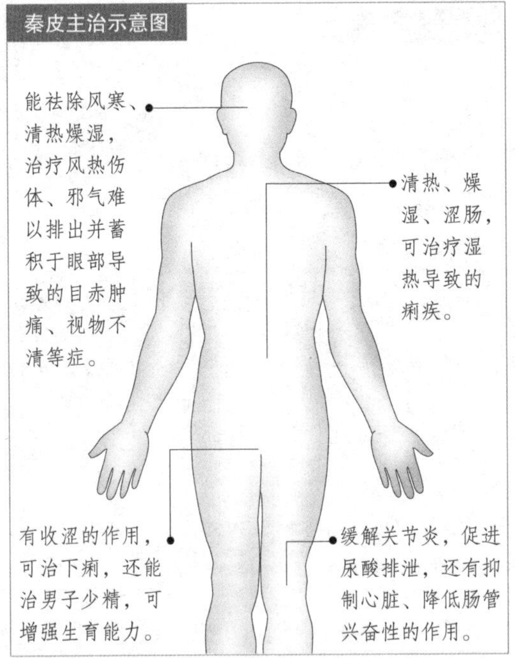

治天蛇毒疮

天蛇，是草间的花蜘蛛。人如果被其螫，再被露水打湿，就会形成这种疾病。用秦皮煮汁 10 升，饮之即愈。

秦椒

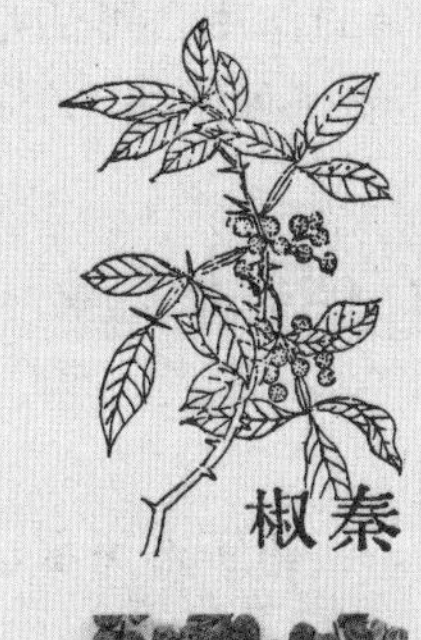

【原经文】秦椒，味辛，温。主风邪气；温中除寒痹；坚齿发，明目。久服轻身，好颜色，耐老增年，通神。生川谷。

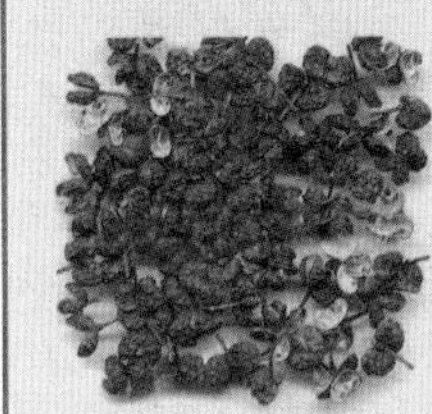

【释名】秦椒即花椒。古人认为它始产于秦，故名秦椒，现有川椒、蜀椒之分。秦椒馨香四溢，因而自古就是人们最常用的调味品之一。

《神农本草经》上说：秦椒，味辛，性温。主治风邪；可安和内脏，以祛除寒邪闭阻；能使齿发坚固，眼睛视物清楚。长期服用可使身体轻便，面容润泽，延缓衰老，通晓神明。秦椒生长在两山之间的高坡土地上且有流水的地方。

秦椒味辛，性温。可祛除风邪之气，能温补中气、驱逐寒痹，坚固牙齿，润泽头发，增强视力。长期服用能使人身体轻便，面色润泽，精神健旺，延缓衰老。

秦椒味辛而气味馨香，色赤而能入血，因此善行走窜，有温经散寒、温血养血、通利血脉、疏利五脏的作用。正如《本经》中所说的，它能温补中气，祛除邪气，进而治疗寒湿痹痛。而中气充实、痹痛消除后，则五脏自然通利，血脉自然融合，于是实现了“坚齿发，明目”“轻身，好颜色，耐老，增生”等疗效。

秦椒不但可温中散寒，还兼有突出的止痛作用，所以可治疗脾胃虚寒、心腹冷痛、呕吐下利等症。比如《金匮要略》中的大建中汤，即将秦椒配合干姜、党参、饴糖使用，可谓是治疗脾胃虚寒的著名方剂。其他还有：心腹冷痛时，可将秦椒炒热，用布包好熨痛处，可马上起到止痛的效果；牙痛时，可用药棉蘸秦椒油塞进龋洞，疼痛立刻就会消失；近代还有用秦椒进行回乳的，也取得了不错的疗效。

秦椒还有杀虫的作用，可治疗虫致腹痛、蛔虫症等。现代临床中，还有采用将秦椒研末后装入胶囊，每天服 5 克的方法，治疗早、中期血吸虫病，已经取得非常显著的疗效，服药后很快出现饮食增加、肝脾缩小的改善情况。秦椒还可用于蛲虫病、蛔虫性肠梗阻等症的治疗。除此之外，秦椒外用还有止痒的作用，可治疗疥疮、湿疹瘙痒、白秃、女子外阴瘙痒等。

【治疗方剂】（仅供参考）

治饮少尿多

秦椒、瓜蒂各0.6克。上药研末用水送服，一天三次。

治手足心肿

秦椒和盐末各等份，用醋调匀，敷肿处。

花椒——调味增香佳品

花椒是我国的特产。主要产于四川、河北、河南、山西、云南等地，尤其以四川产的质量最好，特称“川椒”“蜀椒”或“秦椒”。从古至今，四川、云南、贵州、湖南一带食物都偏辣，这并不是辣椒的功劳，而是拜中国传统香辛料花椒所赐。花椒是一种香辛料，也是天然的调味增香佳品。整粒可供腌制食品等用；粉状供调味和配制五香粉等用。一般经油炸后使香辣成分转入油中，然后将油作调味用。也有将花椒粉与食盐同炒，称为“椒盐”，用于肉糜、鱼糜类制品中。据记载，唐代就已经采用花椒、盐等腌制肉类。下图中描绘了一个奴仆在案上切肉的炊事细节，切好的肉还会加入花椒等调味品进行烹饪，这样的生活场面令人备觉熟悉，分外亲切。

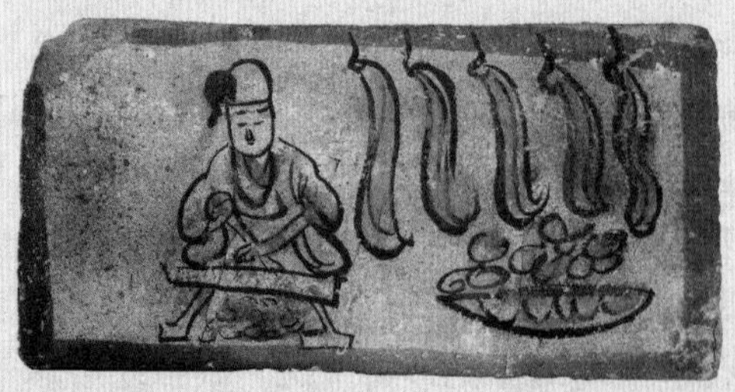

切肉 彩绘砖 嘉峪关魏晋6号墓出土

秦椒主治示意图

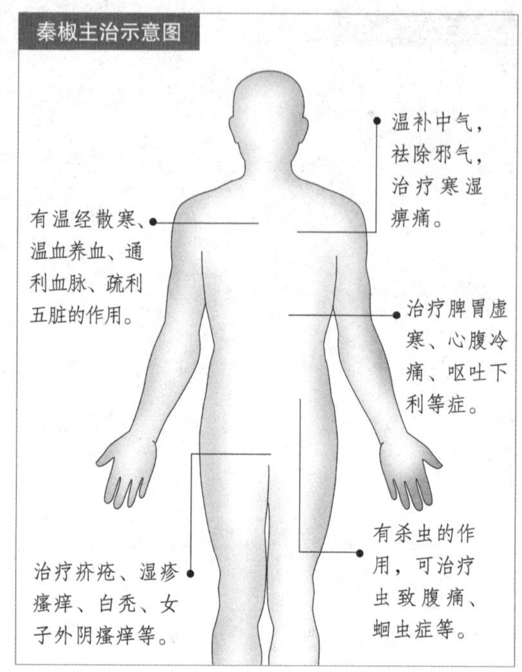

治久患口疮

秦椒去掉闭口的颗粒，水洗后和面拌煮为粥，空腹服，用饭压下。重者可多服几次，直至病愈。

治牙齿风痛

用秦椒煎醋含漱。

治肾风囊痒

川椒、杏仁各等份。将上药研膏，涂掌心，合阴囊而卧。

山茱萸

《神农本草经》上说：山茱萸，味酸，性平。主治胃中风邪，导致身体发冷发烧；能安和脏腑，以逐寒湿痹阻；还能杀灭三虫。长期服用能使身体轻便。山茱萸也叫蜀枣，生长在两山之间的高坡土地上且有流水的地方。

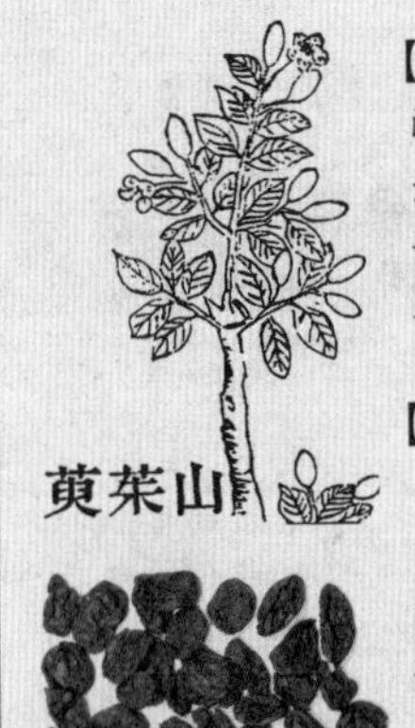

【原经文】山茱萸，味酸，平。主心下邪气，寒热；温中，逐寒湿痹；去三虫。久服轻身。一名蜀枣。生川谷。

【释名】山茱萸为山茱萸科落叶小乔木植物山茱萸除去果核的成熟果肉。一般秋末冬初果皮变红时采收果实，用文火烘或置沸水中略烫后，及时除去果核，干燥收存。

山茱萸味酸，性平。主治心下邪气积聚、时冷时热，能温补中气、祛除寒湿痹痛，杀灭各种寄生虫。

后人多认为山茱萸为性温之品，归肝、肾二经。因酸可收涩，故可藏经气、固下元；因温可补肾虚，益肝元，所以有养经血、助元阳的作用。凡是因肝肾不足、精气失藏所引起的病证，比如头昏目眩、耳聋耳鸣、腰酸腿痛、阳痿遗精、小便淋漓、流经不停等症都可以使用。又因山茱萸味酸，有收敛之性，所以还能敛汗固脱，治疗元气欲脱、大汗淋漓等症。

现代药理研究证明，山茱萸有强心作用，可改善心脏功能，增加心肌收缩性和心输出量，提高心脏工作效率；还有抗炎、抗菌作用，其水煎剂对二甲苯、蛋清等致炎物质引起的发炎、水肿及肉芽组织增生都有明显的抑制作用；能减轻肾上腺细胞受到损害；山茱萸对表皮葡萄球菌、肠球菌、金黄色葡萄球菌、痢疾杆菌等也有较强的抑制作用；还能增强机体的抗应激能力，使人耐缺氧、抗疲劳、增强记忆力；还有降血脂作用，能降低血清甘油三酯、胆固醇的含量；还可抗动脉硬化。

山茱萸的常用量为 6~15 克，大剂量可用到 30 克。因其温补收敛，所以体内火大、湿热、小便不利的人不宜服用。

【治疗方剂】（仅供参考）

益元阳，补元气，固元精，壮元神

草还丹：山茱萸（酒浸取肉）500克，破故纸（酒浸1日，炮干）250克，当归125克，麝香3克。上药一起研末，加炼蜜做成梧桐子大小的丸。每次服81丸，睡前用盐酒送服。

治自汗、盗汗

山茱萸、防风、黄耆各 9 克。用水煎服。

治汗出不止

山茱萸、白术各 15 克，龙骨、牡蛎各 30 克。用水煎服。

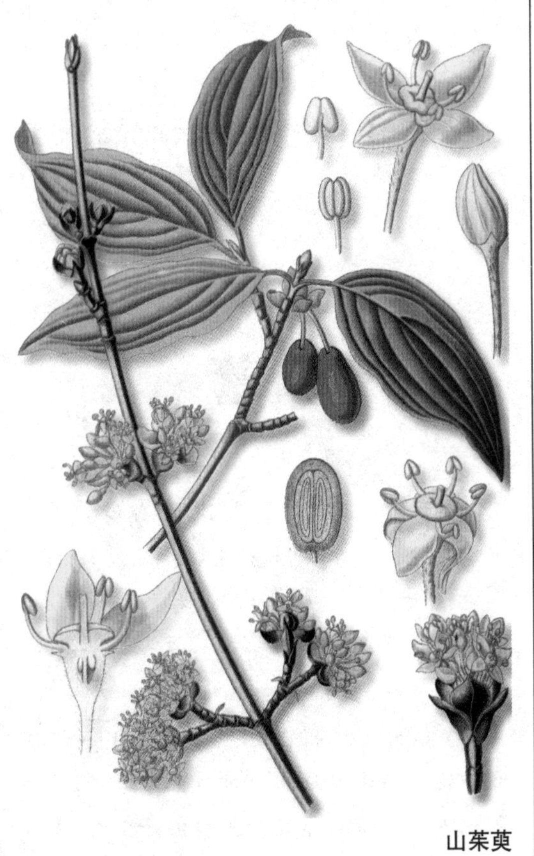

山茱萸

治遗尿

山茱萸、覆盆子、茯苓各9克，附子3克，熟地12克。用水煎服。

治老人尿频失禁

山茱萸9克，五味子、益智仁各6克。用水煎服。

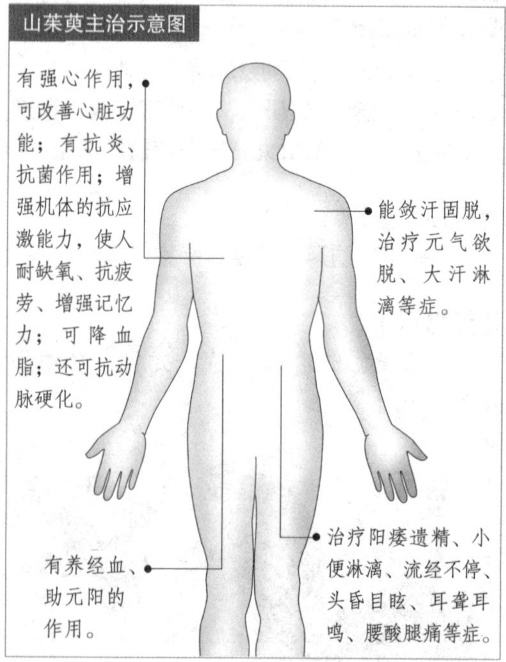

紫葳

《神农本草经》上说：紫葳，味酸，性微寒。主治妇人生产后的各种疾病；消除子宫突然下血，腹中结块，闭经；治疗身体发冷发烧，虚弱而消瘦；还可催产。紫葳生长在两山之间的高坡土地上且有流水的地方。

紫葳味酸，性微寒。主治女子产后各种疾病、腹中肿块、崩中下血、经闭、恶寒发热、身体消瘦等，还有催产的作用。

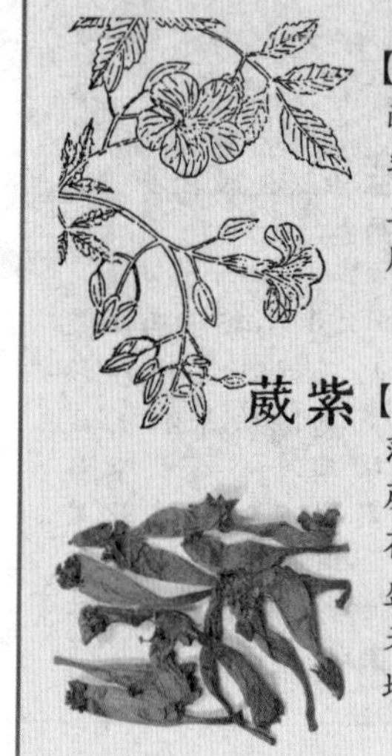

【原经文】紫葳，味酸，微寒。主妇人产乳余疾；崩中；癥瘕血闭，寒热羸瘦；养胎。生川谷。

紫葳

【释名】紫葳为紫葳科落叶木质藤本植物紫葳的花，又叫凌霄花。花呈黄赤色，夏天繁盛，一般7~9月择晴天采摘。全国大部分地区均有分布。

现代一般认为，紫葳味辛，性微寒，归肝、心包经。因辛能行血散寒，寒可清热，所以有行血破瘀的作用，被认为是活血化瘀的良药，多用于瘀血阻滞、发热腹胀、月经闭止等症。因紫葳又有凉血祛风的作用，所以可治疗周身风痒、皮肤湿癣、血热风盛等病证。它活血通经的作用，又使其常被用于堕胎、催产。常用量为3~10克。另外，它还可治疗肠中结实引起的大小便不利。

紫葳的茎、叶也可入药。其味苦，性平，无毒，疗效和紫葳花大致相同。不过，其茎、叶还能补益中气、凉血生肌，对喉痹热痛有不错的疗效。

【治疗方剂】（仅供参考）

治妇女血崩

将紫葳研为末，每次用酒送服6克。然后服四物汤。

治便后下血

紫葳浸酒后，随时饮服。

治消渴引饮

紫葳31克，捣碎，加水360毫升煎成240毫升，分两次服下。

治通身风痒

将紫葳研末，用酒送服3克。

治大风疠疾

紫葳15克，地龙（焙）、僵蚕（炒）、全蝎（炒）各7个。上药一起研末，每次用温酒送服6克。以出汗为效。

治月经不畅

将紫葳研末，每次饭前用温酒送服6克。

治皮肤湿痒

紫葳、羊蹄根各等份，加枯矾研末，搽患处。

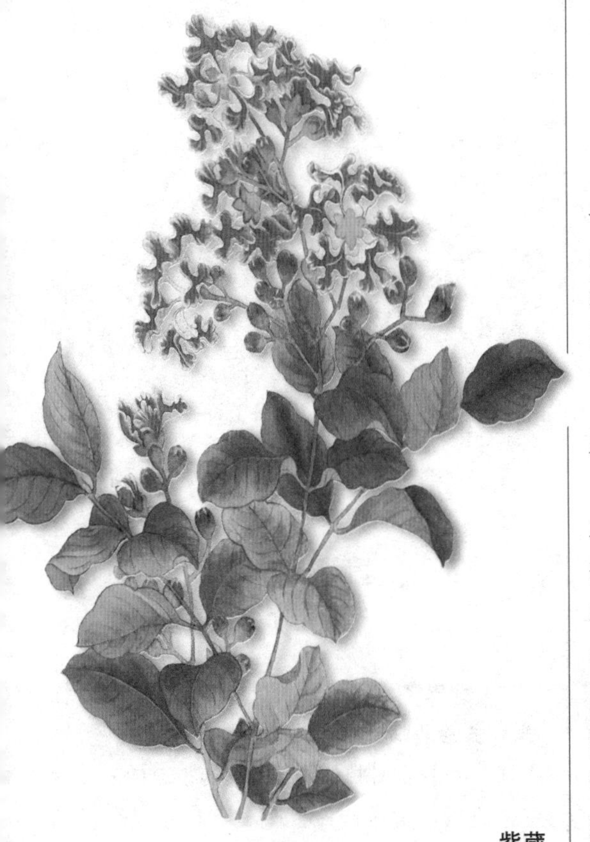

紫葳

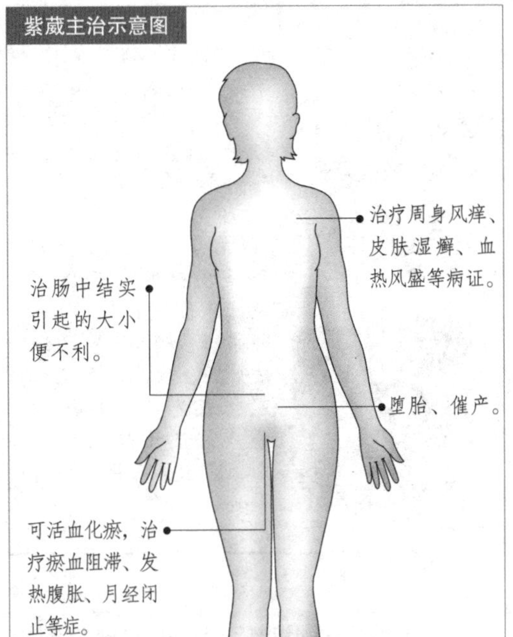

猪苓

《神农本草经》上说：猪苓，味甘，性平。主治痎疾；能解毒，解除有不吉祥征兆的蛊毒，还可通利水道。长期服用可使身体轻便，延缓衰老。猪苓也叫猳猪屎，生长在山的土石里且有流水的地方。

猪苓味甘，性平。主治痎疾、蛊毒、鬼疰等严重传染病，能通利水道。

猪苓归肾、膀胱二经。可助脾肾行水，因而具有利尿作用，能使邪毒从尿中排出，主要用于治疗水肿、泄泻、小便不利、小便淋浊及各种带下症状。《本经》中所说的“蛊疰”，应该指四肢浮肿，肌肤黯淡没有光泽，腹部肿大，类似于今天的肺结核、结核性腹膜炎等病。临床实践证明，猪苓确实对上述病症有很好的治疗效果。不过，至今没有找到关于猪苓可以

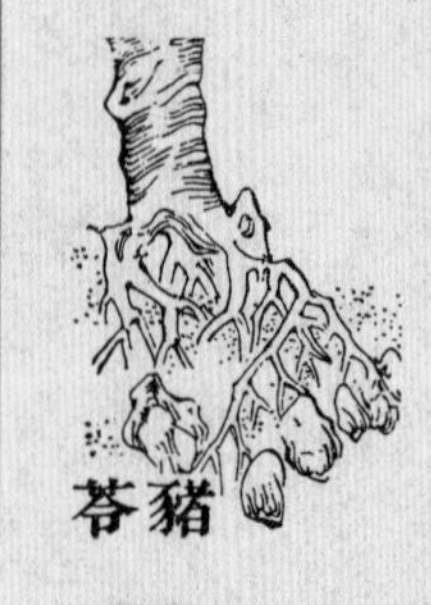

【原经文】猪苓，味甘，平。主痎疟；解毒；蛊疰不祥；利水道。久服轻身耐老。一名猳猪屎。生山谷。

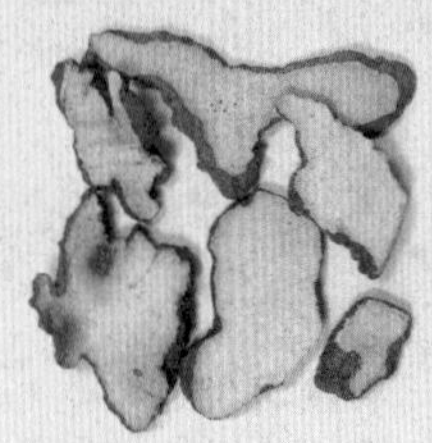

【释名】猪苓为多孔菌科植物猪苓的干燥菌核。呈长形块状或不规则球形，稍扁，有的分枝如同姜块，表面呈灰黑色或黑色，凹凸不平。主产于陕西、云南、河南、河北、四川等地。

治疗疟疾等传染病的依据，因而此疗效尚须进一步研究。《本经》中还提到长期服用猪苓有益于脾，而脾可统血，血旺于是能延缓衰老。但根据临床经验，长期服用猪苓，会对肾有所损伤，且令人目昏。

现代药理研究表明，猪苓含有生物碱、糖类和蛋白质等有效成分，可以抑制肾小管对电解质与水的重吸收，因而有很好的利尿作用。它还可以抗菌，尤其对大肠杆菌和金黄色葡萄球菌有较强的抑制作用。另外，由于猪苓多糖，所以还有抗癌作用。猪苓常用量为6~10克。不过，由于它会耗散阴液，所以没有水湿的人不宜服用。

【治疗方剂】（仅供参考）

治伤寒口渴

茯苓、猪苓、泽泻、滑石、阿胶各31克。上药用水4升煮至2升。每次服700毫升，每天三服。

治通身水肿

将猪苓156克研末。用开水送服1克，每天三次。

治阳明病，脉浮发热、渴欲饮水、小便不利或下利、咳呕、心烦不眠

猪苓汤：猪苓、茯苓、阿胶、泽泻、滑石各7.8克。上药用4升水先煎前4味，去渣，放入阿胶烊化，分两次温服。

治胃湿导致的眼肿

猪苓、泽泻、槟榔各6克，薏米15克。上药煎后饮用。

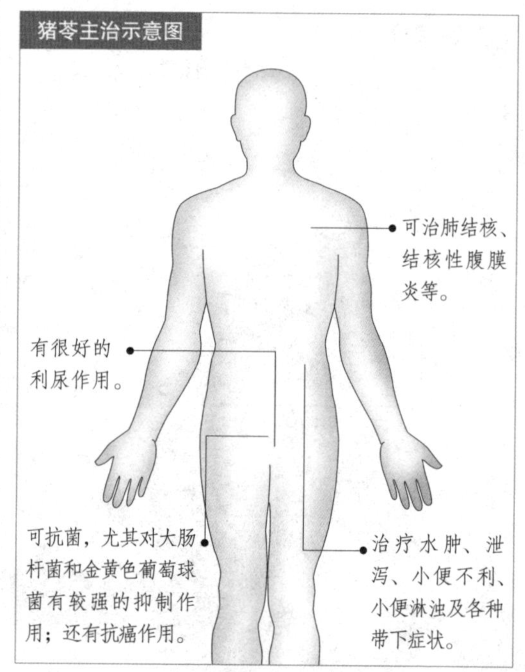

白棘

《神农本草经》上说：白棘，味辛，性寒。主治胸腹部疼痛；能使痈肿溃破流脓，止痛。白棘也叫棘针，生长在两山之间的高坡土地上且有流水的地方。

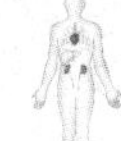

【原经文】白棘，味辛，寒。主心腹痛；痈肿溃脓，止痛。一名棘针。生川谷。

【释名】棘有赤、白两种。白棘的茎白如粉，子、叶与赤棘相同。棘刺以白色的为佳。刺有钩、直两种：直的比较适宜入补益，钩的则多用来治疗疮肿。

白棘味辛，性寒。主治胃脘疼痛、痈肿破溃流脓，还有止痛的作用。

白棘善行气止痛、除痈排脓，所以《本经》中认为它可主治"心腹痛，痈肿溃脓"。其他医学典籍中有观点认为，胃脘疼痛是因为七情之火郁积，又被外感的寒气所隔，使热浊之气填塞胃脘而导致的；白棘因辛而散血行血，因寒而清热解毒，能够清除血中郁积的火，从而对上述症状有很好的治疗效果。另外，《本草纲目》中记载，白棘还可"决刺结，疗丈夫虚损，阳痿精自出，补肾气，益精髓"。不过，此药只在宋以前治疗痈肿漏疮、腹痛的方剂中较多使用，后世中无论记录还是应用都很罕见。

白棘的很多部位都可入药，比如它的果实可治心腹痿痹，能除热，还有通利小便的作用。而白棘的叶捣敷后对胫臁疮有不错的疗效；也可晒干后研末，用麻油调敷。

【治疗方剂】（仅供参考）

治睫毛倒生

白棘120个、地龙2条、木贼120节、木鳖子仁2个。上药一起炒后研末，摘去倒毛，每天将药末吸入鼻内3~5次。

治龋齿腐朽

取白棘200枚（朽落地者），加水3升煮成1升，含漱。或烧棘涂病齿，再敷雄黄末。

治小儿口噤，惊风不乳

将白棘烧后研末，用水送服3克。

治小儿丹肿或痈疽痔漏

用水煮白棘根汁洗擦。

治诸恶肿，有脓

将白棘烧后研末，用水送服。一夜后脓疮的头出来。

治头风疼痛

倒钩荆刺49个（烧存性），丁香1个，麝香一皂子。上药研末，左边头痛塞左鼻孔，右边头痛塞右鼻孔。

白棘主治示意图

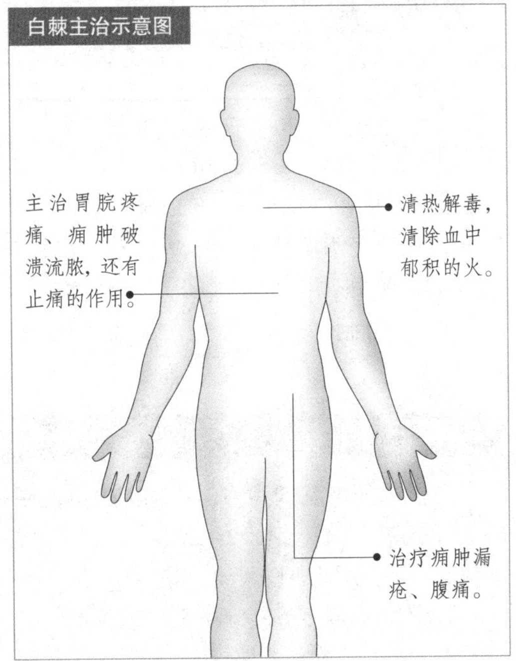

龙眼

《神农本草经》上说：龙眼，味甘，性平。主治五脏邪气；能安和神志；治疗厌食。长期服用可使精神健旺，听力灵敏，眼睛视物清楚，身体轻便，并延缓衰老，通晓神明。龙眼也叫益智，生长在山的土石上且有流水的地方。

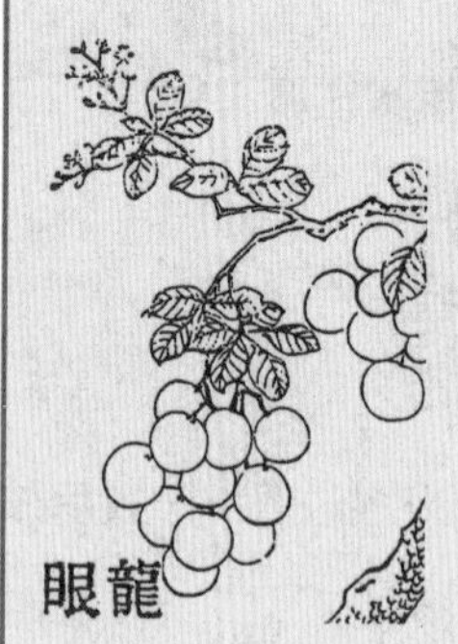

【原经文】龙眼，味甘，平。主五脏邪气；安志，厌食。久服强魂聪明，轻身不老，通神明。一名益智。生山谷。

【释名】龙眼春末夏初开细白花。果实七月成熟，壳呈青黄色，有鳞甲纹，外形较圆。果肉比荔枝稍薄，汁水丰富，甘甜如蜜。龙眼树结果实很多，每枝二三十颗，像葡萄一样呈串状。

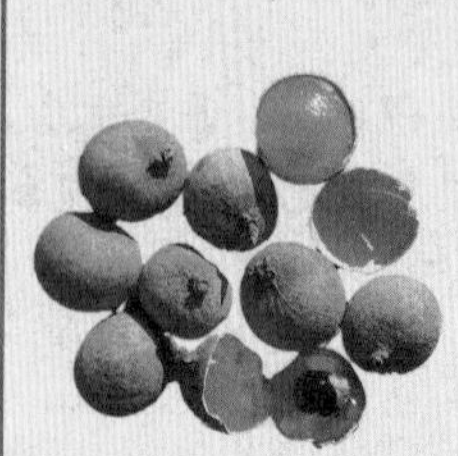

龙眼味甘，性平。可治疗邪气侵袭五脏，能使人精神安和，促进消化，治疗厌食。长期服用能使人身体轻便，延缓衰老，精神健旺，还能增进精力和智慧。

龙眼肉归心、脾经，有补心脾、益血气的作用，是非常好的滋补药物，常用于忧思过度、劳心劳力所致的惊悸、怔忡、健忘、失眠、厌食、体虚等症状。所以《本经》中认为它可“安志”，治疗“厌食”。龙眼肉能和能缓，对于便血、经血不止等症也有不错的疗效，可用来止血、补气、养血。《本草纲目》中记载，龙眼还能杀灭肠中血吸虫等各种寄生虫。而且新鲜龙眼用沸汤淘过食用，不会伤脾。另外，龙眼的核还可治疗腋臭。将6枚龙眼核同14枚胡椒一起研末，出汗时擦患处即可，疗效神奇。

龙眼不但是一味良药，还是老幼皆宜的日常干果。长期食用可安神健脑，健脾开胃，增强体质，延年益寿。龙眼常与荔枝相提并论，李时珍说过，食品以荔枝为贵，而强身健脑则以龙眼为佳。不过，龙眼味过甘而滋，性多黏腻，所以湿阻中焦或食少痰火的人不宜服用。龙眼的常用量为10~15克，大量使用时也可达30~60克。

龙眼——日常滋补干果

龙眼原产我国南方，栽培历史可追溯到二千多年前的汉代。贾思勰在《齐民要术》中记载：“龙眼一名益智，一名比目。”因其成熟于桂树飘香时节，俗称桂圆，古时被列为重要贡品。魏文帝曾诏群臣：“南方果之珍异者，有龙眼、荔枝，令岁贡焉。”到了宋代，龙眼已在泉州普遍种植。《图经本草》中有载：“龙眼生南海山谷中，今闽、广、蜀道出荔枝之处皆有之。”

龙眼作为珍贵的滋补水果，除了可生食，也可做成干果食用。其果肉入药，名为龙眼肉，是养血的常用之品，也是老幼皆宜的日常干果。夏天是龙眼的黄金季节，论滋补力，它和荔枝不相伯仲，但晒干制成干果后，则以龙眼肉为佳。原因在于荔枝肉性较热，而龙眼晒干后，养血安神的功效大增，对于心血不足型失眠，有很大的食疗作用。

桂圆图 选自《补遗雷公炮炙便览》明代

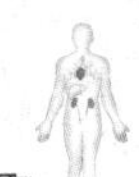

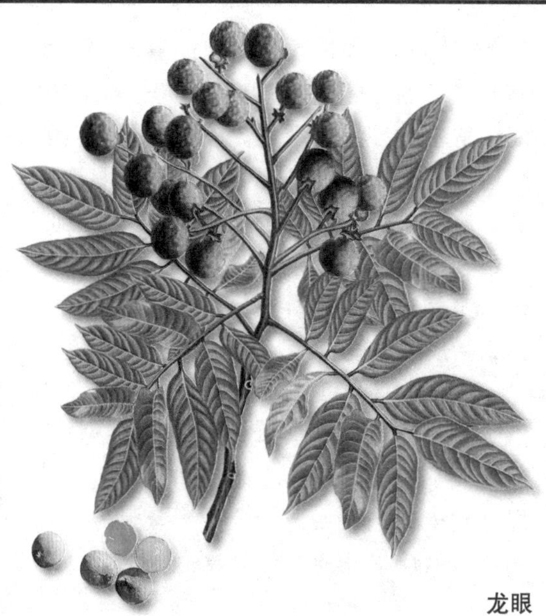

龙眼

【治疗方剂】（仅供参考）

治思虑过度，劳伤心脾，虚烦不眠，健忘怔忡，自汗惊悸

归脾汤：龙眼肉、酸枣仁（炒过）、炙黄芪、白术（焙干）、茯神各31克，木香15.6克、炙甘草7.8克。上药分别切细，每次取15克，加姜3片、枣1枚煎服。

龙眼主治示意图

可安神健脑，健脾开胃，增强体质。

有补心脾、益血气的作用，可治忧思过度、劳心劳力所致的惊悸、怔忡、健忘、失眠、厌食、体虚等症。

杀灭肠中血吸虫等各种寄生虫。

可治便血、经血不止等症。

补脾胃，助精神

龙眼酒：取龙眼肉不拘多少，用上好的烧酒浸泡百日，随意饮服。

治脾虚泄泻

龙眼干 14 粒，生姜 3 片。煎汤服。

木兰

《神农本草经》上说：木兰，味苦，性寒。主治身体发高热；能祛除因内热而引起的面部小红疙瘩，酒糟鼻；治疗严重风邪导致的癞证；消除下阴部湿痒；可使人耳聪目明。木兰也叫林兰，生长在山的土石上且有流水的地方。

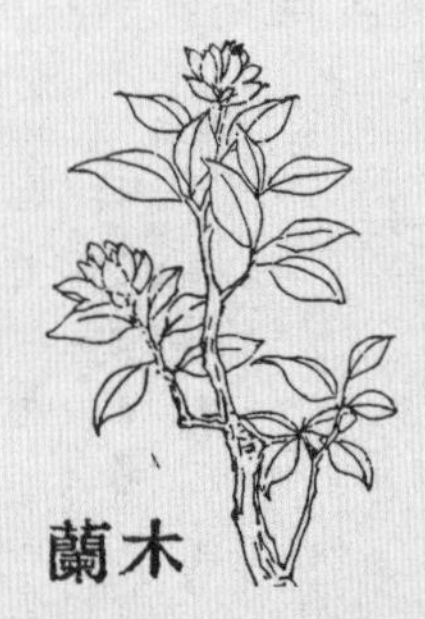

蘭木

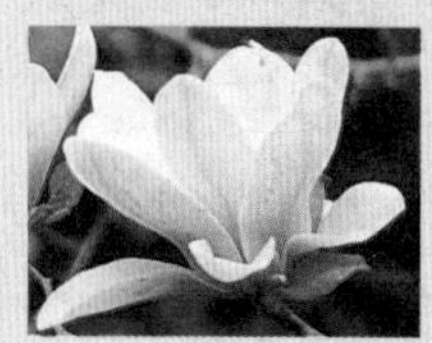

【原经文】木兰，味苦，寒。主身大热在皮肤中；去面热赤皰；酒皶；恶风，癞疾；阴下痒湿，明耳目。一名林兰。生山谷。

【释名】木兰，又名木莲，因香气如兰，花艳如莲，而得名。木兰的枝叶一般都很稀疏。花内白外紫，四月初始开，二十天后凋谢，也有四季常开的，但都不结果。

木兰，味苦，性寒。主治身体发热及热邪积聚在皮肤中引起的各种症状，能祛除面部发烫，及皮肤生水泡、脓包及粉刺等；能治疗严重风邪导致的癞痫；也可用

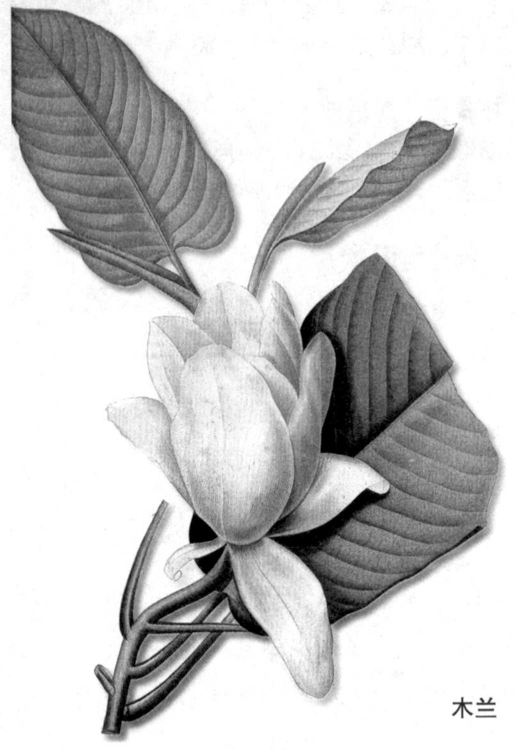
木兰

于男女阴部湿痒；还可使人耳聪目明。

中医认为，木兰属于苦寒药物，因苦能燥湿，寒能清热，所以能够治疗身体高热、面部赃包粉刺以及酒疸、阴部湿痒、寄生虫等湿热之症。而且由于木兰的药性广泛，所以凡是上中下三焦的湿热之证，它都能很好地治疗；其中又以凉血、杀虫、治疗皮肤赃包粉刺等皮肤病疗效最佳。正如《本草经辑注》中所说，木兰可作为治皮肤病的良药。

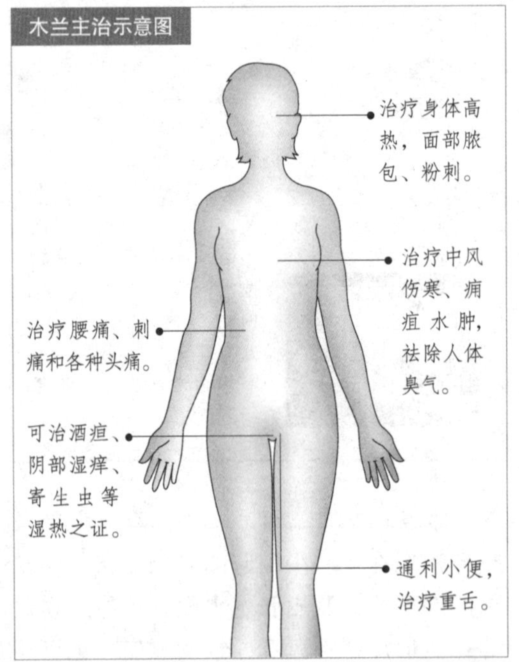

除此，木兰还能治疗中风伤寒、痈疽水肿，能够祛除人体臭气；还能治疗腰痛、刺痛和各种头痛。《本草纲目》中还提到它能通利小便，治疗重舌。另外，它的花对治疗鱼骨鲠喉有奇效。

【治疗方剂】（仅供参考）

治小儿重舌

取长一尺、宽四寸的木兰皮，削去粗皮，放入1升醋中，渍汁噙。

治面上黑斑

将500克木兰皮细切，用三年的酸浆渍后晒干捣末。每次用浆水送服，一天三次。

治酒疸，足胫满，小便黄，饮酒大醉导致的发赤斑或黄黑色

黄耆木兰散：黄耆62克，木兰31克。上药研末，每次饭前用热酒送服1克，每天三次。

五加皮

《神农本草经》上说：五加皮，味辛，性温。主治疝气，腹部气满疼痛；能益气；治疗腿瘸及小儿不能走路；消除疽疮，阴部溃疡。五加皮也叫豺漆。

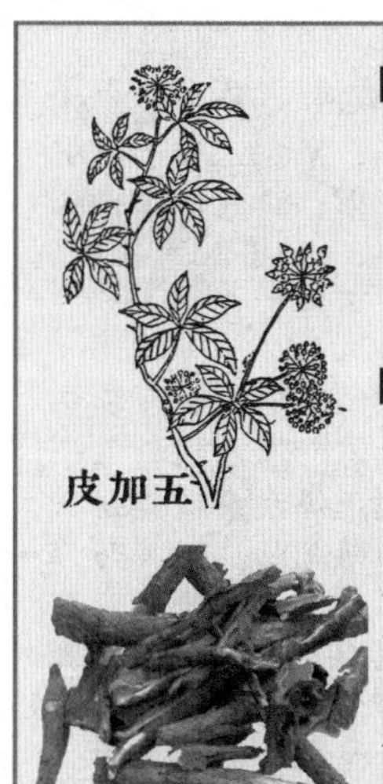

【原经文】五加皮，味辛，温。主心腹疝，气腹痛；益气疗躄；小儿不能行；疽疮；阴蚀。一名豺漆。

【释名】五加皮，是五加属植物五加的根皮。它春天生苗，茎、叶都是绿色，丛生。生5枚叶子成簇状的为最好，而以4叶和3叶的最多，是次等。根像荆根，皮呈黄黑色，肉呈白色，骨质硬。

五加皮味辛，性温，主治疝气、脘腹胀痛。能补益中气，治疗肢体筋脉麻木、软弱无力等症，改善小儿足岁还不能行走的状况；还可治疗气血被毒邪阻滞而导致的疮肿，女子外阴或阴道严重瘙痒、溃烂等妇科炎症。

中医认为，疝气、腹痛、痿痹、疽疮、阴蚀等症，都是由于风、寒、湿邪侵犯肝、肾二经所引起的。五加皮味辛能散风，苦可燥湿，温能除寒，又善入肝、肾二经，所以可治疗这些病证。湿邪滞留中焦会导致脾胃受损，使人虚瘦乏力；五加皮能祛除中焦湿热，增强脾胃功能，所以《本经》中说它可用于“益气”。五加皮还是一味祛除风湿的强壮药，可治疗风寒湿痹、筋骨挛急、腰痛脚弱等症。煮其根茎酿酒饮用对人体有益。据说张子声、杨建始、王叔牙、于世彦等，都因服此酒而房事不绝，长寿达三百岁，也可作为散代汤茶。五加皮在古代一直被认为是神仙之药。道家曾用它制灰煮石，用以炼制长生药。

五加皮酿酒的历史可以追溯到古代，古人认为五加皮酒有舒筋骨、解疲劳、强腰膝、祛风湿的作用，可治疗手足麻木、筋骨拘挛僵直、关节酸痛、腰疼腿软等症；无病之人长期服用也可强身健体，益寿延年。《试验方》中记载的神仙煮酒法，即用五加皮、地榆酿酒后每天服食。还说各种浸酒的药，唯有五加皮与酒相合，最有益，并且味道鲜美。据近年的科研分析鉴定，常饮五加皮酒，确实对人体大有益处，而且还能预防胆结石，降低血清胆固醇，并有抗癌的作用。目前，五加皮酒已是驰名中外的名酒。另外，五加皮的叶子当蔬菜吃，可以治疗皮肤风湿症。

【治疗方剂】（仅供参考）

治脚气肿湿，骨节、皮肤疼痛

五加皮丸：五加皮、远志（去心）各125克。上药分别浸入酒中。几天后取药晒干研末，加酒、糊做成梧桐子大小的丸，每次空腹用温酒送服40~50丸。

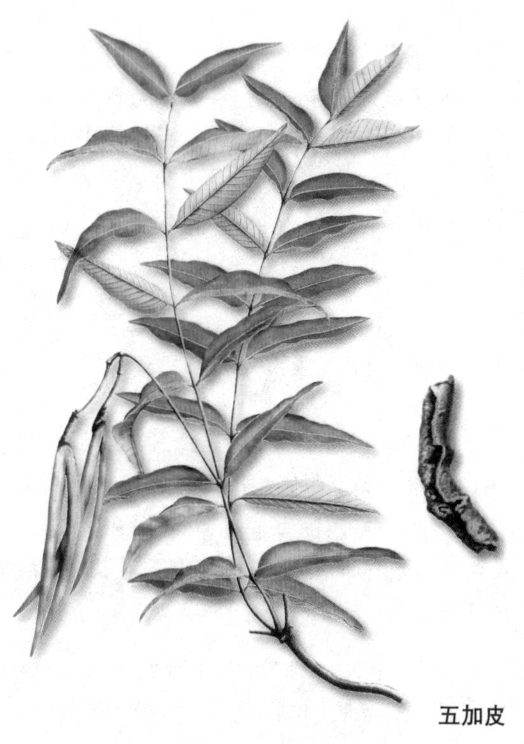

五加皮

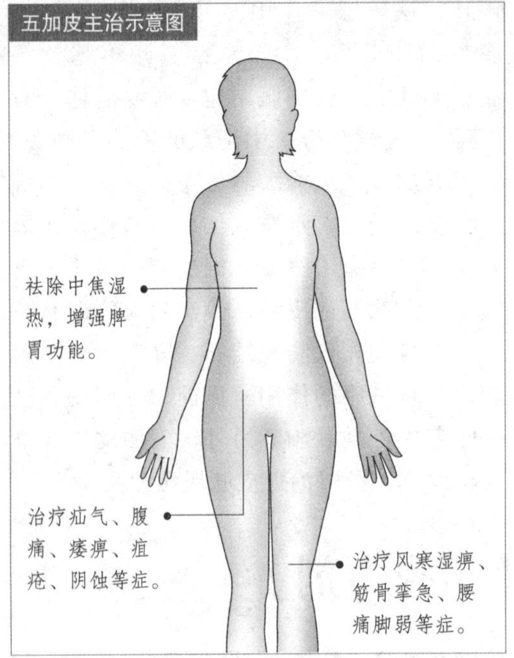

治小儿行迟（三岁小儿还不会走路）

五加皮15克，牛膝、木瓜各7.8克。上药一起研末，每次取1.5克，用米汤加几滴酒调服。

治虚劳不足

五加皮、枸杞根皮各120克。上药切碎，用30升水煎煮，取汁14升，先取8升浸曲100克，其余6升用来拌饭，按照常法酿酒，酒成后随意饮服。

卫矛

《神农本草经》上说：卫矛，味苦，性寒。主治女子下阴突然出血，腹部胀满，身体汗出；能够消除百邪鬼魅，并杀死鬼疰、蛊毒等各种邪毒。卫矛也叫鬼箭，生长在山的土石上且有流水的地方。

卫矛味苦，性寒。主治女子崩漏下血、腹部胀满、自汗盗汗，能除邪解毒，治疗某些严重的传染病等。

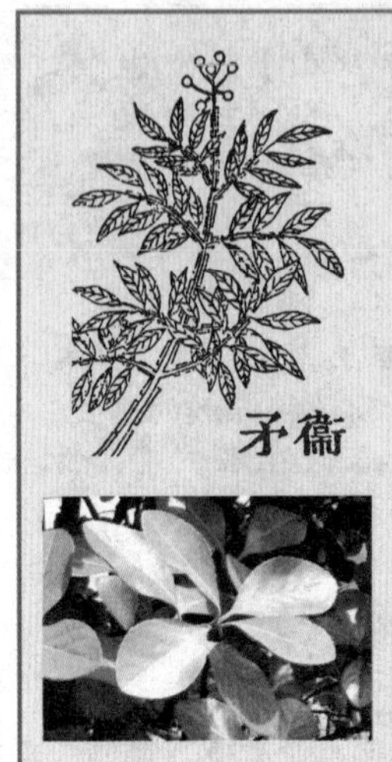

【原经文】卫矛，味苦，寒。主女子崩中下血；腹满汗出；除邪，杀鬼毒、蛊疰。一名鬼箭。生山谷。

【释名】卫矛为多年生落叶灌木植物卫矛的干燥枝条及其翅状的附属物。因其药力猛烈，如同长矛可杀顽敌，所以得名卫矛。其别称鬼箭、鬼见愁也是缘于此意。

卫矛属于苦寒药物，性寒可清热解毒，味苦能燥湿、杀虫、行血。它归入肝经，善于散除恶血，所以有破血通经的作用，对各种跌打损伤、瘀血阻滞、风湿痹痛以及女子月经不调、产后腹内瘀血不散

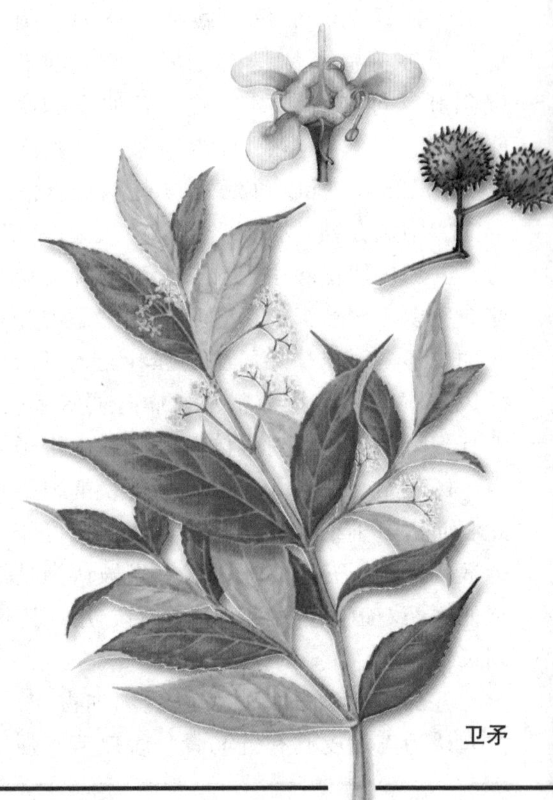
卫矛

导致腹痛等有突出的疗效。近代临床中，还用卫矛来治疗眼内出血，已经取得了不错的疗效。卫矛还可杀虫，能治疗寄生虫导致的腹痛。另外，卫矛还有解毒的功效，外用可治疗皮炎及痈肿疮疡等。

《本经》说的"崩中下血"，是由于血热妄行所导致的，"腹满出汗"，是湿邪引起的疾患，"鬼毒、虫疰"，则为热毒炽盛所致的病证；卫矛有上述燥湿、杀虫、行血等功效，而且药力猛烈，所以能够治疗。不过，虽然卫矛在历代本草书籍中都有记载，在古时也应用颇多，但到了近代却很少有人知道它，实在让人万分惋惜。

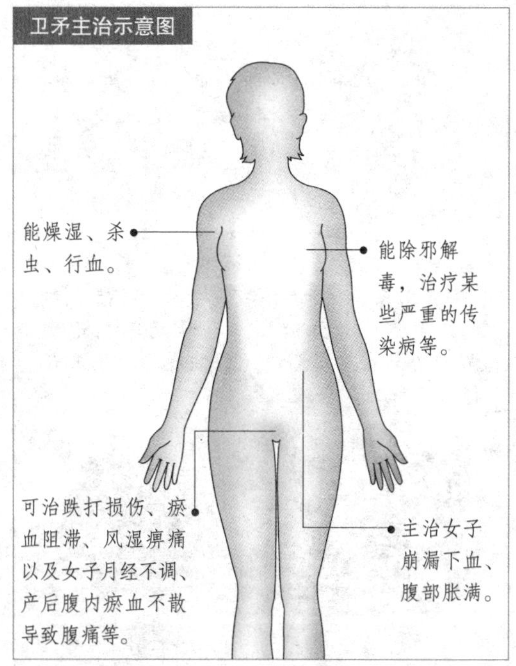

【治疗方剂】（仅供参考）

治产后败血（脐腹坚胀，恶露不快）

当归散：当归（炒）、卫矛（去中心木）、红蓝花各31克。上药每次取9克，用一大碗酒煎至七成，饭前温服。

治疟疾

用卫矛、鲮鲤甲（烧灰）各7.8克。上药一起研末，每次取0.6~0.9克，病发时塞入鼻中。

治诸疟

一字散：卫矛、鲮鲤甲（烧存性）各0.3克。上药捣成末，每次取0.3克，临发时放入鼻中。

治乳无汁

单行鬼箭汤：取卫矛156克，用6升水煮取4升，去渣。每次服800毫升，每天三服。也可烧灰成末，用水送服1克，每天三次。

治产后血运欲绝

当归饮：当归31克，卫矛62克。上药粗捣过筛，每次取5克，用酒1盏煎至六成，去渣温服。

合欢

《神农本草经》上说：合欢，味甘，性平。主要功效为充实五脏，和利心气，使人心情愉快，没有忧愁。长期服用可使身体轻便，眼睛视物清楚，容易心想事成。合欢生长在山的土石上且有流水的地方。

合欢味甘，性平。主要功效为调节五脏功能，安和脏腑，宁心养志，使人心情愉悦、快乐无忧。长期服用可使视力增强、身体轻便。

崔豹在《古今注》中说，想帮助别人摆脱烦恼和怨愤，就把合欢送给他，并种植在他的庭院中，能使他心情愉快、精神饱满。所以嵇康的《养生论》中总结有："合欢蠲忿，萱草忘忧。"

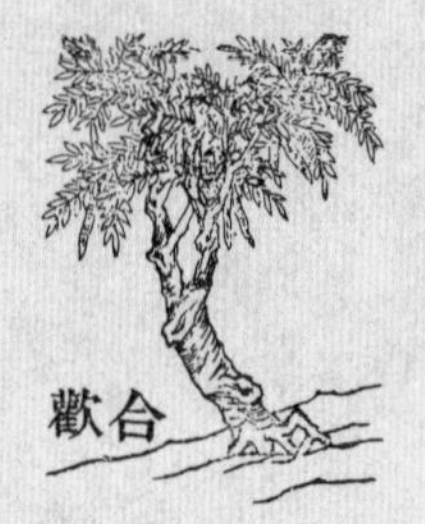

【原经文】合欢，味甘，平。主安五脏，利心志，令人欢乐无忧。久服轻身，明目，得所欲。生山谷。

【释名】合欢，也叫夜合，为豆科落叶乔木，多产于长江流域。春秋两季剥用树皮。夏季采花，称为“合欢花”；花未开时采，称为“合欢米”。

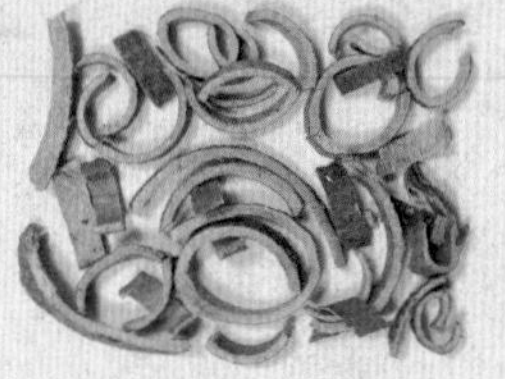
合欢皮

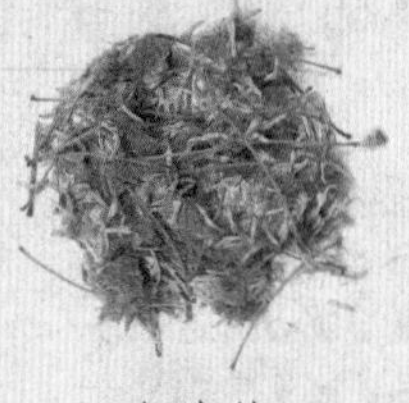
合欢花

合欢味甘，性平，归心、脾、肺经。它能缓能补，有安神解郁、养心润肺的作用，自古被认为是养心安神的良药，主要用于治疗心神不安、忧郁失眠等症。所以《本经》中说它可“主安五脏，和心志，令人欢乐无忧。”另外，合欢性平和缓，还有和血消肿、止痛生肌的作用，对痈肿、筋骨折伤等症有非常好的疗效，其中尤其善于治疗肺痈。值得注意的是，

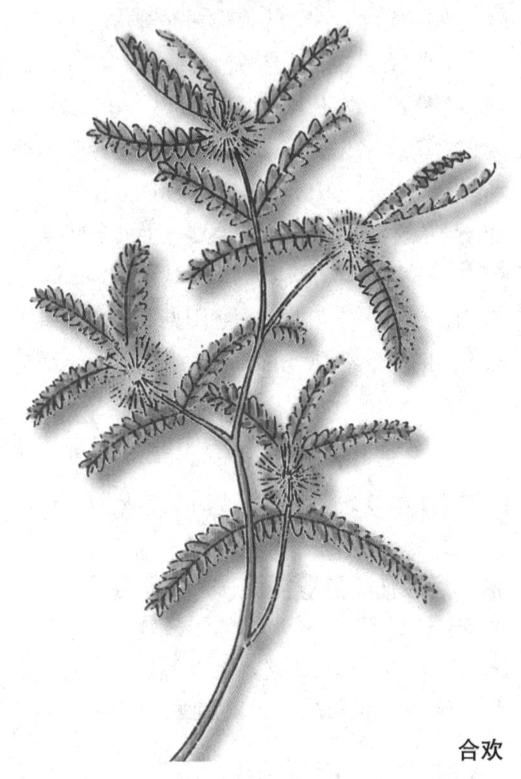
合欢

合欢忘忧

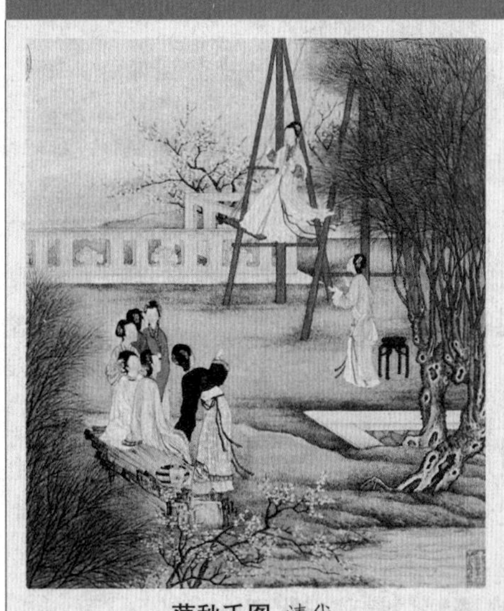
荡秋千图 清代

合欢不仅是一种观赏植物，还是一味良药。如《红楼梦》第三十八回中，贾府里的姑娘们在藕香榭赏桂咏菊、饮酒作诗，忽然黛玉“吃了一点子螃蟹，便觉得心口微微的疼，须得热热的吃口酒”，宝玉便命丫环把合欢浸的酒烫一壶来。第五十三回里也写到贾府除夕之夜“摆上合欢酒”“吃了合欢汤”等。虽说合欢在夏季观赏，但一年四季都可食用或药用。据说，在庭院中种合欢树能使人安神、不忿。《中华古今注》曰：“欲蠲人忿，赠之以青裳。青裳，合欢也。”合欢树的皮、花瓣均可入药，是一味天然的镇静镇痛良药。合欢花瓣浸入酒中5~7天后，去渣饮酒，有安神解郁、醒酒健胃的作用。浸过酒的花瓣还能外用，与白芥捣烂外敷能治疮疡肿痛。

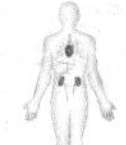

合欢的常用量为10~15克，服用时应遵循此量。

【治疗方剂】（仅供参考）

治肺痈

取合欢皮如掌大，加水3升煮至1.5升，分两次服。

治跌打损伤

取合欢皮，把粗皮去掉，炒黑，取125克，与芥菜籽（炒）31克，一起研末。每次取6克，睡前用温酒送服，另以药末敷伤处，能助接骨。

治小儿撮口风

用合欢花枝煮成浓汁，揩洗口腔。

治肺痈久不敛口

合欢皮、白薇各等份，一起煎服。

治蜘蛛咬疮

将合欢皮捣为末，和铛下墨、生油调涂。

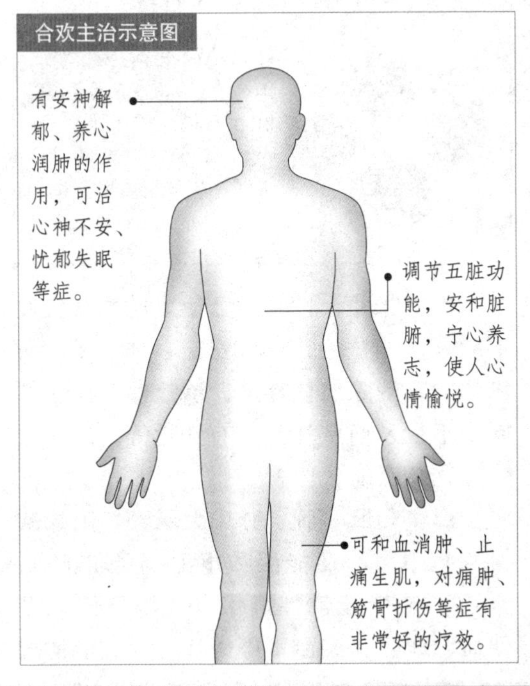

彼子

《神农本草经》上说：彼子，味甘，性温。主治腹内郁结的邪气，能够杀灭三虫，解各种毒邪，如蛇咬伤、蛊毒、鬼疰、伏尸病。彼子生长在山的土石上且有流水的地方。

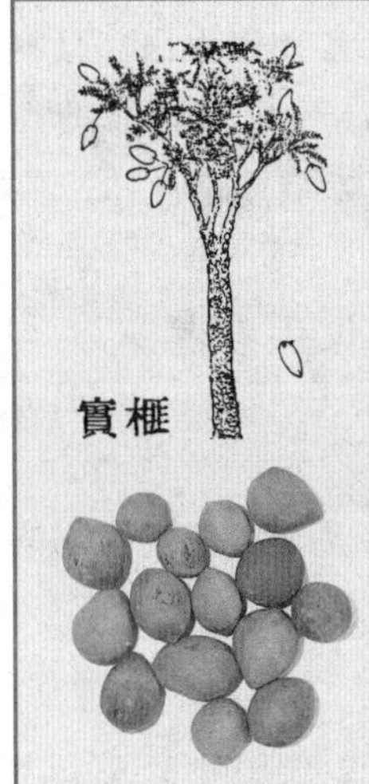

【原经文】彼子，味甘，温。主腹中邪气；去三虫、蛇螫、蛊毒、鬼疰、伏尸。生山谷。

【释名】彼子，又叫榧子，为红豆杉科植物木榧树的成熟种子。冬季开黄圆花，果实大小如枣，果核长如橄榄核，核仁可生吃，也可焙后收存。

彼子味甘，性温。主治腹中邪气积聚，能杀灭各种寄生虫，解蛇毒，还可治疗蛊毒、鬼疰、伏尸等严重的传染病。

彼子味甘能补中，性温可暖脾。脾胃中气息运化融通，则大肠中的湿热浊气自然消除，大肠清宁了，各种寄生虫便失去了生存的环境，所以起到驱杀蛔虫、蛲虫、钩虫、绦虫等各种肠道寄生虫的效果。彼子自古就被认为是杀虫良药，后世医者也将彼子视为杀虫的最佳药品，而且认为它没有一般杀虫药品的副作用，尤其在煎汤服用时效果最佳。正如《本草新编》中所说："按木榧杀虫最胜……余用入汤剂，虫痛者立安，亲试屡验，故敢告人共用之。凡杀虫之物，多伤气血，唯木榧不然。"彼子还有缓解泻痢的作用，能够促使寄生虫更快排出体外，还可治疗腹中邪气积聚。彼子还有润肺止咳、解毒的作用，可治疗虚痨咳嗽、夏日久咳，还可解蛊毒等各种毒邪。另外，彼子还是养肺的佳果。将其炒后食用，味道香酥甘美。但不宜过多食用，否则很可能引火入肺而伤及大肠。

现代医学研究表明，彼子含有脂肪油、棕榈酸、油酸及草酸、葡萄糖、挥发油等有效成分，能杀灭各种寄生虫。日本产的彼子富含生物碱，有收缩子宫的作用，因而民间还用它来堕胎。

【治疗方剂】（仅供参考）

治杀体内寄生虫

取彼子100枚，去皮后炒熟吃。胃弱的人用量减半。

令发不落

彼子3个、胡桃2个、侧柏叶31克。上药捣烂浸雪水中，用其梳头发。

彼子主治示意图

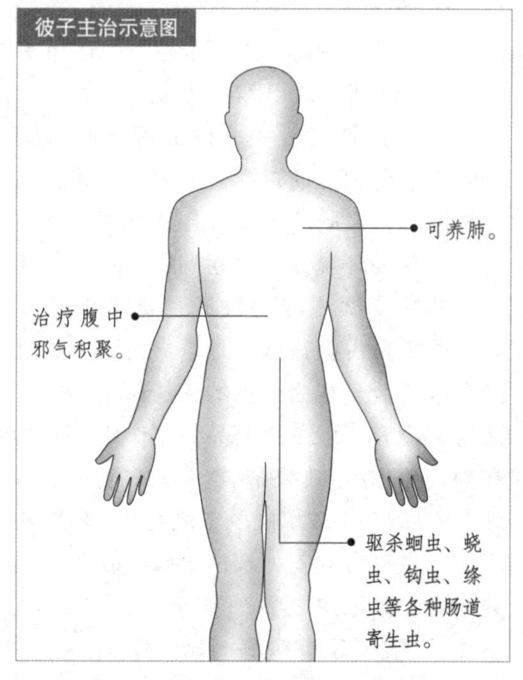

治实然吐血

先吃蒸饼2~3个，再将彼子研为末，用开水送服6克。每天服三次。

治寸白虫

取彼子每天吃7颗，满7天。

梅实

《神农本草经》上说：梅实，味酸，性平。主要功效是使气下行，消除发热、烦闷，安定心神；能止肢体疼痛；消除偏枯、如同死肌肉般的麻木；能去掉隆起的黑色斑点、死肉。梅生长在两山之间的高坡土地上且有流水的地方。

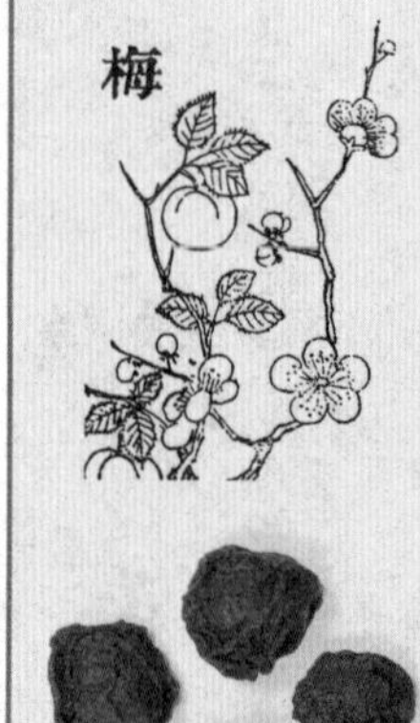

【原经文】梅实，味酸，平。主下气，除热烦满，安心；肢体痛；偏枯不仁死肌；去青黑痣、恶肉。生川谷。

【释名】梅实，也叫乌梅，由蔷薇科落叶乔木植物梅的未成熟果实加工熏制而成。5月立夏前后采摘，以个大、核小、肉厚、外皮乌黑、柔润、味极酸者为佳品。

梅实味酸，性平。可使上逆的气机往下顺行，能祛除热邪，安定心神，解除心满烦闷，消除肢体疼痛，治疗偏瘫而肢体麻木不仁及肌肤坏死没有知觉等，还能去除黑痣及腐肉。

梅实归肝、脾、肺、大肠经。因味酸可主行下气，还能涩肠止泻、固崩止血，常用于治疗经常性痢疾、久泻不停以及便血、尿血、经血不停等症。因它能清降肺气，有敛肺止咳的作用，所以还用于治疗肺虚久咳。《本经》中所说的“热烦满，安心，肢体痛，偏枯不仁”之症，都是由热邪伤气所导致的；因梅实可祛除热邪，所以能够治疗。酸还能安虫，所以梅实可以和胃安虫，对蛔虫导致的腹痛等症有不错的疗效。又因酸可以益胃生津，所以梅实还常用于虚热消渴等病证。另外，它还能去除面部及身体上的黑痣、恶肉。

现代研究表明，梅实含有柠檬酸、苹果酸、琥珀酸、碳水化合物、谷甾醇等有效成分，对结核杆菌、霍乱弧菌、伤寒杆菌、绿脓杆菌及各种真菌等有一定的抑制作用；还可使胆囊收缩，促进胆汁分泌。除此，梅实还是一种非常好的保健品和上乘的饮料。“消夏乌梅饮，寒瓜荐冰盘”“梅子留酸软牙齿，芭蕉分绿与窗纱”，可见古人早就开始饮用乌梅汁解暑了。“望梅止渴”的故事更是妇孺皆知。梅实的常用量为3~10克，一般生用。

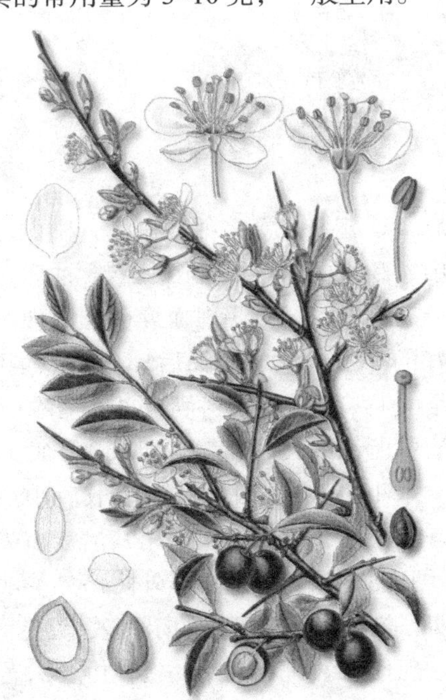

梅

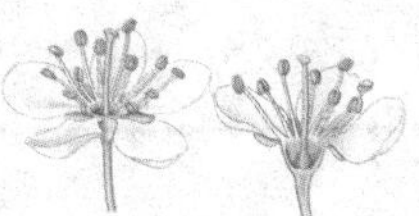

梅实主治示意图

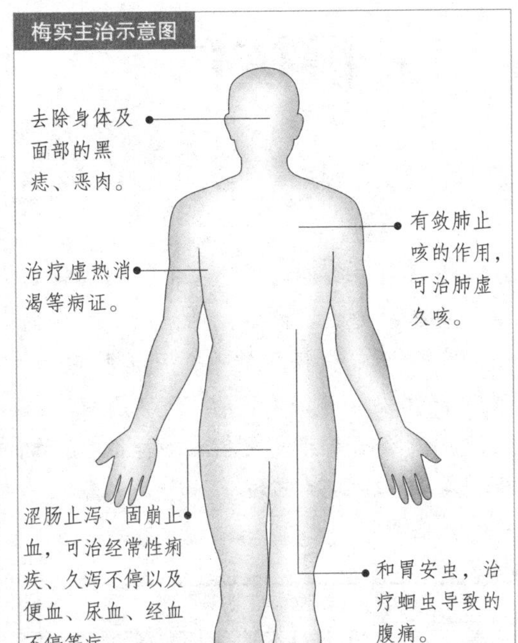

【治疗方剂】（仅供参考）

治大便下血及久痢不止

取乌梅93克烧存性，研末，加醋、糊调和成丸，每次空腹用米汤送服20丸。

治小便尿血

取乌梅烧存性，研末，加醋、糊做成丸，每次用酒送服40丸。

治血崩

将乌梅肉7枚，烧存性，研末，用米汤送服，一天服两次。

治大便不通

取乌梅10颗，泡热水中去核，做成枣子大小的丸，塞肛门内，不久大便即通。

治咳喘

乌梅肉（微炒）、罂粟壳（去筋膜，蜜炒）各等份研末。每次取6克，临睡时用蜜汤调服。

桃核仁

《神农本草经》上说：桃核仁，味苦，性平。主治各种瘀血；消除血脉闭塞引起的经闭、癥瘕；祛除邪气；杀死小虫。桃花，能杀死传染疾病的恶鬼；使人面部白皙、润泽、美丽。桃凫，性微温。主要能杀死多种妖鬼精怪。桃毛，可消除瘀血，消退身体发冷发烧；治疗不孕不育。桃蠹，能消除恶鬼邪气及各种不祥征兆。桃生长在两山之间的高坡土地上且有流水的地方，或平原。

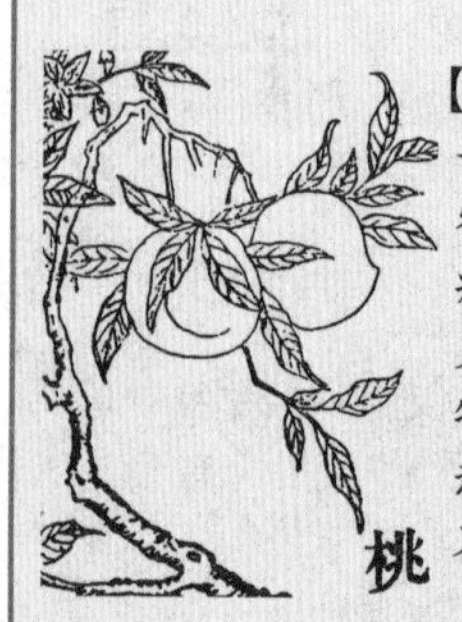
桃

【原经文】桃核仁，味苦，平。主瘀血、血闭癥瘕；邪气；杀小虫。桃花，杀疰恶鬼；令人好颜色。桃凫，微温。主杀百鬼精物。桃毛，主下血瘕，寒热积聚，无子。桃蠹，杀鬼邪恶不祥。生川谷。

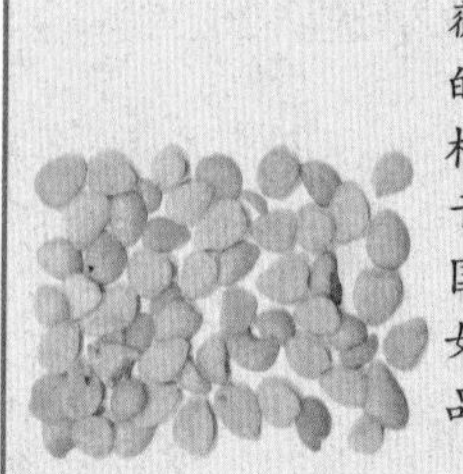

【释名】桃核仁，为蔷薇科落叶乔木桃或山桃的干燥成熟种仁，也叫桃仁、山桃仁。桃原产于我国西北地区，是我国最古老的果树之一。如今全国各地均有出产，品质繁多。

桃核仁味苦，性平。能消散瘀血，治疗女子闭经，腹中肿块，还可祛除邪气，杀灭小虫。

桃核仁味苦能降能泄，入心肝则走血，所以有活血祛瘀的作用。正如《本经》中所说的，它可“主瘀血，血闭”，被认为是行瘀通经的常用药。临床中常用来治疗痛经、闭经、腹内瘀血肿块、产后腹痛及跌打损伤等多种瘀血症。桃仁还有补虚、和气的作用，又因其富含油脂，所以可润燥滑肠，对阴虚血燥引起的便秘有很好的疗效。气血通畅后邪气自然消除，于是气逆喘咳、胸膈痞满也可以消除；《本经》中所说的去“邪气”即取自于此。至于“杀小虫”，是因为瘀血消散后小虫便无寄生之地，近代临床中用其治疗血吸虫病、肝硬化和阴道滴虫、外阴瘙痒的实践表明，桃仁确实有不错的杀虫效果。

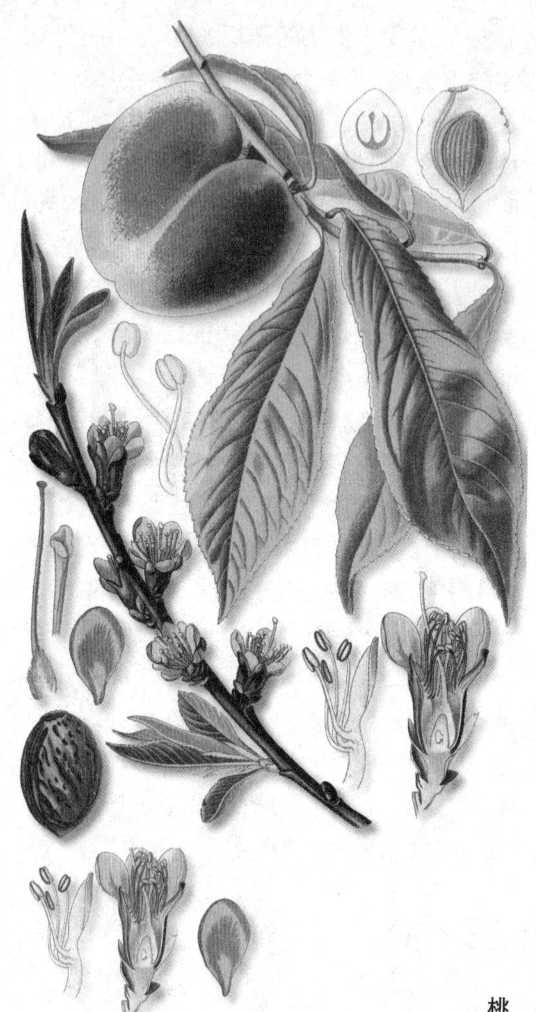
桃

现代医学研究表明，桃仁中含有苦杏仁甙、苦杏仁酶、乳糖酶、维生素 B_1、挥发油、脂肪油等多种有效成分，可促进刚生产后的子宫收缩；还有抗血凝及微弱的溶血作用，能够改善血流阻碍和血行障碍；还有降压作用；所含的脂肪油还能起到缓下作用。

不过，桃仁中所含的苦杏仁甙，经酶或酸水解后产生的氢氰酸是一种剧毒物质，只需 0.05 克便可致人死亡。所以桃仁的用量应严格限制，一般为 6~10 克。另外，桃仁服用过多会导致血流不止，所以没有瘀血之症的人不宜服用；又因它可润燥滑肠，所以便溏的人也慎用。

桃的很多部位都可入药，如桃花可活血、利水、通便，常用于治疗瘀血、痰饮、水肿、便秘等症；桃花还有突出的美容效果，可使人面色红润美丽。桃凫有除烦止汗、养胃生津的作用，尤其以除烦效果最佳，可治疗幻听、幻视等神志异常之症，即《本经》中提到的“百鬼精物”。桃毛的主要功能为消散瘀血肿块，解除恶寒发热，邪气积聚成病及不孕等症状。桃蠹则是一种滋补强壮之药，可使人身体肥健。

【治疗方剂】（仅供参考）

治半身不遂

取桃仁 2700 枚，去皮尖及双仁，放入 13000 毫升好酒中浸泡。21 天后取出晒干，捣细做成丸子，每次用酒送服 20 丸。

治上气咳嗽，胸满气喘

取桃仁 93 克，去皮尖。加水 1 升研汁，和粳米一起煮粥服食。

治肺结核

取桃仁 50 枚，研成泥，加水煮取 4 升，服后取吐。

治崩中漏下

将桃核（烧存性）研末，每次用酒送服 1 匙，每天三次。

治大便不快，里急后重

去皮桃仁 93 克，吴茱萸 62 克，食盐 31 克。一起炒熟，去吴茱萸、食盐，单取桃仁几粒细嚼。

治风虫牙痛

将桃仁烧出烟火，安放痛齿上咬住。如

中国桃文化

中国古人认为，桃为五木之精。传说有一种仙桃，食之可延年益寿，于是桃被普遍作为长寿的象征，民间喜用寿桃为老人拜寿。人们还画一些吉祥图案用于祝寿，如多只蝙蝠与桃子在一起的“多福多寿图”，蝙蝠、桃和两枚古钱在一起的“蟠桃献寿图”，桂花和桃花在一起的“贵寿无极图”等。桃被古人雅称为寿桃、仙桃。古代神话故事中，王母娘娘的蟠桃 3000 年才结一次果，吃后可长生不老，《西游记》中的孙悟空斗胆偷吃的正是这种仙桃。在各种吉祥图案中，老寿星即南极仙翁，总是以一长着凸大脑门儿的慈祥老翁形象出现，一手拄着龙头拐杖，另一手正是托着大仙桃。另外，由于桃为五木之精，能压伏邪气，所以鬼畏桃木；人们还常用桃花比喻美女的娇容，如“桃花嫣然出篱笑，似开未开最有情”。

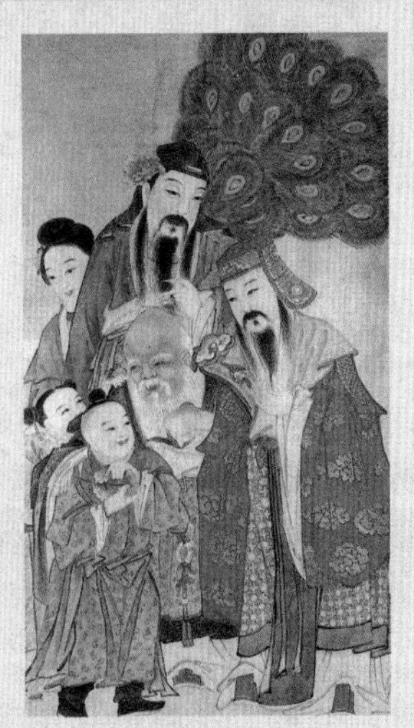

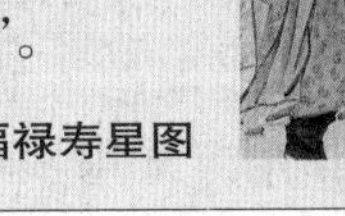

福禄寿星图

桃核仁主治示意图

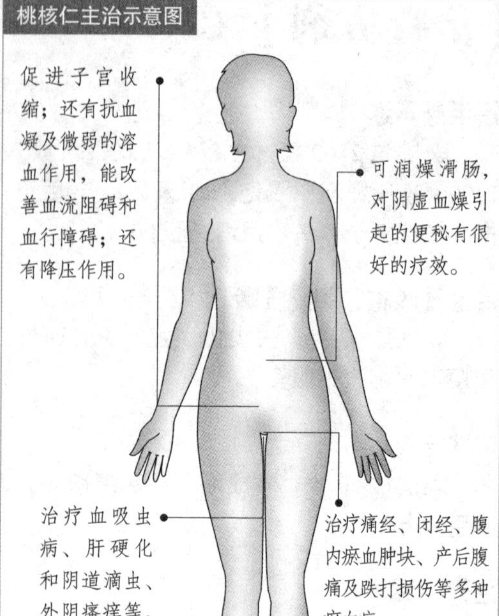

此五六次即愈。

治妇人室女，血闭不通，五心烦热

桃仁散：桃仁(焙)、红花、当归、川牛膝各等份。上药研末，每次饭前用温酒调服9克。

杏核仁

《神农本草经》上说：杏核仁，味甘，性温。主治咳嗽气逆，呼吸困难，嗓子中有如同响雷一样的声音；消除喉痹，使气下行；还可下乳；治疗金属创伤；祛除寒邪伤心而导致的贲豚。杏生长在两山之间的高坡土地上且有流水的地方，或平原。

杏核仁味甘，性温。主治咳嗽气喘、哮喘声如雷、咽喉肿痛，能使上逆的气机顺畅下行，还能通乳汁，治疗金属创伤及寒气冲心的贲豚症。

杏仁味苦则能降能泄，入肺而有化痰、止咳、平喘的作用，常用于咳喘、咳嗽痰多、风寒感冒等症。杏仁也入大肠经，所以可治疗肠鸣下气。又因其富含油脂，多脂则质润，所以善润肠燥，对便秘有很好的疗效。杏仁还是常用的活血去瘀之药，能够破瘀血、消肿块、通月经、祛邪气，可治疗血滞经闭、产后瘀血腹痛、跌打损伤等症。另外，杏仁还可治疗惊痫、心腹烦热、时行头痛，能够解除饥饿，消除心下急满痛，还可解狗毒。

李时珍说过：面粉、豆粉碰到杏仁会烂。相传古时有一位官兵因吃面粉而积食，大夫用积气丸、杏仁各等份做成丸，让其用开水送服，几次就痊愈了。古人认为杏仁还可补益气力，强健身体。如《野人闲话》中记载：翰林学士辛士逊在青城山道院中，曾数次梦见皇姑告诉他，服杏仁可使他聪明，身体健壮，心力不倦，延年益寿。

现代药理研究认为，杏仁中含有杏仁甙，脂肪油等成分，有很好的镇咳平喘作用，还能抑制伤寒杆菌，并有润滑通便的作用。而且根据临床实践，杏仁对外阴瘙痒的有效率达到90%以上。不过，与桃仁相同，因有毒而不可多用，常用量为5~10克。另外，阴虚咳嗽及大便溏泄的人也不宜服用。

【原经文】杏核仁，味甘，温。主欬逆上气雷鸣；喉痹下气；产乳；金疮；寒心贲豚。生川谷。

【释名】杏核仁，即杏仁，为蔷薇科落叶乔木山杏、辽杏或西伯利亚杏的成熟种子。杏是我国北方的主要栽培果树品种之一，中国早在公元前3000年就开始大量栽培。

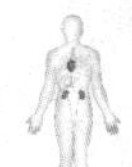

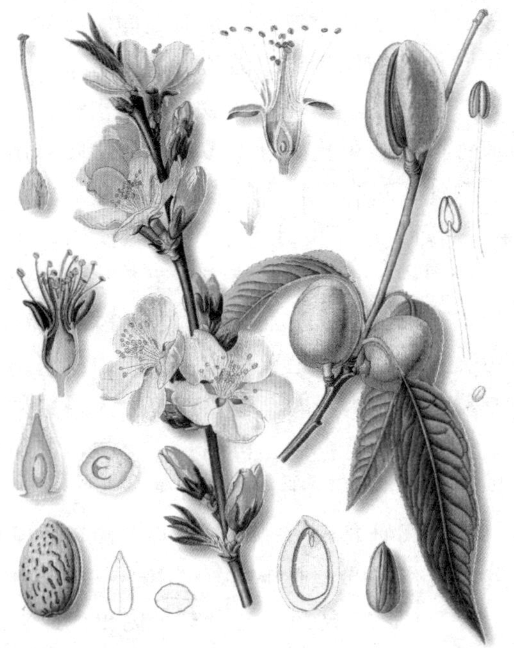

杏

【治疗方剂】（仅供参考）

治上气喘急

取杏仁、桃仁各15.6克，去皮尖，炒研，加水，生面调和成梧桐子大小的丸。每次服10丸，用姜汤或蜜汤送下。以微泻为度。

治喘促浮肿，小便淋漓

取杏仁31克，去皮尖，熬后磨细，和米煮粥，空腹服200毫升。

治头面风肿

将杏仁捣成膏，调鸡蛋黄涂布上，包头面。药干再涂。反复七八次可愈。

治偏风不遂，失音不语

生吞杏仁7枚，逐日增加到49枚，周而复始。食后饮竹沥，直至病愈。

治喉痹痰嗽

杏仁（去皮、熬黄）0.9克，桂末0.3克。上药调成泥裹含咽汁。

治肺病咯血

杏仁40个，用黄蜡炒黄，研青黛3克加入，捣烂，包在切开的柿饼中，外裹湿纸，煨熟服用。

治血崩

取甜杏仁上的黄皮（烧存性）研末。每次空腹用热酒送服9克。

治耳出脓汁

把炒黑的杏仁捣成膏，裹棉中塞耳内。一天换药三四次。

治鼻中生疮

将杏仁研末，调乳汁敷涂。

治虫牙

取杏仁（烧存性）研烂纳虫孔中，痛很快可止。严重的两次可见效。

治目生胬肉，或痒或痛，渐掩瞳仁

将杏仁研膏，用人乳化开，一天点三次。

治小儿脐烂成风

将杏仁去皮研烂，敷脐。

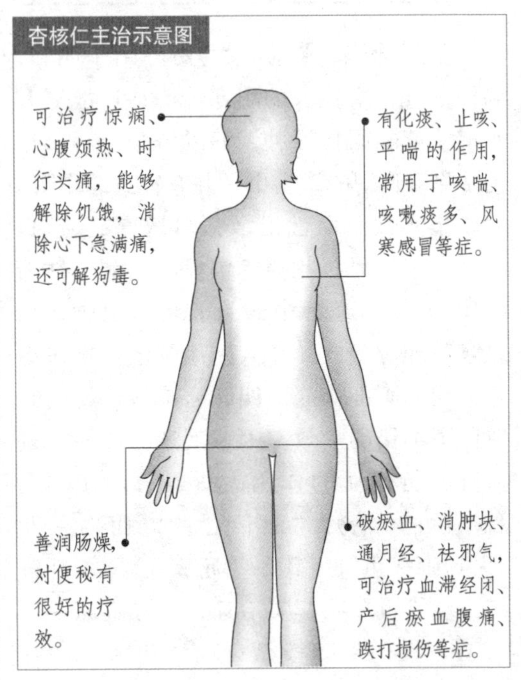

蓼实

《神农本草经》上说：蓼实，味辛，性温。主要功效是使眼睛视物清楚；安和内脏以祛除风寒；消除水湿及面目浮肿；还能治痈疡。马蓼，能祛除肠道中的寄生虫；并可使身体轻便。蓼生长在水草丛杂的地方。

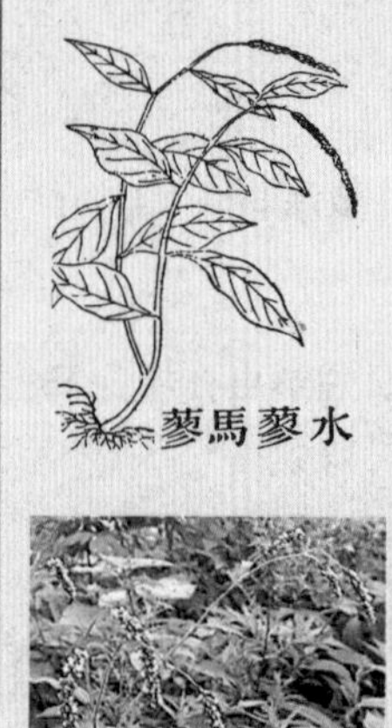

【原经文】蓼实，味辛，温。主明目；温中，耐风寒；下水气，面目浮肿；痈疡。马蓼，去肠中蛭虫；轻身。生川泽。

【释名】蓼实为蓼科植物水蓼的果实，也叫蓼子、水蓼子。一般在秋季果实成熟时采收，除去杂质，放置于通风干燥处，晾干收存。

蓼实味辛，性温。主要可用于明目，温补中气；增强人的耐寒能力；还能通利水道；消除面目浮肿，痈肿疮疡。马蓼还能祛除肠道中的寄生虫，并有轻身的作用。

蓼实性温而性走散，可散寒、活血、顺气，有祛风、化痰、消瘀、除湿、祛滞的作用。《本经》中认为其可“温中，耐风寒”即源于此，今人则用其治疗中焦虚寒引起的腹部疼痛、四肢寒冷等症，已经取得了不错的疗效。因蓼实还有活血、调血脉、行气血的作用，所以可用于“明目”，并可治疗“面目浮肿，痈疡”及“去肠中蛭虫”。其中“痈疡”，即慢性疮病，现代也多用蓼实治疗，并在临床中证明了蓼实的显著疗效；而“明目”的疗效，是由于经脉畅通、精血上冲所起的作用，如今应用较少，尚须进一步考察。另外，蓼的茎、叶捣后外敷可治蛇伤；将其绞汁服用，可止蛇毒入腹引起的胸闷；用水煮汁，对脚气肿痛成疮有不错的效果。

蓼除了药用外，还可日常食用。李时珍曾说过：古人种蓼为蔬菜，收种子入药。《礼记》中也记载：古人烹饪鸡、豚、鱼、鳖时，都会把蓼填塞在其腹中，而调制羹及鱼、肉片时，也要切蓼放入。只是后世人们的饮食中不再用它，也就不再栽种，只有造酒曲时还用蓼的汁。

现代研究表明，蓼含有的多种有效成分，有很强的止血作用，多用于子宫出血（月经过多）、痔疮出血及其他内出血；它

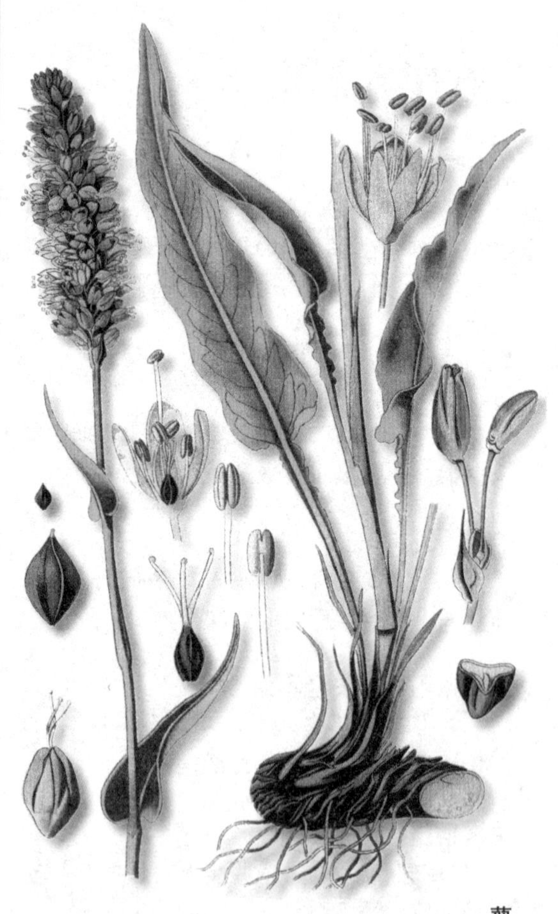

蓼

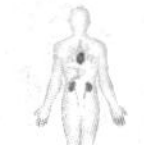

还有镇痛作用；又能降血压。不过，蓼实对皮肤有刺激作用，使用时需谨慎。

【治疗方剂】（仅供参考）

治霍乱烦渴

蓼实 31 克，香薷 62 克。上药每次取 6 克，用水煎服。

治小儿冷痢

取蓼叶捣汁服。

治血气攻心，痛不可忍

将蓼根切细，用酒浸后服之。

治小儿头疮

将蓼实捣末，调和白蜜、鸡蛋白后涂上。

治眼目失明或视物模糊

青羊肝（去筋膜，切薄片，焙干，研末）1 具，决明子 9 克，蓼子（熬至味香）1.2 克。上药切捣过筛，每次饭后用粥服下 1 克，可逐渐加量至 3 克，每天两次。

蓼实主治示意图

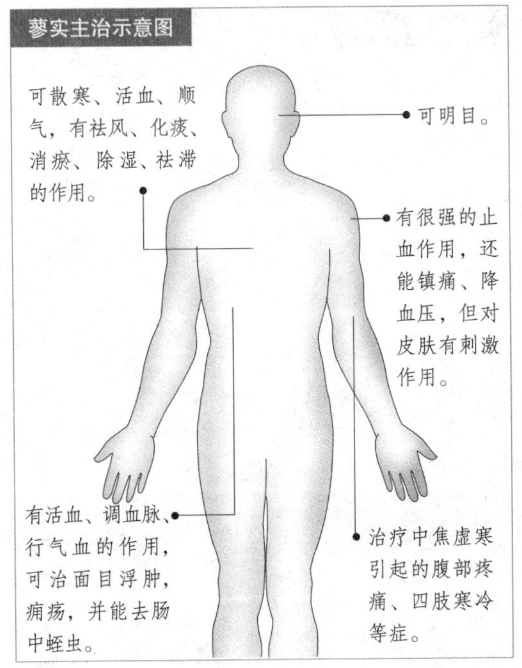

葱实

《神农本草经》上说：葱实（子），味辛，性温。主要功效为使眼睛明亮、视物清楚，补内脏不足。葱茎白，可以煎汤，主治伤寒引起的发冷发热，使人发汗；还可治伤风，面目浮肿。葱生长在平地水草汇集的地方。

【原经文】葱实，味辛，温。主明目；补中不足。其茎，可作汤，主伤寒寒热，出汗；中风，面目肿。生平泽。

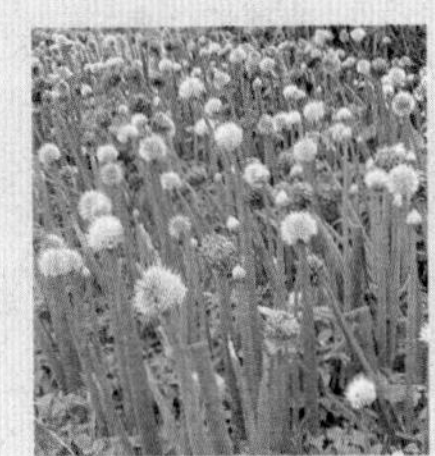

【释名】葱实为百合科植物青葱的成熟种子，其靠近根部的葱白也入药。葱的种类很多，分为普通大葱、分葱、胡葱和楼葱四种类型。全国各地均有生长。

葱实味辛，性温。主要功效为明目，补益中气。葱茎可以做汤服用，主治伤寒引起的忽冷忽热，能使人发汗，并治疗外中风邪导致的面目肿胀等症。

葱实主要有补肾明目的作用，温脾次之。常用于治疗肾虚引起的阳痿或目暗昏花等症，还能治疗眼暗。另外，葱实还有较强的通阳化气利小便的功效，自古多被用于小便不通、小肠胀等，疗效神奇。

除葱实外，葱茎白也是一味良药。它味辛，性平，因辛能散寒发汗解表，所以可治疗伤寒引起的时冷时热等症状。还能通阳化气，对邪风侵体导致的面部浮肿，即“中风面目肿”有很好的疗效。《本草纲目》中记载：葱茎白还可治伤寒骨肉疼痛、咽喉麻痹肿痛不通，并可以安胎。还

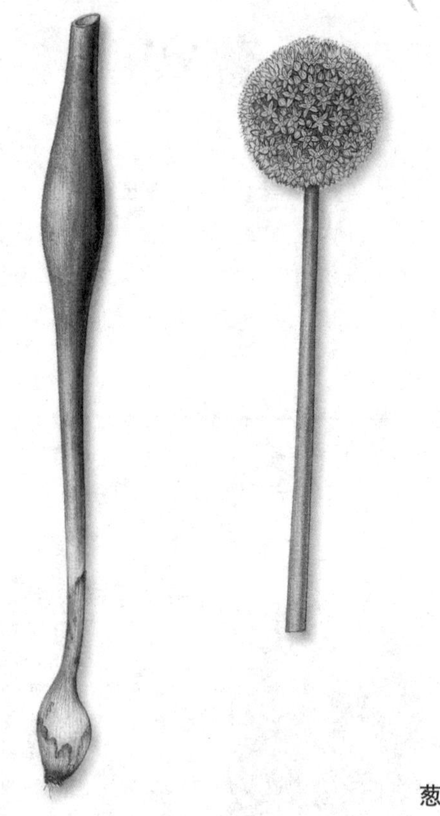
葱

能通关节，止鼻孔流血，通利大小便。又有达表和里的作用，可治疗风湿病引起的全身疼痛麻木。将其局部外敷还能治狂犬咬伤，解一切鱼和肉的毒。

另外，葱茎白中含有挥发油，其挥发性成分对白喉杆菌、痢疾杆菌、结核杆菌及各种皮肤真菌有较强的抑制作用。而且葱茎白芳香宜人，是菜肴必备的调味品。值得注意的是，生葱不能同蜂蜜一起吃，多食会对人体有害。

【治疗方剂】（仅供参考）

治伤寒头痛

连须葱白250克，生姜62克。水煮温服。

治风湿身痛

将生葱捣烂，加香油几点，水煎，调芎劳、郁金末各3克服下。引吐为好。

治动胎

用葱白煮浓汁饮下，胎未死即安稳，胎已死即产出。无效再服。药中加川芎也可。

治霍乱烦躁

葱白20根、大枣20枚。上药用水3升煎成2升，分次服。

治小便闭胀

取葱白1500克，切细，炒过，分别包在两个布袋中，交替熨小腹，气透即通。

治大小便闭

将葱白捣烂，调醋封小腹上，同时在封药处灸七壮。

治阴囊肿痛

将葱白、乳香捣涂，立即痛止肿消。又一方：煨葱，加一点盐，捣成泥，涂肿处。

治小便溺血

葱白1把，郁金31克。上药加水1升煎至200毫升，温服，每天三次。

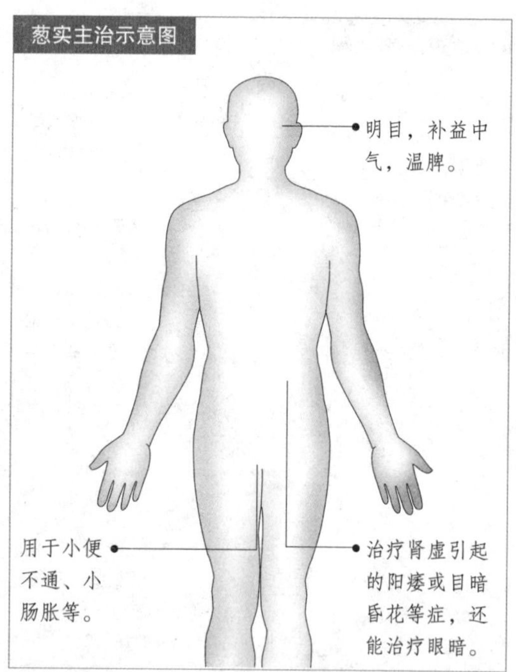

薤

《神农本草经》上说：薤，味辛，性温，主治金属创伤感染成疮且难以收口，能使身体轻便，耐饥饿，延缓衰老。薤生长在平原水草汇集的地方。

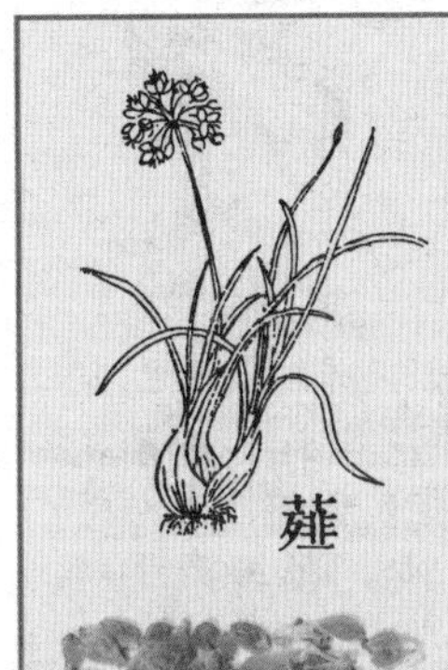

【原经文】薤，味辛，温。主金疮疮败；轻身不饥，耐老。生平泽。

【释名】薤，也叫薤白，为百合科植物小根蒜和薤白的干燥地下鳞茎。它一根多茎，外形颇像韭菜。八月栽根种，正月分苗，五月趁叶子青时可以挖出，否则根肉不饱满。

薤味辛，性温。主治金属创伤感染后形成的溃疡，能使人身体轻捷，不易饥饿。

关于薤的性味，《本经》中认为它“味辛，温”，《别录》以为其“味苦，性温，无毒”，今人则一般认为薤“味辛、苦，性温”。它归肺、胃、大肠经。因辛能散寒通气，上行可通胸中阳气，并散阴寒积聚，所以可治疗喘息、短气、胸痹、咳嗽、多痰、胸背痛等症。它还有活血化瘀、下行消滞的作用，多用于治疗胃肠气滞、痢疾不止等症。

《本草纲目》中记载：薤还有强筋骨、除寒热、祛水气的作用。将薤捣碎涂疮，能够治疗各种疮中风寒、水气肿痛。而煮薤食用，可使人耐寒，并可调补中气，治疗慢性腹泻，令人身体健壮。薤还可散血通气，治疗胸部像针刺一样疼痛，并能安胎，利于产妇。它还对骨刺卡咽喉有奇效，吃薤白后刺即可吞下。除了入药外，薤还可食用，将其煮食、腌制或醋泡，都很美味。

现代医学研究显示，从薤中提取出的总黄酮醇能促进胆汁分泌、增强子宫收缩。不过，薤的常用量为10~15克，气虚无滞的人不宜服用。

根可用来煮食、腌制和醋泡。

【治疗方剂】（仅供参考）

治胸痹胸痛，喘咳气短，喉中燥痒

栝楼实1枚、薤白250克。上药加白酒7升煮成2升，分两次服。

治赤白痢下

取薤白1把，同米煮粥吃。

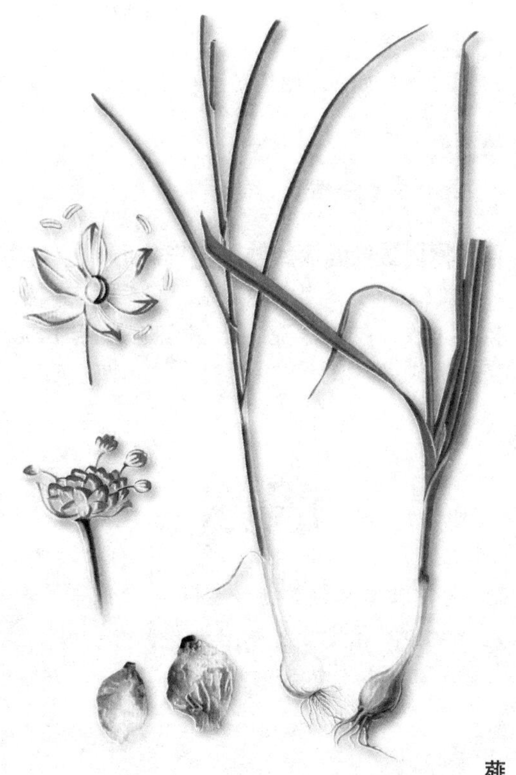

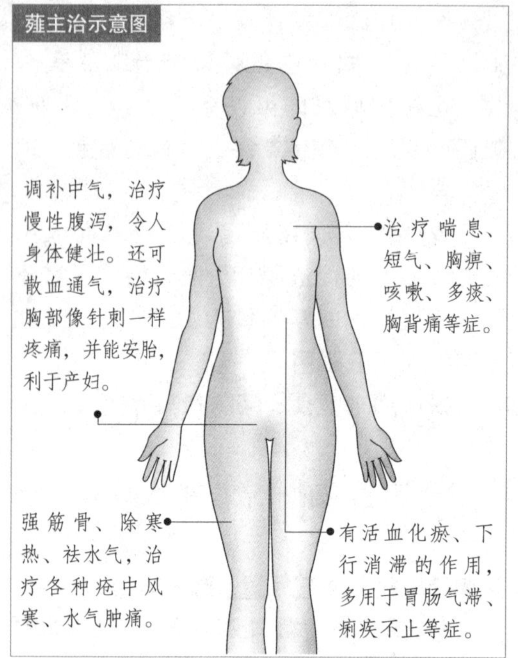

治产后诸痢

多煮吃薤白，与羊肾同炒吃更好。

治咽喉肿痛

取薤根加醋，捣烂敷肿处。

治赤痢

薤、黄柏各等份，煮后服之。

治胸痹而致的胸满、胁下逆气冲心

薤白48克，枳实12克，厚朴9克，栝楼实1枚，桂枝3克。上药切碎，用1400毫升水煎煮，取汁500毫升，分为两次服。

假苏

《神农本草经》上说：假苏，味辛，性温。主治身体发冷发热；消除鼠瘘、瘰疬、疮疡；能散解结聚的邪气；消散瘀血；祛除湿痹。假苏也叫鼠蓂，生长在平地水草丛杂的地方。

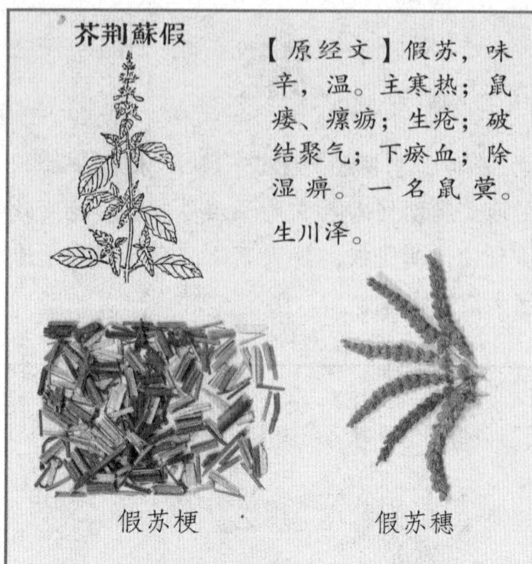

【原经文】假苏，味辛，温。主寒热；鼠瘘、瘰疬；生疮；破结聚气；下瘀血；除湿痹。一名鼠蓂。生川泽。

【释名】假苏，即荆芥，为唇形科一年生草本植物荆芥的带花序的全草或花穗。因有辛香之气，有如紫苏，故而得名。全国各地皆有生长，而主产于江苏、浙江、江西等地。

假苏味辛，性温。主治恶寒发热，颈淋巴结核破溃出口，形如瘘管，且伴有生疮流脓的症状，还能消散郁结的邪气，活血化瘀，治疗各种湿痹症。

假苏是一味极为常用的散风解表药，历代医学家对其评价颇高，将其誉为“再生丹”“风病、血病、疮病主要药”“产后要药”等。它因能祛风解表，所以可治疗外感的表证；因可祛风透疹，所以常用于风疹瘙痒，麻疹透发不畅等；又因善于祛风消疮，所以对疮疡初起且有表证者有很好的疗效。假苏辛而不烈，温而不燥，药性平和，既可散风寒，又能散风热；因而只要是外感表证且表现为寒热症状的，不论风寒还是风热，都能很好地治疗。如可解除风热上攻引起的咽肿目赤、头痛发热，还可发散风寒治疗恶寒无汗。假苏还兼有止血的作用。此外，假苏生品长于祛风解表透疹；炒炭用则善于止血，对便血、崩漏及产后血晕等有突出疗效。

不过，古代医家认为，假苏和鱼蟹河豚相冲突，二者不能同时食用。正如李延飞《延寿书》中说，凡是吃一切没有鳞甲的鱼，忌吃假苏。吃了黄鳝鱼后再吃它，会使人吐血，唯有地浆可以解。与蟹同吃，会引起动风。蔡绦在《铁围山丛话》里也说过，他住在岭峤，见过吃了黄鳝鱼又吃假苏，结果立即就死掉的人。《夷坚志》中也记载，吴国人魏几道吃了黄鳝鱼汤后，又采摘假苏和着茶一起喝，一会儿就感觉脚发痒，上至心肺，他急忙服药，过了两天才有所好转。

现代药理研究认为，假苏的水煎剂能增加汗腺分泌，有微弱解热作用。而且对白喉杆菌、金黄色葡萄球菌有较强的抑制作用：对伤寒杆菌、痢疾杆菌也有不同程度的抑制作用。炒炭用确实能缩短出血时间。然而，假苏为辛温之品，表虚有汗的人忌服，且假苏不宜久煎。

【治疗方剂】（仅供参考）

治风热头痛

假苏穗、石膏各等份研末，用茶调下。

治风热牙痛

取假苏根、乌桕根、葱根各等份，煎汤随时含漱。

治小儿惊风症

假苏穗62克、白矾（半生半枯）31克。上药一起研末，加糊做成黍米大小的丸，以朱砂为衣。每次用姜汤送服20丸，每天两次。

治中风口噤

将假苏穗研细，取6克，用酒送服。

治产后血眩风虚，精神昏冒

假苏穗40克、桃仁15克（去皮尖，炒）。上药一起研末，每次取9克，用水送下。如果病人喘息，可加杏仁（去皮尖，炒）、甘草（炒）各9克。

治产后下痢

取假苏穗四五枝，烧存性，不能触油火。烧好后加入麝香少许，用热开水调下。

治口鼻出血如泉涌

将假苏烧存性，研细。每次取6克，用陈皮煎汤送下。两服可愈。

治吐血不止

取假苏连根洗过，捣汁120毫升服下。服干穗末也可。又一方：将荆芥穗研为末，用生地黄汁调服6克。

治小便尿血

假苏、缩砂各等份研末。每次取9克，用糯米汤送下，每天三次。

治血崩不止

将假苏穗在麻油灯上烧焦，研细，每次服6克。

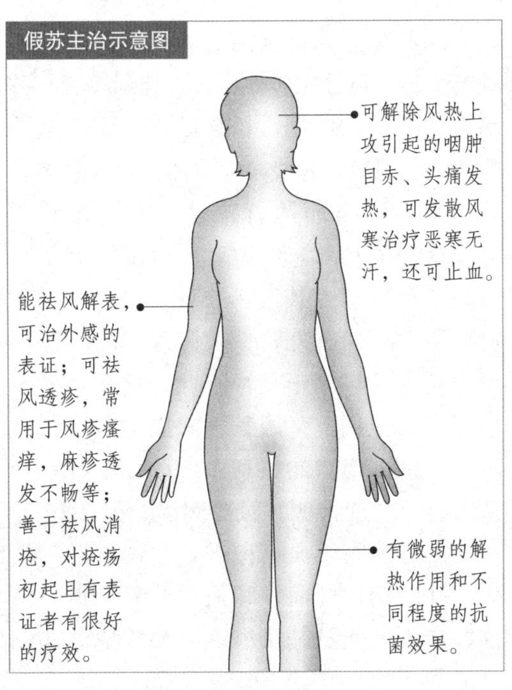

水苏

《神农本草经》上说：水苏，味辛，性微温。主要能使气下行；祛除口臭；消除毒气及秽恶之气。长期服用通晓神明，使身体轻便灵巧，延缓衰老。水苏生长在积水坑、水草汇集的地方。

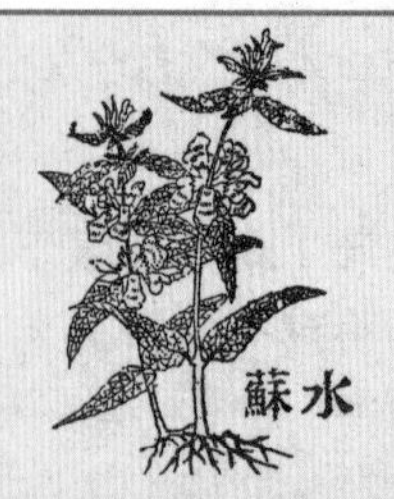

【原经文】水苏，味辛，微温。主下气辟口臭，去毒辟恶。久服通神明，轻身耐老。生池泽。

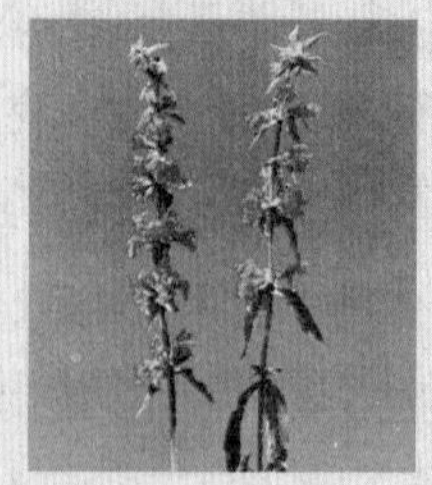

【释名】水苏为多年生唇形科草本植物水苏的全草。因其生于水边，又形似叶苏，故而得名。其全草可入药。夏秋季节采收，晒干收存。

水苏味辛，性微温。能使上逆的气机顺畅下行，可祛除各种臭素，起到解毒、辟除秽恶之气的作用。长期服用可使头脑清醒，反应灵敏，并能轻便身体，延缓衰老。

水苏味辛而散行疏达，有除湿、祛风、活血的功效。性温，主沉降，有下行通利的作用。因其气味浓香，善于理气下血，所以可通利九窍，健脾开胃。《本经》中用它治疗口臭正是缘于此，这一疗效至今仍广为应用。又因其可除去湿邪，湿邪除后，则九窍自然通利，所以《本经》中认为它可“通神明，轻身耐老”。

据其他医学典籍记载：它还有助于消化，并能治疗吐血、衄血、妇科出血、血性白带、便血及肺痿等症。酿成清酒和酒煮汁常服，对头痛目眩及产后抽搐有突出的疗效。水苏还能做成菜吃，可消除胃里的酸水。

【治疗方剂】（仅供参考）

治漏血欲死

用水苏煮汁1升服。

治吐血、下血

取水苏茎叶，煎汁服。

治吐血咳嗽

将水苏焙干研细，每次取3克，用米汤送服。

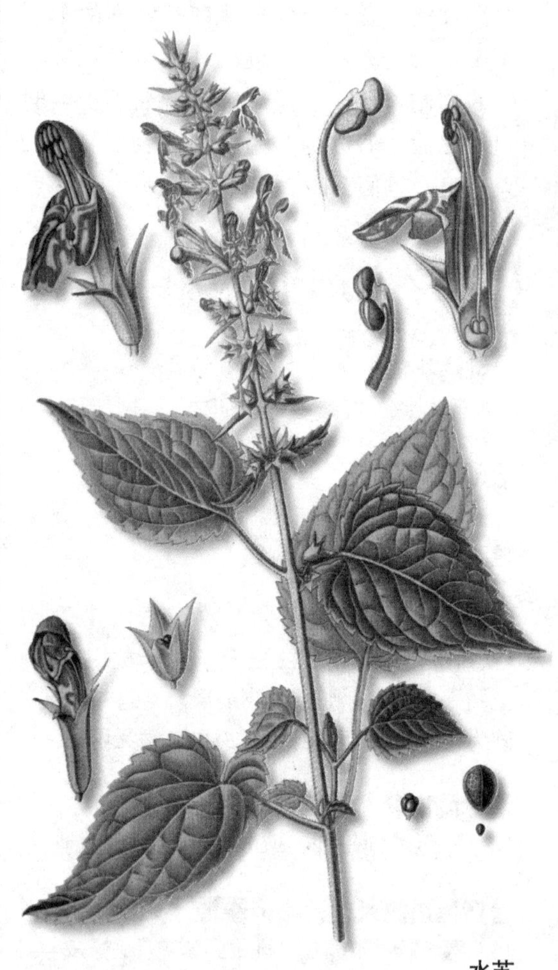

水苏

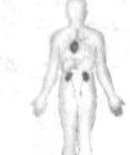

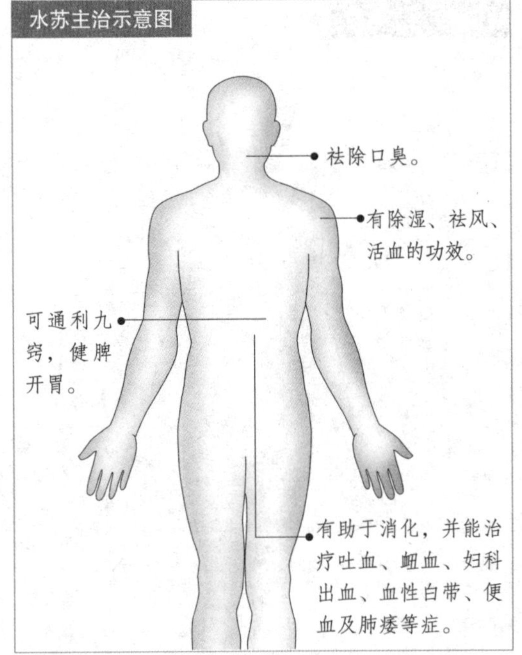

治鼻血不止

水苏62克，防风31克。上药一起研末，每次取6克，用温水送下。同时以水苏叶塞鼻。又一方：水苏、生地黄各等份研末，冷水送服。

治风热头痛，热结上焦，致生风气，痰厥头痛

水苏叶125克、皂荚（炙，去皮，去子）93克、芫花（醋炒焦）31克。上药一起研末，加炼蜜做成梧桐子大小的丸。每次饭后取20丸，用假苏汤送下。

治耳卒聋闭

将水苏叶生捣，棉裹塞耳。

治头生白屑

取水苏煮汁或烧灰淋汁洗头。

治蛇虫螫伤

将水苏研末，用酒冲服。并涂伤处。

水蕲

《神农本草经》上说：水蕲，味甘，性平。主治女子流下赤色或色淡的血性物，能够止血，补益阴精，养护血脉；还能增添气力，使人身体肥健，食欲增加。水蕲也叫水英，生长在积水坑，水草汇集的地方。

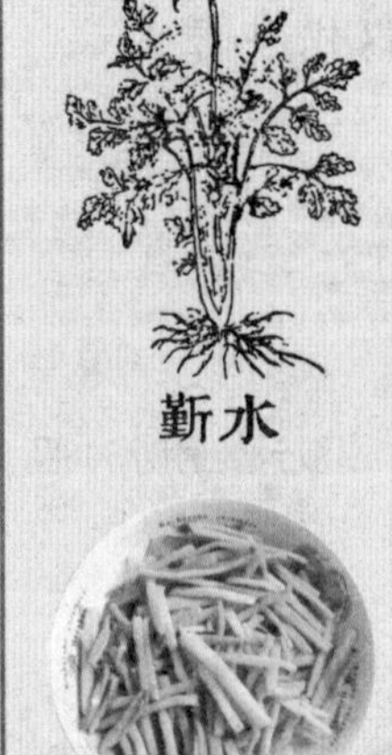

【原经文】水蕲，味甘，平。主女子赤沃，止血养精，保血脉；益气，令人肥健，嗜食。一名水英。生池泽。

【释名】水蕲，即水芹，为伞形科植物水芹的茎叶，也叫野芹菜、水英。芹菜分为两种，生于湖塘水边的叫水芹；生于陆地的称旱芹，我们日常食用的则为旱芹。

水蕲味甘，性平。主治女子白带红赤，能够止血，补益精气，养护血脉，增益元气，使人身体健壮，食欲增强。

水蕲性平而稍凉，入肺胃，有清热、凉血止血、利水的功效，所以《本经》中认为它可治疗血热引起的女子白带夹血、尿血等症。水芹还可健脾胃，能起到开胃健食、保血脉、养精益气的作用。《本草纲目》中记载：将水蕲捣汁服用，可祛除暑热，医治结石。饮其汁后，小儿可以祛除暴热，大人能治酒后鼻塞及身体发热，还可祛除头中风热，对口齿有利，并能滑润大小肠。同时还可除烦解热，化痰下气，治疗各种妇科出血及白带增多、五种黄疸病。

水蕲除了入药外，还可作为菜食用。古人便常采摘水蕲充饥，据说对人身体很有益。由于水蕲生在阴暗潮湿的地方，所以吃起来不如旱蕲（即旱芹）美味，不过只需放点酒和酱油，就能使其味道变得香美。

现代医学研究证明，水蕲是难得的食疗佳品，能起到降压和降低胆固醇的作用，可以治疗高血压、胆固醇偏高、心脏病等。同时，对大便秘结也很有效。

【治疗方剂】（仅供参考）

治小儿吐泻

将水蕲切细，煮汁饮服。

治小便淋痛

取有白根的水蕲去叶，捣取汁，用水冲服。

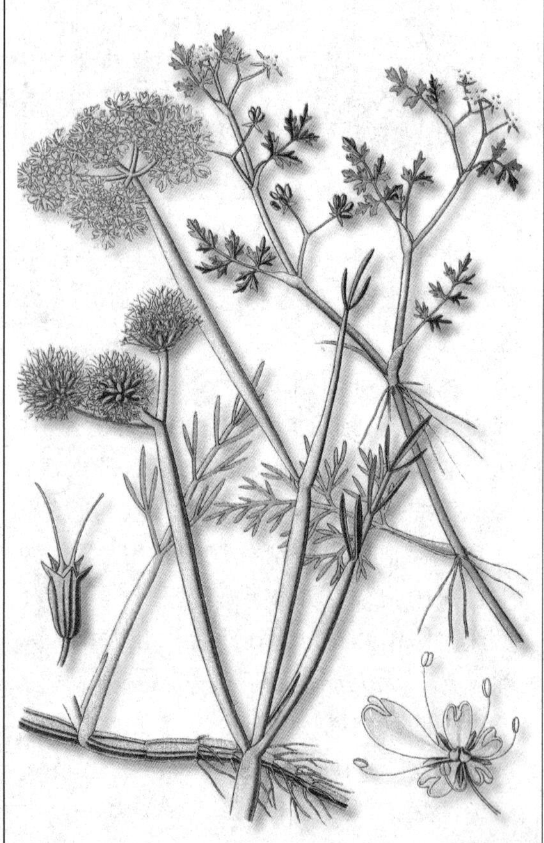
水蕲

水蕲主治示意图

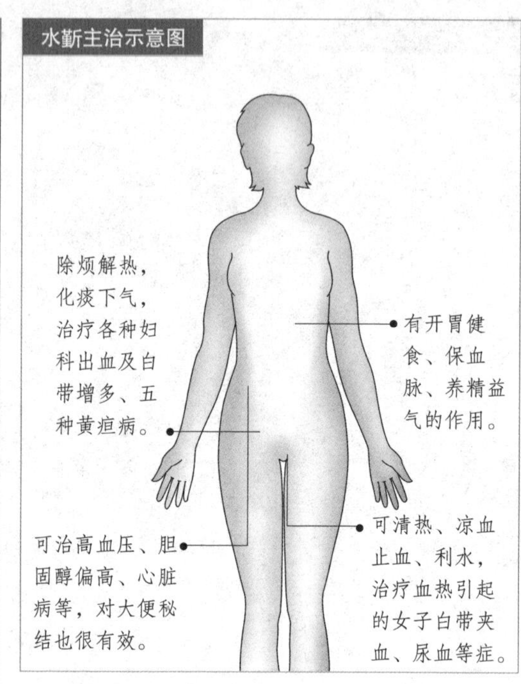

治小便出血

取水蕲捣汁，每天服600~700毫升。

治五种黄疸病

将水蕲生捣绞汁，冷服1升，每天两次。

发髲

《神农本草经》上说：发髲，味苦，性温。主治五种淋证；可治关格不通，能通利小便，使水排出顺畅；对小儿痫症和大人连续不断的抽风，有迅速而神奇的疗效。

【原经文】发髲，味苦，温。主五癃；关格不通，利小便水道；疗小儿痫，大人痓，仍自还神化。

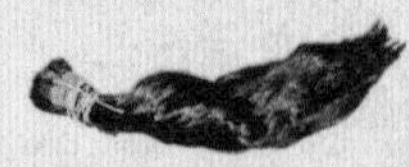

【释名】发髲也叫血余，即剪下的人的头发。一般干燥收存，配药时烧成灰使用。

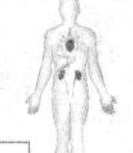

发髲味苦，性温。主要功效为通利水道，利小便，可治小腹胀满，排尿困难，严重的小便闭塞不通、点滴不出等；它还能治疗小儿惊风，大人癫痫、痉病（即热性病过程中出现的角弓反张、牙关紧闭症状）。

中医认为，发为血之余，原为人的心血所生，服用后自然能还原为血，滋养脉络，所以有以人补人的神妙（这一点没有充分的科学依据）。发髲能入肝经血分，所以善于消瘀止血，一般用于衄血、吐血、血痢、崩漏等症。癫痫、痉病则多为肝血失养所导致的，因人发能补阴生血，则血得其养，筋得其柔，骨得其正，所以癫痫、痉病的强直之症自然也就消除了。另外，根据人体内外五行相应的理论，毛发为肺所主，因此人发可入肺。肺则主气，也主水液，其得以消散，水得以流通，则自然可以通利小便水道。《本经》此处所说的利水道作用，古时较多应用，疗效显著，但后世中常被忽略，所以应当引起更多的重视。

《本草纲目》中记载，头发埋在土中，能够千年不朽；放在火上煎，最后还有汁液渗出。将它炼制成丹药服用，能够使人头发不易变白，延缓衰老，这也正是它以人补人的神妙效果。它能够还原为血，从而治疗血虚之症；还有活血化瘀的功效，可治疗血痹。因而，长期服用对人体有利。

【治疗方剂】（仅供参考）

治小儿口旁恶疮

乱发散：乱发灰、故絮灰、黄连、干姜各等份。上药捣研为末，外敷患处。

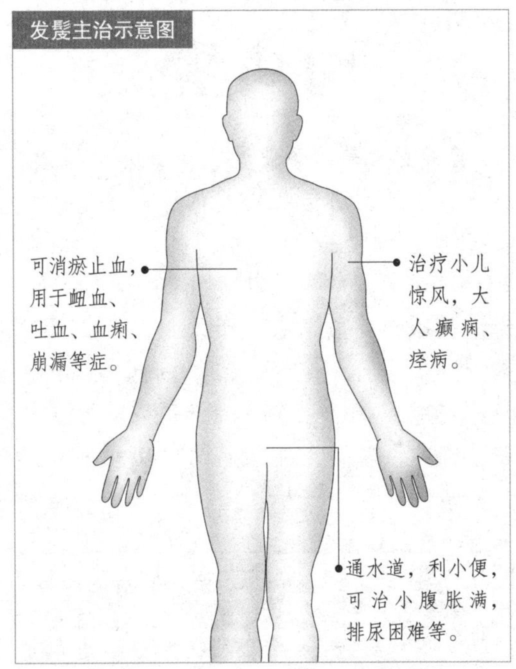

治伤折骨碎筋

羊脑3克，胡桃脂、发灰、胡粉各1.5克。上药研末后调成膏状，用布帛裹敷患处。

治小儿浸淫疮

灶中黄土、发灰各等份。上药研为细末，用猪脂调和为膏，外敷患处。

治疮疡久治不愈

松脂灰、熏陆香各3.75克，生地黄汁100毫升，白羊脂1.5克，石盐1.5克，乱发灰1.5克。上药用猪脂200毫升煎熬，取汁100毫升，加入地黄汁再煎，去渣成膏，外敷患处，每天两次。

治耳聋

熏陆香、蓖麻、松脂、蜡、乱发灰、石盐各等份。上药研为细末，制成丸，用绵包裹塞耳中。

治正常人忽然小便不通

取乱发如拳大，烧灰，研细。用温酒送服10克。

白马茎

《神农本草经》上说：白马茎，味咸，性平。主治内脏劳伤引起的脉有间歇；阴痿不举；可增强记忆力，补益气力；还能增添肌肉，使人肥胖健壮；提高生育能力。马眼，一般杀后取用，主治惊风、癫痫；腹部胀满；疟疾。马悬蹄，主治惊风；抽搐；难产；能辟除污秽之气及鬼毒、蛊疰、不祥之兆等。马生活在平原水草汇集的地方。

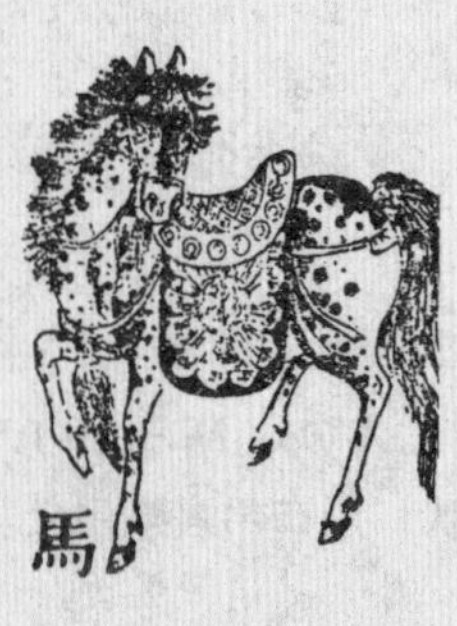

【原经文】白马茎，味咸，平。主伤中脉绝；阴不足；强志益气；长肌肉，肥健生子。眼，主惊痫；腹满；疟疾；当杀用之。悬蹄，主惊邪；瘈疭；乳难；辟恶气鬼毒；蛊疰不祥。生平泽。

【释名】白马茎，为马科动物马的雄性外生殖器。马以西北地区的最为强壮，东南方的则较为劣弱。传说吃杜衡的马善于奔跑，而吃稻草的马足重，奔跑较慢。

白马茎味咸，性平。主治中气受损、脉气欲绝、阳痿不起，能增强精力，补益元气，使人身体健壮，提高生育能力。马眼可治疗惊痫、腹部胀满和疟疾。马悬蹄为马蹄后一般不着地的两趾，主治惊痫、抽搐及乳汁不下，还能辟除各种邪恶秽浊之气，治疗各种传染病。

白马茎咸而入肾，主要功效在于补肾，肾气充足了，中气不足、脉气衰绝的状况也就改善了。白马茎尤其适用于肾阳虚损、阳痿不举、生育能力不强之症，这就是所谓的“以物补物”。从古至今，白马茎就被认为是补肾阳虚的主要药品，除了善于治疗肾阳虚衰导致的阳痿不起、精冷不育等症以外，还可用于畏寒肢冷、腰酸、尿频、梦遗滑精、头晕目眩、耳鸣耳聋，以及女子阴冷、不孕、带下等各种妇科病症。另外，白马茎性凉，有清肝热、明目的功效，可用于肝经热盛导致的惊痫、目赤肿痛等症。

白马悬蹄也是性凉之品，可治小儿不吃乳，能辟除各种鬼毒恶气。还能止鼻出血，对龋齿也有不错的疗效。还能治疗肠痈，消散瘀血，治疗白带过多，杀灭寄生虫。另外，将其烧成灰后加少许盐，可治走马疳蚀，效果非常好。另外，白马的悬蹄治白崩，赤马的悬蹄可治赤崩，同时赤马悬蹄还可辟瘟疟。

马的很多部位都可入药，如马胫骨可降阴火；马颈上的膏脂能生发，治手足皴裂，还对中风所致的口眼歪斜有不错的疗效；马皮可治妇人难产，赤马皮还能催生；马尾对女子白带过多、小儿惊痫有很好的效果；马乳能止渴，饭后饮服还可消食、减肥。

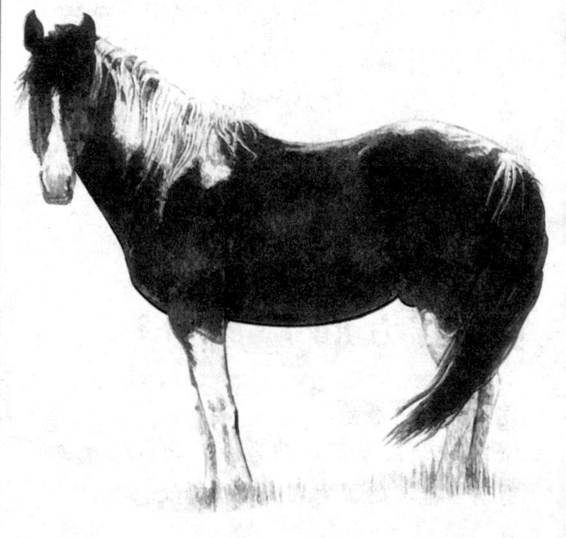

马

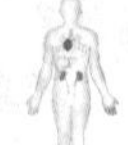

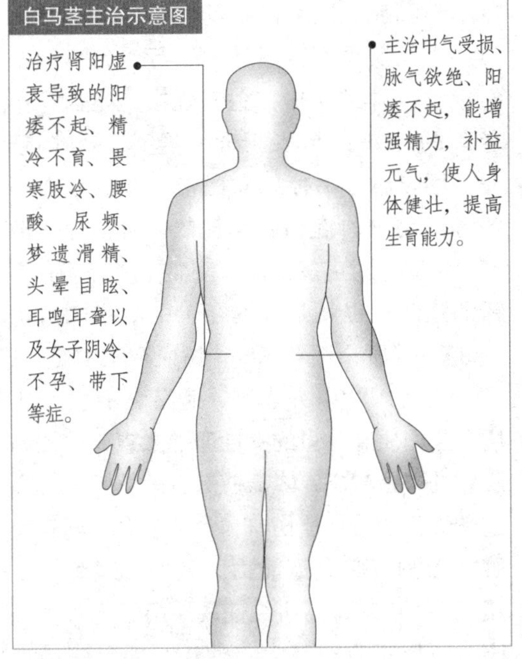

【治疗方剂】（仅供参考）

益丈夫阳气

将白马茎阴干，研末，和苁蓉、蜜一起调成丸。每次空腹用酒送服 40 丸，一天一次。百天见效。

治头赤秃

将马蹄烧灰，捣研为末，以腊月猪油和敷之。

治豌豆疮毒

取马肉煮清汁，洗患处。

治胆虚不眠

马头骨灰、乳香各 31 克，酸枣仁（炒）62 克。上药研末，每次用温酒送服 6 克。

治肠炎，腹痛

取马蹄灰和鸡蛋清涂擦，使毒气发出。

治赤根疔疮

将马牙齿烧存性，捣细研末，腊猪脂调和后敷擦，根即出。

鹿茸

《神农本草经》上说：鹿茸，味甘，性温。主治妇女崩漏下血；发冷发烧；惊风，癫痫；能增添气力，增强记忆力；使牙齿长出；延缓衰老。鹿角，则主治恶疮、痈疮肿胀，能祛除恶邪鬼魅；消散阴器中的瘀血。

【原经文】鹿茸，味甘，温。主漏下恶血；寒热；惊痫；益气强志；生齿；不老。角，主恶疮、痈肿；逐邪恶气；留血在阴中。

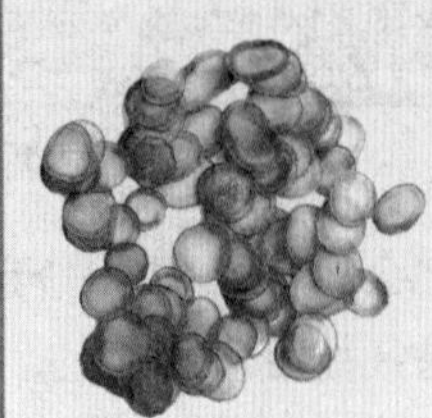

【释名】鹿茸为脊椎动物鹿科梅花鹿、马鹿等雄鹿头上尚未骨化且带茸毛的幼角。一般于春季或夏初，在雄鹿角还没有分开时采取。

鹿茸味甘，性温。主治女子崩漏下恶血、恶寒发热、惊痫，能补益元气，使精神饱满，强健牙齿，延缓衰老。鹿角则主要治疗恶性疮疡、痈肿，还能驱逐邪气，消散阴道中的瘀血。

《梦溪笔谈》中记载：鹿是山兽，属阳，情淫而在山中荡游。夏至得阴气，分开角，属阳退的现象；麋是泽兽，属阴，情淫而在泽中游荡，冬至得阳气而分开角，属阴退的现象。所以麋茸利于补阴，鹿茸则善于补阳。人从胚胎到成人，需要二十多年骨骼才能长硬。而麋、鹿的角从生长起到长硬，不用两月即可完成，大的甚至能达到二十多斤。平均下来，一昼夜能长几两。所有骨头的生长没有比这更快的，即使是容易生长的草木，也不及此。麋、鹿的角至强，所以能补骨血、坚阳道、

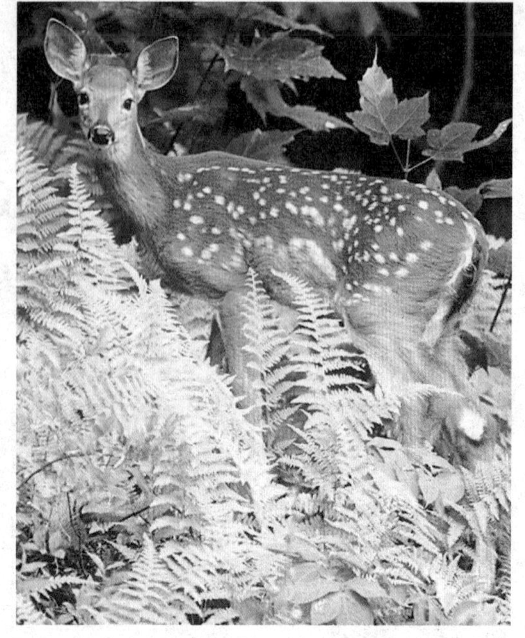

鹿

益精髓。而且头为诸阳之会，在上面集中于茸角之上，所有药效不是凡血可以相比的。

鹿茸归肝、肾经，是补肾壮阳、益精血的良药。凡是肾虚、精血不足之症都可以使用。它常用于治疗四肢寒冷、阳痿早泄、腰膝疼痛、小便频繁、头昏耳鸣、宫冷不孕等症。还可以强筋健骨，对筋骨无力、小儿发育不良、骨软迟行等也有很好的疗效；《本经》中“益气强志，生齿，不老”的疗效正是取于此。鹿茸还可调任冲、固带脉，治疗妇女白带过多、经血不停等。另外，鹿角善于散热，可活血、散瘀、消肿，对疮疡肿毒、瘀血作痛等症有不错的疗效；也就是《本经》中所说的可治“恶疮、痈肿，逐邪恶气，留血在阴中。”

现代医学研究表明，鹿茸含有多量胶质、蛋白质和少量的女性卵泡激素，能提高肌体的兴奋状态、降低疲劳、改善睡眠、促进新陈代谢、加速伤口和骨折愈合、增强心脏活力和肾脏利尿能力。另外，鹿茸的常用量为1~3克，需研细使用。由于鹿茸善补阳，所以不宜突然大量使用，而且阴虚火旺、血热、肺有炎热、胃有火的人忌服。

【治疗方剂】（仅供参考）

治身体虚弱，头昏眼黑

斑龙丸：鹿茸（酥炙或酒炙）、鹿角胶（炒

中国鹿文化

鹿，在古代被视为神物，一直是健康、长寿、祥瑞的象征，寓意人们对和美生活的无限憧憬。作为中华民族的文化图腾，它极具浓郁的民族特性和生活气息，以鹿为题材创造的绘画、雕刻比比皆是，在衣冠服饰上也得到充分体现。几千年来，传统的中国鹿文化一直深受各族人民的喜爱，在民间广为流传。

鹿是传说中的仙物，是长寿和永久的代表。古代神话传说千年为苍鹿，二千年为玄鹿。鹿经常与仙鹤一起保卫灵芝仙草，因而吉祥图案中的鹤鹿同春有富贵长寿之意。鹿字又与三吉星“福、禄、寿”中的“禄”字同音，因此它在很多图案中也常用以表达长寿和繁荣昌盛。另外，鹿还被人们视为长寿的仙兽和帝位的象征。

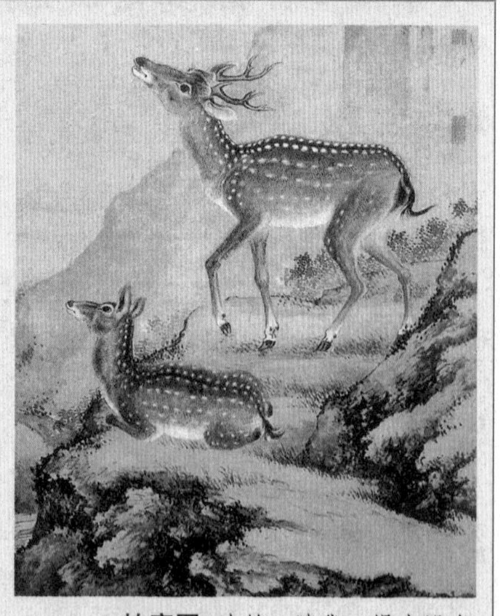

柏鹿图 沈铨　清代　绢本设色

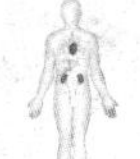

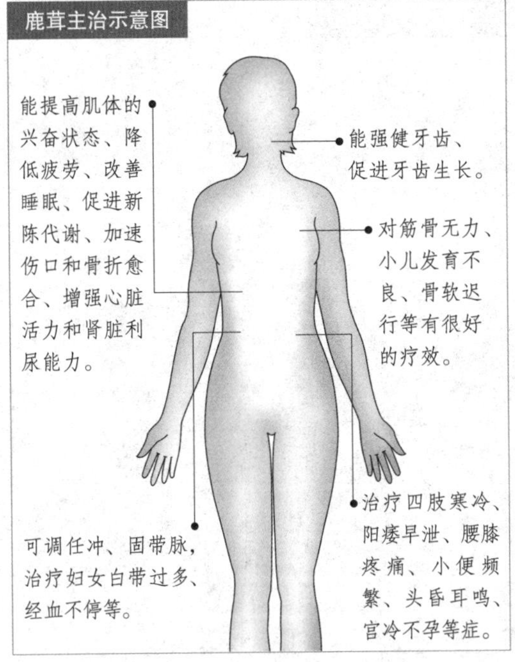

成珠）、鹿角霜、阳起石（煅红，酒淬）、肉苁蓉（酒浸）、酸枣仁、柏子仁、黄芪（蜜炙）各31克，当归、黑附子（炮）、地黄（九蒸九焙）各25克，辰砂1.5克。上药一起研末，加酒、糊做成梧桐子大小的丸。每次取50丸，空腹用温酒送服。

治阳痿，小便频数

鹿茸酒：嫩鹿茸（去毛切片）、山药末各31克。上药装绢袋内，放入酒坛七天，然后开始饮服，每次服120毫升，一天三次。同时将酒中的鹿茸焙干，做丸服。

治肾虚腰痛，不能反侧

鹿茸（炙）、菟丝子各31克，茴香15.6克，一起研末。取羊肾两对，酒泡后煮烂，捣如泥，与上述药末调成梧桐子大小的丸。每次取30~50丸，用温酒送服，一天三次。

治腰膝疼痛

用鹿茸涂酥，炙紫，研末。每次取3克，用酒送服。

治妇女白带

鹿茸（酒蒸，焙干）62克，金毛狗脊、白蔹各31克。上药一起研末，用艾煎醋调糯米糊和末，做成梧桐子大小的丸，每次用温酒送服50丸，一天两次。

牛角鰓

《神农本草经》上说：牛角鰓，主治年轻女子闭经；下阴内瘀血积聚引起腹痛；女人带下有血。牛髓能修补内脏，充填骨髓。长期服用可延年益寿。牛胆，则能治惊风；消退发冷发烧；可用来做成丸药服。

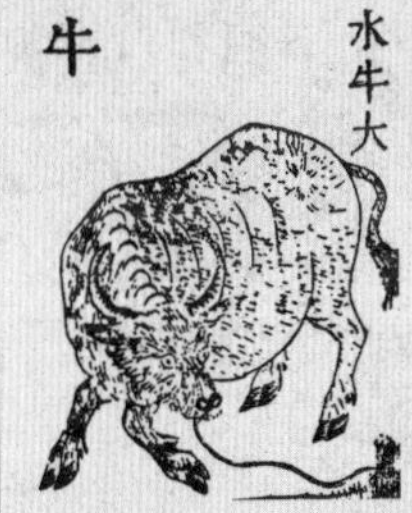

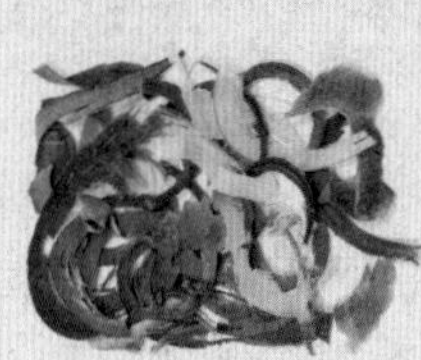

【原经文】牛角鰓，苦，温。下闭血；瘀血疼痛；女人带下血。髓，补中填骨髓。久服增年。胆，治惊；寒热。可丸药。

【释名】牛角鰓，又叫牛角胎，为牛科动物黄牛或水牛角中的骨质角髓。从牛角中取得后，在清水中浸泡数天，刮去残肉，再洗净、晒干收存。以干净，形状粗短者为佳。

牛角鰓可治疗经闭、瘀血疼痛、女子带下出血等症。牛髓能补益中气、增益骨髓。长期服用，可延年益寿。牛胆则主要用来制作丸药。

牛角鰓善于下闭血、散瘀血，有活血化瘀的作用，对女子带下出血有很好的疗效。牛角鰓苦能泄，温能通行，所以还可治疗妇人闭血、腹内结块、瘀血疼痛等。《本草纲目》中也记载：“牛角鰓，筋之粹，骨之余……烧之则性涩，故止血痢，崩中诸病。”还说它经过烧烤，可治疗寒热头痛；煎汤能治热毒风和壮热；把角烧成灰后用酒冲服，则能治扁桃体炎；将角灰涂擦在乳头上，可治小儿饮乳不快如同喉痹，咽下即可治愈。另外，它还能治淋证。

牛的一身都是宝，很多部位都可入药。牛髓可“补中，填骨髓”，正是以物补物的作用。将它用清酒暖服，还能止泻痢，去消渴，平胃气，通十二经脉。除此，牛髓在润肺补肾、荣泽肌肤、调理折擦损痛方面也有不错的疗效。

牛胆主要用于制作丸药，这是因为其味大苦不堪，必须做成丸药才能服用；也有人认为是它性大寒，做成丸药疗效显著的原因。牛胆可除心腹热渴，止下痢和口干焦躁，益目养精；还可除黄杀虫，治痈肿。

【治疗方剂】（仅供参考）

治大肠冷痢

将牛角胎烧灰，每次用水送服6克，每天两次。

治大便下血

取黄牛角胎1具，烧后研末，同豉煮

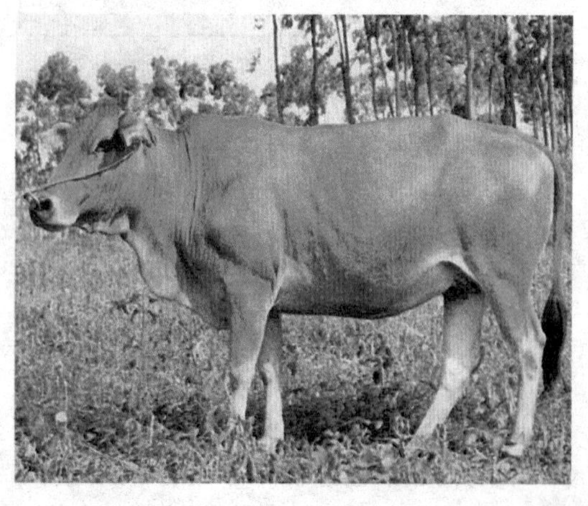

牛

牛角鰓主治示意图

治疗女子带下出血以及闭血、腹内结块、瘀血疼痛等。

下闭血、散瘀血，有活血化瘀的作用。

汁。每次服6克，每天三次。

治赤白带

牛角胎（烧至烟断）、附子（以盐水浸7次，去皮）各等份研末。每次取2匙，空腹用酒送服。

治痢色白，食不消化

将牛角胎烧成灰，每次用水送服1匙，每天三次。（《肘后方》）

羖羊角

《神农本草经》上说：羖羊角，味咸，性温。主治眼睛外观没有异常但看不见东西之症，能改善视力；杀死生疥疮的虫子；使腹泻停止；祛除鬼魅之气；消除惊恐心悸。长期服用可安养心神，增添气力，使身体轻便。羊生活在两山之间的高坡土地上且有流水的地方。

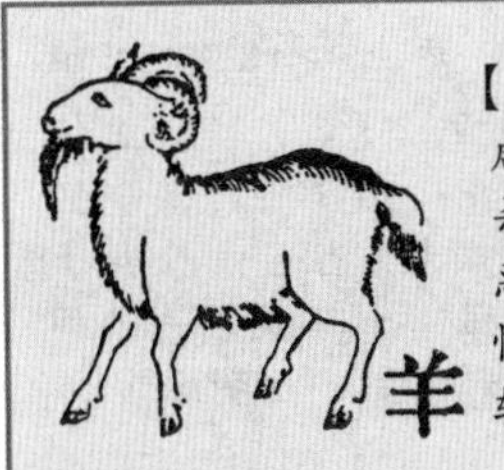
羊

【原经文】羖羊角，味咸，温。主青盲明目；杀疥虫；止寒泄；辟恶鬼、虎狼；止惊悸；久服安心，益气轻身。生川谷。

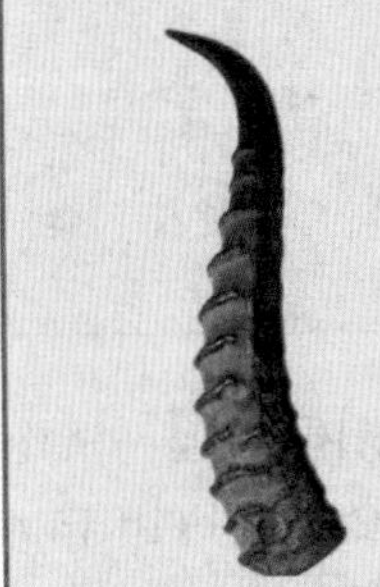

【释名】羖羊角为雄性山羊或雄性绵羊的角。李时珍说过，南方的羊多食野草、毒草，补益效果稍差；而陕西一带的羊尤为强健，毛长而厚，入药最佳。

羖羊角味咸，性微温。主治外观无异常但眼睛看不见东西的青盲病，可改善视力，还能杀灭疥虫，治疗寒性泻痢，辟除邪恶之气，制止惊悸不安。长期服用可安定心神、补益元气，使人身体轻捷，四肢有力。

中医认为，羊角属于苦寒药物，可入心、肝二经，而以入肝经为正。它性寒质重，所以可清肝火、镇心神，具有清热明目、息风平肝的作用。对小儿惊风抽搐、肝阳上亢引起的头晕目眩、肝火上炎导致的目赤肿痛等有很好的疗效。《本经》中所说的“青盲”，是由于肝热所引起的；“疥虫”是因为体内有湿热，为寄生虫提供了生存的环境；另外，风头痛，是火热上升所导致的；吐血，则是热毒伤血所引起的。因羖羊角苦寒可以祛除各种热病，所以能够治疗上述症状。由于它的疗效与羚羊角相近，所以临床上常作为羚羊角的替代品，不过需要使用较大剂量。

除羊角外，羊肉也是很好的药物，可补虚劳寒冷、镇静止惊、止痛、益养产妇，还可治风眩引起的头晕和消瘦、男人五劳七伤、小儿惊痫，又能开胃健脾。张仲景治疗寒疝时，所开的羊肉汤，病人服后没有不见效的。传说一位妇人冬月生产，寒入子宫，腹下疼痛不可按，服用羊肉汤很快就痊愈了。《开河记》中也记载：隋朝大总管麻叔谋，患风逆后连坐下都困难，隋炀帝命太医巢元方看视，巢说是风入腠理，病在胸膈之间，只需将嫩肥羊蒸熟，掺药食用，即可痊愈。大总管按照他说的服药，结果还没服完一剂病就痊愈了。由此可看出，羊肉有非常好的补虚功效。

【治疗方剂】（仅供参考）

治气逆烦满

将3羊角烧研，用水送服1匙。

治吐血喘咳

羖羊角（炙焦）2枚、桂末62克。上药一起研末，用糯米汤每次送服1小匙，一天三次。

治产后心闷，也可治疗难产

取羖羊角适量，烧捣为散，每次用温酒送服1克。如果服后不愈，可等片刻再服。

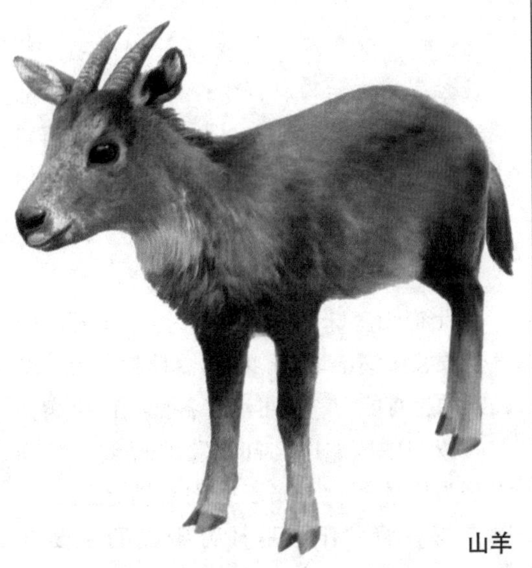
山羊

羖羊角主治示意图

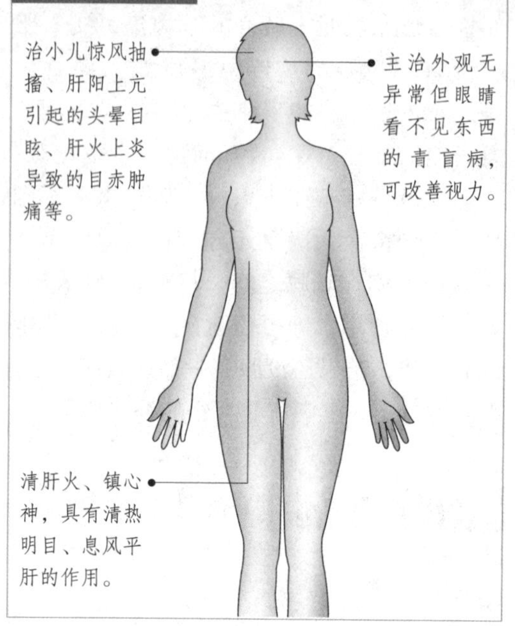

治小儿痫疾

将羖羊角烧存性，用酒送服少许。

治产后寒热，心闷极胀

将羖羊角烧末，用酒送服1匙。

牡狗阴茎

《神农本草经》上说：牡狗阴茎，味咸，性平。主治内脏劳伤；男子阳痿不举，能使其阴茎强硬、发热、胀大，增强生育能力。还可消除女子的多种带下疾病。牡狗阴茎也叫狗精。狗胆，则主要能使人眼睛视物清楚。

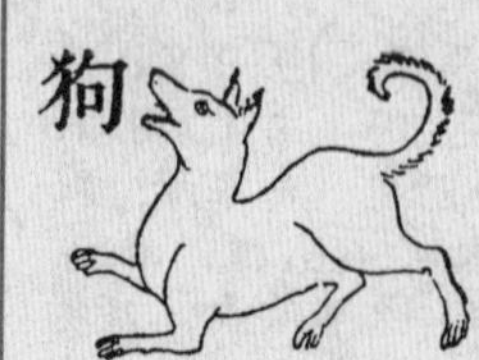

【原经文】牡狗阴茎，味咸，平。主伤中；阴痿不起，令强热大，生子；除女子带下十二疾。一名狗精。胆，主明目。

【释名】牡狗阴茎，为犬科动物狗雄性的外生殖器，全体淡棕色，外表光滑，气腥臭。以色淡黄、带红筋、条长大、粗壮、带睾丸者为佳。

牡狗阴茎味咸，性平。主要可治疗中气受损、阳痿不举，能使阳器勃起变大，增强人的生育能力，还可治疗各种妇科疾病。

按照中医“以物补物”的观点，牡狗阴茎为雄体阳物，属于血肉有情之品，所以专善补肾壮阳，是补肾阳虚的主要药物。它对肾阳虚衰导致的阳痿不起、精冷不育之症有非常显著的疗效，还可用于女子阴冷、不孕、带下等各种妇科病证。正如《本聿经疏》中所说的，女子带下十二疾，都是由于冲任虚寒所引起的。牡狗阴茎咸温入下焦，暖补二脉，性专补右肾命门真火，所以能够很好地治疗。另外，它还可治疗腰酸、畏寒肢冷、尿频、梦遗滑精、耳鸣耳聋、头晕目眩等症。需要注意的是，阳事易举者忌之，内热多火者勿服。

狗肾为药食两用之品，有温而不燥、补而不烈的特点，凡是肾阳衰弱、命门虚寒引起的症状它都可以治疗。同时，还对妇人产后肾劳而致的如患疟疾的症状有不错的疗效。

狗胆味苦，性寒，善于清泄肝胆之

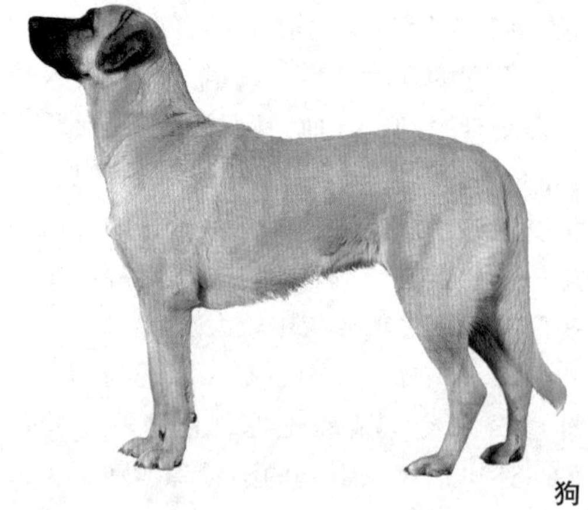
狗

火，因而有明目的作用，可用于肝火上炎、目赤肿痛及羞明多泪等症。它还可治疗鼻出血和耳病，能止消渴，杀虫除积，能破血。凡是血气痛和有伤损引起的症状，可用热酒送服半个，则瘀血尽下。

牡狗阴茎主治示意图

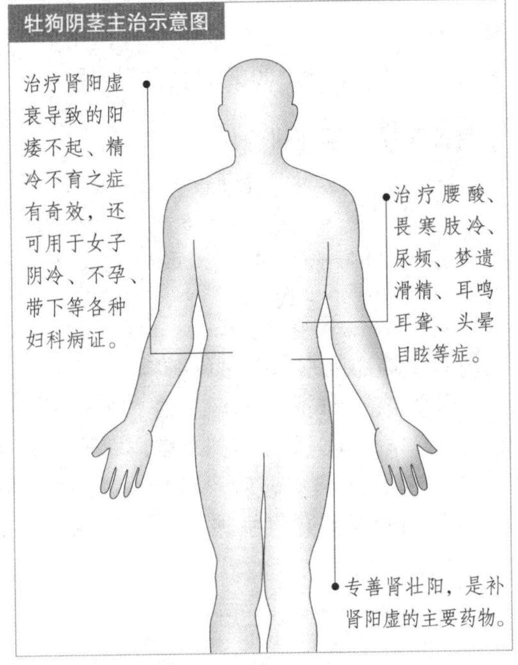

【治疗方剂】（仅供参考）

治妇人十二疾

取牡狗阴茎烧灰服用。

羚羊角

《神农本草经》上说：羚羊角，味咸，性寒。主要功效为使眼睛视物清楚，补益元气使阴茎勃起；能祛散瘀血使其下行；祛除鬼邪之气；安和心神，不被噩梦惊醒。长期服用可使筋骨强健，身体轻便。羚羊生活在两山之间的高坡土地上且有流水的地方，或在平川且有流水的地方。

【原经文】羚羊角，味咸，寒。主明目，益气起阴；去恶血注下；辟蛊毒恶鬼不祥，安心气，常不魇寐。久服强筋骨轻身。生川谷。

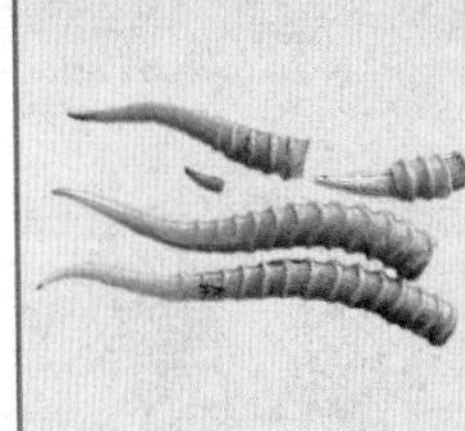

【释名】羚羊角为脊椎动物牛科塞加羚羊的角。呈长圆锥形，全体略呈弓形弯曲，通体光润如玉，白色或黄白色，透视有血丝和血斑，基部稍呈青灰色。

羚羊角味咸，性寒。主要功效为改善视力、补益元气、治疗阳痿，还可祛除败血，辟除各种秽恶之气，另有养心安神、改善睡眠的作用。

羚羊在古代被奉为神羊，传说夜间有光相随。据说羚羊为了躲避敌害，晚上睡觉的时候会用角将自己挂在树上，所以羚羊角一般都有挂痕。“羚羊挂角”一词正是出自于此，形容做事周密，无迹可寻。

羚羊角归肝、肾经。有清肝明目、平肝息风、镇惊止痉、清热解毒的作用，其中尤以平肝息风的功效最为显著，对抽搐、小儿惊痫、半身不遂等症有很好的疗效。性寒而入肝，则肝热得以祛除，肝热除去后视力自然得到改善，眼病也得以消除。所以《本经》中说它可“主目明”，并且能治疗由于肝火上炎所导致的目赤肿痛。另外，《本经》中还说羚羊角能“去恶血注下”。“恶血”指溢于经脉之外，积存于组织间的坏死血液，也叫败血；“注下”则指血流迅速如注，二者都是由于火热所导致的。因羚羊角咸可入血，寒能降火，所以都能够治疗。也是由于它降火解毒的作用，还可用于安神志、止惊悸、改善睡眠等。

现代医学研究表明，羚羊角含有磷

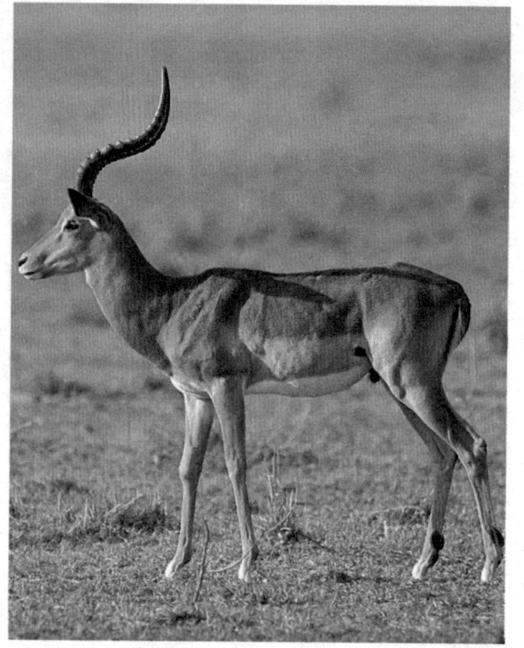
羚羊

酸钙、角蛋白等有效成分，其中角蛋白含量尤其多。因而有抑制中枢神经的作用；单煎剂还可解热、镇痛。不过，由于羚羊角有微毒，临床中不可大量服用。清热解毒常用量为1~3克，一般研粉服用为0.3~0.5克；非瘟疫热毒以及肝经无热的人忌用。

【治疗方剂】（仅供参考）

治丹肿痈疽始发，患处火热，也可用于小儿丹毒

升麻、黄连、大黄、芎䓖、羚羊角、当归、甘草各6克，黄芩9克。上药用2升水煎煮，取汁1升，去渣，放入芒硝9克，再煎一沸，再用布帛捆洗患处。忌近阴部。

治肢节疼痛肿胀

犀角6克，羚羊角3克，前胡、栀子仁、黄芩、射干各9克，大黄、升麻各12克，豉16克。上药分别切碎，用1800毫升水煎煮，取汁600毫升，去渣，分三次服。

治产后血气上冲而致的心闷

取羚羊角1枚烧研，每次用水服下1克。如果服后不愈，可片刻后再服。

治热风长期不愈

羚羊角屑15克，生葛、栀子各18克，豉（绵裹）16克，黄芩、干姜、芍药各9克，鼠尾草6克。上药分别切碎，用1400毫升水煎煮，取汁500毫升，分三次服。

治气噎不通、不能进食

羚羊角、通草、橘皮各6克，厚朴、干姜、吴茱萸各9克，乌头5枚。上药切碎后，用1800毫升水煎煮，取汁600毫升，分为三服，每天三次。

治风毒上冲心胸引起的咽喉肿痛

豉24克，犀角、射干、杏仁、甘草各6克，羚羊角4.5克，芍药9克，栀子7枚，升麻12克。上药切碎后，用1800毫升水煎煮，取汁600毫升，去渣，放入豉再煎一沸，分为三服。

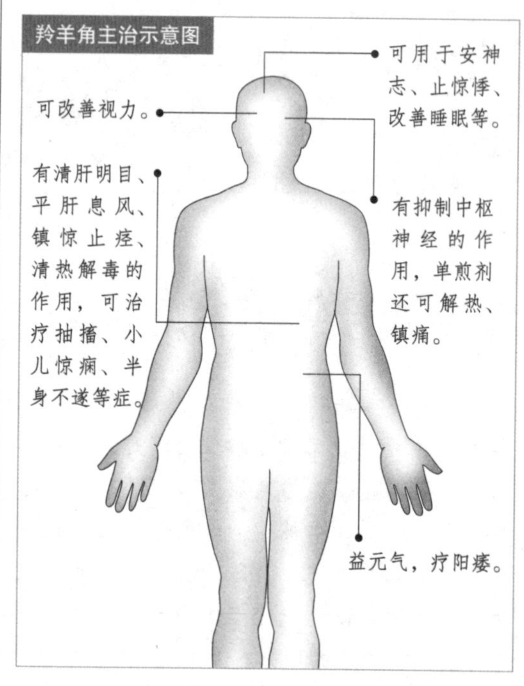

犀角

《神农本草经》上说：犀角，味苦，性寒。主治多种毒邪形成的蛊疰；祛除鬼邪；消除湿热杂毒所致的热性病；解除钩吻、鸩羽、蛇之毒；还能祛除鬼邪，使人神志清醒，睡觉不因做噩梦而惊醒。长期服用可使身体轻便。犀生活在山的土石上且有流水的地方。

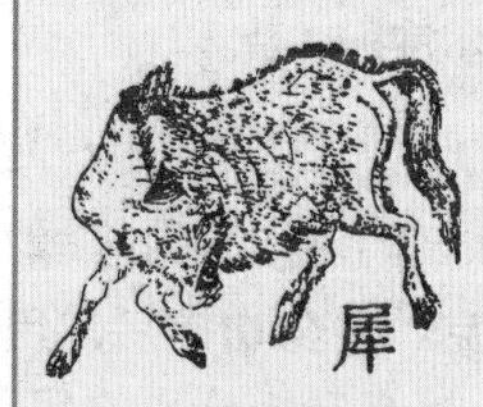

犀

【原经文】犀角，味苦，寒。主百毒蛊疰；邪鬼；瘴气；杀钩吻、鸩羽、蛇毒；除邪不迷惑、魇寐。久服轻身。生山谷。

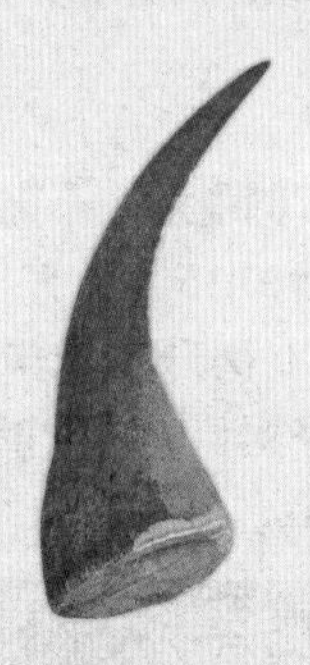

【释名】犀角为犀科动物犀牛的角。因犀牛是濒临灭绝的珍稀动物，所以作为中药和雕刻材料的犀角也非常名贵。犀角的纹丝都是直线形，互不粘连，有破茬处用手一撕可轻松到头。

犀角味苦，性寒。能解钩吻、鸩羽、蛇毒等各种毒；也可治疗某些严重的传染病，并有安定心神的作用，能使人神志清醒，不被噩梦缠绕。长期服用可使身体轻捷。

中国古人一直对犀角有着特殊的崇敬之情，认为它聚集了天地之灵及犀牛自身所有的精气，可解所有毒；将其雕刻成饰品佩戴在身上，还能辟邪。《抱朴子》中说，犀吃百草的毒及众木的棘刺，所以能解毒。要测试饭食中有没有毒，只需用此角搅拌即可，有毒会产生白沫，无毒则不会。同时，用犀角来煮毒药，则不再有毒。中了毒箭后，用犀角刺伤口，可很快痊愈。李商隐的诗句“心有灵犀一点通”，就是取自犀角中有一条白纹似乎可以通天。

犀角归心、肝、肺经。因而善清心、肝、肺三经之血，还能分化实热、凉血解毒，是清热解毒的良药，其中尤其善于解血液中的热毒。所以《本经》中说它可解剧毒，如有剧毒的植物钩吻、毒鸟鸩羽和毒蛇等。相对于《本经》中提到的它可治疗传染性疾病，今天则多用其治疗外感热病，如高烧导致的神志不清、胡言乱语及小儿急惊等。另外，它还有定惊安神的作用。

现代药理研究表明，犀角水煎剂对正常及衰弱的心脏有较好的强心作用；还可兴奋肠胃。不过，它的常用量为1.5~6克，切勿过多服用；而且非实热症不宜用，孕妇也应慎用。

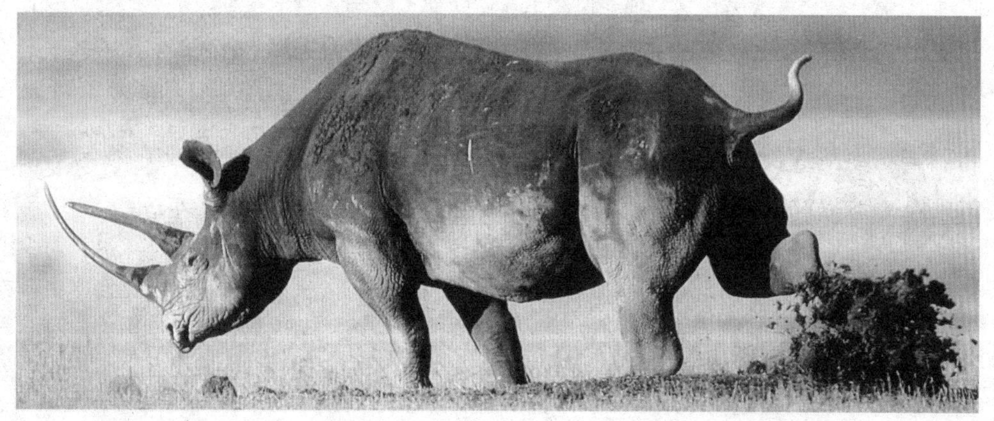

犀

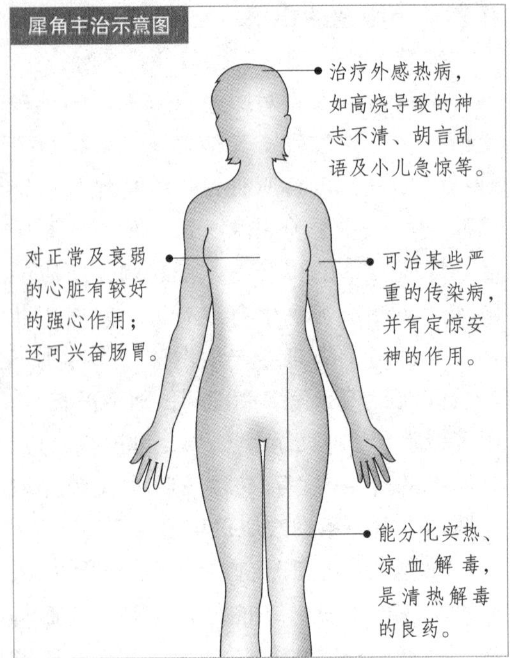

【治疗方剂】（仅供参考）

治吐血不止

将犀角、生桔梗各62克研末，每次用酒送服6克。

治小儿惊痫（嚼舌，翻眼，不知人事）

用犀角磨水取浓汁服下，立即见效。也可服犀角末。

治消毒解热

取生犀角尖，磨水取浓汁，频频饮服。

治下痢鲜血

犀角、地榆、生地黄各31克。上药一起研末，加蜜做成弹子大小的丸。每次取1丸，加水1升，煎至500毫升，去渣温服。

治服药过量

将犀角烧成末，用水冲服1克。

治心脏有热而致的盗汗

犀角2.25克，茯神3克，麦门冬4.5克，甘草1.5克，白术0.75克。上药切碎后，用180毫升水煎煮，取汁80毫升，分次饮服。加龙齿3克，效果更好。

治胃气虚弱，风热外侵而致的呕逆、不能进食

犀角、人参各9克，薤白15克，粟米1.8克。上药分别切碎，用900毫升水煎煮，取汁340毫升，放入米煎至米熟，分四次服。

犀牛的辟邪作用

独角犀自古被认为是灵兽，据《山海经》记载，独角犀为了帮助人们治病，经常出入荆棘之地寻找药草，而且亲自品尝，所以总是伤痕累累、浑身鲜血。独角犀还是孤兽，每到夜晚尤其是月圆之夜就坐在山顶上孤独地望着月亮，形态非常孤寂、飘逸。所以古人对犀牛奉若神明，认为其是天地之灵所生，可辟邪。犀角是犀牛全身的灵光所聚，因而被视为“物之珍”“国之宝”，除有广泛的药用疗效以外，人们更相信它有辟邪镇凶护平安的作用。商周时期有青铜铸造的犀牛；唐高祖李渊陵前置一对巨型独角犀牛的石雕；道教文化中有八宝，犀角便是其中之一……收藏与犀相关的艺术品，对中国人来说渊源极深。这件犀牛带钩造型逼真，其鼻向前伸、身体后坐的姿态栩栩如生。

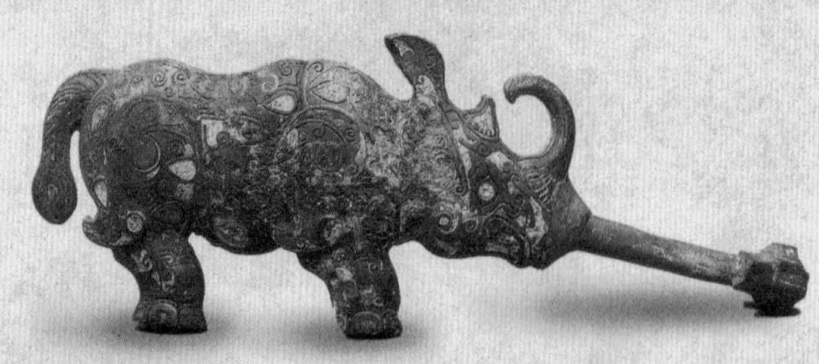

犀牛带钩 战国　长17.5厘米　高6.5厘米

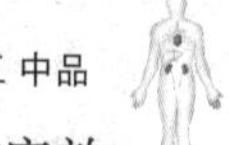

牛黄

《神农本草经》上说：牛黄，味苦，性平。主治惊风，癫痫；可消退身体的发冷发热，消除高热引起的狂妄、抽搐；能驱逐鬼魅之气。牛生活在平原水草汇集的地方。

【原经文】牛黄，味苦，平。主惊、痫；寒热，热盛狂痓，除邪逐鬼。生平泽。

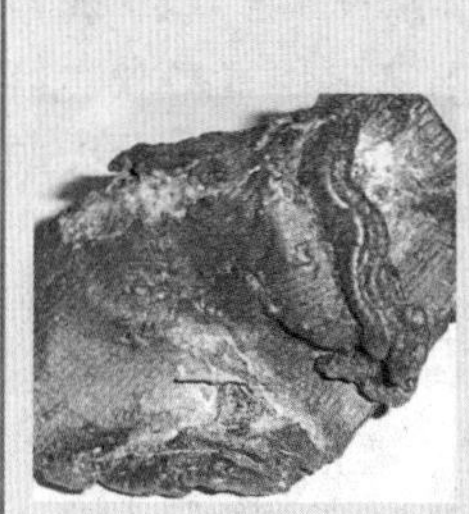

【释名】牛黄为牛科动物黄牛或水牛的胆囊结石，少数为胆管或肝管的结石。大多呈卵形、类球形、三角形或四方形，大小不一。气清香，味先苦后甘，有清凉感，嚼之易碎，不粘牙。

牛黄味苦，性平。主治惊恐引起的癫痫、热盛导致发狂、手足及全身筋脉痉挛等症，还能解除不明由来的精神失常现象。

牛黄是一味非常珍贵的中药。它之所以如此珍贵，源于两个原因：一是极其罕见难得，二是疗效显著。第一个原因指的是，一枚牛黄的获得，必须以一头牛的生命为代价；更为难得的是，“有幸”患上胆结石的牛实在是少之又少。由于物以稀为贵，天然牛黄的身价不断倍增。为了解决这个问题，目前采用了两种方法：一种是人工合成，另一种是通过手术，人工在牛的胆囊中置入异物，使其增多的分泌物在异物周围凝聚进而形成牛黄。后者的疗效已经能够与天然牛黄相媲美。

牛黄的珍贵之处还在于它突出的疗效。它既有凉肝、熄风、定惊的作用，又在清心、开窍、祛痰方面有着突出疗效，而且还有很好的凉血解毒功效。因而获得“世之神物”“诸药莫及”等美称。临床中，它非常广泛地应用于中风昏厥、癫痫发狂、高热神昏谵语、惊风抽搐等症；还可治疗痈肿疔毒、咽肿目赤、牙疳口疮等症。牛黄还能配清热解毒和开窍药制成丸剂，如牛黄清心丸、安宫牛黄丸等。牛黄不论内服还是外用，都有很好的效果。

用牛黄治病，不仅在中国，在世界许多国家和地区都有记载。在英国，它因镇惊和解毒的显著疗效而被视为神品；又因其价值连城，被看作是权力和尊贵的象征。据说，英国女王的脖子上就经常佩带牛黄项链，既可防止误服毒物，又能显示她高贵的地位。

现代药理研究证明，牛黄有镇静、强心、降压的作用，并能增加胆汁分泌，具有利胆保肝的作用。

【治疗方剂】（仅供参考）

治初生胎热或身体黄

取牛黄（豆大）1粒，加蜜调膏，用乳

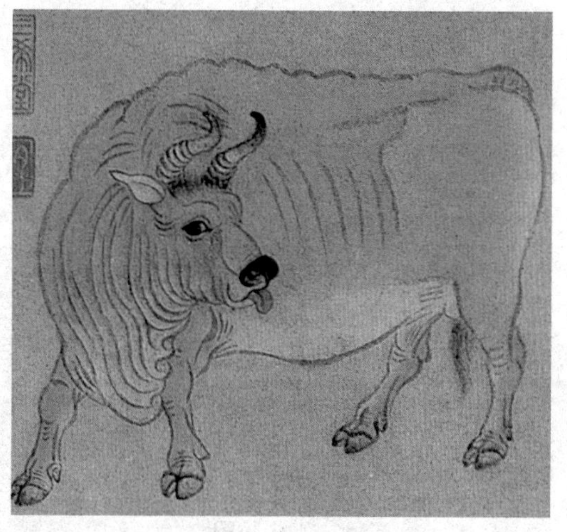

牛

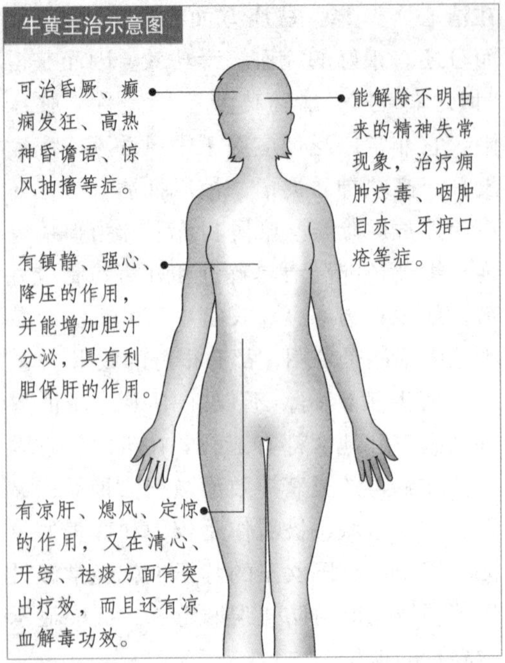

牛黄主治示意图

可治昏厥、癫痫发狂、高热神昏谵语、惊风抽搐等症。

能解除不明由来的精神失常现象，治疗痈肿疔毒、咽肿目赤、牙疳口疮等症。

有镇静、强心、降压的作用，并能增加胆汁分泌，具有利胆保肝的作用。

有凉肝、熄风、定惊的作用，又在清心、开窍、祛痰方面有突出疗效，而且还有凉血解毒功效。

汁化开，不时滴到小儿口中。

治心中时时恍惚、心神不宁

上党人参、铁精、牛黄、丹砂、雄黄、菖蒲、防风、大黄各3克，赤足蜈蚣、蜥蜴各1枚，鬼臼3克。上药研末，用蜜调和成梧桐子大小的丸，每次服7丸，可逐渐加量。白天三次，夜间一次。

治小儿宿乳不消而致的腹部疼痛，惊悸啼哭

牛黄0.375克，附子2枚，真朱3克，巴豆3克，杏仁3克。上药中先取附子、真朱捣末过筛，然后将巴豆、杏仁另捣成泥状，再加入前末及牛黄反复捣研，制成药丸。依患儿年龄大小酌量服用，每天两次。

治大腹水肿、气息不通、小便不利而病势危重

牛黄1.5克，昆布、海藻各7.5克，牵牛子、桂心各6克，葶苈子4.5克，椒目2.25克。上药研末，葶苈子另捣成膏状，调匀，制成梧桐子大小的丸，每次用汤液送服10丸，每天两次。以小便通利为度。

治霍乱、中恶、小儿客忤长期不愈

牛黄、大黄各3克，獭肝1具，雄黄、莽草、丹砂、鬼臼、犀角、巴豆各3克，麝香0.75克，蜈蚣1枚。上药研末，用蜜调和成麻子大小的丸，每次空腹服下2~3丸。

牛与中国农业

商周时期，牛是作为祭祀的圣物出现的，牛是兽面纹的主要原形，它的雕刻形象也常被用做镇墓兽，传说具有镇妖驱邪的作用。春秋时期，牛开始用于耕地，以代替人力。牛走下圣坛，成为中国两千多年的封建社会中农业生产活动的主要动力。西周时期，畜牧业有了很大的发展，《小雅》中《无羊》一诗即描绘了牛羊成群的繁盛情景，还首次描绘了牧人披蓑衣戴斗笠的形象。

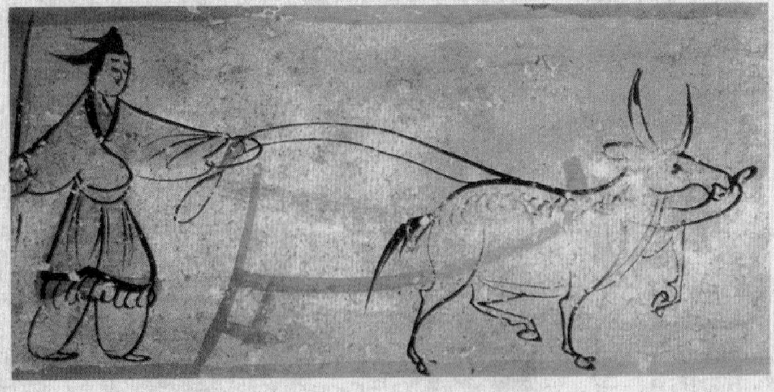

农业生产的发展，使我们的祖先摆脱了原始先民以采集和狩猎为主的生产方式，而有了稳定的食物来源。另外，也培育了周人安土重迁、勤劳踏实的性格特征，这也成为中华民族这个农业民族特殊的土地文化情感的来源。

牛耕图 晋代 彩墨 砖画

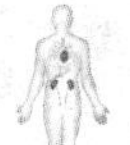

豚卵

《神农本草经》上说：豚卵，味甘，性温。主治惊风及各种癫痫；可消除鬼疰、蛊毒等传染病；消退身体发冷发烧；治疗贲豚、癃闭及风邪导致的身体抽搐痉挛。豚卵也叫豚颠。猪的悬蹄，可主治五种痔；消除藏伏在肠中的热邪；治疗痈肠及阴部溃疡。

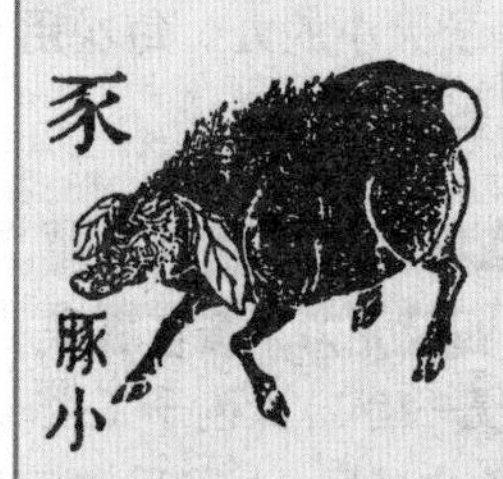

【原经文】豚卵，味甘，温。主惊、痫、癫疾；鬼疰、蛊毒；除寒热；贲豚；五癃；邪气挛缩。一名豚颠。悬蹄，主五痔；伏热在肠；肠痈；内蚀。

【释名】豚卵即猪睾丸，也有人认为是小猪睾丸，一般可在阉割小猪时收集。

豚卵味苦，性温。主治惊痫、癫病，还可治鬼疰、蛊毒等严重的传染病；对时寒时热、奔豚气、癃闭、筋脉拘挛等症也有不错的疗效，还有祛除邪气的作用。

关于豚卵的性味，现代一般认为它味甘、咸，无毒。甘能健脾，咸可益肾，所以有补益肾气、通利膀胱水道的作用；同时对阳痿遗精、精少不育、腰痛等症也有突出的疗效。“药王”孙思邈认为豚卵还能治愈阴茎肿痛。

现代医学研究表明，豚卵中所含的有效成分，对慢性气管炎有一定的治疗作用；将豚卵适量煮熟，连汤同服，还可缓解支气管哮喘，减少其发作次数。

猪的悬蹄也是很好的药物，可治疗各种痔疮，并能消除肠中伏热、肠痈、肠内蚀疮等。将其煮汤服用，可下乳汁、祛寒热、解百毒；还有润滑肌肤的美容功效。煮羹吃可通乳脉，脱痈疽，压丹石。煮成清汤服用则能洗疮疡、消毒气、去烂肉，效果非常好。

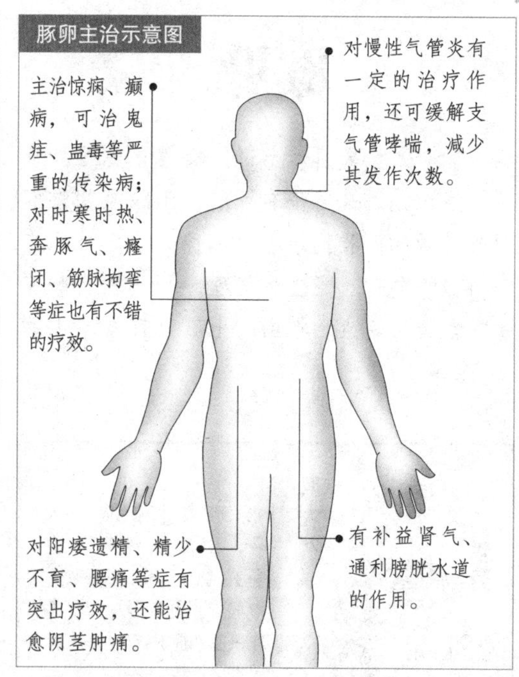

【治疗方剂】（仅供参考）

治阴阳易病，小腹急痛

用酒吞服豚卵2枚。

治小儿腹股沟疝

阉割小猪时取猪隐睾1个，放在瓦片上，另取一片瓦合上，然后放炉内焙干，取出研末，一次服完。

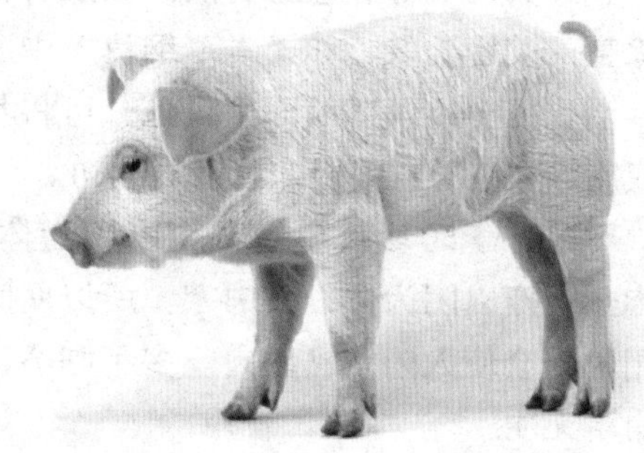
猪

麋脂

《神农本草经》上说：麋脂，味辛，性温。主治痈肿、恶疮有死肌；消除风寒湿邪痹阻导致的四肢拘挛难以屈伸；治疗风邪伤头引起的发肿；还能通腠理，润肌肤。麋脂也叫官脂。麋生活在山的土石上且有流水的地方。

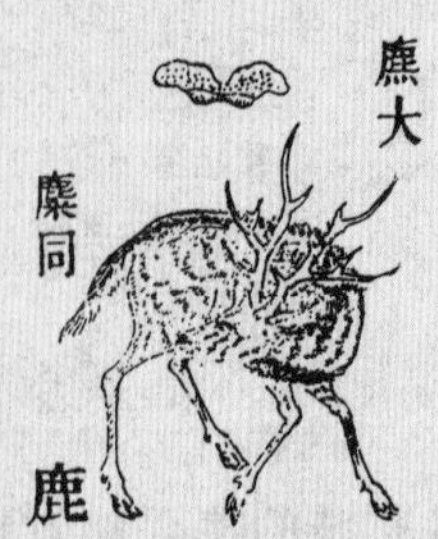

【原经文】麋脂，味辛，温。主痈肿、恶疮死肌；寒风湿痹，四肢拘缓不收；风头肿气；通腠理。一名官脂。生山谷。

【释名】麋脂为鹿科动物麋鹿的脂肪，又名官脂。麋的外形像鹿，大的如同小牛，好合群，喜爱游泳，以嫩草和其他水生植物为食。

麋脂味辛，性温。主治痈肿、恶性疮疡及各种风湿病导致的四肢拘挛不得屈伸，对头中风邪引起的疼痛也有不错疗效，它还有保持皮肤健康润泽的作用。

麋脂味辛可散，性温能通，因而有通血脉、润肌肤、祛风散寒的作用，可治疗瘀血阻滞引起的痈肿恶疮、死肌及四肢拘挛、风头肿气等。它还有润泽肌肤、祛疤除痘的美容功效，如《本草纲目》中所说，治疗因少年气盛而面生疮疱，可将其化成脂涂在疮上，很快即可恢复如初。

不过，李时珍曾说过，鹿以阳为体，其肉热；麋以阴为体，其肉寒。所以麋脂服用过多会使人阳痿，麋肉吃多了则会让人房事无能。

【治疗方剂】（仅供参考）

治补虚损，生精血，祛风湿，壮筋骨

二至丸：将鹿角削细，加真酥31克，无灰酒1升，用慢火炒干，取125克；再取麋角削细，加真酥62克、米醋1升，慢火炒干，取15.6克；另取苍耳子（酒浸一宿，焙干）15.6克，山药、白茯苓、黄芪（蜜炙）各125克，当归（酒浸、焙）156克，肉苁蓉（酒浸、焙）、远志（去心）、人参、沉香各62克，熟附子31克。以上各味药都研末，加酒煮糯米糊做成梧桐子大小的丸。每次用温酒或盐汤送服50丸，每天两次。

治身体衰弱（表现为血脉枯槁，肌肤松薄，爪枯发落，饮食不思，四肢无力，眼昏唇燥）

麋角屑500克（酒浸一宿），大附子（生、去皮脐）46克，熟地黄125克。上药用布包好后蒸一天，取出药、麦，各焙干研末。以原用的浸药酒，添清酒煮麦粉为糊，和药捣匀做成梧桐子大小的丸，每次服50丸，饭前用温酒或米汤送服，一天三次。又方：用

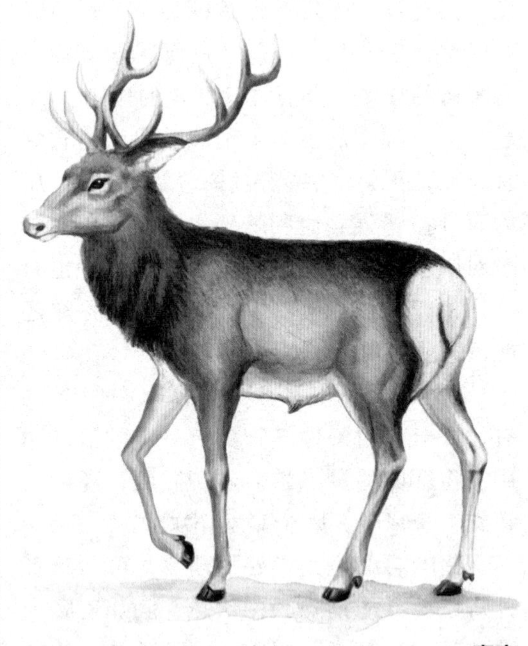
麋鹿

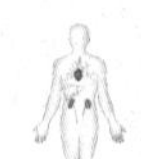

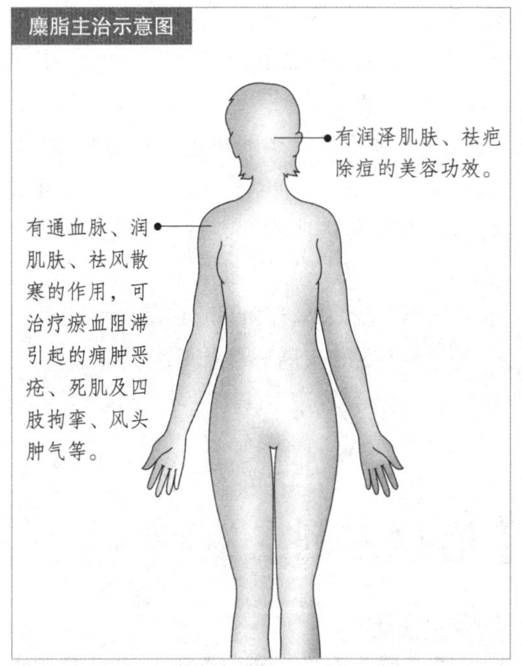

麋角（削细、酥炒成黄色）156 克、熟附子末 15.6 克，加酒、糊做成丸子服下。

治面生疱疮

以麋脂涂之。

丹雄鸡

《神农本草经》上说：丹雄鸡，味甘，性微温。主治女子突然下血，慢性渗漏流下赤色或色淡的血性物；可补养虚损，温煦内脏；能止血，通达神明；还可辟除毒邪及不吉祥之兆。丹雄鸡的头，主要能杀死鬼魅。它的脂肪，可主治耳聋。它的肠，可治疗遗尿。其鸡内金，则能治腹泻。它的屎白，还能治消渴及伤寒引起的身体发冷发烧。黑母鸡，主治风寒痹症，消除五缓六急，还能安和胎儿。它的硬鸡毛，可治女子下部瘀血积聚导致闭经。它的蛋，主要能消除身体发热，火烧成疮，癫痫，抽风等。还可以做成像虎魄一样的神物。鸡白蠹，则像脂肪一样。丹雄鸡生活在平地水草丛杂的地方。

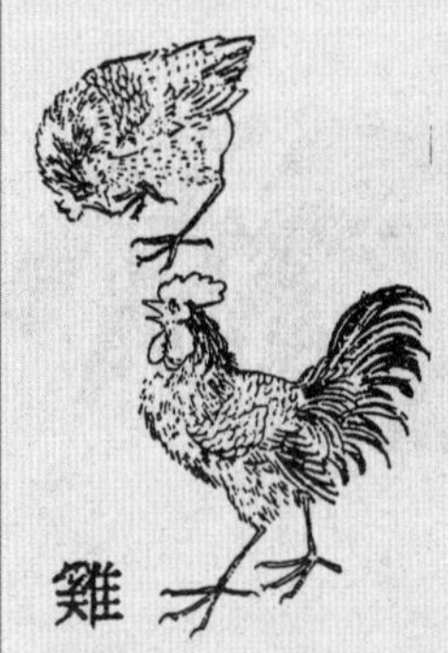

【原经文】丹雄鸡，味甘，微温。主女人崩中漏下赤白沃；补虚温中；止血，通神；杀毒辟不祥。头，主杀鬼，东门上者尤良。肪，主耳聋。肠，主遗溺。肶胵裹黄皮，主泄利。尿白，主消渴；伤寒寒热。黑雌鸡，主风寒湿痹；五缓六急；安胎。翮羽，主下血闭。鸡子，主除热；火疮；痫、痓。可作虎魄神物。鸡白蠹，肥脂。生平泽。

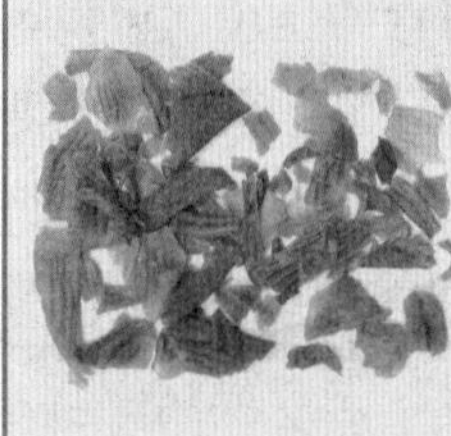

【释名】丹雄鸡即毛羽带红色的公鸡。鸡的种类很多，各地所产的鸡，大小形色常不相同。鸡作为家禽的历史非常久远，且是世界范围内最普遍的肉食之一。

丹雄鸡味甘，性微温。主治女子非经期阴道大出血或持续小出血，以及流出红白相间的白带之症，有补虚温中、止血的作用，还可治疗疮疡溃烂、久不收口，另外还有补肺的功效。它的全身都是宝，除了鸡肉外，它的脂肪可以治疗耳聋；它的肠能治遗尿；甚至鸡屎中的白色物质，也能治疗糖尿病，及伤寒病引起的发冷发热之症。

俗话：“药补不如食补。”鸡肉，因其性大补，所以不仅是一味良药，更是非常好的补虚食品，凡是体质虚弱或久病虚损的人，服用它都可以滋补强壮身体。

《本经》中提到鸡内金，即鸡砂囊的

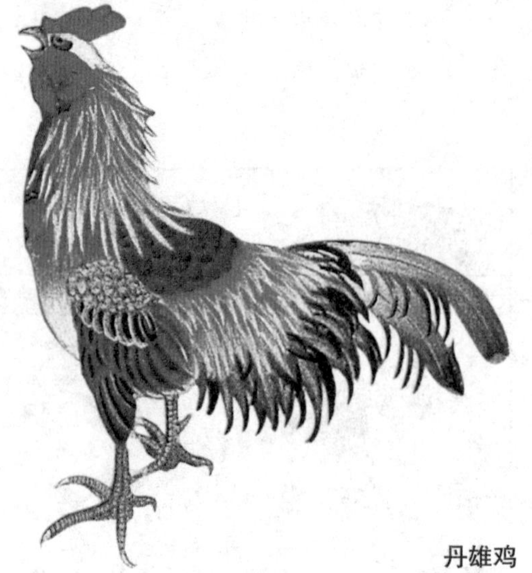
丹雄鸡

内膜，认为对泻痢有不错的疗效。事实上，鸡内金的作用远不仅如此。鸡内金非常坚韧，能消化各种难以消化的食物，人服用后，能起到健胃消食的作用，可以治疗积食不消、脘腹胀满、呕吐泻痢及小儿疳疾发热等症。另外，它兼可摄约膀胱而能止遗尿，对小儿遗尿有很好的疗效。现代临床中，它还被用于尿路结石症，据说有化石消坚的作用。

除丹雄鸡外，黑雌鸡也是很好的药物。将其做成羹服食，可治疗风湿病，五脏虚弱不足及各种极度虚损，还有安胎的作用。孕妇产后，用一只黑雌鸡加五味子炒香，可使人长得肥白。它的蛋还能治疗热火疮（即发热导致的皮肤黏膜出现水泡的急性皮肤病）、癫痫及痉病（表现为角弓反张、牙关紧闭等）。

【治疗方剂】（仅供参考）

治精神狂乱

取白雄鸡1只，煮以五味，做成羹粥食用。又方：用白雄鸡1只，常法洗治，加入真珠、薤白各125克，再加水3升，煮至2升，食鸡饮汁。

鸡的各种作用

鸡是人们最熟悉的家禽之一，从古至今它肩负了多种使命。比如古时尤其农村，对时间的把握常依赖公鸡早晨和中午的鸣叫声，所以对于公鸡来说，它具有“司晨之职”。其次，古人还常用鸡驱邪和祭祀。古人认为，鸡和鸡血具有驱鬼邪去灾祸的作用。早在先秦时期，就有用鸡和鸡血驱邪的活动。古人对祭祀非常重视。在众多的祭祀用的牺牲中，鸡就是其中之一。用鸡祭祀祖宗，至今仍在一些地区流行。另外，鸡可驱邪去灾，鸡叫还可以驱鬼。民间传说中，鬼最怕听到鸡声，因为鬼只能在黑夜活动，而鸡鸣则代表天快亮了，天一亮，一切鬼便会无法可施。这种迷信起源很早。江南人过年时“贴画鸡户上”悬索于其上，插桃符于其旁，百鬼畏之。

当然，鸡还有一个最重要的作用，那就是满足人们的口福。鸡作为家禽至今有几千年的历史，已经成为人们日常饮食中不可缺少的一部分。此画像砖描绘了两位侍女杀鸡宰禽的情景。

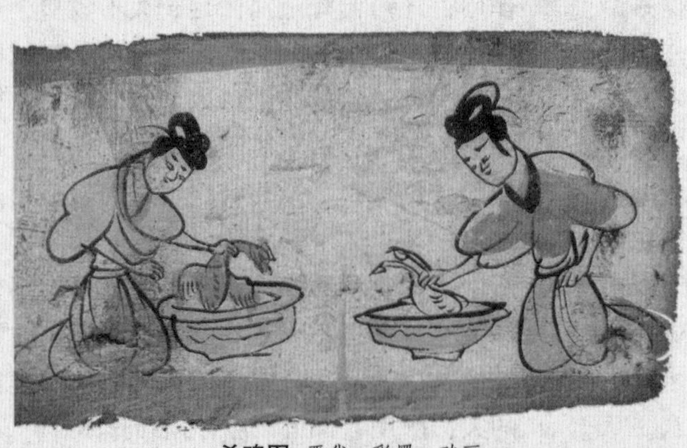
杀鸡图 晋代 彩墨 砖画

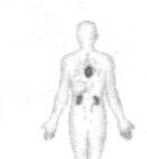

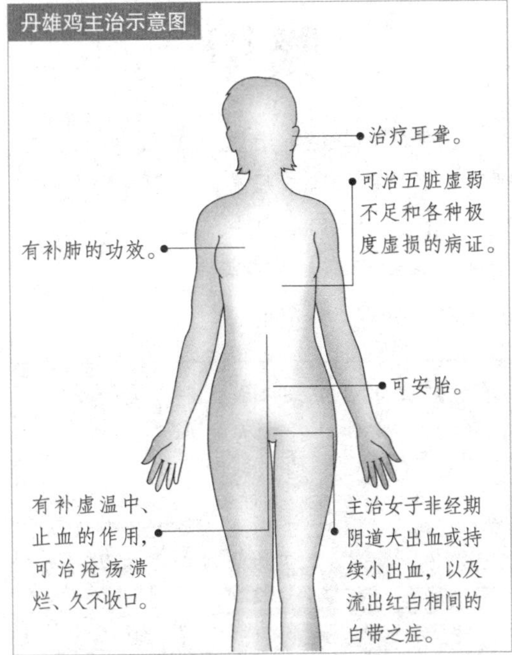

治突然心痛

用白雄鸡1只，治洗干净，加水3升煮成2升，去鸡，煎至600毫升，加苦酒600毫升、真珠3克，再煎至600毫升，投入麝香约两颗豆大的量。一次服完。

治赤白痢

用白雄鸡1只做汤及馄饨，空腹食。

治突然咳嗽

取白雄鸡1只，加苦酒10升煮至3升，分三次服，并淡食鸡。

治舌头僵硬，不能说话，目睛不转

取乌雌鸡1只，洗净，加酒5升煮至2升，去渣，分三次服，同时吃葱姜粥，吃后需暖卧发汗。

治虚损积劳（身体久虚或大病后出现盗汗、气喘、心悸、胃弱、多卧少起等）

取乌雌鸡1只，洗净，用生地黄（切细）、饴糖各500克，放入鸡腹内，扎好，装入铜器中，用甑蒸熟，不要放盐，吃鸡喝汁。一月照此法吃一次，效果显著。

雁肪

《神农本草经》上说：雁肪，味甘，平。主治风邪侵体导致半边瘫痪且拘挛疼痛，可通利气血。长期服用能增添气力，耐饥饿，身体轻便，延缓衰老。雁肪也叫鹜肪，生活在水塘、积水坑、湖泊、水草汇集的地方。

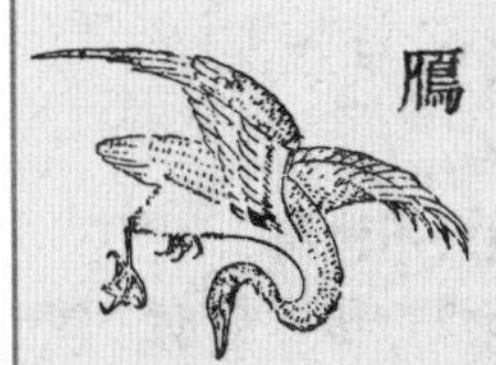

【原经文】雁肪，味甘，平。主风挛拘急，偏枯，气不通利。久服益气不饥，轻身，耐老。一名鹜肪。生池泽。

【释名】雁肪又叫鹜肪，为鸭科动物白额雁等的脂肪。大雁属天鹅类，为大型候鸟，如今是国家二级保护动物。据说大雁热情十足，能给同伴鼓舞，用叫声鼓励飞行的同伴。

《本经》说，雁肪味甘，性平。能使气血通畅，治疗肢体痉挛僵直、难以屈伸、半身不遂等风湿病症状。长期服用可补益元气，使人耐饥饿、身体轻便。

雁肪的最主要的功效是通利血气、祛除风湿、补益元气。一些医学典籍中记

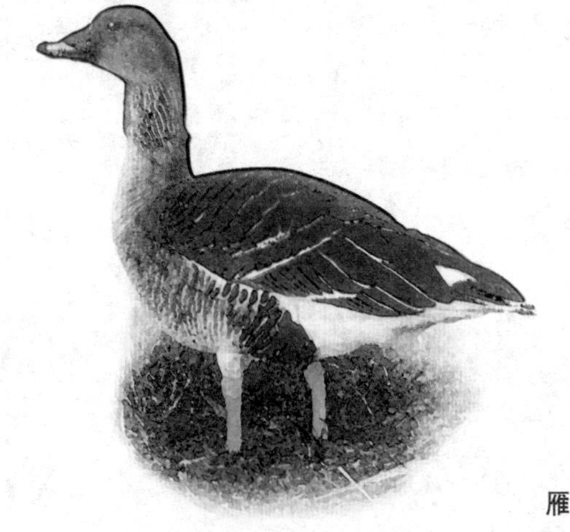

雁

载，雁肪善于治疗风湿麻痹之症，可使人气力增加；与黄豆一起制成丸药，还可补益人体虚劳瘦弱，使人肥壮健美。雁肪还可用于风热烦心，能改善面色，充盈肌肤，从而延缓衰老。它还有治疗腰脚萎缩瘦弱的作用。《本草纲目》也有相关记载，雁肪外用可治疗痈肿耳疳，也能用于热邪积聚、胸中满闷、气逆呕吐等症。另外，长期服用雁肪还能使人生长毛发须眉等。

【治疗方剂】（仅供参考）

治风挛拘急，偏枯，血气不通利

将雁肪125克炼滤过，每天取肪1匙，空腹用温酒120毫升送服。

治结热澼，心下胛，胸中痞满，呕逆不止

雁肪1具，甘草（炙）、当归、桂心、芍药、人参、石膏各31克（碎），桃仁30枚（去皮尖），大枣20枚（擘），大黄62克。上药分别切碎，用12升水煮雁肪，取汁10升煮其他的药，煎得5升，去渣分服。

雁肪主治示意图

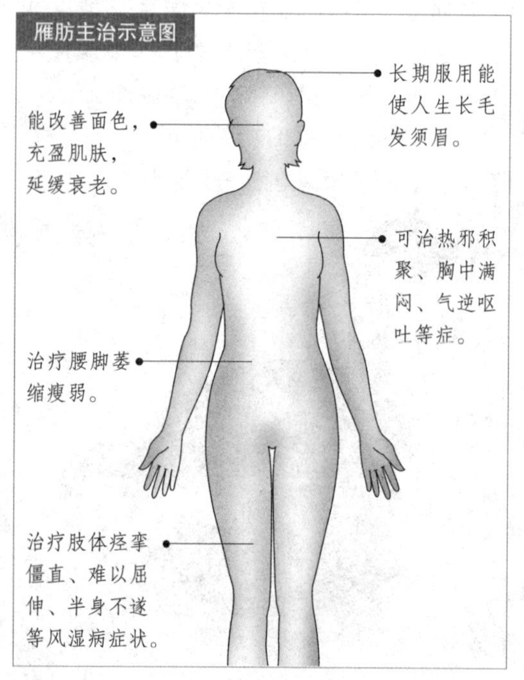

鳖甲

《神农本草经》上说：鳖甲，味咸，性平。主治胃脘腹部有癥瘕；顽固性的发冷发烧不退；能消除瘀血肿块、像乳头似的息肉、下阴部溃疡、痔、恶肉等。鳖生活在水塘、积水坑及湖泊、大海里。

【原经文】鳖甲，味咸，平。主心腹癥瘕；坚积寒热；去痞、息肉、阴蚀、痔、恶肉。生池泽。

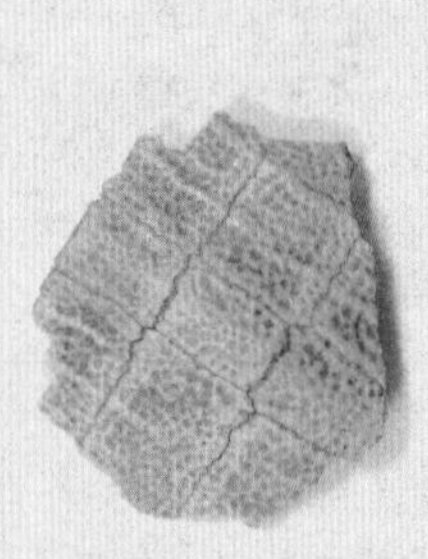

【释名】鳖又名甲鱼、团鱼。鳖甲为脊椎动物龟科鳖的背甲。一般于3~9月间捕获，用刀割下其头部，晒干即成鳖头，再将鳖体放入沸水中煮1~2小时，取出背甲，去除残肉，晒干即成。

鳖甲味咸，性平。能消散心腹间的瘀血肿块痞满，消除时寒时热的症状，对息肉、男女阴部发炎、痔疮及坏死之肉有很好的治疗作用。

关于鳖甲的性味，后人一般认为其性寒，归肝经。有滋阴潜阳的作用，可治疗潮热盗汗、阴虚发热、劳热骨蒸等症。《本经》中所说的“心腹癥瘕，坚积寒热”，正是由于阴阳失调所导致的，所以鳖甲能够治疗。《本草纲目》中记载，因它可下瘀血、去血气，所以能除结石恶血，消疮肿肠痈及跌损瘀血，还可用于堕胎。鳖甲还有软坚散结的作用，对瘀血郁结导致的“息肉、阴蚀、痔、恶肉”等有不错的疗效。另外，它还能滋阴补气，治疗复发性疟疾、阴毒腹痛、积劳成病、饮食不当、烦闷气喘、小儿惊痫、妇人难产、经脉不通、产后阴户开而不闭、

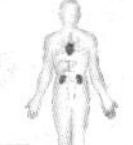

男子阴疮石淋等。

现代医学研究表明，鳖甲含有动物胶、角蛋白、碘质、维生素 D 等多种有效成分，对人体很有益。它的常用量为 10~30 克，不应过多服食；而且鳖甲会伤脾胃，所以脾胃虚弱、食少便溏和孕妇都不宜服食。

【治疗方剂】（仅供参考）

治老疟劳疟

将鳖甲醋炙、研末，每次取 1 匙，用酒送服。隔夜一服，清早一服，病发时一服，加雄黄少许效果更佳。

治奔豚气痛，上冲心腹

鳖甲（醋炙）93 克，京三棱（煨、捣末）62 克，桃仁（去皮尖）125 克。上药汤浸研汁 3 升，煎至 2 升，加末不停搅拌，煎良久，加醋 1 升，煎成糖浆状，以瓶收存。每次取半匙，空腹用酒送服。

治血瘕癥癖（即肿瘤之类的病）

鳖甲、琥珀、大黄各等份研末。上药用酒送服 6 克，不久恶血即排下。又方：将鳖甲用醋炙黄，研末，每次取 1 匙，用牛乳 100 毫升调下，每天早晨服一次。

治妇女漏下

将鳖甲（醋炙）研末，用清酒送服 1 匙，一天两次。又方：干姜、鳖甲、诃黎勒皮各等份研末，加糊做成丸子。每次空腹服 30 丸，一天两次。

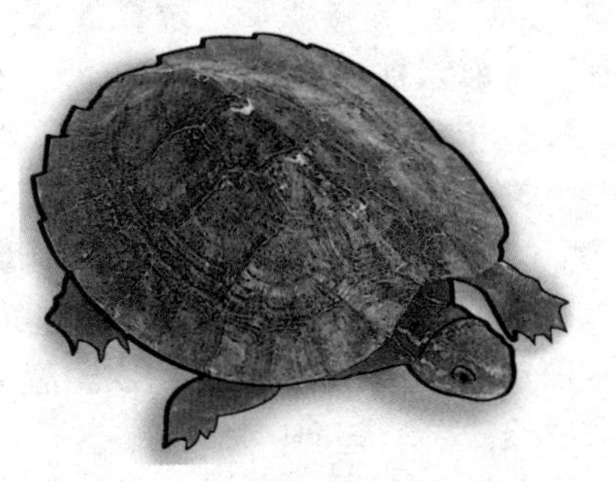

鳖

鳖甲主治示意图

有滋阴潜阳的作用，可治疗潮热盗汗、阴虚发热、劳热骨蒸等症。

能滋阴补气，治疗复发性疟疾、阴毒腹痛、积劳成病、饮食不当、烦闷气喘、小儿惊痫、妇人难产、经脉不通、产后阴户开而不闭、男子阴疮石淋等。

能除结石恶血，消疮肿肠痈及跌损瘀血，还可用于堕胎。

治吐血不止

取鳖甲、蛤粉各 31 克，一起炒至色黄，再加熟地黄 46 克（晒干），一起研末。每次取 6 克，饭后用茶送服。

治痈疽不敛

将鳖甲烧存性研末，擦敷患处。

治妇女难产

将鳖甲烧存性，研末。用酒送服 1 匙，即可产下。

治小儿痫疾

将鳖甲炙过，研末，每次取 3 克，用乳汁送服，一天两次。也可加蜜做成丸子。

治突然腰痛，不可俯仰

将鳖甲炙过，研末，每次用酒送服 1 匙，一天两次。

治砂石淋痛

将鳖甲醋炙过，研末，每次用酒送服 1 匙，一天三次，石出即愈。

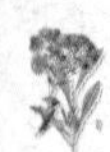

鮀鱼甲

《神农本草经》上说：鮀鱼甲，味辛，性微温。主治脘腹部癥瘕；能消退顽固的发冷发烧；治疗女子突然下血且伴有五种错杂的颜色，小腹与阴器相互牵引疼痛；消除疮疥和疮有死肉。鮀鱼生活在湖泊、水塘里。

【原经文】鮀鱼甲，味辛，微温。主心腹癥瘕；伏坚积聚寒热；女子崩中下血五色，小腹阴中相引痛；疮疥、死肌。生池泽。

【释名】鮀鱼甲为鼍科动物扬子鳄的鳞甲。鮀鱼全身披有鳞甲，形似蜥蜴而体极长大，大的全长可达2米余。以鱼、蛙、鼠、龟、鳖及鸟类等动物为食。

鮀鱼甲味辛，性温。主治心腹间邪气积聚形成肿块，恶寒发热，女子崩中带下且伴有各种混杂的颜色，小腹及阴中牵引疼痛，疮疡，肌肤麻木坏死。

关于鮀鱼甲的性味，今人一般不赞成《本经》中所说的味辛性温，而是认为其味咸，性寒，归肝经。因寒能清热，咸能软坚散结，所以有消积聚的作用，尤其

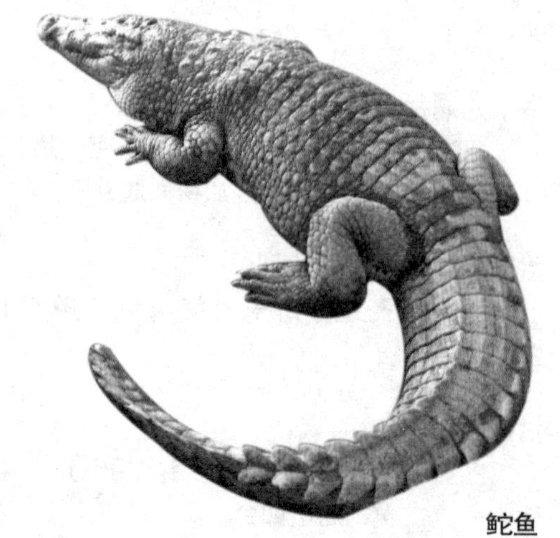
鮀鱼

鮀鱼甲主治示意图

消解胃脘肿块，祛除寒热郁积。

治疗各种瘰疬瘘疮、瘙痒恶疮及息肉、痔疮阴蚀等。

治疗女子各种瘀血、结块之症。

善于逐瘀血、散恶血。常用来消解胃脘肿块，祛除寒热郁积，即《本经》中提到的“心腹癥瘕，伏坚积聚寒热”之症。实践证明，疗效非常显著。鮀鱼甲也可用于治疗女子各种瘀血、结块之症，即《本经》中所说的“崩中下血五色，小腹阴中相引痛”。另外，由于鮀鱼有清热燥湿、散结敛疮的作用，所以还可治疗各种瘰疬瘘疮、瘙痒恶疮及息肉、痔疮阴蚀等；这一疗效在现代临床中也广为应用。

【治疗方剂】（仅供参考）

治梦中涕泣、身体酸楚、腰脊强痛、腹中拘急、不思饮食

鮀鱼甲7枚，甘草、白薇、贝母、黄芩各6克，防风9克，麻黄、芍药、白术各7.5克，凝水石、桂心、茯苓、知母各12克，石膏18克。上药分别切碎，用4000毫升水煎煮，取汁800毫升，每次温服200毫升。白天三次，夜间一次。

蠡鱼

《神农本草经》上说：蠡鱼，味甘，性寒。主治各种湿痹，面目浮肿，能消除严重的水湿。蠡鱼也叫鲖鱼，生活在湖泊、水塘里。

【原经文】蠡鱼，味甘，寒。主湿痹；面目浮肿，下大水。一名鲖鱼。生池泽。

【释名】蠡鱼即黑鱼，也叫乌鱼，是餐桌上的佳肴。古人因为其外表较丑而不敢食用，只将其入药使用；今人却相反，只知道它的美味，而不知晓其药用价值。

蠡鱼味甘，性寒。主治风湿病，一般症状为肢体麻木没有知觉，疼痛固定不移等，还有利水的作用，能消除水肿，治疗面部浮肿。正如《本经》中所说的，蠡鱼有祛风除湿和下水的作用，能治疗各种风湿病及水肿病。

古人认为，蠡鱼是益脾除水的重要药物。人如果上焦虚弱，水就会泛滥；如果上焦功能强健，水自然能够消退。一般的除水药物要么只能补脾，要么专门利水；蠡鱼则不同，它兼有这两方面的作用，既善于补，又助于泻，补泻兼施是它最大的特点。人体内长期湿热的环境，还会导致形成各种痔疮，使用蠡鱼除湿消水后，痔疮自然无从生起了。蠡鱼还能治疗各种水肿，将其与小豆一起煮煎，对水肿有非常显著的疗效。正如《食医心镜》中所说，蠡鱼能治各种水肿之症，即使病势危急万分的也可治愈。至于下水，蠡鱼无论是配合其他药物，还是单用一味煮汤服用，都有非常好的效果。所以，古人将蠡鱼的功效概括为：补脾、利水，治水肿、湿痹、脚气、痔疮、疥癣。

蠡鱼还有其他一些功用，如治疗女子血枯、月经不调、崩漏带下等，还可用于脚气，另有通利大小便的功效。蠡鱼的鳞和尾还有败毒祛风、养肝益肾、通经利湿的作用。

【治疗方剂】（仅供参考）

治水肿腹大

将活蠡鱼去腹垢，在其腹中放满独卧蒜，外涂湿黄泥，炭火炙食，效果神奇。

治水肿

取蠡鱼 500 克煮汁，和冬瓜、葱白做汤吃。

治一切风疮癣疥

取蠡鱼 1 尾，去肠肚，填入苍耳叶，再将苍耳垫在鱼身下放入锅中，倒少量水，不放油盐，慢火煨熟。去掉鱼的皮骨食用，疗效显著。

治下一切气

用大蠡鱼 1 尾，破腹填入胡椒末 15.6 克和蒜瓣 3 颗。缝合后，与小豆 18 克煮熟，再放入萝卜 1 个、葱 6 克（都切碎），煮熟。空腹吃饱，并喝下汤。夜晚就会有恶气排出。隔五天再服一次药。

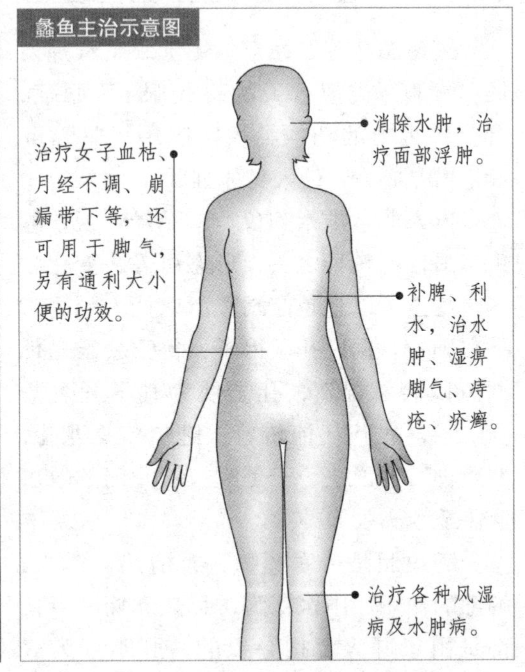

鲤鱼胆

《神农本草经》上说：鲤鱼胆汁，味苦，性寒。主治热邪伤眼睛导致发红、疼痛；外观正常但看不见东西的青盲，它能使眼睛视物清晰。长期服用可使人身体强健，勇猛强悍，记忆力增强，气力增加。鲤鱼生活在水塘、湖泊里。

魚鯉

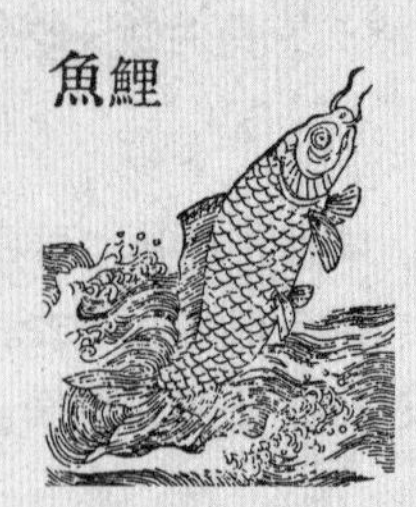

【原经文】鲤鱼胆，味苦，寒。主目热赤痛；青盲明目。久服强悍，益志气。生池泽。

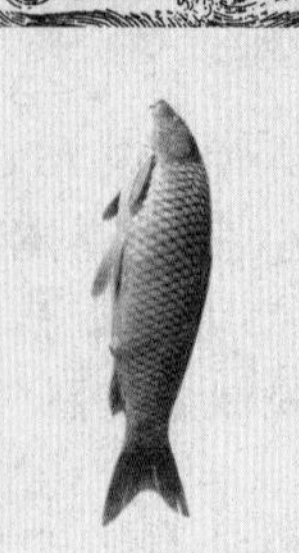

【释名】鲤鱼胆即鲤鱼的胆。鲤鱼体呈纺锤形，侧扁，腹部圆。侧线的下方近金黄色，腹部为淡白色。背、尾鳍基部微黑，雄鱼尾鳍和臀鳍为橙红色。

鲤鱼胆味苦，性寒。主治眼睛红痛发热、青盲（类似今天的青光眼）等眼病，有改善视力的功效。长期服用可补益元气，增益心力，使人身体强壮。

古人非常推崇鲤鱼。陶弘景曾说，鲤鱼是最佳的鱼种之一，形态可爱，变化颇多，甚至可以超越江湖，所以仙人琴高常乘它远行。据说孔子得子，鲁昭公赠送他鲤鱼以表示祝贺，孔子便为其子起名为“孔鲤”。古代还流传着“鲤鱼多是龙化，龙通神”的说法，于是鲤鱼跃龙门的故事流传至今。

鲤鱼胆是苦寒药物，有清热、泻火、解毒的作用。中医认为，目热赤痛、青盲都是由于肝火上扰导致的，肝胆互为表里，用胆汁治疗肝病可谓同气相求。又因其苦味入心，所以能泻心火而利肝。因此，眼睛赤痛红肿、青盲、视力障碍等疾病，鲤鱼胆都能很好地治疗。另外，鲤鱼胆汁还可用于咽喉肿痛，外涂能治疗毒疮等，滴入耳道可治疗慢性中耳炎。需要注意的是，鲤鱼胆有毒，因此不能过量使用。

除了鲤鱼胆可入药外，鲤鱼的全身都是宝，不过人们更多地将其作为食疗药品。它的肉有开胃健脾、止咳平喘、消肿利尿、下乳安胎的作用；鱼鳔能治疗疝气；鳞有很强的止血作用，可治疗鼻衄、衄血、痔疮、崩漏带下；鱼骨有利湿、解毒的作用，对白带异常和阴疽有不错的疗效；鱼血外涂则能够治疗丹毒和口眼歪斜。

【治疗方剂】（仅供参考）

治水肿

用大鲤鱼1尾，加醋3升煮干吃下，一天一次。

治乳汁不通

用鲤鱼1尾，烧后研末，每次用酒调服3克。

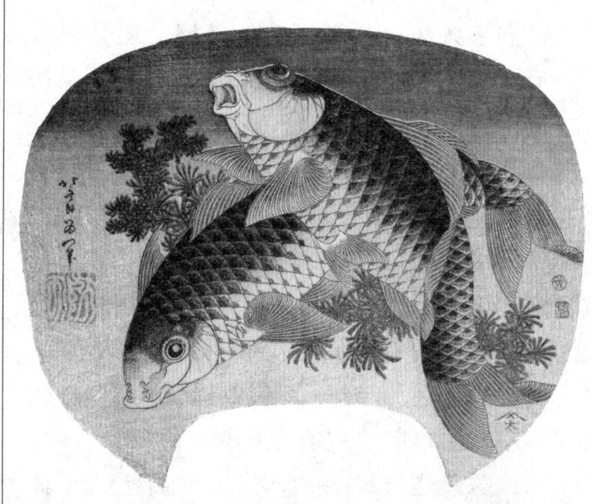

鲤鱼

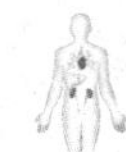

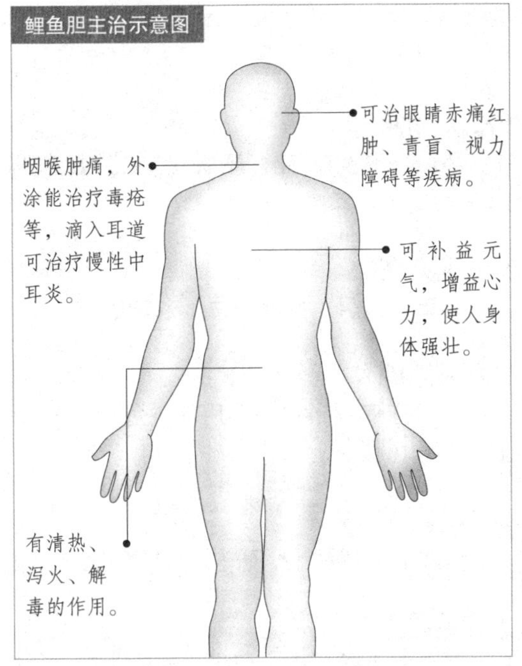

鲤鱼胆主治示意图

治咳嗽气喘

取鲤鱼 1 尾，去鳞，用纸裹炮熟，去刺研末，同糯米煮粥空腹服。

治一切肿毒（无论已溃未溃）

将鲤鱼烧灰，调醋涂擦，直至病愈。

治小儿咽肿、痹痛

用鲤鱼胆 20 个，和灶底土调匀涂咽喉外，立即见效。

治眼上生晕

取体长一尺二寸鲤鱼的胆，滴汁在铜器上，阴干后，用竹刀刮下。取少许点眼。

治赤眼肿痛

鲤鱼胆 10 个，腻粉 3 克。上药调和均匀，收在瓶中，每天点眼。又方：鲤鱼胆 5 个，黄连末 15.6 克。上药调和均匀，加蜂蜜少许，收入瓶中，放在饭上蒸熟。每天取药涂眼 5~7 次。

治女人阴瘘

取鲤鱼胆、雄鸡肝各 1 个，一起研末，加鱼卵调和成小豆大小的丸，每次服 1 丸。

乌贼鱼骨

《神农本草经》上说：乌贼鱼骨，味咸，性微温。主治女子渗漏赤白挟杂的经水；血脉阻塞而无月经；下阴部溃疡而肿胀疼痛，并伴有发冷发烧；腹中结块；不孕不育。乌贼鱼生活在大海里。

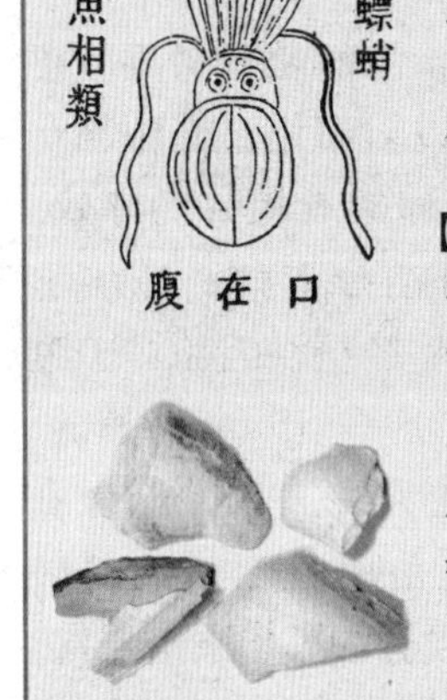

【原经文】乌贼鱼骨，味咸，微温。主女子漏下赤白经汁；血闭；阴蚀肿痛寒热；癥瘕；无子。生池泽。

【释名】乌贼鱼骨为乌贼科动物曼氏无针乌贼或金乌贼的内贝壳，又叫海螵蛸。白色，两头尖，有层纹理，指甲可将其刮成粉末。主要产于辽宁、江苏、浙江等沿海地区。

乌贼鱼骨味咸，性微温。主治女子崩漏、带下赤白、闭经、外阴及阴道发炎引起肿胀瘙痒、腹部瘀血结块、不孕不育等。

相传乌贼是秦始皇的笔墨袋子变成的。秦始皇东游到海边时，不小心将一只笔墨袋子掉入水中，这只袋子长期感受日月精华，便变成了乌贼鱼。其体形仍然非常像墨袋，且墨汁尚在腹中。每当遇到危险时，它总是喷出“墨汁”掩护自己，趁机逃跑。人们形象地称它为墨鱼。

乌贼鱼骨即海螵蛸，归肝、肾二经。因咸可入血，涩能止血，温可和血，所以可治疗妇人月经过多或经血不停，有收敛止血的作用；还可治疗肺胃出血及各种外伤出血。又因为它的收敛作用，还可用于

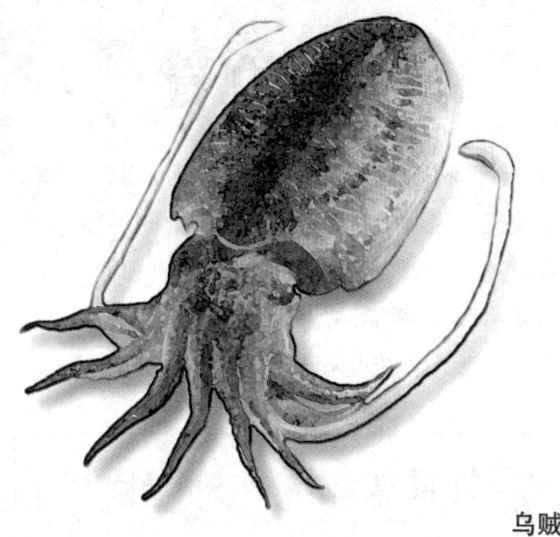
乌贼

男子遗精滑精。另外，海螵蛸有燥湿、止血、生肌的作用，所以对溃疡、流脓、女子外阴及阴道发炎肿痛等有很好的疗效。它还能止酸止痛，可治疗胃痛、吐酸水等。又因其味咸能软坚散结，因而对于腹中结块也可治疗。

现代医学研究表明，乌贼鱼骨含有碳酸钙、黏液质、壳角质及少量的磷酸钙、氯化钠、镁盐等成分，可用来治疗胃、十二指肠溃疡；还对哮喘病有一定的疗效。

【治疗方剂】（仅供参考）

治赤白目翳（伤寒之后热毒攻眼所致）

取乌鱼贼骨31克，去皮研末，加龙脑少许点眼。一天三次。又方：乌贼骨、五灵脂各等份。把熟猪肝切成片，蘸药末吃，一天两次。

治夜盲

取乌鱼贼骨250克，研末，再化黄蜡93克，调末捏成铜钱大的饼子。每次取1个饼，夹入切开的两片猪肝，扎好，加淘米水半碗煮熟吃下。

治疳眼流泪

乌贼鱼骨、牡蛎各等份。上药研末，加糊做成皂角子大小的丸。每次取1丸同猪肝1具，用淘米水煮熟吃。

治耳底出脓

乌贼鱼骨15.6克，麝香0.6克。上药一起研末，吹入耳中。

治小儿脐疮

将乌贼鱼骨、胭脂研末，油调敷擦。

治疔疮恶肿

先将疔疮刺出血，再用乌贼鱼骨研末敷上，疔即出头。

治小儿痰

取多年的乌贼鱼骨，研末，用米汤送服3克。

治突然吐血

将乌贼鱼骨研末，用米汤送服6克。

治跌破出血

用乌贼鱼骨研末敷上。

治阴囊湿痒

用乌贼鱼骨、蒲黄研末扑敷。

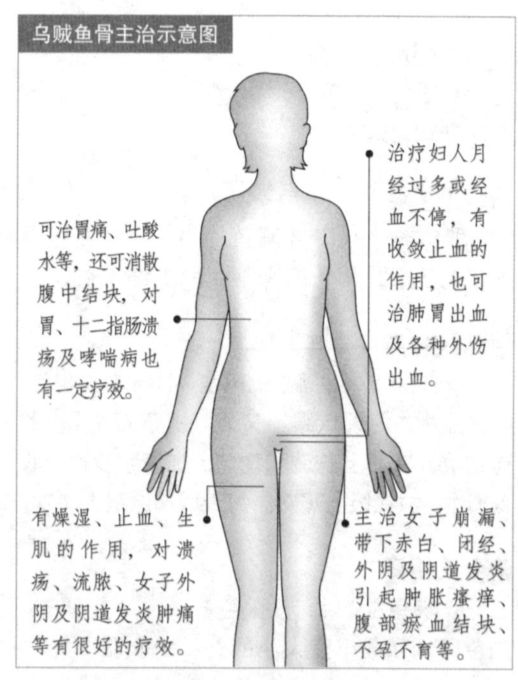

海蛤

《神农本草经》上说：海蛤，味苦，性平。主治咳嗽，呼吸困难而喘息，心中烦闷，胸脘疼痛，发冷发烧。海蛤也叫魁蛤，生活在大海、湖泊里。

蛤海

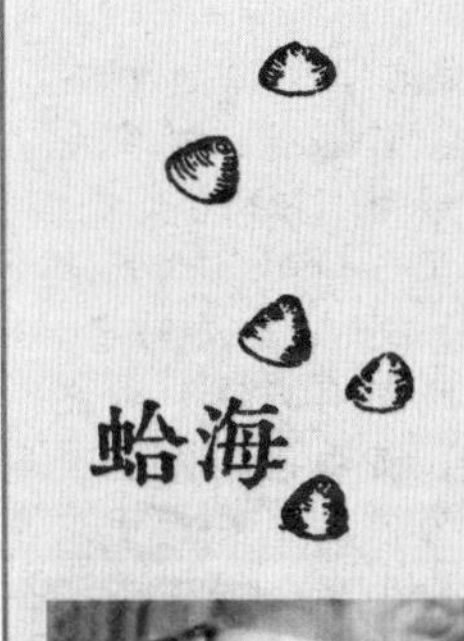

【原经文】海蛤，味苦，平。主欬逆上气喘息，烦满，胸痛寒热。一名魁蛤。生池泽。

【释名】海蛤指海蛤壳，为帘蛤科动物青蛤等几种海蛤的贝壳。呈类圆形，外表黄白色。有排列紧密的同心环纹，质地坚硬略脆，气味稍腥。以光滑、洁净者为佳。

《本经》说：海蛤味苦，性平。主治咳嗽喘逆，心腹烦闷痞满，胸中疼痛等症。

海蛤壳性寒，有清热的作用，可入肺、肾二经，清泻肺热、化解稠痰是它最大的功效。在此有一个著名的病例：相传宋徽宗的宠妃不幸患了痰喘病，发病时彻夜难眠，面肿如盘，痛苦至极。徽宗见此情景非常着急，便命太医李防御必须在三天之内治好病。李防御苦苦思索，三日之期将到，他仍无良策。无奈之下只得与爱妻相拥而泣，等待皇上治罪。正在他极度绝望时，忽然听见门外有人叫卖咳嗽药，便抱着试试看的态度命人买来十帖。第二天，他惴惴不安地将药献入了宫中。谁知那宠妃服用后，当夜就止住了咳嗽，次日清晨脸便消肿了。徽宗龙颜大悦，重赏了李防御。但李防御的心仍然不敢落地，因为他担心皇上向他索求药方，答不出便是欺君之罪。于是他连忙将卖药人请到家中，盛情款待，希望出重金购买药方。结果卖药人哈哈一笑，未收分文就慷慨相告。原来药方不过是海蛤粉一味，放到新瓦上炒红，再调拌少许青黛而已。这剂药方被后人称为黛蛤散或青蛤散。

海蛤壳除了能治疗咳喘外，还有软坚散结的作用，对甲状腺部位肿大、肿瘤及颈淋巴结核等有不错的疗效。海蛤壳还有利水消肿的作用，可治疗水肿、腹水、小便不利等症。此外，煅后的海蛤壳，内服还可治疗胃痛泛酸；研末外敷能敛疮收口；油调外敷还有治疗湿疹、烫伤的作用。

【治疗方剂】（仅供参考）

治水肿满

海蛤、杏仁、汉防己、枣肉、葶苈各 62 克。上药研末，做成梧桐子大小的丸，每次服 10 丸。以有水排出为度。

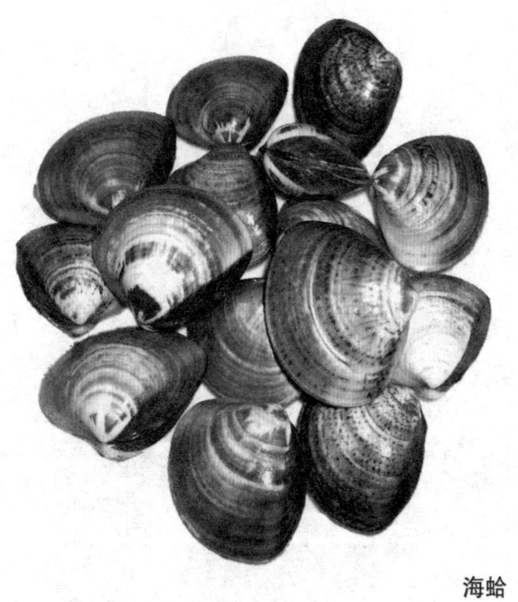

海蛤

治腹水肿肛，四肢枯瘦

海蛤丸：海蛤（煅成粉）、防己各23克，葶苈、赤茯苓、桑白皮各31克，陈橘皮、郁李仁各15.6克。上药一起研末，加蜜做成梧桐子大小的丸。每次用米汤送服50丸，一天两次。

治血痢内热

取海蛤粉6克，用蜜水调服，一天两次。

治伤寒搐搦（汗出不止，手足抽筋、中风瘫痪）

海蛤、川乌头各31克，穿山甲62克。上药一起研末，滴酒做成弹子大小的丸，捏扁，放足心下，外以葱白包住，扎好，在热水中浸脚，浸至膝部最好。水冷了就换热的，以遍身出汗为度。每隔三天，照此方做一次。

治鼻血不止

海蛤粉31克（筛7次），槐花15.6克（炒焦）。上药一起研末调匀，用水送服3克。

海蛤主治示意图

主治咳嗽喘逆，心腹烦闷痞满，胸中疼痛等症。

可治甲状腺部位肿大、肿瘤及颈淋巴结核等。

煅烧后的海蛤壳内服可治疗胃痛泛酸；研末外敷能敛疮收口；油调外敷可治湿疹、烫伤。

可治疗水肿、腹水、小便不利等症。

文蛤

《神农本草经》上说：文蛤，主治恶疮，能消除五种痔。

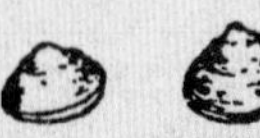
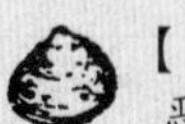

【原经文】文蛤，主恶疮，蚀五痔。

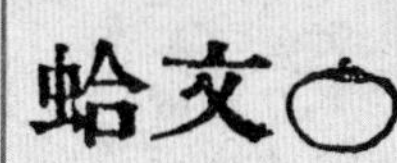

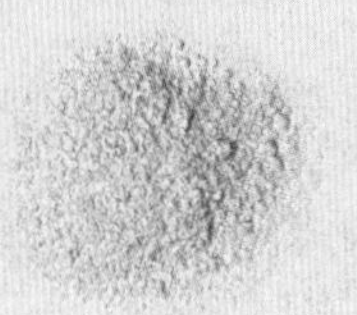

【释名】文蛤也叫花蛤、黄蛤等，为帘蛤科动物文蛤的贝壳。略呈三角形，向外隆起，外表呈灰白色，平滑而有光泽。以光滑，黄白色，无泥垢者为佳。主要产于广东、山东、福建、江苏等地。

文蛤味咸，性平，无毒。可治疗溃烂流脓、长久不愈的严重大疮，以及各种类型的痔疮。

古人认为，恶疮、痔疮，大多是因为湿热壅瘀、血败肉腐而导致的，文蛤味咸性平，有清热利湿、软坚散结、生肌敛疮、止血的功效，所以对其能够很好地治疗。文蛤还能消散结气，治疗咳嗽气喘、胸痹（表现为胸背疼痛、胸中憋闷、呼吸喘促、咳嗽多痰）、腰胁疼痛等症。文蛤还能解血热，所以除了可治恶疮、痔疮等血热之症以外，还对颈淋巴结核破溃流脓出血、女子非经期阴道流血等血证有很好的疗效。另外，它还可通利小便、治疗口鼻内溃烂发炎等。

现代药理分析表明，文蛤有抗突变、降血糖的作用，且具有抗癌免疫活性。文蛤提取物对肿瘤有抑制作用，临床可用于肺癌、肝癌、胃癌的治疗。蛤的软体部分含有大量的氨基酸、蛋白质及丰富的维生

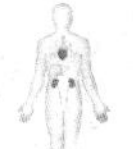

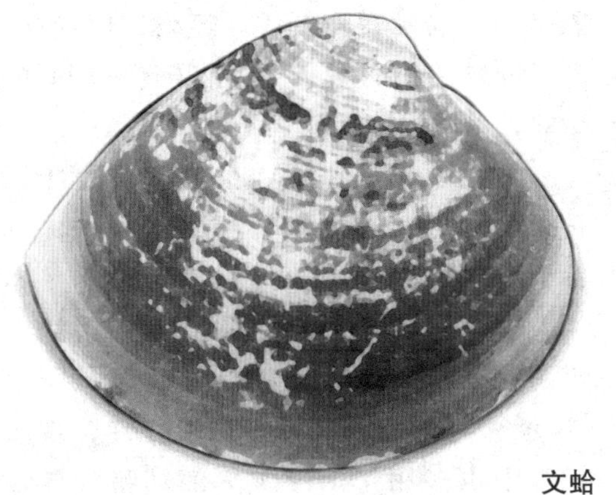

文蛤

素等，可防治慢性气管炎、淋巴结核、胃和十二指肠溃疡等疾病。蛤壳还有清热、利湿、化痰、散结的作用，可用作病毒感染治疗的辅助药物。

【治疗方剂】（仅供参考）

治渴而饮水不止

文蛤散：取文蛤125克研末，用沸汤500毫升，调和1克服用。

治咳逆、胸痹引起的痰饮胶结不化

文蛤（烧存性，研极细末）、姜制半夏、胆星、厚朴、陈皮、白芥子、干白术、枳实各30克（俱同麸皮拌炒）。上药研末，每天早晚各服3克，饭后用白开水调服。

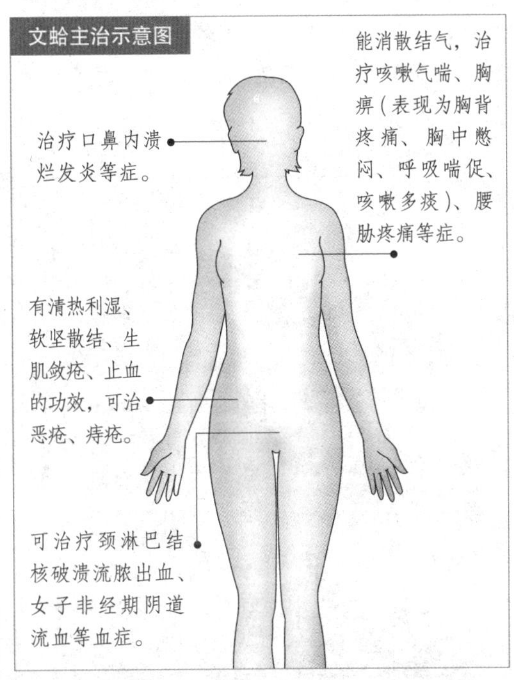

中国的海鲜历史

中国古人很早就以鱼、蚌之类为食，海鲜成为中国人的腹中之食，甚至可以追溯到荒古时代。那时候的人们不但自己捕食鱼类，还巧妙地利用工具，比如训练爱捕鱼的水獭；既利用了这种动物的天性，又满足了自身的需求。《山海经》还中记载：离耳国之人不食五谷，仅以蚌类及薯蓣为食。半坡文化时期，一些原始村寨中人，除了在海、河中钓鱼、叉鱼、网鱼外，还在岸边采集螺蛳食用。史前先民们为了便于吸食螺蛳肉，还特意在螺蛳尾部敲一个小孔。这种饮食文化经过几千年的传承，保留至今。

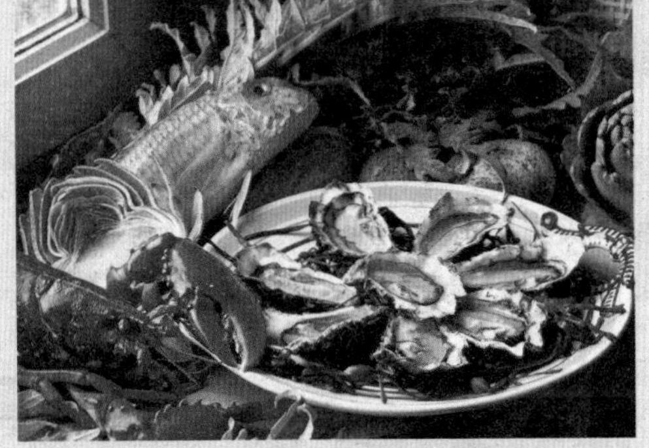

海鲜总汇

海鲜的品种繁多，分为鱼、虾羹、贝类和其他海味四大类，它不仅享有美味之名，更有滋补的功效，大多数海鲜都可用于食疗。在不断发展的今天，海鲜的烹饪方法变得多种多样，不过嫩滑爽口、色泽美观始终是它最大的特点。无论在海边还是内陆，海鲜已成为饮食文化大餐中的佼佼者，深受人们喜爱。

石龙子

《神农本草经》上说：石龙子，味咸，性寒。主治五种淋证；邪气阻滞；能够攻克石淋流血，通利小便水道。石龙子也叫蜥蝪，生活在两山之间的高坡土地上且有流水的地方。

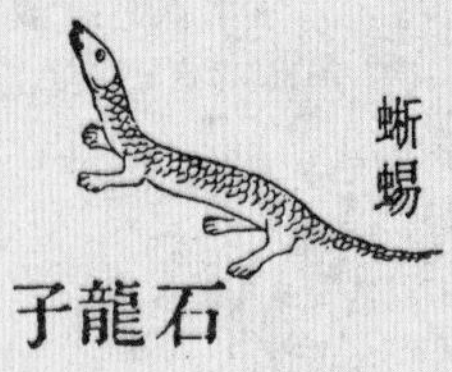

【原经文】石龙子，味咸，寒。主五癃；邪结气；破石淋下血，利小便水道。一名蜥蝪。生川谷。

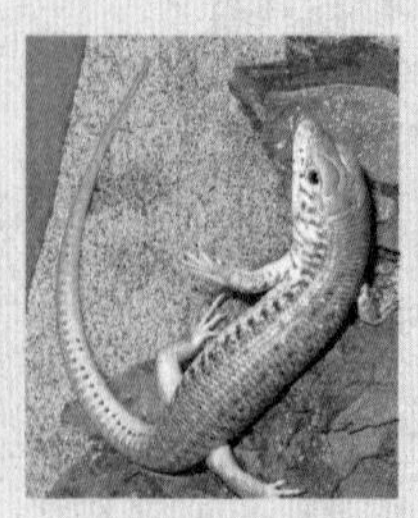

【释名】石龙子又名蜥蝪，为石龙子科动物石龙子除去内脏的全体。周身披有覆瓦状排列的角质细鳞，尾巴细长，末端尖锐，易断，断后可再生。一般栖于山野草丛中，爬行迅速。

石龙子味咸，性寒。主治邪气郁结导致的癃闭、石淋，能消散瘀血，治疗经闭，还有利水道通小便的作用。

中医认为，喉痹、惊痫、挛缩等症都是由于火热导致腠理不密，邪风乘虚而入，或阴血不足、阳气燥扰而引起的。石龙子有滋阴润燥、清热祛风的作用，热除风平后，筋脉得到舒缓，经络得以通达，而风证自然就消除了。石龙子还有固脱的功效，可以治疗脱肛。

石龙子味咸入血，性寒入骨，所以有清热、利水、止血、解毒的作用，尤其善于通泻利水，所以可用于“下血”。《本经》中还提到“石淋”，即如今所说的泌尿系结石。因石龙子能破结软坚，所以《本经》中用它治疗“石淋”之症，现代临床中也多用于治疗湿热郁结膀胱导致的血淋、石淋等，已经取得了很好的效果。不过，石龙子有小毒，所以服用时不可过量。

【治疗方剂】（仅供参考）

治小儿阴肿

取石龙子1枚，烧成灰，用酒送服。

治诸瘘不愈

石龙子（炙）3枚、地胆（炒）30枚、斑蝥（炒）40个。上药研末，加蜜做成小豆大小的丸，每次用开水送服2丸。

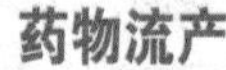

药物流产

石龙子肝、蛇蜕皮各等

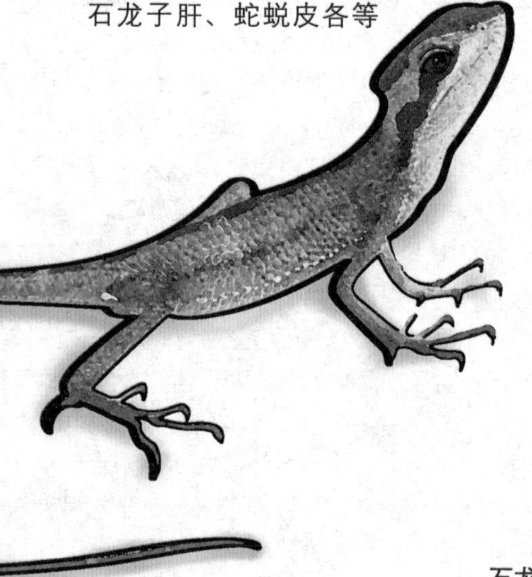

石龙子

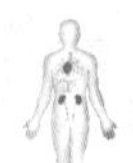

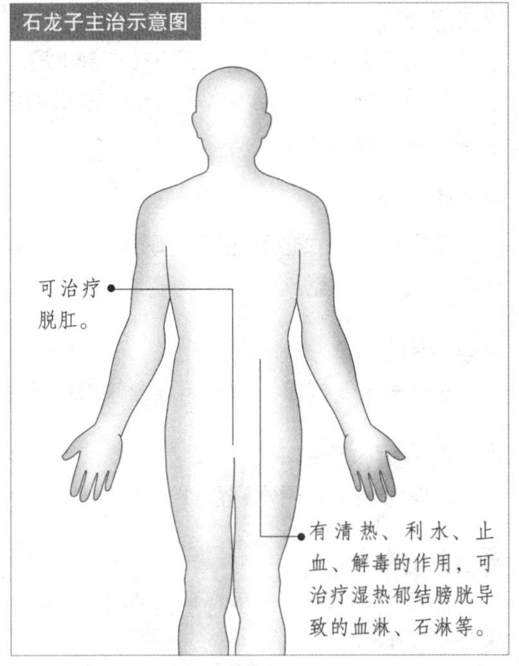

份。上药用苦酒调匀，擦孕妇脐上及左右，令孕妇温暖，能使生胎产下。

治大肠脱肛

取石龙子和猪脂涂之。

治小便不通

石龙子3枚，蝼蛄7个（去头）。上药捣成泥状，用水煎后，每天服两次。

治小儿癫

取石龙子1枚，烧灰研末，以酒服之。

露蜂房

《神农本草经》上说：露蜂房，味苦，性平。主治惊风、癫痫；抽搐伴有发冷发烧；鬼魅之气引起的癫症；蛊毒等传染病；肠痔。此药用火炙的效果更好。露蜂房也叫蜂肠，一般筑巢在两山之间的高坡土地上且有流水的地方。

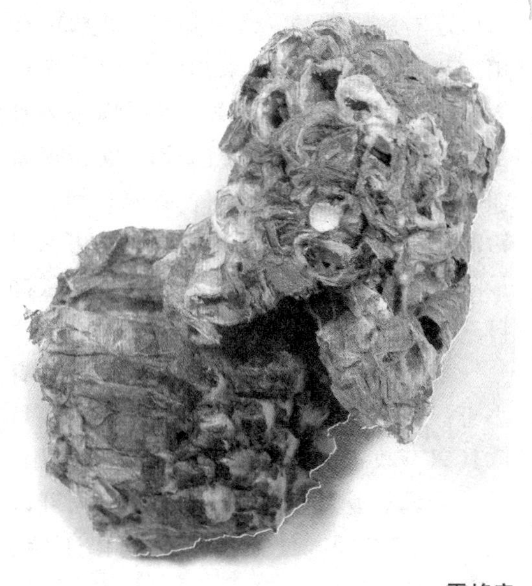

露蜂房

露蜂房味苦，性平。主治惊痫、抽搐，外感邪气，癫疾，严重的传染性疾病，肠中生痔等。将其用火熬后，疗效更好。

露蜂房归肺、肝二经。有祛风、镇痉的作用，尤其善于祛除外风，所以可治疗惊痫和除体内的寒热邪气。癫疾大多是由痰湿久留体内而阻滞络窍所导致的，湿热发在大肠则会形成肠痔，因露蜂房有燥湿泄热的作用，所以能够很好地治疗。露

【原经文】露蜂房，味苦，平。主惊痫；瘈疭寒热邪气；癫疾；鬼精；蛊毒；肠痔。火熬之良。一名蜂肠。生川谷。

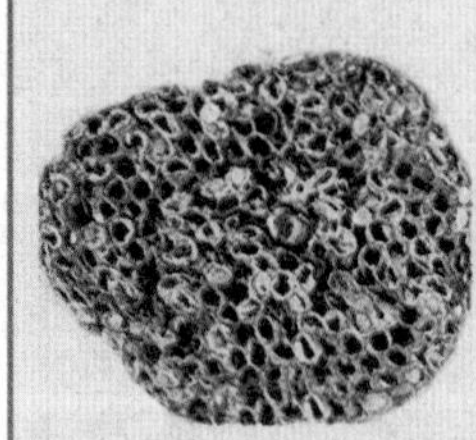

【释名】露蜂房为胡蜂科动物大黄蜂、果马蜂、长脚胡蜂等的巢，或连蜂蛹在内的巢。呈圆盘状或不规则扁平状，有的呈莲蓬状。全年可采，但以冬季为多。

蜂房还有解毒消肿、杀虫除湿、止痒的作用。现代临床中多用来治疗痈疽、癣疮等。《本草纲目》中记载：将露蜂房与乱发、蛇皮一起烧灰，可治疗恶疮、附骨痈、疔肿等，还对赤白痢、遗尿失禁有不错的疗效。将其烧成灰用酒送服，可治男子阳痿。煎水洗眼，可治疗热病后毒气冲目。而煎水漱牙齿，还可止风虫疼痛。

李时珍说过，露蜂房是阳明药，有小毒。外科、齿科及其他病所用，都是取其以毒攻毒的疗效，兼具杀虫的作用。另外，露蜂房中含有蜂蜡及树脂，可以促进血液凝固，使血压短时间内下降，并兼有利尿作用。

【治疗方剂】（仅供参考）

治小儿卒痫

取大蜂房1枚，加水3升煮成浓汁洗浴。一天洗三四次。

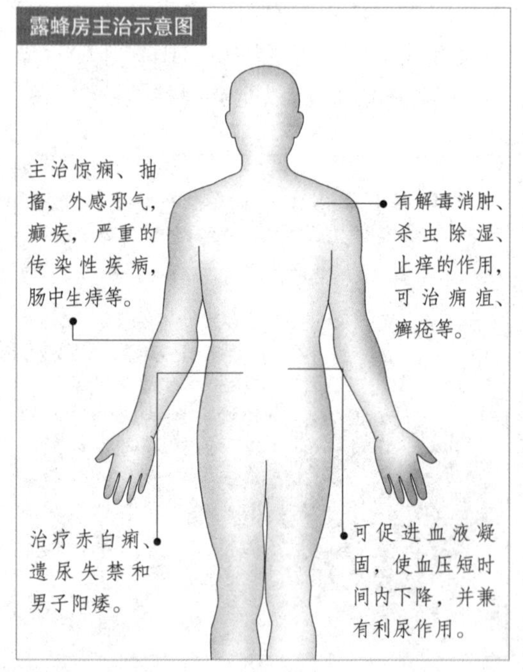

治风虫牙痛

用露蜂房煎醋热漱。又方：露蜂房1个、乳香3块。煎水含漱。又方：将露蜂房与蝎研末，擦患处。

治喉痛肿痛

露蜂房灰、白僵蚕各等份研末。每次用乳香汤送服1.5克。

治崩中漏下

取蜂房末3指撮，温酒调服，效果极佳。

治小儿下痢，赤白痢

将蜂房烧末，用水送服1.5克。

治小儿咳嗽

取蜂房62克，洗净烧研，每次用米汤送服0.3~0.6克。

治二便不通

将蜂房烧末，用酒送服6~9克，一天两次。

治阳痿

将蜂房烧末，用新汲井水送服6克。

治乳石热毒（壅闷，头痛口干，小便浑浊，赤少）

用蜂房煮汁500毫升服下。乳石末从小便中排出。

治头上疮癣

将蜂房研末，调猪油涂擦。

治蜂蜇肿痛

将蜂房研末，调猪油敷涂。也可用蜂房煎水洗痛处。

蚱蝉

《神农本草经》上说：蚱蝉，味咸，性寒。主治小儿惊风、癫痫；夜间啼哭不安；癫病；发冷发烧。蚱蝉一般生活在杨柳树上。

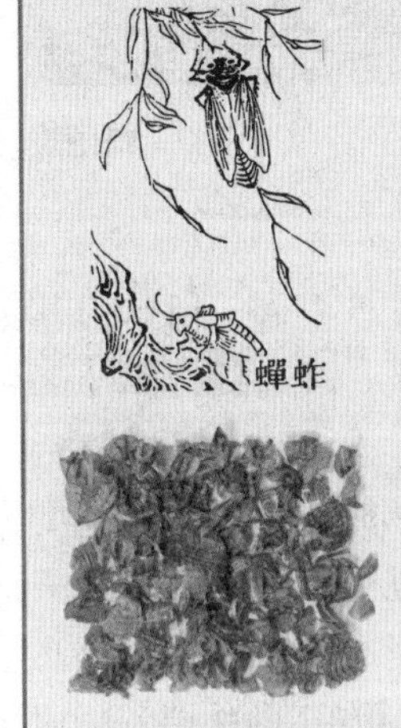

【原经文】蚱蝉，味咸，寒。主小儿惊痫；夜啼；癫病；寒热。生杨柳上。

【释名】柞蝉也叫秋蝉、知了，为蝉科昆虫黑蚱的全虫。成虫多栖于柳、枫、杨及苹果、梨、桃、杏等阔叶树木上。全国大部地区均有分布。

蚱蝉味咸，性寒。主治小儿惊痫、夜啼不安、癫病及恶寒发热之症。

蚱蝉归肝经。因性寒能清热，入肝经可疏肝风、清肝热，所以可治疗小儿夜晚咳嗽、半夜哭啼不安等症，《本经》中所说的主治“夜啼”正是取于此。蚱蝉也能入肺经，解皮肤热邪，所以能治疗恶寒发冷的风寒之证。《本草纲目》中记载：蚱蝉还可止惊悸，治妇人难产、胞衣不出等；还可用于堕胎，杀痞虫，去壮热，治肠中幽幽作声。李时珍说，蚱蝉可治疗难产、催下胞衣，是取其能退蜕之意。

【治疗方剂】（仅供参考）

治百日发惊

蚱蝉（去翅、足，炙过）、赤芍药各0.9克，黄芩0.6克。上药加水480毫升煎至240毫升，温服。

蚱蝉主治示意图

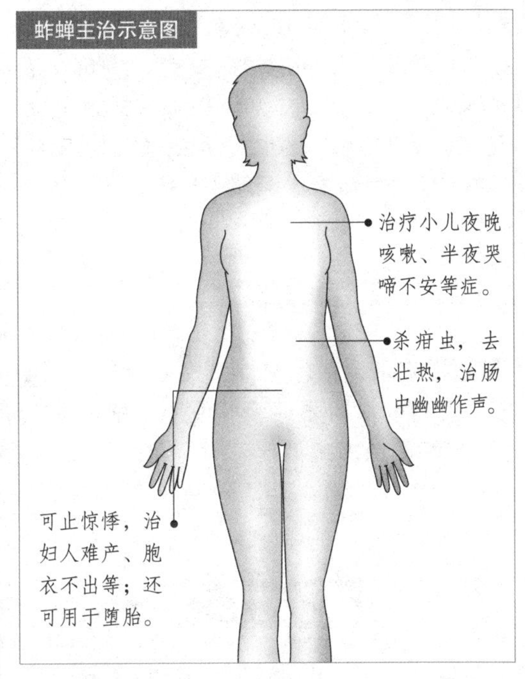

治破伤风病（角弓反张）

秋蝉1个，地肤子（炒）2.5克，麝香少许。上药一起研末，用酒送服6克。

治头风疼痛

取蚱蝉2个，生研，加乳香、朱砂各0.15克，做成小豆大小的丸，每次取1丸，随头痛所在的一侧纳入鼻中，以出黄水为度。

治小儿风热惊悸

蚱蝉（去翅、足，微炒）、茯神、麦门

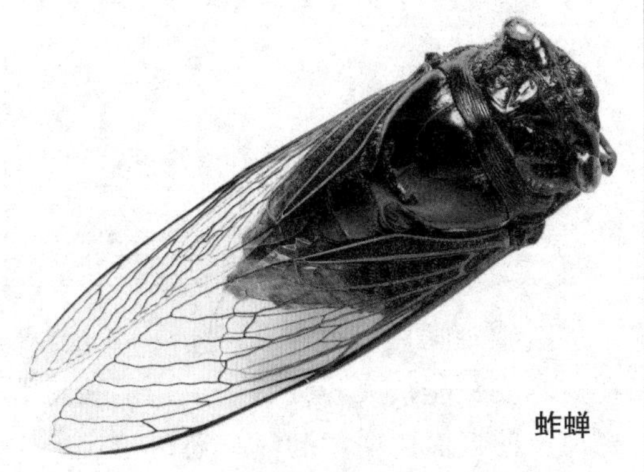
蚱蝉

冬（去心，焙）各15.6克，龙齿（细研）、人参（去芦头）、钩藤各0.9克，牛黄6克（细研），蛇蜕皮五寸（烧灰），杏仁0.6克（汤浸，去皮、尖、双仁，麸炒微黄）。上药研末，每次用新汲水调服1.5克。可根据小儿年龄，酌情加减。

治小儿眼目搐上，筋脉急

蚱蝉（微炒）、牛黄（细研）、雄黄（细研）各0.3克，干蝎7枚（生用）。上药研为细散，用薄荷汤调服0.3克。根据小儿年龄酌情加减。

白殭蚕

《神农本草经》上说：白殭蚕，味咸，性平。主治小儿惊风、癫痫；夜晚哭啼不安；能杀死三虫；祛除面部黑斑，使人容颜白皙美丽；还可治疗男子阴器部溃烂，发痒疼痛。蚕生活在平地水草丛杂的地方。

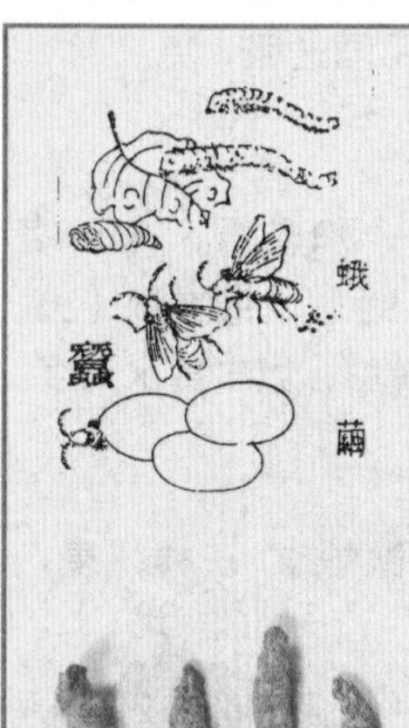

【原经文】白殭蚕，味咸，平。主小儿惊痫，夜啼；去三虫；灭黑䵟，令人面色好；男子阴疡病。生平泽。

【释名】白殭蚕，为蚕蛾科昆虫家蚕蛾的幼虫感染白殭菌而僵死的干燥全虫。呈圆柱形，多弯曲而皱缩。制药方法为：收集病死的殭蚕，倒入石灰中拌匀，吸去水分，晒干或焙干。

白殭蚕味咸，性平。主治小儿惊痫、夜啼不安，能杀灭各种寄生虫，消除脸上黑斑，使人面色白皙润泽，还可治疗男子阴部溃疡。

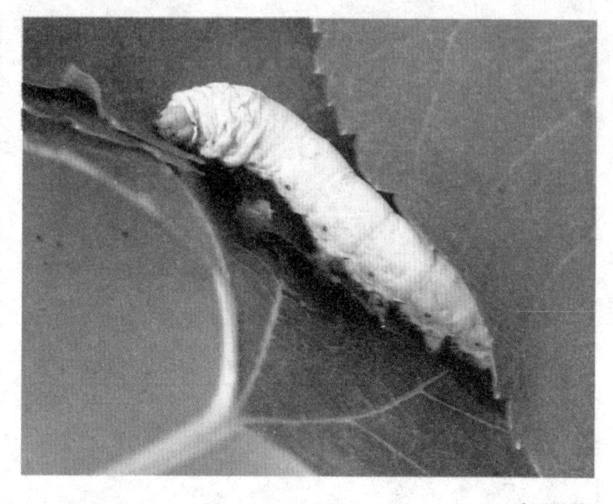

白殭蚕

关于白殭蚕的性味，今人一般认为其味咸、辛，性平，归肝、肺二经。因辛能散寒，咸可入血软坚，所以有祛风解痉、化痰散瘀的作用。祛风的功效表现在，可治疗风热头痛、皮肤疮疹等症；解痉化痰则主要表现在，常用于痰喘、抽搐、小儿惊风等症。《本经》中说它可治“小儿惊痫夜啼”的说法正是取于此。白殭蚕还有消肿散结的作用，对咽喉肿痛有不错的疗效。另外，中医认为，肺主皮毛，风邪如果侵入肺，就会导致面色不光润。白殭蚕辛温入肺，能够祛除皮肤诸风，所以可治疗各种疮痈瘢痕，还有润泽肌肤的美容效果，这一功效在现代临床中广为应用。男子阴器生疮疡，大多是由于风湿侵袭导致的。因白殭蚕辛平散风热，兼可燥湿，所以能够很好地治疗。湿热祛除后，寄生虫赖以生存的环境消失了，所以它还有杀灭寄生虫的作用。

《本草纲目》中记载：白殭蚕还可治疗女子崩漏、带下赤白、产后余痛等症。将其研末，封住疔肿，可很快拔出脓根。它还能治中风失音和喉痹。另外，因它有催眠、抗惊厥的作用，现代临床中还用来治疗糖尿病。

【治疗方剂】（仅供参考）

治风痰喘嗽，夜不能卧

白殭蚕（炒过，研细）、好茶末各31克。上药一起研末，每次取15克，睡前用开水泡服。

治喉风喉痹

白殭蚕（炒）、白矾（半生半烧）各等份研末。每次取3克，用自然姜汁调灌，吐出顽痰，即见效。如果给小儿服，可加少许薄荷、生姜同调。

治突然头痛

将白殭蚕研末，每次用熟水送服6克。

治风虫牙痛

白殭蚕（炒）、蚕蜕纸（烧）各等份。上药研末擦痛处，过一会用盐汤漱口。

治疟疾不止

取白殭蚕（直者）1个，切成7段，棉裹为丸，朱砂为衣。一次服完，用桃李枝七寸，煎汤送服。

治脸上黑斑

取白殭蚕末，水调涂擦。

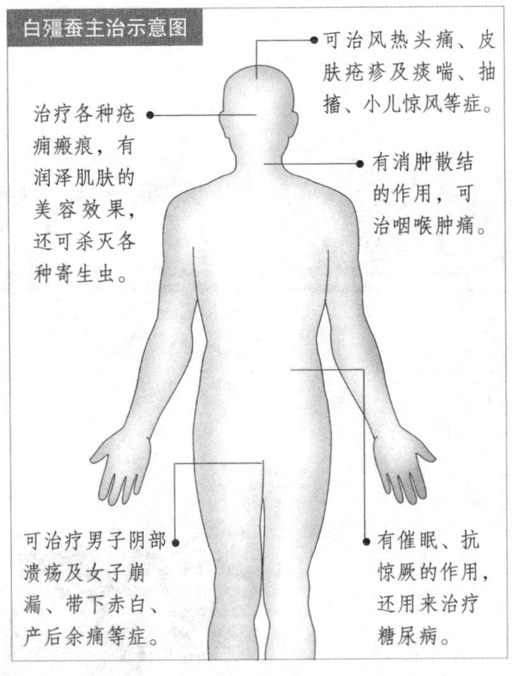

治瘾疹风疮

将白殭蚕焙过，研末，酒送服3克。

治丹毒（从背上、两胁发起）

用白殭蚕14枚和慎火草捣涂。

治小儿口疮（口中通白）

将白殭蚕炒黄，拭去黄肉、毛，研末，调蜜敷涂。

中华丝绸文化

中国是唯一一个使用蚕丝来制作服装的国家。中国古代对野蚕的驯养可能在新石器时代就已经开始了。到了商周时期，先民就懂得在桑林中放养野蚕来提高蚕茧的产量。从出土的文物及史料记载中都可看出，当时的纺织技术已经相当成熟，织物的花纹也非常精美。从那时开始，养蚕纺织就成为诗人吟诵、画家描绘的题材，《诗经》中就有很多关于纺织与服饰的描绘。丝绸的出现，使养蚕织绸逐步发展成为中国古代非常重要且具有高度创造性的手工业门类，也开创了中华民族丝绸服饰文明的新时代，给中国古代民俗、经济以及世界贸易发展都带来了巨大的影响。在很长一段时期，丝绸就是中华民族独特的标志。

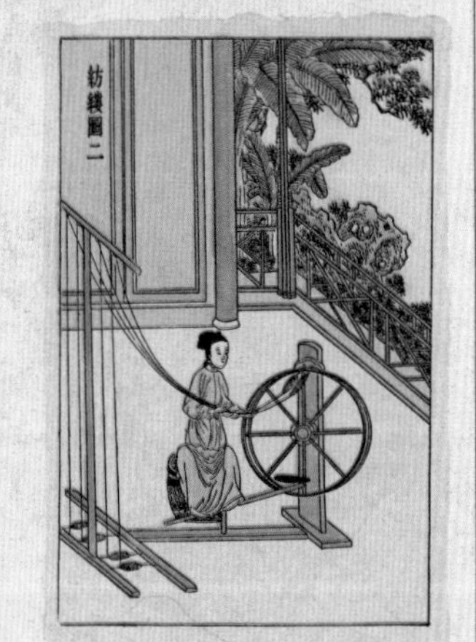

纺织图

图解神农本草经

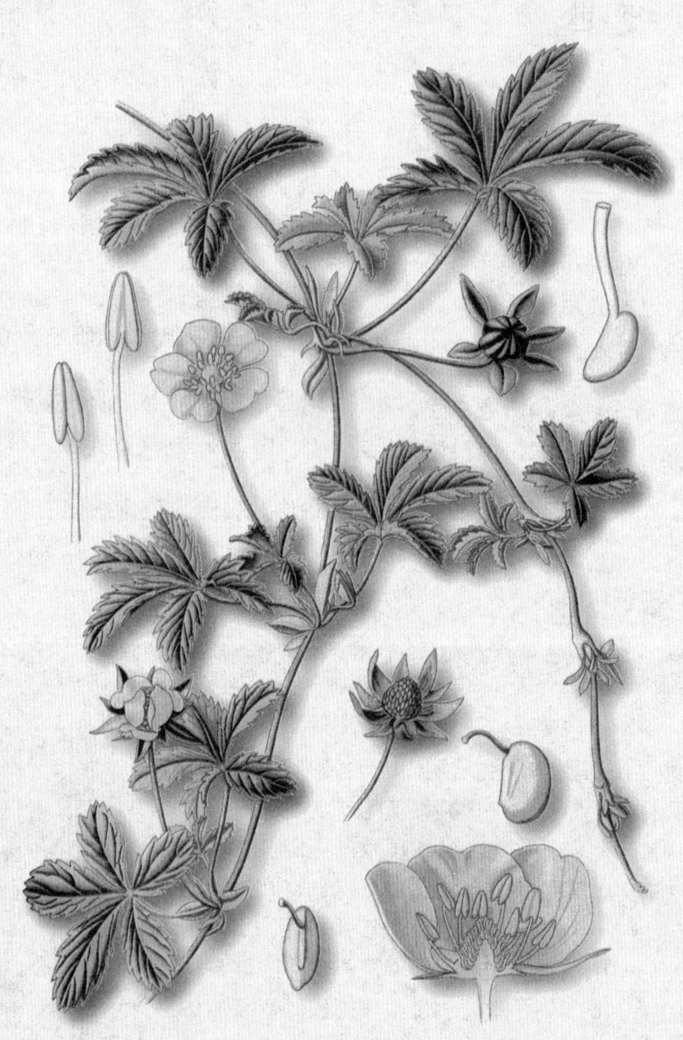

卷四

下品

《神农本草经》的下品药共125种，可做佐使药，多数都有毒，不可长期服用，主治病，多为除寒热、破积聚的药物，如附子、大黄、甘遂、巴豆等。

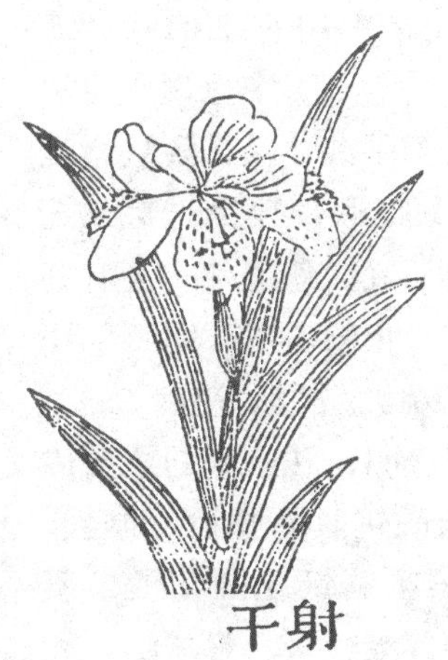

干射

孔公孽

《神农本草经》上说：孔公孽，味辛，性温。主治食积不化。可消解结滞的气机；消除恶疮、疽、瘘、痔；能通利多种窍道，可下乳汁。孔公孽产于山的深的坑穴中。

【原经文】孔公孽，味辛，温。主伤食不化，邪结气；恶疮、疽、瘘、痔；利九窍，下乳汁。生山谷。

【释名】孔公孽又叫孔公石，为钟乳石的外房。呈扁圆锥形、圆锥形及圆柱形，表面粗糙，凹凸不平。一般在石灰岩山洞中采集，除去杂石，洗净即可。

孔公孽味辛，性温。主治食物郁积难以消化，邪气郁结，气机阻滞等证；也可用于疮疡瘘痔等外证，还有通利九窍、下乳汁的作用。

孔公孽性味温辛，有通阳散寒的作用，所以对寒结气滞、食物不化之证有很好的疗效；阳气通则血气安和，从而又能通利九窍而利于下乳；寒气散则血瘀血凝自然消解，于是恶疮痔疮等证得以很好的治疗。所以《本经》中用它来治疗“恶疮、疽、瘘、痔”，《别录》中也说它可治疗“男子阴疮，女子阴蚀，及伤食病常欲睡”。另外，根据其他医学典籍记载，孔公孽除了可消积、下乳、敛疮外，还有补虚安中、益气强阴、止咳定喘、明目的作用，可用于虚损、劳嗽、腰酸等症。

现代医学研究表明，孔公孽的主要成分为碳酸钙，而碳酸钙具有止血、制酸、增乳，促进肺结核空洞钙化的功效，所以临床中将其用于胃酸过多、胃溃疡、吐血、咯血、缺乳等症的治疗，已经取得不错的疗效。

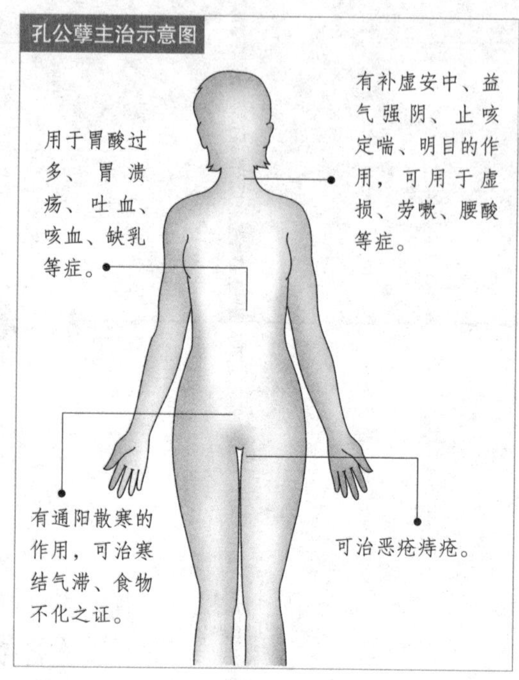

殷孽

《神农本草经》上说：殷孽，味辛，性温，主治外伤破溃出瘀血，腹泻并伴有发冷发烧证状；鼠瘘；腹中结块使气机结滞。殷孽也叫薑石，产于山中深的坑穴中。

石薑

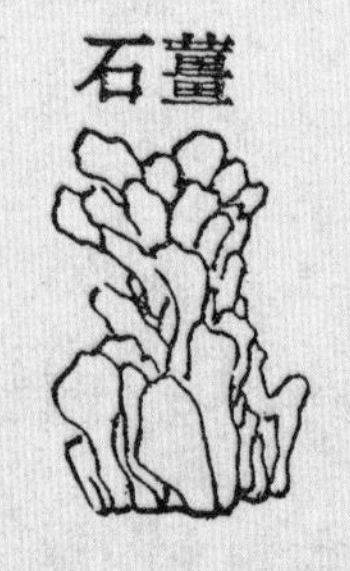

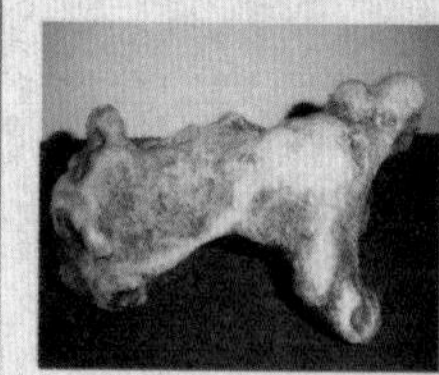

【原经文】殷孽，味辛，温。主烂伤瘀血；泄痢，寒热；鼠瘘；癥瘕结气。一名薑石。生山谷。

【释名】殷孽为钟乳石的根床，因它盘结如姜，所以又名姜石。由于分布地区不同，其色泽、质地也有所差异。山区姜石多呈灰褐色，质地坚硬不易碎，而丘陵地带的姜石则为白色，质软易粉碎。

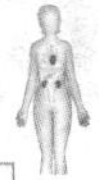

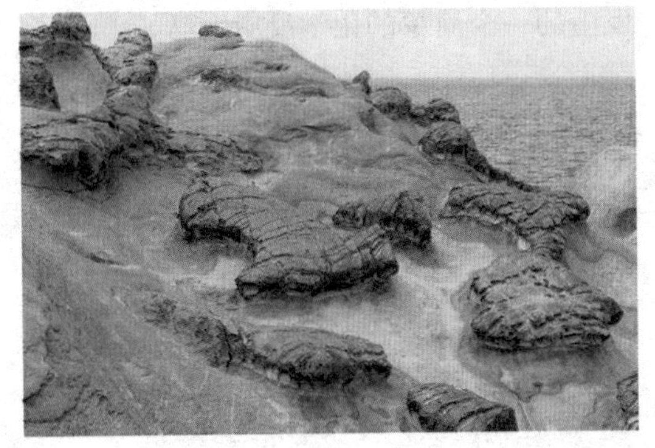

姜石

殷孽味辛，性温。主治各种烂伤瘀血、颈淋巴结核破溃后长时间不愈合，也可用于腹中气机郁结形成肿块之证，还能消除伴有怕冷发热症状的泻痢。

现代一般认为，殷孽的性味主治与孔公孽大致相同。不过根据临床经验可得，殷孽外用敛燥湿疮的效果更好一些，可治疗疮疡破溃湿烂、瘀血癥瘕、鼠瘘等证；内服还有祛湿止泻痢的作用。

殷孽和孔公孽都属于碳酸盐类矿石，来源与性味功效都与钟乳石相同。《本草纲目》中曾对三者的关系进行形象的比喻：殷孽如同人的乳根，孔公孽如同乳房，钟乳则好比乳头。关于殷孽和孔公孽的服用方法，古代中医认为它们都不适合做成丸或散，只能用水煮汤，然后用酒浸服用。近世则认为它们和石钟乳的用法相同，不能做成汤丸，只能用酒浸服。

【治疗方剂】（仅供参考）

治疗疮肿痛

取殷孽研末，和鸡蛋清调和后敷在伤痛处，干后即可，效果明显。

治乳痈肿大如碗

治方同上。

殷孽主治示意图

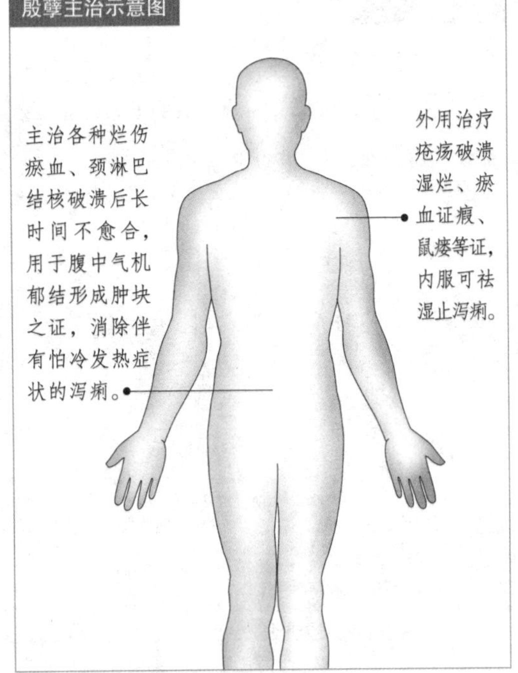

治产后胀冲气噎

硗砺石、殷孽各等份。上药研末，加醋、糊调成梧桐子大小的丸，每次用醋汤送服 30~50 丸。

治通身水肿

将殷孽烧赤，纳黑牛尿中，热服。

铁精

《神农本草经》上说：铁精，性平。主要功效为使人眼睛视物清楚；还能变成铜。

【原经文】铁精，平。主明目；化铜。

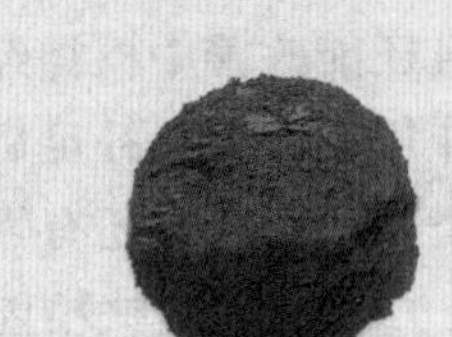

【释名】铁精，即炼铁炉中的灰烬，主要成分为氧化铁。

铁精主治示意图

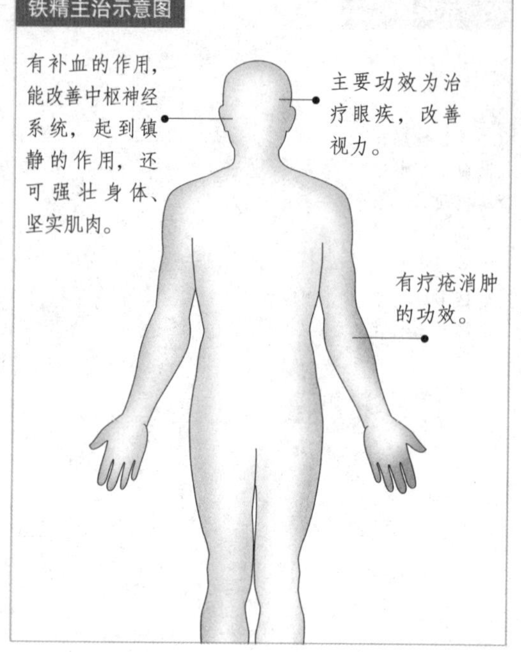

铁精性平。主要功效为治疗眼疾，改善视力。

铁精味辛性凉，质重可降，所以善于镇惊平肝，泄肝、心二经的火邪。中医有“诸痛痒疮，皆属于心”及“痈疽全由火毒生”的说法。所以当外界的风热毒邪侵袭肌肤腠理，再加上心肝二经的火邪亢盛，致使毒邪郁结不能泄出，最终会生起恶疮痈疽，甚至溃烂化脓。因铁精味辛能散解毒邪，质重性凉可降泄心肝邪火，所以有疗疮消肿的功效。按照中医的理论，肝开窍于目，视力必须由肝血来滋养，肝血亏虚，势必会导致目暗昏花；而肝血充足，则眼睛明亮且视物清楚。铁精能泄肝经的邪火，所以还有明目的作用。

根据现代医学研究，铁精经加工后确实有补血的作用，而且还能改善中枢神经系统，可起到镇静的作用。血得以补足后自然身体强壮，肌肉坚实。所以它还有强体坚肌的功效。《本经》中还提到铁精能“化铜”，事实上只是将铁放入铜盐中后，发生的一个简单的化学反应而已。

【治疗方剂】（仅供参考）

治蛇毒刺人剧痛

取豆大的铁精，用管吹入伤口中。

治贼风流痛关节不能屈伸

将铁精炒热，投酒中饮之。

铁落

《神农本草经》上说：铁落，味辛，性平。主治风热邪气；恶疮溃疡、疽、疮及干性疥疮有鳞介样的痂皮，皮肤内奇痒。

【原经文】铁落，味辛，平。主风热；恶疮疡、疽、疮、痂疥气在皮肤中。

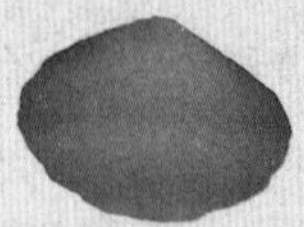

【释名】铁落，又称铁液、铁屑，指生铁煅红时，外层被氧化的部分经锤打后落地的铁粉。

铁落味辛，性平。主治风热之证及溃烂流脓、长久不愈的恶性疮疡，包括其他各种脓疮溃疡。

铁落和铁精的性味主治大致相同，主要功效都是治疗疮疡。不过，铁落煎服还可治疗小儿惊痫及冷气郁积引起的饮食不消化。炒热投酒中饮服，还能治贼风痉。将其裹住熨腋下，对狐臭有非常好的疗效。另外，它还可平肝祛怯，治疗善怒发狂。这一功效在《素问·病能论》中有所记述：

黄帝问：有一种病发作时会使人发怒发狂，这种病是怎么形成的呢？岐伯回答：这种病生于阳，阳气如果暴积而不宣泄，就会导致善怒。病名叫阳厥。问：你是怎么知道的？答：阳气郁结而不得疏散，挟三焦少阳相火、巨阳阴火上行，所以使人易怒如狂，通过巨阳、少阳的动脉，可以诊断出。应当夺取他的食物，不使胃火再助邪火。再饮以生铁落，用金制木。木平则火降，所以下气疾速，气就是火。医家李仲南也曾开过类似的方剂：消肿药用铁蛾及针砂做成丸服用，一生不能吃盐。是因为盐性濡润，肿如果再发，就不可治疗了。药理为借铁虎之气以制肝木，使其不能克脾土，土不受邪，则水自然消解。用铁精、铁粉、铁华粉、针砂、铁浆等入药，也都是取于此意。

【治疗方剂】（仅供参考）

治小儿丹毒

将煅铁落研末，用猪脂调和后敷之。

铁落主治示意图

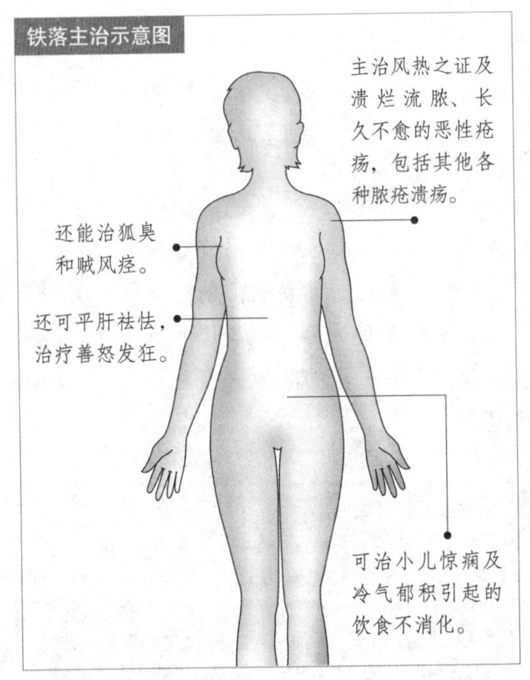

铁

《神农本草经》上说：铁，主要功效为坚实筋骨，使人耐疼痛。铁一般在平坦的陆地且有蓄水的地方加工冶炼。

【原经文】铁，主坚肌耐痛。生平泽。

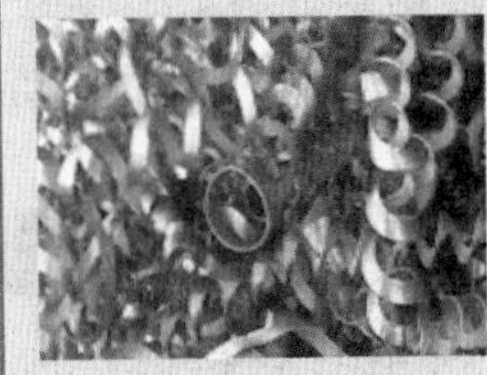

【释名】铁也叫黑金、乌金，是一种可锻、有延展性、有磁性的、主要是两价和三价的金属元素。纯铁呈银白色，在潮湿的空气中易生锈。

由于铁在日常生活中的广泛运用，古人对其非常推崇，甚至将其赋予了神话色彩。如《土宿本草》记载：铁秉承了太阳之气。刚形成时，只是卤石。一百五十年后形成磁石，二百年后才孕育成铁，再过二百年不经采炼就会形成铜，铜又化为白金，白金化为黄金，因而铁与金银是同一根源。如今取来磁石捣碎，里面还有铁片，可作验证。铁禀太阳之气，而阴气不

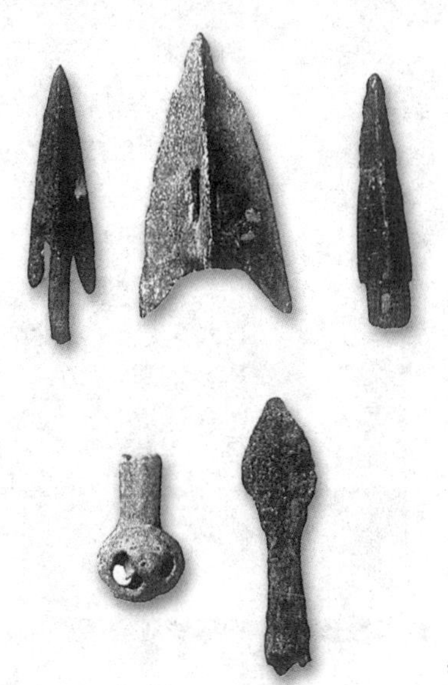
铁器

交，故燥而不洁，性味与锡相同。

现代科学研究，铁是人体必需的微量元素，一个正常的成年人体内铁的总量为4~5克，相当于一颗小铁钉的质量。人体血液中的血红蛋白就是铁的配合物，它具有固定氧和输送氧的功能。所谓煤气中毒，就是由于血红素中铁原子核心被一氧化碳气体分子紧紧包围住，丧失了吸收氧分子的能力，于是使人窒息而死。

人如果缺铁就会得贫血症，铁量充足自然身体强壮，所以《本经》经说它能够“坚肌”。但《本经》中所说的“耐痛”功效，至今没有找到科学依据。

铁主治示意图

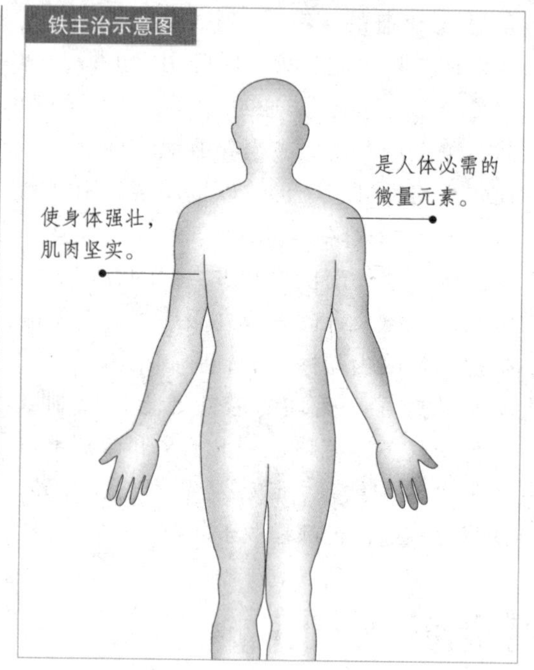

中华铁器

在人类历史发展长河中，铁的划时代作用无可否认。在古代中国乃至世界，任何其他金属或非金属材料都无法与之相比。在石器时代、铜器时代和铁器时代中，它与人类社会历史的关系最为紧密，从公元前10世纪一直延续到今天。在中国，铁器的出现与发展，迎来了辉煌的春秋战国时期，铸就了伟大的秦汉帝国，形成了以汉族为主体的中华民族。冶铁技术的突破与发展，也推动了中华五千年文明前进。

春秋末期，中国冶铁技术有了很大突破，使中国在这一领域长期处于世界领先的地位。生铁在中国得到了日益广泛的应用，铸造了铁刃、铁矛、铁犁等大量器具，促进了军事和农业的快速发展。战国后期，人们发明了能重复使用的铁范。汉以后，铁制车马器大量生产。直至今天，铁仍是我们日常生活中不可缺少的元素。

铜柄铁剑 春秋 兵器

铅丹

《神农本草经》上说：铅丹，味辛，性微寒。主治呕吐反胃；消除惊风、癫痫、癫证；能消退身体发热；使气下行。烧炼可使之变化多种光彩。长期服用可通晓神明。铅丹一般在平坦的陆地且有蓄水的地方加工冶炼。

【原经文】铅丹，味辛，微寒。主吐逆胃反；惊痫癫疾；除热；下气。炼化还成九光。久服通神明。生平泽。

【释名】铅丹为纯铅经加工制成的四氧化三铅，又叫黄丹、丹粉。为橙红色或橙黄色的粉末，光泽暗淡，不透明，用手指搓揉，能将手指染成橙黄色。

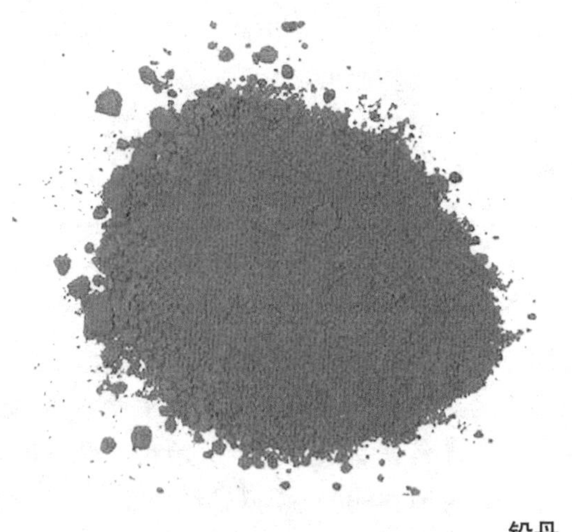
铅丹

铅丹味辛，性微寒。主治反胃、呕逆、惊痫、癫疾等，能祛除热邪，使郁结于肠胃中的邪气排出体外。炼化之后能发出五彩夺目的光芒。长期服用，可使人头脑清晰。

铅丹归心、肝二经。因辛能散寒、行气、活血，寒可清热泻火，所以有止痒、解毒、收敛、生肌的作用，对黄水湿疮、伤口溃烂长久不愈有很好的疗效。将铅丹煎膏使用，可止痛生肌，敛疮长肉，治疗火疮。铅丹还可治疟疾、食积不消化；还有祛痰杀虫，止痢明目的作用。另外，铅丹还被用于染须发。

现代药理分析表明，铅丹确实有非常好的杀灭细菌、寄生虫的作用。不过因为它有毒性，所以一般作为外贴药膏使用。铅丹还有清热祛火的作用，可用于治疗疟疾寒热。另外，铅丹体重而性沉，有堕痰祛怯的功效，因此还可治疗“上逆胃反”“惊癫痫疾”等证。《本经》中提到它“炼化还成九光”，应该是当时的炼丹术士在炼丹过程中看到铅形成不同氧化物时发生的化学现象，也正是由于这美丽的五彩光芒，使他们认为铅丹还有通晓神明的神奇作用。

【治疗方剂】（仅供参考）

治消渴烦乱

取铅丹3克，用新汲水送下。服药后，宜吃荞麦粥。

治小儿吐逆水

将铅丹研末，加枣肉捣匀，做成芡子大小的丸。用针挑1丸，在灯上烧过，研为细末，用乳汁调服。

治赤白痢

把枣肉捣烂，加入铅丹、白矾等份，各如皂角子大小，再加米饭少许，和成弹子大小的团丸。用铁丝穿团丸，在灯上烧透，冷后研为细末，用米汤冲服。

治妊妇腹痛下痢

取乌鸡蛋1个，壳上开小孔，使蛋白流出，留蛋黄。从孔口装进铅丹15克，搅匀，外用泥封好，放在火灰里煨干，研为细末。每次用米汤送服6克。

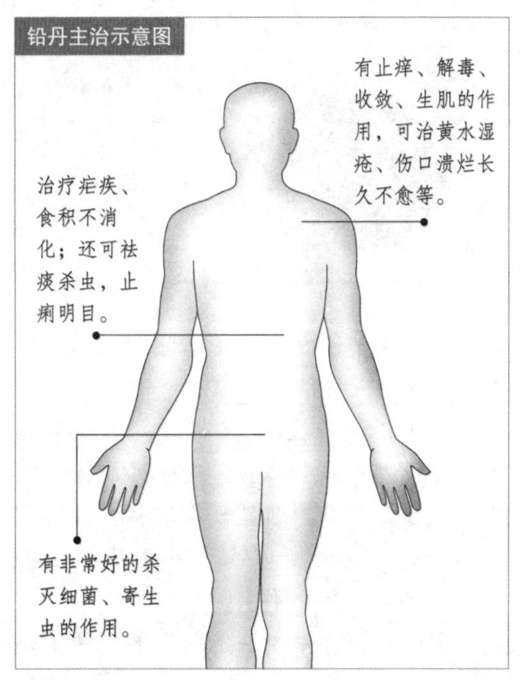

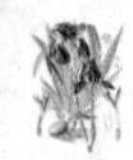

治吐血、咳血

取铅丹3克，用新汲水送下。

治寒热疟疾

铅丹、百草霜等份研末。发病之日，空腹用米汤送服9克。两服可愈。加饭或蒜做成丸药吃，也有效。

治小儿疟，壮热不寒

取铅丹6克，用蜜水送下。如果兼恶寒，可用酒送服。

治腋下狐臭

将铅丹加在轻粉中，用口水调和，经常搽腋下。

粉锡

《神农本草经》上说：粉锡，味辛，性寒。主治伏尸；治疗毒虫蜇伤，能杀死三虫。粉锡也叫解锡。

【原经文】粉锡，味辛，寒。主伏尸、毒螫，杀三虫。一名解锡。

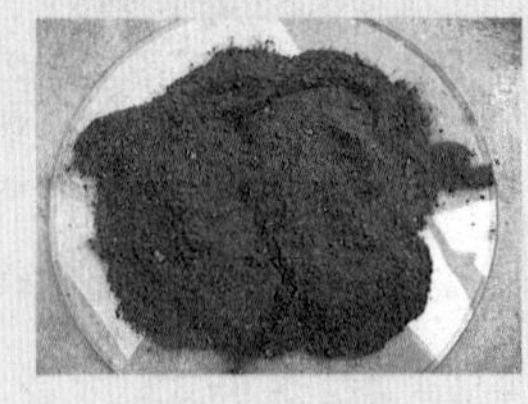

【释名】粉锡即铅粉，又叫胡粉、光粉、白粉，主要成分为碱式碳酸铅。

粉锡味辛，性寒。主治体内潜伏的传染病，能杀灭各种寄生虫。

关于粉锡的性味，《本经》中认为其味辛，性寒；现代人则一般认为它味甘、辛，性寒，有毒。因其辛能散寒，甘可解毒，寒能清热，所以有清热解毒、祛湿杀虫、消积驱瘀的作用。《本经》中认为它“主伏尸、毒螫，杀三虫”的说法正是取于此。又因它质重沉降，因而对于孕妇来说，还有堕胎的作用。粉锡还可用于止泻痢，包括长久的积痢；外用对狐臭、湿疹、口疮及各种创伤都有很好的疗效，还可黑须发。

李时珍说过，粉锡是铅由黑色变为了白色。其外形、疗效虽然与铅、黄丹相同，但是没有了火烧之性。人服用后，大便变为黑色，表明返还了它的本质。粉锡也可入膏药代替黄丹使用。治疗久痢成疳之证，可取粉锡与水、鸡蛋白调服，以粪黑为度，表明它达到了杀虫止痢的效果。

另外，由于粉锡有毒，服用时切忌过量。《本草拾遗》中记载，古时专门制造铅粉的作坊里，工人们每个月必须吃一次鹅来解毒。据说它的毒性很强，甚至与砒霜不相上下。因而，即使外用也应适量，避免长期或大面积使用导致慢性中毒。

【治疗方剂】（仅供参考）

治赤白痢下频数，肠痛

取粉锡31克，用鸡蛋清调和，炙焦为末，冷水送服3克。

治小儿腹胀

取粉锡、盐一起熬到色变，涂于腹上按摩。

治身热多汗

粉锡250克，雷丸125克。上药研为末粉身。

治妇人心痛急剧

将粉锡研为末，用葱汁调和成小豆大小的丸。每次取7丸，用黄酒送服。

治寸白蛔虫

将粉锡炒燥，取1克放入肉中，空腹服用，见效快。

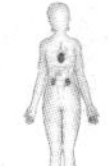

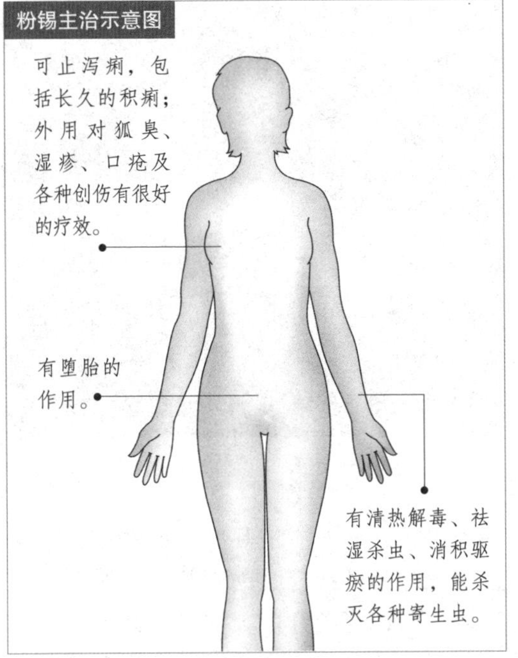

治服药过量产生闷乱感觉

水和粉锡调服。

治鼻衄不止

将粉锡炒黑，用醋送服3克。

治齿缝出血

取粉锡15.6克，麝香1.5克。上药研为末，睡前擦牙。

治腋下狐臭

用粉锡经常敷之。

治阴股常湿

用粉锡扑之。

治小儿舌疮

粉锡和猪骨中髓调和，每天敷三次。

治诸蛇螫伤

粉锡和大蒜捣涂。

治口中干燥，烦渴无津

取雄猪胆5枚，用酒煮到皮烂，放入粉锡31克调成芡子大小的丸。每次含化1丸咽汁。

锡镜鼻

《神农本草经》上说：锡镜鼻，主治女子血脉闭塞引起无月经，肠内积聚肿块；能治疗妇女不怀孕。锡镜鼻出产于山的土石坑穴中且有流水的地方。

【原经文】锡镜鼻，主女子血闭，癥瘕伏肠；绝孕。生山谷。

【释名】根据《本经》所载，锡镜鼻应当是治疗妇科病的专效药。可惜的是，由于资料所限，如今极少有人知晓。

锡镜鼻主治女子经闭，结于肠内的血瘀肿块，女子不孕不育等。

自《本经》之后，历代本草及各种医学典籍中罕见锡镜鼻的记载，至今难以确定其到底为何物，所以此处暂不详述。

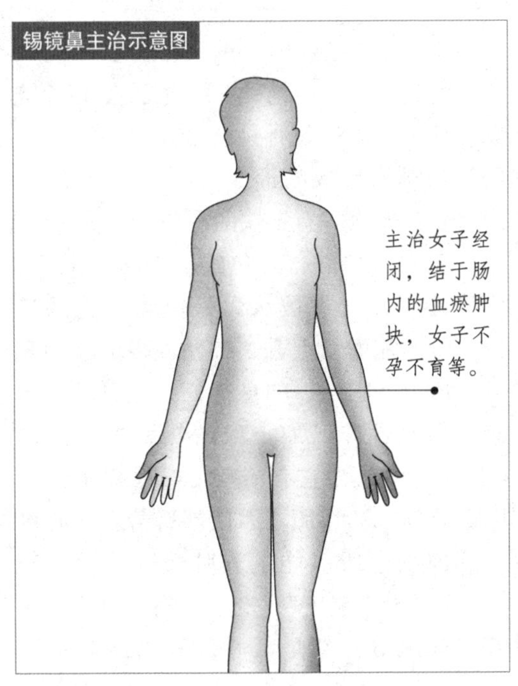

代赭石

《神农本草经》上说：代赭石，味苦，性寒，主治鬼疰；严重的风邪；蛊毒；能消灭精魅恶鬼；消除腹内气滞疼痛；治疗女子崩漏。代赭石也叫须丸，出产在山的土石中或深坑中。

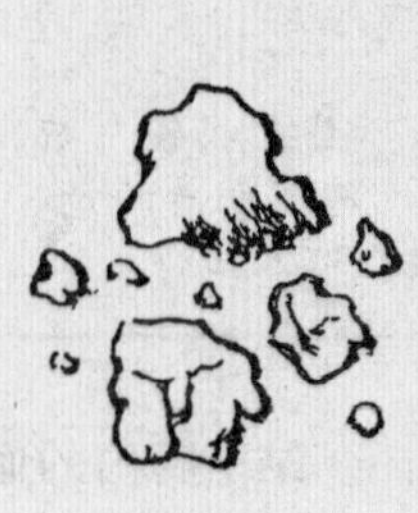

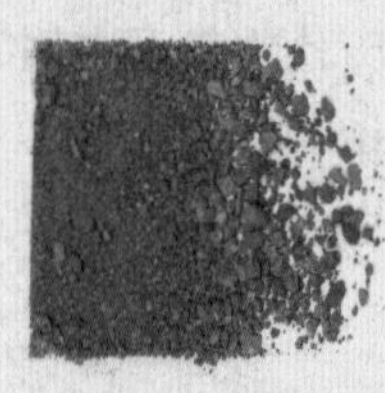

【原经文】代赭石，味苦，寒。主鬼疰；贼风；蛊毒；杀精物恶鬼；腹中毒邪气，女子赤沃漏下。一名须丸。生山谷。

【释名】代赭石又名丁头赭石、煅赭石，为氧化物类矿物赤铁矿矿石。呈棕红或铁青色，表面有乳头状突起。以断面层叠状显著、每层多有钉头、赤红色、无杂石者为佳。

代赭石味苦，性寒。主治多种比较严重的传染病及外感之证，能治疗心神恍惚、神思不安等精神性病变，可祛除腹中邪气郁结所形成的毒素，还对女子赤带、阴道异常流血等有不错的疗效。

代赭石归肝、心包经。因味苦质重，能降能泄，自古被认为是镇咳止逆的良药，可治疗虚气上升、痰浊内阻引起的呃逆、噫气、呕吐、喘息等证，也可用于堕胎。因其性味苦寒，可清热解毒，因而《本经》中认为它有治疗“贼风蛊毒，腹中毒邪气”的作用。因代赭石苦寒入心可清热凉血，所以能主五脏血脉中热。至于“女子赤沃漏下”、带下百病、血痹、血瘀、贼风等，都是由心、肝二经血热所导致的；代赭石有清热凉血的作用，所以可以很好地治疗。又因它苦寒入肝可清火平肝，所以可治疗肝火上升引起的头昏目眩、火气太盛导致的阳痿不起等。《本草纲目》中记载，代赭石还可治疗肠风痔瘘、泻痢脱精、尿血遗溺、夜多小便、小儿惊痫、金疮长肉等。

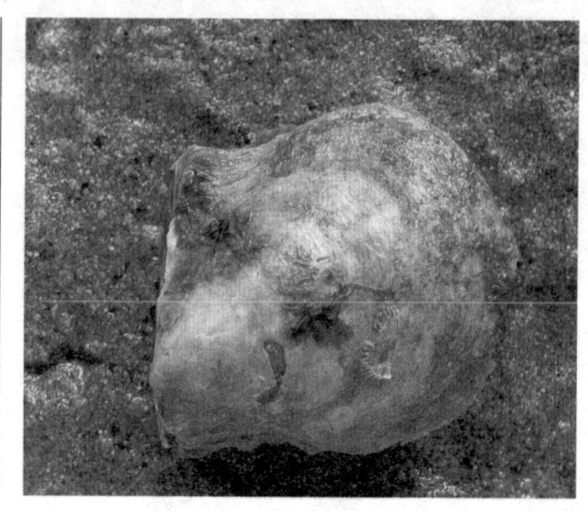

代赭石

现代药理研究证明，代赭石主要含有三氧化二铁，并含有镁、钛、铝等金属元素，有镇静作用，并能促进血红蛋白及红细胞的新生。不过，它的常用量为10~30克，切勿过多服用；而且由于它性味苦寒，所以患寒证之人及孕妇忌用。

【治疗方剂】（仅供参考）

治哮喘，睡卧不得

将代赭石研末，用米醋调服。宜常服用。

治伤寒无汗

代赭石、干姜各等份。上药研末，用热醋调匀搽在两手心上，然后紧握双拳夹在大腿间。盖被静卧，汗出病即愈。

治急慢惊风

取代赭石（火煅、醋淬10次）研细，水飞

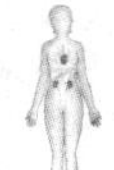

后晒干。每次取3克或1.5克，用真金汤调服。连进三服，如果脚胫上出现红斑，就是邪出病愈的表现。如果始终不现红斑，就无法救治了。

治小肠疝气

将代赭石（火煅、醋淬）研细。每次取6克，用白开水送服。

治吐血、流鼻血

取代赭石31克，火煅、醋淬多次，研细。每次用开水送服3克。

治妇女血崩

将代赭石（火煅、醋淬7次）研细。每次用开水送服6克。

治眼睛红肿，不能开视

代赭石0.6克，石膏0.3克。上药研细，用清水调匀，敷两眼角和太阳穴。

治各种疮疖

代赭石、铅丹、牛皮胶各等份。上药研为末，冲入240毫升好酒，等澄清后，取酒服。沉渣敷患处，干了就换。

代赭石主治示意图

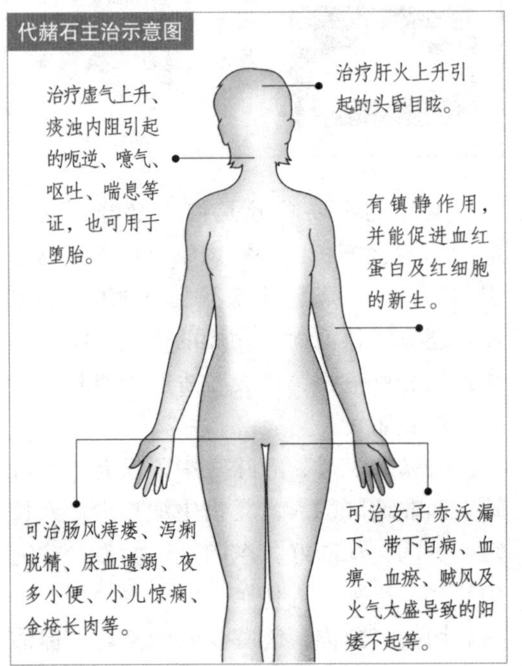

戎盐

《神农本草经》上说：戎盐，主要可使眼睛视物清楚，治疗眼睛疼痛；可增添气力，坚实肌骨；能去蛊毒。

【原经文】戎盐，主明目，目痛；益气，坚肌骨；去蛊毒。

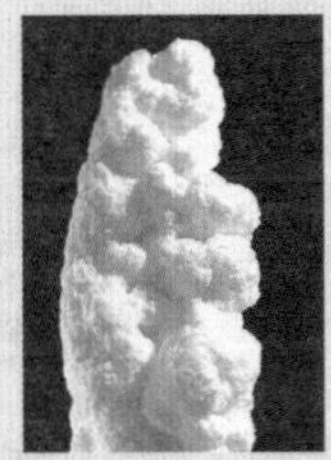

【释名】戎盐为湖水蒸发后自然析出的结晶体，为卤化物类矿物石盐。一般为正方形或不规则多棱形，青白色至暗白色，半透明，多数颗粒都有小型孔洞1个至数个。

戎盐的主要功效为明目，治疗目痛，可强筋壮骨，增加气力，祛除蛊毒。

李时珍说过，戎盐的功效性味与食盐大致相同，没经过煎炼时，味咸带甘，入药效果更好。古时采盐技术尚未普及之前，盐被视为非常珍贵的物品。《圣经》中记载希伯来人用盐作为祭祀的净化剂；罗马天主教徒将盐视为纯洁之物，用其为

戎盐

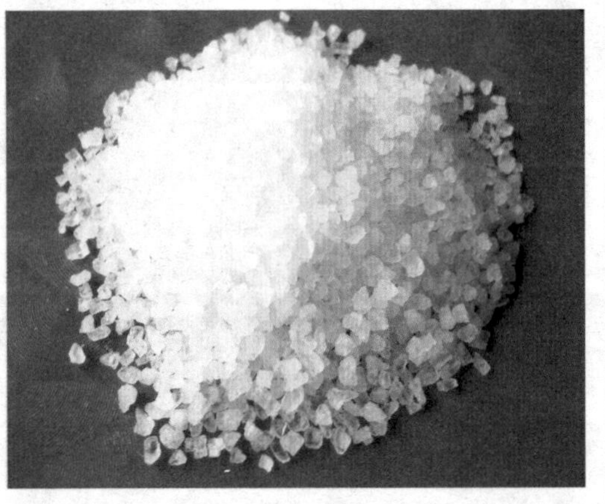

婴儿洗礼；俄罗斯人则视盐为敬品，放在面包上来款待贵宾。

中医认为，血热上行是引起目痛不明的根本原因，因戎盐性味咸寒，入血能解热降火，所以它有清热明目的作用，可治疗血热、肝热引起的目痛等眼病。另外，它还有坚实肌骨、祛痰止咳、凝血、利尿、除五脏凝结等作用。后人还将其用于皮肤瘙痒或毒虫咬伤等证。不过，过多食用戎盐会导致呕吐，所以一定要严格遵守用法用量。

【治疗方剂】（仅供参考）

治小便不通

戎盐汤：戎盐（弹丸大小）1枚，茯苓250克，白术62克。上药用水煎服。

治风热牙痛

戎盐500克，槐枝250克。上药用960毫升水煎汁480毫升，煮盐至干，炒研。每天用来揩牙洗目。

戎盐主治示意图

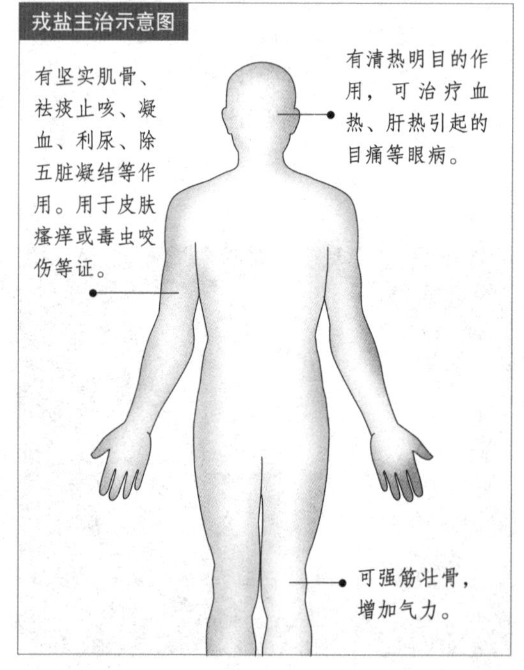

治坚牙明目

戎盐62克，白盐、川椒各125克。上药煎汁拌盐炒干，每天用来擦牙洗眼，将远离齿目疾病。

治风眼烂弦

将戎盐化水，点之。

治痔疮漏疮

白矾、戎盐各125克。上药研末，用猪尿脬1个盛之，阴干。每次取15克，空腹用温水送服。

大盐

《神农本草经》上说：大盐，能使人呕吐。

【原经文】大盐，令人吐。

【释名】大盐，今俗称食盐。是烹饪中最常用的调味料之一，学名氯化钠。它的用途非常广泛，如杀菌消毒、护齿、美容、清洁皮肤、去污、医疗等。

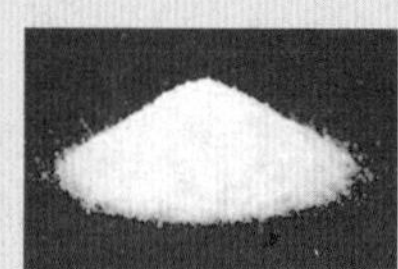

大盐的主要功效是使人涌吐，现代常用于宿食停积、痰癖内结、误食毒物等引起的胃脘胀痛、欲吐不吐、欲泻不能之证。还有泻热凉血、润燥的作用，能治一切虫伤痈肿疮疡，可充盈皮肤，通利大小便，消除疝气。

陶弘景说过，五味之中，只有盐不可缺。西北地区的人，食物中加盐少，人长寿，少病，皮肤好。东南地区的人，食物中盐多，结果损人伤肺，使人寿命短，多病。用盐浸鱼肉，能够长时间不坏，但沾

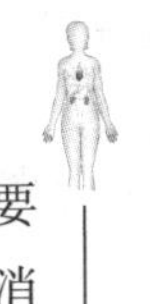

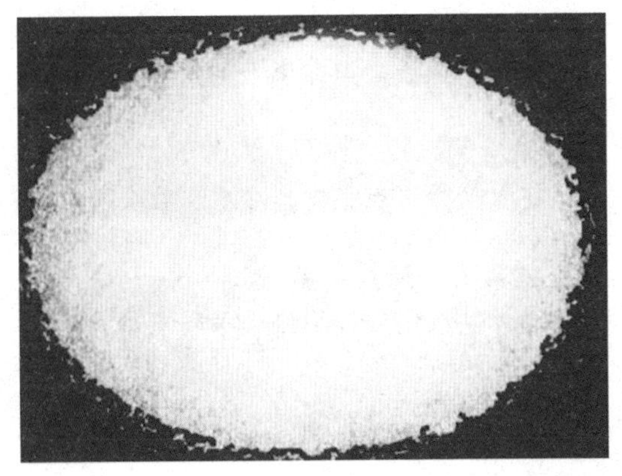

食盐

了布帛，就容易使布朽烂。《素问》中记载，水有咸味，是盐的成因。水循环于天地之间，润物之性无所不在，人体中的血液与之相同。盐的气味咸腥，人的血也有咸腥味。因为咸走血，所以有血病的不要吃咸，多吃会影响血液循环。喘嗽水肿消渴的病人，盐是大忌。这是它引痰吐、滞血脉、助水肿的缘故。

盐是百病之主，各种病证没有不用的。补肾的药用盐，是因为咸归肾，可引药气到肾脏。补心药用炒盐，因为心苦虚，用咸盐补益它。补脾药用炒盐，虚则补其母，脾是心之子。治积聚结核用盐，是因为盐能软坚。许多痈疽眼目及血病的人用盐，是因咸走血之故。许多风热病人用盐，是寒胜热的原因。大小便不畅的人用盐，是盐能润下。骨病、齿病的人用盐，是肾主骨，咸入骨中。吐药也用它，是盐可引水聚。许多被虫伤的人用盐，是因为它能解毒。

食盐的保健作用

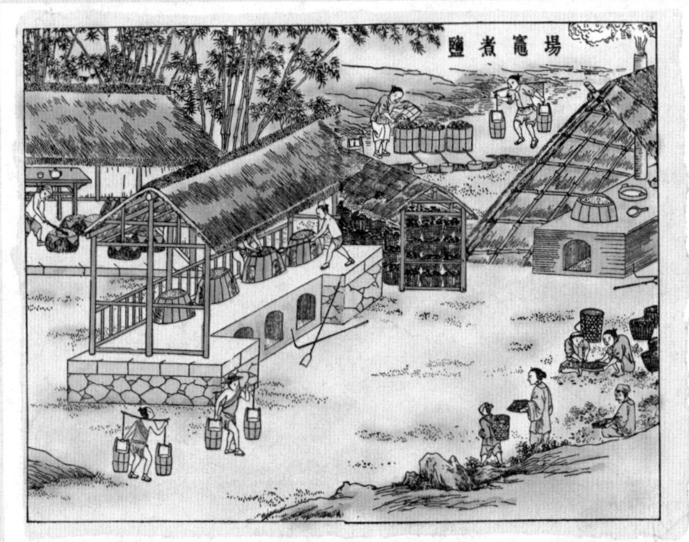

煮盐图

中国是古代最早发现和利用自然盐国家，人在洪荒时代，与动物舐饮岩盐、盐水一样，都是出自生理本能。早在远古时代，中国古人就已经把盐当作调味品。在漫长的历史中，人们发现食盐除了是调味品外，还是疗效神奇的保健品。食盐不仅能稳固牙齿，还具有保健作用。南北朝时梁代的陶弘景在《名医别录》中，就记载了食盐具有清火、凉血、解毒的作用。根据中医的理论，食盐味咸，入肾，牙齿为骨之余，肾又主骨，所以食盐能稳固牙齿。《红楼梦》中曾述贾宝玉有每天清晨用盐擦牙的习惯。另外，用食盐水洗澡不仅可消除疲劳，还能润泽皮肤，改善肤色。用含食盐的水洗头或用盐干洗头发可以使多油性的头发变得干净、蓬松。方法为，将适量的食盐稍加热使其变软，然后涂在头发上，用毛巾包裹 15~20 分钟，再用梳子梳几遍即可。

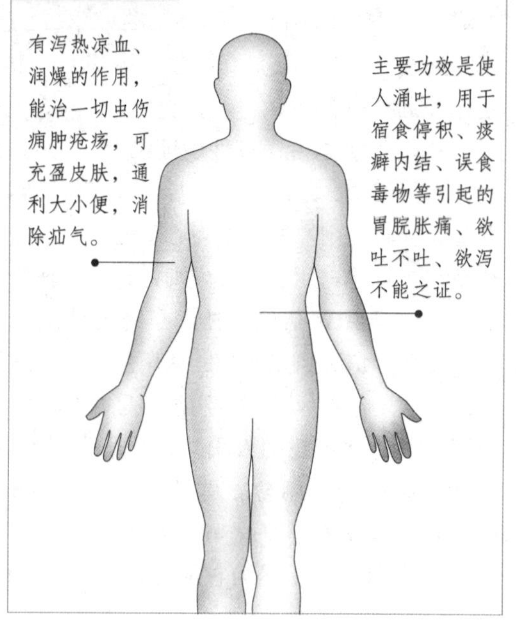

【治疗方剂】（仅供参考）

治下部蚀疮

将大盐炒热，用布包好，令病人坐布上。

治胸中痰饮，欲吐不出

饮盐开水可使其吐出。

治病后两胁胀痛

炒大盐熨烫。

治下痢肛痛

炒大盐用布包后熨患处。

治风热牙痛

取槐枝煎成浓汤480毫升，加大盐500克煮干，炒后研细。每天用来擦牙，同时用水冲一点来洗眼。

治虫牙

大盐250克，皂荚2个。上药一起烧红，研细。每晚临睡前用来擦牙，一个月后可治愈。

治小舌下垂

用筷子沾大盐点在小舌上，几次即愈。

治迎风流泪

将大盐少许点眼中，冷水洗数次即愈。

治蜈蚣咬人，蜂虿叮蜇

嚼大盐涂伤处或用热盐水浸伤处。

治溺水死

让溺水者躺在大凳上，脚放高，用大盐擦脐中，一会儿水自流出，切勿倒提出水。

卤碱

《神农本草经》上说：卤碱，味苦，性寒。主治发高热、消渴；狂乱烦躁，能祛除气邪及蛊毒；还可使肌肤润泽柔韧。卤碱一般产于湖泊中。

【原经文】卤碱，味苦，寒。主大热消渴；狂烦；除邪及下蛊毒；柔肌肤。生池泽。

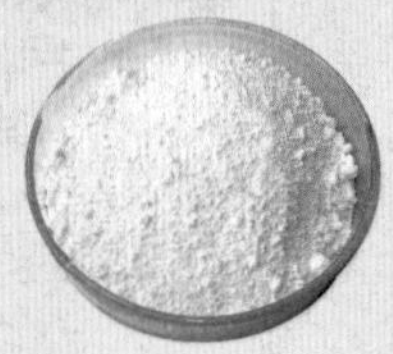

【释名】卤碱即卤盐，是卤水块经加工后制成的粉末，主要是氯化镁等物质的结晶。

卤碱味苦，性寒。主治严重发烧，烦闷狂躁，可祛除体内的邪气及蛊毒，还能使肌肤柔嫩润泽。

关于卤碱的性味，《本经》中认为它味苦，性寒；今人则一般认为其味苦、咸，性寒。因寒能清热解毒，除烦止渴，所以它被视为清热泻火的良药，用于治疗心神不安、烦躁易怒等证。《本经》中所

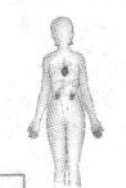

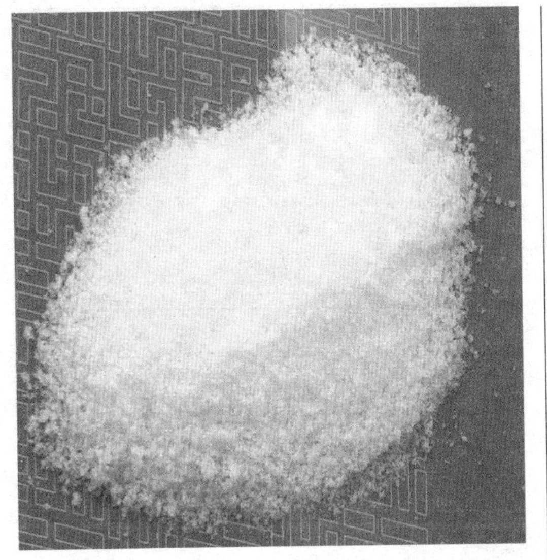

卤盐

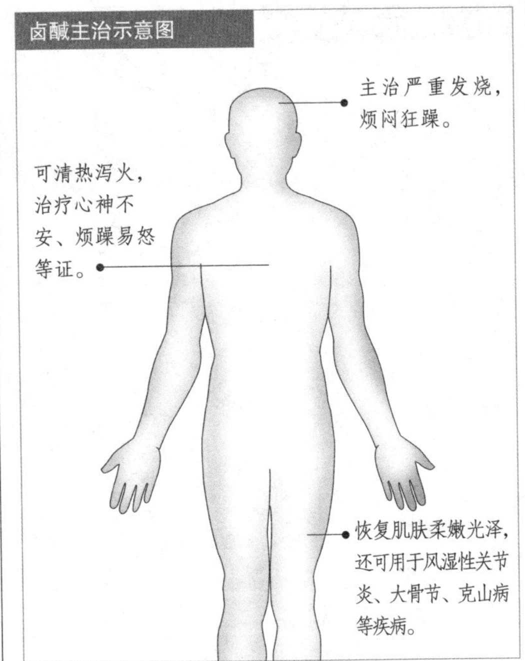

说的“主大热消渴，狂烦”疗效正是取于此。又因其咸能走肾益阴、软坚散结，所以还有消痰散积的作用。正如《别录》中所说的：卤碱可祛除五脏肠胃中阻滞的邪气，消解心下坚块，消除呕逆喘满的证状。

卤碱作用于肌肤，可使肌肤柔嫩光泽，《本经逢源》中记载，肌肤粗糙的人，用汤洗手面及全身，可退去顽皮，恢复肌肤柔嫩光泽。这一疗效在今天应用较为广泛。现代临床中，卤碱还被用于治疗风湿性关节炎、大骨节、克山病等疾病，已经取得了不错的效果。

【治疗方剂】（仅供参考）

治齿腐龈烂

不拘大小儿，取上好的卤碱，用热汤淋取汁，在瓦罐中熬干刮下，加入麝香少许，研细，搽患处。

治大骨节病、克山病等

卤碱片：取卤碱适量，研末压片，每次服1~1.5克，每天三次。

青琅玕

《神农本草经》上说：青琅玕，味辛，性平。主治身体奇痒；被火烧伤而成的疮；痈肿破溃；疥疮瘙痒、死肌。青琅玕也叫石珠，产于平原大湖泊。

【原经文】青琅玕，味辛，平。主身痒；火疮；痈伤；疥瘙死肌。一名石珠。生平泽。

【释名】青琅玕为石类的一种，但究竟为何物，至今还没有确切说法。有些学者认为它就是绿石，仍需进一步考证。

青琅玕味辛，性平。主治皮肤发痒、火疮、痈肿、疥疮、瘙痒、肌肤坏死、麻木不仁等。

关于青琅玕到底为何物，至今仍没有定论。不过，就它的性味，今人大多认

青琅玕主治示意图

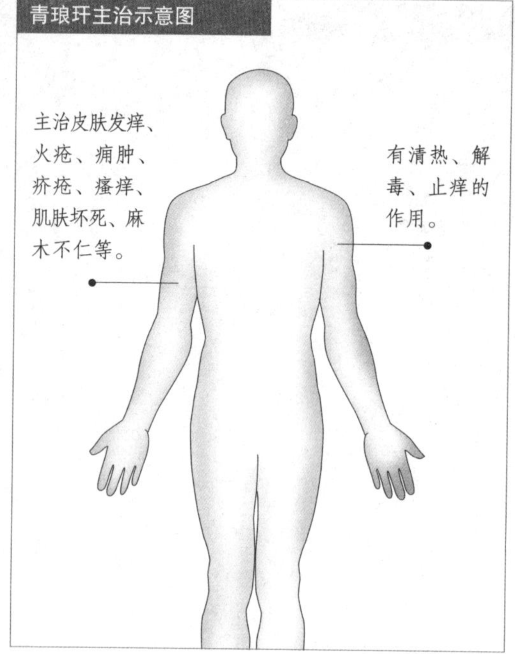

为其性微寒。因辛可祛风寒，所以它有清热解毒的作用，而被认为是清热止痒的良药。《本经》中说它可“主身痒”正是取自于此。血热积聚作用于肌肤，就会生火疮、痈伤、疥瘙等皮肤病，也正是因为青琅玕可清热、解毒、止痒，所以能够很好地治疗。

礜石

《神农本草经》上说：礜石，味辛，性大热。主治发冷发烧的鼠瘘之证；能去除疮上的死肉；消除风痹症；消解腹腔内水与饮食凝结在胁下形成的结块；祛除风邪；消退高热。礜石也叫青分石、立制石、固羊石，产于山中深的坑穴中。

礜石味辛，性太热。主治恶寒发热，颈部淋巴结核破溃流脓、形同瘘管，可敛疮生肌，治疗以疼痛游走不定为主要症状

【原经文】礜石，味辛，大热，主寒热鼠瘘；蚀疮死肌；风痹；腹中坚癖；邪气；除热。一名青分石，一名立制石，一名固羊石。生山谷。

【释名】礜石，又名毒砂、青分石、立制石、固羊石，为砷化物类矿物毒砂的矿石，主要成分为砷硫化铁。

的风湿病，腹中痞满坚硬等。

礜石的性味，古今一致认为有大毒。早在《山海经》中就记载其“可毒鼠”，后世医者还说它“久服令人筋挛”，甚至一些医书中夸张道“生于山则草木不生，霜雪不积；生于水则水不冻冰”，由上可见其热性非常剧烈，毒性也非常强。中医则利用它的毒性而多作为外敷，治疗“热寒鼠瘘，蚀疮死肌”等。另外，礜石味辛则能发散、行气、行血，性大热故可除寒滞冷积，所以内服可以消除腹中结块、痰饮结气，对寒凝血滞导致的冷湿风痹有不错的疗效。

不过，由于礜石太热，会耗伤津液，所以阴虚阳亢的人不宜服用。此外，礜石有很强的毒性，内服一定要谨慎，有可能的话，最好换用其他药，即使外用也要严格遵守剂量限制。

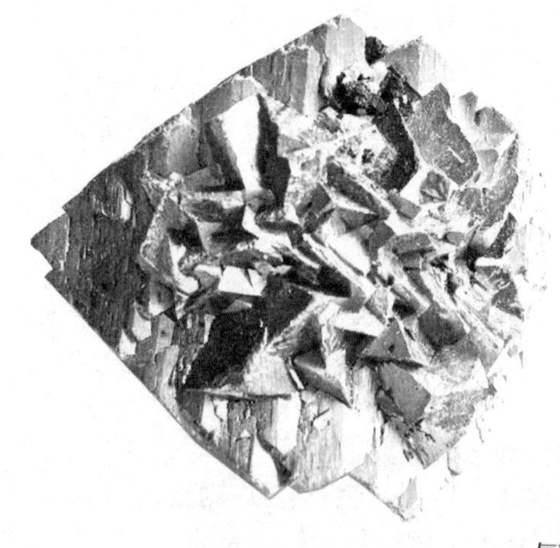

礜石

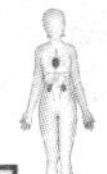

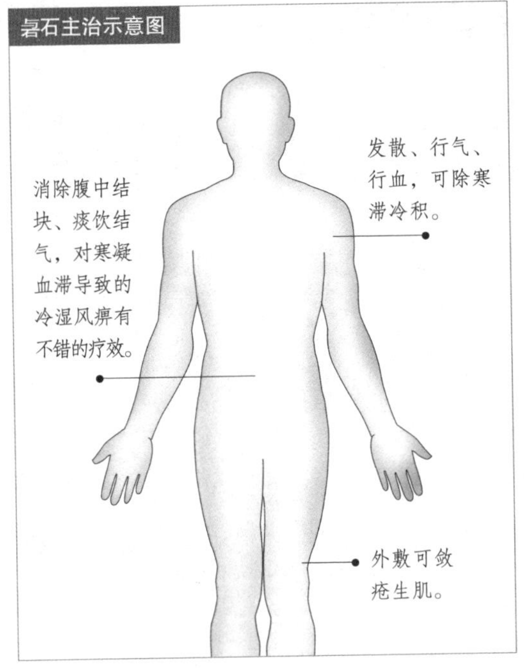

【治疗方剂】（仅供参考）

治疟疾寒热，脾脏肿大

将礜石研末，制成绿豆大小的丸，每次用开水送服1粒，未见效者可酌情增量。

石灰

《神农本草经》上说：石灰，味辛，性温。主治疽溃疡，疥疮瘙痒；热邪使人生恶疮；麻风病导致肌肉麻木不仁，眉须掉落；能治疗痔疮，并点除黑痣、肉疙瘩。石灰一般在土石上且有流水的地方加工制造。

石灰味辛，性温。主治各种疮疡、疥疮瘙痒，能缓解麻风病引起的肌肤坏死、麻木不仁、眉毛脱落，消除痔疮，祛除黑痣、息肉。

现代中医一般认为，石灰味辛、苦、涩，性温，有毒，具有腐蚀性。因其辛而能散能行，苦而能坚能降，涩则能止能收，所以常用于解毒消肿、燥湿收敛、杀虫止痒。石灰经煅烧而成，火气尚未散尽，具有很强的腐蚀性，所以还能点除黑痣、息肉。至于《本经》中所说的“疽疡疥瘙，热气恶疮，癞疾死肌”之证，都是由风热毒气侵入筋骨腠理之间造成的。因石灰能散风热毒气，且有蚀恶肉而生新肌的作用，所以是清疮疡生肌肉的重要药物。又因为石灰味辛性燥能够清除湿热，所以它还能杀灭“痔虫”。

《本草纲目》中记载，石灰还能散血止痛，止泻血痢，收脱肛阴挺，消积聚结核。现代临床中，石灰多用于治疗慢性气管炎、下肢溃疡、烫伤、头癣等症。

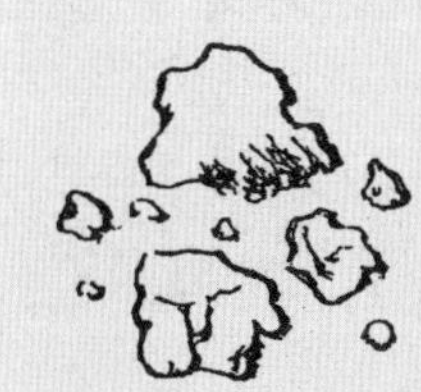

【原经文】石灰，味辛，温。主疽疡疥瘙；热气恶疮；癞疾死肌堕眉；杀痔虫；去黑子、息肉。一名恶灰。生山谷。

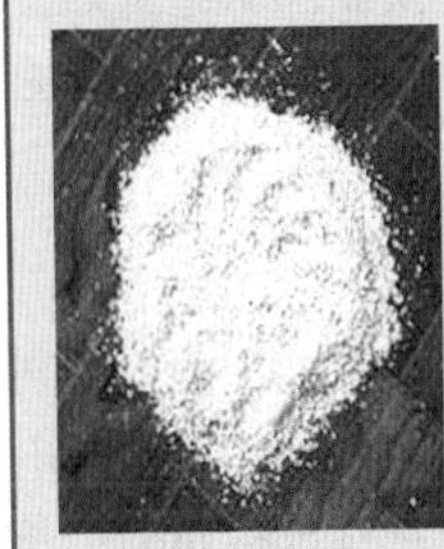

【释名】石灰又称生石灰，由主含碳酸钙的石灰石煅烧而成。为不规则的块状物，呈白色或灰白色，不透明。易溶于酸，微溶于水。暴露于空气中吸收水分后，则逐渐风化成熟石灰。

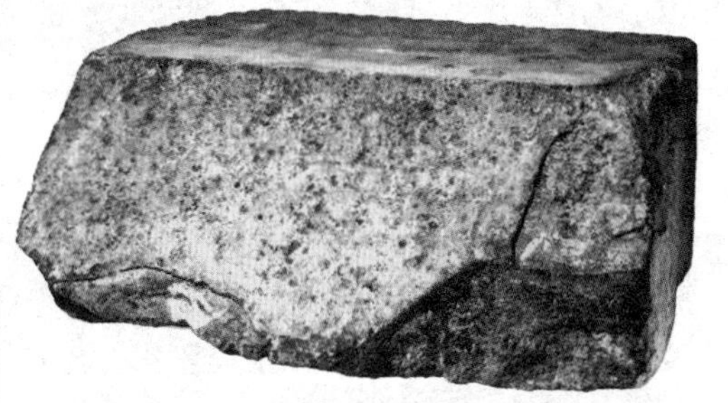

石灰石

【治疗方剂】（仅供参考）

治疥疮

淋石灰汁洗之。

主治棍棒伤破成疮

石灰丸：石灰288克，新猪血2000毫升。上药调和成丸，烧至丸裂，研末再做成丸，三遍后研为末外敷。

主治狐臭

石灰散：石灰18克，青木香、枫香、熏陆香、丁香各6克，橘皮、阳起石各 9克，矾石12克。上药研末，用丝绵做成粗如指、长四寸的篆子，粘药于篆上，用绢袋盛，先用布揩擦患处使其痛，然后夹绢袋于腋下。

能生眉须毛发，去大风

石灰酒：石灰（拌水和湿，蒸令气足）

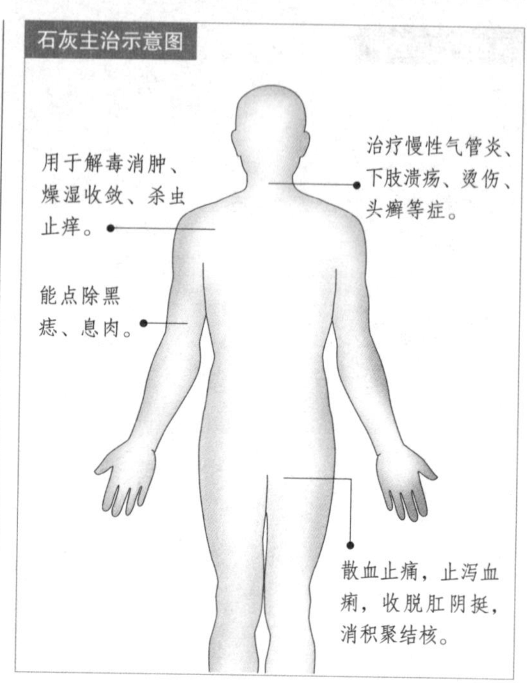

石灰——珍贵的建筑材料

中国早在公元前7世纪的周朝就开始使用石灰，周朝的石灰用大蛤的外壳烧制而成。《左传》中有载："成公二年八月宋文公卒，始厚葬用蜃灰。""蜃灰"就是用蛤壳烧制而成的石灰材料。到秦汉时代，石灰制造业迅速发展，采用各地都能采集到的石灰石烧制石灰，石灰生产点应运而生。汉代的石灰应用已很普遍，采用石灰砌筑的砖石结构能建造多层楼阁。万里长城许多地段就是用石灰砌筑而成的。到明代时，已经开始有烧制石灰的大型手工作坊。石灰作为珍贵的建筑材料，用途非常广泛，除了修建房屋、公路外，建造桥梁也很适合。图中河北赵县的安济桥据称是世界现存最早、跨度最大的石拱桥，它完全由石灰石建造而成。据记载，它是隋代著名工匠李春所建，在建成至今的1400余年中，虽历经地震、风雨，但依然坚固如初。

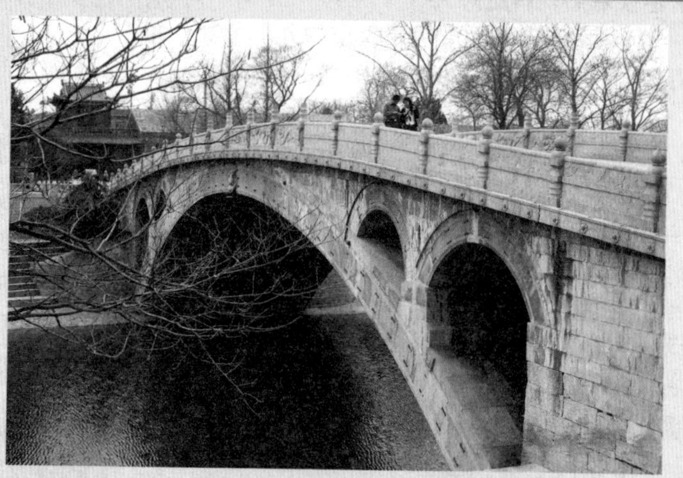

石灰石建造的桥梁 建于公元595-605年

1800克，松脂（炼熟，研末）480克，上曲120克，黍米1800克。上药中先取石灰放入大铛内炒，炒到木札入石灰中有火出为度，另取枸杞根750克切碎，用21000毫升水煎煮，取汁18000毫升，去渣，取汁淋石灰三遍，澄取上面的清液，如酿酒法一样调和浸曲，密封28天，去封取服，常令酒气相接。

治痈肿恶肉不尽

蒴藋灰膏：蒴藋灰、石灰各适量。上药各淋取汁，一起煎成膏，每次取适量外敷肿处。

白垩

《神农本草经》上说：白垩，味苦，性温。主治女子发冷发烧且腹中有肿块，积聚导致闭经。白垩出产在山的深坑中。

【原经文】白垩，味苦，温。主女子寒热癥瘕，月闭积聚。生山谷。

【释名】白垩又叫白涂、画粉，为沉积岩类石白垩的块状物或粉末，主要成分是碳酸钙。入药必须用白色的，先研捣极细，然后放到盐汤里，浮在水面的用来作药，沉下去的不要。

白垩味苦，性温。主治女子恶寒发热，腹中血瘀肿块、经闭等。

李时珍说过，在所有补脾的土中，白垩为最上，它兼有人气。后世中医也认为，白垩味苦可燥湿化痰，性温则能通行血脉，有活血化瘀、益肺、健脾、平肝的作用。可用于肝经气血郁滞或肝脾痰湿所引起的病证，《本经》中用它治疗女子因寒热郁结导致腹中产生肿块及闭经的病证正是取于此。

《药性本草》及其他一些医学书籍中记载，它还可治疗女子血结，可涩肠止痢。但近现代医学研究的结果与上述论述刚好相反，发现它有止血收敛作用，对吐血、鼻血、外伤出血、女子非经期阴道流血等出血症有很好的疗效。《本草纲目》中对这一点也有所反映：可治鼻洪吐血，痔瘘泄精，男子水脏冷，女子子宫冷。另外，将白垩与王瓜配合使用，还对各类头痛有不错的疗效。

【治疗方剂】（仅供参考）

治鼻血不止

取白垩6克，用井水调服。两服可除根。

治水泄不化

白垩（煅）、炮干姜各31克，楮叶62克。上药一起研为末，做成绿豆大小的丸，每次用米汤送服20丸。

治反胃吐食

将白垩煅赤，放在1升米醋中浸过，再煅再渍，直到醋干为止。取这样处理过的白垩31克，加炮干姜7.8克，一起研成末，每次服3克，最后连服到500克以上。

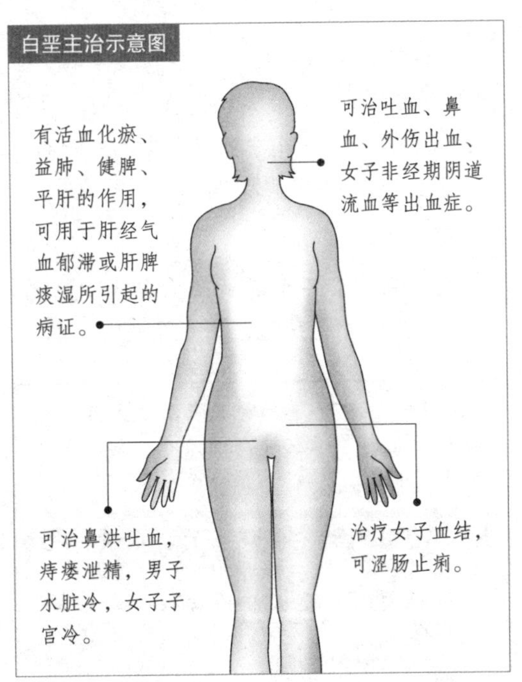

治突发咳嗽

白垩、白矾各31克。上药一起研为末，加姜汁做成梧桐子大小的丸。临卧时取20丸，用姜汤送下。

治风赤烂眼

白垩31克，铜青3克。上药一起研为末，每次取1.5克，用开水泡后洗眼。

治小儿热丹

白垩0.3克，寒水石15.6克。上药一起研为末，用新水调匀涂敷。

治痱子瘙痒

用白垩灰末扑。

治指头肿痛

用白垩调猪油擦涂。

治臁疮不干（小腿前面的疮化脓）

将白垩煅研成末，调生油搽。

冬灰

《神农本草经》上说：冬灰，味辛，性微温。主治黑痣、能祛除瘊子、息肉；可敛疮生肌止痒，治疗各种痈肿疮疡。冬灰也叫藜灰，一般在平坦的陆地水草丛杂的地方加工。

冬灰味辛，性微温。主治黑痣、赘疣、息肉、疮疡溃烂、疥疮、瘙痒等皮肤病症。

【原经文】冬灰，味辛，微温。主黑子、去肬、息肉、疽、蚀、疥瘙。一名藜灰。生川泽。

【释名】冬灰指冬天烧成的草木灰，也有人认为是冬季灶中烧的薪柴之灰，也叫藜灰。主要成分为碳酸钾和碳酸钠混合物。

关于冬灰到底为何物，存在两种看法：一种认为是占冬至节的芦苇灰。古人将芦苇膜烧成灰放入不同的律管中以占不同的节候，某律管中的芦苇灰飞出，就表示某节候到了。冬至节到时，相应的黄钟律管内的芦苇灰就会飞动；另一种认为是冬天烧成的草木灰，可入药。这里指的是后者。

冬灰辛散燥烈，少量使用可治疗皮肤病，如痈肿疮疥等；大量使用则有很强的腐蚀性，可治疗皮肤上的死肉、黑痣、瘊子等。冬灰辛散能通，可帮助气血运行，所以还有活血的作用。《本草纲目》中认为冬灰能“拔水”，即治疗溺水的人，用冬灰将溺水者埋起来，不一会儿便可醒过来，疗效神奇，这是因为冬灰性暖能拔水的缘故。

【治疗方剂】（仅供参考）

点疣、痣等

将冬灰煎熬后点上。

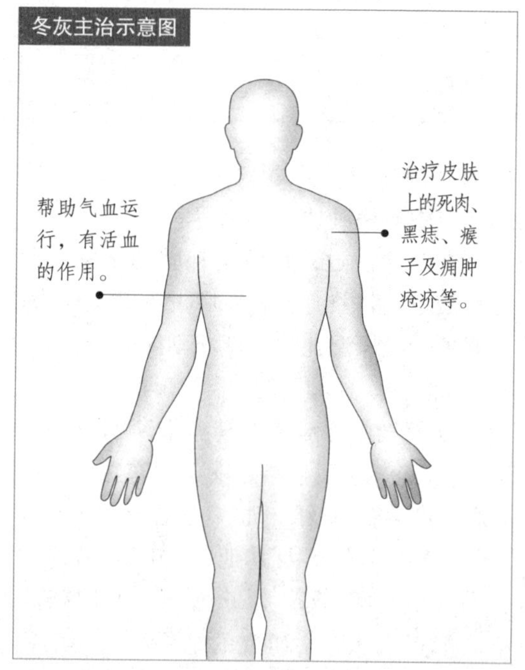

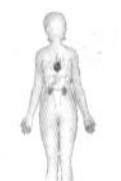

附子

《神农本草经》上说：附子，味辛，性温。主治风寒咳嗽之邪气；能安和内脏；治疗金属创伤；攻克顽固的癥和积聚的血瘕；消除寒湿引起的腿瘸，走路脚落地时像踏地一样，且膝部拘挛疼痛难以行走。附子生长在山的土石上且有流水的地方。

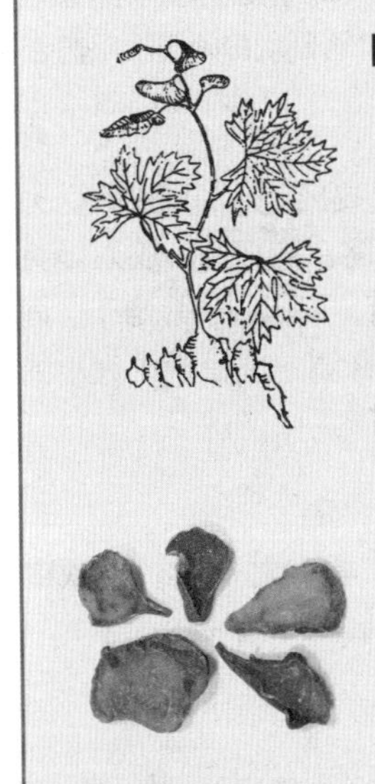

【原经文】附子，味辛，温。主风寒咳逆邪气；温中；金疮；破癥坚、积聚血瘕；寒湿踒躄；拘挛膝痛不能行步。生山谷。

【释名】附子为莨科植物乌头的旁生块根。根据不同制作程序可加工为盐附子、黑附片、白附子片等。主要产于四川、江西、湖南等省。

附子味辛，性温，主治邪气郁结导致的咳嗽气喘，能温补中气，治疗金属创伤，破除瘀血肿块，消除寒邪、湿邪造成的下肢疲软、筋脉拘挛、膝盖疼痛、不能行走等证。

附子辛散甘补，性热燥烈，可上助心阳以通利百脉，下补肾阳而补益元气，自古被誉为“回阳救逆之要药，温助命门真火之主帅”。因为附子既可温内祛寒，又能消散表面的寒湿，所以可用于阴寒导致的心腹冷痛及寒湿痹痛。总而言之，附子能够治疗一切寒证。表现在三方面：1. 可回阳救逆，用于亡阳证。一般症状为冷汗

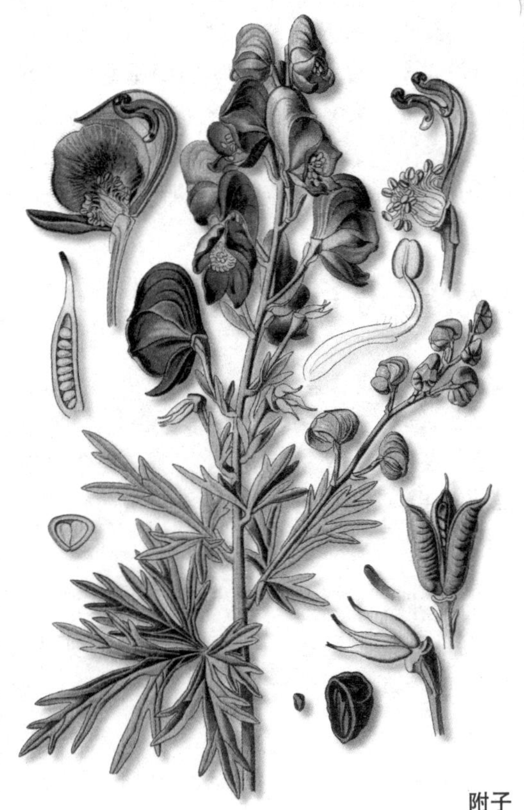

附子

自出、四肢厥逆、脉似欲绝等。2. 补阳益火，治疗阳虚证。适用于所有肾、脾、心诸脏阳气衰弱，包括肾阳不足引起的阳痿滑精、小便频数、腰膝酸痛，脾肾阳虚、阴寒内盛造成的脘腹冷痛、大便溏泻，及心阳衰弱导致的心悸气短、胸痹心痛等。3. 可散寒去湿止痛，对周身骨节疼痛的风湿病有不错疗效。

附子有毒，古代很多医家都畏之如蛇蝎，在历代的临床中，因服用不当而引起中毒的情况已不在少数。生附子的毒性更强，一般只限于外用，且常用量仅为3~15克。要想正确使用附子且最大限度发挥它的效力，需要在对症施治、药物品种、剂量、煎煮、服法等方面严格考虑。这也许就是它被划入下品药的原因之一。

现代医学研究表明，附子含有乌头

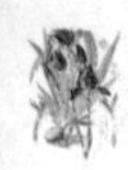

碱、次乌头碱等6种生物碱，有强心、抗心律失常、增加心肌耐缺血耐缺氧力、抗休克、抗氧化、抗过敏、促凝血、镇痛、消炎等作用。不过，由于附子辛热有毒，所以阴虚内热的患者及孕妇都忌用。

【治疗方剂】（仅供参考）

治少阴病初得，反发热而脉沉

麻黄（去节）、细辛各62克、附子（炮，去皮）1枚，水10升。上药先煮麻黄去沫，再加入其余药，煮汁至三成，分三次服下。令病人发微汗。

治脚气肿痛

用黑附子（生）1个，去皮脐，研末，加生姜汁调成膏涂肿痛处。药干再涂，到肿消为止。

治牙齿疼痛

附子31克（烧灰），枯矾0.3克。上药一起研末，擦牙。

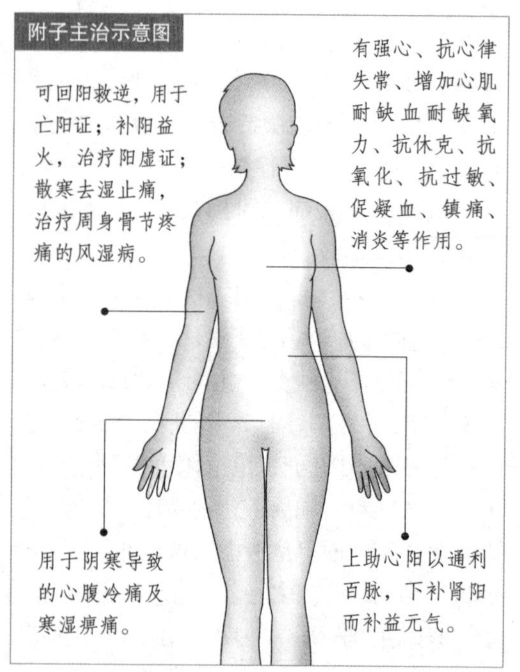

治虚寒腰痛

鹿茸（去毛，酥炙微黄）、附子（炮，去皮脐）各62克，盐花0.9克。上药一起研末，加枣肉调和成梧桐子大小的丸。每次取30丸，空腹用温酒送下。

治寒热疟疾

取附子（重15克者）1枚，裹在面中用火煨，然后去面，加人参、丹砂各3克，一起研末，加炼蜜做成梧桐子大小的丸。每次服20丸，未发病前连进三服。如药效显著，则有呕吐现象或身体有麻木感觉，否则次日须再次服药。

治阳虚吐血

取生地黄500克，捣成汁，加酒少许。另以熟附子46克，去皮脐，切成片，放入地黄汁内，在石器中煮成膏，取出附子片焙干，同山药93克研末，再以膏调末成梧桐子大小的丸。每次取30丸，空腹用米汤送下。

治月经不调

熟附子（去皮）、当归各等份。每次取9克，用水煎服。

治疔疮肿痛

用醋和附子末涂患处。药干再涂。

治手足冻裂

将附子去皮，研末，用水、面调涂，效果明显。

乌头

《神农本草经》上说：乌头，味辛，性温。主治被风邪所伤，怕风而打寒战；可使人出汗；祛除寒湿痹痛；止咳嗽气逆；能消解积聚；消退发冷发烧。晒干它的汁取膏，名叫射罔，可杀死飞禽走兽。乌头也叫奚毒、即子、乌喙，生长在山的土石上且有流水的地方。

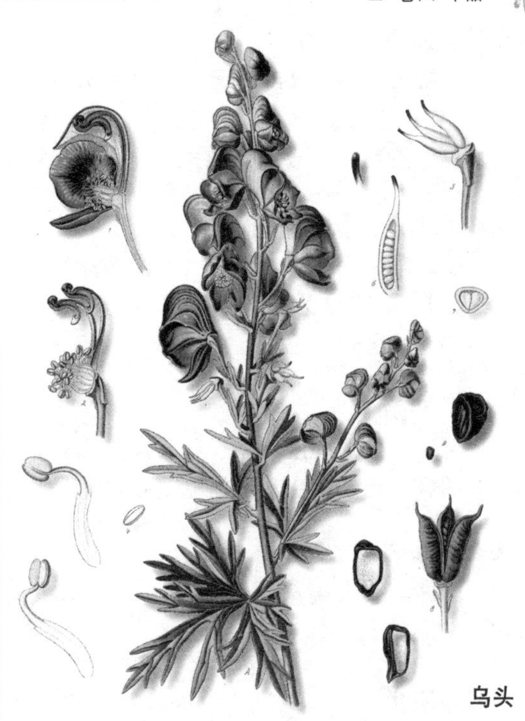
乌头

乌头味辛，性温。主治中风，恶风恶寒，有发汗的作用，还可祛除以寒湿为主要证状的风湿病，治疗咳嗽气喘，破除积聚肿块及伴有的恶寒发热证状。

现代一般认为，乌头味辛、苦，性热，有大毒，归心、脾、肾三经。在明代以前，川乌与草乌统称为乌头，自《本草纲目》开始，才有了川乌、草乌的划分。两者的性味疗效基本相同，都有祛风除湿、散寒止痛的作用，可治疗寒湿痹痛、头风痛、偏头痛、心腹冷痛、跌打伤痛、寒湿阴疽及突然中风引起的不省人事、口眼歪斜等。所以从古至今常将二者配合使用。古人还认为，草乌均为野生，经历的日月风雪较多，川乌则多为人工种植，较少经历风雪洗礼，因而草乌的药效比川乌更强。根据现代临床实践，草乌攻坚止痛的作用确实胜过川乌；不过就宣泄风寒来说，草乌就不如川乌了。草乌的毒性比川乌大，所以用药剂量比川乌稍小一些。

乌头有大毒，而将乌头滤汁澄清，晒干取膏，名为射罔，毒性更烈。古代的猎人就常用射罔喂箭以杀死飞禽走兽。因而，临床中使用乌头应非常谨慎，一般用量仅为3~10克，而且不能与附子同用。不过，正因为乌头有大毒，若能使用恰当，可起到其他药物难以达到的效果。古今一些善用乌头的医家，大敢使用大剂量乌头治疗顽疾，确实取得了显著的疗效。这正是古人所说的“善用毒药者方为良医”。

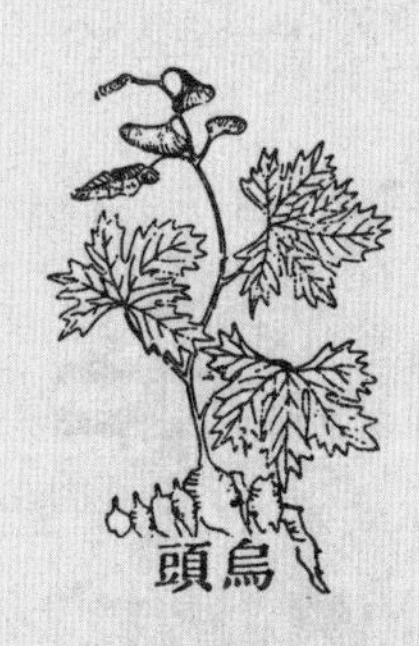

【原经文】乌头，味辛，温。主中风，恶风洗洗，出汗；除寒湿痹；欬逆上气，破积聚，寒热，其汁煎之，名射罔，杀禽兽。一名奚毒，一名即子，一名乌喙。生山谷。

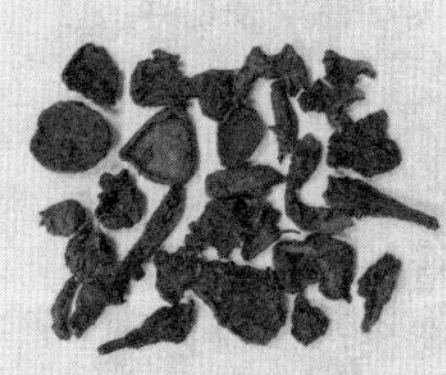

【释名】乌头为毛茛科植物乌头的母根。一般分川乌和草乌两种，川乌主要产于四川，均为人工栽培；草乌则全国各地都有出产，多为野生。

【治疗方剂】（仅供参考）

治中风厥昏，口眼歪斜

取生川乌头、生附子，都去掉皮脐，各取15.6克，再用生南星31克，生木香7.8克。上药混合，每次取15克，加生姜10片、水480毫升煎煮。

治口眼歪斜，语音不清，步履不正

川乌头（去皮脐）、五灵脂各156克。上药一起研末，加龙脑、麝香，用温酒送下，每天三次。

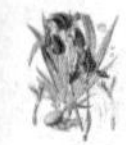

治风寒麻痹

用香白米煮粥240毫升，加入生川乌头末12克，慢熬适当，加入姜汁1匙、蜜3大匙，空腹服下。或加薏苡末6克也可。

治小儿抽筋，涎壅厥逆

生川乌头（去皮脐）31克，全蝎10个（去尾）。上药分为三服，每服用水240毫升、姜7片煎药饮下。

治小儿囟陷

乌头（生，去皮脐）6克，雄黄2.5克。上药研末，用葱根捣和做饼贴陷处。

治多年头痛

川乌头、天南星各等份。上药研为末，用葱汁调涂太阳穴。

治耳鸣不止

乌头（烧灰）、菖蒲各等份。上药研末，用棉花裹着塞耳内。一天换药两次。

治痈疽肿毒

川乌头（炒）、黄檗（炒）各31克。上药研末，用唾液调涂患处，留头。药干则以淘米水润湿。

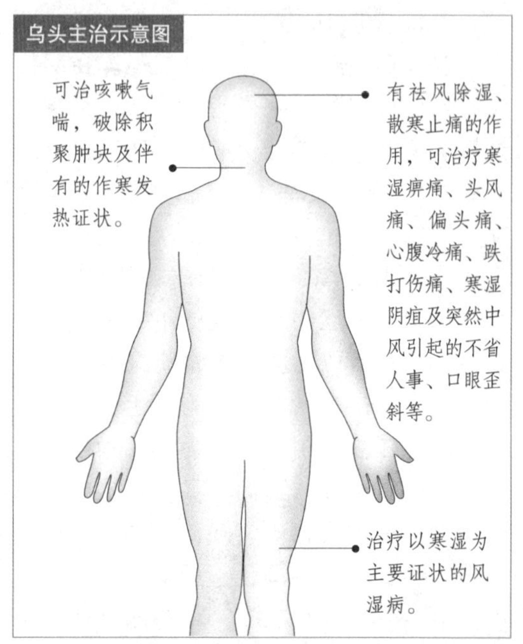

中医的毒药

中医古籍中对药的“毒”早有记载。2000多年前，《神农本草经》将中药分为上、中、下三品，其中下品药大多有毒，不可长期服用。事实上，中药是否有“毒”，关键在用不在药。有毒的中药，只要配伍得当、煎煮适宜，及时采取措施防治药物偏性，就可有效防止中毒现象。少数中药虽然会引起不良反应，但并非对人体没有一点好处。而且有毒中药药力充足，对疑难杂症有强大的杀伤力，能以毒攻毒，更好地治疗疾病。如晋代名医葛洪把疯狗杀死，取它的脑髓做成膏敷贴疯狗咬的伤口，对治疗狂犬病有非常好的疗效。乌头正是剧毒之药，不过使用得当可治疗恶疮肿毒、癌肿包块等。蟹爪甲也是有毒之品，但可治疗口眼歪斜、面部肿痛，还能解漆毒。而且如图中所绘，蟹还是餐桌上的美味佳肴。

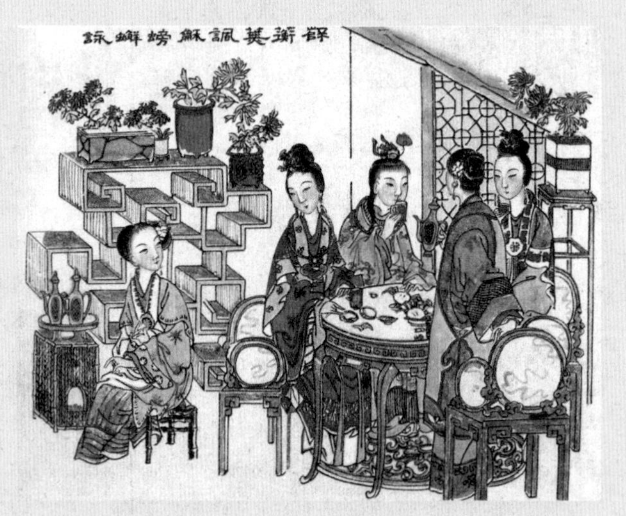

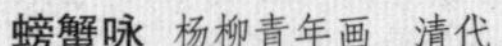
螃蟹咏 杨柳青年画 清代

天雄

《神农本草经》上说：天雄，味辛，性温。主治严重的风寒湿痹，周身关节疼痛，四肢拘挛；能消解积聚肿块；消除风邪；治疗金属创伤；能强壮筋骨，使身体轻巧，走路轻健。天雄也叫白幕，生长在山的土石上而有流水的地方。

【原经文】天雄，味辛，温。主大风寒湿痹，历节痛，拘挛缓急；破积聚；邪气；金疮；强筋骨，轻身健行。一名白幕。生山谷。

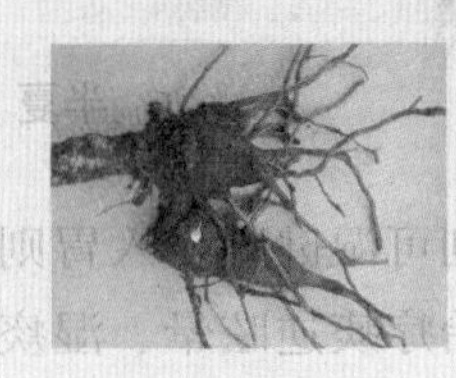

【释名】天雄也叫白幕，为毛茛科植物乌头不长附子的块根。李时珍说，乌头长到三寸以上的叫做天雄。

天雄味辛，性温。主治严重的风邪、风湿痹痛、周身关节疼痛、拘挛不利，能破除邪气郁结形成的肿块，治疗金属创伤，还可强健筋骨，使人身体矫健轻盈。

关于天雄的性味，《本经》中认为其味辛，性温，而今人一般认为它味辛、苦，性大热，有大毒。因天雄辛散苦泄，所以有消散心腹积聚的作用，可治疗脘腹烦闷痞满、呕逆等症。因它温可驱寒，善于补命门之火，所以也是祛风逐寒湿的良药，可以治疗风寒湿痹引起的关节疼痛、肌肉痉挛等症。《本经》中认为它可“主大风，寒湿痹”的说法正是源于此。天雄还有补肾助阳的作用，可强身健骨，令四肢有力。另外，天雄对疮疡、外伤也有一定的作用。

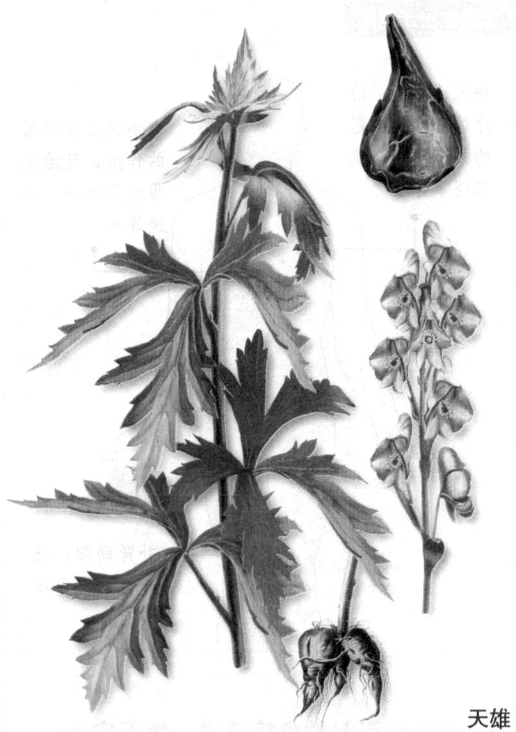

天雄

【治疗方剂】（仅供参考）

治头面胀满、偏枯、喉哑失音及面目变青

天雄、乌头、通草、菖蒲、附子、麻黄、蜀椒、桔梗各3.75克，山茱萸、芎䓖、防风、独活各4.5克，细辛、莽草、白术、薯蓣、牛膝、石南、甘草各3克。上药研末，每次用酒送服1克，每天三次。

治三十六种风病及肢体偏枯不遂

天雄（炮，去皮）、山茱萸各4.5克，麻黄（去节）3克，山药6克，细辛、石南、牛膝、莽草各1.5克，蜀椒、白术、乌头（炮，去皮）、桔梗、防风、甘草（炙）各12克。上药研末，每次用酒送服1克，每天三次。

主治目眩、口歪、目斜、耳聋及风眩头痛

天雄、细辛各9克，山茱萸、干姜各15克，山药、防风各21克。上药研末，每次用清酒服下0.5克，每天两次。

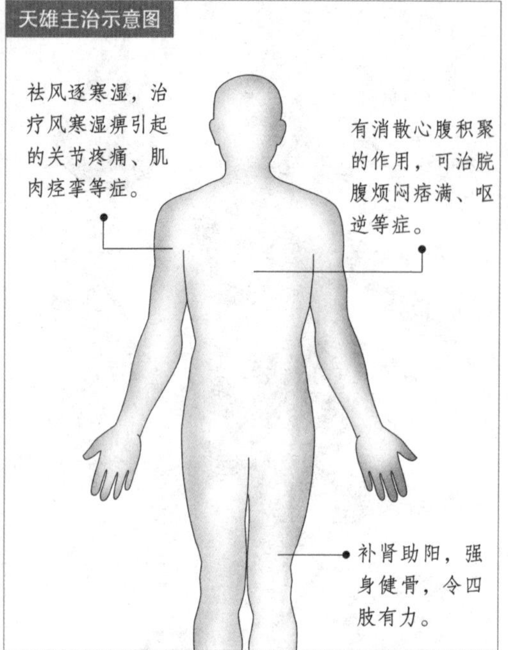

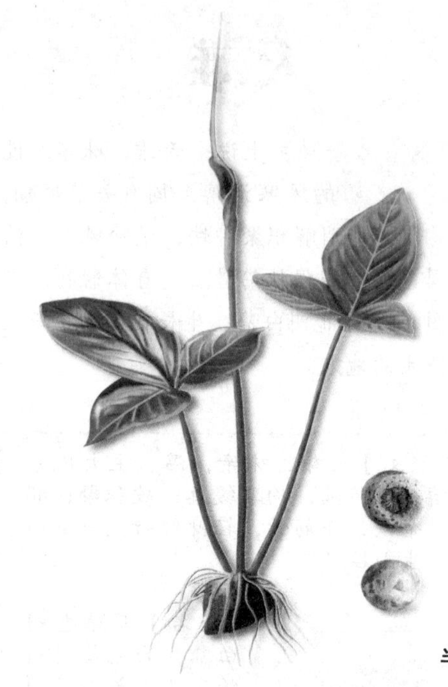
半夏

治飞尸贼风引起的急痛阵发、痛无定处

天雄、细辛、甘草各0.75克，桂心2.25克，附子、乌头、干姜各3克，雄黄、真朱各1.5克。上药研末，每次用酒送服1克。

半夏

《神农本草经》上说：半夏，味辛，性平。主治伤寒伴有发冷发烧，胃脘坚硬；能使气下行；治疗咽喉肿痛，头眩晕；消除胸闷咳嗽；止肠鸣；并能止汗。半夏也叫地文、水玉，生长在山的土石上且有流水的地方。

半夏味辛，性平。主治外感伤寒，恶寒发热，脘腹气机郁结痞闷，可使上逆的气机顺畅下行，还能治疗头目晕眩、咽喉肿痛、胸中闷满、咳嗽气喘、肠鸣等。还有发汗的作用。

半夏归脾、胃二经。味辛则有散寒通气温燥的作用，入脾则可湿健脾，入胃则能顺气和胃，所以可治疗痰逆眩晕、湿痰咳嗽、心悸、失眠等症。正如李时珍所说的，脾无留湿不生痰，所以脾是生痰的根源，肺是贮痰的容器。半夏因为体滑而辛温，所以能治疗痰饮及腹胀。涎滑能润，

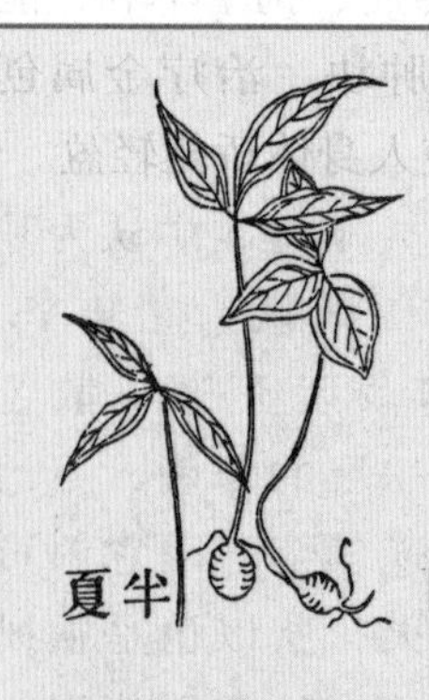

【原经文】半夏，味辛，平。主伤寒寒热心下坚，下气；喉咽肿痛；头眩；胸胀欬逆，肠鸣，止汗。一名地文，一名水玉。生山谷。

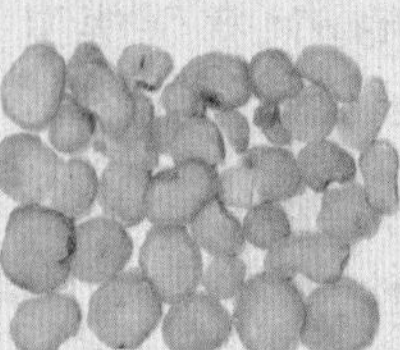

【释名】半夏为天南星科多年生草本植物半夏的地下块茎。一般于五月、八月采根晒干。根据不同制法，可分为清半夏、姜半夏、沽半夏、生半夏、竹沥半夏等品种。

辛温能散也能润，所以行湿而通大便，利窍而泄小便。用半夏、南星治痰，咳嗽自愈。

半夏性温和胃，因而可治疗胃寒及痰饮呕吐；又因其味辛能散，所以还可用于胸脘闷满或坚痞作痛。《本经》中所说的可治“心下坚”“胸胀咳逆，肠鸣”即是缘于此。《本草纲目》中记载，半夏还可消除痈肿、痿黄，悦泽肌肤，还可用于堕胎。

现代医学研究表明，半夏确实有明显的止咳作用，并对咽喉疼痛有缓和作用。由于半夏含有生物碱，所以它的各种制剂还有止吐镇静的功效。不过，因为半夏有毒，过多服用会造成人窒息，所以应严格遵循3~10克的常用量。阴虚燥咳、津伤口渴及血证的人不宜服用。

半夏主治示意图

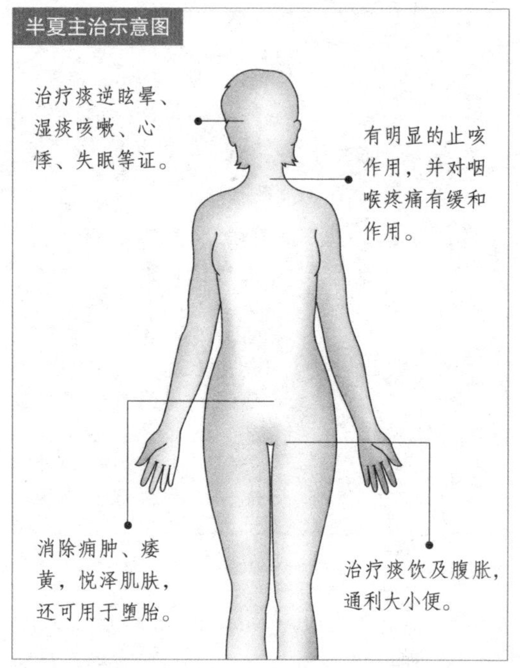

【治疗方剂】（仅供参考）

治老人风痰

半夏（泡7次，焙过）、硝石各15.6克。上药一起研末，加入白面捣匀，调水做成绿豆大小的丸，每次用姜汤送服50丸。

治热痰咳嗽，烦热面赤，口燥心痛

半夏、天南星各31克，黄芩46克。上药研末，加姜汁浸蒸饼做成梧桐子大小的丸。每次取服50~70丸，饭后用姜汤送服。

治湿痰咳嗽，面黄体重，食不消

半夏、天南星各31克，白术46克。上药研末，加薄糊做成梧桐子大小的丸，每次用姜汤送服50~70丸。

治老人便结

半夏（泡，炒）、生硫黄各等份。上药研末，加自然姜汁煮糊做成梧桐子大小的丸。每次取50丸，空腹用温酒送服。

治喉痹肿塞

将生半夏末吸鼻内，涎出见效。

治骨鲠在咽

半夏、白芷各等份研末，取1匙，用水冲服，当呕出。忌食羊肉。

治气痰咳嗽，面白气促，忧愁不乐，脉涩

半夏、天南星各31克，菌桂15.6克。上药一起研末，加糊做成梧桐子大小的丸，每次用姜汤送服50丸。

虎掌

《神农本草经》上说：虎掌，味苦，性温。主治胃脘疼痛，发冷发烧，气机结滞积聚；消除伏梁；缓解筋伤导致的痿痹，和缓四肢拘急；通利水道。虎掌生长在山的土石上且有流水的地方。

虎掌味苦，性温。主治心腹疼痛、胃脘气机阻滞、恶寒发热、腹部痞满肿胀、筋伤无力、四肢拘挛，还有通利水道的作用。

关于虎掌的性味，今人一般认为它

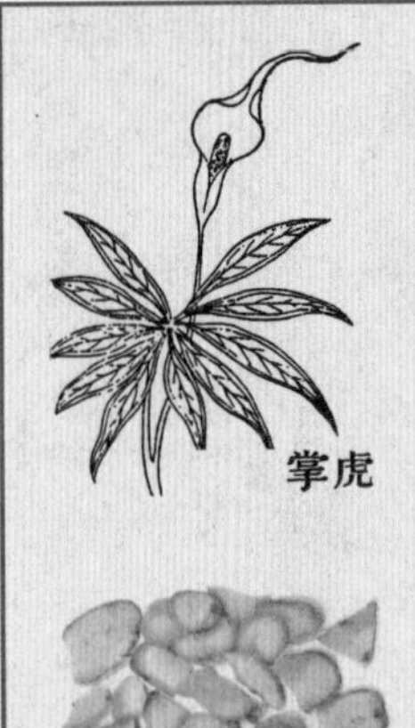

【原经文】虎掌，味苦，温。主心痛寒热，结气，积聚；伏梁；伤筋痿，拘缓；利水道。生山谷。

【释名】虎掌为天南星科植物生南星的块茎。呈扁圆球形，表面为黄白色至淡黄棕色，上端中央有凹陷茎痕，周围有细小根痕。一般秋、冬季节采挖，去除须根和外皮，晒干收存。

味辛、苦，性温，有毒。因味辛而能行能散，苦则可破可泄，所以自古就被认为是破积散结的良药，可治疗邪气积聚不通导致的心痛、寒热结气、心腹痞满、腹中肿块等。虎掌苦燥辛温，能祛除风寒湿邪，所以又有通经活血的作用，可治疗筋伤痿痹、四肢痉挛等证。虎掌还有祛湿温肺的作用，肺为水的根源，所以《本经》中提到虎掌还可“利水道”。另外，虎掌还对惊痫、口眼歪斜、喉痹、口舌疮等证有不错的疗效；捣碎外敷还能治疗金属器具所伤后引起的疮疡、折伤瘀血。

根据历代医学典籍所载，虎掌的主要功效应当在于结气积聚证的治疗方面，而后人仅将其用于燥湿祛风、祛痰止痉，大大缩小了它的治疗范围，也埋没了它的主要疗效，实在是非常可惜。

【治疗方剂】（仅供参考）

治中风口噤、眼闭

将天南星研末，加白龙脑等份调匀。用手指点末擦齿二三十遍，口自开。

治小儿惊风

取31克重的天南星1个，放酒中浸透。取出，放在新瓦上，周围用炭火炙裂。放冷，出火毒。研末，加朱砂0.3克。每次取1.5克，用荆芥汤调下。早晨空腹服一次，中午再服一次。

治角弓反张

天南星、半夏各等份。上药研末，用姜汁、竹沥灌下3克。同时烘灸印堂。

治痰迷心窍，心胆被惊，恍惚健忘

取天南星 500 克，先掘一土坑，用炭火 15000 克烧红，倒入酒 5 升，渗干后，把天南星安放在内，用盆盖住，勿令走气。次日取出研末，加琥珀 31 克，朱砂 62 克，一起研细，用生姜汁调面将药做成梧桐子大小的丸。每次取 30~50 丸，煎人参、石菖蒲汤送下，每天三次。

治吐泻不止，四肢厥逆，不省人事

将天南星研末，每次取9克，加枣3枚，水2盅，煎取八成，温服。

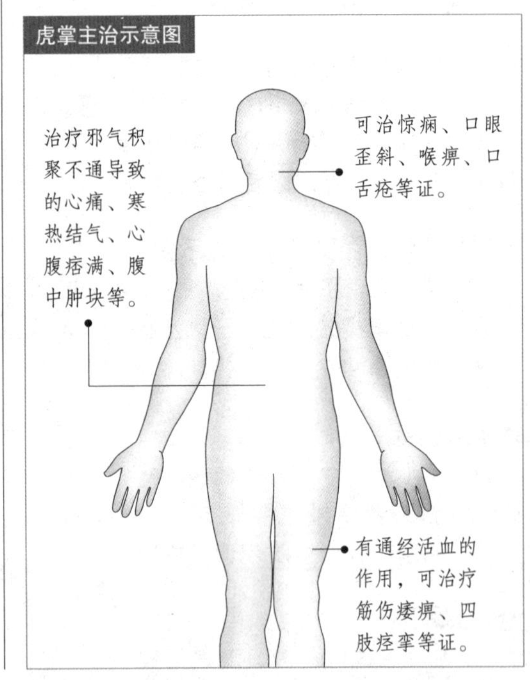

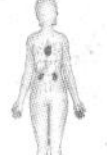

治小儿囟门不合，鼻塞不通

将天南星炮过，去皮，研末，加淡醋调匀摊布上，贴囟门，再把手烘热，频频在囟门处摩熨。

治喉风喉痹

取天南星1个，挖空，放入白僵蚕7枚，用纸包住煨熟，研末，以姜汁调服3克。病重者灌下，吐涎即愈。

鸢尾

《神农本草经》上说：鸢尾，味苦，性平。主治蛊毒、鬼疰等严重的传染病；能消解心腹结块；祛除水湿；杀灭三虫。鸢尾生长在山的土石上且有流水的地方。

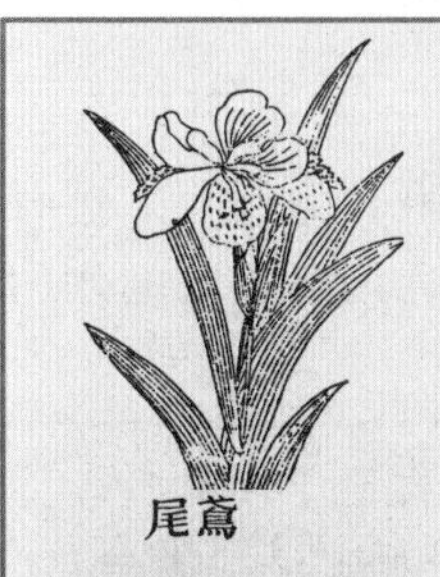

尾鳶

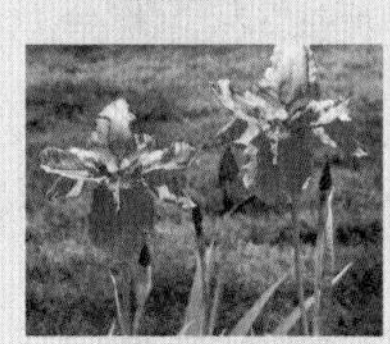

【原经文】鸢尾，味苦，平。主蛊毒邪气，鬼疰诸毒；破癥瘕积聚，去水。下三虫。生山谷。

【释名】鸢尾为鸢尾科植物鸢尾的根茎或全草。全年可采，挖出根状茎，除去茎叶和须根，洗净，晒干，切段收存。

鸢尾味苦，性平。主治蛊毒、鬼疰等严重的传染病，能祛除邪气，消解积聚肿块，通利水道，杀灭各种寄生虫。

后世中医一般认为，鸢尾味辛、苦，性寒，有毒。因味辛能散苦泄，性寒可清热，所以被认为是清热、解毒、杀虫的良药，可治疗《本经》中所说的“蛊毒邪气，鬼疰诸毒”，还可“下三虫”。因其辛

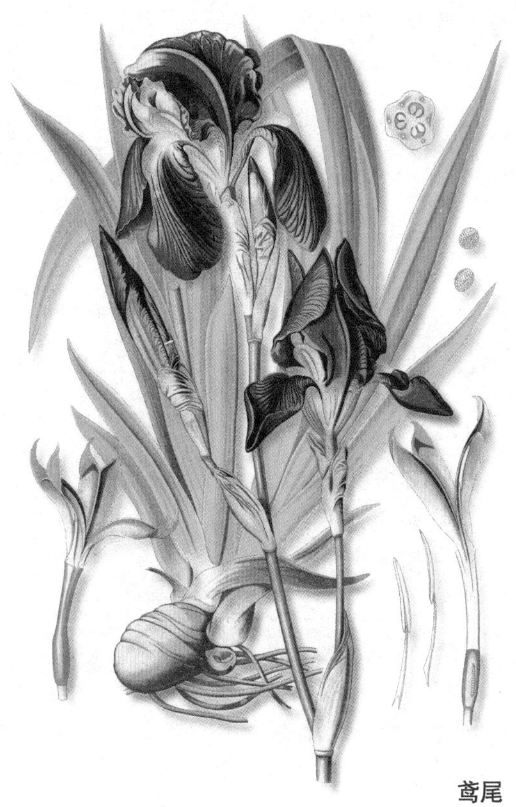

鸢尾

可活血，苦寒能解郁结，所以还有活血化瘀的作用，可治疗气滞血瘀引起的腹内结块、身体发热、食滞胀满、脘腹鼓胀、肿毒、跌打损伤等。另外，因鸢尾善走下行，所以还可通利水道，有消肿利水的作用，即《本经》中提到的“去水”功效。

不过，鸢尾全草都有一定的毒性，其中根茎和种子较毒，尤以新鲜的根茎毒性最为剧烈，如果使用不当很容易引起呕吐、泻痢、皮肤瘙痒、忽冷忽热等症状，所以使用时一定要谨慎。

【治疗方剂】（仅供参考）

治跌打损伤

冷水丹：取鸢尾根5~15克，研末或磨汁，用冷水送服。

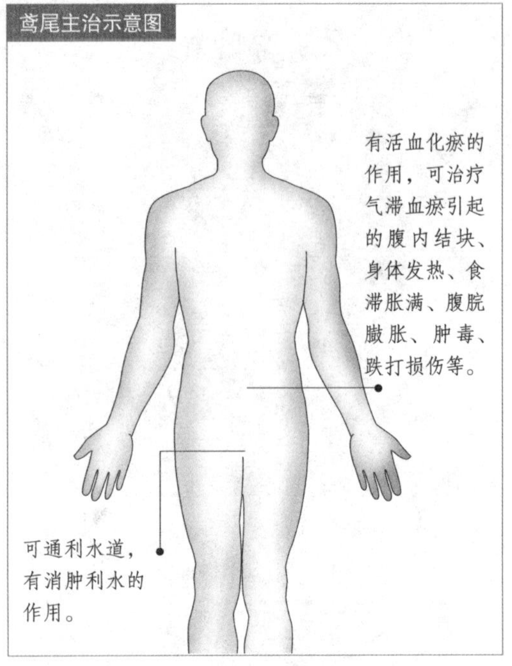

治喉证、食积、血积

取鸢尾根 5~15 克，水煎服。

大黄

《神农本草经》上说：大黄，味苦，性寒。主要能消散瘀血；治疗血脉闭塞导致的闭经；消退发冷发烧；能攻克癥瘕、积聚；消解饮邪、食物停留，可荡涤肠胃，推陈出新，通利水湿和食物，调理内脏以消化食物，安和五脏。大黄生长在山的土石上且有流水的地方。

大黄味苦，性寒。主要功效为消散瘀血，可治疗年轻女子闭经，恶寒发热，积聚肿块；还能涤荡肠胃中的宿食积垢，有推陈致新、通利水谷、调和五脏、改善消化的作用。

大黄因苦能降气，寒能泻火，所以有泻热通肠的作用，可以治疗便秘腹痛、胃肠实热积滞、壮热不退等证，还对湿热泻痢、大便不通有很好的疗效。大黄性寒入血，可化血中实热，因而有清热泻火、凉血解毒的作用，多用于血热妄行引起的吐血。大黄还有行瘀破积的作用，可治疗血瘀引起的多种病症，如瘀血闭经、瘀血肿痛、跌打损伤等。所以《本经》中用它“下瘀血”，治疗“血闭”“破癥瘕、积聚；留饮宿食”。《本草纲目》中也记载，它可主治下痢赤白、里急腹痛、小便淋漓、湿热燥结、潮热谵语、黄疸诸火疮等，这是对大黄这一疗效的重申。

大黄功专力巨，药效迅速猛烈，于是得“将军”美称。相传清代诗人袁枚有一次患了重病，遍求名医而无效，后偶得街头郎中的大黄方，不过三剂就痊愈了，大喜之下作诗云：“药可通神信不诬，将军竟救白云夫。”

大黄本是苦寒药物，却被历代医者奉为延年益寿的佳品。事实上并非大黄有什么滋补作用，完全是它泻火通肠的作用

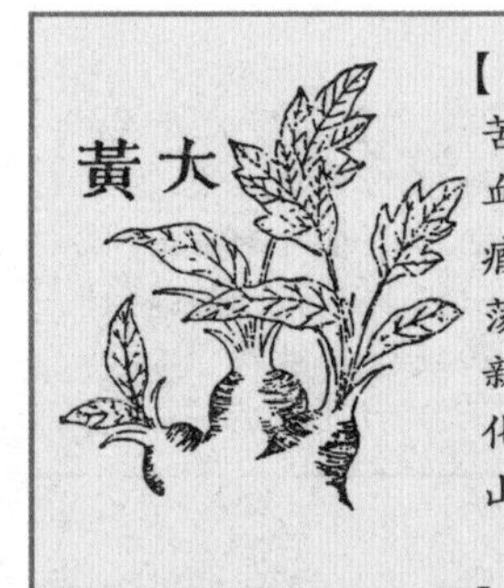

【原经文】大黄，味苦，寒。主下瘀血；血闭；寒热；破癥瘕、积聚；留饮宿食，荡涤肠胃，推陈致新，通利水谷，调中化食，安和五脏。生山谷。

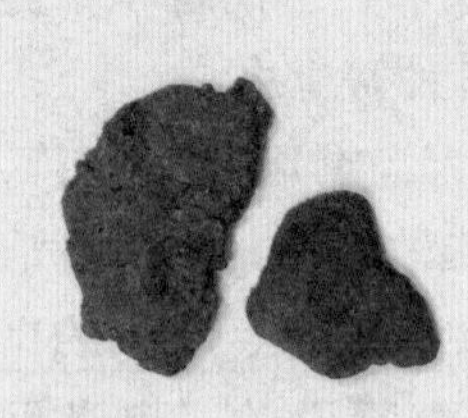

【释名】大黄为蓼科多年生草本植物唐古特大黄、掌叶大黄或药用大黄的干燥根及根茎，因其色黄，故名大黄。一般于秋末茎叶枯萎或次春发芽前采挖，除去细根和外皮，切成瓣或段，干燥备用。

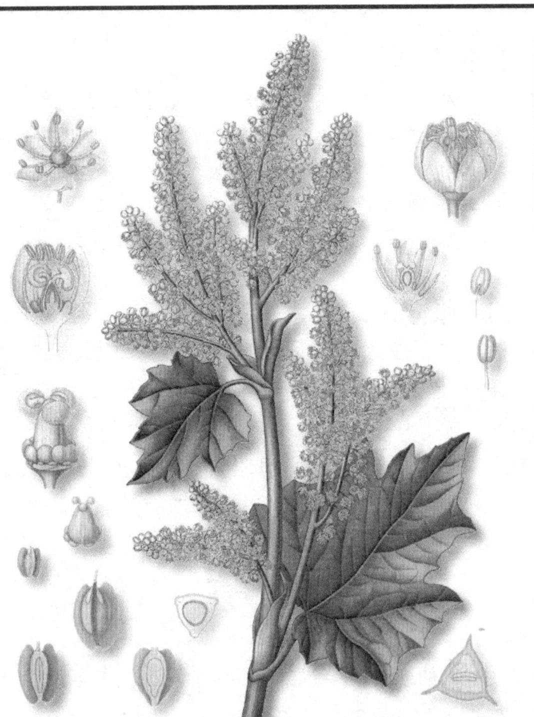
大黄

决定的。大黄能保持大便畅通，并使体内的废物和有害物质及时排出，从而可达到强身健体、延年益寿的作用，并因此有了“大补糕”的美誉。正如东汉王充所说：“欲得长生，肠中常清；若要不死，肠中无渣。”

现代医学研究表明，大黄含有大黄酚、大黄酸等有效成分，确实能刺激大肠蠕动，有很好的通便作用；还有止泻、抗菌、健胃、利胆功效。不过，由于大黄易伤正气，切勿过多服用，常用量为3~12克；妇女在怀孕期、月经期、哺乳期都不宜服用。

【治疗方剂】（仅供参考）

治吐血鼻血，心气不足

大黄62克，黄连、黄芩各31克。上药加水3升煮成1升，热服。下泻即为见效。

治伤寒痞满，心下满而不痛

大黄62克，黄连31克。上药泡入麻沸汤中，过一会绞渣取汁，分两次温服。

大黄——泻火将军

泻火指中医所说的清泻邪火实热的一种治法。较多应用于秋季，是因为秋季为寒热交替的季节，人体因长时间的暑气耗气伤津，机体容易阴阳失调，出现以皮肤干燥、口干唇燥、咽喉肿痛、大便干结、便秘、痔疮等为主要症状的秋燥症。此时“泻火”就显得尤为重要。

大黄是重要的泻下药、清热药和止血药，泻火功效显著。大黄又称将军，寓意其能平定祸乱，是救民于水火的将帅，并与人参、附子、生地榆合称“佛教中的四大金刚”。张仲景的《伤寒论》与《金匮要略》中有32首处方中使用了大黄，其中的大小承气汤、三黄泻心汤等至今仍广泛使用。大黄不仅是许多名医擅长使用的药物，还早就成为中国人熟悉、常用的泻火药物。图中如此的大快朵颐后，泻火估计是不可缺少的。

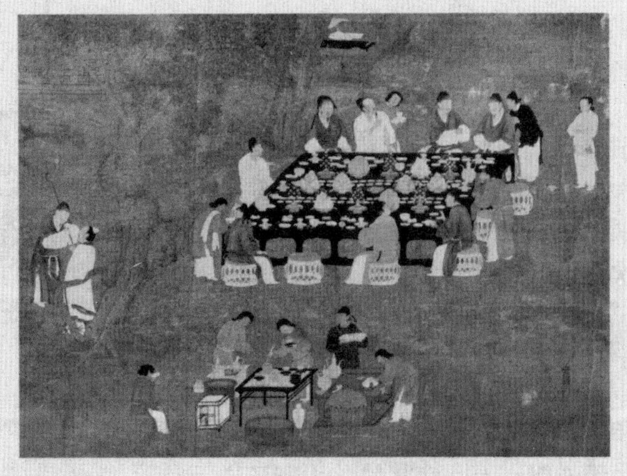
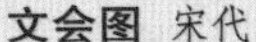
文会图 宋代

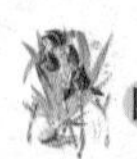

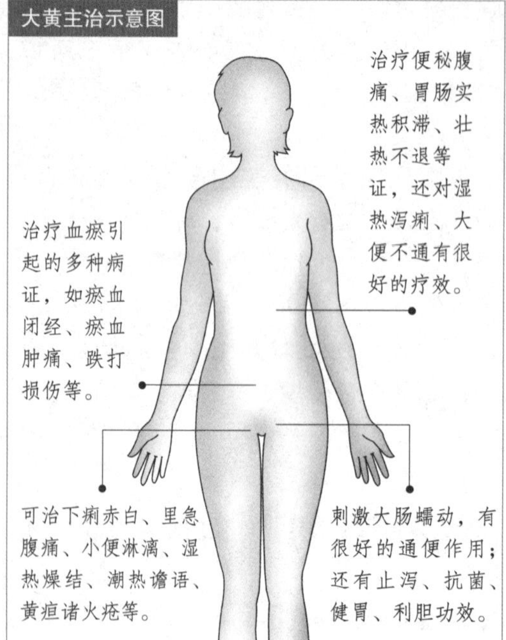

治腰脚风气作痛

取大黄62克，切成小块，加少许酥油炒干，不能炒焦，捣烂筛过。每次取6克，空腹用煮开过多次的姜汤送下。泻出冷脓恶物，痛即止。

治腹中痞块

大黄62克，朴硝31克。上药一起研末，和大蒜同捣成膏贴患处。

治小儿各种热病

大黄（煨熟）、黄芩各31克。上药研末，加炼蜜做成麻子大小的丸，每次用蜜汤送服5~10丸。

治赤白浊淋

将大黄研末，每次取1.8克，放入破了顶的鸡蛋中，搅匀，蒸熟，空腹吃下。三次见效。

治大便秘结

大黄末31克，牵牛头末15.6克。上药调和均匀，每次服9克。如果有心烦症状，可用酒送服；无此症状的，用蜜汤送下。

治食后即吐

大黄31克，甘草7.8克。上药加水1升，煮成500毫升，温服。

治男子疝气

用大黄末调醋涂患处，药干即换。

治头眼昏眩

用酒炒大黄，研末，清茶送服6克。

治口腔糜烂

大黄、枯矾各等份研末，擦牙，吐涎。

葶苈

《神农本草经》上说：葶苈，味辛，性寒。主治癥瘕积聚而有气滞；能消退发冷发烧，祛除顽固的病邪；通利水道。葶苈也叫大室、大适，生长在平原水草丛杂的地方及耕田、荒野。

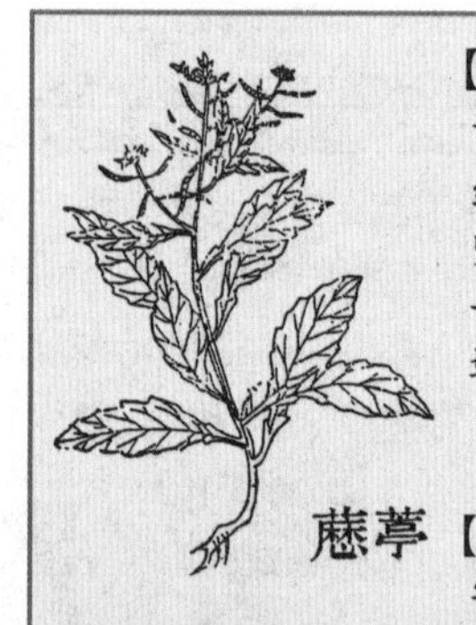

【原经文】葶苈，味辛，寒。主癥瘕积聚结气；饮食寒热；破坚逐邪，通利水道。一名大室，一名大适。生平泽及田野。

蔥葶

【释名】葶苈子为十字花科草本植物独行菜的成熟种子。根据制作方法不同，可分为甜葶苈子和苦葶苈子两种。主要产于河北、辽宁、内蒙古等地。

葶苈味辛，性寒。主治气血积聚形成的肿块，饮食不消化，恶寒发热，有破除坚积的作用。

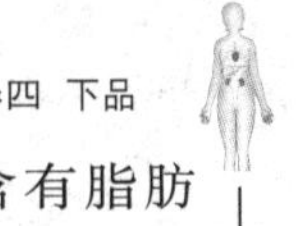

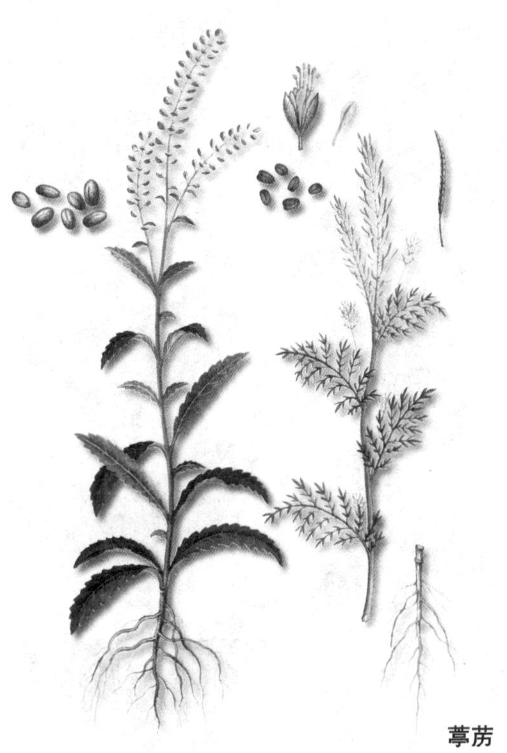

葶苈

李时珍说过，葶苈有甘苦两种，正如牵牛，有黑白两色，急、缓不同；又如壶卢，有甘、苦二味，良、毒有异。甜葶苈下泄性缓，虽泄肺却不伤胃；苦葶苈下泄性急，既泄肺也易伤胃，所以需要用大枣辅佐。不过肺中水气满急之证，非此药不能除。

现代一般认为，葶苈味辛、苦，性大寒，归肺、膀胱、大肠经。味辛则能行能散，苦则可清热解毒，入肺经而有泻肺气、定咳喘的作用，所以多用来治疗肺气壅实、痰饮阻塞、咳嗽不止等证。因葶苈入膀胱，所以还有通利水道的作用，对小便不利、面目浮肿等证有很好的效果。因入大肠经又可通便，可用于腹部肿痛，但是长时间服用会使人身体虚弱。正如《本草害利》中所说："泻肺猛将，疏肺下气，消痰平喘，而理胀通经利水。然味苦、大寒，性峻，走而不守，泄肺而易伤胃……须慎之。"另外，它还可通利月经。

现代医学研究表明，葶苈含有脂肪油、芥子甙等有效成分，有强心的作用。不过，由于它专泻肺气，不宜过多服用，常用量为3~10克；而且肺虚喘促、脾虚肿满的人忌用。

【治疗方剂】（仅供参考）

治阳性水肿

甜葶苈31克（半炒后研末），汉防己末62克。上药和鸭血及头同捣极烂，做成梧桐子大小的丸。视病情每次服5~10丸，每天三次，以小便通畅为效。

治通身肿满

将苦葶苈（炒）125克研细，调和枣肉做成梧桐子大小的丸。每次用桑白皮汤送服15丸，每天三次。

治肺湿痰喘

将甜葶苈炒为末，加枣肉调和成丸子服下。

葶苈主治示意图

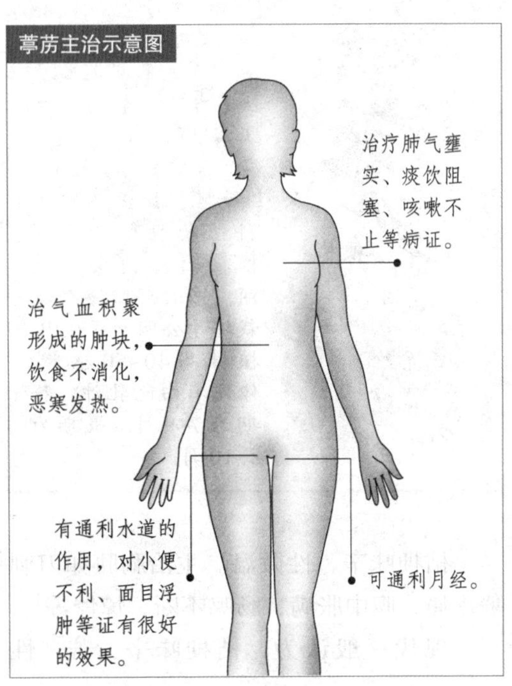

治肺壅喘急

将葶苈炒黄，研末，加蜜调和成弹子大小的丸。服药时先取大枣20枚，加水3升煎取2升，然后放入葶苈1丸，继续煎水至1升，一次服下。

治虫蚀齿

葶苈、雄黄各等份。上药研末，调腊月猪油点痛处。

治小便不利、茎中疼痛、小腹急痛

葶苈6克，通草、茯苓各9克。上药切捣过筛后，每次用水服下1克，每天三次。

桔梗

《神农本草经》上说：桔梗，味辛，性微温。主治胸胁疼痛如同刀刺；消除腹部胀满，肠鸣；惊恐；止心悸。桔梗生长在山的土石上且有流水的地方。

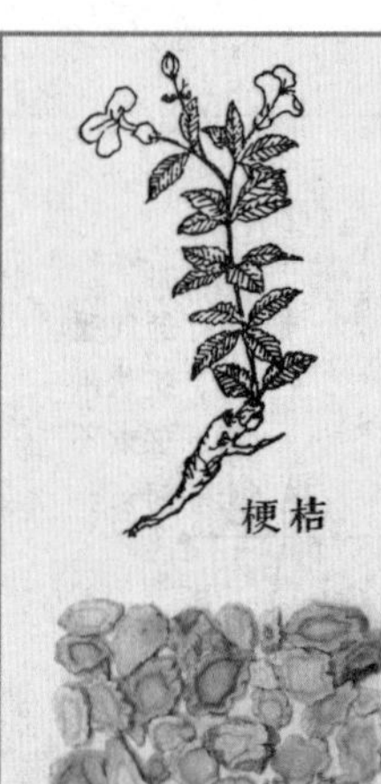
梗桔

【原经文】桔梗，味辛，微温。主胸胁痛如刀刺；腹满肠鸣幽幽；惊恐，悸气。生山谷。

【释名】桔梗为桔梗科植物桔梗的干燥根。因其花大而美丽，多作为观赏植物栽培于公园和庭院中。植株高40~50厘米，体内有白色乳汁。花期为7~9月，果期为8~10月。

桔梗味辛，性微温。主治胸胁如刀刺般疼痛、腹中胀满、肠鸣不断、惊悸等。

现代一般认为，桔梗味辛、苦，性平，归肺经。因辛能散寒行气，苦可清热降火，入肺经而善于消散肺气，所以有清肺利咽祛痰、解毒排脓的作用，可治疗风热咳嗽、风寒咳嗽、咽痛音哑、气滞痰阻等证，并对肺痈及痈疽肿痛等有很好的疗效。肺气难以宣泄就会使气机阻滞，使脉塞挛急，使血气不通，产生痰浊壅塞，于是就造成了《本经》中所说的“胸胁痛如刀刺”之证。桔梗味辛可发散，性温能行血，所以有散寒通脉、缓急止痛的作用，也能温化痰浊，痰浊消除后，胸胁的剧烈疼痛自然也就停止了，所以能够治疗此证。

《本草纲目》中记载，桔梗还可利五脏肠胃，补血气，除寒热风痹，温中消谷，疗咽喉痛，下蛊毒，治下痢，除鼻塞，治寒呕，口舌生疮，赤目肿痛。

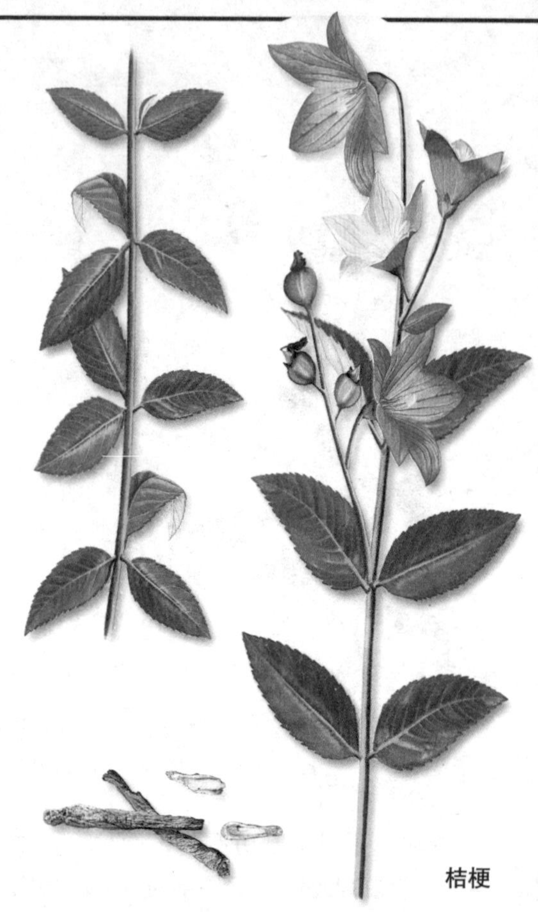
桔梗

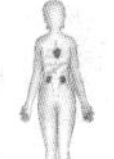

现代药理研究证明，桔梗富含的有效成分，具有消炎、解热、镇咳、祛痰、抗过敏、镇痛等多种疗效。不过，因桔梗有毒，且有溶血的作用，所以不能用于注射。

【治疗方剂】（仅供参考）

治胸胀不痛

桔梗、枳壳各等份。上药用水240毫升煎成120毫升，温服。

治伤寒腹胀

桔梗、半夏、陈皮各9克，生姜5片。上药用水240毫升煎成120毫升，温服。

治肺痈咳嗽

桔梗31克，甘草62克。上药加水3升煮成1升，温服。吐出脓血即见效。

治喉痹

取桔梗62克，用水3升煎成1升，一次服下。

桔梗主治示意图

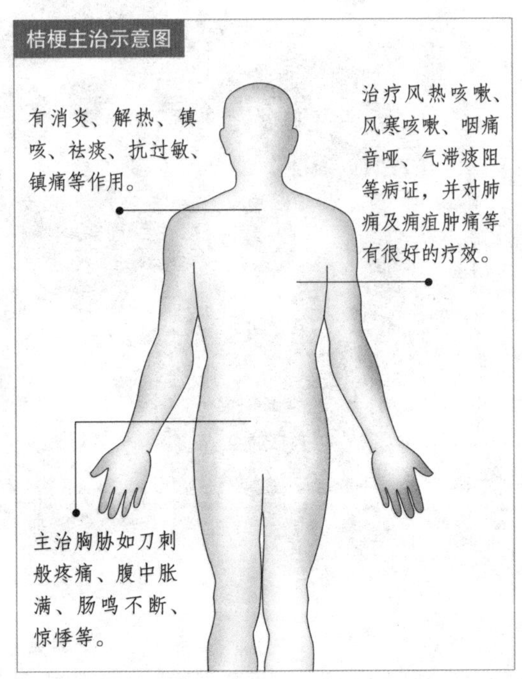

治咽痛、口舌生疮

先服甘草汤，如果不愈，再服桔梗汤。

治虫牙肿痛

桔梗、薏苡各等份研末，内服。

治牙龈肿痛

将桔梗研细，与枣肉调成皂角子大小的丸。用棉包裹，上下牙咬住。常用荆芥煎汤漱口。

治牙疳

桔梗、茴香各等份，略烧后研细敷患处。

治眼睛痛、眼发黑

桔梗500克，黑牵牛头93克。上药一起研细，加蜜做成梧桐子大小的丸。每次用温水送服40丸，每天两次。

治鼻血不止、吐血下血

将桔梗研细，加水调匀。每次服1.4克，每天四次。药中加生犀牛角屑也可。

治打伤瘀血

将桔梗研末，每次用米汤送服少许。

莨菪子

《神农本草经》上说：莨菪子，味苦，性寒。主治牙齿疼痛并使虫出；肌肉麻痹而拘急；能使人走路轻快不疲惫，消除幻视现象，服用过量会使人发狂而猛跑。长期服用可使身体轻便，跑起来能追上奔驰的马，还能增强记忆，增添气力，通晓神明。莨菪也叫横唐，生长在两山之间的高坡土地上且有流水的地方。

莨菪子味苦，性寒。主治虫牙疼痛，能引虫出，还可治疗筋肉麻痹拘急，使人步履轻快；但过多服用会导致神经错乱，产生幻视，并发狂乱跑。

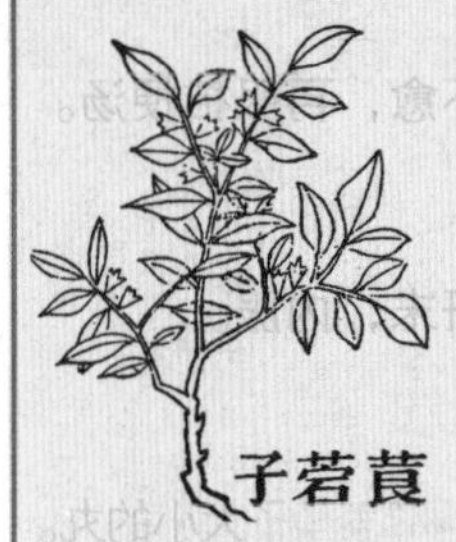

【原经文】莨菪子，味苦，寒。主齿痛出虫，肉痹拘急；使人健行，见鬼，多食令人狂走。久服轻身，走及奔马，强志，益力，通神。一名横唐。生川谷。

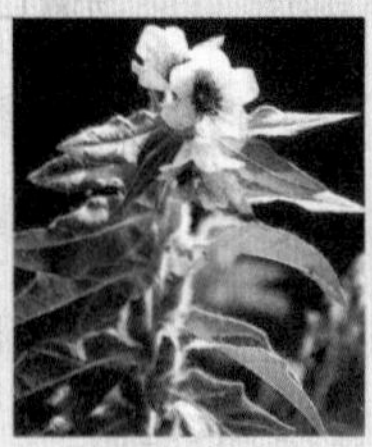

【释名】莨菪子为茄科植物莨菪的种子，又叫天仙子、横唐。花呈淡黄绿色，基部带紫色；子房略呈椭圆形。种子多，为近圆盘形，淡黄棕色。

莨菪子入心、胃、肝三经，有毒。因其味苦能泄降，性温可通利，所以有疏经通脉、利气除风、活血消肿的作用。莨菪子比较重要的功效是能够麻醉止痛，临床中常用于牙痛、肌肉痉挛、腹痛等多种疼痛症状的治疗。它还有安虫止痛的作用，即《本经》中所说的“出虫”，不过并不能杀虫。

《本经》说它还可“强志”“通神”，《本草纲目》中也记载，它能治疗癫狂风痫，颠倒拘挛，可安心定志，聪明耳目，除邪逐风；这些病证都是苦寒入心经后使心腹烦闷痞满导致的，莨菪子能够入心经，有疏经除烦、利气通脉的作用，所以可以很好地治疗。根据古今临床实践，莨菪子确实有强志清神，治疗癫痫病的功效。不过，治疗时必须对剂量进行严格的控制，一旦用量过大，会适得其反，产生精神错乱的后遗证，病人会幻视幻听，胡言乱语，发狂奔跑，即《本经》中所说的“见鬼，多食令人狂走”。《本草纲目》中记载了一则过量服用莨菪子导致疯癫的故事，病人疯狂后把全家都看成是鬼，最终全部杀死。李时珍解释为，莨菪子有毒，会使痰迷心窍，蔽其神明，进而乱其视听。现代医学则认为是由于莨菪内含的阿托品过量造成的。

现代药理分析表明，莨菪所含的生物碱能够较强地抑制腺体分泌，有散瞳、升高眼压及调节麻痹的作用，还能使心率加速，并对中枢神经系统有明显的镇静作用。不过，由于阿托品 5~10 毫克就能产生显著的中毒症状，最低致死量为 0.08~0.13 克，所以切勿过量服用。

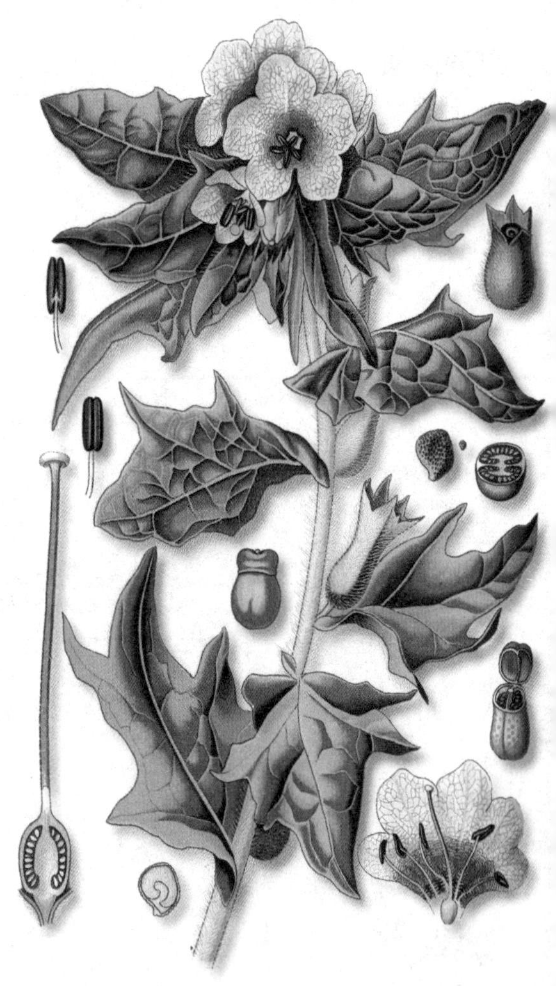

莨菪

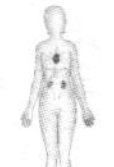

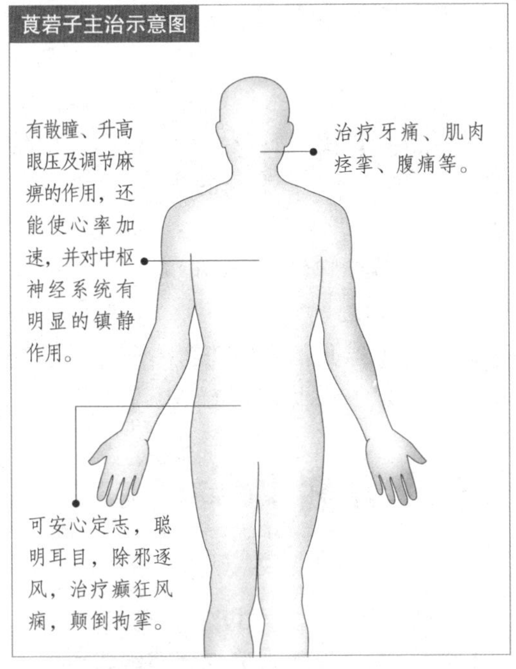

【治疗方剂】（仅供参考）

治风痹厥痛

莨菪9克（炒），大草乌头、甘草各15.6克，五灵脂31克。上药研末，加糊做成梧桐子大小的丸，以螺青为衣。每次取10丸，男子用菖蒲酒送下，女子用芫花汤送下。

治长期水泻

取干枣10个，去核，填入莨菪子，扎稳，烧存性。每次用粟米汤送服3克。

治下赤白痢

大黄（煨）15.6克、莨菪子（炒黑）1撮。上药研末，每次用米汤送服3克。

治脱肛不收

将莨菪子炒过，研末，敷患处。

治风牙虫牙

取莨菪子1撮，放在小口瓶内烧烟。以小管引烟入病齿处。

治风毒咽肿，吞水不下

将莨菪子研末，每次用水送服2小匙。

治乳痈坚硬

取新莨菪子半匙，用清水240毫升送服。注意不要把药嚼破。

治跌打损伤

将莨菪子研末，加羊油调涂伤处。

草蒿

《神农本草经》上说：草蒿，味苦，性寒。主治疥疮生痂而奇痒；治疗恶疮；能杀死虱；消除滞留在骨节中的热邪；可使眼睛视物明亮。草蒿也叫青蒿、方溃，生长在水草丛杂的地方。

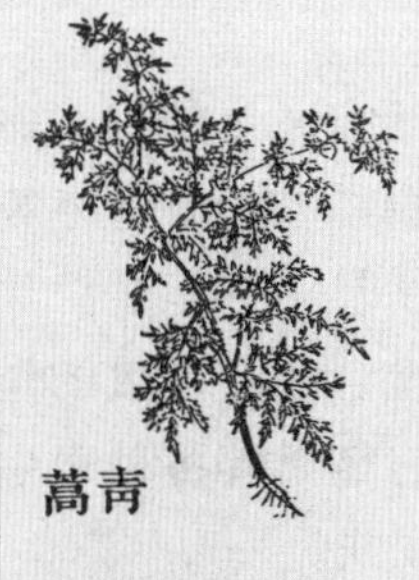

蒿青

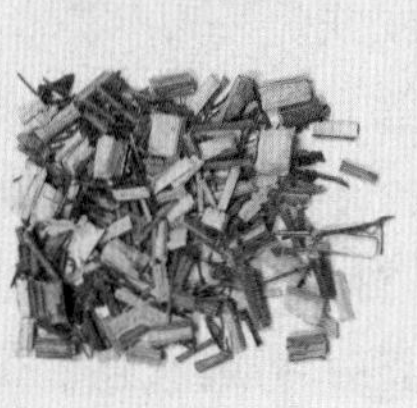

【原经文】草蒿，味苦，寒。主疥瘙痂痒；恶疮；杀虱；留热在骨节间；明目。一名青蒿，一名方溃。生川泽。

【释名】草蒿为菊科一年生或二年生草本植物青蒿和黄花蒿的全草，又名香蒿。《诗经》中“呦呦鹿鸣，食野之蒿”的“蒿”，指的就是青蒿。一般秋季花盛开时割取。

草蒿味苦，性寒。主治疥疮、痂结、瘙痒及恶性疮疡，能杀灭虫虱，消除滞留在骨节间的热邪，还有明目的作用。

《本草纲目》中说：“草蒿得春木少阳之气最早，故所主之证，皆少阳、厥阴血分之病也。”所以草蒿可入血分，有清热、

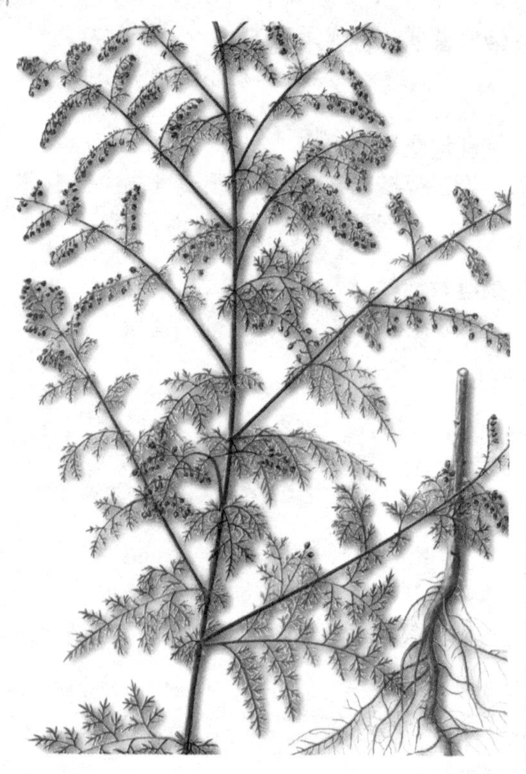
草蒿

凉血、止痒的作用，能治疗风热郁积于血导致的疥疮、痂结、瘙痒、恶性疮疡等皮肤病。草蒿苦寒而有清热解毒、祛湿除蒸的作用。将其煎汤外洗，还有杀虫的作用，可杀灭阴虱、头虱、体虱等各种寄生虫，疗效显著且不刺激皮肤。

草蒿归肝、胆、肾三经。入肝可清热解毒明目，治疗肝火上炎引起的目赤肿痛、羞明多泪等证。入肾则可引骨之火，用于骨间伏热、骨蒸劳热、阴虚发热、低热不退等病证，还可治疗耳脓肿痛、牙齿肿痛等。《本草纲目》中记载，草蒿还可治疗夏季持续高烧、妇人血虚下陷导致的出血、腹胀及冷热久痢。它还有补中益气、补皮驻颜的作用，可使头发黑亮不衰老，兼去叉发。将生青蒿捣成汁服用，并把渣贴在痛处，能治疗胸痛黄疸。把生青蒿捣烂敷贴在金疮上，可止血止疼。把它烧成灰，隔纸淋汁，和石灰一起煎煮，能治恶疮、瘪肉、黑疤。

近现代以后，人们还将草蒿制成微型胶囊治疗慢性支气管炎。临床证明，草蒿确实有镇咳祛痰和平喘的作用。《本草害利》中还说："苦寒之药，多与胃家不和。唯草蒿芬芳袭脾，宜于血虚有热之人，取其不犯中和之气耳。"可见，草蒿虽性味苦寒，却不像其他苦寒药物一样容易损伤中气，它是一味非常安全的中药。

【治疗方剂】（仅供参考）

治男女痨病

将青蒿锉细，加水3升，童便5升一起煎至1.5升，去渣留汁再煎成膏，做成梧桐子大小的丸。每次取20丸，空腹时及睡前各用温酒送下。

治疟疾寒热

用青蒿1把，加水2升，捣汁服。

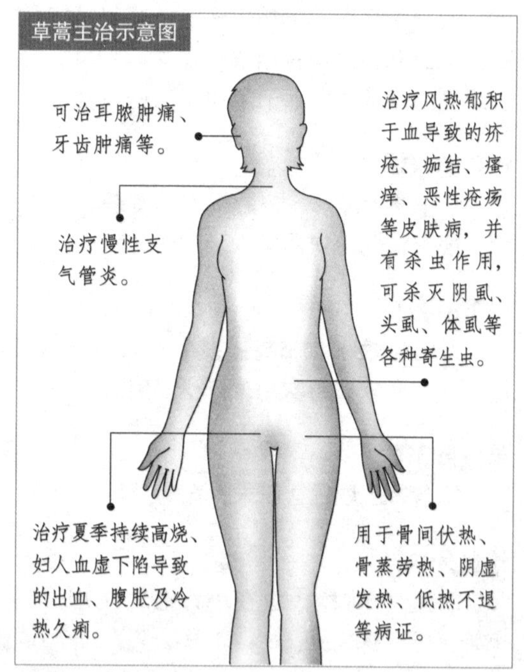

治温疟，只热不冷，痰多

用青蒿62克，在童便中浸过，焙干，加黄丹15.6克，研末，每次用白开水送服6克。

治赤白痢下

青蒿、艾叶各等份，同豆豉捣成饼，晒干。每次取1只饼，以水240毫升半煎服。

治酒痔便血

取青蒿叶或青蒿茎，研末。便前用冷水，便后用水酒调服。

治各种刀伤

用青蒿捣末封伤口，血止即愈。

治牙齿肿痛

取青蒿1把，煎水漱口。

治耳出脓汁

将青蒿末用棉裹塞耳中。

治鼻中息肉

青蒿灰、石灰各等份，淋汁熬膏点息肉上。

旋覆花

《神农本草经》上说：旋覆花，味咸，性温。主治气机结聚导致胁下胀满；治疗惊恐、心悸；能泄除水液；消除五脏间寒热邪气；安补内脏，使气下行。旋覆花也叫金沸草、盛椹，生长在平原水草汇集的地方及河流、山间有溪流的地方。

旋覆花味咸，性温。主治邪气积聚、胁下痞满、惊悸，可通利水道，祛除五脏间的寒热邪气，增强脏腑功能，补益中气，使上逆的气机顺畅下行。

今人多以为旋覆花味辛、苦、咸，性微温，入肺、胃二经。因辛散苦降，温可宣通，

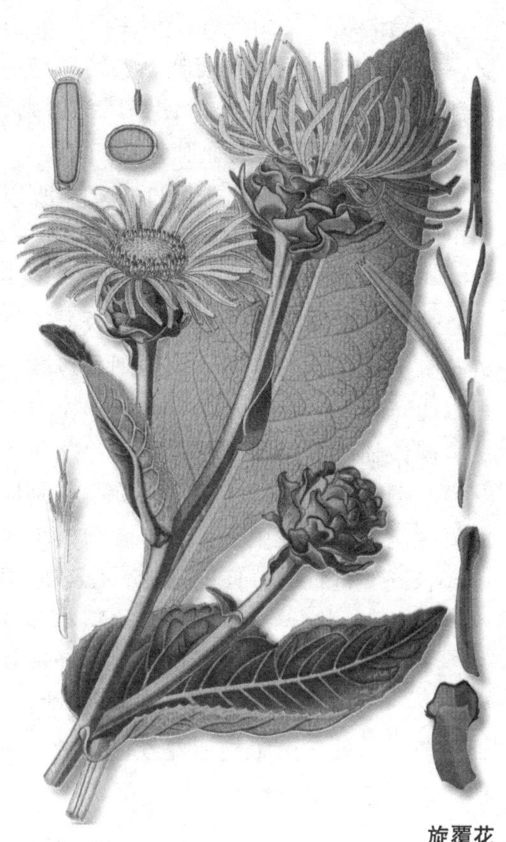

旋覆花

咸能软坚消痰、引水止咳、下气降逆，所以有消痰行水、降逆止呕的作用。正如《本草纲目》所说：旋覆是手太阴肺、手阳明大肠

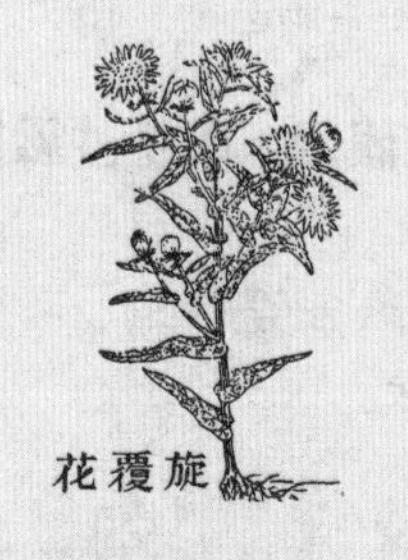

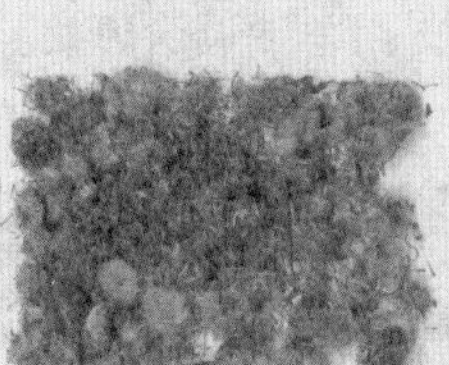

【原经文】旋覆花，味咸，温。主结气胁下满；惊悸；除水；去五脏间寒热；补中；下气。一名金沸草，一名盛椹。生平泽、川谷。

【释名】旋覆花为菊科植物旋覆花属植物线叶旋覆花及大花旋覆花的头状花序，也叫夏菊。一般夏、秋季节花开放时采收，除去杂质，阴干或晒干。

药。所治诸病，其功只在于行水下气通血脉。并概述其功效为：消胸上痰结，唾如胶漆，心胁痰水，膀胱留饮，风气湿痹，皮间死肉，利大肠，通血脉，益气泽。

旋覆花味咸而有润下的功效，所以还可治疗风气湿痹、大肠燥结。至于《本经》中所谓的“惊悸”，是由于痰饮积聚于心包脾络之间，令人病惊的缘故，因旋覆花有消痰逐饮的作用，痰去则心包脉络得以清净顺畅，惊悸也自然消除。

现代临床中，旋覆花常用于治疗痰饮气逆、喘咳痞满、呕吐等证。旋覆花制成的复方制剂，还被用于内证、恶阻、小儿善太息证、百日咳等证的治疗，已经取得不错的效果。值得注意的是，旋覆花多绒毛，入汤剂时容易刺激咽喉作痒，导致咳呛呕吐，所以应当先用布包好再入煎剂，即包煎。另外，由于旋覆花性偏温散，所以阴虚劳嗽、津伤燥咳之证忌用。

旋覆花主治示意图

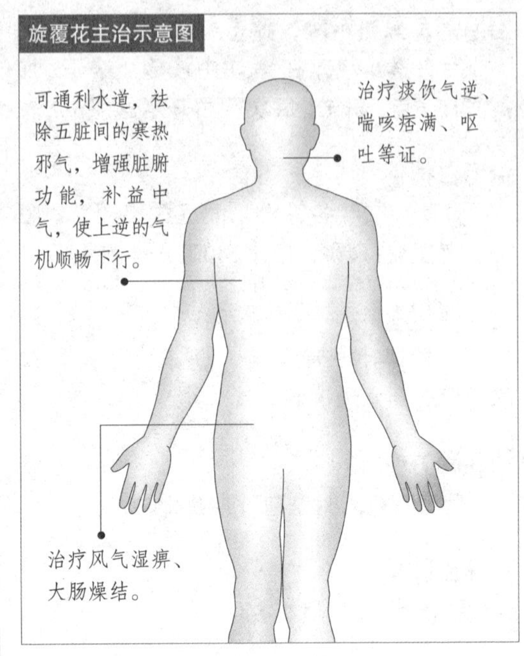

【治疗方剂】（仅供参考）

治中风壅滞

将旋覆花洗净，焙过，研细，加炼蜜做成梧桐子大小的丸。临睡时用茶汤送服 5~10 丸。

治小儿眉癣（小儿眉毛眼睫，因生过癣后不能复生）

旋覆花、赤箭、防风各等份。上药研末，洗净患处，以油调涂。

治耳后生疮

将旋覆花烧过研细，用羊油调涂患处。

治妊娠六七月胎动不安

旋覆花 3 克，白术、黄芩、厚朴、茯苓、枳实各 9 克，芍药、半夏、生姜各 6 克。上药切碎，用 2000 毫升水煎煮，取汁 500 毫升，分为五服，白天三服，夜间两服，饭前服用。

藜芦

《神农本草经》上说：藜芦，味辛，性寒。主治蛊毒；咳嗽；痢疾；头部溃疡、疥疮、恶疮；能消灭众虫之毒，去除死肉。藜芦也叫葱苒，生长在两山之间的高坡土地上且有流水的地方。

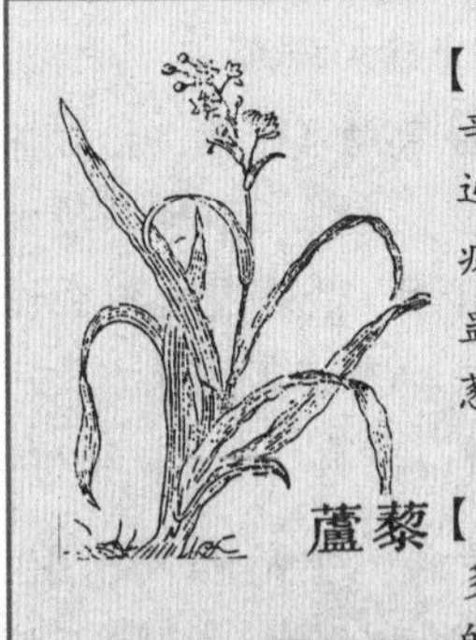

蘆藜

【原经文】藜芦，味辛，寒。主蛊毒；欬逆；泄痢、肠澼；头疡疥疮、恶疮；杀诸蛊毒，去死肌。一名葱苒。生川谷。

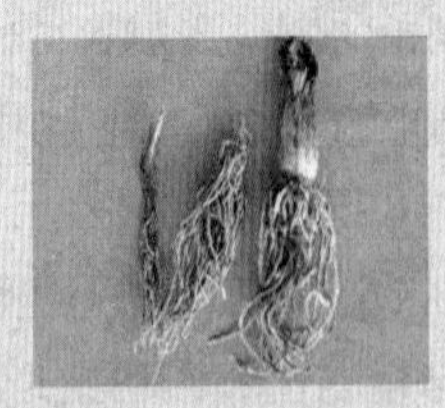

【释名】藜芦为百合科多年生草本植物藜芦的干燥根，又叫黑藜芦，全株有毒，以根部为最。一般于5~6月未抽花茎时采挖，去除苗叶，晒干或用开水浸烫后晒干。

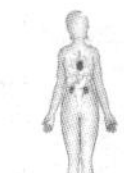

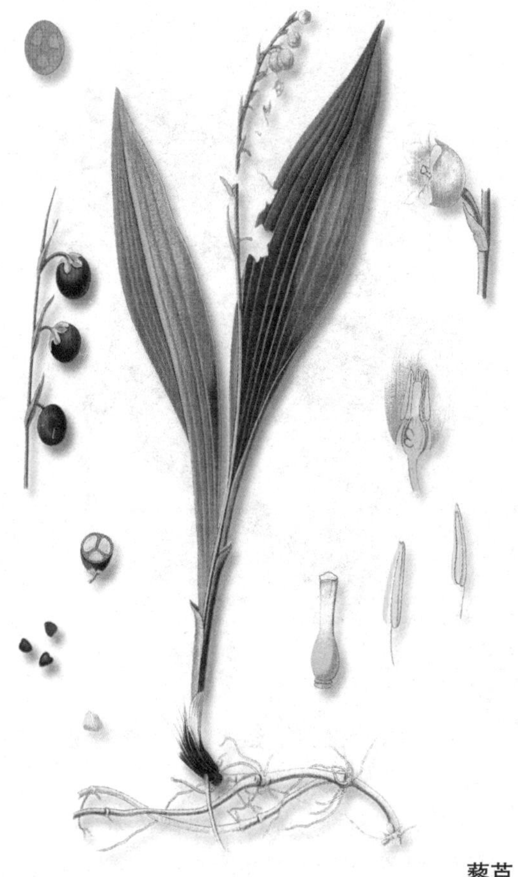

藜芦

藜芦味辛，性寒。主治蛊毒、咳嗽气喘、痢疾下血、头生秃疮、疥疮瘙痒、恶性疮疡等，还可杀灭各种寄生虫，并有解毒作用，还能去除麻木坏死的肌肉。

藜芦归肺、胃、肝经。内服可涌吐风痰，外用能杀虫疗疮，可治疗风痰壅塞导致的中风不语、癫狂烦乱及偶尔的急救涌吐等证。将其油调外涂，还可除疥癣秃疮，杀虱。事实上，藜芦不管是“主蛊毒”，还是治疗咳逆、喉痹不通，都是由它宣壅导滞的作用决定的。苦可涌吐，所以可使邪气痰热、胸膈积聚之病，都吐出来；辛能散结，可治疗鼻中息肉；苦又能泄热杀虫，因而能泄利肠澼杀灭各种虫毒；苦寒能泻湿热，疮疡都是由湿热所生，湿热不去，则肌肉就会溃烂，湿热泄去后，各种恶疮、烂疮、死肌自然就痊愈了。

现代药理分析证实，藜芦含有芥芬胺、假芥芬胺、秋水仙碱等生物碱，有持久的降压作用，但会刺激口、鼻、眼黏膜。黑藜芦还对家蝇有强大的毒杀能力。由于藜芦毒性强烈，所以内服应非常慎重，体弱、失血患者及孕妇都忌服。藜芦导致中毒后，会产生恶心、流涎、呕吐、腹泻、血性大便、出汗，进而视线模糊、神志不清、心律失常、手指刺痛及头、颈、肩有温热感等症状。严重时还会出现血压下降、眩晕、头痛、呼吸困难及胡言乱语、支气管收缩、肌肉抽搐、全身痉挛、心率变慢甚至心跳、呼吸停止的状况。藜芦外用也会产生毒性反应，表现为皮肤和黏膜灼痛、打喷嚏、流泪等。

对于藜芦中毒，一般用中药解救，方法有很多，比如可煎服紫草，或取鲜生地黄榨汁冲服等。除了毒性反应外，在中药的配合使用中，藜芦与细辛、芍药及五参相冲，具体应用时应密切注意。

【治疗方剂】（仅供参考）

治诸风痰饮

藜芦 3 克、郁金 0.3 克。上药一起研末，每次服 0.6~0.9 克，用 240 毫升温浆水送下。

治中风不省，牙关紧闭

取藜芦 31 克，去苗头，在浓煎的防风汤中泡过，焙干，切细，炒成微褐色，研末。每次取 1.5 克，小儿减半，用温水调药灌下。以吐风涎为效，不吐再服。

治痰疟积疟

藜芦、皂荚（炙）各 31 克，巴豆 25 枚（熬黄）。上药研成末，加蜜调成小豆大小的丸。每次空腹服 1 丸，未发病时服 1 丸，临发病时再服 1 丸。

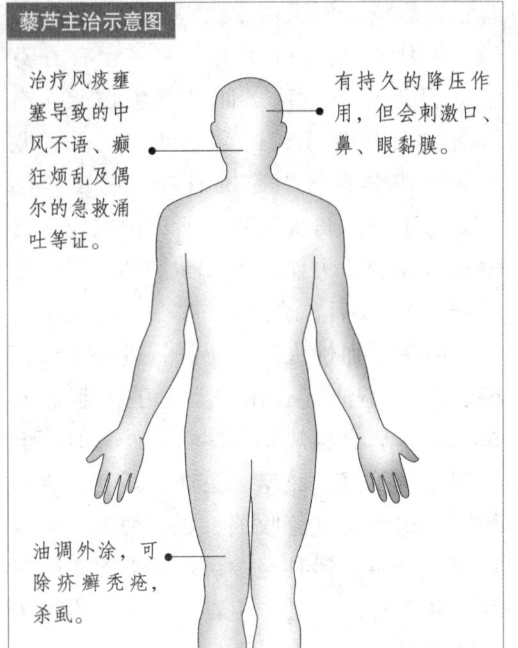

治黄疸肿疾

将藜芦在火灰中炮过，取出研细。每次用水送服小半匙。数服可愈。

治牙齿疼痛

将藜芦研末，填入病齿孔中，有特效。但不能吞汁。

治疥癣虫疮

取藜芦末调生油涂搽。

鉤吻

《神农本草经》上说：鉤吻，味辛，性温，主治金属创伤；生育时抽风，被恶风所伤；咳嗽，呼吸困难，且有水肿；能消除鬼疰、蛊毒等传染病。鉤吻也叫野葛，生长在山的土石上且有流水的地方。

鉤吻味辛，性温。主治金属创伤、肿胀疼痛、外感恶风、咳嗽喘逆、水肿，还可治疗鬼疰、蛊毒等严重的传染病。

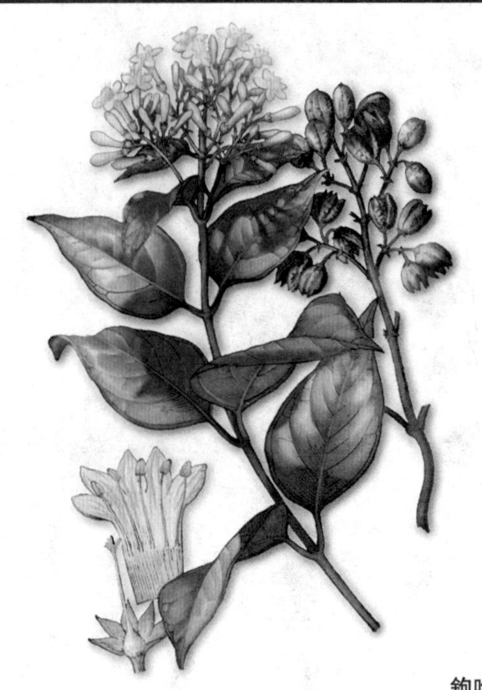

鉤吻

鉤吻有大毒，正如《黄帝内经·素问》中所说："太阴之精，名曰鉤吻，不可食之，入口则死。"据说它入口即钩人喉吻，故名钩吻。还有人说"吻"实为"挽"，指它牵挽人肠而取人性命。相传中毒后会使人腹部剧痛，胃肠道出血而死，故名"断肠草"，又因误服后肠子会变黑粘连，人则腹痛不止而死，所以也叫"烂肠草"。古代医

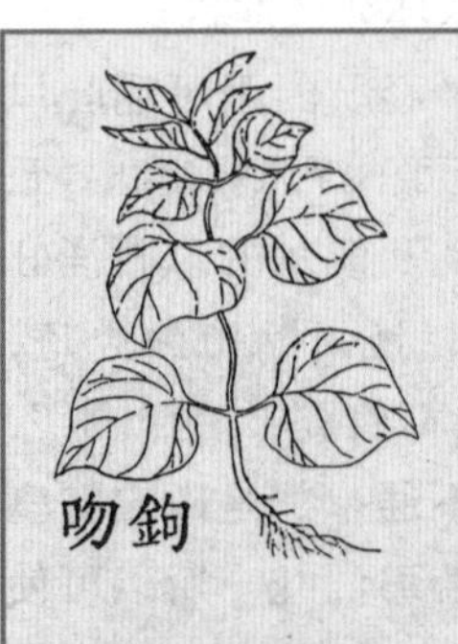

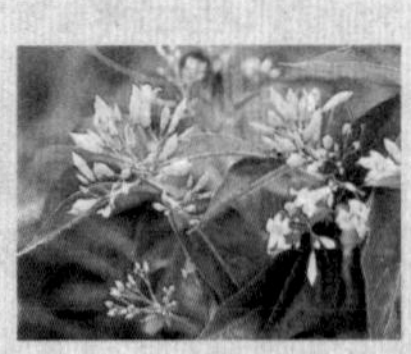

【原经文】鉤吻，味辛，温。主金疮；乳痓；中恶风；欬逆上气，水肿；杀鬼疰、蛊毒。一名野葛。生山谷。

【释名】鉤吻即钩吻，为一年生藤本植物胡蔓藤的全草，又名断肠草、烂肠草。分布于长江流域以南各地及西南地区。一般秋季采根，夏季采叶。

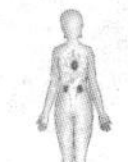

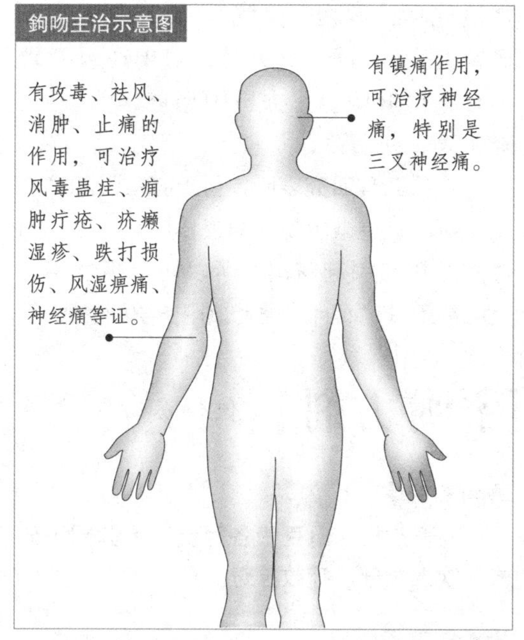

家认为，误食鉤吻后切勿饮冷水，因为冷水会加速其毒性发作。现代一般的解毒方法是洗胃，再用碱水和催吐剂，洗胃后用绿豆、金银花和甘草急煎后服用。

相传曹操生性多疑，为了防止他人投毒加害，便常常服食毒药，希望增强自己对毒药的耐受力。鉤吻也是他所服食毒物的一种。据说曹操能服用一尺余长的鉤吻草而没有任何异样。根据后人考证，曹操并不是增强了对鉤吻的抗毒力，而是先服用药防毒，后服鉤吻，二物相消，所以才能免于中毒。至于一定要服食鉤吻，只是掩人耳目罢了。

鉤吻入药后有攻毒、祛风、消肿、止痛的作用，可治疗风毒蛊疰、痈肿疔疮、疥癞湿疹、跌打损伤、风湿痹痛、神经痛等证。因其性味剧毒，所以一般只限外用。现代药理研究证明，鉤吻的根、茎、叶中确实含大量毒性成分，其中以钩吻素寅的毒性最大，只需 0.8 毫克的钩吻素寅就可致家兔死亡。中毒后的症状主要为呼吸困难，严重者甚至呼吸停止而亡。除了其毒性外，鉤吻素寅还有镇痛作用，可治疗神经痛，特别是三叉神经痛。不过，由于其治疗剂量与中毒剂量非常接近，所以使用时需要特别谨慎，对病人服用后的反应，尤其是呼吸状况，应随时密切观察。

【治疗方剂】（仅供参考）

治瘰疬

鉤吻根、红老木薯各等份。上药捣烂用酸醋煎煮 1 小时，等冷后敷患处，连敷三天。

治痈疮肿毒

生鉤吻 200 克，黄糖 25 克。共捣敷患处。

射干

《神农本草经》上说：射干，味苦，性平。主治咳逆，呼吸困难；喉痹，咽部疼痛不消；能疏散结聚的气滞，使腹内上逆的气机下行；能消退大热。射干也叫乌扇、乌蒲，生长在两山之间的高坡土地上且流水的地方。

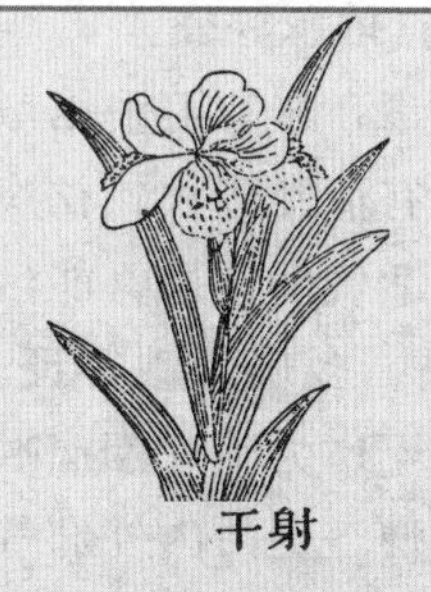
干射

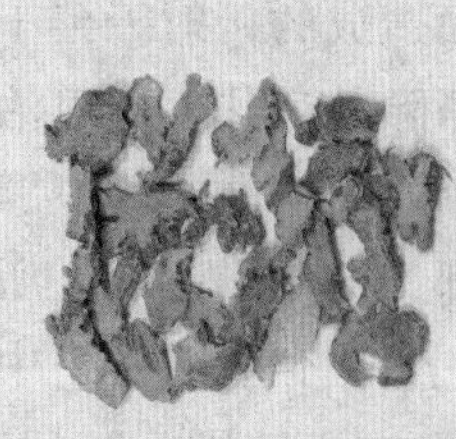

【原经文】射干，味苦，平。主欬逆上气；喉闭，咽痛，不得消息；散结气，腹中邪逆；食饮大热。一名乌扇，一名乌蒲。生川谷。

【释名】射干为鸢尾科多年生草本植物射干的根茎，其色鲜黄，也叫蝴蝶花。主要产于河南、湖北、江苏等地。一般春初刚发芽或秋末茎叶枯萎时采挖，干燥收存。

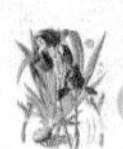

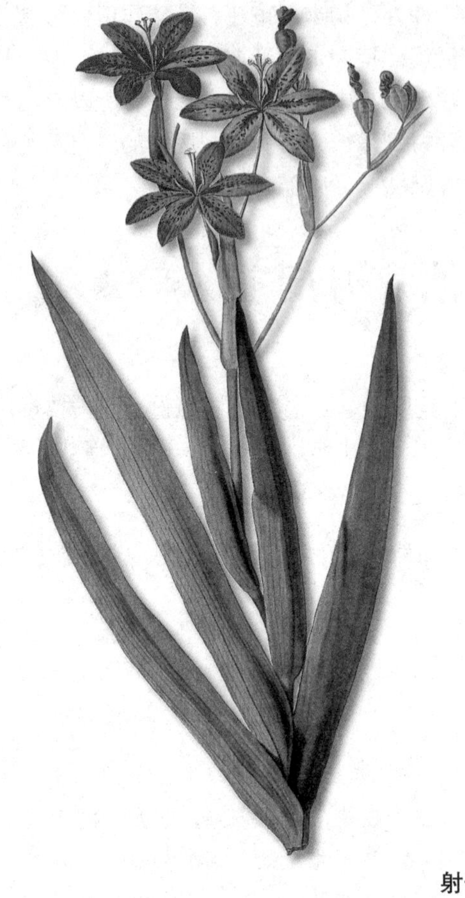

射干

射干味苦，性平。主治咳嗽气喘，咽喉肿痛引起的呼吸困难，可消散郁结的邪气，治疗腹中邪热、饮食郁积等证。

射干性寒能清痰解毒，味辛可消结散气，又归入肺经，所以有清肺降火、祛痰平喘、消积利咽、破结散气的作用，能治疗热结血瘀、咽喉肿痛、多痰咳喘等证。现代临床中，一般将射干作为治疗咽痛喉痹的主要药物。所谓喉痹，是由内外邪气郁结痹阻于咽喉经脉而造成的，射干善于散结气，所以不仅能消除其证状，还可治其根本。而《本经》中提到的"腹中邪逆，食饮太热"也是邪气郁结引起的，所以射干也能很好地治疗。《本草纲目》中对此有所记载："疗老血在心脾间，咳唾，言语气臭，散胸中热气""治疰气，消瘀血，通女人月闭"。另外，射干还可开胃下食，镇肝明目，去胃中痈疮，消结核，降实火，利大肠。

现代药理研究表明，射干有很强的抑制皮肤癣菌、抗微生物及消炎作用。不过，因过多服用会引起腹泻，所以切勿超过3~10克的常用量；而且脾虚者慎用，孕妇忌服。

【治疗方剂】（仅供参考）

治咽喉肿痛

射干花根、山豆根各等份。上药阴干研末，吹入喉部。疗效神奇。

治喉痹不通

取射干1片，口含咽汁。

治腹部积水、阴疝肿刺，皮肤发黑

取射干根捣汁服120毫升，水即下。

射干主治示意图

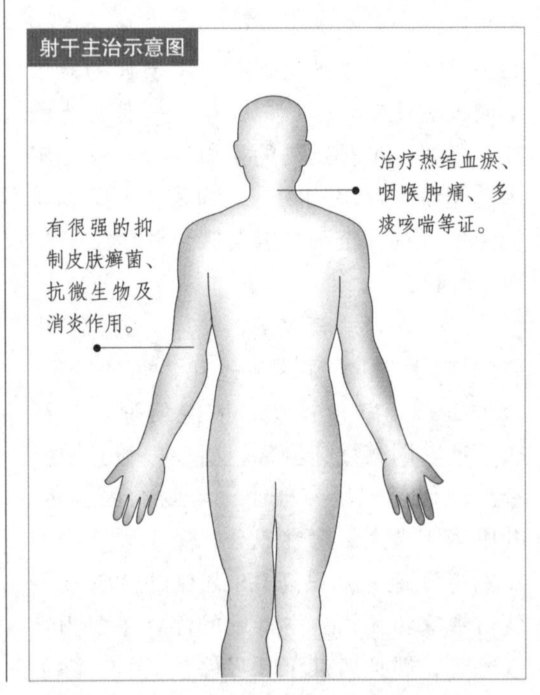

治乳痈初起

射干根、萱草根各等份。上药研末，加蜜调敷，效果明显。

治小儿喉颈卒发毒肿，乳食不进

射干、升麻、大黄各3克。上药切碎，用300毫升水煎煮，取汁160毫升，一岁小儿分为五服，依患儿年龄大小酌情增减。也可用药渣热敷肿处。

蛇合

《神农本草经》上说：蛇合，味苦，性微寒。主治惊风、癫痫；发冷发烧；能消退金属创伤引起的发烧；消除疽、痔、鼠瘘、恶疮、头部溃疡。蛇含也叫蛇衔，生长在山的土石上且有流水的地方。

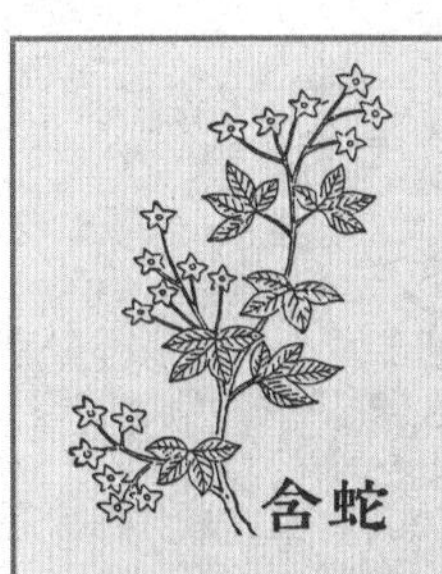

【原经文】蛇合，味苦，微寒。主惊痫；寒热邪气；除热金疮；疽、痔、鼠瘘、恶疮、头疡。一名蛇衔。生山谷。

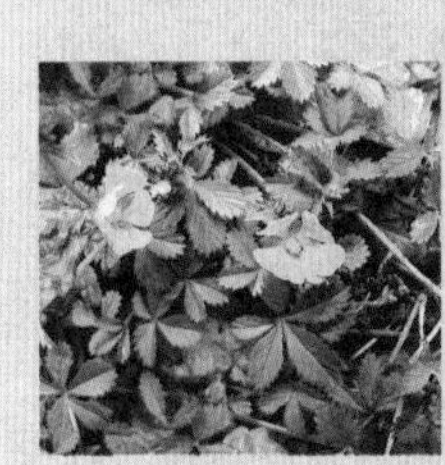

【释名】蛇合即蛇含，为蔷薇科植物蛇含的全草或带根全草，也叫蛇衔。传说一条受伤的蛇衔之疗伤，碰巧被一老农看见，便取此药治疗蛇疮，效果神奇，故得此名。

蛇合味苦，性微寒。主治惊痫，邪气郁结，恶寒发热，能消除热邪，治疗金属创伤、外科疮疡、痔疮及颈淋巴结核破溃不封口而形同瘘管，还能治疗恶性疮疡、头疮等。

蛇合有清热解毒、降火消肿、止咳化

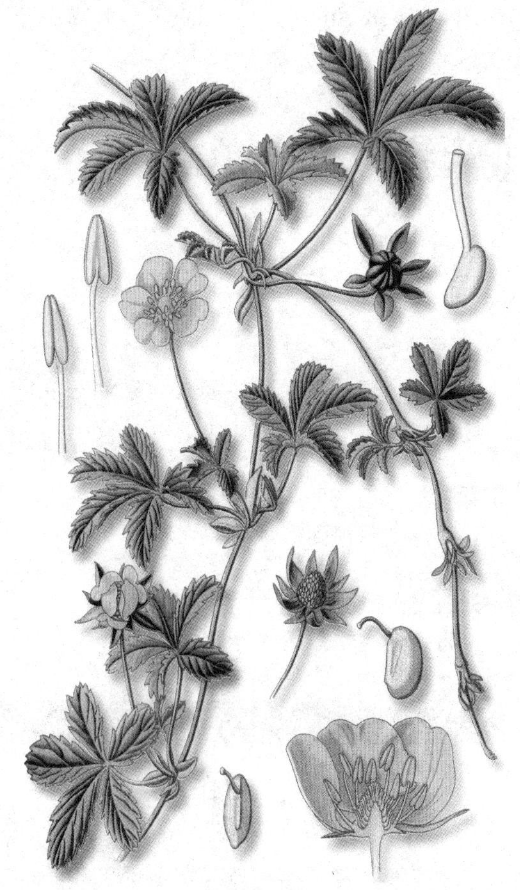

蛇合

痰的作用。因此，除了《本经》中所主治的寒热邪气、惊痫高热、金疮、恶疮、痔疮、鼠瘘、头疮等，至今仍被广泛应用以外，还能治疗疟疾、咳嗽、痢疾、赤瘤、丹毒，以及腮腺炎、带状疱疹、外伤出血等症。《本草纲目》中记载，古今治丹毒疮肿的药方中通用蛇合，将蛇合捣极烂外敷，对赤疹有奇效。根据临床实践，蛇合对肠梗阻还有突出的疗效。取其含咽，还可治疗咽喉肿痛。另外，蛇合还可以治疗心腹邪气、腹痛湿痹，并能养胎，对小儿有益。

古人认为，蛇合可解一切蛇毒，由此可见蛇合解毒效力之强。而且遍观本草中的解毒药品，绝大多数自身都有毒，而蛇合本身却无毒，更见其可贵。蛇合的内服常用量为 15~50 克；外用适量，用鲜全草捣烂或取汁搽患处都可。

【治疗方剂】（仅供参考）

治金疮出血

将蛇合草捣后敷之。

治身面恶癣

将蛇合草放入生矾中研末，敷两三次即可断根。

治赤疹

将蛇合草捣到极烂，敷之。

治细菌性痢疾

将蛇合用水煎，加蜂蜜调服。

蛇合主治示意图

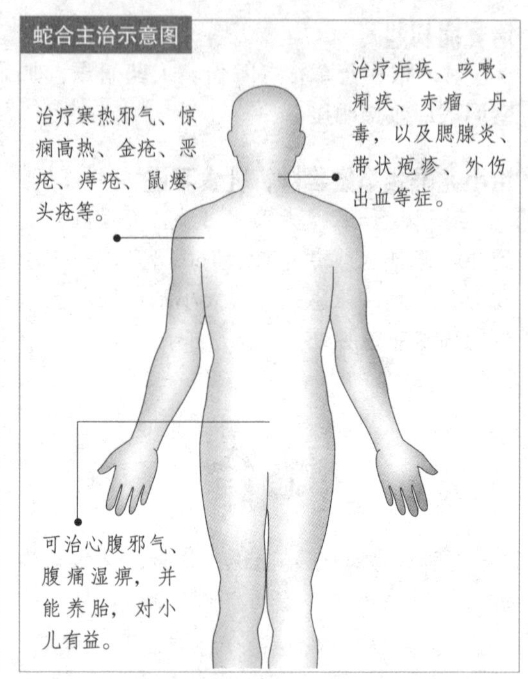

中药解毒

解毒法是中医常用治疗方法，传统上包括解毒、败毒、排毒、消毒等，解毒中药的治疗药理是通过抑制毒邪、清除毒素，使毒物尽快排出，使病邪尽快出体。目的是解除毒邪对身体的损伤。

根据已有文献记载，中国古代的解毒中药品种众多，不下百种。随着中药现代研究的不断深入，中药解毒的内涵不断丰富，它不再局限于清热解毒治疗温热病，还可解除药物毒、食物毒、蛇毒、重金属毒、农药毒等中毒，以及清除脑中风急性期产生的有毒产物：毒性氧自由基、神经毒、花生四烯酸等，能保护脑组织免受肿瘤损害等，将对人类防病治病发挥越来越大的作用。

图为传说中遍尝百草为人治病，最后中毒身亡的炎帝神农氏。

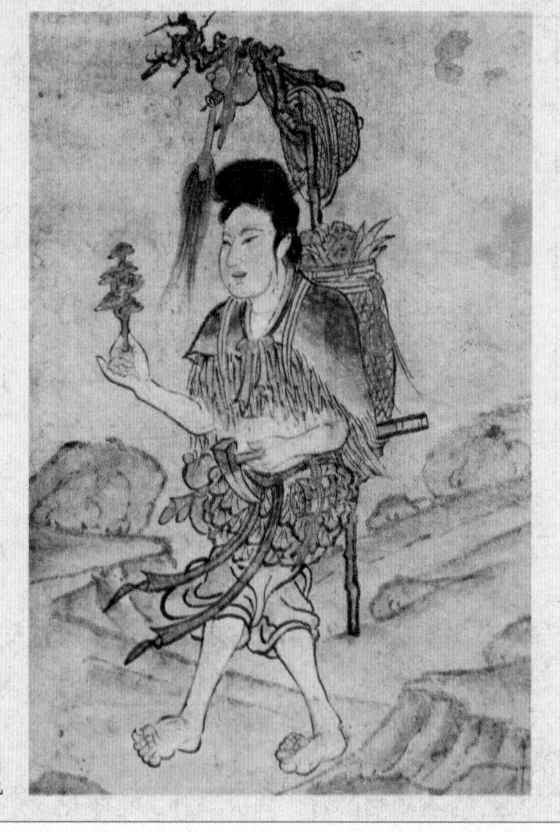

神农采药图 立轴 纸本设色

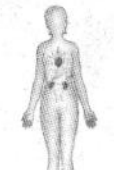

常山

《神农本草经》上说：常山，味苦，性寒。主治伤寒伴有发冷发烧；因热而生温疟；鬼毒；胸中痰邪郁结，可使人向上涌吐。常山也叫互草，生长在两山之间的高坡土地上且有流水的地方。

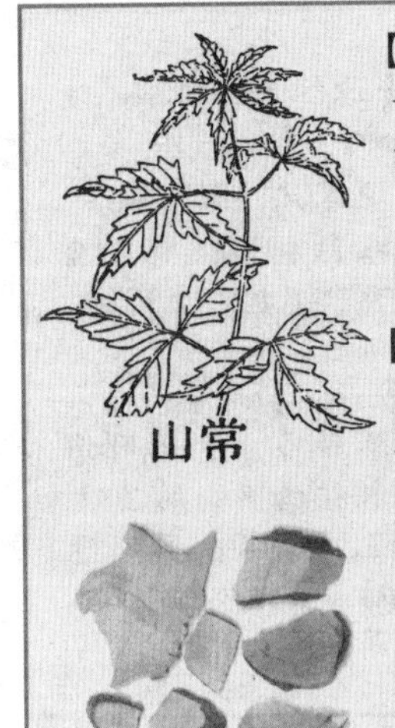

【原经文】常山，味苦，寒；主伤寒寒热；热发温疟；鬼毒；胸中痰结，吐逆。一名互草。生川谷。

【释名】常山为虎耳草科植物常山的干燥根。其嫩叶称为蜀漆，也可入药。一般秋季挖根，除去须根，洗净，晒干；夏季采枝叶，晒干。主要产于四川、贵州、湖北等地。

常山味苦，性寒。主治外感伤寒引起的恶寒发热，温疟发热造成的神志异常，胸中痰结，吐逆等。

今人认为常山味辛、苦，性寒，有毒，归肺、肝、心经。因辛散、苦降、寒清，所以有清热解毒、燥湿利痰、散结的作用，自古被认为是截疟、劫痰的良药，可治疗疟疾、伤寒、胸膈胀满、老痰积饮、欲吐不能、宿食难消等证。李时珍说过，常山有劫痰截疟的作用，但必须在发散表邪之后。用法得宜，神效立见；用失其法，则真气必伤。疟疾有六经疟、五脏疟、痰湿食积、瘴疫鬼邪诸疟，须分清阴阳虚实，不可一概而论。

常山历来就是治疗疟疾的重要药物。现代药理学研究也显示，常山的水浸膏对

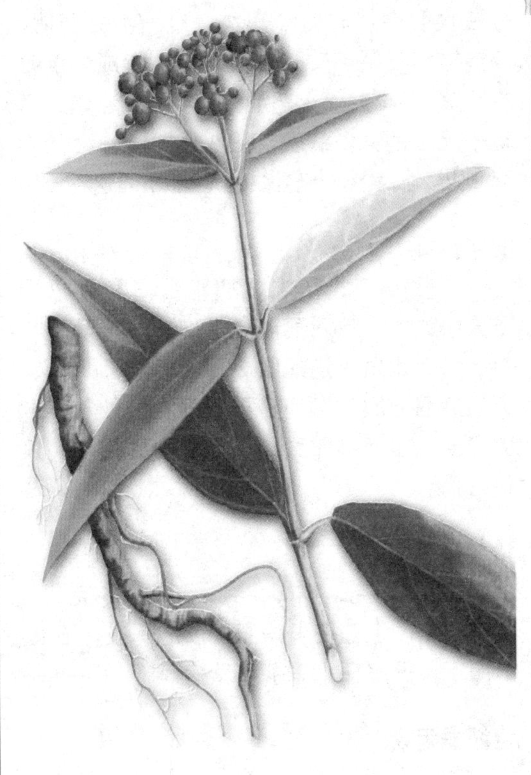

常山

鸡疟有非常显著的疗效，而且其退热效果也非常明显。其水浸液还有降血压、抗各种流感病毒的作用。不过，由于它容易损伤真气，所以气虚及久病体弱的人不宜服用。

【治疗方剂】（仅供参考）

截疟诸汤

取常山 93 克，在浆水 3 升中泡一夜，煎取 1 升。发病前一次服完，以能吐为好。又一方：常山 31 克，秫米 100 粒。上药加水 6 升煮成 3 升，分三次服。又一方：常山（酒煮后晒干）、知母、贝母、草果各 4.5 克。上药加水 120 毫升，煎半熟，五更时热服。药渣泡酒，发病前取饮。

截疟诸酒

将常山 31 克，在 1 升酒中泡两三天后，

分三次服完。清晨服一次，过一会儿再服，发病前第三服。又一方：常山（捣成末）93克，真丹31克。上药加白蜜共捣匀，做成梧桐子大小的丸。病发前服3丸，过一会儿再服3丸，临发病时还服3丸，都用酒送下。

截疟诸丸

常山93克，研末。加鸡蛋白和成梧桐子大小的丸。放入瓦器内煮熟，取出晒干收存。每次用竹叶汤送服20丸，五更服一次，天明后服一次，发病前再服一次。数年不愈的疟疾，服两剂即愈；一月左右的疟疾，只需一剂。

治久疟不止

常山4.5克，槟榔3克，丁香1.5克，乌梅1个。上药在1盏酒中浸泡一夜，五更时服下。一服便止，永不发病。

治妊娠疟疾

常山（酒蒸）、石膏（煅）各3克，乌梅（炒）1.5克，甘草1.2克。上药加水、酒各240毫升泡一夜，天明时温服。

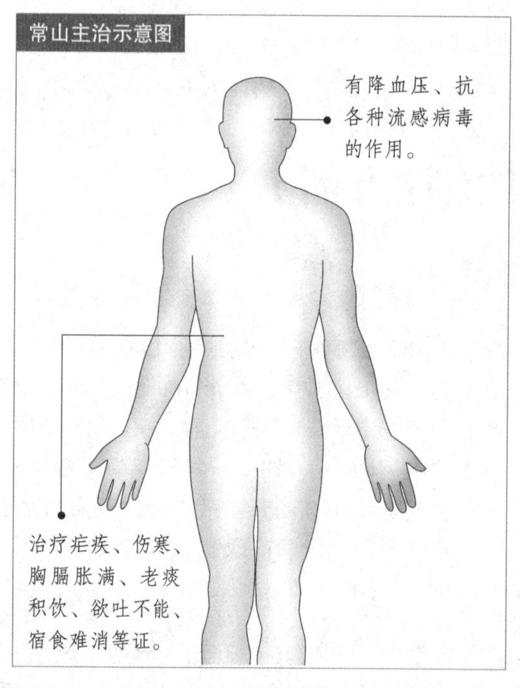

蜀漆

《神农本草经》上说：蜀漆，味辛，性平。主治疟疾、咳嗽伴有发冷发烧；消散腹内结块、邪气积聚；消除蛊毒、鬼疰等传染病。蜀漆生长在两山之间的高坡土地上且有流水的地方。

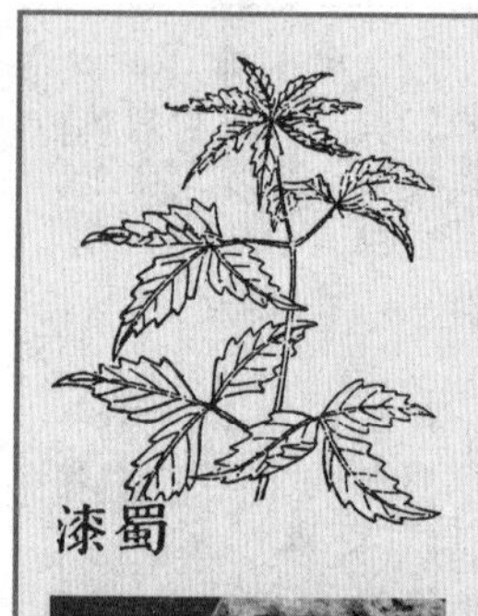

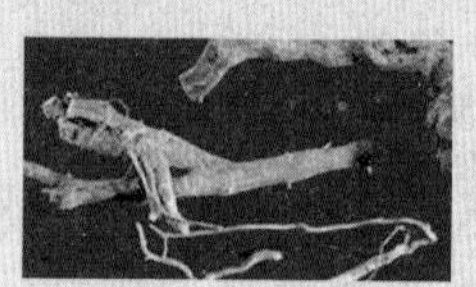

【原经文】蜀漆，味辛，平。主疟及欬逆寒热；腹中癥坚、痞结积聚；邪气蛊毒、鬼疰。生川谷。

【释名】蜀漆为虎耳草科多年生落叶灌木植物常山的苗叶，也叫甜茶。草晒干后，呈青白色，可入药；阴干则易坏。

蜀漆味辛，性平。主治疟疾，咳嗽气喘，时冷时热，腹中痞块，邪气积聚及蛊毒、鬼疰等严重的传染病。

蜀漆的功效正如《得配本草》中所说的："蜀漆，其气开散，其性飞腾，能开阴伏之气，能劫蓄结之痰，破血行水，消痞截疟。"因蜀漆性辛散，所以有开通气血、通利水道的作用。气血通畅后，则"腹中癥坚、痞结积聚"自然就可消散，所以能够用于破血消痞；水道通利后，全身的水液得以顺畅运行，则痰湿等物自然能够清除，因此它可用于截疟。

古人云："无痰不成疟。"蜀漆专门逐湿祛痰，所以对由痰湿引起的各种疟疾有很好的疗效。蜀漆气性升散，因此还能治疗肺气郁积导致的咳逆之证，尤其对痰多者有奇效。在临床中，蜀漆常用于胸膈胀

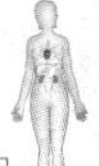

满、老痰积饮、欲吐不能、咳逆寒热等证。

现代医学研究表明，蜀漆与常山的药效基本相同，都含有常山碱等成分。因此它也被视为截疟专药，其中尤其对寒多热少的牡疟证有特效。另外，由于它还有性寒泄热的特点，所以还可治疗《本经》中提到的一些传染病。

【治疗方剂】（仅供参考）

治牡疟独寒

蜀漆、云母（煅三日夜）、龙骨各6克。上药一起研末，每次服1.5克，临发病之时早晨服一次，发病前再服一次，都用浆水调下。

治牡疟独热

蜀漆4.5克，甘草3克，麻黄、牡蛎粉各6克。上药先用240毫升水，煎麻黄、蜀漆，去沫，再将其余药倒入同煎至120毫升，未发病前温服，得吐则疟止。

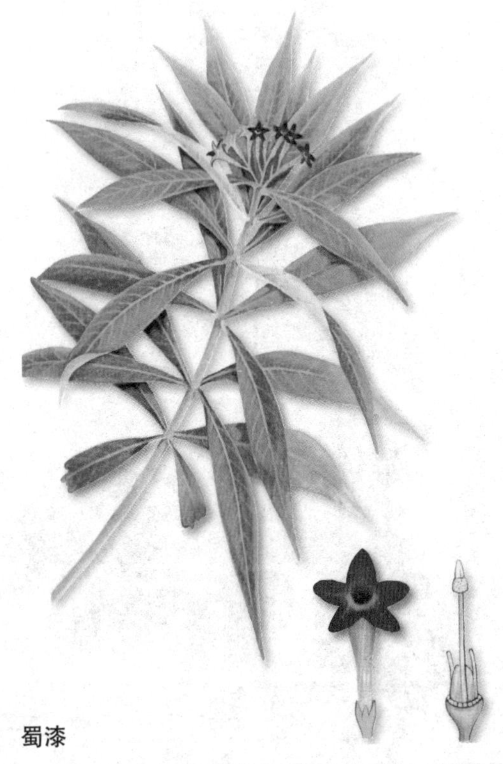

蜀漆

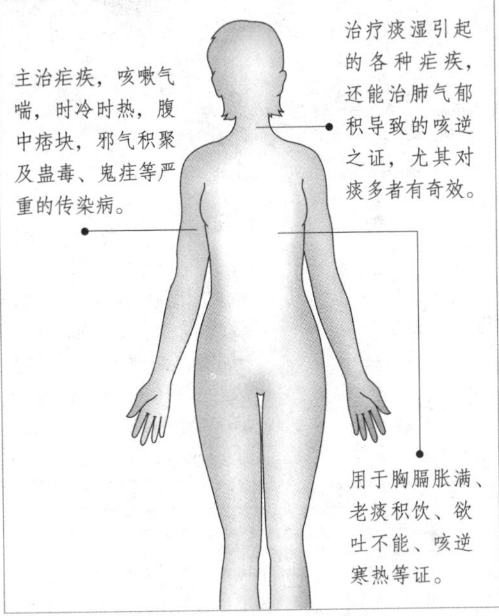

甘遂

《神农本草经》上说：甘遂，味苦，性寒。主治疝瘕使人腹大，脘腹胀闷，面目浮肿；宿食积滞不消化；能攻克结块积聚，通利大小便。甘遂也叫主田，生长在两山之间的高坡土地上且有流水的地方。

甘遂味苦，性寒。主治腹部痞满肿大，疝瘕，面目浮肿，宿食停聚不消化，可破除肿块积聚，通利水道谷道。

今人一般认为甘遂有毒，归肺、脾、肾三经。甘遂苦可泄降，寒能胜热，直达水气郁结之处，是利水的良药。水结胸中，非此药不能除，张仲景的“大陷胸汤”就用了它。甘遂走上行可消除面目浮肿，消解胃腹郁结的水气，治疗积水及积水导致的背寒、胸满、气喘等。甘遂走下行，归入脾肾经。李时珍说过，肾主水，凝则为痰饮，溢则为肿胀。甘遂能泄肾经湿气，所以可治痰之本。甘遂还能通利大

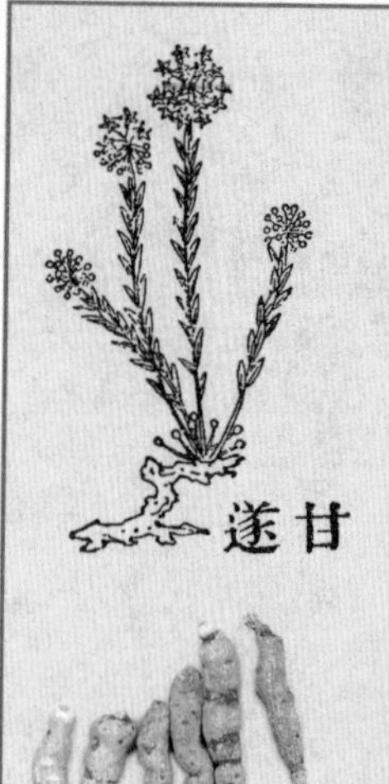

【原经文】甘遂，味苦，性寒。主大腹疝瘕，腹满，面目浮肿；留饮宿食；破癥坚积聚；利水谷道。一名主田。生川谷。

【释名】甘遂为大戟科多年生草本植物甘遂的根。根皮赤色，肉呈白色，如同裹金。一般于春季花开前或秋季苗枯后采挖，根据不同制法可分为生甘遂和制甘遂两种。

小便。不过古人也认为此药“有毒不可轻用”“不可过服”。

现代医学研究认为，甘遂中含有三萜类，有泻下通大小便的作用，还能强烈刺激肠膜，引起严重腹泻。由于其毒性大，可能产生呕吐、腹痛、呼吸困难等副作用，所以切勿超过1.5~3克的常用量。而且气虚、阴伤、脾胃虚弱的人及孕妇不可服用，也不可与甘草配合使用。

【治疗方剂】（仅供参考）

治水肿腹满

甘遂（炒）6.6克，黑牵牛46克。上药研末，煎为水剂，随时服用。

治身面浮肿

取甘遂7.8克，生研末，放入猪肾中，外包湿纸煨熟吃下。每天吃1~5次。

治水肿气喘

甘遂、大戟各31克，上药用慢火炙后，一起研末。每次取0.6~0.9克，加120毫升水，煎开几次，温服。

治脚气肿痛

甘遂15.6克，木鳖子仁4个。上药研末，每次取12克，放入猪肾中，湿纸包好煨熟，空腹用米汤送下。

治疝气偏肿

甘遂、茴香各等份。上药研末，每次用酒送服6克。

治消渴引饮

甘遂（麸炒）15.6克，黄连31克。上药研细，加蒸饼做成绿豆大小的丸。每次取2丸，用薄荷汤送下。忌甘草。

治癫痫心风

取甘遂6克，研末，放在猪心里，缚紧，纸裹，煨熟。取出药，加辰砂末3克，分成四份。每次服一份，将用过的猪心煎汤调服。以大便泻下恶物为效，否则须再次服药。

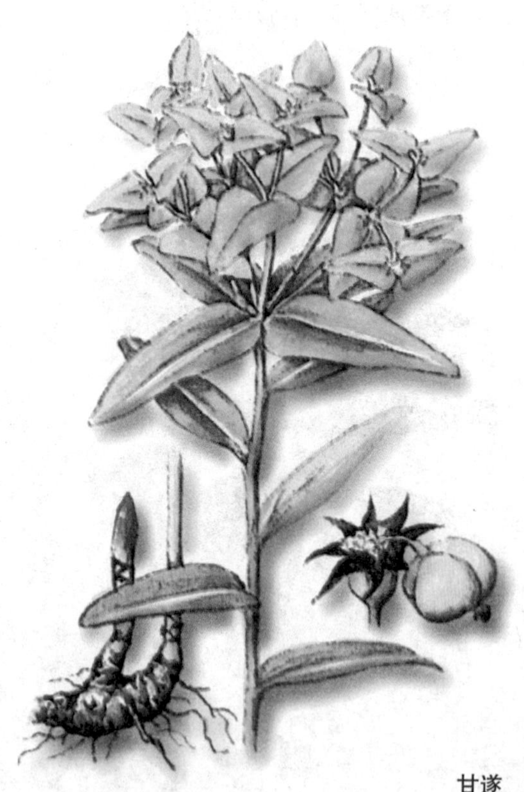
甘遂

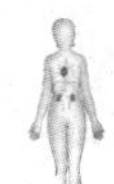

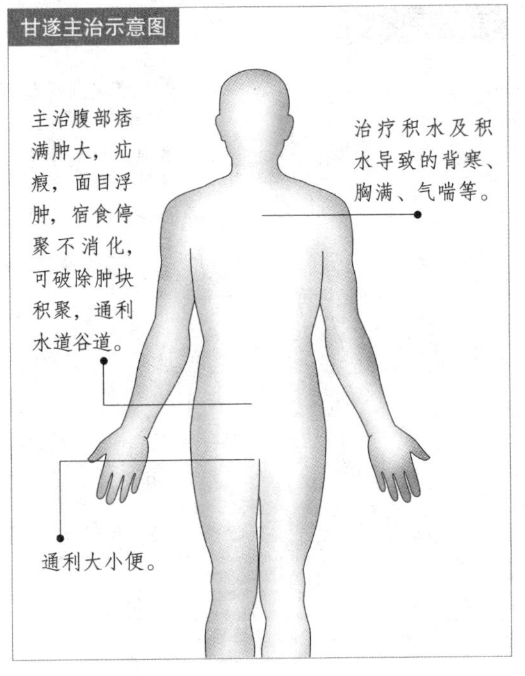

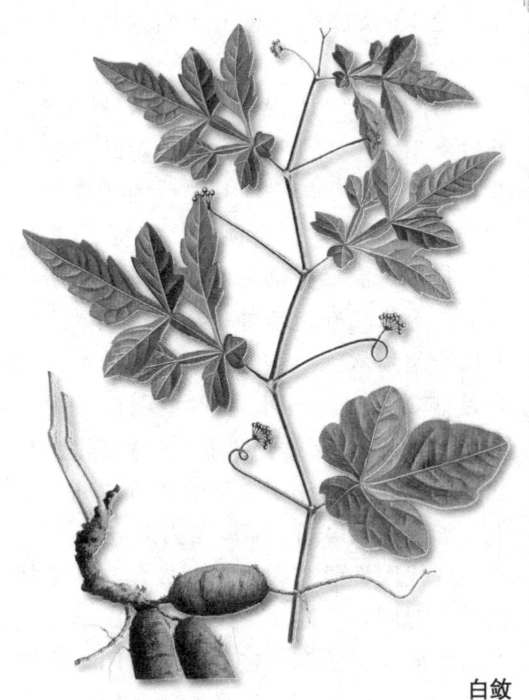
白敛

治小儿风热喘促，闷乱不安

甘遂（包面中，煮过）4.5 克，辰砂（水飞）7.8 克，轻粉少许。上药研末，服时先取少许浆水，滴入一点油，然后放药末 0.6~0.9 克在油上。等药下沉，去浆灌服。

白敛

《神农本草经》上说：白敛，味苦，性平，主治痈肿、疽、疮；能疏散结聚的邪气，止疼痛；退热；治疗眼睛内发红；小儿惊风、癫痫；女子阴器肿胀疼痛。白敛也叫菟核、白草，生长在山的土石上且有流水的地方。

白敛味苦，性平。主治痈肿及各种疮疡，能消散郁结的邪气，止痛除热，治疗眼中红赤、小儿惊痫、温疟、女子阴中肿痛发炎等。

关于白敛的性味，《本经》中认为其味苦，性平，而《滇南本草》中则认为它味辛、苦，性微寒，今人多赞同后者。白敛苦能除热，辛可散结，又入心、胃二经，所以可清除心胃热毒，是解毒疗疮的良药。因此，古今都较多地将其用于疮痈火毒之证，即《本经》中所说的“痈肿、

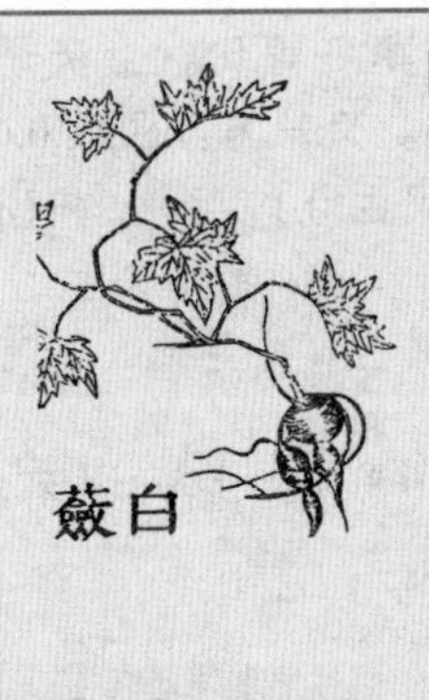

【原经文】白敛，味苦，平。主痈肿、疽、疮；散结气，止痛；除热；目中赤；小儿惊痫；温疟；女子阴中肿痛。一名菟核，一名白草。生山谷。

【释名】白敛即白蔹，为葡萄科植物白蔹的块根。主要产于华北、华东及中南地区。一般春、秋季节采挖，除去泥沙及细根，纵切成瓣或切成斜片，晒干收存。

疽、疮”，及郁热结集下阴而致的“女子阴中肿痛”。

《本经》中还提出白敛可“散结气，止痛”“除热”的观点，近代对此了解甚少。事实上，《本经》中主治的病证，无论是痈肿毒疮、女子阴肿，还是小儿惊痫、目赤、温疟，都是邪热之气郁结所导致的。今人只知道治肿疗疮一种功效，而不懂得将解散除热结的疗效完全发挥，实在是非常可惜。另外，《本草纲目》中记载，白敛还可治女子带下，解狼毒之毒，病愈生肌止痛的作用，可治发背瘰疬、面上疱疮、肠风痔漏、血痢、刀箭疮等。

现代医学研究表明，白敛含有黏质和淀粉，对同心性毛癣菌、奥杜盎氏小芽孢癣菌等皮肤真菌有一定的抑制作用。值得注意的是，白敛不可与乌头同时使用。它的常用量为3~10克，外用适量即可。

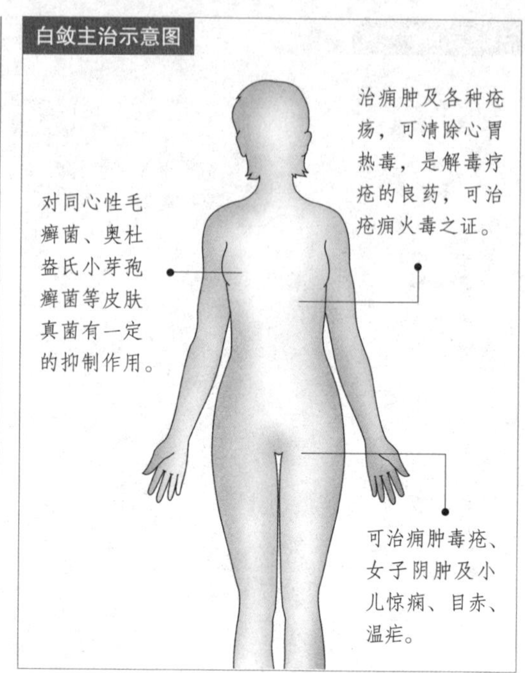

【治疗方剂】（仅供参考）

治疔疮初起

用水调白敛末涂搽。

治一切痈肿

白敛、赤小豆、网草各等份。上药研末，加鸡蛋白调匀涂搽。又一方：白敛0.6克，杏仁0.15克，鸡屎白0.3克。上药研末，加蜜和杂水擦面。

治面部粉刺

白敛0.6克，藜芦0.3克。上药研末，用酒调涂搽，每天三次。

治冻耳成疮

白敛、黄檗各等份。上药研末，加生油调匀搽耳。

治汤火灼伤

将白敛研末敷涂。

治风痹筋急

白敛0.6克，熟附子0.3克。上药研末，每次用酒送服1小撮，每天两次。以身中暖和为度。忌食猪肉、冷水。

治发背初起

用水调白敛末，涂之。

青葙子

《神农本草经》上说：青葙子，味苦，性微寒。主治风邪引起的体表发烧、身体瘙痒；能杀死三虫。其子，名叫草决明，能治口唇青黑。青葙也叫草蒿、萋蒿，生长在平原、山间溪流道旁。

青葙子味苦，性微寒。主治皮肤发热瘙痒，可祛除风热邪气，杀灭各种寄生虫。

青葙子苦寒清降，善于泄肝经的实火，肝主目，所以它有明目退翳的功效，现代被作为眼科常用药物。可治疗肝火热

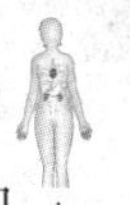

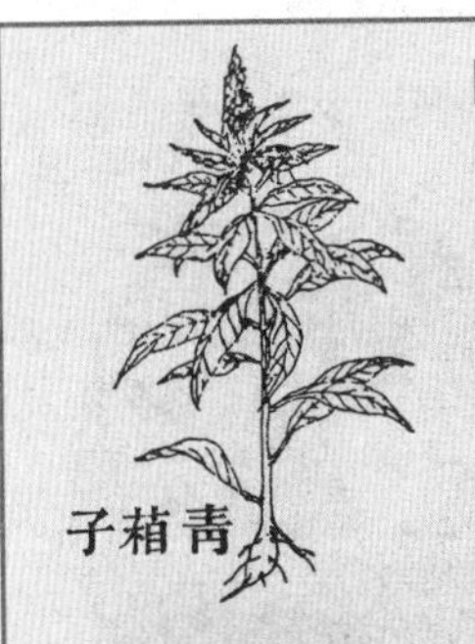

【原经文】青葙子，味苦，微寒。主邪气皮肤中热；风瘙身痒；杀三虫。子，名草决明，疗唇口青。一名草蒿，一名萋蒿。生平谷道旁。

【释名】青葙子为苋科一年生草本植物青葙的成熟种子。多呈扁圆形，少数为圆肾形，表面黑色或红黑色，中间微隆起。种皮薄而脆。主要产于我国中南部各省。

毒导致的眼睛突然发红肿痛、眼生翳障、视物昏暗模糊及外观无异常但视物不见的青盲证（近似青光眼）。《本经》中所说的“皮肤中热，风瘙身痒”及各种恶疮疥痔之证，也是肝经血脉受到风热痹阻所引起的；青葙子能泄肝经的实火，所以可以很好地治疗。另外，诸虫得寒则静，遇苦则下，青葙子苦寒，所以又有“杀三虫”的功效。《本草纲目》中记载，青葙子还可治五脏邪气，益脑髓，镇肝，明耳目，坚筋骨，去风寒湿痹。

现代药理研究表明，青葙子富含油脂等成分，有降压和扩瞳的作用。它的常用量为3~15克，不可过量服用。另外，由于它有扩瞳作用，所以瞳孔散大的人不宜服用。

【治疗方剂】（仅供参考）

治鼻血不止

取青葙子汁300毫升，灌入鼻中。

治心烦、手足热如火

青葙子、白前各3克，竹叶29克，枳实9克，吴茱萸、黄芩各1.5克，栝楼根、麦门冬各6克，生姜18克，前胡、半夏各15克。上药分别切碎，用1600毫升水煎煮，取汁400毫升，分为三服。

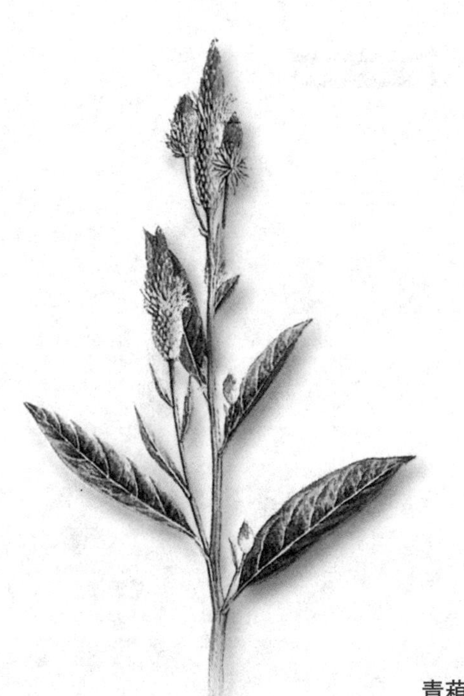
青葙

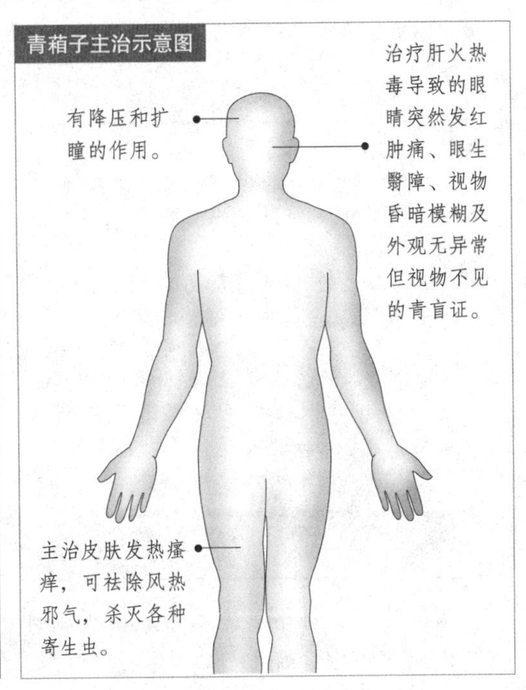

治阴部瘙痒、肛门生疮

青葙子、阿胶、当归各6克，艾叶6克。上药切碎，用1600毫升水煎煮，取汁500毫升，去渣，分为三服。

治结热在内而致的心烦、口渴

青葙子15克，黄芩、苦参、栝楼根各3克，黄柏6克，龙胆、黄连、栀子仁各9克。上药研末，用蜜调和成梧桐子大小的丸，每次饭前服7丸，每天三次。

治阴部生疮

青葙子、黄连、苦参各9克，雄黄1.5克，桃仁3克。上药研为细末，用棉裹如枣核大塞入阴中，也可用枣汁服下1克，每天三次。

雚菌

《神农本草经》上说：雚菌，味咸，性平，主治心痛，能安和内脏，杀灭蛔虫、蛲虫等寄生虫，消除毒蛇咬伤、癥瘕等虫病。雚菌也叫雚菌芦，生长在水塘、积水坑、水草丛杂的地方。

【原经文】雚菌，味咸，平。主心痛；温中；去长虫；白癣，蛲虫，蛇螫毒，癥瘕诸虫。一名雚芦。生池泽。

【释名】据史料记载，雚菌为菌类的一种，色白轻虚，表里相似，与其他诸菌不同，雚菌秋雨绵绵时长势茂盛，天旱后久雨则很稀疏。一般长在芦苇的下面。

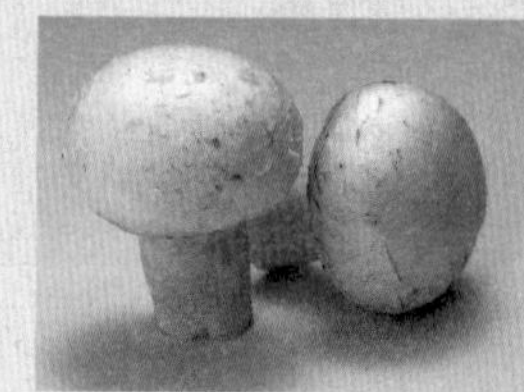

雚菌味咸，性平。主治心痛，可温补中气，杀灭蛔虫、蛲虫等寄生虫，治疗白

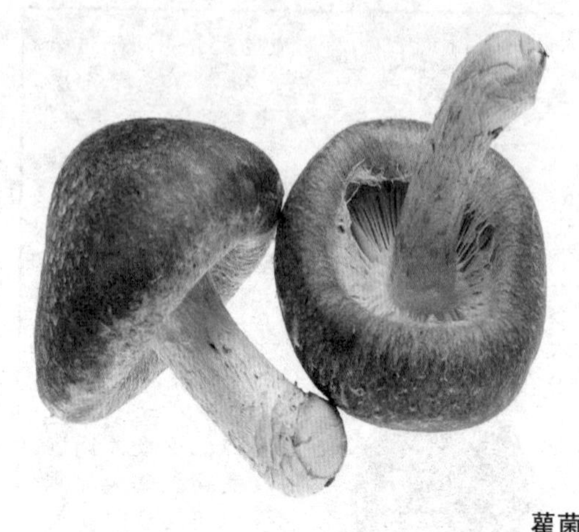

雚菌

癣，解除蛇蜇之毒，还可破除肿块积聚。

后世很少应用雚菌，如今更是无人知晓。然而根据《本经》中所载，可知雚菌有三方面用途：即行气止痛、利湿杀虫和消癥散结，其中以利湿杀虫为最主要的功效。《本草纲目》中记载，雚菌，主治疽蜗，可杀灭蛔虫寸白等寄生虫，治愈各种恶疮，还能除腹内冷痛，治疗白秃。

雚菌主治示意图

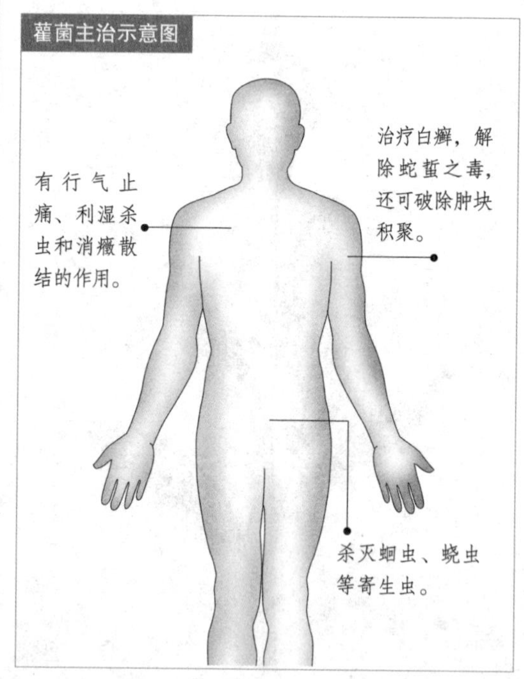

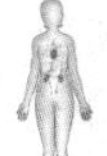

【治疗方剂】（仅供参考）

治蛔虫攻心如刺，口吐清汁

取雚菌50克捣末，用羊肉调服，每天一次。效果显著。

原始森林中雄伟的真菌

菌类在地球上生长，已有4亿年的历史。而菌类菜肴在我国也有着悠久的历史，它因薄而不淡、浓而不腻，被古人视为“山珍”。还博得很多皇帝的喜爱，相传明熹宗就非常喜欢吃云南一种叫鸡的蘑菇。我国古代以菌类为原料烹制的菜肴，也多见纵古代文人吟咏和烹饪典籍中，并从中可以窥知某些名菜形成的历史渊源。从唐代开始，出现了人工栽培的菌类，不能不说它反映了人们对菌类的需要。另外，菌类菜还是道家菜的精品菜肴之一。相传一千多年前，道教第一代天师张道陵在龙虎山炼丹时，一次雨后天晴，山上长出了许多各种颜色的蘑菇，煞是好看，他便采了一些回道观，炒后食用，味道鲜美可口，且食后感觉神清气爽。菌类的养生之名从此远播，代代相传。今天，菌类仍是人们餐桌上不可缺少的健康食品。

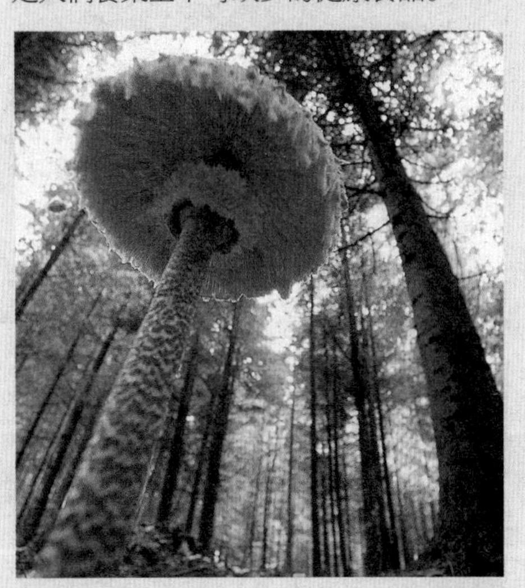

真菌 摄影

白芨

《神农本草经》上说：白芨，味苦，性平。主治痈肿、恶疮、疽不收口，阴器耗伤，肌肤像死肉一样没有感觉；胃内风邪积聚；贼风身痛，鬼击胸腹导致刺痛不可按抑；痱证使人肢体软弱无力。白芨也叫甘根、连及草，生长在两山之间的高坡土地上且有流水的地方。

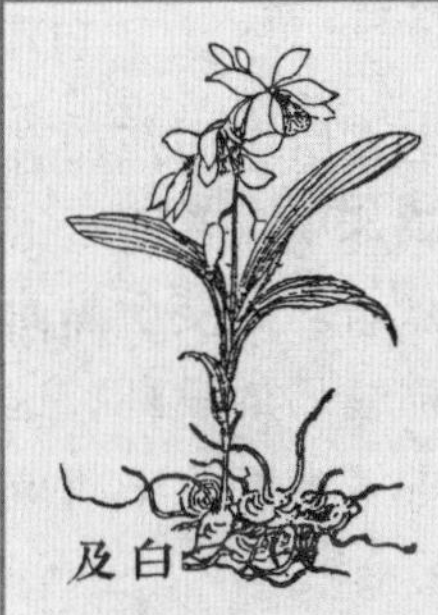

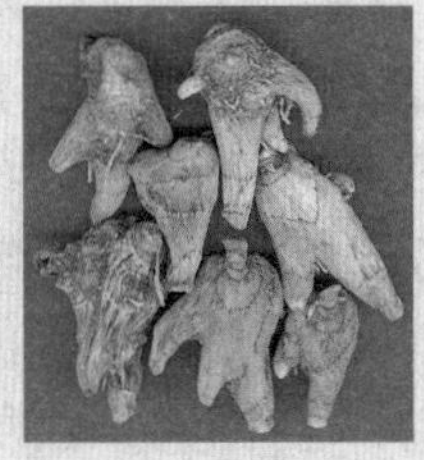

【原经文】白芨，味苦，平。主痈肿、恶疮、败疽、伤阴死肌；胃中邪气；贼风鬼击，痱缓不收。一名甘根，一名连芨草。生川谷。

【释名】白芨为兰科多年生草本植物白芨的块茎，也叫甘根、白根。表面呈灰白色或黄白色，有数圈同心环节和棕色点状须根痕。主要产于贵州、四川、湖南、湖北、安徽等地。

白芨味苦，性平。主治痈肿、恶性疮疡、阴精耗伤、肌肤麻木坏死、胃中邪气郁结、贼风袭体、四肢缓弱无力等。

今人一般认为，白芨味苦、甘、涩，性微寒，归肺、胃、肝三经。因苦泄寒清，甘补涩收，所以有泄热清毒、生肌敛疮、止血消散的作用。白芨自古被认为是血家之要药，尤其善于止肺胃出血。现代临床中，白芨多用于治疗肺胃损伤引起的吐血、呕血、咯血等，还能治疗支气管扩张咯血、肺结核空洞咳血及其他各种出血证。最难得的是，白芨可以长期服用而不会有副作

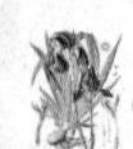

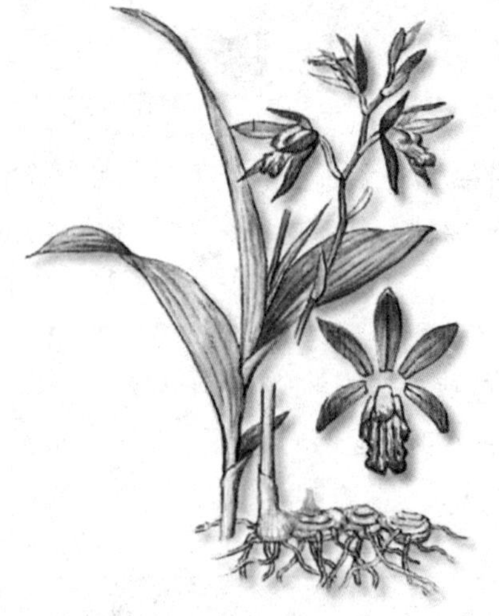
白芨

用。白芨入肺，肺主皮毛，所以白芨还有消肿生肌的作用。现代临床中，常用于治疗痈肿疮毒及促进伤口愈合。白芨质黏而甘，可补益肺气，是上损善后的良药；这一特性还能增强胃气，即《本经》中所说的除“胃中邪气”。

后世对白芨药效的发挥，已经远远超出了《本经》的主治范围。《本草纲目》中记载较为全面：可治结热不消，阴下痿，面上皯疱，令人肌滑。止惊邪血邪血痢，痫疾风痹，赤眼癥结，温热疟疾，发背瘰疬，肠风痔瘘，刀箭疮，汤火疮，生肌止痛。白芨还有美容效果，能使人肌肤白皙嫩滑。

现代医学研究认为，白芨含有淀粉、葡萄糖、挥发油和黏液质等成分，有良好的局部止血作用；对胃、十二指肠穿孔也有较好的疗效；还能抑制结核杆菌。不过，白芨的常用量为10~15克，不宜过量服用，也忌与乌头同用。

【治疗方剂】（仅供参考）

治鼻血不止

用口水调白芨末涂鼻梁上低处，再用水服3克，立即见效。

治心气疼痛

白芨、石榴皮各6克，研细，加炼蜜调和成黄豆大小的丸。每次取3丸，用艾醋汤送下。

治妇人阴脱

白芨、川乌药各等份。上药研末，用薄布包3克，纳入阴道中，感觉腹内热即止。每天用一次。

治疔疮肿毒

用白芨末1.5克，澄水中，等水清后，去水，以药摊厚纸上贴于患处。

治跌打骨折

取白芨末6克，用酒调服。

治刀斧损伤

白芨、煅石膏各等份。研末，撒伤口上。

治手足皲裂

取白芨粉加水调匀，填入裂口。患处不能沾水。

治汤火伤灼

用白芨粉调油涂搽。

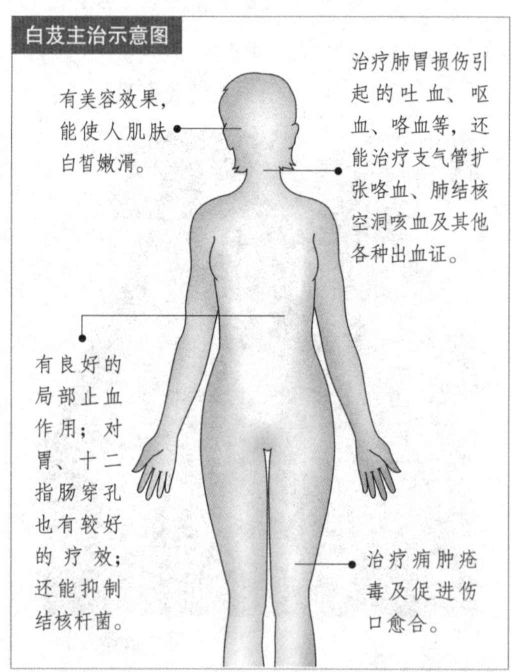

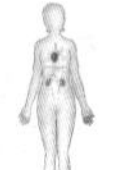

大戟

《神农本草经》上说：大戟，味苦，性寒。主治蛊毒，各种水肿使腹部胀满紧痛；邪气积聚；伤风引起皮肤疼痛，呕逆。大戟也叫邛钜。

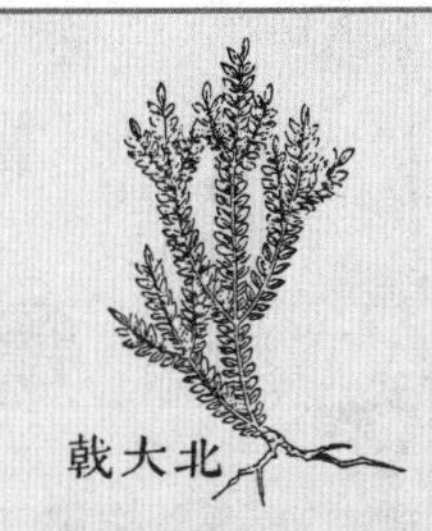

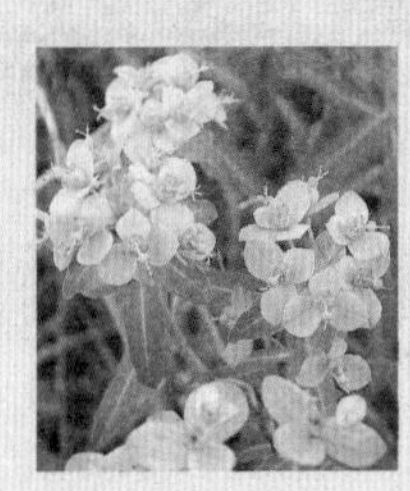

【原经文】大戟，味苦，寒。主蛊毒，十二水腹满急痛；积聚；中风，皮肤疼痛，吐逆。一名邛钜。

【释名】大戟为大戟科多年生草本植物大戟或茜草科多年生草本植物红芽大戟的根。一般于春季未发芽之前，或秋季茎叶枯萎时采挖，除去残茎及须根，洗净晒干即可。

大戟味苦，性寒。主治蛊毒等传染病，十二经的各种水肿证，腹中痞满急痛，邪气积聚，外感风邪而皮肤刺痛，吐逆。

大戟气味苦寒，性秉纯阳，上可泄肺气，下能泄肾水，有逐痰涤饮、消肿散结、攻毒下水的作用，其中以攻毒下水为主要疗效。正如李时珍所说："痰涎之为物，随气升降，无处不到。入于心，则迷窍而成癫痫，妄言妄见；入于肺，则塞窍而成咳唾稠黏，喘急背冷；入于肝，则留伏蓄聚，成胁痛干呕，寒热往来；入于经络，则麻痹疼痛；入于筋骨，则颈项胸背腰胁手足牵引隐痛。痰之本，是水、湿。得气与火，则凝滞为痰、饮、涎、涕、癖。大戟能泄脏腑水湿……能收到奇特功效。"在临床中，大戟多用于治疗十二水

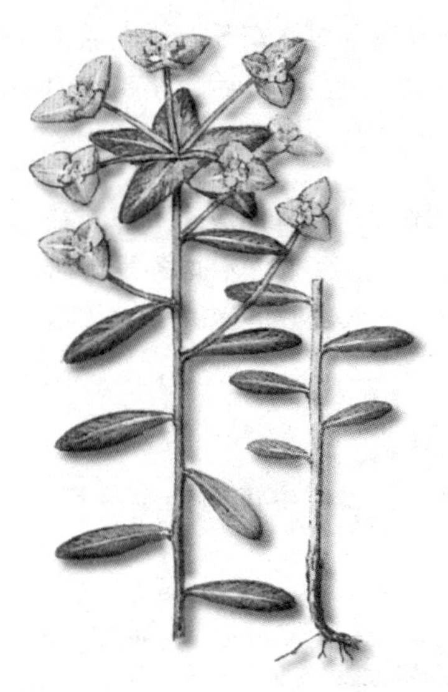
大戟

毒、水肿胀满急痛、大小便不通、胸膈胀满、两肋隐痛及热毒引起的痈肿疮毒等证。

大戟有还去湿解毒的作用，皮肤疼痛以及呕吐，都是邪风侵体，化风为湿所导致的，所以大戟能够很好地治疗。另外，《本草纲目》中记载，大戟还可治颈腋痈肿、头痛，发汗，利大小便，泻毒药，泄天行黄病温疟，破肿结，通月水，堕胎孕。

现代医学研究表明，大戟有剧泻的作用，但利尿效果并不明显。因大戟性属阴寒，只有实热实脉之证，才可以使用，否则会泻肺伤肾，损伤人的身体。所以体虚的人不宜服用，阴寒水肿者及孕妇也须忌用。大戟之毒，必须用菖蒲来解。其常用量为 1.5~3 克，外用适量即可。

【治疗方剂】（仅供参考）

治水肿喘急

大戟（炒）62 克，干姜（炮）15.6 克。上药研末，每次用姜汤送服 9 克。以大小便通畅为度。

治水病肿满

大戟、当归、橘皮各 31 克。上药切碎，

加水2升煮取700毫升，一次服下，病重者再服一次可愈。病愈后，一年之内不能吃刺激性大的东西。

治水肿腹大，遍身浮肿

大戟、白牵牛、木香各等份研末。每次取3克，纳入剖开的猪肾中，用湿纸包好煨熟，空腹吃下。

治牙齿疼痛

把大戟放口中齿痛处，咬定。止痛效果好。

大戟主治示意图

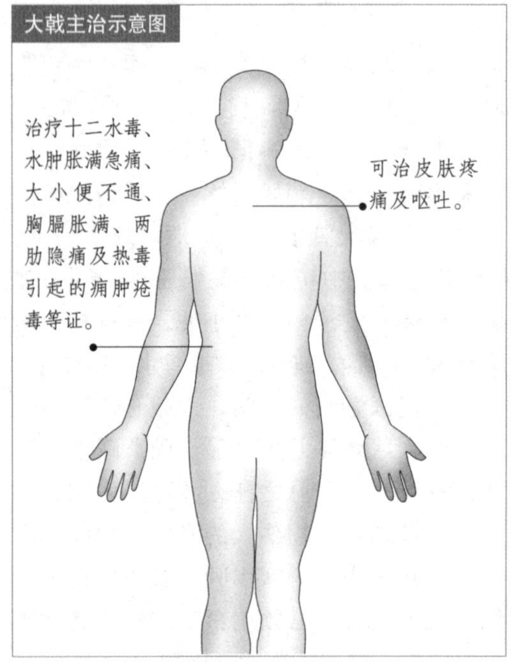

泽漆

《神农本草经》上说：泽漆，味苦，性微寒。主治体表发热；腹部水肿，四肢、面目浮肿；男子阳痿不举。泽漆生长在水草丛杂的地方。

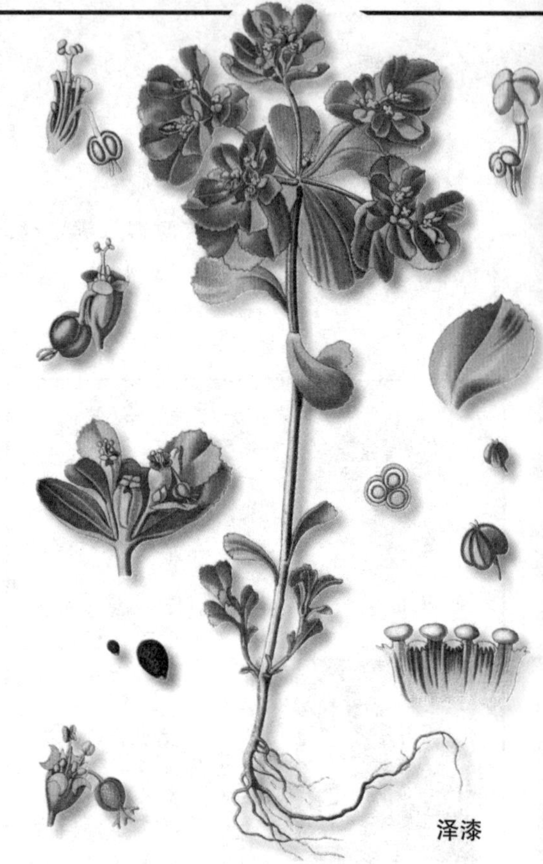
泽漆

泽漆味苦，性微寒。主治皮肤发热，腹内水肿胀满，四肢及面目浮肿，男子肾虚不足。

泽漆入大肠、小肠、肺三经。味苦可祛热降泄，有很好的利水、清热作用，能

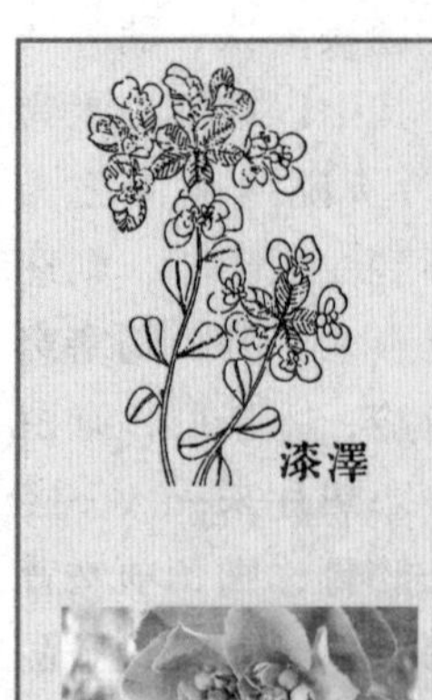
漆澤

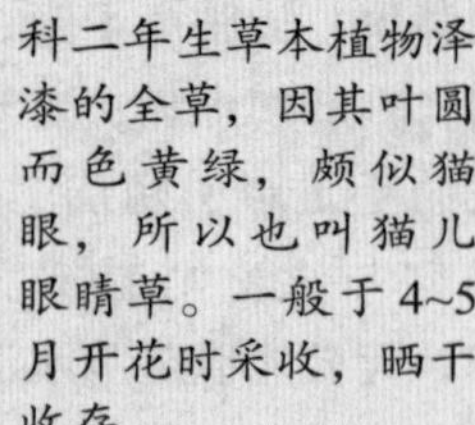

【原经文】泽漆，味苦，微寒。主皮肤热；大腹水气，四肢、面目浮肿；丈夫阴气不足。生川泽。

【释名】泽漆为大戟科二年生草本植物泽漆的全草，因其叶圆而色黄绿，颇似猫眼，所以也叫猫儿眼睛草。一般于4~5月开花时采收，晒干收存。

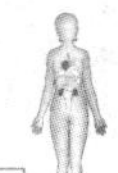

治疗《本经》中所说的“大腹水气，四肢面目浮肿”；还可治疗由于水湿弥漫引起的阳气郁结，即“丈夫阴气不足”之证。李时珍说过，泽漆利水，功效与大戟大致相同，所以人们看见其茎有白汁，就将其误以为是大戟。然而大戟的根苗都有毒，可泄水肿，而泽漆根硬不可用，苗也无毒，能够做成菜吃，对男子肾虚、阳痿很有好处。

泽漆还能治疗四肢无力、喘息不安、腹中胀满等证。它的苦寒之性还有清热、祛除肌肤发热、治疗咳嗽不止的作用。另外，泽漆还可止疟疾，消痰退热，通利大小肠，还有明目轻身的作用。

根据现代医学研究，泽漆含有槲皮素、半乳糖甙等有效成分，有退热、扩张血管的作用；它的乳状汁液含有刺激性树脂，一旦接触会使皮肤发红甚至溃烂，所以可用来蚀疣。

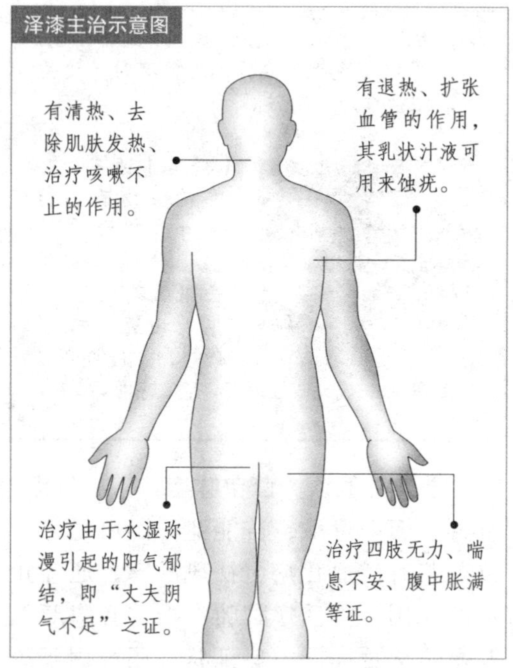

【治疗方剂】（仅供参考）

治肺咳上气、脉沉

泽漆（细切，用水10000毫升煎煮，取汁3000毫升，去滓澄清）144克，半夏7.5克，紫菀、生姜、白前各15克，甘草、黄芩、桂心、人参各9克。上药切碎，放入泽漆汁中煎煮，取汁1000毫升，每服100毫升，白天三次，夜间一次。

治水气蛊病

取生鲜泽漆，晒干研末，做成弹子大小的枣肉丸。每次取2丸，用白汤化下，每天两次。以感觉腹中暖、小便利为度。

治脚气赤肿，行步脚痛

泽漆、鹭鸶藤、蜂窠各等份。每次取31克，用1200毫升水煎取720毫升，熏洗之。

治牙齿疼痛

将泽漆研烂，汤泡取汁，含漱吐涎。

治癣疮有虫

将泽漆晒干研末，用香油调搽。

治四肢消瘦、腹肿

泽漆叶30克，桑白皮、毂白皮各36克，大豆90克，防己、射干、白术各12克。上药切碎，用3000毫升水煎煮，取汁1200毫升，去渣，加入好酒600毫升再煎，取汁1000毫升，每次服200毫升。白天两次，夜间一次，余药次日再服。

茵芋

《神农本草经》上说：茵芋，味苦，性温。主治五脏有风邪，胸腹发冷发烧，身体消瘦像患了疟疾一样，发作有规律；各个关节都有风湿痹痛。茵芋生长在两山之间的高坡土地上且有流水的地方。

【原经文】茵芋，味苦，温。主五脏邪气，心腹寒热，羸瘦如疟状，发作有时；诸关节风湿痹痛。生川谷。

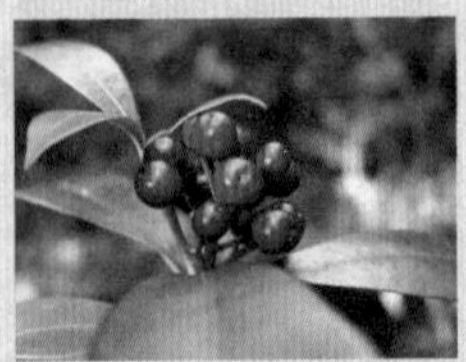

【释名】茵芋为芸香科植物茵芋的茎叶。其叶常集生于枝顶，呈狭长圆形或长圆形。花为白色，芳香袭人，花期4~5月。果为长圆形，红色，有残存萼片。

今人一般认为茵芋味辛、苦，性温，有毒。因辛可散，苦能泄，温可通，所以茵芋有活血化瘀、祛风散寒、通经止痛的作用。可治疗脏腑瘀血、心腹寒热及寒热交替如同疟疾证状；还可用于手足麻痹、四肢痉挛等风湿病症。

《本草纲目》中记载，茵芋善于治疗长期不愈的风湿病，能使四肢有力。其他医学典籍也都强调了茵芋活血通经，缓解拘急挛痛、筋骨羸颤，治疗关节炎的作用。

现代医学研究表明，茵芋含有茴芋碱、茵芋甙、蔗糖等有效成分。经动物实验证明，它有提升血压、收缩子宫、抑制小肠收缩及扩张冠状血管的作用。此外，它还能提高横纹肌张力，加强脊髓反射兴奋性。

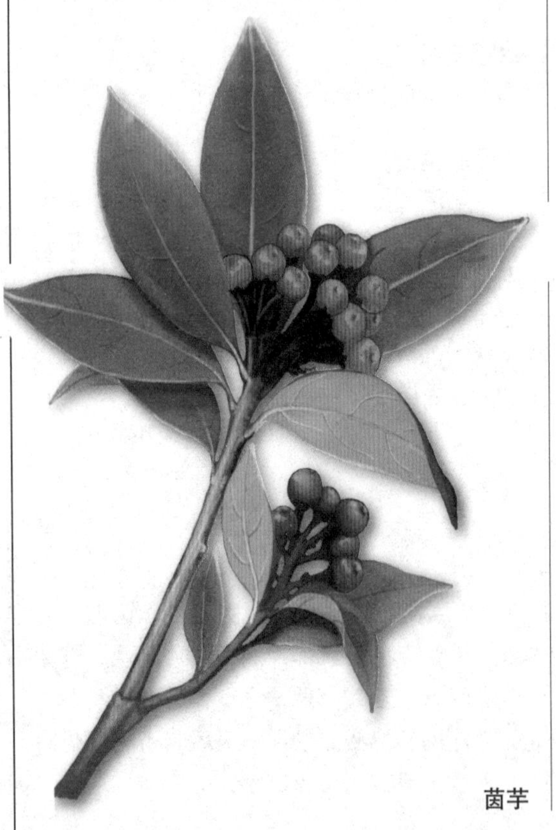

茵芋

【治疗方剂】（仅供参考）

治手足枯痹、四肢拘挛

茵芋、附子、天雄、乌头、秦艽、女萎、防风、防己、羊踯躅、石楠、细辛、桂心各31克。上药切碎，用绢袋盛，放入清酒中浸泡，冬天泡7日，夏天泡3日，春、秋季泡5日。药成初次服100毫升，每天三次。可逐渐增加，以微痹为度。

治风气积滞成脚气，常觉微肿、疼痛

茵芋叶（锉，炒）、薏苡仁各15.6克，郁李仁（去皮、尖，微炒）31克，牵牛子93克（生取末一两半）。上药研为细末，加炼蜜做成梧桐子大小的丸。每次取20~30丸，用姜枣汤送服，每天三次。以快利为度，泻后用白粥补养。

治风痹瘾疹

黄连、黄芩、白术各6克，戎盐、矾石各1.5克，细辛6克，芎䓖、茵芋各3克。上药切碎，用2000毫升水煎煮，取汁600毫升，外洗患处，每天三次。

治肺脏劳损而致的头风，证见头生白屑、瘙痒难忍

菊花、独活、茵芋、防风、细辛、蜀椒、皂荚、杜蘅、莽草、桂心各等份。上药煎汤取汁，冲洗头发。

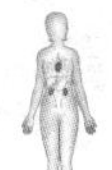

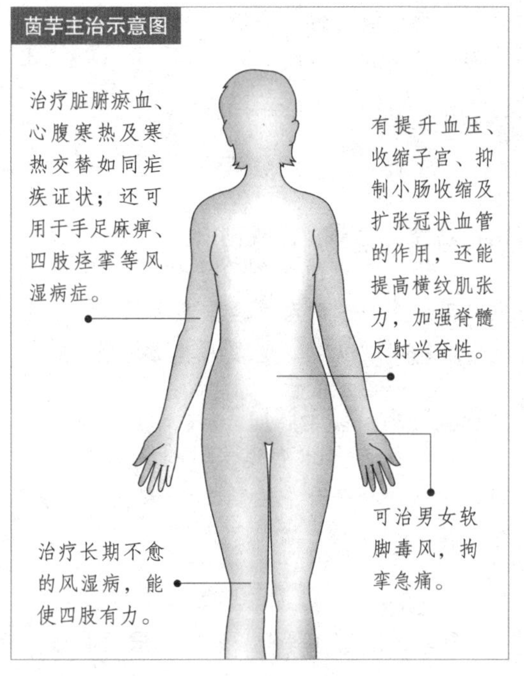

治风邪上袭而致的头部疾患

猪椒根9克，麻黄根、防风各6克，细辛、茵芋各3克。上药切碎，用6000毫升水煎煮，取汁2000毫升，去渣，趁温用药汁洗沐头发。

贯众

《神农本草经》上说：贯众，味苦，性微寒。主治腹中热邪积聚；可解多种毒；能杀死三虫。贯众也叫贯节、贯渠，又叫白头、虎卷、扁符，生长在山的土石上且有流水的地方。

贯众味苦，微寒。主治腹中邪热之气郁结，可解各种毒，杀灭多种寄生虫。

贯众有清热解毒、凉血止血、驱虫杀虫的作用，能治疗热毒斑疹、疮肿及流行性感冒等。除此之外，对血热妄行引起的唾血、吐血、肠风便血、血痢、妇人血崩、非经期阴道流血、子宫出血等血证也有很好的疗效。贯众与槟榔等药配合使用时还有非常好的杀虫效果，临床中多用于杀灭蛔虫、钩虫、绦虫等寄生虫。在其他

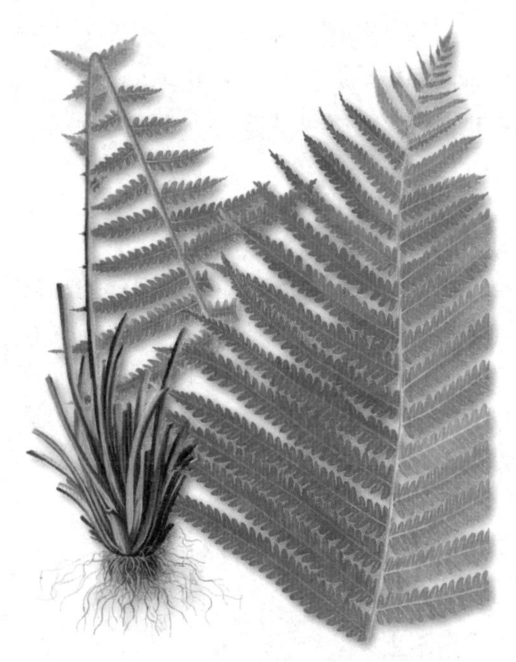

贯众

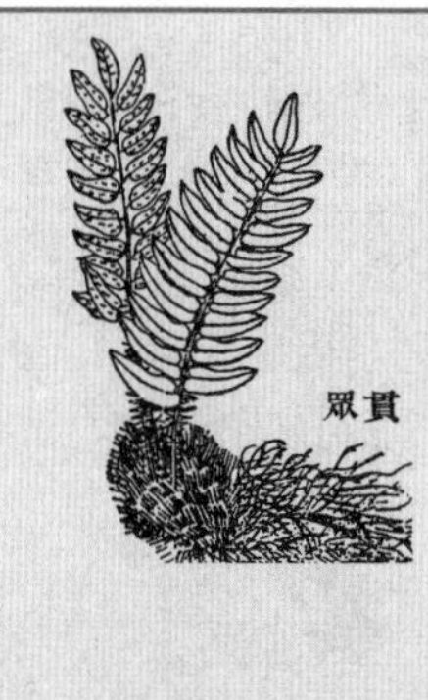

【原经文】贯众，味苦，微寒。主腹中邪热气；诸毒；杀三虫。一名贯节，一名贯渠，一名白头，一名虎卷，一名扁符。生山谷。

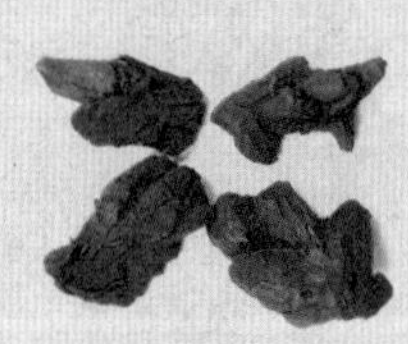

【释名】贯众为蕨类乌毛蕨科植物乌毛蕨的干燥根状茎。采制方法为挖取根状茎，削去叶柄及须根，洗净晒干；或趁新鲜时切成块状晒干。以条块均匀、叶柄和须根少、质坚者为佳。

的医学典籍中，对贯众的药效做了更为广泛的拓展，如《本草纲目》中记载："去寸白，破癥瘕，除头风，止金疮""治下血崩中带下，产后血气胀痛，斑疹毒，漆毒，骨鲠"等。

临床中，贯众的用法也因具体病症的不同而有所差别：驱虫和清热时一般生用，止血时则适宜炒炭使用。现代药理研究表明，贯众含有绵马素、三叉蕨酚等有效成分，确实有非常好的驱虫效果；还能收缩子宫、抑制各种流感病毒。贯众的常用量为10~16克，使用时应严格遵守此用量。

【治疗方剂】（仅供参考）

治鼻血不止

将贯众根研末，取3克，用水冲服。

治各种血痔、下血、漏下血及肠风酒痢

将贯众去掉皮毛，焙干，研细。每次取6克，空腹用米汤送服。或加醋、糊调和成梧桐子大小的丸，每次用米汤送服30~40丸。或将药烧存性，研细，加麝香少许，每次用米汤送服6克。

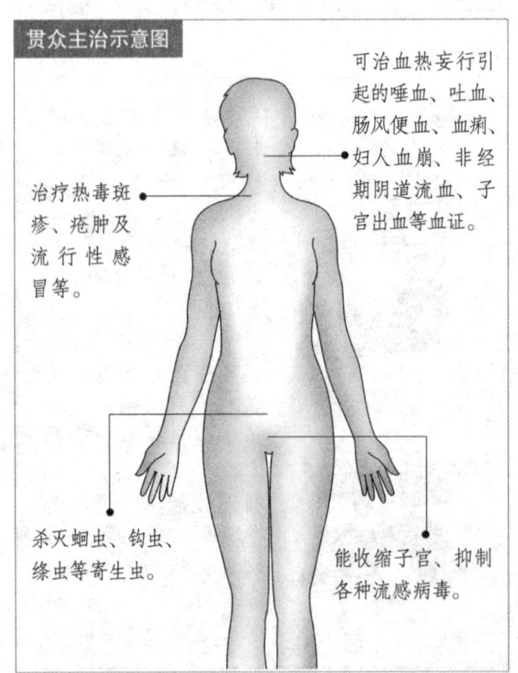

治妇女血崩

贯众15.6克，用煎酒服。

治产后流血过多，心腹彻痛

取状如刺猬的大贯众1个，全用不锉，只去毛，用好醋蘸湿，慢火炙令香熟，冷后研细。每次取9克，空腹用米汤送服。

治长期咳嗽、痰带脓血

贯众、苏方木各等份。上药每次取9克，用水240毫升、生姜3片一起煎。每天服两次。

治白秃头疮

贯众、白芷各等份。研末，调油涂搽。

治漆疮作痒

将贯众研末，调油涂搽。

治鸡鱼骨鲠

贯众、缩砂、甘草各等份。上药研为粗末，用棉包少许含口中，嚼汁咽下。骨刺随痰吐出。

荛花

《神农本草经》上说：荛花，味苦，性寒。主治伤寒、温疟，能消除多种水病；消散积聚；攻克很硬的癥瘕；涤荡留在肠胃的食物积块；消退发冷发烧；通利水道。荛花生长在两山之间的高坡土地上且有流水的地方。

荛花味苦，性寒。主治伤寒、温疟，可下十二经的水邪，破除严重的肿块积聚，涤荡肠胃中滞留的宿食水饮，解除恶寒发热、邪气郁结的症状，还有通利水道的作用。

荛花最主要的功效为泄水逐饮、杀虫

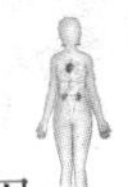

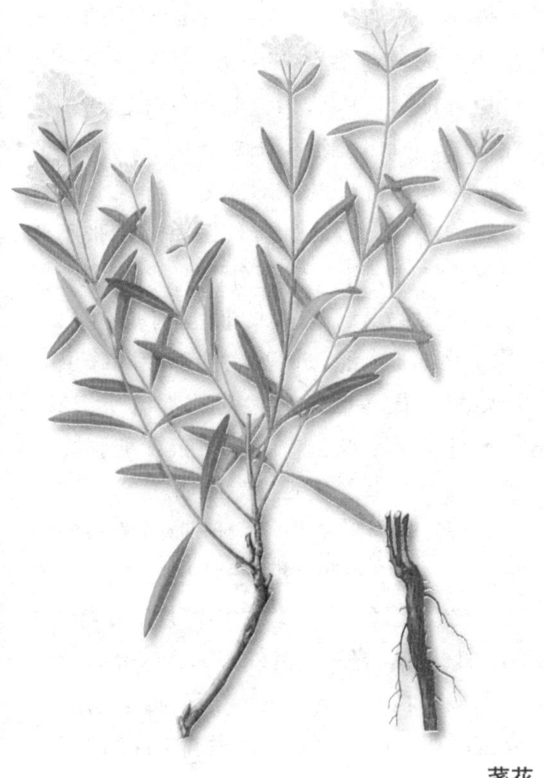

荛花

治疮。《本经逢源》中曾对荛花的药效进行概括："荛花，能破积聚癥瘕，治痰饮咳逆，去咽喉肿闭。"《本经》中将荛花用于主治伤寒、温疟，是因为它的苦寒之性可以攻破郁结或隐匿在体内的邪气；又因它苦寒峻利，能荡涤肠胃中的宿食寒热之邪，从而对十二经水邪及寒热邪气之证有不错的疗效。所以，在临床中荛花常用于治疗心下痞满、大腹坚胀、胸腹积水等证；它还有泻下通便的作用。

历代临床实践证明，荛花还有治痢的作用。《本草衍义》中这样阐释其治痢药理："张仲景《伤寒论》以荛花治痢者，取其行水也。水去则痢正，其义如此。"可见，荛花是下水破积的峻猛之药，因此体虚的人不宜服用。

【原经文】荛花，味苦，寒。主伤寒、温疟；下十二水；破积聚；大坚癥瘕；荡涤肠胃中留癖，饮食寒热邪气；利水道。生川谷。

【释名】荛花为瑞香科植物荛花的干燥花蕾。花期5~6月，花呈黄色。以干燥、无叶、无霉、花细小未开放者为佳。需置于通风干燥处贮藏，防潮。

【治疗方剂】（仅供参考）

治水肿及支满、澼饮

干枣汤： 芫花、荛花各1.5克，甘草、大戟、甘遂、大黄、黄芩各3克，大枣10枚。上药切碎，用1000毫升水煎煮，取汁320毫升，分为四服，空腹服下，以大便通利为度。

荛花主治示意图

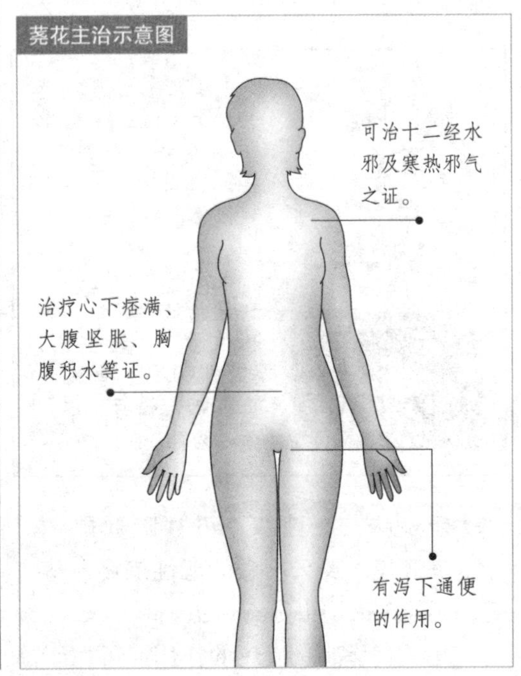

治年久不愈的上气咳嗽、咳唾脓血、喘息不能卧

款冬丸： 荛花、人参、细辛、紫菀、甘草、桔梗、防风、芫花、茯苓、皂荚各2.25克，款冬花、干姜、蜀椒、吴茱萸、桂心、菖蒲各2.25克。上药研末，用蜜调和成梧桐子大小的丸，每次用酒送服3丸，每天三次。

治足胫水肿、小便色黄、胸痛心烦、筋骨疼痛

荛花（熬）、防风、杜仲（炙）各2.25克，石胆（研）、吴茱萸、天雄（炮，去皮）、芫花（熬）、柏仁各0.75克，菖蒲、葶苈（熬）各3克，菟丝子8.1克。上药研末，用炼蜜调和成丸，每次服3丸，每天两次。

牙子

《神农本草经》上说：牙子，味苦，性寒。主治风热；疥疮瘙痒、恶疮溃疡，痔疮；能杀死绦虫。它也叫狼牙，生长在两山之间的高坡土地上而有流水的地方。

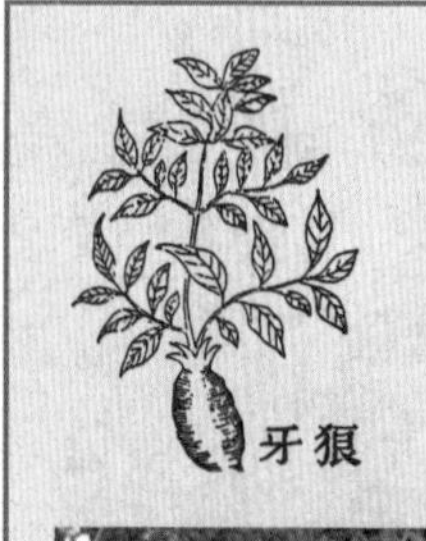

牙狼

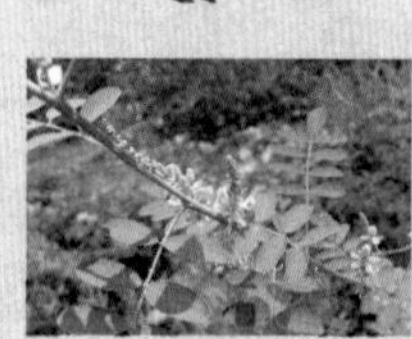

【原经文】牙子，味苦，寒。主邪气热气；疥瘙、恶疡疮、痔；去白虫。一名狼牙。生川谷。

【释名】牙子为蔷薇科植物狼牙的根，也称狼牙。一般8月采根，去除根须及泥土，晒干收存。以色白者为佳。

牙子味苦，性寒。可祛除邪热，治疗疥疮瘙痒，长久不愈的恶性疮疡、痔疮等，还能杀灭钩虫等寄生虫。

牙子有降泄、清热的作用，可用于凉血燥湿、解毒杀虫。所以《本经》用其治疗邪热之气导致的疥疮瘙痒、恶性疮疡、痔疮等证。古人认为，此药气味苦寒，禀性纯阴，所以能治少阳之火引起的热疮溃烂；将其煎汁外洗，对恶疮、浮风瘙痒有很好的疗效。因此，古代医家还主张用牙子煎汤外洗，治疗女子外阴炎及阴道炎。

又因为牙子有毒，而且有燥湿的作用，所以《本经》认为它能够驱除绦虫等寄生虫。很多医学典籍对此都有所记载，如《日华子本草》中说，将狼牙煎服能祛除腹脏一切虫，并能止赤白痢。

现代药理研究表明，牙子确实有很好的止血、驱绦虫作用。据文献记载，用牙子根芽全粉、浸膏及其提取物，治疗绦虫病275例，效果非常显著。另外根据临床经验，用牙子根芽在石灰乳中浸泡后的提取物灌肠或服根芽全粉片，还可治愈滴虫性肠炎。

【治疗方剂】（仅供参考）

治小便尿血

狼牙草（焙干）、蚌粉（炒）、槐花

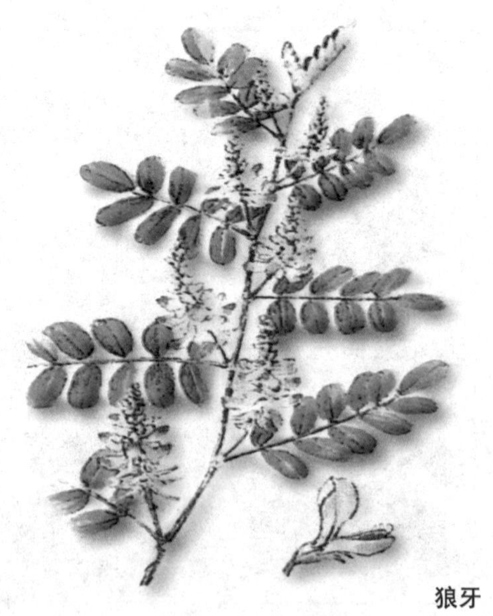

狼牙

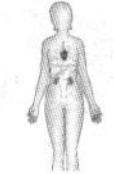

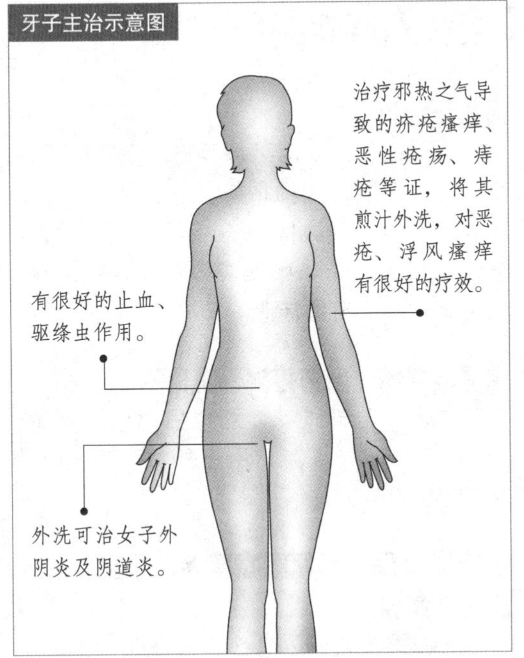

(炒)、百药(煎)各等份。上药研末，每次取9克，空腹用淘米水调服。

治妇女阴痒

狼牙62克，蛇床子93克。煎水热洗。

治妇女阴蚀、阴部溃烂

用狼牙93克，加水4升煎煮，取汁500毫升，洗患处。一天四五次。

治毒蛇伤螫

将狼牙根或叶捣烂，加猪油调匀涂搽。

治刀伤、湿热而致的各种恶疮

狼牙、芍药、白花、黄柏、丹参各15克，大黄9克。上药切碎，用800毫升水煎煮，取汁300毫升，外洗患处，每天三次。

治脓耳出汁

将狼牙研末，用棉布包裹，塞耳内。

羊踯躅

《神农本草经》上说：羊踯躅，味辛，性温，主治贼风在皮肤间走窜引起的疼痛；温疟先发热后发冷；能解恶毒；治疗多种痹证。羊踯躅生长在两山之间的高坡土地上且有流水的地方。

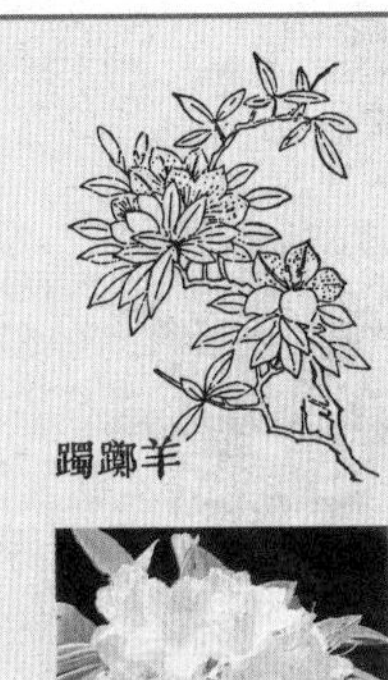

【原经文】羊踯躅，味辛，温。主贼风在皮肤中淫淫痛；温疟；恶毒；诸痹。生川谷。

【释名】羊踯躅为杜鹃花科植物黄杜鹃的花，也叫闹羊花。因其有大毒，羊误食后踯躅而死，故名羊踯躅。花期4~5月，花呈金黄色。

羊踯躅味辛，性温。主治皮肤受到贼风侵袭而疼痛，温疟，还可解恶毒，治疗多种风湿痹痛。

羊踯躅有祛风、止痛、除湿、消肿的作用，所以《本经》中用其主治贼风侵袭皮肤导致的隐约作痛及关节经络间邪气留滞导致的痹证、瘫痪等疾病。羊踯躅虽然本身有大毒，但它反还有杀虫解毒的作用，能治疗各种皮肤顽癣、温疟、恶毒等。

现代医学研究证明，羊踯躅具有明显的镇痛、降低血压、减慢心律及杀虫的作用。在现代临床中常应用于三方面：一是止痛，可治疗风湿、跌打疼痛，它的花对神经性头痛、偏头痛及风虫牙痛也有很好的效果。二是麻醉，可用于头、颈、胸、腹等部位的手术麻醉。三是治疗心动过速和高血压，通常将羊踯躅的果实制成煎剂

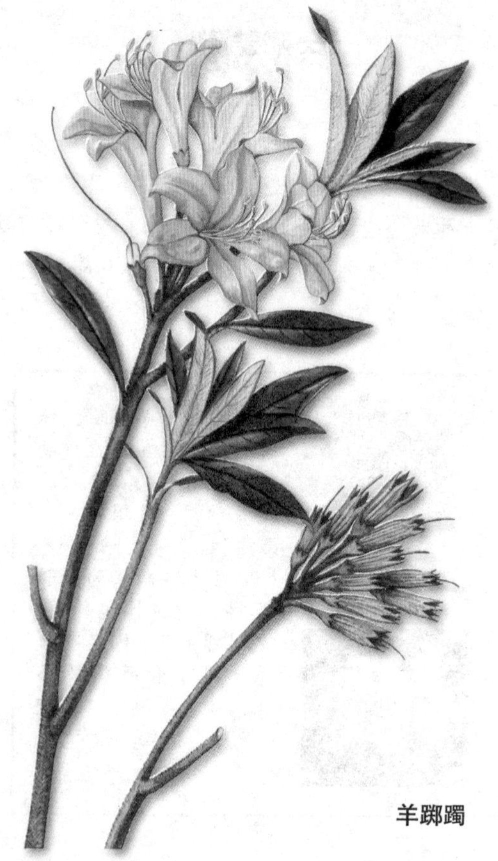
羊踯躅

或片剂服用。另外，它的根还可用于肺寒咳嗽、痰多，花还能治疗皮肤顽癣。

羊踯躅的毒性很大，而其花和叶的毒性比根部更为剧烈。相传历史上所谓的“蒙汗药”成分之一就是这种药的花，据说将其花的浓汁与酒同服，会使人麻醉、丧失知觉。根据现代药理研究，羊踯躅的花含毒性成分为憹木毒素和石楠素，它的叶含黄酮类杜鹃花毒素等毒素。中毒后会使人恶心、呕吐、腹泻、腹痛及血压下降、心跳变缓、呼吸困难，直至呼吸停止而死亡。因此，在具体使用中，一定要严格控制用药剂量，并密切观察病人的反应。一旦中毒，应当立即洗胃、导泻、吸附毒物，并服用一些升压药来纠正心动过缓、休克及血压下降等症状，也可煎服栀子来解毒。

【治疗方剂】（仅供参考）

治风痰注痛

羊踯躅花、天南星各等份。上药生捣做饼，蒸四五遍，用稀布袋收存。用时取出焙为末，加蒸饼做成梧桐子大小的丸，每次用温酒送服3丸。如果腰脚骨痛，可空腹服；如果手臂痛，可饭后服。

治风湿痹痛、肢节疼痛、言语不清

凌晨取羊踯躅花，酒拌后蒸过，晒干，研末。每次取1.5克，用牛乳100毫升、酒200毫升调服。

治伤寒头痛、伤寒咽喉疼痛、恶疮、小儿头疮、痈肿

羊踯躅、天雄、乌头、莽草各9克。上药切碎，用600毫升苦酒浸泡一夜，另取炼猪脂144克放入铜器中煎融，加入前药再煎，煎沸后取下，放冷后再煎，反复12次，煎成后去渣备用。如果治疗伤寒头痛，可取膏火向外炙摩身体，并用酒送服杏核大的1团，盖上被发汗；如果治疗恶疮、小儿头

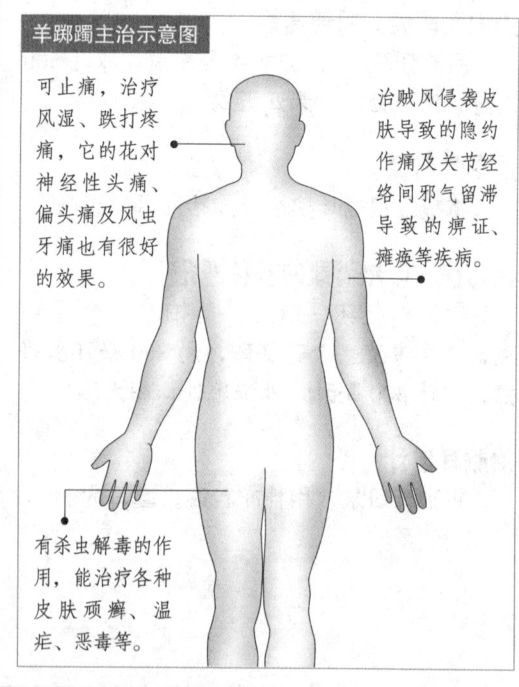

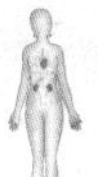

疮，先用盐汤清洗疮面，擦拭后敷膏；若是治疗痈肿，可取膏火炙摩千遍，每天两次；如果治伤寒咽喉疼痛，可口含枣核大1团，每天三次。

芫花

《神农本草经》上说：芫花，味辛，性温。主治咳嗽，呼吸困难，喉中有喘鸣声；咽喉肿痛，气息短促；可治疗蛊毒、鬼疟等传染病；消除疝瘕、痈肿；毒杀虫、鱼。芫花也叫去水，生长在两山之间的高坡土地上且有流水的地方。

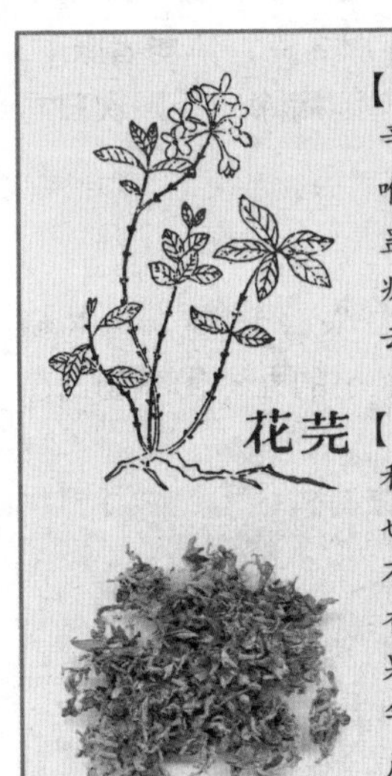

【原经文】芫花，味辛，温。主欬逆上气，喉鸣喘；咽肿短气；蛊毒；鬼疟；疝瘕；痈肿；杀虫鱼。一名去水。生川谷。

【释名】芫花为瑞香科灌木芫花的花蕾，也叫芫华。花为紫色，有毒。叶、茎有特殊香气，可用来调味。果实呈球形，也有香气，可做香料。主要产于安徽、山东、四川等省。

芫花味辛，性温。主治咳嗽喘逆，喉中有喘鸣之声，咽喉肿痛，气短，还可治疗蛊毒、鬼疟等严重的传染病，破除积聚肿块、痈肿等，还能杀灭虫鱼。

今人一般认为芫花味辛、苦，性寒，有毒，归肺、脾、肾三经。因苦寒可祛湿散水，上行可治上焦之证，所以能够治疗“逆上气、喉鸣喘、咽肿短气”，还对长期咳嗽导致的胸胁疼痛有不错的疗效。正如

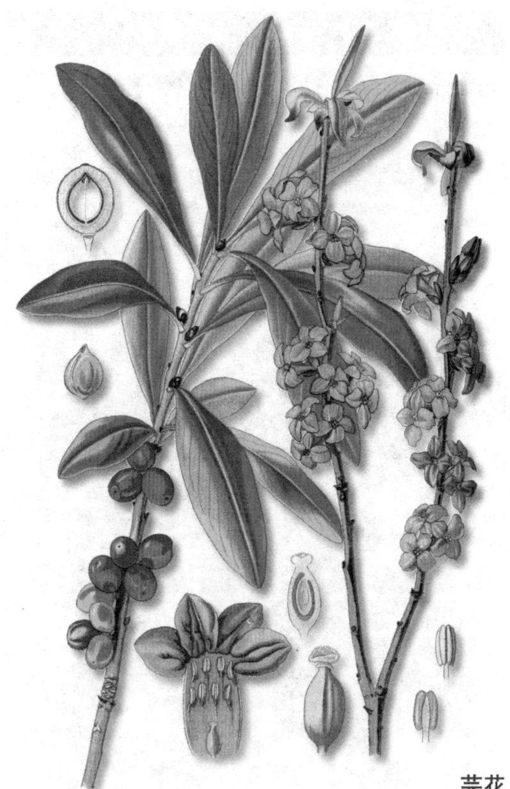

芫花

李时珍所说：“饮证有五种：内啜水浆，外受湿气，郁蓄而为留饮；流于肺则为支饮，令人喘咳寒热，吐沫背寒；流于胁下则为悬饮，令人咳唾，痛引缺盆两胁；流于心下则为伏饮，令人胸满呕吐，寒热眩晕；流于肠胃，则为痰饮，令人腹鸣吐水，胸胁支满，或作泄泻，忽肥忽瘦；流于经络，则为溢饮，令人沉重注痛，或作水气浮肿。芫花、大戟、甘遂之性，逐水泄湿，能直达水饮巢囊隐僻之处。”

芫花还有很好的解毒消肿作用，可治疗蛊毒痈肿。它又有泄水除湿的作用，能用于水肿胀满、大小便不通。另外，《本草纲目》中记载，芫花还可治心腹胀满，祛水气寒痰，涕唾如胶，通利血脉，治恶疮风痹湿，一切毒风，四肢挛急，不能行步。疗咳瘴疟，治水饮痰，胁下痛。

现代医学研究证实，芫花含有芫花

素、芹菜素等成分，有利尿、降低血压、收缩子宫的作用。它的常用量为1.5~3克，阴寒水肿的人及孕妇忌服，体虚的人也不宜服用。此外，它不能与甘草同时使用。

【治疗方剂】（仅供参考）

治咳嗽有痰

取芫花31克（炒），加水1升，煮开4次，去渣，再加入白糖250克。每次服约一个枣子大的量。忌食酸咸物。

治干呕胁痛、伤寒头痛、心下痞满、干呕短气

芫花（熬过）、甘遂、大戟各等份研末。以大枣10枚、水1500毫升，煮成800毫升后，去渣纳药。体壮者服3克，体弱者服1.5克，清晨服下。能下泻则病除，否则次日早晨再服药。

治腹胁坚痛

芫花（炒）62克，朱砂15克。上药研末，加蜜做成梧桐子大小的丸，用枣汤送服10丸。

芫花主治示意图

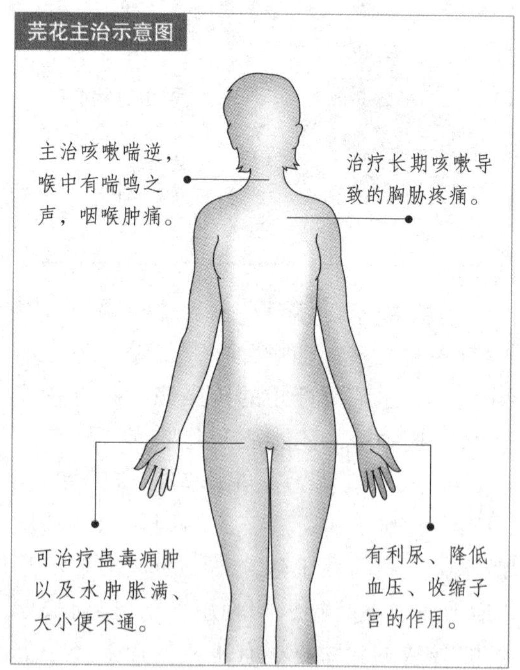

孕妇忌用、慎用药物

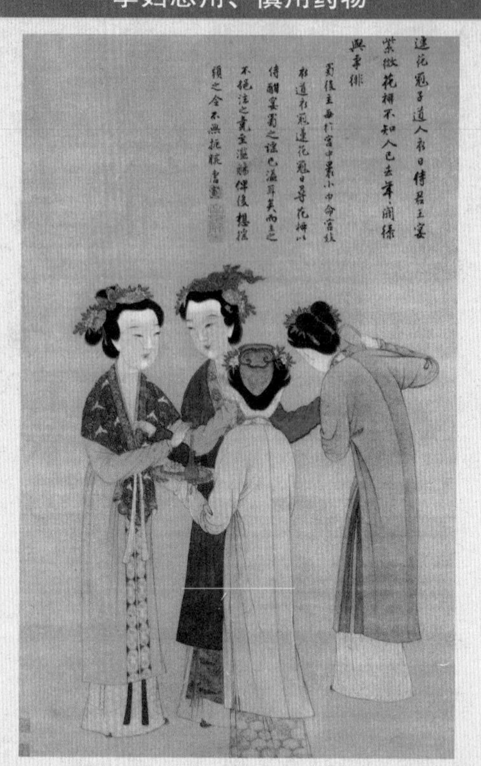

宫妓图 唐寅　明代　故宫博物院藏

中医对于孕妇用药的基本原则是避免使用会引起流产或死胎的药物，并把妊娠用药分为忌用和慎用两大类。属于绝对忌用的是一些毒性强或药性猛烈的药物；慎用的是一些易导致流产的药物，包括虽然无毒，但有活血堕胎作用的药。在一千多年前，古代医家就总结出孕期妇女忌用的四十种中药，并编了一首“妊娠忌用药歌”，经过千年来的临床实践，证实那些药物都是妊娠期间忌用或慎用的药材。可分为以下两类：

忌用：剧毒类，包括芫花、巴豆、大戟、附子、乌头、天雄、野葛、螈青、斑蝥、水银、硇砂、地胆等。

慎用：有毒类，包括干漆、牵牛子、蜈蚣、水蛭、虻虫、蟹爪甲、麝香、雄黄、雌黄等。虽然无毒，但有活血堕胎作用的，如茅根、牛膝、通草、木通、桃仁、牡丹皮、瞿麦、薏苡仁、三棱、干姜、肉桂、皂角、南星、半夏、槐花等。

治水肿

芫花、枳壳各等份。先以醋把芫花煮烂，再加枳壳煮烂，一起捣匀做成梧桐子大小的丸。每次取 30 丸，用白开水送下。

治子宫结块，月经不通

取芫花根 93 克，锉细，炒黄，研末。每次取 3 克，用桃仁煎汤调下。泻下恶物即愈。

治牙痛难忍

用芫花末擦牙令热。痛停后，温水漱口。

治痈肿初起

用芫花末和胶涂搽。

治痔疮疼痛

取芫根 1 把，捣烂，慢火煎成膏，将丝线在膏内度过，以线系痔，当有微痛的感觉。等痔疮干落后，即以纸捻蘸膏纳入肛门中，可以使痔疮断根。

姑活

《神农本草经》上说：姑活，味甘，性温。主治严重的风湿痹伴有冷痛。长期服用能使身体轻便，衰老减慢，寿命增加。姑活也叫冬葵子。

【原经文】姑活，味甘，温。主大风邪气湿痹寒痛。久服轻身，益寿耐老。一名冬葵子。

【释名】姑活也叫固活，大多医书中都没有此药性状及疗效的记载。有人认为它就是野葛，也叫冬葵子，但不是葵菜的冬葵子。

姑活味甘，性温。主治严重的风邪及其他各种厉害的病邪，能祛除风湿痹痛。长期服用可使身体轻便，衰老延缓，延年益寿。

姑活主治示意图

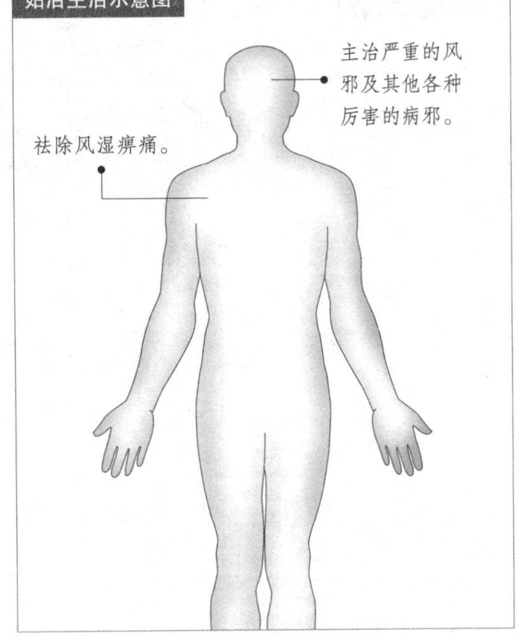

别羇

《神农本草经》上说：别羇，味苦，性微温。主治风寒湿痹，身体沉重，四肢冰冷酸痛，全身关节疼痛。别羇生长在两山之间的高坡土地上且有流水的地方。

【原经文】别羇，味苦，微温。主风寒湿痹，身重，四肢疼酸寒邪气，历节痛。生川谷。

【释名】别羇也叫别枝、别骑。古时主要生长于汉中附近，2~8 月采制。后世方剂中逐渐不再使用，所以今日极少有人知晓。

别羇味苦，性微温。主治风湿病，能解除身体沉重、四肢酸痛、寒邪侵体导致全身疼痛的症状。关于别羇一药到底为何物，自《本经》以后，诸家本草都很少论及，因而至今仍无定论，此处不便详述。

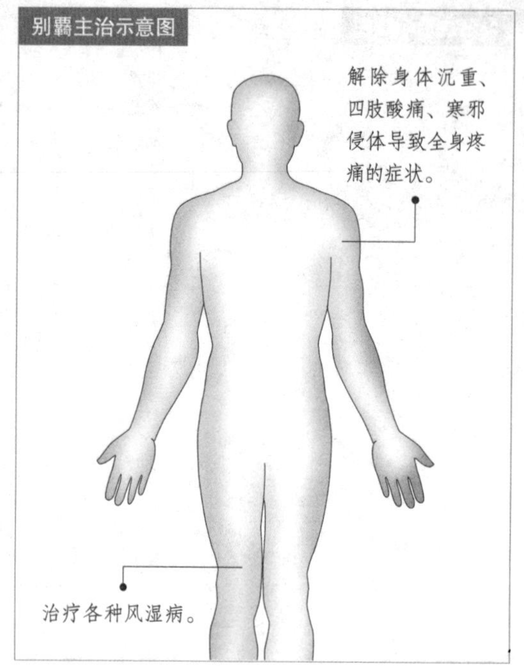

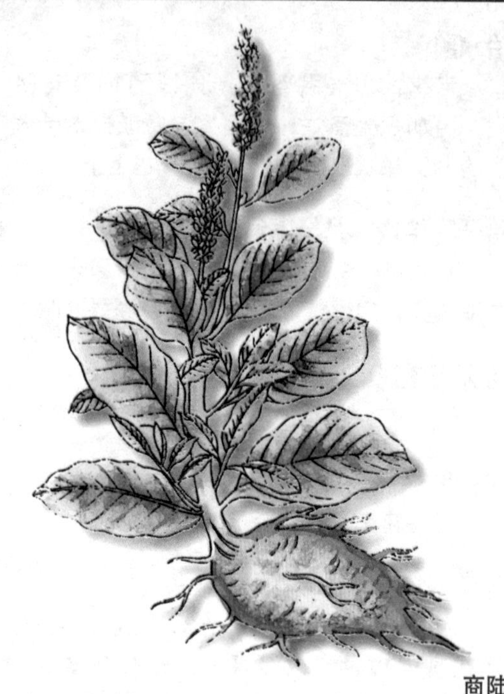
商陆

商陆

《神农本草经》上说：商陆，味辛，性平。主治水肿胀满；疝瘕；各种痹证；外贴可以消除痈肿；还能杀死鬼精。商陆也叫葛根、夜呼，生长在两山之间的高坡土地上且有流水的地方。

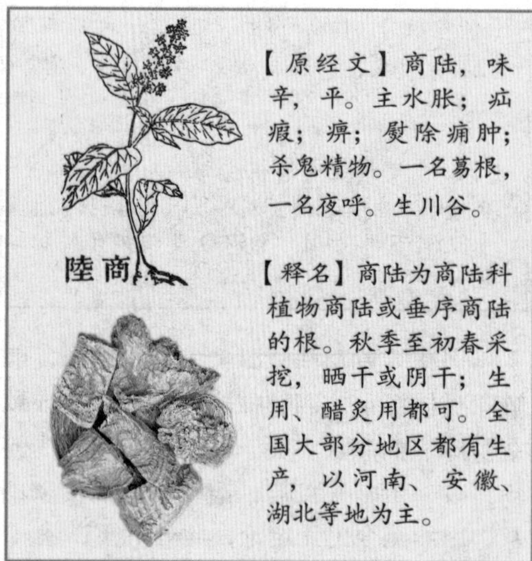

【原经文】商陆，味辛，平。主水胀；疝瘕；痹；熨除痈肿；杀鬼精物。一名募根，一名夜呼。生川谷。

【释名】商陆为商陆科植物商陆或垂序商陆的根。秋季至初春采挖，晒干或阴干；生用、醋炙用都可。全国大部分地区都有生产，以河南、安徽、湖北等地为主。

商陆味辛，性平。主治水肿胀满、疝瘕、痹证，外贴患处可治疗痈肿，还能祛除各种病邪之气。

关于商陆的性味，除了《本经》中说的味辛，性平外，后世有人认为，它味甘、辛，性微寒，入脾、胃二经，今人则多以为其味苦。从其功效主治来看，后者更有道理。因苦能沉降下行，寒可去湿解热，所以商陆有行水退肿的作用，是通下逐水的良药，可治疗小便不利、大便不通、水肿胀满、痈肿疮毒等证。另外，据诸家本草记载，它还可治疗胸中邪气，疏五脏，散水气，泻十种水病。将其切成薄片用醋炒，涂在喉外，还能治疗喉痹不通。另外，商陆还有堕胎的作用。

现代医学研究表明，商陆含商陆碱、多量硝酸钾、皂甙等成分，具有祛痰、止咳、平喘及利尿、抑制流感杆菌的作用。此外，由于商陆有毒，所以不可妄用，常用量为3~10克，外用适量。脾虚水肿的人及孕妇不宜使用。

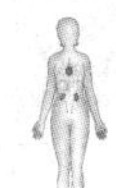

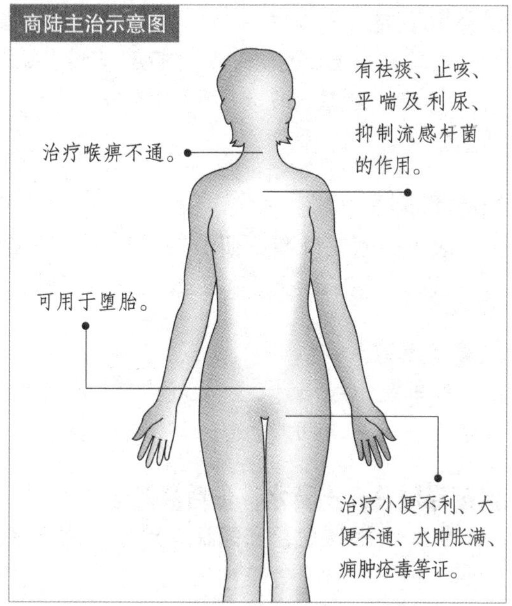

【治疗方剂】（仅供参考）

治湿气脚软

将商陆根切成小豆大，先煮熟，再加绿豆同煮成饭，每天进食，病愈为止。

治水气肿满

将商陆根去皮，切成豆大颗粒，装一碗，加糯米一碗，一起煮成粥，每天空腹吃下。以微泻为好，不得杂食。又一方：白商陆 187 克，取汁 50 毫升，加酒 500 毫升，视病人情况适量给服，腹泻为效。

治腹中癥结

将商陆根捣汁或蒸烂，摊布上，放在患处，药冷即换，昼夜不停。

治产后腹大、坚满，喘不能卧

商陆根 93 克，大戟 46 克，甘遂（炒）31 克。上药研末，每次取 6~9 克，用热汤调下，腹泻即停药。

治跌打

将商陆研末，调热酒搽跌打青黑之处，再贴膏药更好。

羊蹄

《神农本草经》上说：羊蹄，味苦，性寒。主治头秃、疥疮瘙痒；能消退发热；治疗女子下阴部溃疡。羊蹄也叫东方宿、连虫陆、鬼目，生长在水草丛杂的地方。

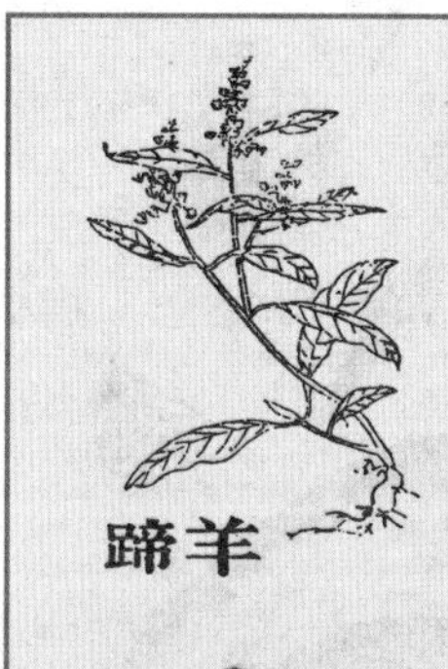

【原经文】羊蹄，味苦，寒。主头秃、疥瘙；除热；女子阴蚀。一名东方宿，一名连虫陆，一名鬼目。生川泽。

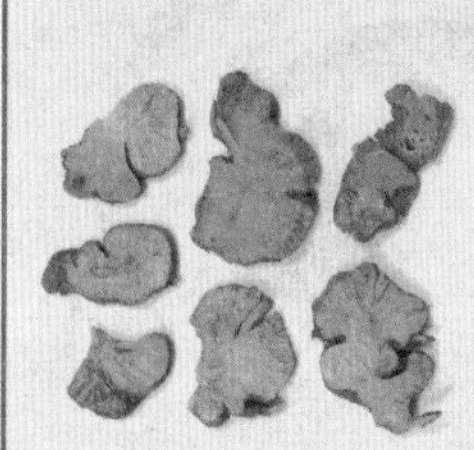

【释名】羊蹄为蓼科多年生草本植物羊蹄的根，又叫土大黄。根呈圆锥形，表面棕灰色，质硬易折断，折断面有黄灰色颗粒，有特殊香气。主要分布华东、中南及四川等地。

羊蹄味苦，性寒。主治头生秃疮，疥疮瘙痒，可祛除热邪，治疗女子阴蚀疮（外阴及阴道发炎肿痛，甚至溃烂）。

今人一般认为，羊蹄味苦、酸，性寒。因苦能降，酸能敛，所以有清热凉血、止血、通便利水、解毒杀虫的作用，可治疗呕血、咯血、尿血等血热出血证。又因其可走下行，消除下部湿热，所以还对阴部疼痛、淋浊、崩中漏下之证有很好的疗效，尤其对大便秘结疗效甚佳。同时，羊蹄归入心经，还有解毒、杀虫、疗癣的功效，临床中多用于治疗水火烫伤、无名肿毒等。另外，《本草纲目》中记载，羊蹄还可杀一切虫，治疗血吸虫及癣证；加醋磨粉贴肿毒患处可治无名肿毒；捣汁二三匙，加入半盏水煎，空腹温服，可治

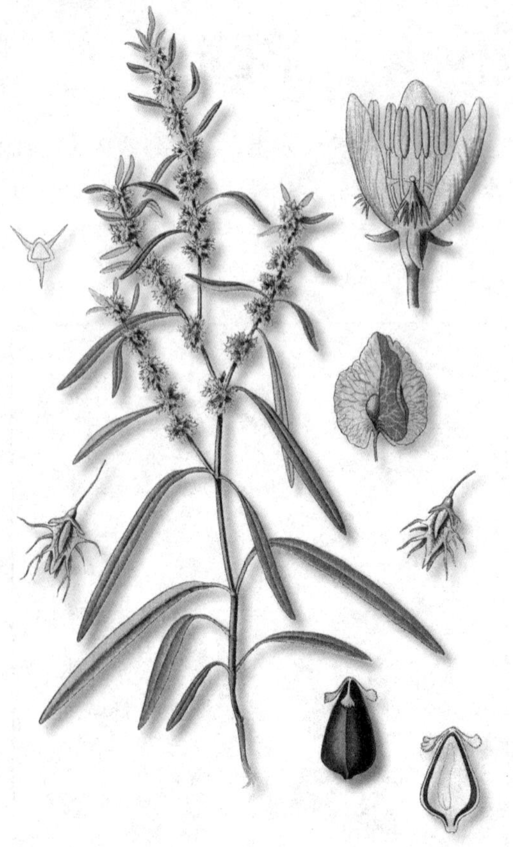

羊蹄

产后便秘。

羊蹄的叶也可入药，能杀灭小儿肠道寄生虫，做成菜吃可止痒，还能令人下气，同羊蹄根一起蒸烂后吃，对肠痔泻血效果显著。

现代医学研究表明，羊蹄含有大黄酸、大黄素等成分，对多种致病真菌有较强的抑制作用。然而，羊蹄不可过多服用，常用量为10~15克，外用可适量。

【治疗方剂】（仅供参考）

治结肠便闭

用羊蹄根31克，加水240毫升煎至六成，温服。

治肠风下血

将羊蹄根洗净，切细，加连皮老姜等份，一起炒到颜色变赤，用酒淬过，去渣，适量饮服。

治喉痹不语

取羊蹄根在陈醋中研成泥。先用布把喉外擦红，再把药涂上。

治癣久不愈

将羊蹄根绞出汁，加轻粉少许，调成膏涂癣上，三五次即愈。

治癣痒数日，出黄水，愈后易复发

将羊蹄根捣烂，和醋调匀涂搽，用冷水洗去。一天一次。效果神奇。

治产后便秘

取羊蹄捣汁2~3匙，加入60毫升水同煎，空腹温服。

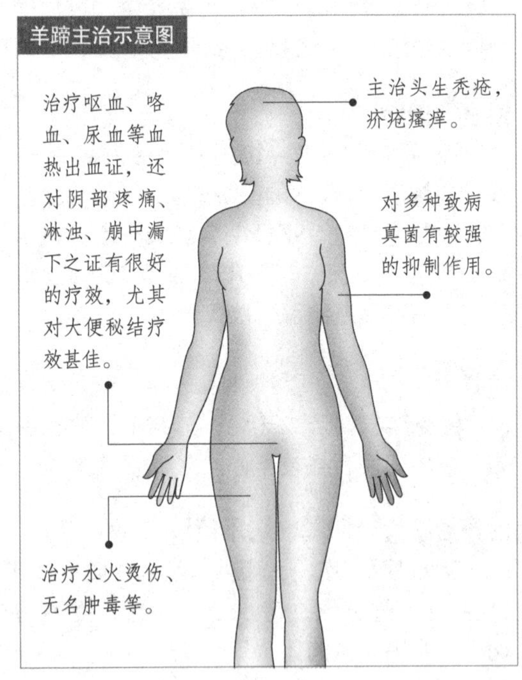

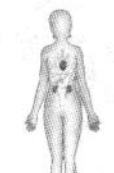

萹蓄

《神农本草经》上说：萹蓄，味苦，性平。主治浸淫、疮疥瘙痒、疽、痔，能杀灭三虫。萹蓄也叫萹竹，生长在山的土石上且有流水的地方。

蓄萹

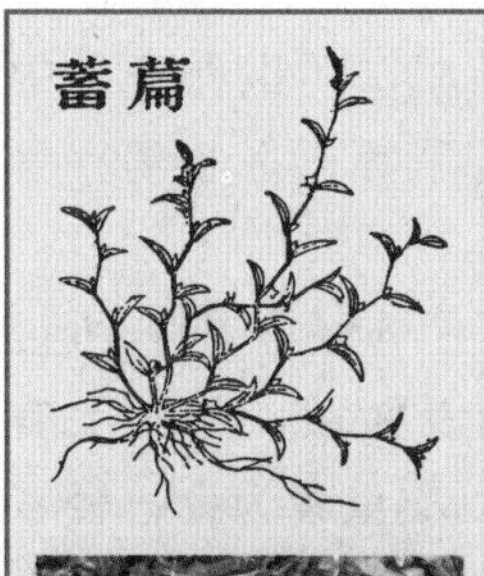

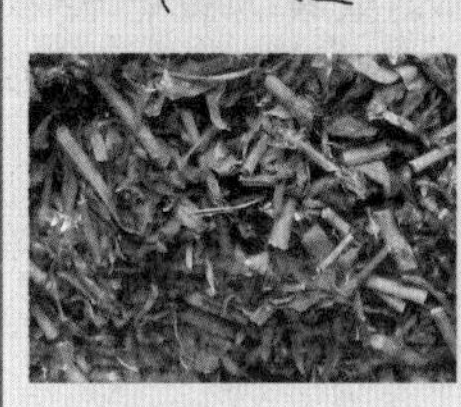

【原经文】萹蓄，味苦，平。主浸淫、疥瘙、疽、痔、杀三虫。一名萹竹。生山谷。

【释名】萹蓄为蓼科一年生草本植物萹蓄的干燥地上部分。全国大部分地区均有分布，多生于野田路边、荒地及河边。一般夏季采收，晒干，切碎，生用。

萹蓄味辛，性平。主治浸淫疮、疥疮瘙痒及其他外科疮疡、痔疮，还能杀灭各种寄生虫。

今人一般认为，萹蓄味苦，性微寒，入膀胱经。因苦能清热降泄，寒可清热，所以有清热、除湿、杀虫、通淋的作用，一般用于治疗因湿热而生的疥疮、疽痔等，还对热淋、白带、肛门湿痒、烂疮初起及黄疸等证有不错的疗效。

《本草纲目》中记载，萹蓄还可治疗女子阴蚀。所谓阴蚀，即外阴及阴道发炎肿痛，甚至溃烂之症。将其煮汁服用，还能杀灭小儿肠道中各种寄生虫。另外，萹蓄还能治疗霍乱、黄疸、小便不通，小儿未断奶，母亲又怀孕所导致的小儿寒热往来、形瘦腹大、毛发散乱、微微下痢之证。

现代医学表明，萹蓄含有篇蓄甙、槲皮甙等成分，具有利尿、降压、抗菌、止痢的作用。利尿功效表现在使尿量、钾、钠的排出量增加；抑菌作用则表现为对葡萄球菌、痢疾杆菌、绿脓杆菌及皮肤霉菌等都有抑制作用。除此之外，它还有驱蛔虫、蛲虫及缓下的作用。

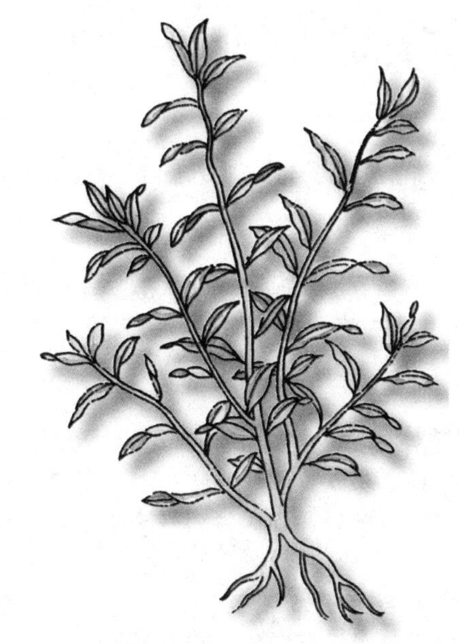

萹蓄

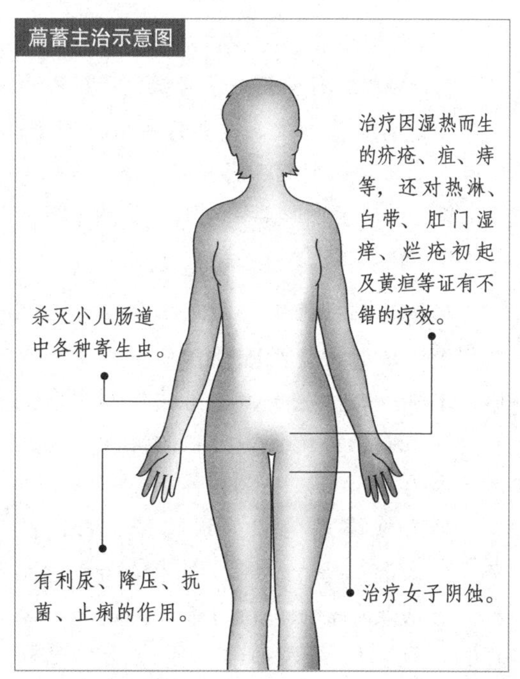

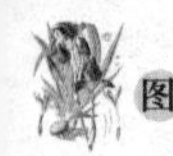

【治疗方剂】（仅供参考）

治霍乱

将萹蓄放入豉汁中，加入五味，煮羹汤吃。

治腹内蛔虫

取萹蓄5000克，切细，加水100升煎至10升。去渣，再次煎浓。头天晚上禁食，次日空腹服1升，虫即可打下。

治痔发肿病

将萹蓄捣烂，取汁服1升。无效可再服。另取扁蓄汁和面做饼，一天吃三次。

治恶疮痂痒

将萹蓄捣烂封患处，痂落病愈。

治热淋涩痛

将萹蓄煎汤，频饮。

狼毒

《神农本草经》上说：狼毒，味辛，性平。主治咳嗽，呼吸困难；可消散积聚；清除食积；消退发冷发烧；治疗水肿；恶疮；鼠瘘；疮疡；鬼精使人患蛊毒。还能杀死飞鸟走兽。狼毒也叫续毒，生长在山的土石上且有流水的地方。

狼毒味辛，性平。主治咳嗽气喘，邪气积聚形成肿块，消除饮食积聚、忽冷忽热、水肿、恶性疮疡，还可祛除不明来源的病邪及蛊毒等传染病。它的毒性能杀死飞鸟走兽。

今人大多认为，狼毒味辛、苦，性平，有大毒，归入肺经。因味辛而能行能散，苦则能降能泄，自古被认为是破积去瘀的良药。因其入肺经，所以能行气祛痰；其走下行，还能逐下焦之水；根据以毒攻毒的原理，狼毒还有解毒杀虫的作用。现代临床中，狼毒多用于治疗肺气壅实引起的咳嗽气喘；还可治疗水肿腹胀、大小便不畅、痰多、虫积、心腹疼痛及恶疮、疽蚀、瘰疬、疥癣、痔疮等。

历代本草还列举了狼毒的一些其他功效，如《本草纲目》中说能“除胸下积癖”“治痰饮证，亦杀鼠”，《抱朴子》中“合野葛纳耳中，治聋”等，都非常有参考价值。

狼毒有大毒，《开宝本草》中有所记述：“狼毒，叶似商陆及大黄，茎叶上有毛，根皮黄，肉白，以实重者为良，轻者为劣。”正由于它毒性大，所以今人较少入药使用。

【治疗方剂】（仅供参考）

治心腹连痛作胀

狼毒62克，附子15.6克。上药捣筛，加蜜做成梧桐子大小的丸。第一天服1丸，第二天服2丸，第三天服3丸；然后再从1丸起，到3丸止，以痊愈为度。

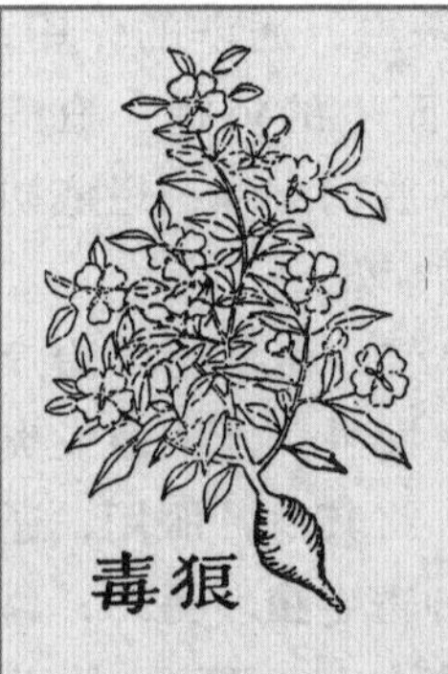

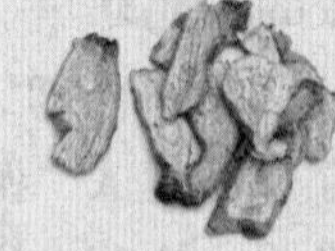

【原经文】狼毒，味辛，平。主欬逆上气；破积聚；饮食寒热；水气；恶疮；鼠瘘；疽蚀；鬼精蛊毒。杀飞鸟走兽。一名续毒。生山谷。

【释名】狼毒为大戟科植物狼毒大戟、月腺大戟、鸡肠狼毒或大狼毒的根。因相传鸟兽误食后立即死去，故名狼毒，以显示其毒性之大。

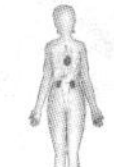

治九种心痛（一虫，二蛀，三风，四悸，五食，六饮，七冷，八热，九气）

九痛丸：狼毒（炙香）、吴茱萸（汤泡）、巴豆（去心，炒取霜）、干姜（炮）、人参各31克，附子（炮去皮）93克。上药研为末，加炼蜜做成梧桐子大小的丸，每次空腹用温酒服下1丸。

治腹中冷痛，心下停痰，两胁痞满、按之鸣转

狼毒、旋覆花各93克，附子31克。上药捣末，加蜜做成梧桐子大小的丸。每次取3丸，饭前用白开水送下，每天三次。

治一切虫病

将狼毒研末，每次取3克，加砂糖少许，以水化开，临睡时空腹服下，次日早晨即下虫。

治干癣生痂，搔之黄水出，每逢阴雨即痒

用狼毒末涂之。

狼毒主治示意图

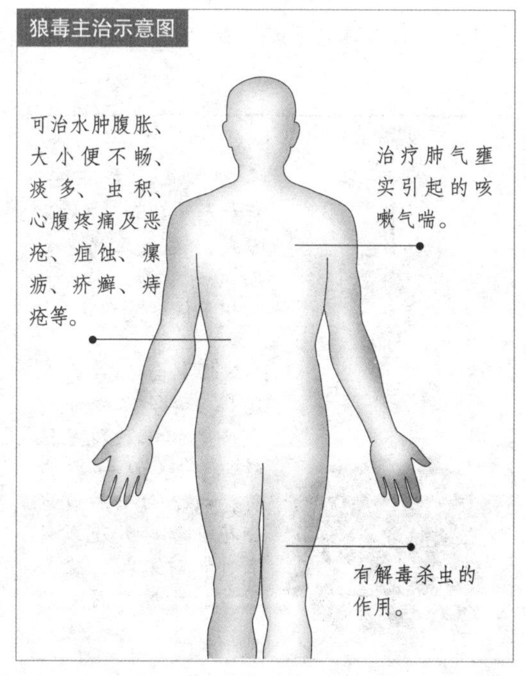

鬼臼

《神农本草经》上说：鬼臼，味辛，性温。主要功效为治疗蛊毒、鬼疰等传染病；能辟除致病的污秽之气，驱逐病邪以解百毒。鬼臼也叫爵犀、马目毒公、九臼，生长在山的土石上且有流水的地方。

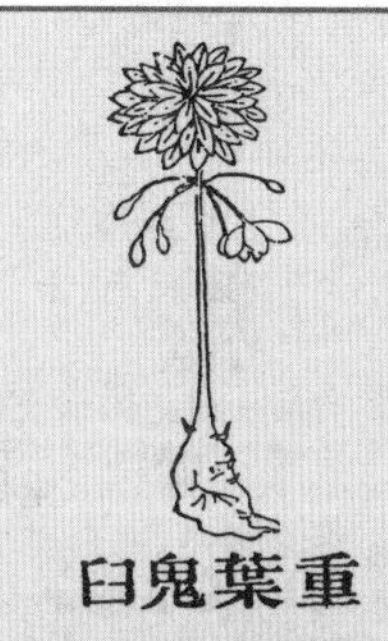

【原经文】鬼臼，味辛，温，主杀蛊毒；鬼疰精物；辟恶气不祥；逐邪解百毒。一名爵犀，一名马目毒公，一名九臼。生山谷。

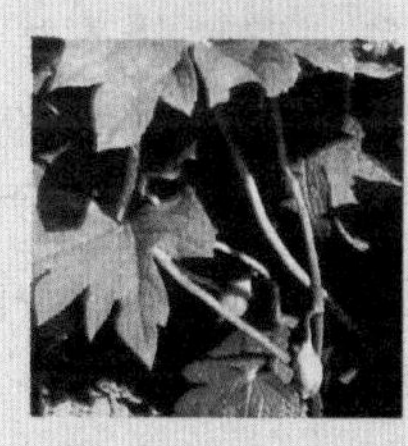

【释名】鬼臼为小檗科植物八角莲的根茎，也叫独脚莲。花期5~6月，果期9~10月。根茎粗壮，结节状，少分枝；一般夏、秋季采挖，洗净，晒干或鲜用。

鬼臼味辛，性温。主治蛊毒、鬼疰等严重的传染病，可祛除病邪之气及各种秽恶之气，能够解各种毒。

《唐本草》记载“鬼臼，叶如蓖麻、重楼，生一茎，茎端一叶，亦有两歧者，年长一茎，茎枯为一臼，假令生来二十年，则有二十臼，岂惟九臼耶，根肉皮须，并似射干，今俗用皆是射干。及江南别送一物，非真者。今荆州当阳县、硖州远安县、襄州荆山县，山中并有之，极难得也。”李时珍认为，古方治五尸鬼疰、百毒恶气时多用到它。今日福州人三月采其根叶，焙干捣末，做成蜜丸服，可治风疾。

鬼臼辛能散湿、行气血，苦可清热解

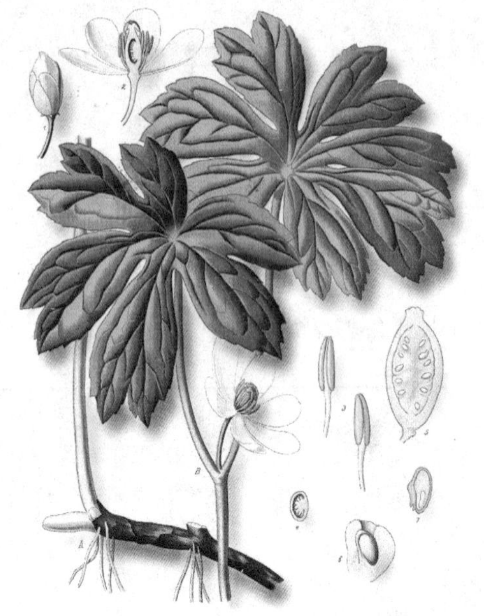
鬼臼

毒，是解毒杀虫的良药。所以《本经》中用以“杀蛊毒；鬼注精物；辟恶气不祥；逐邪解百毒”。鬼臼如今已极少使用，但据其他医学典籍记载，了解到它还可治咳嗽喉痛、风邪烦惑、幻视幻听，祛除眼中膜翳，下死胎，治邪疟痈疽、蛇毒等。

鬼臼主治示意图

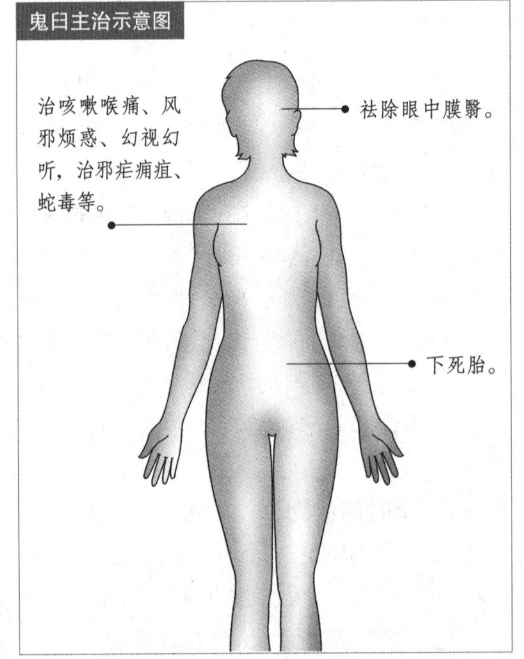

【治疗方剂】（仅供参考）

治子死腹中，胞破不生

取黄色的鬼臼不拘多少，去毛研为细末，不用筛，只捻之如粉即可。每次取3克，酒煎后，空腹服下。

治黑黄急病

黑黄，即面黑黄，身如土色，不妨碍吃饭，脉象沉，如果青脉入口就无药可救了。烙口中黑脉、百会、玉泉、章门、心俞各穴。再取生鬼臼捣汁120毫升服下。

治淋巴结炎、腮腺炎、带状疱疹

将鬼臼用酒煎开，醋磨后涂患处。

白头翁

《神农本草经》上说：白头翁，味苦，性温。主治温疟；时冷时热，发狂；癥瘕积聚；瘿瘤；能消散瘀血，止痛；治疗金属创伤。白头翁也叫野丈人、胡王使者，生长在山的土石上且有流水的地方。

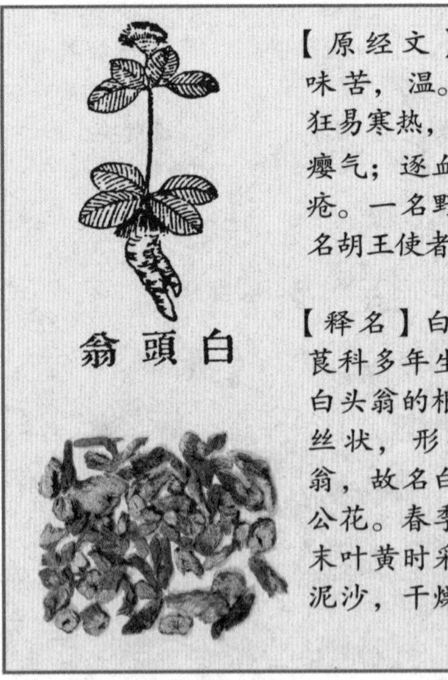

【原经文】白头翁，味苦，温。主温疟；狂易寒热，癥瘕积聚；瘿气；逐血止痛；金疮。一名野丈人，一名胡王使者。生山谷。

【释名】白头翁为毛茛科多年生草本植物白头翁的根。花呈银丝状，形似白头老翁，故名白头翁或老公花。春季开花或秋末叶黄时采收，除去泥沙，干燥收存。

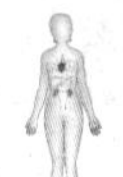

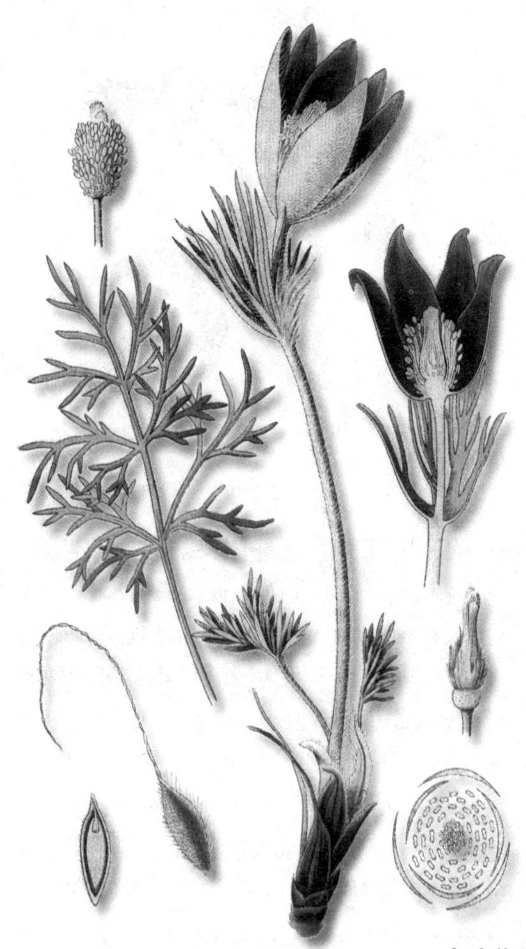

白头翁

白头翁味苦，性温。主治温疟，发狂，作寒发热，邪气积聚而成肿块，颈项肿大瘿气，能够活血止痛，治疗金属创伤。

后人根据临床经验，多认为白头翁味苦，性寒，归胃、大肠二经。因苦寒能清热解毒、燥湿泄降、凉血止痢，所以可用于治疗热毒血痢、温疟寒热等证，还对肿块积聚、颈项肿大、颈部结核等多种因痰凝血结导致的病证有不错的疗效。《本经》中所说的可治"温疟、狂易寒热、癥瘕积聚，瘿气"正是源自于此。因它主要功效为清热解毒，所以还能治疗金属创伤。又因它具有清热、活血、止痛的作用，因而还可医治牙齿疼痛、全身骨节酸痛等证。另外，它还能治疗多种风证，温暖腰膝，明目消翳。

现代医学研究证实，白头翁含有白头翁皂甙、白头翁素等成分，有抗阿米巴原虫和阴道滴虫的作用，还可抑制多种细菌。

【治疗方剂】（仅供参考）

治热痢下重

白头翁62克，黄连、黄蘖、秦皮各93克。上药加水7升煮成2升，每次服1升。不愈再服。妇人产后痢虚极者，可加甘草、阿胶各62克。

治下痢咽痛

白头翁、黄连各31克，木香62克。上药加水5升，煎成1.5升，分三次服。

治肠坠偏肿、包痔肿痛、小儿秃疮

取白头翁根，捣敷患处。

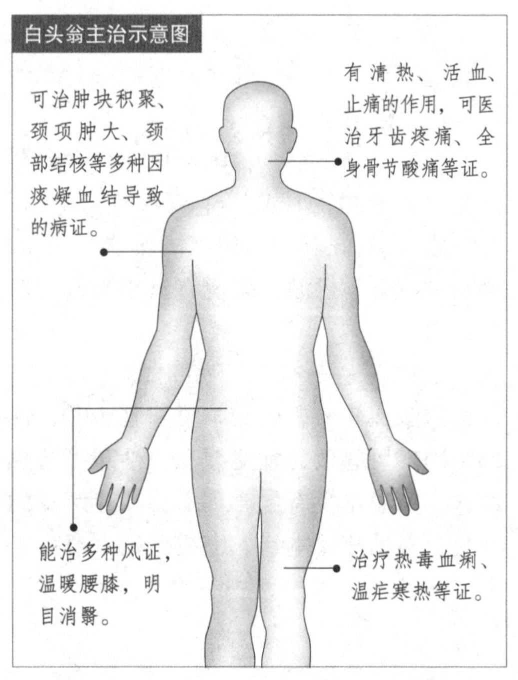

羊桃

《神农本草经》上说：羊桃，味苦，性寒。主治热邪导致身体突然变成红色；水肿；结块积聚；恶疮溃烂；可消退小儿发烧。羊桃也叫鬼桃、羊肠，生长在两山之间的高坡土地上且有流水的地方。

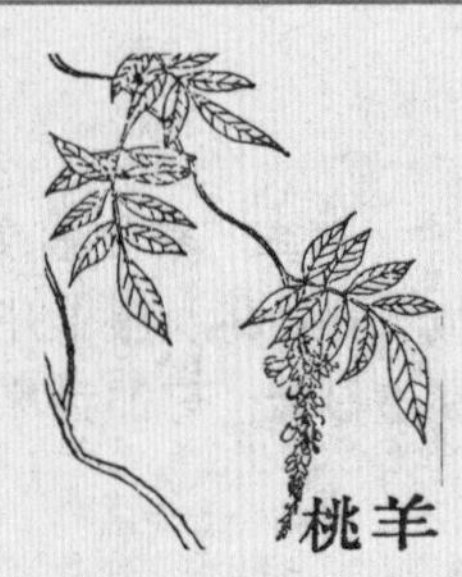

【原经文】羊桃，味苦，寒。主燥热身暴赤色；风水；积聚；恶疡；除小儿热。一名鬼桃，一名羊肠。生川谷。

【释名】羊桃又称鬼桃、羊肠。生于山林川谷及田野。二月采，阴干。羊桃茎大如指，似树而弱如蔓，春长嫩条柔软。叶大如掌，上绿下白，有毛，状似苎麻而团。

羊桃味苦，性寒。主治身体受热引起突然呈现红赤色、浮肿、邪气积聚、恶性疮疡，还可消除小儿发热。

羊桃汁液丰富，甘酸可口，自古就被认为是水果中的佳品。辛弃疾有诗赞曰："黄金颜色五花开，味如卢橘熟。"其中的酒指的就是羊桃酒，据说有延年益寿的保健作用。

羊桃还是一剂不可多得的良药。今人根据临床经验，认为羊桃味甘、酸，性寒。因酸可收敛，甘能缓和，性寒可清热泻火，所以羊桃有生津利水、清热解毒的作用，可治疗《本经》中提到的"身暴赤色；风水；积聚；恶疡""小儿热"等。

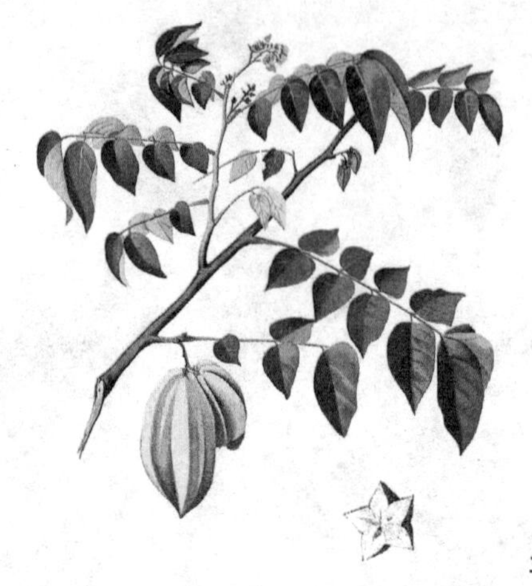
羊桃

临床中多用于治疗身体发热、风热咳嗽、风湿浮肿、小儿食欲不振等症。另外，羊桃还有消散大腹积水、通利小便、除风痒去疮肿等作用。将其浸酒服用，可治风热羸老；取瓤和蜜煎服，能去烦热、止消渴；取汁和生姜汁调服，则能治疗热壅反胃。

现代药理研究证实，羊桃含有草酸、柠檬酸、苹果酸、蔗糖等成分，营养丰富全面。在保持人体健康、防病治病方面具有重要的作用，可治疗冠心病、高血压、高血脂等，堪称食药兼具的佳品。多食羊桃可防治动脉硬化；防治心脏病。羊桃与鸡蛋、牛奶同食还有养颜美容的功效。

需要注意的是，羊桃性稍寒，多食易导致脾胃湿寒，碍于食欲及消化吸收。若食疗，可生食或榨汁饮用，有助消化、滋养、保健的功能，对于疟虫还有抗生作用。果汁能促进食欲，有帮助消化、治疗皮肤病的功效。

【治疗方剂】（仅供参考）

治风热咳嗽

取羊桃鲜食。

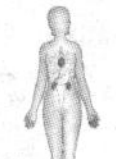

保健养生奇异果

人们常将羊桃与阳桃相混淆。阳桃即猕猴桃。

猕猴桃是很古老的野生藤本植物，它发源于中国，古称羊桃。早在公元前的《诗经》《尔雅》中就有猕猴桃的记载，当时的人们夏季从事打枣、摘瓜、收羊桃等农事活动。西汉时就有用猕猴桃酿制的翠绿色美酒。中华猕猴桃在唐代时就已经出现人工栽培。如今，猕猴桃成为最时兴最畅销的一种水果，被人们誉为“超级水果”。

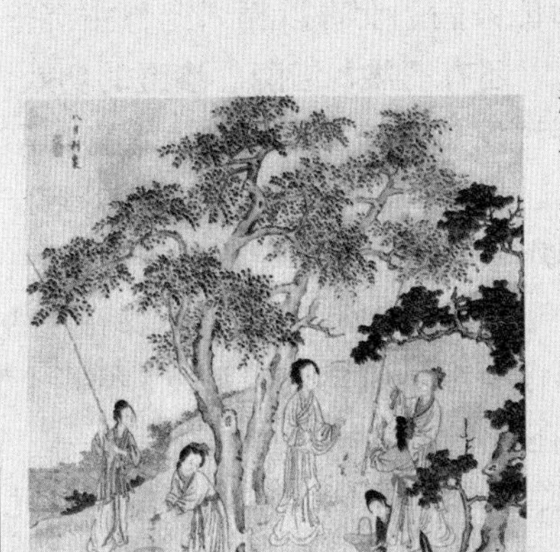

夏季采收 吴求 清代

餐桌上的猕猴桃最初是国宴的最后一道菜，即将鲜果去皮切片后，每人食用一两片。猕猴桃内有一种酶，可将肉类变嫩，炒肉时加点猕猴桃汁或煮肉时放几片猕猴桃鲜果，可使肉类更加美味。

常食猕猴桃，还有减肥健美的作用，洁面后涂上猕猴桃按摩，可改善毛孔粗大，美白肌肤。用猕猴桃汁洗面、手、脚等，不仅能抑制黑色素沉淀，有效地祛除或淡化黑斑，还可改善干性或油性肌肤，并对各种皮肤病有不错疗效。

治风瘙瘾疹

羊桃根、马兰、蒴藋、茺蔚子、矾石、蒺藜、茵芋、篇蓄各6克。上药分别切碎，用4000毫升醋煎煮，取汁2400毫升，加入矾石，外洗患处，每天三次。

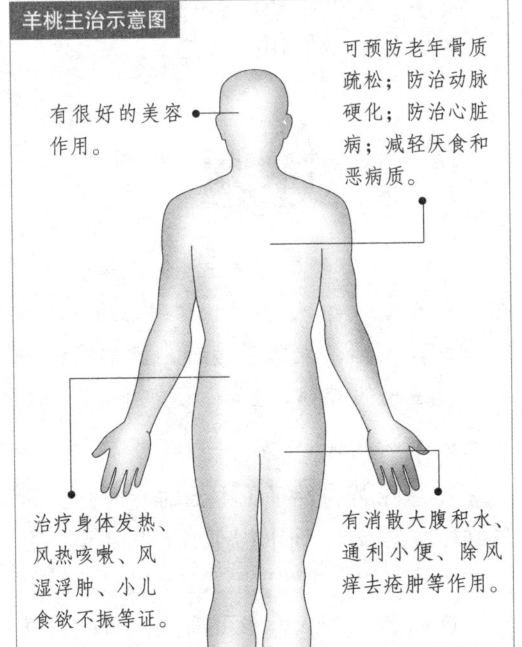

治风水

羊桃（切）50克，苍耳子（也可用苗）60克，蒴藋（切）21克，赤小豆45克，盐36克。上药用5000毫升水煎煮，取汁1000毫升，温度适当后，用以浸泡患处，每天一次。慎防风冷。

治小儿风疮瘾疹

羊桃根、蒴藋、防风、石南、茵芋、茺蔚、矾石、蒺藜各3克。上药分别切碎，用2000毫升醋浆水煎煮，取汁1000毫升，去渣，加入矾石煎至小沸，取液温洗患处。

女青

《神农本草经》上说：女青，味辛，性平。主治蛊毒，可驱逐污秽之气；消灭鬼温疟，辟除不祥的征兆。女青也叫雀瓢，生长在山的土石上且有流水的地方。

女青味辛，性平。主治蛊毒，能祛除邪恶秽浊之气，治疗严重的温疟。

【原经文】女青，味辛，平。主蛊毒，逐邪恶气；杀鬼温疟；辟不祥，一名雀瓢。生山谷。

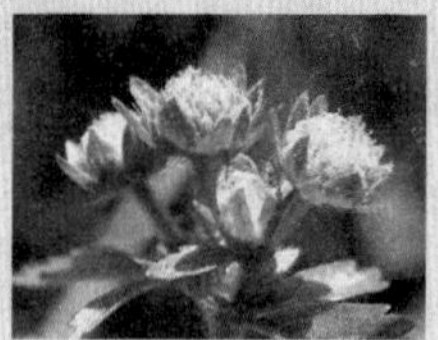

【释名】一般认为，女青就是蔷薇科植物蛇合的根，又叫雀瓢。一般八月采挖，阴干收存。

关于女青到底为何物，诸家本草各持所言，如《别录》中说："女青，蛇衔根也。生朱崖，八月采，阴干。"《新修本草》则认为："即是雀瓢也。若是蛇衔根，何得苗生益州，根在朱崖，相去万里也。"李时珍在《本草纲目》总结道：女青有两种，一种是藤生，即苏恭所说似萝摩者；另一种是草生，即蛇衔根。蛇衔又有大小两种：叶细的称蛇衔，取其苗、茎、叶入药；大的叫做龙衔，其根可入药。今人比较赞同李时珍的看法，即认为女青是蛇衔（蛇合）的根。

女青味辛而能散能行；有毒则可用以攻毒。所以具有散邪、行瘀、解毒的作用，能治疗《本经》中记载的"蛊毒""温疟"等严重的传染病。女青以根入药，主沉降下行，所以还有清热、潜降、渗湿的功效，能治疗各种发热及出血证。又因女青味辛芳香，可逐恶气、辟不祥，并有醒神开窍作用，能治疗感染秽浊之气导致的不省人事，也有为空气消毒的作用。另外，取女青含咽汁，能治疗咽喉肿痛；洗眼消毒，可除惊痫；外敷还可治蛇虫蜂所伤。

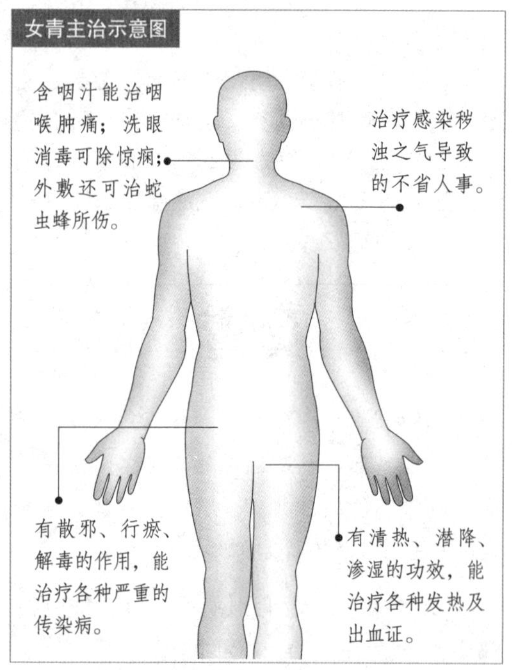

可见，女青在古时应用非常广泛，尤其在急性病及晕厥抢救方面有非同寻常的疗效。比如古书中曾多处记载将女青研成末后纳入口中可使人起死回生。对于现代人来说，这些都是极具研究价值的宝贵资料。

【治疗方剂】（仅供参考）

治人卒暴死

捣女青屑 3 克，安放在咽中，以水或酒送下，立即苏醒。

吐泻卒死，腹皮青黑赤，不能喘息

急用女青末纳口中，酒送下。

连翘

《神农本草经》上说：连翘，味苦，性平。主治发冷发烧，鼠瘘，瘰疬，痈疮，恶性疮疡，瘿瘤，发热不消散，蛊毒等传染病。连翘也叫异翘、兰华，又叫折根、轵、三廉，生长在山的土石上且有流水的地方。

连翘味苦，性平。主治时冷时热，颈部结核及其破溃后形同瘘管，痈肿不消，恶性疮疡，瘿瘤，热邪积聚及各种传染病等。

连翘苦能泻火，寒可清热，所以有祛

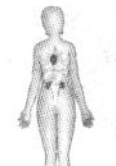

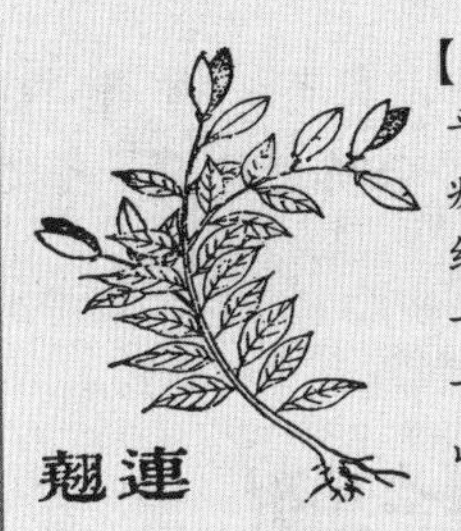

【原经文】连翘，味苦，平。主寒热；鼠瘘；瘰疬；痈肿；恶疮；瘿瘤；结热；蛊毒。一名异翘，一名兰华，一名折根，一名轵，一名三廉。生山谷。

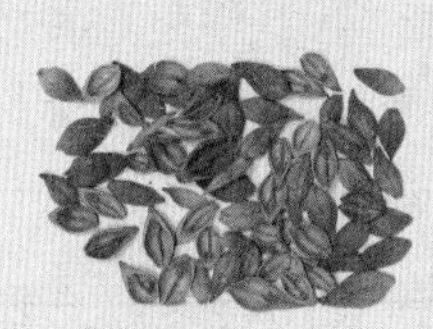

【释名】连翘为木樨科植物连翘的果实。有青翘和老翘两种，青翘指秋季果实初熟尚带绿色时采收，除去杂质，蒸熟，晒干所得；老翘指果实熟透时采收晒干而得。

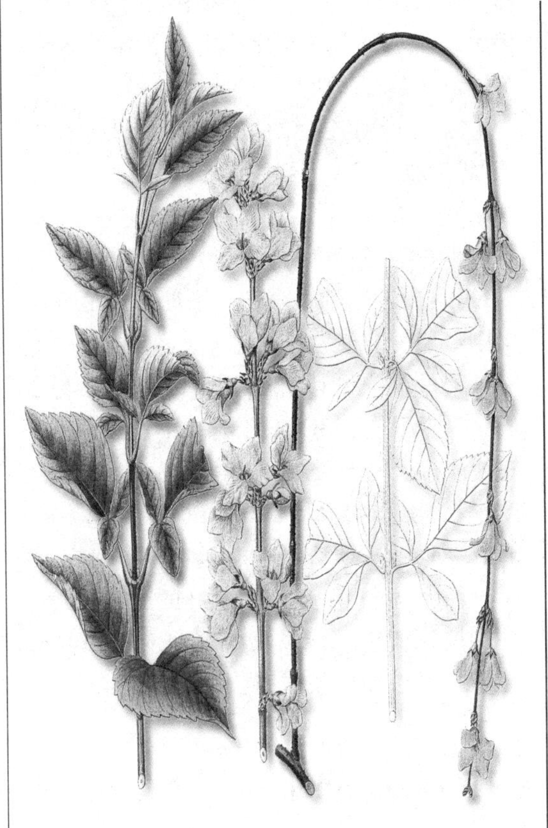

连翘

火、解毒、消肿、散瘀等作用。归入心经，则能清心火、散上焦热邪；入血，可散血气结聚、泄络脉之热；入小肠，则能泄膀胱、导湿热，有清热利尿的作用。所以，临床中多用于治疗温热病初起、风热感冒、热结尿赤、淋漓等证。连翘还善于治疗各种疮疡，正如《本草纲目》中所说："通小肠，排脓，

中医的热病

中医对热病的认识由来已久，热证包括外感温邪引起的实热和阴虚而生的虚热，相当于现代医学中多种感染性或传染性疾病。治疗实热时，热邪在气分的宜用辛凉清热；热在营血的宜用凉血清热；热毒炽盛的宜用苦寒清热；热盛伤津的宜用甘寒清热等。治疗虚热，宜用养阴以清热。养阴有滋养肺阴、肝阴、肾阴和养血、滋液等多种方法，应根据具体情况配合应用。根据热邪的不同部位和症状，清热药可分为清热泻火、清热凉血、清热解毒、清热燥湿、清虚热药五种。凡是以清解里热为主要作用的药物，都称清热药；以清热药为主组成的方剂，叫做清热剂。连翘即为清热泻火的良药，长于清心泻热，消肿散结。热病在古时较为常见，也较难根治，人们对其颇有些畏惧，以为只有如图中鸟身人面的神医才可药到病除。

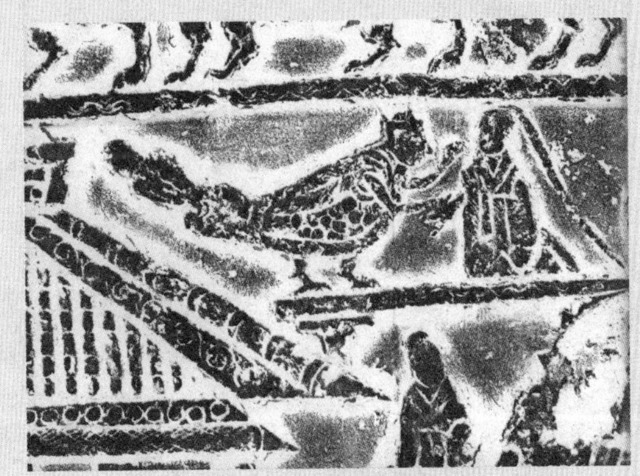

神医治病 东汉 墓室内装饰图像

治疮疖，止痛，通月经”“散诸经血结气聚，消肿”，所以可以治疗《本经》中提到的“鼠瘘；瘰疬；痈肿；恶疮；瘿瘤”。

李时珍对连翘的以上功效有所解释：连翘状似人心，两片合成，其中有仁很香，是少阴心经、厥阴心包络气分主药。各种痛肿疮疡都属于心火，所以连翘被认为是十二经疮家的圣药，并兼治太足少阳太阳经气分之热。

另外，按照中医脏腑学的说法，心与小肠互为表里，连翘又归于心、小肠经，所以在清泄心火的同时兼可通利小肠，泄膀胱之热，导下焦湿热，从而产生利尿的效果。

现代药理研究证明，连翘对伤寒、痢疾、霍乱等杆菌确实有很好的杀灭作用，并能抑制流感病毒及某些真菌。连翘的果壳还有强心和利尿作用。

【治疗方剂】（仅供参考）

治瘰疬结核

将连翘、胡麻等份研末，随时吞服。

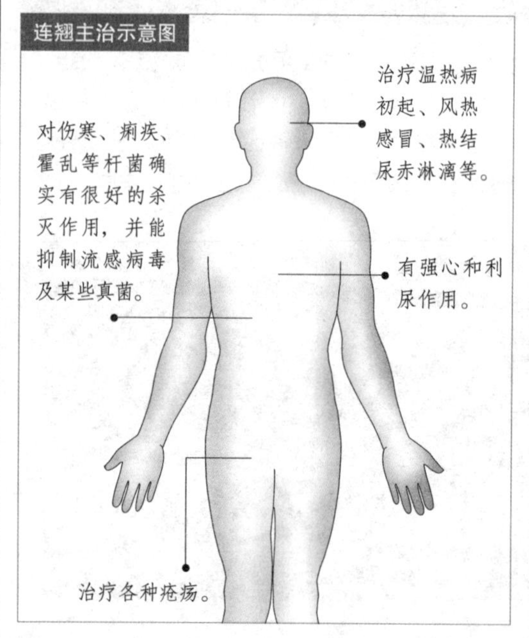

治痰饮

连翘、葛根、赤芍、黄芩、栀子、桔梗、升麻、麦冬、甘草、木通、牛蒡子各适量。用水煎服。

石下长卿

《神农本草经》上说：石下长卿，其功和徐长卿相似，请参见第二卷中的“徐长卿”条。

【原经文】石下长卿，味咸，平。主鬼疰精物邪恶气；杀百精蛊毒老魅注易；亡走，啼哭悲伤，恍惚。一名徐长卿。生池泽、山谷。

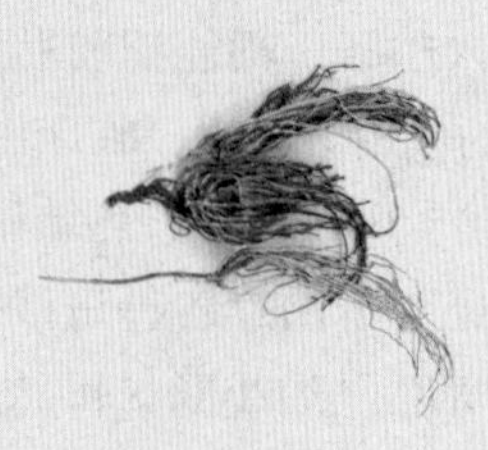

【释名】石下长卿，为徐长卿的根及根茎或带根全草。根呈细长圆柱形，弯曲，表面淡黄白色至淡棕黄色，有纤细的须根。

石下长卿，其功和徐长卿相似，请参见第二卷中的“徐长卿”条。

石下长卿的功效大致阐述如下：其味咸，性平。主治鬼疰等不明原由的急性传染病，善于祛除各种传染性的致病因素，治疗精神失常、狂走、啼哭等。

《本经》中记载，石下长卿的主要功效为治疗邪病。而所谓的“邪病”到底是什么病，中医认为是因痰浊蒙蔽心神所导致的神志异常的病证。因石下长卿有很好的拔风祛痰的作用，所以善于治疗这类疾病。

现代医学研究表明，石下长卿有较强的镇静、镇痛、抑菌、抗炎作用；还能增加冠脉血流量，改善心肌代谢，缓解心肌缺血；并有降低血清总胆固醇的作用，可

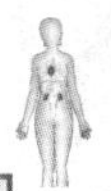

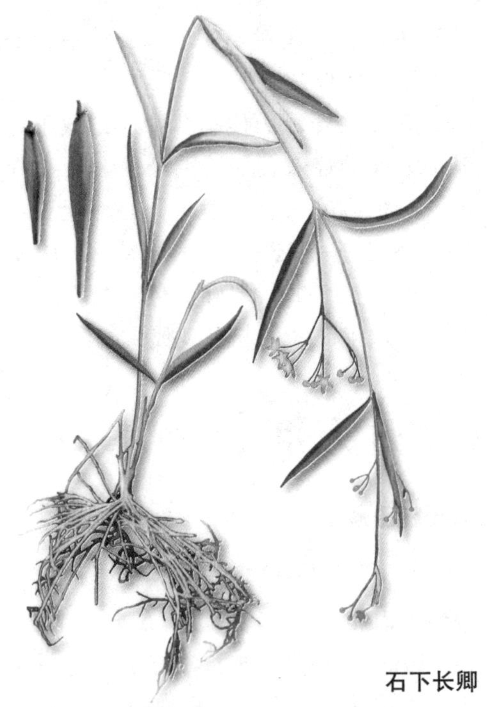

石下长卿

减轻主动脉粥样硬化及小动脉脂类沉积。

蔄茹

《神农本草经》上说：蔄茹，味辛，性寒。主要功效为蚀恶肉，治疗长期不愈且有死肉的恶疮；可杀死疥虫；排除脓及死血；祛除严重的风热；缓解健忘和抑郁的症状。蔄茹生长在两山之间的高坡土地上且有流水的地方。

蔄茹味辛，性寒。主要可蚀疮、去除腐烂之肉，治疗恶疮、肌肤坏死，可杀灭疥虫，排除脓血，祛除严重的风邪热气，还有治疗健忘和抑郁的作用。

蔄茹味咸入血，有清热解毒、消肿排脓、蚀疮去腐的作用，也可用于除大风热气、增强记忆力、改善睡眠等。又因其具有很强的腐蚀性，所以还能治疗痈疽肿毒、疥疮瘙痒等病证。《本经》中所说的“蚀恶肉，败疮死肌，杀疥虫，排脓恶血”之效即是取自于此。《本草纲目》中也有所反映：“去热痹，破症瘕，除息肉。”另外，古方中记载，用乌鲗骨、蔄茹二物做成丸服，可治疗妇人血枯痛，还可消退恶血阻滞导致的身体浮肿。

【原经文】蔄茹，味辛，寒。主蚀恶肉，败疮死肌，杀疥虫，排脓恶血；除大风热气；善忘不乐。生川谷。

【释名】蔄茹，也叫兰茹，为大戟科植物兰茹的根。一般三月采叶，四五月采根，阴干，黑头的较好。

【治疗方剂】（仅供参考）

治伤寒咽痛，毒攻作肿

取蔄茹如指甲大，纳入口中，嚼汁咽之。以微觉为佳。

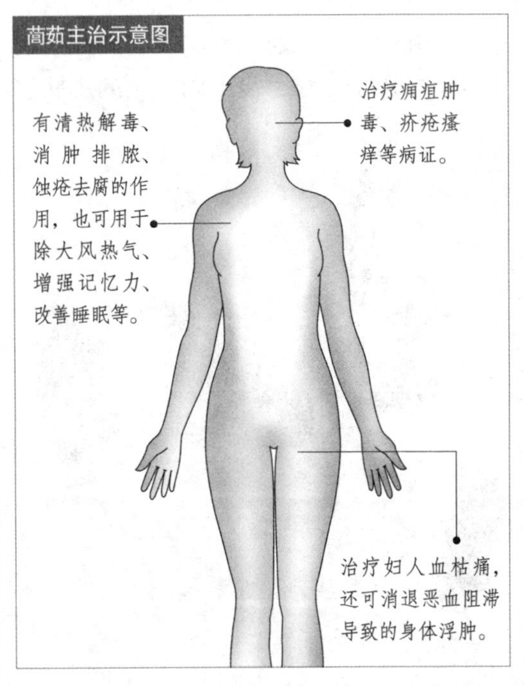

乌韭

《神农本草经》上说：乌韭，味甘，性寒。主治体表发冷发烧，且交叉出现；能通利小肠、膀胱的气机。乌韭生长在两山之间有流水的石头上。

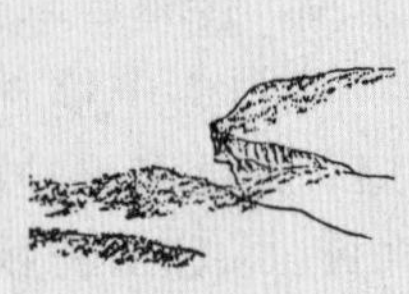

【原经文】乌韭，味甘，寒。主皮肤往来寒热，利小肠膀胱气。生山谷石上。

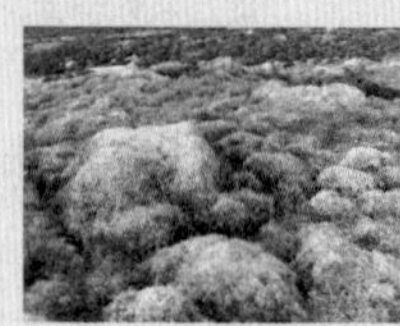

【释名】乌韭为厥科植物乌韭的根茎。因其生于山谷石缝之间，青翠茸茸，似苔非苔，所以也叫石苔、石花、石衣。其全草都可入药。

乌韭味甘，性寒。主治皮肤寒热而发作有规律；有利水作用，可通利膀胱之气。

乌韭善走下行，归入膀胱经。因甘能通畅，寒可清热，所以乌韭尤善于透表泄热，有和中补益、通利小肠及膀胱之气的功效，常用于治疗寒侵少阳导致的皮肤忽冷忽热之症，还对小便不畅、淋证、癃闭等有不错的疗效。

除此之外，历代本草中还记载了乌韭其他方面的疗效，如《别录》中说："疗黄疸，金疮内塞，补中益气，好颜色"，《日华子本草》中还有"烧灰沐头，长发令黑"的说法。其中"好颜色""长发令黑"的美容效果已经引起了现代人的注意。

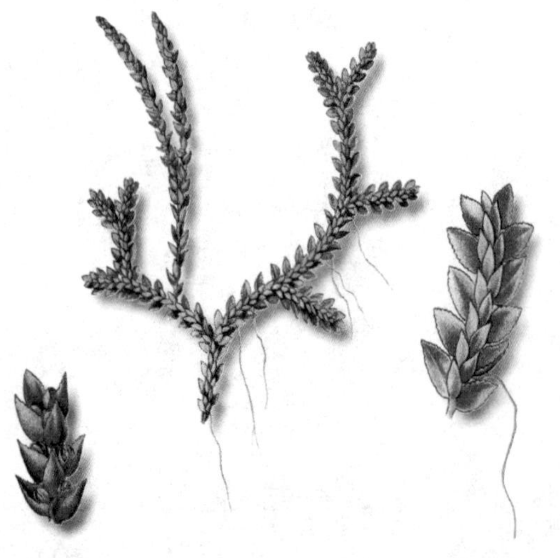

乌韭

【治疗方剂】（仅供参考）

治腰脚风冷

将乌韭浸酒，饮之。

治妇人血崩

乌韭、细茶（焙）各等份。上药研为末，用旧漆碟烧存性，每次每药各取 1 匙，以碗盛酒，放锅中煮一滚后放入药末，露一宿，次日早晨连药再煮一滚，温服。

令发长黑

将乌韭烧灰沐发。

乌韭主治示意图

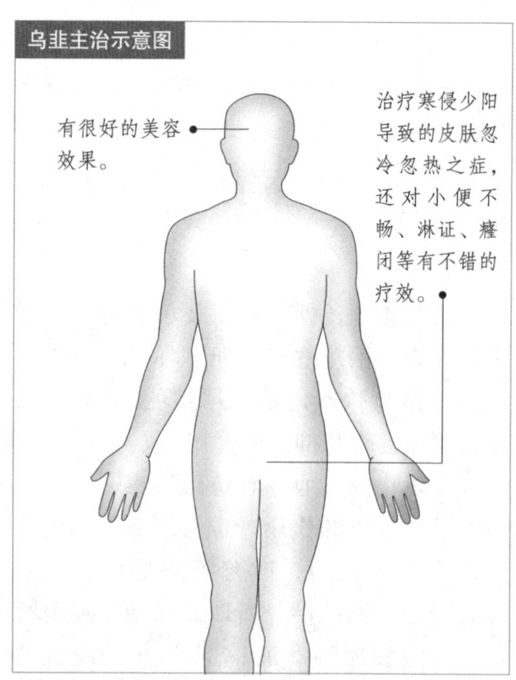

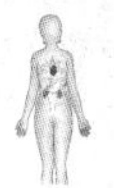

鹿藿

《神农本草经》上说：鹿藿，味苦，性平。主治蛊毒；女子腰腹疼痛，精神抑郁；消除肠痈；长久不消的瘰疬。鹿藿生长在山的土石上且有流水的地方。

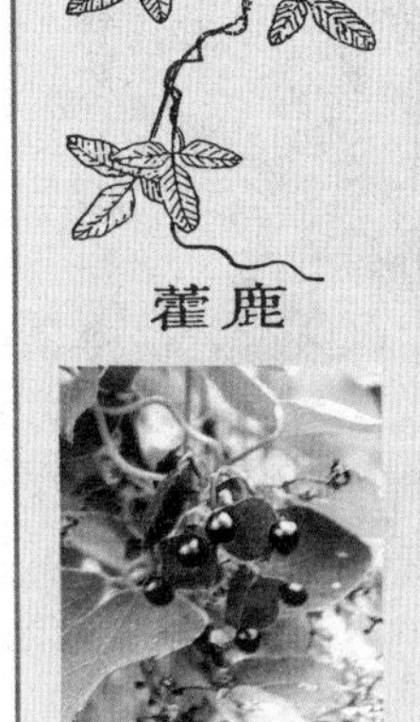

【原经文】鹿藿，味苦，平。主蛊毒；女子腰腹痛不乐；肠痈；瘰疬疡气。生山谷。

【释名】鹿藿为多年生缠绕草本豆科植物鹿藿的茎叶。李时珍说，鹿藿就是野绿豆，多生长在麦地田野中。它的苗、叶很像绿豆苗和绿豆叶，只不过稍小一些，且茎蔓较长。

鹿藿味苦，性平。主治蛊毒、女子腰腹疼痛、不乐、肠中痈肿、颈部结核和疮疡等。

关于鹿藿的性味，今人则多认为其味苦，性微寒。因苦能降泄，寒可清热，所以鹿藿有清热凉血、除湿调血、解毒消肿及杀虫的作用。临床中，多用于治疗女子血虚有热引起的腰腹疼痛、带下、淋浊、阴部湿痒及肠痈、瘰疬、疮疡、蛊毒等症。《本经》中所说的治“蛊毒；女子腰腹痛不乐；肠痈；瘰疬疡气”即缘于此。另外，一些医者认为鹿藿还可祛痰解毒，和血气，祛风湿，杀虫，治头痛、眼痛、腹痛等；都非常值得思考研究。

李时珍说鹿藿是一种药食两用之品，生熟都可食用。其中它的子和椒子差不多大小，呈黑色，可以煮食，或者磨面做成饼子蒸熟食用。

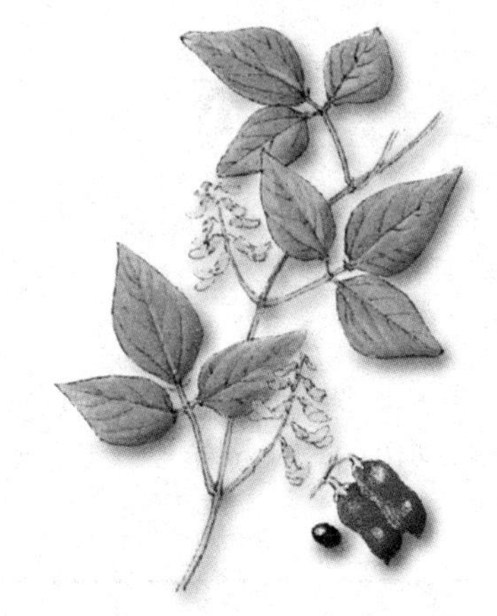

鹿藿

【治疗方剂】（仅供参考）

治痈肿

取新鲜鹿藿叶，捣烂后加适量烧酒调和均匀，外敷患处。

治妇女产褥热

取鹿藿茎叶 15~25 克，用水煎服。

治惯发性头痛

以新鲜鹿藿 35 克捣敷。

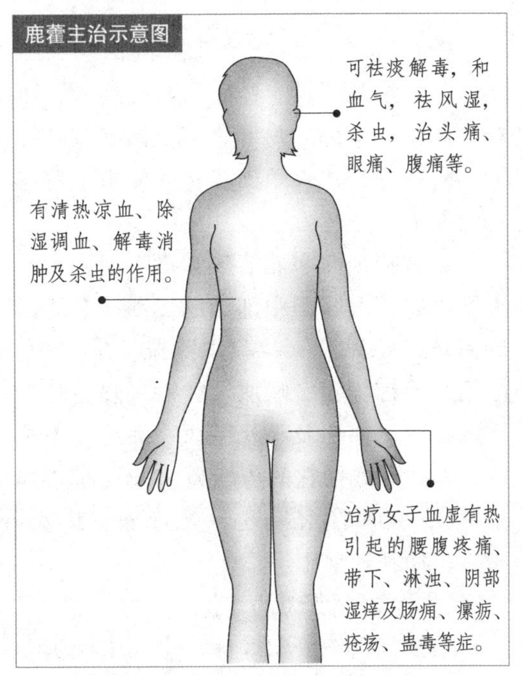

蚤休

《神农本草经》上说：蚤休，味苦，性微寒。主治惊风、癫痫，伴有摇头伸舌的症状；腹内热邪积聚产生癫疾；消除痈疮及阴部溃疡；杀灭三虫；治疗蛇毒。蚤休也叫蚩休，生长在两山之间的高坡土地上且有流水的地方。

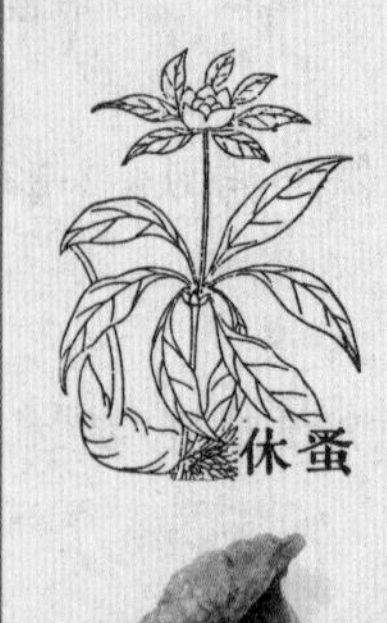

【原经文】蚤休，味苦，微寒。主惊痫摇头弄舌；热气在腹中；癫疾；痈疮；阴蚀；下三虫；去蛇毒。一名蚩休。生川谷。

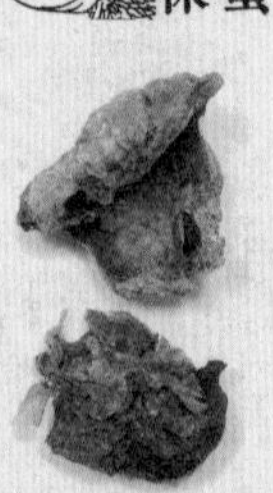

【释名】蚤休为百合科多年生草本植物蚤休及同属多种植物的根茎。其茎直立，七叶轮生，一花开于茎端，因此也称七叶一枝花。药材以粗壮、干燥者为佳。

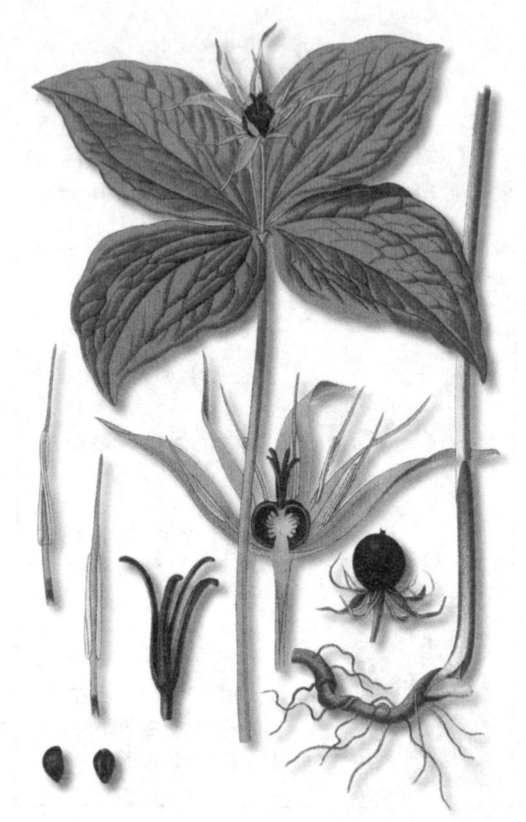
蚤休

蚤休味苦，性微寒。主治惊痫、癫疾引起的摇头弄舌、怪态百出的症状，可祛除郁结于腹部的热邪之气，治疗各种痈疮、阴蚀疮，并有杀灭各种寄生虫、解蛇毒的作用。

蚤休味苦性寒能清热解毒降泄，入肝经则可以清解肝胆中郁结的热邪，又能退肿消痰，熄风清火，利水除湿。临床中，多用于治疗哮喘、喉痹、肺痨久咳、耳内生疮热痛、惊痫及小儿胎风、手足抽搐等症。李时珍概括它的药性为：“草河车（即蚤休），足厥阴经药也，凡惊痫、疟疾、瘰疬、痈肿者宜用。”

《本经》中所说的“惊痫，摇头弄舌”等症，都是由于肝阳肆虐、木火生风所导致的；而所谓“癫疾”，癫即巅顶，指肝风上凌，直上巅顶引起的病证。蚤休因苦寒可泄降，熄风阳而清火，所以可实现气血不冲、脑户不扰，各种癫疾惊痫，摇头弄舌之症自然也就消除了。正是由于它苦寒解毒的作用，所以还能治疗痈肿。又因苦寒可除湿，消除了寄生虫赖以寄生的湿热环境，自然达到了“下三虫”的效果。

现代医学研究表明，蚤休含有蚤休甙、薯蓣皂甙等有效成分，有平喘、止咳、抗菌的作用。

【治疗方剂】（仅供参考）

治小儿胎风、手足抽搐

将蚤休研末，每次用冷水送服 1.5 克。

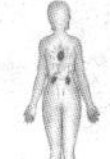

治妇人奶结，乳汁不通，或小儿吹乳

取蚤休 9 克，水煎酒服。

治耳内生疮热痛

取蚤休适量，醋磨涂患处。

治喉痹

取蚤休 0.6 克，研粉吞服。

治肺痨久咳及哮喘

蚤休 15 克。加水适量，与鸡肉或猪肺一起煲服。

治脱肛

取蚤休用醋磨汁。外涂患处后，用纱布压送复位，每日可涂两三次。

治蛇咬伤

取蚤休根 6 克，研末用开水送服，每天 2~3 次；另将蚤休鲜根捣烂，或加甜酒捣烂，敷患处。

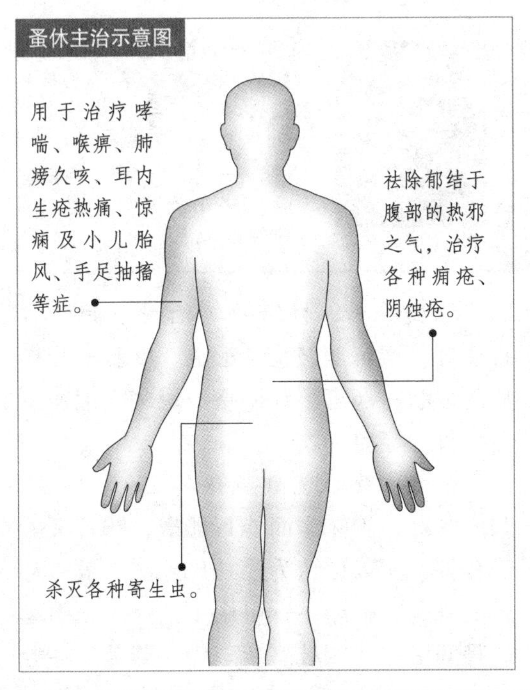

石长生

《神农本草经》上说：石长生，味咸，性微寒。主治身体时冷时热，恶性疮疡引起高热不止，能辟除不吉祥的鬼魅邪气。石长生也叫丹草，生长在山的土石上且有流水的地方。

【原经文】石长生，味咸，微寒。主寒热；恶疮大热；辟鬼气不祥。一名丹草。生川谷。

【释名】石长生为铁线蕨科植物单盖铁线蕨的全草。因其四季不凋，春日带红色，颇为美艳，又多生于石岩上，故名石长生。主要分布于浙江、江西、台湾、四川等地。

石长生味咸，性微寒。主治作寒发热，恶性疮疡引发的高热，能辟除秽浊之气及一些严重的传染病。

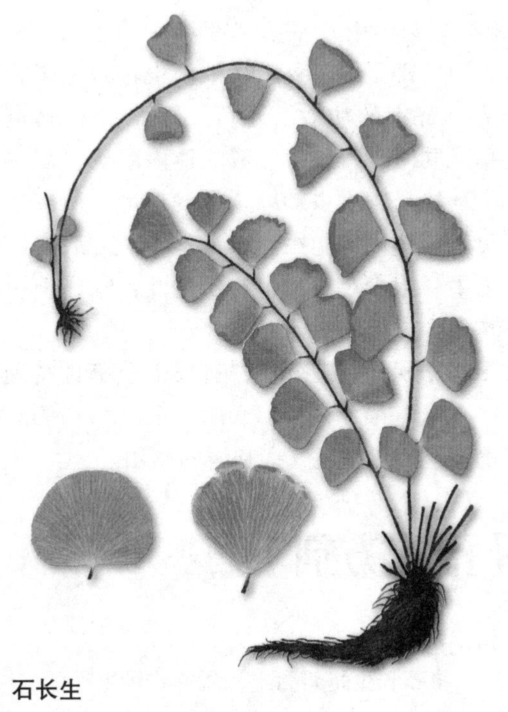

石长生

石长生主治示意图

主治作寒发热，恶性疮疡引起发高热，能辟除秽浊之气及一些严重的传染病。

有清热解毒、散脏腑结气、发汗利尿的作用。

治疗疥癣疮疡，杀灭体内寄生虫。

关于石长生的性味，今人一般认为其味辛、苦、甘，性微寒。因辛散苦降，寒可祛火解毒，咸能软坚散结，所以它有清热解毒、散脏腑结气、发汗利尿的作用。《本经》中用其主治“寒热症、恶疮、火热症”即是缘于这一功效。也正是由于它清热解毒的功效，还可用于治疗疥癣疮疡。同时，石长生能清除体内湿热，湿热的环境是寄生虫赖以生存的环境，所以还可杀灭体内寄生虫。自《本经》之后的医书中，很少对石长生有所述及，临床上更是很少应用，不免可惜。

据现代药理分析，石长生全草含黄酮类、氨基酸、内酯或酯类、酚性等成分，确实有清热、通气、利尿的作用。

【治疗方剂】（仅供参考）

治痈疽疮肿

将石长生焙研为末，用冷水调贴。

开胸、发汗、利小便

石长生茎叶（锉）450克，甘草（锉）28克。先将上药放入适度沸汤中浸一昼夜，滤去渣，溶化砂糖，再次过滤，取其液煮稠成糖浆。

治内脏硬结，肝脾壅塞

将石长生研为末，用淡麦酒送下。

陆英

《神农本草经》上说：陆英，味苦，性寒。主治骨间各种痹症，四肢拘挛疼酸，膝部冷痛；阴器痿软不举；气息微弱，呼吸困难，小腿肿胀。陆英生长在两山之间的高坡土地上且有流水的地方。

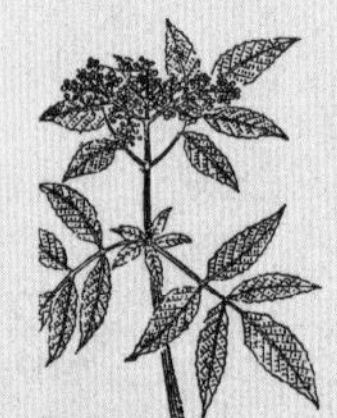

【原经文】陆英，味苦，寒。主骨间诸痹，四肢拘挛疼酸，膝寒痛；阴痿；短气不足，脚肿。生川谷。

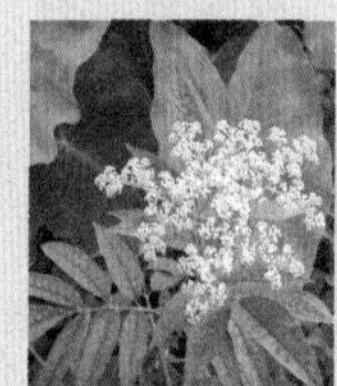

【释名】陆英为忍冬科植物蒴藋的全草，也称接骨草、秀英。其花期为6~8月，果期为9~10月。一般夏、秋季采收，晒干收存。主要产于长江以南地区。

陆英味苦，性寒。主治骨节间的各种痹证，缓解四肢拘挛酸痛、腰膝寒冷疼痛的症状；还可治疗阳痿、短气、虚弱不足、脚肿等症。

今人大多认为陆英味苦、辛，性温，归入肾经。因味辛而能行能散，味苦又能燥能补，所以被认为是祛风除湿、散寒补肾的良药。临床中，可用于治疗风寒引起的骨间诸痹、四肢痉挛酸痛、膝盖酸痛等

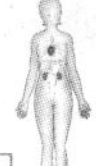

症，即《本经》中所说的"骨间诸痹，四肢拘挛疼酸，膝寒痛"。陆英入肾经，因而还有补肾的作用，对男子阳痿、呼吸短促、气虚不足、脚肿等症有不错的疗效。

根据现代医学研究，陆英全草含有黄酮类、鞣质、糖类、酚性成分等，其根除了含大量鞣质、还原糖以外，还含有丰富的生物碱，有加速骨折愈合和消肿的作用。

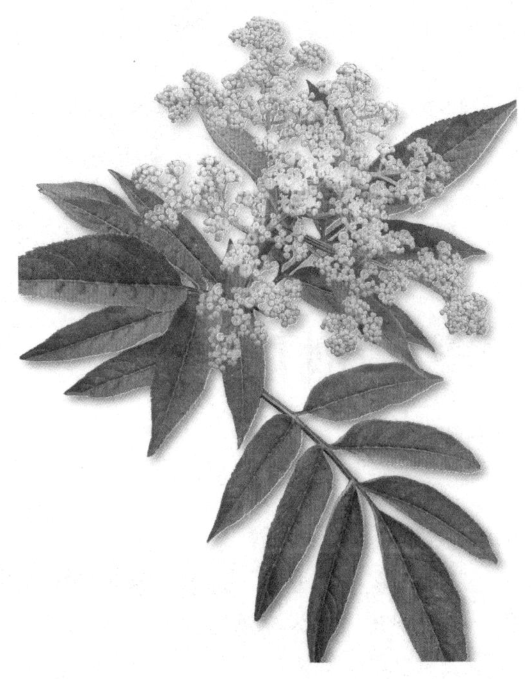

陆英

陆英主治示意图

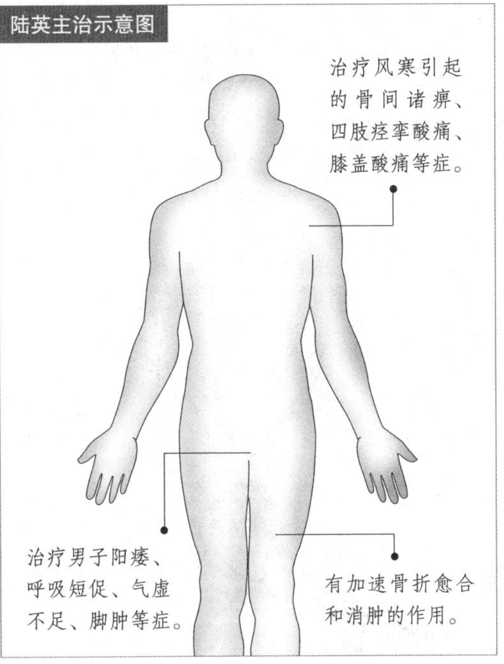

【治疗方剂】（仅供参考）

治脚气，水气虚肿，皮肤恶痒

取陆英适量，煎汤放入少量酒洗浴。

治赤白疹

取陆英煎服，并将药汁与少量酒混合后洗浴。

治丹毒

取生陆英叶，捣细，贴在患处。

荩草

《神农本草经》上说：荩草，味苦，性平。主治长期咳嗽，呼吸困难喘闷；长期承受恐惧引起的精神紧张，惊悸不安；治疗疥疮有痂、白秃溃疡；消灭皮肤中的小虫。荩草生长在两山之间的高坡土地上且有流水的地方。

【原经文】荩草，味苦，平。主久欬，上气喘逆；久寒惊悸；痂疥、白秃疡气；杀皮肤小虫。生川谷。

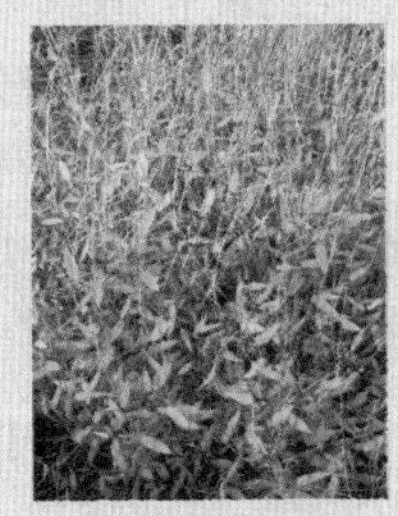

【释名】荩草为禾本科植物荩草的全草，也称黄草、马耳草。其秆细弱，无毛，基部的节着土后易生根。总状花序细弱，呈指状排列或簇生于茎顶。一般秋季采收。

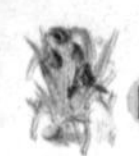

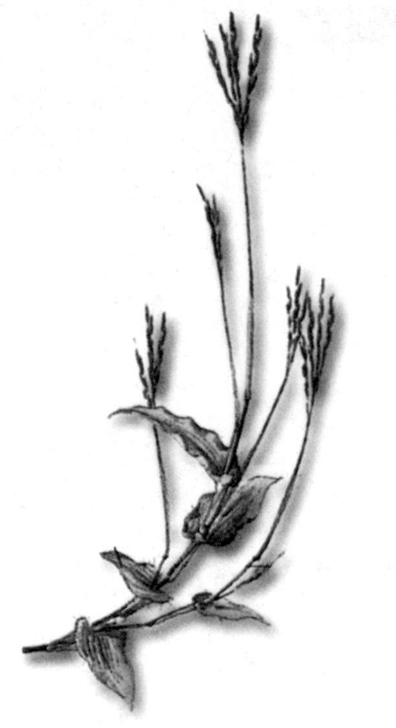

荩草

荩草味苦，性平。主治长期咳嗽气喘，久寒惊悸，消除疥疮、白秃疮及其他疮疡，还可杀灭皮肤中的小虫。

荩草有燥湿除热、杀虫利气的作用，可以起到平喘止咳、杀虫疗疮的效果，临床中常用于治疗咳嗽气喘、畏寒等症。痰湿祛除，则心神安和，所以《本经》中用其治疗“惊悸”。湿热除去后，体内寄生虫无处安身，所以又有杀虫的作用，对痂疥、白秃等各种疮疡及其他皮肤病证有很好的疗效。所以古人认为，荩草“可洗尽一切恶疮”。另外，荩草还可治疗身热邪气、小儿身热等症。

除了入药外，荩草还有别的价值，如《唐本草》中所说：“叶似竹而细薄，茎亦园小……荆襄人煮以染黄，色极鲜好。”现代科学研究也证实，荩草的主要色素成分为荩草素、木樨草素，用荩草直接染色可得黄色；用铜盐剂媒染可得绿色；如果用不同深浅的靛蓝套染，则可得黄绿色或绿色。

荩草主治示意图

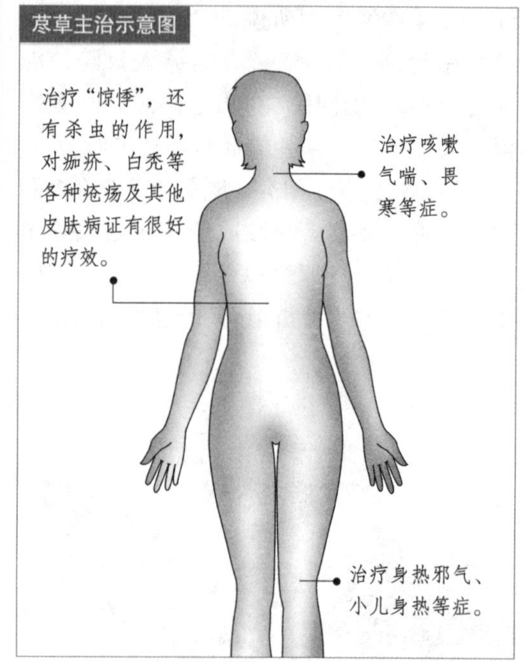

【治疗方剂】（仅供参考）

治恶疮疥癣

将荩草捣烂敷患处。

治惊悸

荩草、茯苓、韭白、远志、葶苈子各等份。上药研末，用大枣汤送服。

牛扁

《神农本草经》上说：牛扁，味苦，性微寒，主治身体外感热邪而生疮，可将其煎成热汤来洗浴。能杀死牛身上的小虫虱，还可治牛的各种疾病。牛扁生长在两山之间的高坡土地上且有流水的地方。

牛扁味苦，性微寒。主治身体及皮肤上的热疮，可煮成浴汤来洗，还有杀灭牛虱小虫，治疗牛病的作用。

根据《本经》所载，牛扁苦寒，是

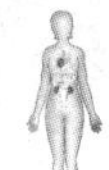

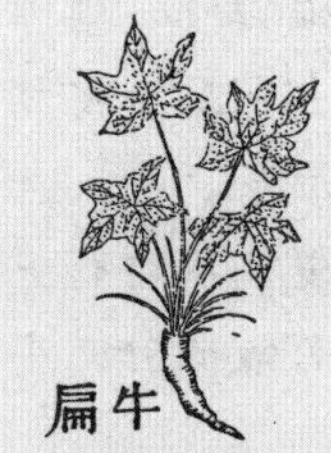

【原经文】牛扁，味苦，微寒。主身皮疮热气，可作浴汤。杀牛虱小虫，又疗牛病。生川谷。

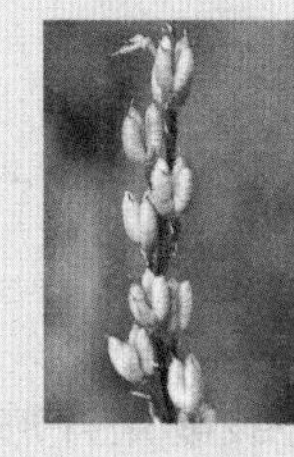

【释名】牛扁为毛茛科植物牛扁的根茎和叶，又叫扁特、扁毒。以根入药，春、秋季节采挖，洗净晒干。主要产于北京、河北、山西、新疆等地。

清热、解毒、杀虫的良药。然而，自《本经》以后，各种医书中罕有记载，临床中的应用更是少之又少。后世极少有人知晓，只能从仅有的几部本草中加以了解，如《本草拾遗》中所述："牛扁，苦，无毒，主虮虱。援汁沐头，虱尽死。人有误吞虱成病者，捣汁服一小合。亦主诸虫疮。"《图经本草》中则记载："今潞州有一草，名扁特，六月有花，八月结实。采其根苗，捣末油调，杀虮虱。"

牛扁主治示意图

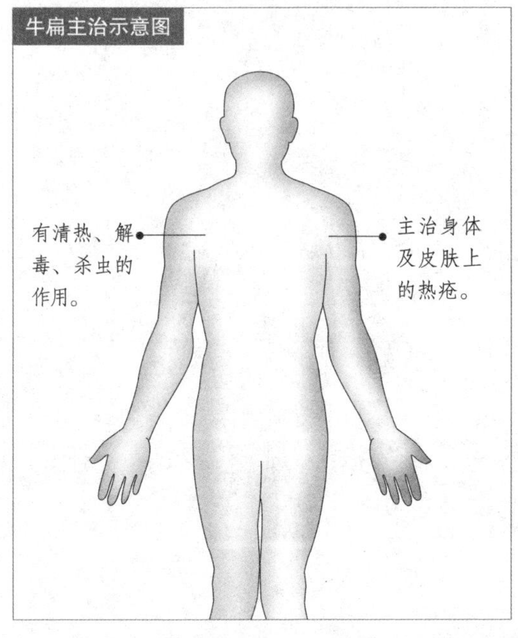

【治疗方剂】（仅供参考）

治热气生疮

用牛扁汤沐浴。

杀虮虫

将牛扁根捣末，与油调和敷患处。

夏枯草

《神农本草经》上说：夏枯草、味苦、辛，性寒。主治身体作寒发热；瘰疬；鼠瘘；头上生疮；能消解癥瘕，消散气结而成的瘿瘤；治疗脚肿湿痹，使身体轻便。夏枯草也叫夕句、乃东，生长在平地、两山之间的高坡土地上且有流水的地方。

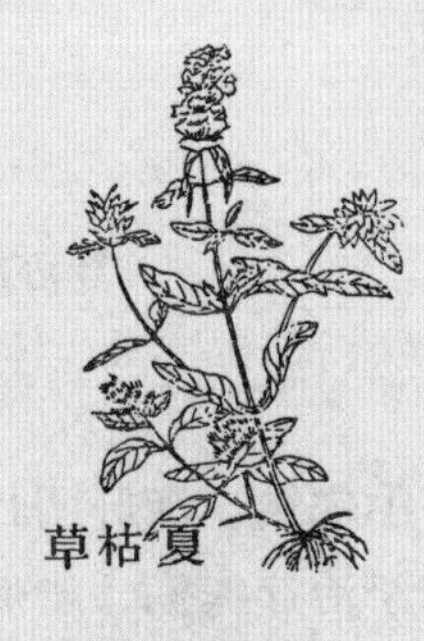

【原经文】夏枯草，味苦、辛，寒。主寒热；瘰疬；鼠瘘；头疮；破癥；散瘿结气；脚肿湿痹；轻身。一名夕句，一名乃东。生川谷。

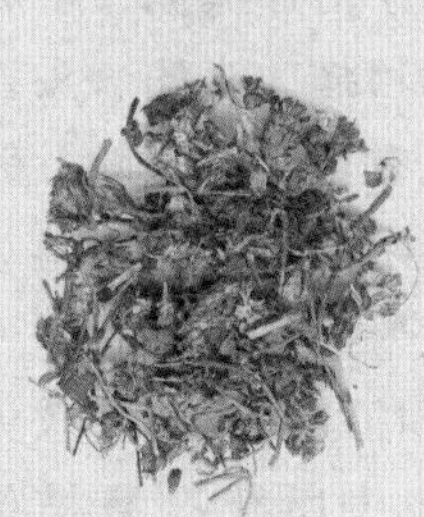

【释名】夏枯草为唇形科植物夏枯草的干燥果穗。它冬至过后长叶，三四月开花，结子抽穗，五月枯萎。因其在寒冷的雪霜季节生长，到夏季反而枯死，与众不同，故名夏枯草。

夏枯草味苦、辛，性寒。主治时冷时热，颈部结核或破溃形同为瘘管，头上秃疮，还能破除肿块积聚，消散瘿气，治疗脚肿及各种湿邪痹证，还可使人身体轻捷。

夏枯草味辛而能散结气，味苦则可

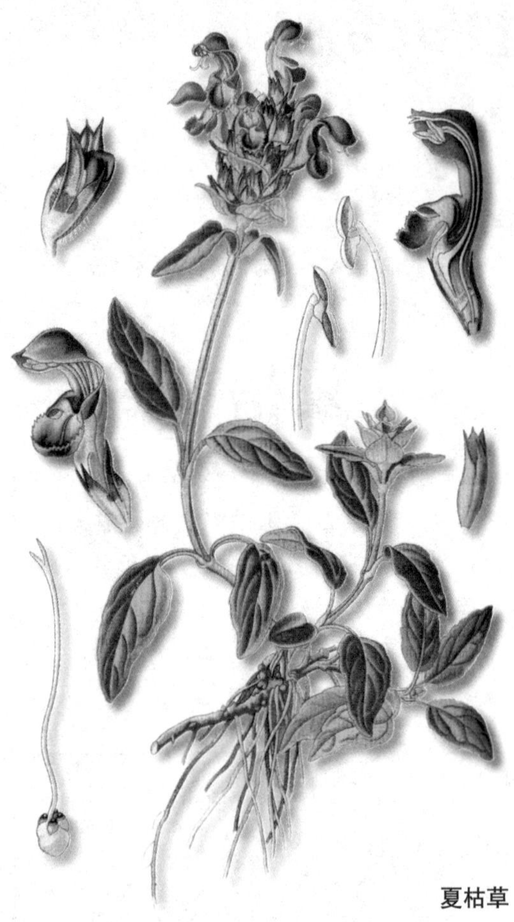

夏枯草

泻火清肝，所以有解肝中郁结、清肝明目的作用。临床中，多用于治疗瘰疬、瘿瘤等，对火热上攻导致的目痛、头痛、头昏及“脚肿湿痹”等症也有很好的疗效。另外，夏枯草还有补养厥阴血脉的作用，对失血引起的睡眠不稳效果显著，服后即可安然入睡；选陈久的夏枯草入药，疗效更佳。正如《本草害利》中所载：“夏枯草辛苦微寒，缓肝火，解内热，散结气，治瘰疬、鼠瘘、瘿瘤、乳痈、乳岩、目珠夜痛，能散厥阴之郁火也。”

夏枯草除了入药外，还可食用。李时珍说，把它的嫩苗煮熟后，浸取苦味，然后用油盐拌后做成酸菜吃，味道极佳。然而，夏枯草长期服用会伤损胃肠，具体使用时应慎重。不过，据医书记载，将其与参、术配合使用，则久服无害。

现代医学研究表明，夏枯草含有三萜皂甙、熊果酸、芸香甙等有效成分，主要有降压抗菌的作用。

【治疗方剂】（仅供参考）

治瘰疬马刀，日久成漏

夏枯草汤：夏枯草300克。用240毫升煎至七成，去渣服用。如果病人非常虚弱，应煎浓膏服，并涂患处，多服益善。

治赤白带下

夏枯草花，开时采，阴干研末。每次服10克，饭前用米汤送服。

治头目眩晕：夏枯草（鲜）100克，冰糖25克。用开水炖，饭后服用。

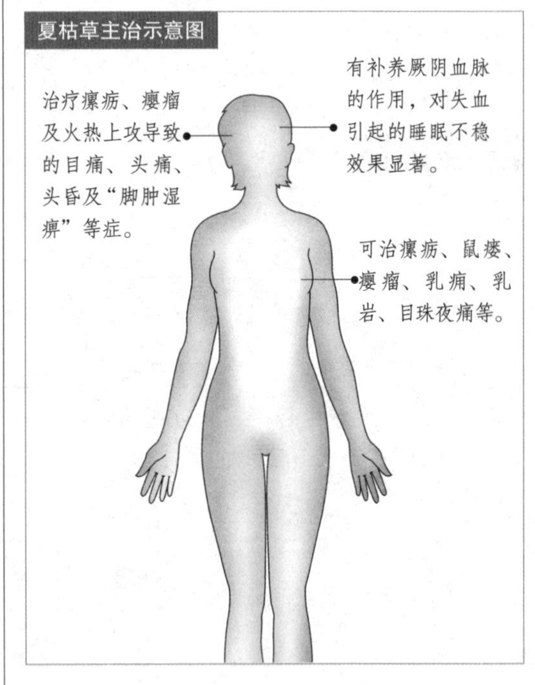

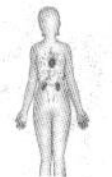

屈草

《神农本草经》上说：屈草，味苦，性寒。主治胸胁下疼痛；邪气积聚于肠中使人发冷发烧；阴性痹痛。长期服用可使人气力增加，身体轻巧，延缓衰老。屈草生长在河流水草丛杂的地方。

【原经文】屈草，味苦，微寒。主胸胁下痛；邪气肠间寒热；阴痹。久服轻身益气耐老。生川泽。

【释名】至于屈草到底为何物，由于资料所限，暂时无法确定，在此不便详述。

屈草味苦，主治胸胁痞满疼痛，可祛除五脏内的病邪，并解除由此造成的怕冷发热症状；还能治疗寒湿等阴性病邪引起的各种疼痛及风湿病。长期服用可使身体轻便，元气充足，增强脏腑机能，延缓衰老。

屈草主治示意图

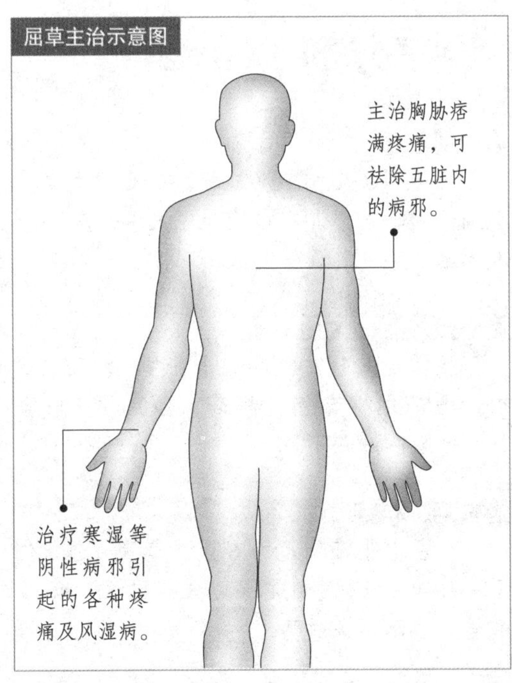

根据《本经》中所载，屈草有消积、镇痛、止咳、消肿等作用，可治疗胃腹痞满、风湿病等。然而，自《本经》之后，诸家本草中罕见记载，关于它的性状和药效，今人所知甚少。

巴豆

《神农本草经》上说：巴豆，味辛，性温。主治伤寒；温疟伴有发冷发烧；能破除癥瘕；消散结滞的积聚肿块；治疗留饮、痰癖；大腹水肿及肠内积水；荡涤五脏六腑，使闭塞之处开通，进而通利水道、谷道；能去除坏死肌肉；辟除鬼毒、蛊疰等传染病，还能杀死虫、鱼。巴豆也叫巴椒，生长在两山之间的高坡土地上且有流水的地方。

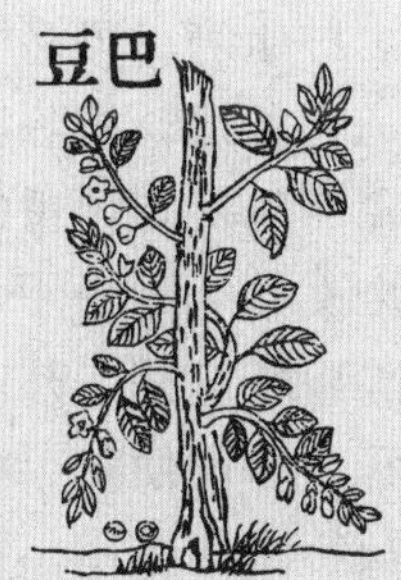

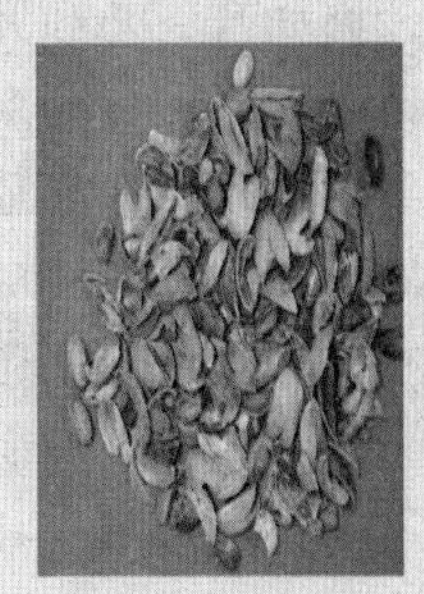

【原经文】巴豆，味辛，温。主伤寒；温疟寒热；破癥瘕；结聚坚积；留饮痰癖；大腹水胀；荡练五脏六腑，开通闭塞，利水谷道；去恶肉；除鬼毒、蛊疰物邪，杀虫鱼。一名巴椒。生川谷。

【释名】巴豆为大戟科常绿乔木巴豆的成熟种子，因主产于巴蜀（今四川），形如菽豆，故名巴豆，也称巴菽、刚子等。一般于秋季果实成熟时采摘，以个大、饱满、色佳者为上等。

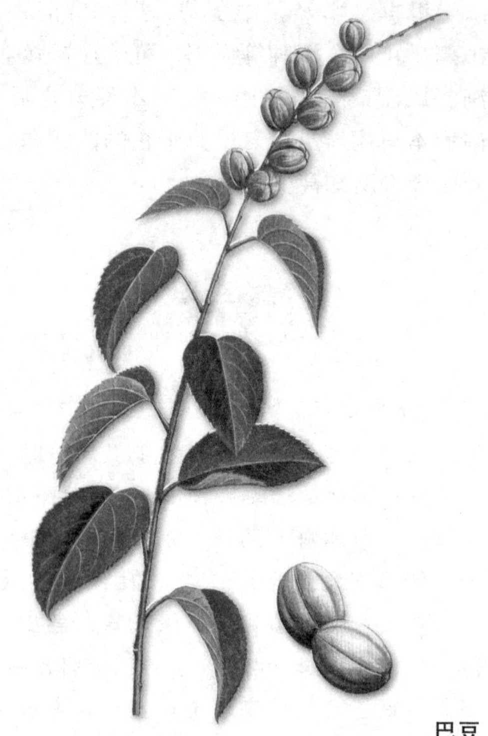
巴豆

巴豆味辛，性温。主治伤寒、温疟且时冷时热，可破除气血郁结、积聚肿块，消散留饮、痰癖及大腹水肿胀满，可涤荡五脏六腑，从而通利水道、谷道，祛除腐烂坏死的肌肉，辟除蛊毒、鬼疰等严重的传染病，还有毒杀虫鱼的效力。

巴豆味辛热而能消除胃肠寒积，开通肠道闭塞，治疗寒滞食积、寒积便秘、心腹冷痛等症。巴豆有消痰行水的作用，因而能治疗腹水膨胀，二便不通。正如陶弘景所说："巴豆最能泻人，新者尤佳，用之去心、皮，熬令黄黑，捣如膏，乃和丸散。"巴豆还有除痰利咽的作用，对涎塞气道、呼吸急促等症有不错的疗效。巴豆外用还可蚀疮，排除脓液，治疗各种疮疡。另外，《本草纲目》中记载，巴豆还能治疗女子经闭，除斑蝥蛇虺毒，益血脉，令人容颜姣好，还可治各种水肿，并有堕胎的作用。近现代还用它治疗晚期血吸虫病、肝硬化腹水等。

现代药理研究显示，巴豆含暖和巴豆油、巴豆酸、巴油酸等成分，可用于防治白喉，治疗喉梗塞、支气管哮喘及神经性皮炎等。不过，由于巴豆的毒性较大，而且含有致癌物质，所以不可过量服用。正如古人所说："巴豆乃斩关夺门之将，不可轻用。世以巴豆热药治久病膈气，以其辛热能开肠胃郁结也。但郁结开而亡血液，损其真阴。"李时珍也认为："巴豆峻用则有伐乱劫病之功，微用则有抚缓调中之妙。"因巴豆对黏膜及皮肤具有强烈的刺激作用，而巴豆油又是最剧烈的泻药，所以过量服用会引起大量水泻并伴以剧烈腹痛，以及严重的口腔黏膜、胃黏膜刺激症状。因此，内服巴豆时一定不能超过0.15~0.3克的常用量，外用适量即可。而且无实寒积滞者、体弱者及孕妇都忌服。

如果服巴豆中毒，可用黄连汁、大豆汁来解救，也可服用大黄或喝冷粥凉水来缓解巴豆的泻下效力。

【治疗方剂】（仅供参考）

治一切积滞

巴豆31克，蛤粉62克，黄檗93克。上药一起研末，调水做成绿豆大小的丸。每次用水送服5丸。

治心痛腹胀，大便不通

巴豆2枚（去皮、心后熬黄），杏仁2枚。上药用棉布包住捶碎，以热水100毫升，捻取白汁取下。

治食疟、积疟

巴豆（去皮、心）6克，皂荚（去皮、子）18克，捣烂和成绿豆大小的丸。每次取1丸，用冷汤送服。

治气痢赤白

取巴豆31克，去皮心，炒过，研末，加熟猪肝做成绿豆大小的丸。空腹用米汤送服3~4丸。

治泻血不止

取皮巴豆1个，放入事先开了小孔的鸡蛋中，用纸包好，煨熟。去豆吃蛋，病即止。体虚的病人分两次服。

治霍乱（心腹胀痛，吐泻不出）

取巴豆1枚，去皮心，用热水研服，以吐泻为见效。

治舌上出血

巴豆1枚、乱发1团（如鸡蛋大）。上药烧存性，研末，用酒冲服。

治中风口歪

取巴豆7枚，去皮，研烂，左歪涂右手心，右歪涂左手心，再将装有120毫升热水的杯子或水袋放在涂药的手上，不久口可复原。

治一切恶疮

取巴豆30粒，用麻油煎黑，去豆，以油调硫黄、轻粉末，频涂疮处。

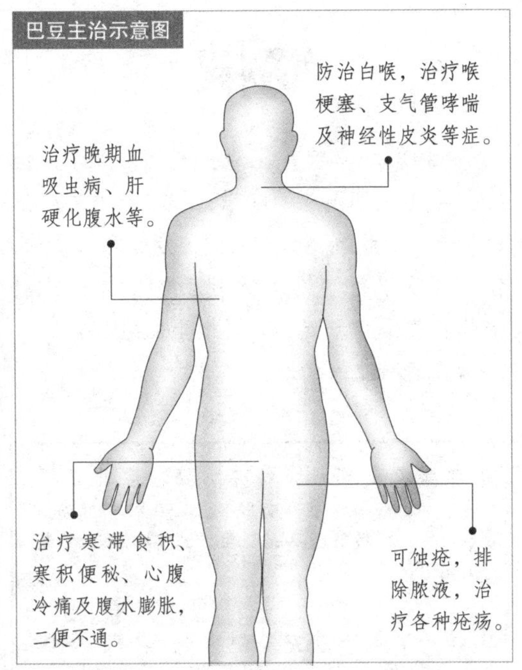

治痈疽恶肉

将巴豆仁炒焦，研成膏药点痛处，能解毒；涂瘀肉上，腐处自消。加少许乳香也可。

中医下法

中医治病，往往先确定治疗疾病的方法，然后才精心挑选药物。在长期的实践中，古人发明了汗、吐、下、和、温、清、消、步八种具体的治疗方法。此处着重叙述下法。下法指运用巴豆、大黄等中药引起病人腹泻，使病邪随大便排出的一种治疗方法。中医认为，食物不消化，停留在体内形成宿食，容易引起便秘等症。如果食物或大便停留在胃肠中，容易阻滞血液和水液的正常运行，造成血液积聚，形成瘀血；还可能引起水液停留，轻则形成湿邪，重则变成痰结。而下法可通过排解大便的方式，祛除宿食、积水、瘀血、痰结等病邪有形之物。值得注意的是，腹泻易损伤体内水分，引起津液亏损，所以不能用药太猛，应当见好就收，以免加重病情。

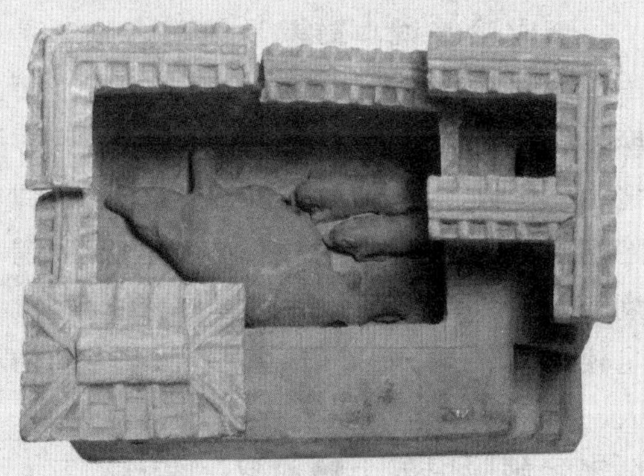

猪圈上的厕所 汉代　河南省汲县出土

蜀椒

《神农本草经》上说：蜀椒，味辛，性温。主治风邪引起的咳嗽；能安补内脏；治疗骨节、皮肤麻木如同死肉；祛除寒湿痹痛；使气顺畅下行。长期服用可使人头发不白，身体轻便，寿命延长。蜀椒生长在山的土石、平地上且有流水的地方。

【原经文】蜀椒，味辛，温。主邪气欬逆；温中；逐骨节皮肤死肌；寒湿痹痛；下气。久服之，头不白，轻身增年。生川谷。

【释名】蜀椒为云香科灌木或小乔木植物花椒的果皮，又叫川椒。香气浓郁，味麻辣而持久。一般于秋季采收成熟果实，去除杂质晒干，与种子分开备用。

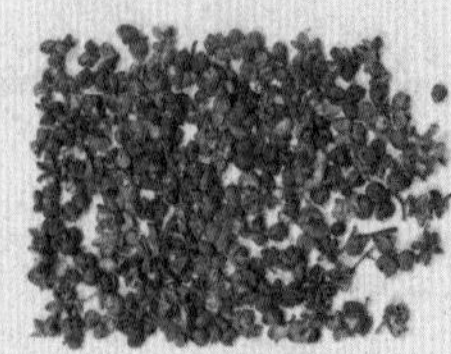

蜀椒味辛，性温。主治咳嗽喘逆，能祛除邪气，温补内脏，治疗骨节及皮肤麻木不仁之症，祛除寒湿引起的风湿痹病，能使上逆的气机恢复下行。长期服用可保持头发健康，不易变白，还能使人身体轻健，延缓衰老。

李时珍曾说，蜀椒是纯阳之物，是手足太阴、右肾命门气分的药。它味辛而麻，气温而热。秉承南方之阳，感受西方之阴，所以才能入肺散寒，治咳嗽；入脾除湿，治风寒引起的肢体疼痛，水肿泻痢。入右肾可补火，治阴衰、小便频数、足软久痢等症。曾经有一位七十多岁的妇人，腹泻达五年之久，多方医治均无效。后来让她服用五十颗蜀椒，两天不下大便。又用平胃散加椒红、茴香、枣肉做成丸，给她服用后不久就痊愈了。此方治腹泻最为有效，是由蜀椒除温消食、温脾补肾作用决定的。

此外，蜀椒可祛寒燥湿，治疗脘腹冷痛、寒湿腹痛、饮食不消、寒湿腹泻等症。还可散除肺中寒邪，补益命门真火，对肺寒咳嗽或命门火衰、肺气上逆造成的腰痛、痰喘、足冷等症有很好的疗效。同时，蜀椒善于除湿，湿祛则虫不生，因此还能治疗蛔厥腹痛等症。

据现代药理研究，蜀椒确实有良好的杀虫作用。正如《本草纲目》中所说："蜀椒能散寒除湿，解郁结，消积食，补肾，通三焦，温脾胃，杀蛔虫，止腹泻。"不过，因蜀椒辛热有毒，所以不宜过多服用，其常用量为3~6克，阴虚火旺者忌用。

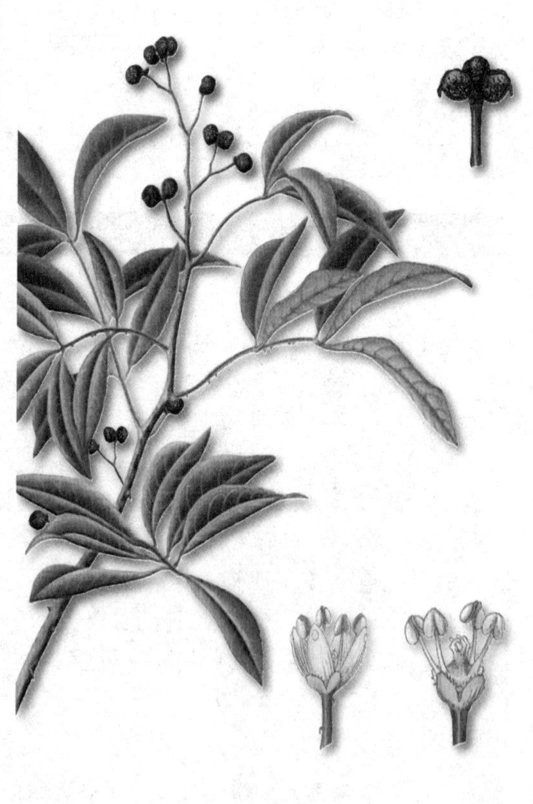

蜀椒

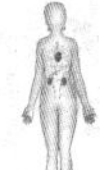

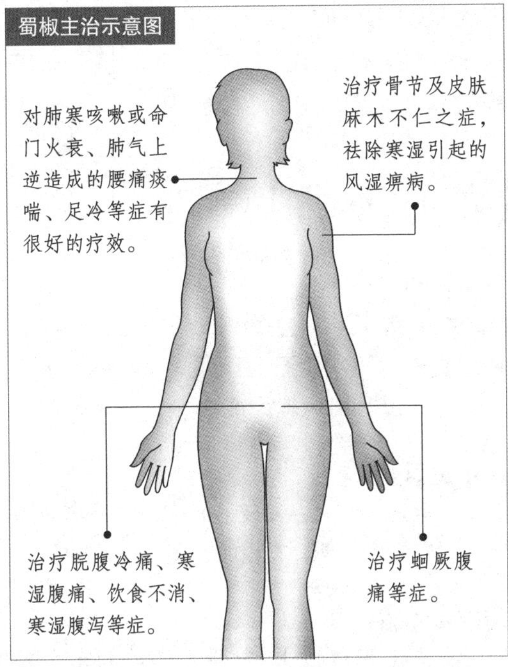

【治疗方剂】（仅供参考）

治水气肿满

用蜀椒（炒）捣成膏，每次取1匙，用酒送服。

治崩中带下

将蜀椒炒过、碾细，每次用温酒送服1匙。

治眼生黑花，年久不治

用炒过的蜀椒和苍术各31克，一起研末，加醋、糊做成梧桐子大小的丸。每次取20丸，用醋汤送服。

治腹内虚冷

用去除不开口颗粒的生蜀椒40粒，浸浆水中一夜，空腹用水送服。久服暖脏腑，黑发明目。

治疮肿作痛

生蜀椒末、釜下土、荞麦粉各等份。上药研末，用醋调敷患处。

治漆疮作痒

用蜀椒煎汤洗。

治风虫牙痛

蜀椒12克，牙皂50个，醋240毫升。煎汁漱口。

治痔漏脱肛

每天空腹嚼蜀椒3克，用凉水送下，三五次即收。

皂荚

《神农本草经》上说：皂荚，味辛，咸，性温。主治风邪痹阻，肌肉麻木如同坏死；风邪伤头，使人流泪；能通利多种窍道；杀死精魅。皂荚生长在两山之间的高坡土地上且有流水的地方。

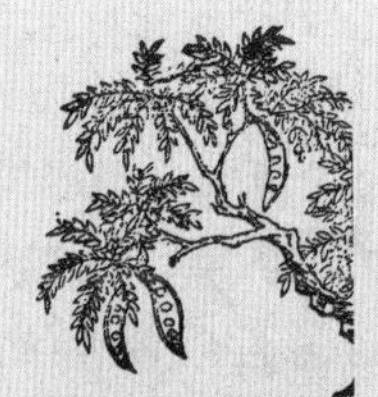

【原经文】皂荚，味辛，咸，温。主风痹死肌；邪气风头，泪出；利九窍；杀精物。生川谷。

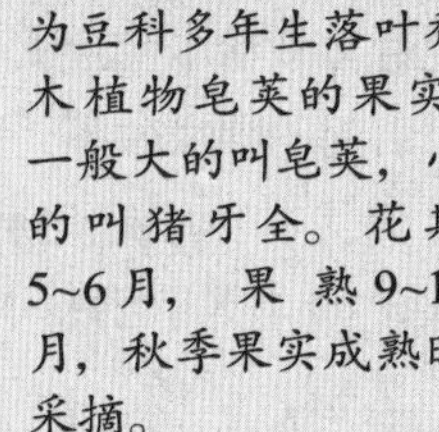
【释名】皂荚即皂角，为豆科多年生落叶乔木植物皂荚的果实，一般大的叫皂荚，小的叫猪牙全。花期5~6月，果熟9~10月，秋季果实成熟时采摘。

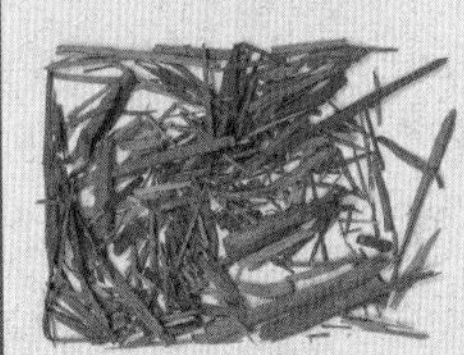

皂荚味辛咸，性温。主治风邪引起的风湿病证状，能祛除邪气，治疗风邪伤头而眼泪易出，还可通利九窍，使人神志清醒。

皂荚味辛能散风走窜，味咸可软坚消痰，入鼻而通气，入喉则清咽，所以有祛痰导泄、驱湿除垢、通利大小便的作用，

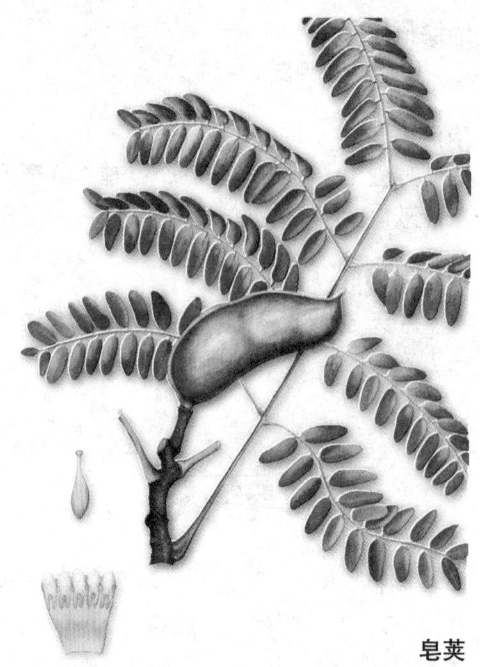
皂荚

被认为是祛痰通窍的良药。临床中，多用于治疗顽痰壅盛、喘急胀满、中风口噤、突然昏迷、癫痫痰盛、关窍阻闭等症。皂荚捣碎外敷或内服还有消肿止痒、除湿杀虫的功效，可用于治疗痈肿疮毒。庞安时的《伤寒总病论》中记载，某年，从春季到秋季，蕲、黄两地流行急性咽喉肿痛，已有大部分人病死。后来黄州的潘昌言用黑龙膏方救活了其他人。这种方剂可治各种原因引起的咽喉肿痛，主用药材就是皂荚。

历代本草中还记载了皂荚其他方面的疗效，如《本草纲目》中所述：皂荚可杀虫，杀精，堕胎。将其把它浸泡在酒中，再煎成膏涂在帛上，能敷贴一切肿痛。于潮湿久雨时，和苍术一起烧烟，可以辟瘟疫和湿邪。如果单独烧烟，则可以熏久痢脱肛。还可通肺及大肠气，治痰气喘咳，疮疡癣疥。

现代医学研究表明，皂荚含有三萜皂甙、皂荚甙等成分，有良好的祛痰除湿作用；对某些致病细菌及真菌有抑制作用。但大量服用可能造成人死亡，所以不可超过1.5~5克的常用量，外用则适量；非邪痰痞满者及虚弱者、孕妇忌用。

【治疗方剂】（仅供参考）

治中风口噤

取皂角1挺，去皮，以猪油涂，炙成黄色，研末，每次用温酒调服3克。体壮者可服6克，以吐出风涎为度。

治中风口歪

取皂角156克，去皮，研末，加陈年老醋调匀，左歪涂右侧，右歪涂左侧。药干再涂。

治中暑不省

皂荚（烧存性）、甘草（微炒为末）各31克。用温水调3克灌下。

治咽喉肿痛

取皂荚1挺，去皮，用米醋浸、炙7次，不要太焦，研末。每次取少许放入咽，吐涎则痛止，病渐愈。

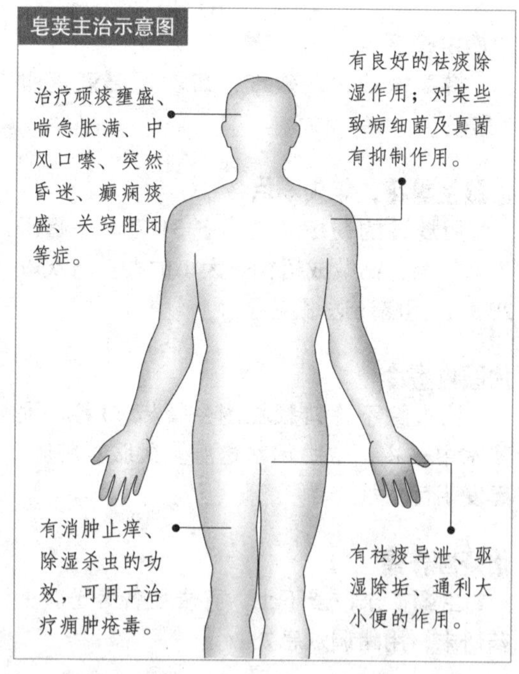

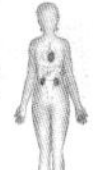

治咳逆上气、唾浊，不能睡卧

将皂荚（炙，去皮、子）研末，加蜜做成梧桐子大小的丸。每次取 1 丸，用枣膏汤送服。白天服三次，夜间服一次。

治牙病喘息，喉中有声

取肥皂荚 2 挺，酥炙取肉，研末，加蜜做成豆大的丸。每次服 1 丸，以微泻为度，不泻再服。一天服一次。

治二便不通

将皂荚烧过，研末，用稀饭送服 9 克，立通。

柳华

《神农本草经》上说：柳华，味苦，性寒。主治水肿；黄疸，面部像火烧一样发烫且漆黑。柳花也叫柳絮。柳叶，主治马有疥疮而生干痂。柳实，主要能使痈溃，且排出脓血。柳的子汁，可治口渴。柳生长在平坦的陆地有河流的地方。

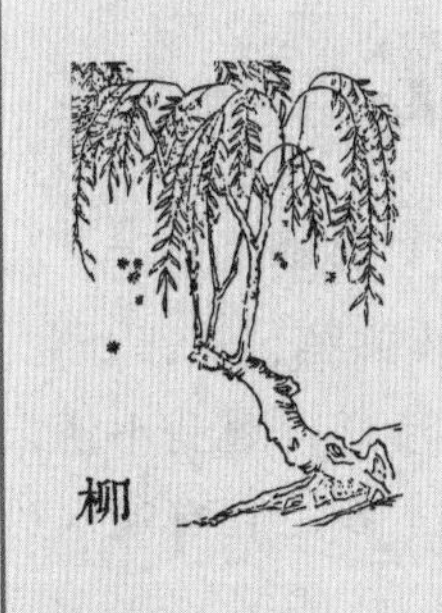

柳

【原经文】柳华，味苦，寒。主风水；黄疸，面热黑。一名柳絮。叶，主马疥痂疮。实，主溃痈，逐脓血。子汁，疗渴。生川泽。

【释名】柳华为杨柳科植物垂柳的花。《本经》中认为柳花即柳絮，后世中则以为这种观点欠妥当。如《本草拾遗》中所述，“花（柳华）即初发时黄蕊，子为飞絮。”

柳华味苦，性寒。主治水肿，黄疸，面黑而发烫。

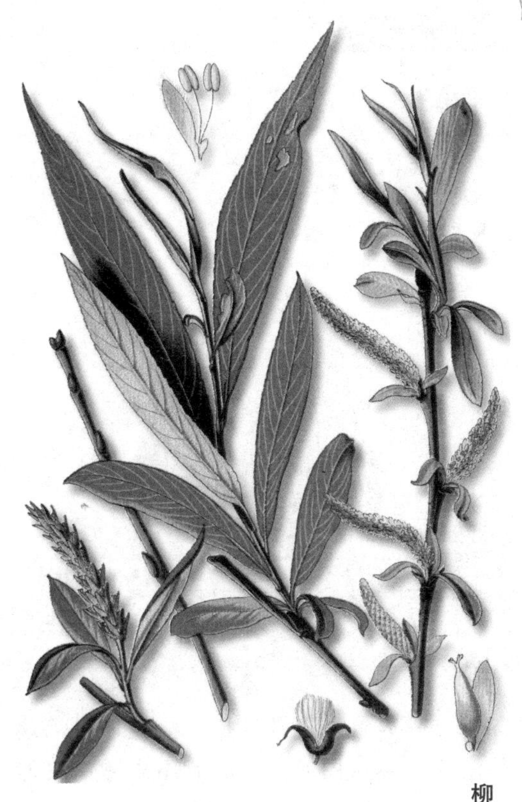

柳

柳华味苦能降泄，性寒可祛热降火，因而有祛风利湿、生津清热、散瘀解毒、敛疮消肿、排脓止血的作用。中医认为，水肿、黄疸都是由于湿热郁阻所导致的，因柳华苦寒降泄，有导热下行、开郁散结的功效，所以能够很好地治疗；包括《本经》中所说的“面热黑”也可以消除。柳华还可治吐血、唾血、咯血、下血、血淋及一切血证。对于癣疥、恶疮、重疮及湿痹引起的四肢挛急、膝痛也有不错的疗效。可见，柳华在古时应用颇广，而今人大多弃置不用，着实令人惋惜。

除了柳华外，柳的其他部位也可入药。如柳叶可治流行热病，阴虚发热，能下水气，解丹毒，治腹内血，止痛。煎水洗可治漆疮及恶疥疮，煎膏可续接筋骨，长肉止痛。另外，服用它还能治金石发大

柳华主治示意图

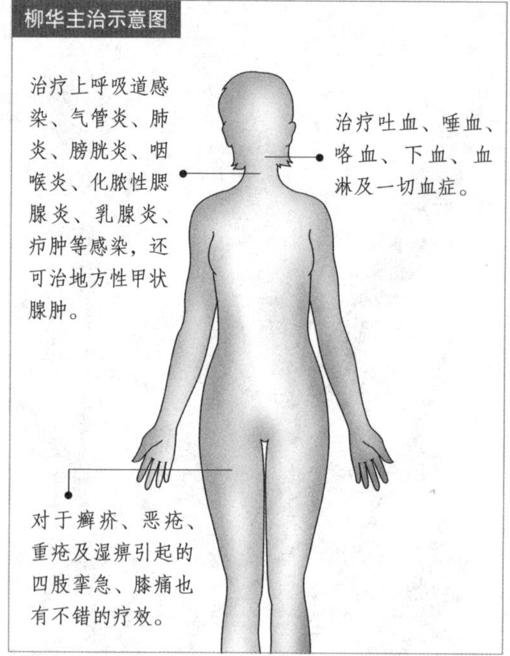

热毒，除火气入腹及疗疮。柳枝还可治痰热淋疾，黄疸白浊。煮酒后用来漱口又能治牙齿痛，做浴汤可除风肿发痒。

根据现代临床实践，使用柳叶制剂可治疗上呼吸道感染、气管炎、肺炎、膀胱炎、咽喉炎、化脓性腮腺炎、乳腺炎、疖肿等感染；因它的含碘量高，还可用于治疗地方性甲状腺肿。

【治疗方剂】（仅供参考）

治吐血咯血

将柳华焙过，研末，用米汤送服 3 克。

治刀伤血出

用柳华包敷即可痊愈。

治大风疬疮

取柳华 125 克，捣成饼，贴壁上，干后取下，放入淘米水中浸泡 1 小时，取出焙干，研末，取 62 克，加白花蛇、乌蛇各 1 条（去头尾，酒浸用肉），全蝎、蜈蚣、蟾蜍、雄黄各 15 克，苦参、天麻各 3 克，一起研末。用水煎麻黄取汁，与各药同熬，做成梧桐子大小的丸，朱砂为衣。每次用温酒送服 50 丸，每天三次。以痊愈为度。

治小便白浊

取清明柳叶煎汤代茶。以痊愈为度。

治眉毛脱落

取垂柳叶阴干，研末，放在铁器中加姜汁调匀，每晚涂抹眉部。

治无名恶疮

取柳叶或皮，用水煮汁。加少许盐洗患处。

治漆疮

用柳叶煎水洗。

治女子崩中下血

榉柳叶汤：榉柳叶144克，麦门冬（去心）、干姜各6克，大枣（擘）10枚，甘草（炙）3克。上药切碎，先取榉柳叶用2000毫升水煎煮，取汁1600毫升，去渣，加入其他药再煎，取汁600毫升，分为三服。

楝实

《神农本草经》上说：楝实，味苦，性寒。主治温热病，伤寒发高热，烦躁如狂；可杀灭三虫；治疗疥疮溃烂；通利小便以导水出。楝生长在山的土石上且有流水的地方。

楝实味苦，性寒。主治温病、伤寒高热、烦闷狂躁，能杀灭各种寄生虫，治疗疥疮及其他疮疡，还有通水道利小便的作用。

楝实入肝、小肠、膀胱三经。因苦寒性降，可导火毒下泄，所以可治疗“伤寒大热，烦狂”之证；因其归膀胱、小肠经，则又有驱虫、利水道的作用，对蛔

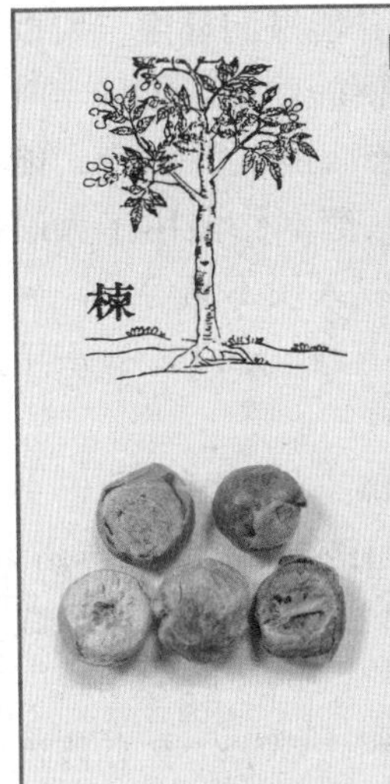

【原经文】楝实，味苦，寒。主温疾、伤寒大热，烦狂；杀三虫；疥疡；利小便水道。生山谷。

【释名】楝实为楝科落叶乔木川楝树的成熟果实，形圆如铃，入秋后变为金黄色，垂于树枝下，仿佛金铃，因此又称金铃子。全国大部分地区均有分布，随时可以采用。

虫、钩虫病以及膀胱疝气、下元闭塞、小便不利等症有不错的疗效；将其研末或制膏还能治疗疥癣。李时珍概括其药性为："楝实导小肠、膀胱之热，因引心包相火下行，故为心腹痛、疝气要药。"其他医者也都认为，热厥暴痛，非此药不能除。

现代医学研究认为，楝实含有川楝素等成分，确实有驱除蛔虫的作用，并对金黄色葡萄球菌有明显的抑制作用。不过，由于此药有毒，故不宜多服，内服常用量为 10~15 克，外用则适量。

【治疗方剂】（仅供参考）

治热厥心痛（或发或止，身热足寒，长期不愈）

先灸太溪、昆仑两穴，引热下行，然后取楝实、玄胡索各 31 克，一起研末，每次用温酒送服 9 克。

治小儿冷疝（气痛、阴囊浮肿）

楝实（去核）15 克，吴茱萸 7.8 克。上药一起研末，加酒、糊做成黍米大小的丸。每次用盐汤送服 20~30 丸。

治疝气肿痛、阴囊偏坠

取楝子肉 156 克，分为五份：一份用补骨脂 6 克炒黄，一份与小茴香 9 克、食盐 1.5 克同炒，一份与莱菔子 3 克同炒，一份与牵牛子 9 克同炒，一份与去头足的斑蝥 7 枚同炒。炒后，分别拣去食盐、莱菔、牵牛、斑蝥，只留补骨脂、茴香，然后与楝子一起研末，加酒、面糊做成梧桐子大小的丸。每次取 50 丸，空腹用酒送服。

治脏毒下血

将楝子炒黄研末，加蜜做成梧桐子大小的丸。每次取 10~20 丸，用米汤送服。

治腹中有虫

将楝实在苦酒中浸一夜，用棉裹好，塞入肛门内。一天换两次。

治小便如膏，排出困难

苦楝子、茴香各等份。上药一起炒后研末，每次用温酒送服 3 克。

治小儿瘖疾

苦楝子、芎䓖各等份研末，加猪胆汁调成丸，用米汤送服。

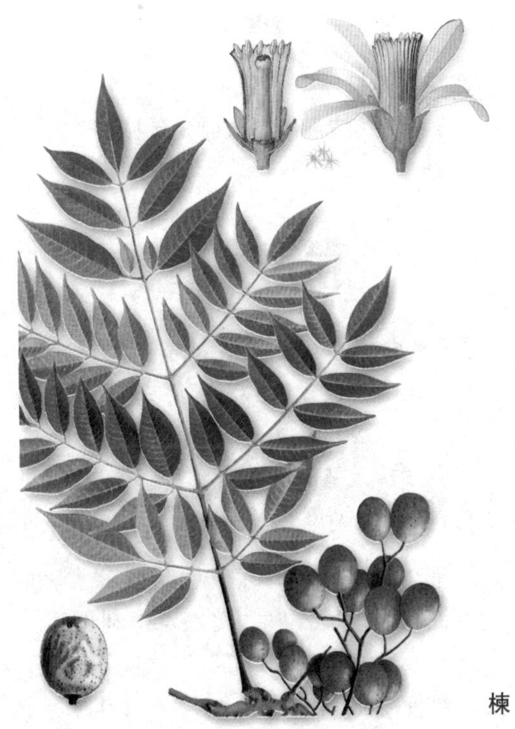

楝

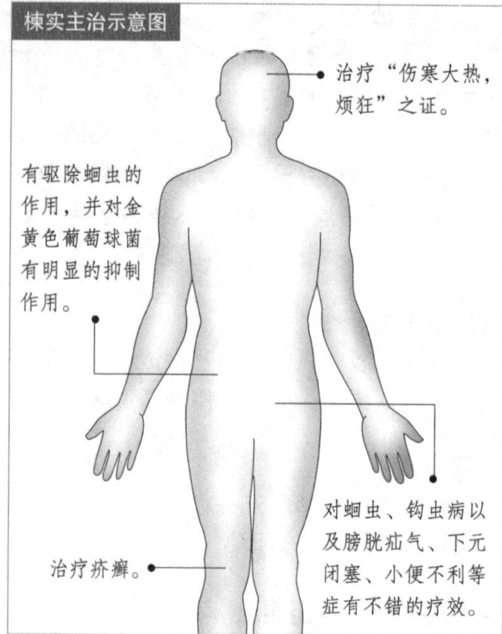

治小儿蛔虫

将楝木皮研末，用米汤送服6克。

治小儿诸疮

用楝树皮或枝烧灰敷疮上。如果是干疮，可用猪油调灰涂擦。

治蜈蚣或蜂虿伤

取楝根白皮和楝树枝叶捣汁擦。

郁李仁

《神农本草经》上说：郁李仁，味酸，性平。主治大腹水肿，面目及四肢浮肿；可通利小便，以导水出。郁李根，能消除牙龈肿痛、龋齿，坚固牙齿。郁李也叫爵李，生长在高山河流堤岸的小土山上。

郁李仁味酸，性平。主治腹部水肿胀满，面目及四肢浮肿，可通水道利小便。

今人一般认为，郁李仁味辛、苦、甘，性平，归脾、大小肠经。因其味辛苦可散寒行气利水，味甘能滋润补虚，所以有下气利尿、润肠通便的作用。正如李时珍所说：“郁李仁甘苦而润，性主降，能下气利水。”临床中，郁李仁多用于大腹水肿、面目四肢浮肿、大便不通等症。另外，它富含油脂，性滑利，还对心血瘀阻引起的心痛有不错的疗效。

除了郁李仁外，郁李根也可入药，主治牙龈肿痛、龋齿，有坚固牙齿的作用。将其浓煎含漱，可治风虫牙痛；而取汤洗浴，能治小儿身热。

现代医学研究表明，郁李仁含有苦杏仁甙、脂肪油等有效成分，确实具有滑润缓泻的作用。因郁李仁与胡麻都具润燥之用，临床中一些人将二者混淆，事实上，早在《本草求真》中就记载了二者在药性上的差异：“胡麻功止润燥，缓中活血，非若郁仁性润，真味辛甘与苦，而能入脾下气，行水破血之剂也。凡水肿癃急便闭，关格不通，得此体润则滑，味辛则散，味苦则降，与胡麻实异，而又可以相须为用者也。”

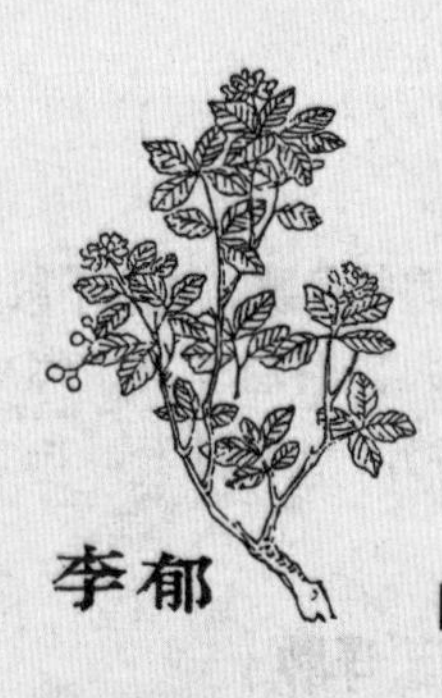

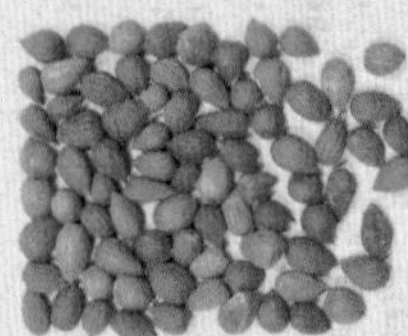

【原经文】郁李仁，味酸，平。主大腹水肿；面目、四肢浮肿；利小便水道。根，主齿断肿，龋齿，坚齿。一名爵李。生高山、川谷及丘陵上。

【释名】郁李仁为蔷薇科落叶小灌木欧李或郁李的成熟种子。一般于夏、秋季节采收成熟果实，除去果肉及核壳，取出种子，干燥收存。主产于黑龙江、辽宁、内蒙古、河北、山东等地。

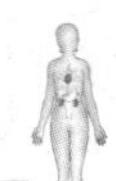

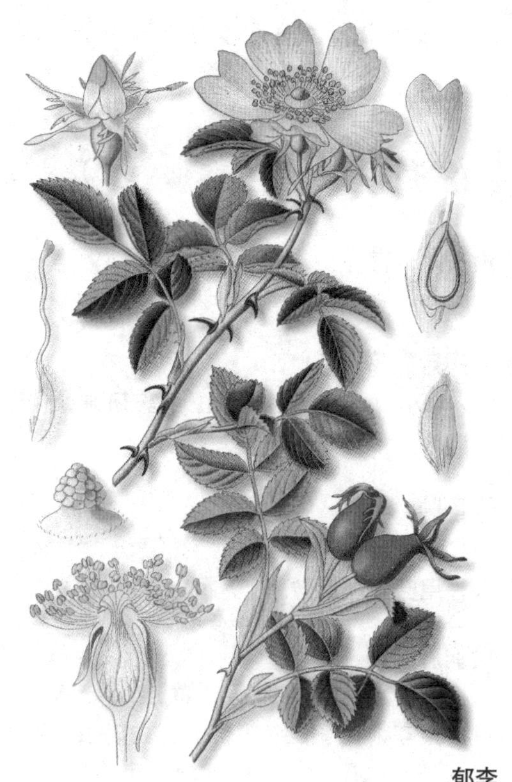

郁李

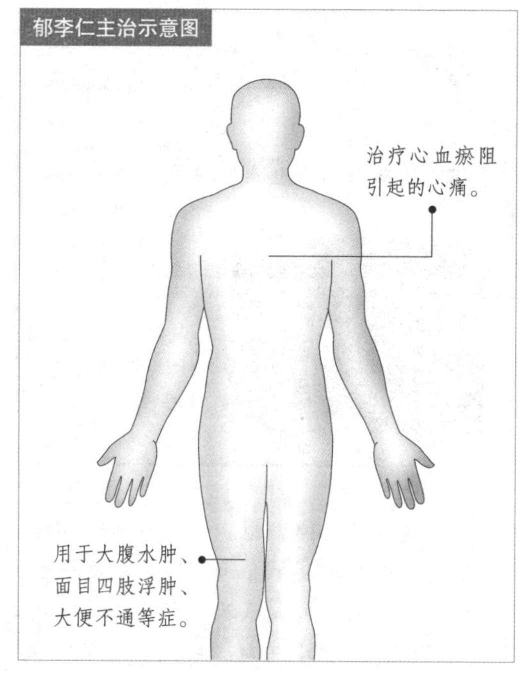

【治疗方剂】（仅供参考）

治小儿惊热痰实、大小便不通

大黄（酒浸后炒过）、郁李仁（去皮，研末）各3克，滑石末31克。上药一起捣成黍米大小的丸。两岁小儿服3丸，其他儿童根据情况加减，用开水送服。

治皮肤血汗

取郁李仁（去皮，研细）3克，与鹅梨捣汁调服。

治胀满、大便不通

郁李仁、黄芩、瞿麦各9克，通草、朴硝各12克，车前子10克。上药切碎，用1600毫升水煎煮，取汁500毫升，分为两服。

治宿食、流饮、寒热温病而致水肿

郁李仁汤：郁李仁（熟研）10枚，粳米（研至中断）6克。上药用800毫升水煎煮，取汁400毫升，一次服完，每天三次。体质强壮的人可用郁李仁15枚，羸弱者5~6枚即可。如果服后不愈，可逐渐加量，以痊愈为度。

莽草

《神农本草经》上说：莽草，味辛，性温。主治头风；痈肿、乳肿；腹中结块；能消除气滞；治疗疥疮瘙痒；毒死虫鱼。莽草生长在山的土石上且有流水的地方。

莽草味辛，性温。主治风邪头痛、痈肿、乳房肿痛发炎、疝瘕，可祛除邪气郁结，治疗疥疮瘙痒，并有毒杀虫鱼的效力。

莽草味辛而能散能行，因而有祛风散寒、行血破结、活血化瘀、解毒杀虫的作用，可治疗风邪头痛及气血瘀滞导致的痈肿乳痛、腹中肿块等症。

莽草有毒，如《本经逢原》中所说：

【原经文】莽草，味辛，温。主风头；痈肿、乳肿；疝瘕；除结气；疥瘙；杀虫鱼。生山谷。

【释名】莽草为木兰科植物狭叶茴香的叶，又叫石桂。产于我国长江中下游及以南地区，常生在阴湿的溪谷阔叶林中。花期4~5月，果熟10月。

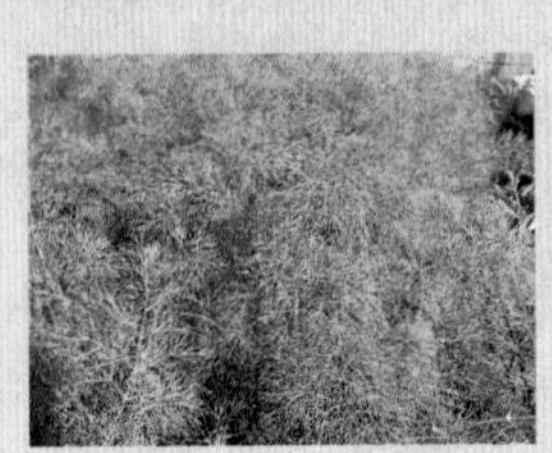

莽草大毒，善杀鱼、鼠，其性可知。根据中医以毒攻毒的原理，莽草可用来杀虫，治疗疥疮瘙痒。古人认为，将其煎浓汤淋患处，可治疗皮肤麻痹；与白蔹、赤小豆一起研末，再用鸡蛋清调成糊，敷在肿处，可治各种毒肿。

由于莽草药性猛烈，过量服用会使人中毒，所以近现代仅取其药汁洗浴顽痹湿风及煎漱虫牙，而且沐时千万不能入眼，其它方面罕见应用。

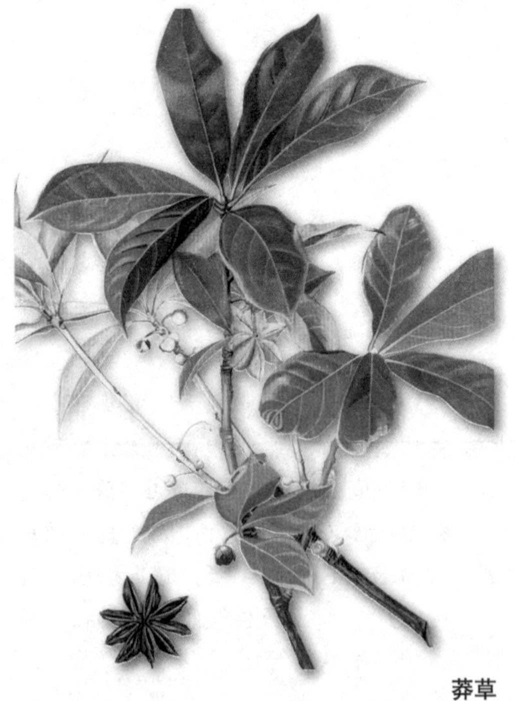

莽草

【治疗方剂】（仅供参考）

治头风久痛

将莽草煎汤涂之，切勿入眼。

治产后乳痛

赤小豆、莽草各等份。上药研末，用苦酒调涂。

治毒肿

莽草、白蔹、赤小豆各等份。上药研末，用苦酒调后敷患处。

治痈肿暴痛

黄芪、芎䓖、大黄、黄连、芍药、莽草、黄芩、栀子仁各等份。上药研末，用鸡蛋清调和成泥状，根据肿块大小涂旧帛上，外敷患处，干后再敷。如果痈肿已经破溃，可敷疮口上，并在药贴上开口泄气。

莽草主治示意图

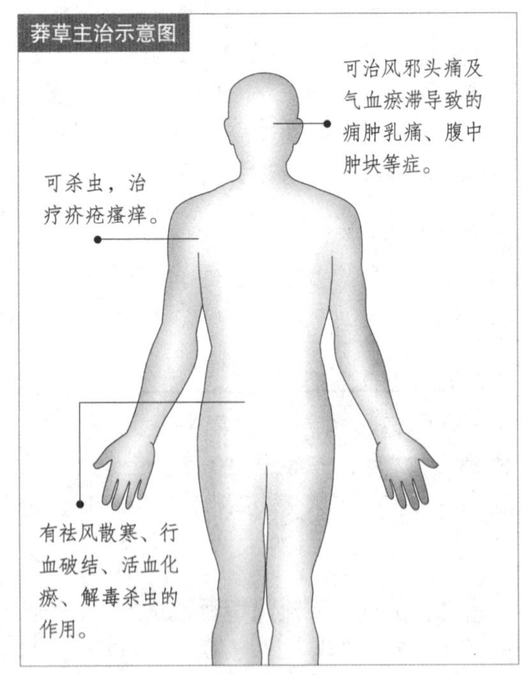

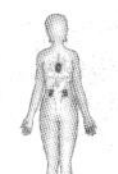

雷丸

《神农本草经》上说：雷丸，味苦，性寒。主要功效为杀死三虫；辟除毒气；清除胃内热邪；对男子有利，而不利于女子；将其研成膏，可治多种小儿疾病。雷丸生长在山的高坡土中且有流水的地方。

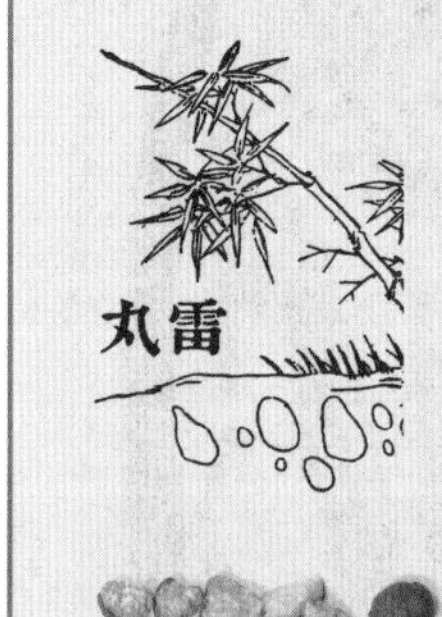

【原经文】雷丸，味苦，寒。主杀三虫；逐毒气；胃中热；利丈夫，不利女子；作摩膏，除小儿百病。生山谷土中。

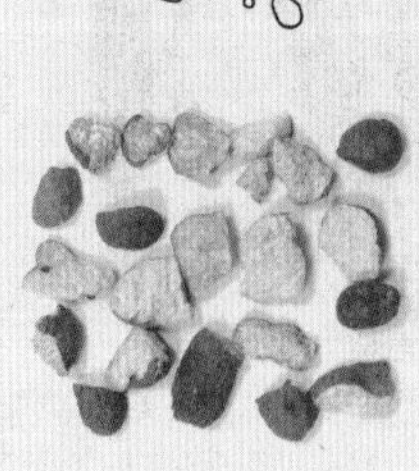

【释名】雷丸为白蘑科真菌雷丸的干燥菌核。呈类球形或不规则团块，表面黑褐色或灰褐色，有略隆起的网状细纹。一般秋季采挖，洗净，晒干。

雷丸味苦，性寒。主要功效为杀灭各种寄生虫，驱逐体内恶毒邪气，消散胃中邪热。适用于男性，对女性不太适用。将其制成膏，可治疗小儿杂症。

李时珍曾这样介绍雷丸："此物生土中，无苗叶而杀虫逐邪，犹雷之丸也。"雷丸苦寒能降泄清热解毒，入胃则有祛胃火、杀虫、祛毒的作用，可治疗腹大气胀、虫积腹痛、虫作人声、风痫抽搐、癫痫狂走、小儿疳积、湿热内郁、汗出恶风等症。其他本草中还记载，赤色的雷丸对人有害，白色的则对人有益。它能除皮中热邪，驱除各种寄生虫。但是长期服用，会令人阴痿，且无虫积的人不宜服用。

据现代医学研究，雷丸中含有的蛋白酶能够对蛋白质进行分解，从而破坏体内的寄生虫体，对蛔虫、绦虫、钩虫、蛲虫、阴道滴虫等均有驱杀作用。杀虫时可每天服 2~3 次，连服 3 天，但每次不宜超过 10~20 克的常用量。另外，雷丸不可加热或与酸性物质同用。

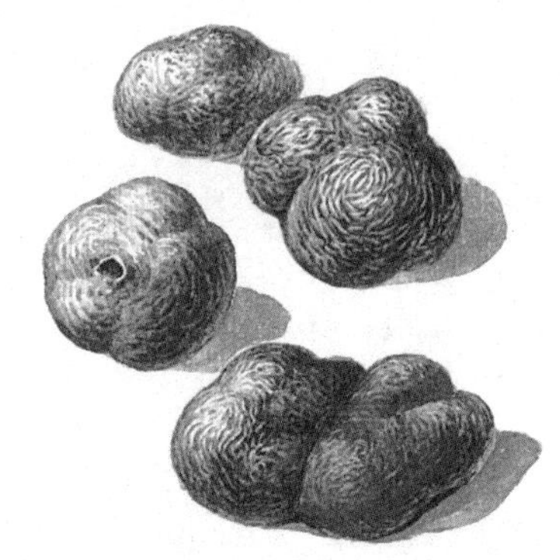

雷丸

【治疗方剂】（仅供参考）

治小儿出汗有热

取雷丸 125 克，粉 250 克，研末扑之。

治下寸白虫

将雷丸用水浸去皮，切焙研末。五更时分，服下炙肉少许，再用稀粥饮服 1.7 克药末。

治小儿因体弱伤风而致的身体壮热、中风邪而致的手足惊掣

雷丸 7.5 克，甘草、防风各 3 克，白术 2.5 克，桔梗 2.5 克。上药切碎，先取 48 克未见水的猪脂煎熬成膏，将药放入其中，在微火上煎煮，煎到稠厚如膏，去渣备用。每次取弹丸大小 1 枚，炙手令热，涂药膏适量，按摩小儿囟门及手足心各百十遍。

治小儿心腹有热

雷丸、丹参、芒硝、戎盐、大黄各 6 克。上药切碎，先用 100 毫升苦酒浸泡一

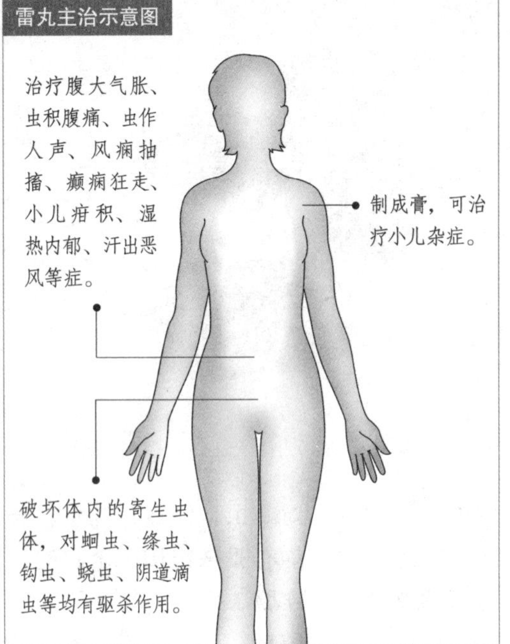

夜，再用48克炼成的猪脂熬煎，煎沸后取下，放冷后再煎，反复三次，去渣，放入芒硝调膏，涂手按摩心下。

治小儿卒发寒热，全身不舒服，不能服药

雷丸16克，莽草、丹参、桂心各9克，菖蒲24克，蛇床子3克。上药切碎，用4000毫升水煎煮3~5沸，等药液温度适当时，用来洗浴患儿。用时避眼目及阴部。

梓白皮

《神农本草经》上说：梓白皮，味苦，性寒。主治发烧；可杀灭三虫。梓叶，捣烂外敷能治猪疮；喂猪可使猪肥大好几倍。梓生长在山的土石上且有流水的地方。

梓白皮味苦，性寒。主要功效为消除热邪，杀灭各种寄生虫。

梓白皮苦可降泄，寒能清热坚阴，又有解毒、消肿、杀虫的作用，所以多用于

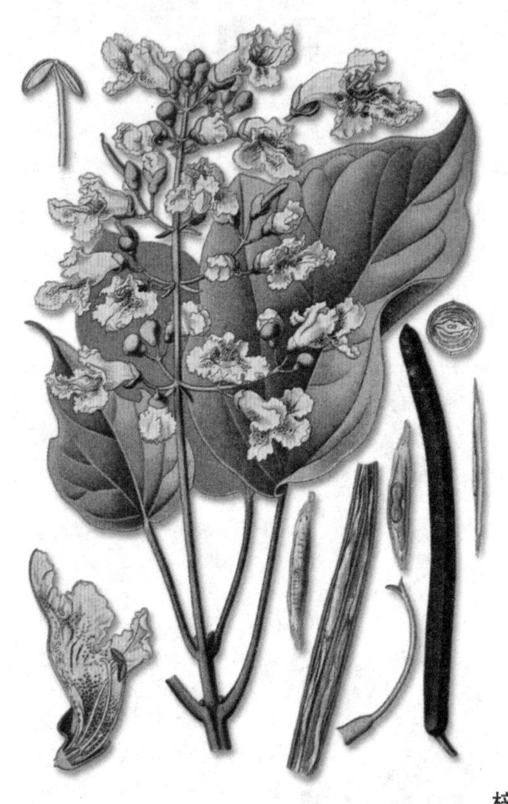
梓

里热炽盛引起的身体发热，能杀灭各种寄生虫，外敷还可治猪疮。《本草纲目》中记载，它还可治疗目疾，消除吐逆反胃之症；又能治疗一切疮疥和皮肤瘙痒。将其

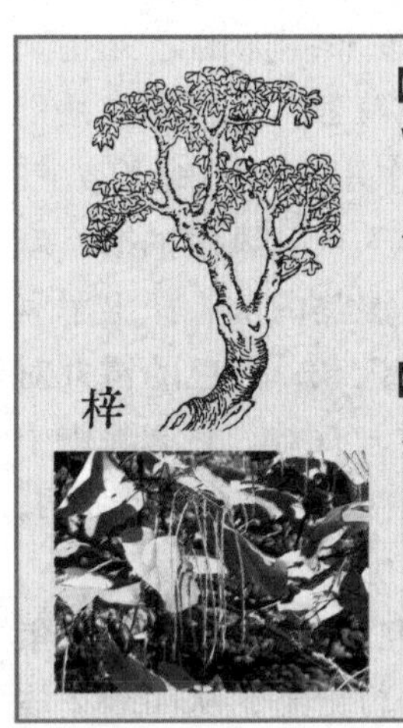

【原经文】梓白皮，味苦，寒。主热；去三虫。叶，捣傅猪疮，饲猪肥大三倍。生山谷。

【释名】梓白皮为紫葳科植物梓树的根皮或树皮的韧皮部。以皮块大、厚实、内面色黄者为佳。主要分布于长江流域及以北地区。

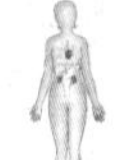

煎汤洗浴并且捣敷，可治小儿热疮、头热身烦；煮汁饮，可治温病复感寒邪。

梓的叶也可入药，捣碎后外敷可治疗猪疮，还可治手脚火烂疮，而且据说用其喂猪可使猪肥大三倍。

【治疗方剂】（仅供参考）

治肾炎浮肿

梓根白皮、梓实、玉蜀黍各适量。用水煎服。

治伤寒瘀热在里而致的身体发黄

麻黄、连翘、甘草各6克，生姜9克，大枣12枚，杏仁30枚，赤小豆18颗，生梓白皮（切）24克。上药切碎，先取麻黄用2000毫升水煎煮，煎至两沸，加入其他药再煎，取汁600毫升，去渣，分三次温服。

梓白皮主治示意图

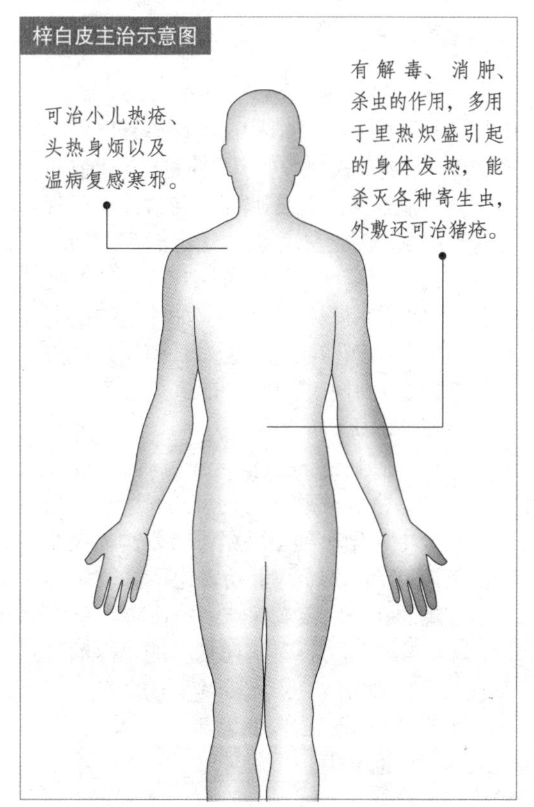

桐叶

《神农本草经》上说：桐叶，味苦，性寒。主治阴蚀疮疡，治疗时可将其放在下阴的疮上。桐皮，主治五痔；可杀灭三虫。桐花，可外敷治猪疮；将其喂猪能使猪肥大好几倍。桐生长在山的土石上且有流水的地方。

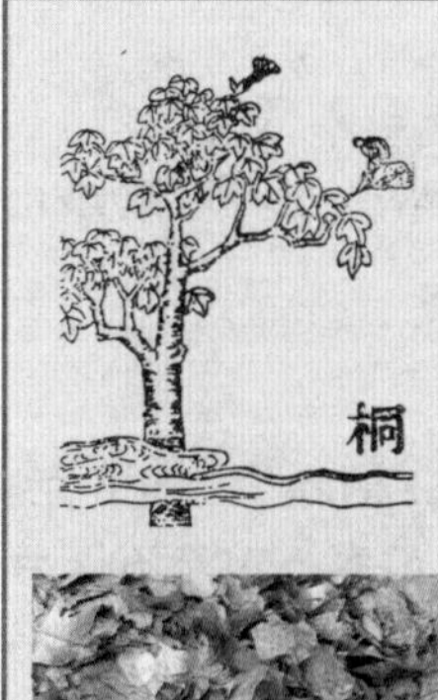

【原经文】桐叶，味苦，寒。主恶蚀疮，著阴。皮，主五痔；杀三虫。花，主傅猪疮。饲猪肥大三倍。生山谷。

【释名】桐叶为玄参科植物泡桐或毛泡桐的叶。关于它的种类，李时珍说过：桐有四种，以无子者为青桐、冈桐，有子者为梧桐、白桐。

桐叶味苦，寒。主治恶性疮疡，阴蚀疮。

李时珍认为，《本经》中的桐叶，指的是白桐的叶。因为桐花成筒，所以称为桐，其材质轻虚，色白而有绮文，所以俗称白桐、泡桐。由于它先开花后生叶，所以《尔雅》中称其为荣桐，或华而不实者。它的花、皮都能入药，分别叫桐花、桐皮。

桐叶味苦可降泄，性寒能清热、解毒、消肿，所以常用于治疗热毒壅盛引起的痈疽恶蚀、疔疮发背及金属创伤等。

除了桐叶外，桐皮和桐花也可入药。桐皮清热解毒的功效稍弱于桐叶，但兼有杀虫作用，可治疗各种类型的痔疮，杀灭各种寄生虫，祛除头风，生发滋润头皮。正如《本草纲目》中记载："叶，消肿毒，生发。皮，治恶疮，小儿丹毒，煎汁涂之。”现代临床中，常将其用于治疗痔疮肿痛等症。另外，桐花外敷可治猪疮，用来喂猪可使猪长大三倍。

【治疗方剂】（仅供参考）

治手足浮肿

将桐叶煮汁浸泡，同时饮少许汁。汁中加小豆效果更好。

治痈疽发背（大如盘，臭腐不可近）

用桐叶在醋中蒸过贴患处。可退热止痛，逐渐生肉收口。

治头发脱落

麻子（碎）45克，白桐叶（切）6克。上药用4000毫升淘米水煎煮，煎至五至六沸，去渣，取汁洗沐头发。

治跌打损伤

将桐树皮（去青留白）醋炒，捣烂敷涂。

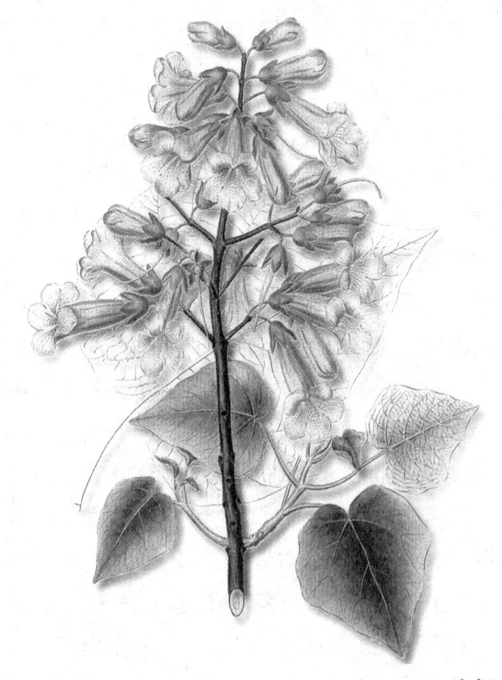

泡桐

梧桐在古诗词中的意象

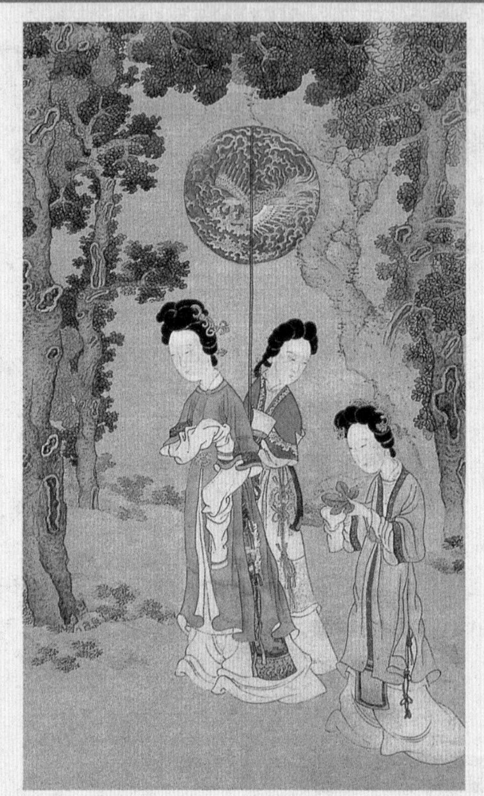

桐下仕女图 陈字 明末清初 屏风 绢本设色

1. 高洁品格。梧桐在古诗中有象征高洁美好品格的寓意，如“凤凰鸣矣，于彼高岗。梧桐生矣，于彼朝阳”。传说凤凰只栖身于梧桐，因此古代有“栽桐引凤”之说。

2. 忠贞爱情。梧桐根深叶茂，枝干挺拔，成为忠贞爱情的象征。如《孔雀东南飞》中“东西植松柏，左右种梧桐。枝枝相覆盖，叶叶相交通”，正是象征了主人公对爱情的忠贞不渝。

3. 孤独忧愁。梧桐，在古典诗词中，从来就是个表现愁情的物象。李煜的《相见欢》中“无言独上西楼，月如钩。寂寞梧桐深院锁清秋”，生动表达了这位亡国之君幽居在一所寂寞深院中的愁情。

4. 离情别绪。李清照低吟的“梧桐更兼细雨，到黄昏，点点滴滴。这次第，怎一个愁字了得”，哀痛欲绝，催人泪下，堪称写愁之绝唱。

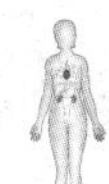

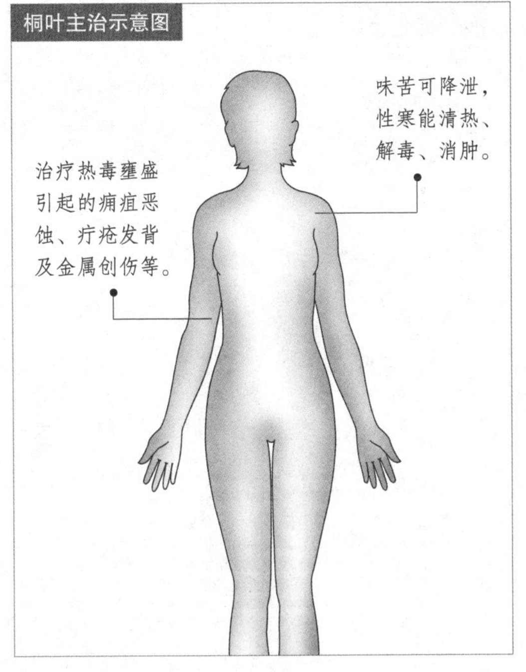

治眼睛发花，眼前似有禽虫飞走

桐花、酸枣仁、玄明粉、羌活各31克。上药一起研末，每次取6克，水煎，连渣服下，一天服三次。

石南

《神农本草经》上说：石南，味辛，性平。主要功效为生养肾气，治疗内脏劳伤引起阴器衰弱；可强健筋骨，润泽皮毛。石南的果实，能消灭蛊毒；消散积聚；驱逐风痹。石南也叫鬼目，生长在山的土石上且有流水的地方。

石南味辛、苦。主要功效为补养肾气，治疗内伤、阴精耗竭，可强筋健骨，润泽皮毛。

今人一般认为，石南味辛、苦，性平，有小毒，归肝、肾二经。因味辛可发散，味苦能坚肾，所以有祛风湿、养肾气的作用。肾壮后血气便充足，血气充足了各种肿块自然消解，所以又有强筋健骨和细腻、红润肌肤的作用；湿热祛除后，寄生虫失去了寄生环境，所以又能起到杀虫

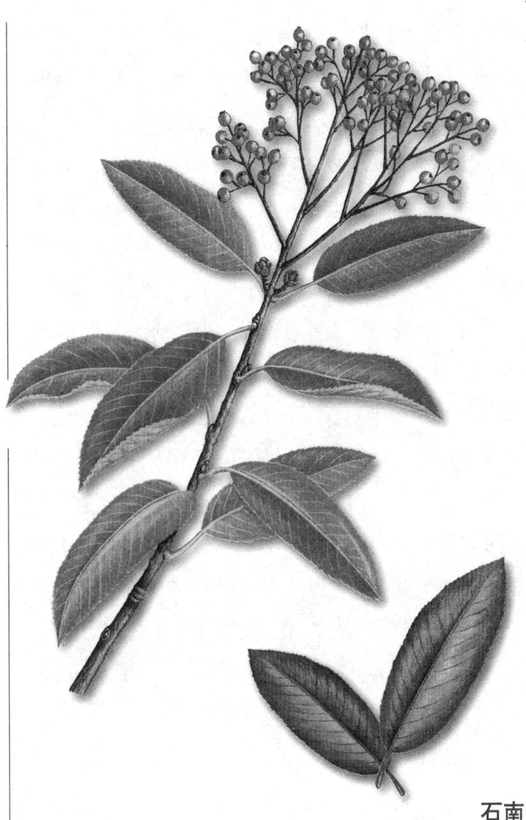

石南

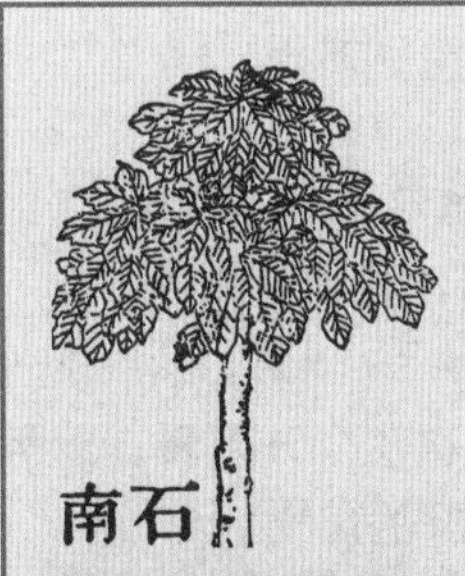

【原经文】石南，味辛，平。主养肾气，内伤阴衰，利筋骨皮毛。实，杀蛊毒；破积聚；逐风痹。一名鬼目。生山谷。

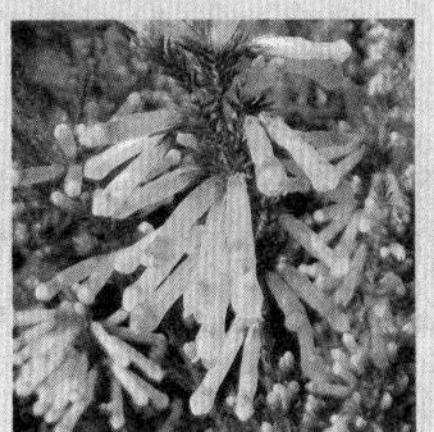

【释名】石南为蔷薇科常绿灌木石南的干燥树叶，又叫石南叶。花期为4~5月，果期为10月。主要产于长江流域及秦岭以南地区。

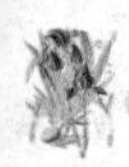

的功效。另外，石南还有治脚软烦闷，祛除各种风邪，治头风的作用。除石南叶外，石南的果实还可以治疗蛊毒，破除积聚肿块，驱逐风邪痹痛。

石南虽是强壮肾气、治疗风痹的良药，但自古以来，世人却不敢多用。究其原因，大概是由于“令阳痿”“女子不可久服，令思男”等说法。李时珍在《本草纲目》中驳斥了这些观点，并指出石南不但不会“令阳痿”，还能强壮肾气；但是一些嗜欲之人，借此放纵，导致阳痿，反倒归咎于药，真是令人非常愤慨。而且石南的功效在于补阴滋水，不会令女子动火思男，至于“令思男”的说法，大概缘于服药后肾气充实而性欲恢复的良好现象。临床中，石南可用于治疗阳痿、滑精以及女子腰冷不孕、月经不调等。

现代医学研究表明，石南含有氰甙等成分，能杀死多种病菌，并有降血压的作用。

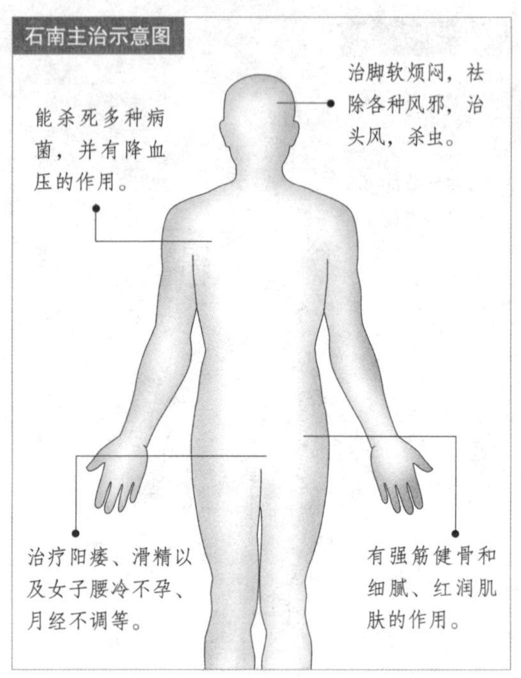

【治疗方剂】（仅供参考）

治鼠瘘不合

石南、生地黄、茯苓、黄连、雌黄各等份。上药研末，每天敷患处两次。

治小儿通睛（小儿误跌或头脑受伤，致使瞳仁不正，看东则见西，看西则见东）

石南散：石南31克，藜芦0.9克，瓜丁5~7个。上药一起研末，每次吹少许入鼻，一天三次。同时内服牛黄平肝的药物。

治小儿头面热疮

石南、大黄、黄芩、黄柏、泽兰、矾石各3克，戎盐6克，蛇床子3.6克。上药切碎，用1400毫升水煎煮，取汁600毫升，用棉絮蘸汁外洗疮面，每天三次。

治头面游风

石南、细辛、附子、桂心、干姜、巴戟、人参、天雄、茯苓、秦艽、防己各6克，菊花3克，防风、山茱萸、白术、薯蓣各9克，蜀椒5克。上药研末，每次用酒送服1克，每天三次。

治男子虚劳冷而致的骨中疼痛、阳气不足、阴下疥热

石南6克，磁石、石斛、泽泻、防风各15克，杜仲、桂心各12克，桑寄生、天雄、黄芪、天门冬各9克，狗脊24克。上药切碎，用8000毫升酒浸泡，每次服60毫升，可逐渐加量至100毫升，每天两次。

治湿热疮多渗液

石南、茵芋、莽草各9克，蛇床子、羊踯躅、矾石各6克。上药切碎，用2000毫升水煎煮，取汁1000毫升，外洗患处，每天两次。

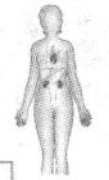

黄环

《神农本草经》上说：黄环，味苦，性平。主治蛊毒；鬼魅邪气侵袭内脏引起的鬼疰；能止咳嗽，消退发冷发烧。黄环也叫凌泉、大就，生长在山的土石上且有流水的地方。

【原经文】黄环，味苦，平。主蛊毒；鬼疰鬼魅邪气在脏中。除欬逆寒热。一名凌泉，一名大就。生山谷。

【释名】根据《本草纲目》中所述，黄环叶黄而圆，故名黄环；因是葛类，所以也称就葛。至于黄环究竟为何物，至今尚无定论。

黄环味苦，性平。主治蛊毒、鬼疰等严重的传染病，能祛除脏腑中的邪气，还可治疗咳嗽气喘、作寒发热等。

黄环味苦能祛除心热，性平而不燥，因而具有清肺化痰、化瘀利水的作用，可治疗肺热喘咳或肺阴不足引起的干咳少痰、咳痰不爽，也可用于水湿停滞、瘀血阻络、水肿膨胀、小便不通等症。

不过，黄环一药今日所见甚少，关于它的性状和疗效，仅是通过历代本草中的寥寥数语得知的，缺乏实践的证实。所以黄环究竟来源于何处，以及到底为何物，尚待进一步研究。

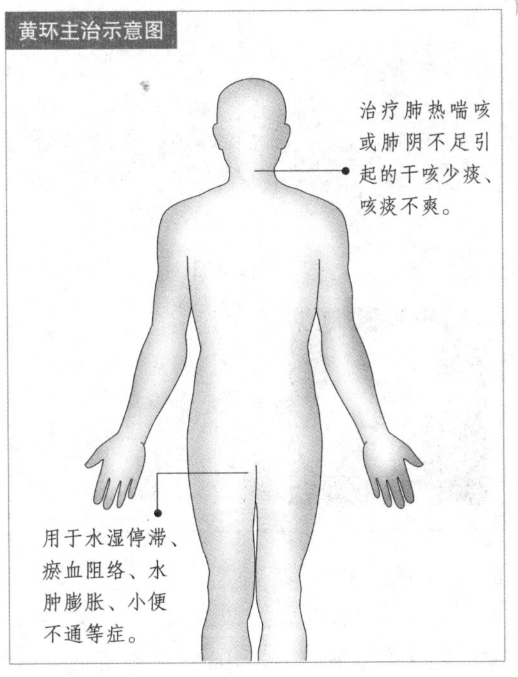

【治疗方剂】（仅供参考）

主治五脏六腑血气衰少、脏气不定

十黄散：黄环、泽泻、山茱萸各1.5克，雄黄、人参各3.75克，黄芩、大黄、桂心、黄芪、黄柏、细辛各2.25克，黄连、黄昏、蒲黄、麻黄各0.75克。上药研末，每次饭前用温酒送服 1克，每天三次。如果服后不愈，可逐渐加量到2克。体质虚弱的人可加人参3.75克。

治咳嗽、胸胁支满、多唾上气

细辛、黄环各 1.5 克，蜀椒 5 克，干姜 3.75 克，吴茱萸 3 克，款冬花、紫菀、杏仁各 2.25 克，礜石(一作矾石)、乌头、菖蒲各 0.75 克。上药研末，用蜜调和成梧桐子大小的丸，每次取1丸放牙上，咽汁，每天5~6 次。

溲疏

《神农本草经》上说：溲疏，味辛，性寒。主治身体及皮肤内发热，能祛除风邪；止遗尿。可以将其煎作热汤来洗浴。溲疏生长在两山之间的高坡土地上且有流水的地方和耕田、荒野、旧坟头、破坟头等地。

溲疏味辛，性寒。可治身体及皮肤中的热邪，能祛除邪气，治疗遗尿，还可作

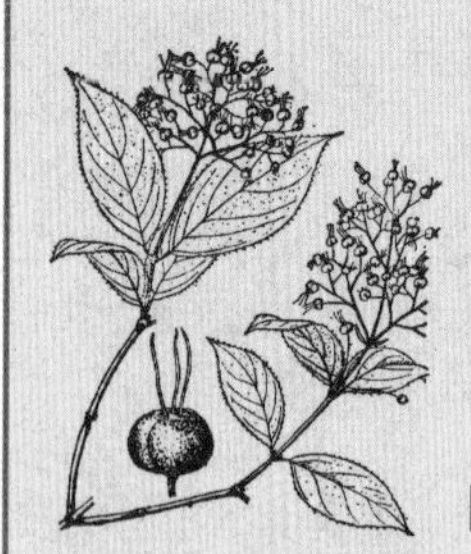

【原经文】溲疏，味辛，寒。主身皮肤中热，除邪气；止遗溺。可作浴汤。生川谷及田野、故丘墟地。

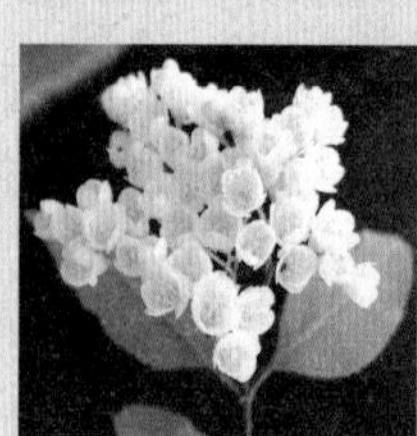

【释名】溲疏为虎耳草科植物溲疏的果实。其小枝赤褐色，老枝光滑，树皮呈薄片状剥落；花为白色或带粉色斑点。主要产于浙江、安徽、山东、四川、江苏等地。

成浴汤洗浴身体。

今人一般认为，溲疏味辛、苦，性寒，归入胃、肺二经。因其味苦可泄，性寒与清，所以有清热泻火、利水顺气的作用，可治疗火热炽盛导致的身体皮肤发热；因其走下行，还有通利小便、消解阻滞的作用。另外，《本草纲目》中记载，溲疏还可治妇人下焦三十六疾，《千金方》中的承泽丸就将其作为主药。

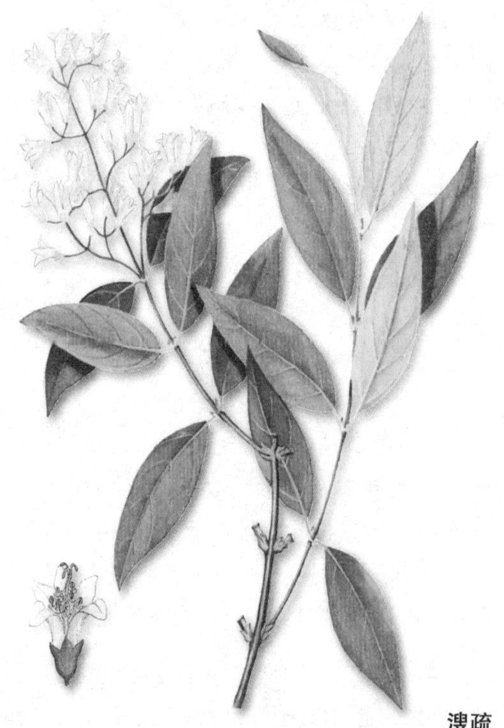

溲疏

【治疗方剂】（仅供参考）

治女子下焦诸病及不孕绝产

承泽丸：溲疏6克，梅核仁15克，辛夷10克，葛上亭长7枚，泽兰子7.5克，藁本3克。上药研末，用蜜调和成大豆大小的丸，每次饭前用酒送服2丸，每天三次。如果服后不愈，可逐渐加量。

溲疏主治示意图

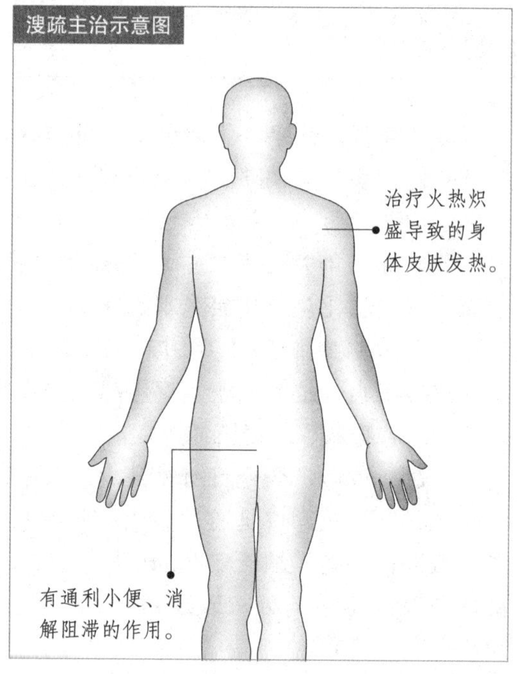

鼠李

《神农本草经》上说：鼠李，主治发冷发烧；治疗瘰疬，疮疡。鼠李生长在耕田、荒野中。

鼠李主治身体忽冷忽热和颈部结核成疮。

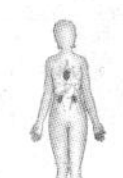

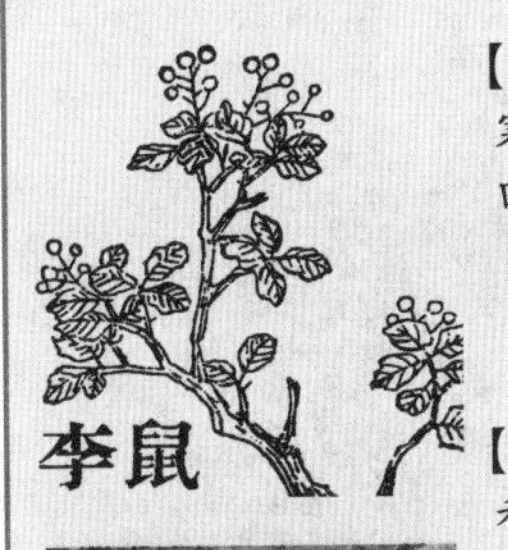

【原经文】鼠李，主寒热；瘰疬疮。生田野。

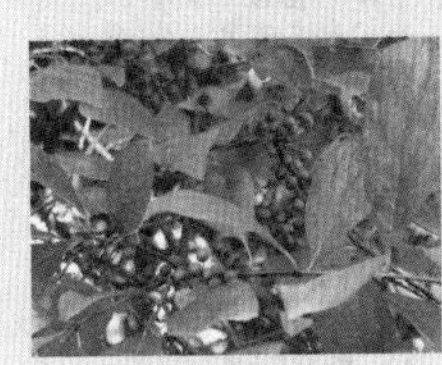

【释名】鼠李为鼠李科植物鼠李的果实。8~9月果实成熟时采收，除去果柄，微火烘干收存。干燥果实近球形，外表呈黑紫色，有皱缩纹。

关于鼠李的性味，《本经》中没有记载，《本草纲目》中认为其味苦，性凉，微毒。鼠李有清热祛火、利湿解毒的作用，湿热祛除后，三虫无处安身，所以起到杀虫的效果；另外还可治疗寒热症及瘰疬疮以及水肿腹满、腹部冷积、疥瘙有虫等症。

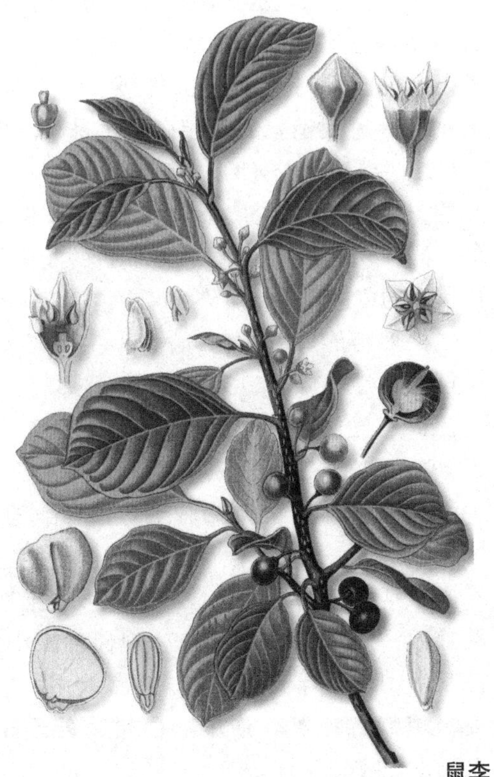

鼠李

李时珍说过，鼠李还可治痘疮黑陷及出不快或触秽气黑陷。具体做法为：九月后采黑熟的鼠李，放入砂盆中捣烂，用生绢绞汁，再用银、石器熬成膏，瓷瓶收贮，常令透风。每次取皂子大小的一块，煎桃胶汤送服。加入少许麝香效果更好。如果没有生鼠李，用干的研末，水熬成膏也可。

鼠李除了入药外，还可用于食疗，如《食疗本草》中记载，将其和面做成饼子，空腹服用，可治疗腹部胀满、宿食不消。

鼠李主治示意图

治疗寒热症及瘰疬疮以及水肿腹满、腹部冷积、疥瘙有虫等症。

有清热祛火、利湿解毒的作用。

治痘疮黑陷及出不快或触秽气黑陷。

【治疗方剂】（仅供参考）

治诸疮寒热毒痹及六畜虫疮

将鼠李生捣敷之。

治牙齿肿痛

将鼠李煮汁，空腹饮1盏，仍频含漱。

治体中有热引起的口中生疮及痱子、瘰疬等

蔷薇丸：蔷薇根、鼠李根、黄芩、当归、葛根、白蔹、石龙芮、黄柏、芍药、续断、

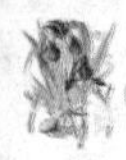

黄芪各3克，栝楼根6克。上药研末，用蜜调和成梧桐子大小的丸，每次服10丸，每天三次。

治口疮屡发，连年不愈

鼠李根皮、蔷薇根、黄芩、当归、桔梗、黄芪、白蔹、大黄、芍药、续断、黄柏、葛根各3克。上药研末，每次用酒或浆水送服1克，每天两次。

松萝

《神农本草经》上说：松萝，味苦，性平。主治生气发怒引起气郁；止虚汗；治疗风邪伤头；消除女子下阴寒冷肿痛。松萝也叫女萝，生长在两山之间的高坡土地上且有流水的地方。

【原经文】松萝，味苦，平。主瞋怒，邪气；止虚汗；头风；女子阴寒肿痛。一名女萝。生川谷。

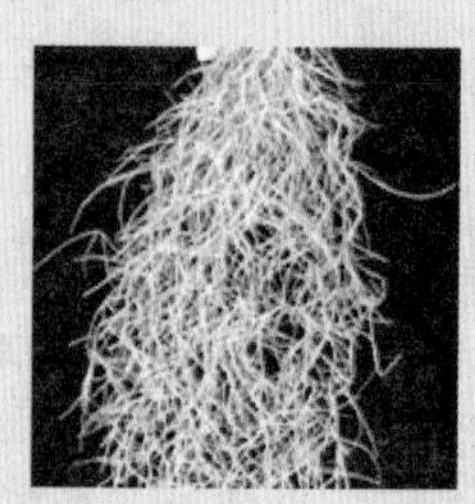

【释名】松萝为松萝科植物长松萝、破茎松萝的丝状体，也叫女萝、龙须草等。以地衣体（叶状体）入药。全年可采，去除杂质，晒干备用。

松萝味苦，性平。主治发怒气郁、虚汗不止、风邪头痛、女子阴中寒冷肿痛等症。

关于松萝的由来，有两个美丽的传说。第一个是相传玉帝的女儿罗，私自下凡且与人间男子结为夫妻。玉帝得知后，勃然大怒，命天兵天将把罗带回天庭。望着拼命追赶的丈夫，罗悲痛欲绝，将自己的头巾向爱人抛去，没想到头巾挂到了松树上，爱人无法拿到。一对恩爱夫妻就这

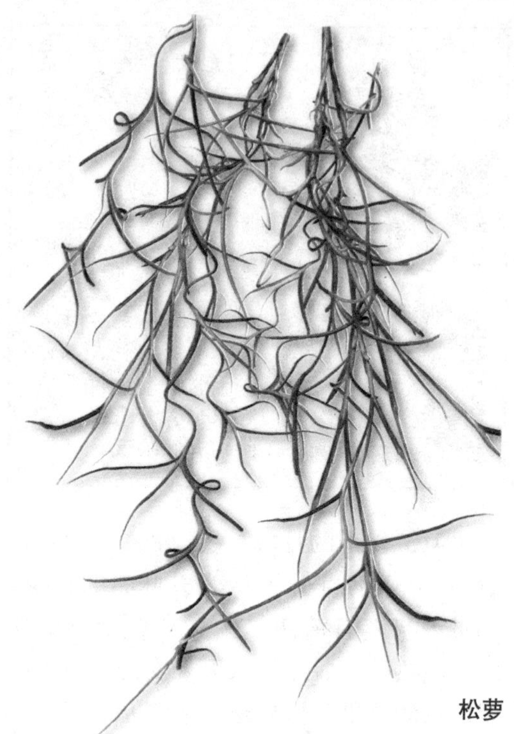

松萝

样分离了。松树上的头巾后来变成了松萝。

另外一个传说要追溯到黄帝时代。相传黄帝战败蚩尤后铸鼎庆贺，忽然天上出现五彩祥云，一只黄龙前来接黄帝上天。周围的人见此情景，争相攀上龙身，以求成仙，一些挤不上去的人便扯断了很多垂下来的龙须。黄龙一怒之下，摇身甩下了攀爬的人群，载着黄帝升天了。那断折的龙须变成大片的草，即为龙须草，也就是松萝。

松萝苦能燥湿，色青入肝，可泄除肝中郁滞；性平入脾，又可补益脾气，所以有疏肝、健脾、燥湿的作用。《本经》中提到的“嗔怒，邪气”，实际上是肝经气郁引起的；“虚汗”则为脾脏虚损导致的；“头风”是由肝风上侵而致的；“女子阴寒肿痛”则是湿邪下注造成的。松萝有上述的疗效，所以都能够治疗。现代临床中，松萝常用于治疗头痛目赤、咳嗽痰多、疟疾、瘰疬、痈肿、崩漏、白带、外伤出血、毒蛇咬伤等症。

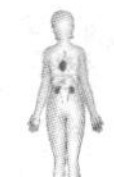

【治疗方剂】（仅供参考）

治胸中痰热积滞

松萝汤：松萝6克，乌梅、栀子各14枚，恒山9克，甘草3克。上药切碎，用600毫升酒浸泡一夜，次日早晨用600毫升水煎煮，取汁300毫升，一次服完或分为两服，以快吐为度。

治胸中痰满

断膈汤：松萝、甘草各3克，恒山9克，瓜蒂21枚。上药切碎，用酒、水各300毫升煎煮，取汁300毫升，分三次服。

治石瘿、气瘿、劳瘿、土瘿、忧瘿等

松萝、海藻、龙胆、海蛤、通草、昆布、礜石各2.25克，麦曲3克，半夏1.5克。上药研末，每次用酒送服1克，每天三次。

治胸中痰热积滞之症

松萝6克，乌梅21枚，常山、甘草（炙）各6克。上药切碎，用600毫升酒浸泡一宿，次日早晨煎煮，取汁400毫升，每次服200毫升，以呕吐为度。

松萝主治示意图

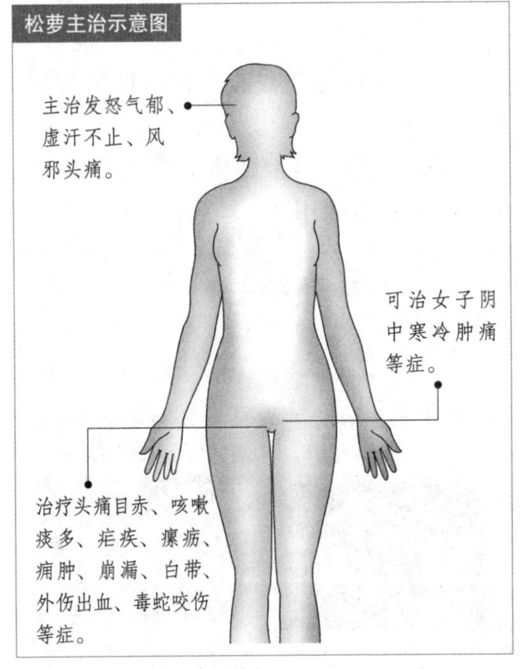

药实根

《神农本草经》上说：药实根，味辛，性温。主治风邪痹症引起的肢体疼痛酸楚；能接续断伤的筋骨，补益骨髓。药实根也叫连木，生长在山的土石上且有流水的地方。

【原经文】药实根，味辛，温。主邪气诸痹疼酸；续绝伤，补骨髓。一名连木。生山谷。

【释名】从《本经》中可知，药实根是接骨续筋的良药，然而现代人对其所知甚少，有待进一步考证。

药实根味辛，性温。主要功能为祛除邪气，治疗各种风湿性疼痛，可接续损伤的筋骨，并能补益骨髓。

药实根味辛可疏散，所以可祛除邪气，治疗各种痹症。还有补益肝肾、利关节、壮筋骨的作用，古代临床中，多用于治疗寒湿痹痛、骨折等症。

关于药实根到底为何物，历代医家看法颇多。葛洪在《肘后备急方》中说：婆罗门名为那疏树子，中国人称为药子，即去皮取中仁，细细研服。能够治疗各种疾病。《唐本草》中则记述：这种药当今应用广泛，胡名为那疏，主产于通州、渝州。它的子味辛、平，无毒。主要功效为破血、止痢、消肿，解蛊疰、蛇毒等。它的叶子很像杏叶，花为红白色，子肉味酸，入药时只用其仁，因而《本经》中说“药实根”是不恰当的。

然而药实根究竟为何物，至今仍无一定论，故录此文字以待考证。

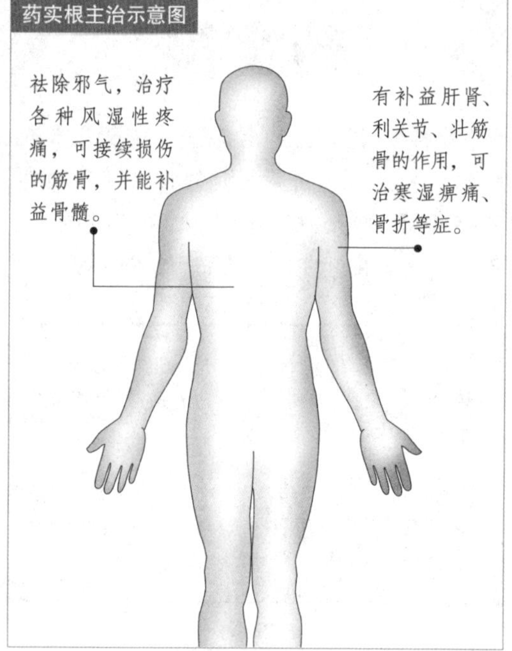

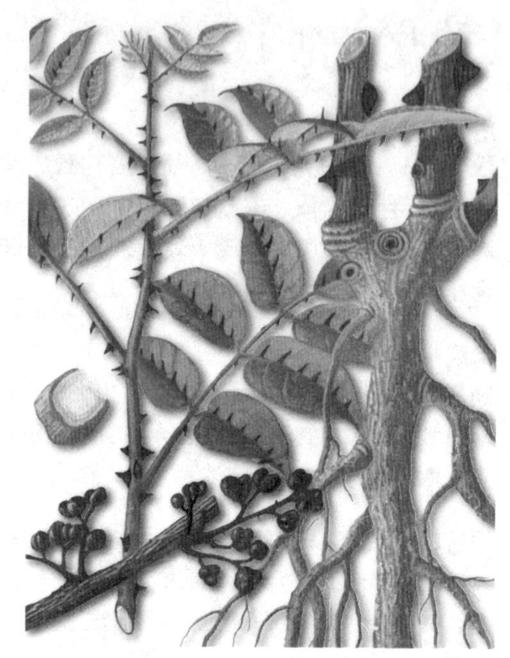
蔓椒

【治疗方剂】（仅供参考）

治忽生瘿疾

将药实根（重者为好）400克，投入10升无灰酒中，密封瓶口，用糠火烧1小时，等酒冷后开启，患者不时饮1匙，不断酒气。

蔓椒

《神农本草经》上说：蔓椒，味苦，性温。主治风寒湿痹，全身关节疼痛，能消除四肢发冷和膝部疼痛。蔓椒也叫家椒，生长在两山之间的高坡土地上且有流水的地方及小土山、坟墓中间。

蔓椒味苦，性温。主治各种类型的风湿病，周身关节疼痛，可消除四肢厥冷、膝痛等症状。

今人一般认为，蔓椒味辛、苦，性温，有小毒。味苦而能坚能散，性温则可胜寒祛湿，所以有祛风止痛的作用，能畅达经脉，通畅气血。蔓椒与花椒、秦椒的性状、功效很相近，都是祛风止痛、散寒除湿的良药。不同之处在于蔓椒主要用于祛除外感寒湿，对风寒湿痹、全身关节疼痛、四肢逆冷等症疗效较为显著。另外，蔓椒还能治疗贼风挛急。蔓椒根也可入药，能治疗痔疮，方法为将其烧末服用，并煮汁浸之。

不过，由于蔓椒性味辛辣，所以阴虚火盛的人不宜服用。

【原经文】蔓椒，味苦，温。主风寒湿痹，历节疼，除四肢厥气，膝痛。一名家椒。生川谷及丘冢间。

【释名】蔓椒为芸香科植物香椒的柄果花椒，也称家椒。山野中到处可见，生长于树林和草木茂盛的地方，树枝像蔓一样，子和叶都与椒相像，故此得名。

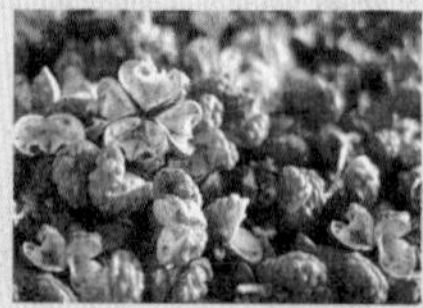

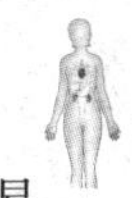

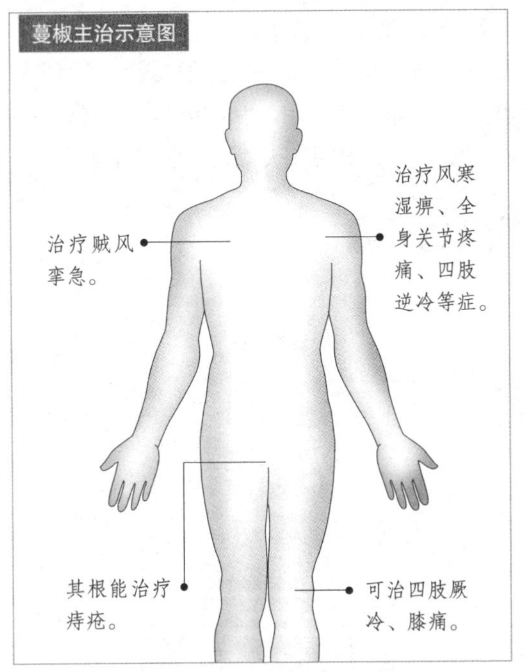

【治疗方剂】（仅供参考）

治全身水肿

将蔓椒枝叶，熬成饴糖状，每次空腹服1匙，每天三次。

栾华

《神农本草经》上说：栾华，味苦，性寒。主治眼睛疼痛，易流泪，眼角损伤，能消退眼睛肿胀。栾树生长在两山之间的高坡土地上且有流水的地方。

【原经文】栾华，味苦，寒。主目痛泪出伤眦，消目肿。生川谷。

【释名】栾华为无患子科植物栾树的花，栾树又名木栾、石栾树，多生于杂木林或灌木林中。其花期为7~8月，花呈淡黄色，中心紫色。

栾华味苦，性寒。主治眼睛疼痛，易流泪，眼角受伤，眼睛肿胀。

栾华性味苦寒，专入肝经，因肝主目，所以有清肝、祛火、明目的作用，能够消退眼睛肿胀，缓解目痛、多泪现象，对于肝火上炎引起的各种眼病有很好的疗效。古人将其视为治疗目疾的良药，历代临床中都取得了非常好的效果。

现代医学研究表明，栾木果实中含有皂甙、黄酮甙、花色甙、鞣质等成分，叶子中富含没食子酸甲酯，都能对多种细菌和真菌起到较强的抑制作用。

【治疗方剂】（仅供参考）

治目赤肿痛

栾华9克，黄连6克，草决明15克。上药用水煎服。

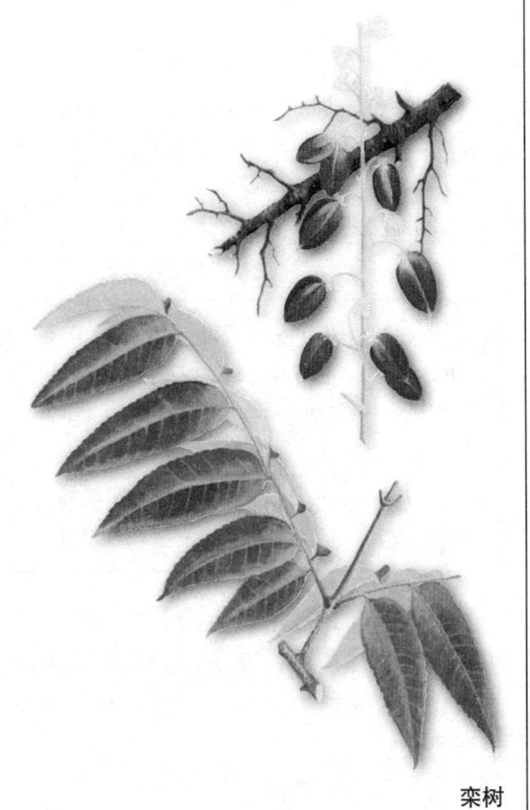

栾树

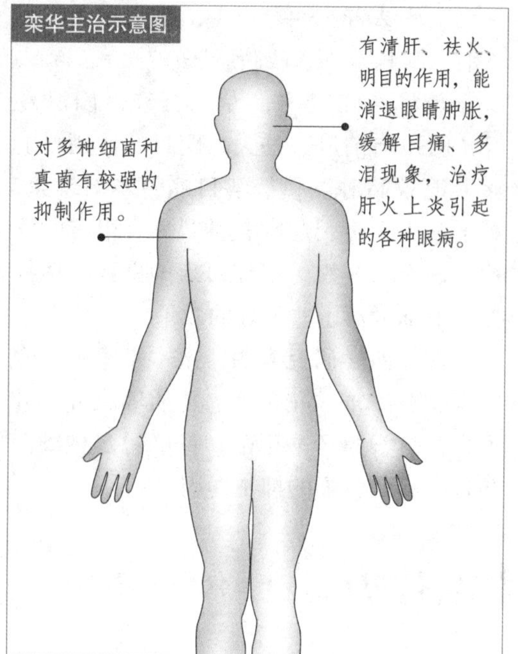

淮木

《神农本草经》上说：淮木，味苦，性平。主治长期咳嗽，呼吸困难，烦闷欲死；内脏损伤而虚弱羸瘦；女子下阴部溃疡；漏下赤白相间之物。淮木也叫百岁城中木，生长在平原大野水草丛杂的地方。

【原经文】淮木，味苦，平。主久欬上气，伤中虚羸；女子阴蚀；漏下赤白沃。一名百岁城中木。生平泽。

【释名】淮木即古城中的多年老木。自《本经》以后，各家本草对此药均无述及，至今为止，仍未考证出其为何物，故此处从略。

淮木味苦，性平，主治久咳气喘，内脏虚损，身体瘦弱，女子外阴或阴道内严重瘙痒及疮疡溃烂之症（也包括其他常见的妇科炎症）。

据《本草经集注》中所说，淮木，原本在有名无实类药中，早在陶弘景时代，方药中就已废弃它不再使用了。后代的诸家本草书籍，对淮木到底为何物，说法不一，至今仍难以定论，故此处不再详述。

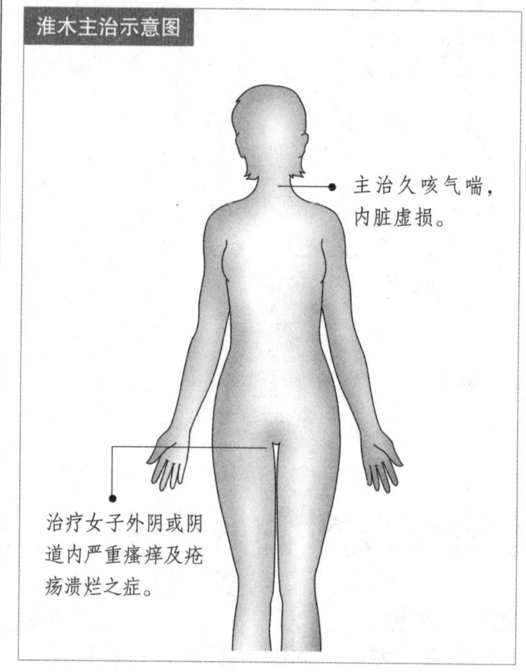

大豆黄卷

《神农本草经》上说：大豆黄卷，味甘，性平。主治湿痹，筋肉挛急，膝部疼痛。生大豆，捣烂外敷可治痈肿；煮汁服，能消除鬼毒等传染病，并止疼痛。赤小豆，可祛除水湿；排泄痈肿的脓血。大豆生长于平原大野水草丛杂的地方。

大豆黄卷味甘，性平。主治湿痹症引起的肢体严重麻木、筋脉拘挛、膝关节疼痛。生大豆，外用可治疗痈肿，煮汁饮用，能祛除各种传染病，并有止痛的作用。

大豆黄卷味甘，性平，归胃经。味甘入脾，性平补中，因而有生发之气，可

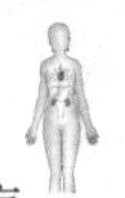

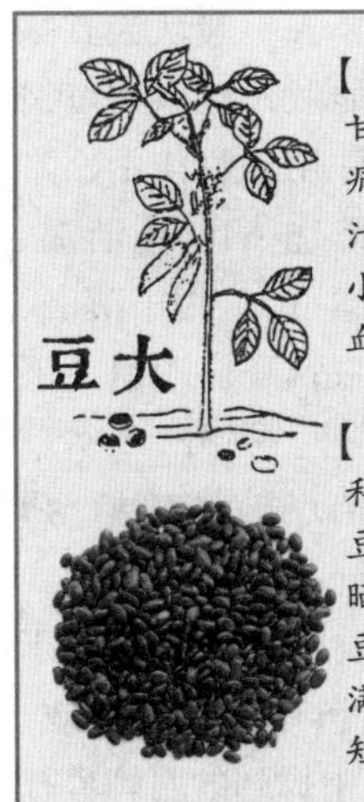

【原经文】大豆黄卷，味甘，平。主湿痹筋挛膝痛。生大豆，涂痈肿；煮汁饮，杀鬼毒，止痛。赤小豆，主下水；排痈肿脓血。生平泽。

【释名】大豆黄卷为豆科一年生草本植物黑大豆的种子，浸水发芽后晒干而成，又叫清水大豆、大豆卷。以粒大饱满、色黑褐、有皱纹及短芽者为佳。

用来清热利湿、解表发汗，还有通利血脉的作用。现代临床中，多用于治疗中暑之症，比如恶寒、发热、身重、胸闷等。筋脉痉挛、膝关节疼痛是由于血与水气在体内郁结导致的，大豆黄卷有祛湿通血的功效，所以能够治疗。血脉通畅后疼痛自然得到缓解，所以它又有止痛的作用。又因为大豆黄卷能清热解毒，所以还可治疗《本经》中说的“鬼毒”和“痈肿”。

李时珍还说，黑豆在古代药方中被认为可解百药之毒，但单独使用效果并不显著，需加上甘草后，才能发挥奇效。另外，将黑豆加入盐煮食，能够补肾，这大概是豆的形状像肾，而又因黑色通肾，再加上少许盐的缘故。

将黑豆用清水制作而成的“清水豆卷”，药效偏重清利湿热；而用麻黄水制成的“大豆黄卷”，善于发汗解表。其常用量都为10~15克。

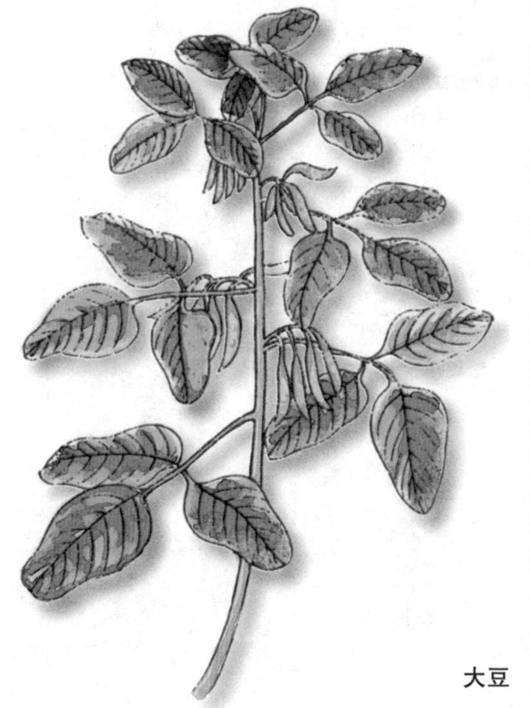
大豆

【治疗方剂】（仅供参考）

治难产、胎位不正、胞衣不出及产后烦闷、气逆

千金丸：大豆黄卷、甘草、贝母、秦艽、干姜、桂心、黄芩、石斛、石膏、粳米各0.75克，当归1.625克，麻子4.5克。上药研末，用蜜调和成弹子大小的丸，每次用枣汤服下1丸，每天三次。如果用于治疗胎儿伤损不下及产后病，每次可用酒服下1丸。

滑胎顺产，宜于临产前一个月预服

甘草散：甘草6克，大豆黄卷、黄芩、干姜、桂心、麻子仁、大麦蘖、吴茱萸各9克。上药研末，每次用酒或温水送服1克，每天三次。

治女子尿血

鹿角散：鹿角屑、大豆黄卷、桂心各 3克。上药研末，每次用酒送服1克，每天三次。

治面生痘疮、黑晕赤气等

五香散：大豆黄卷、黄芪、白茯苓、葳蕤、杜若、商陆各6克，毕豆12克，白芷、当归、白附子、冬瓜仁、白僵蚕、辛夷仁、杜衡、香附子、蜀水花、丁子香、旋覆花、防风、木兰、芎䓖、藁本、皂荚、白胶、梅肉、酸浆、水萍、杏仁、天门冬、白术、土瓜根各 9克，猪胰（晒干）2具。上药研末，外用洗面，能使人面白光润。

大豆黄卷主治示意图

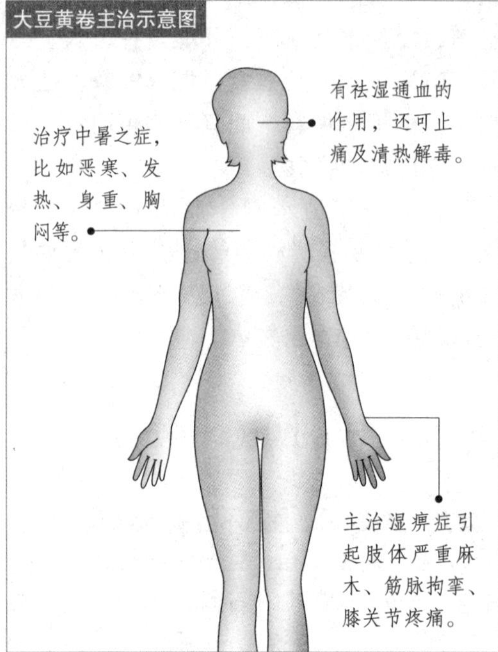

腐婢

《神农本草经》上说：腐婢，味辛，性平。主治疟疾伴有发冷发烧；腹泻不止；阳痿不举；喝酒过量引起头痛病。

腐婢味辛，性平。主治疟疾伴有作寒发热、邪气郁结、下痢不止、阳痿不起、酗酒导致头痛。

【原经文】腐婢，味辛，平。主痂痎疟寒热邪气；泄利；阴不起；病酒头痛。

【释名】腐婢为马鞭草科植物豆腐木的茎叶，又名满山香、观音柴。其叶可制豆腐，根、茎、叶皆可入药。根据古籍记载，腐婢即为小豆花。

关于腐婢的性味，今人一般认为其味辛，性凉。味辛则能行能散，性寒则可清热解毒，因而有利湿的作用。临床中，常用于清热、止痛、消肿、止痢、止消渴、除疟疾。腐婢还能“消酒毒”，用于醒酒，对酒后头痛有不错的疗效；还能明目，下水气，治疗小儿丹毒热肿。另外，《本草纲目》记载，腐婢还可治疗热中积热、痔瘘下血以及心腹痛。

现代临床中，多取腐婢的根、叶晒干研末调涂，对小面积烧伤有不错的疗效。值得注意的是，《本经》中提到的腐婢可补益肾气、治阳痿不起的说法，今人大多忽视。事实上，腐婢有疏肝解郁的功效，能使气血汇于阴器，从而使阳事勃然而兴。

【治疗方剂】（仅供参考）

治刀斧创伤

取新鲜腐婢叶，捣烂如泥，敷于患处，能止血止痛。

腐婢主治示意图

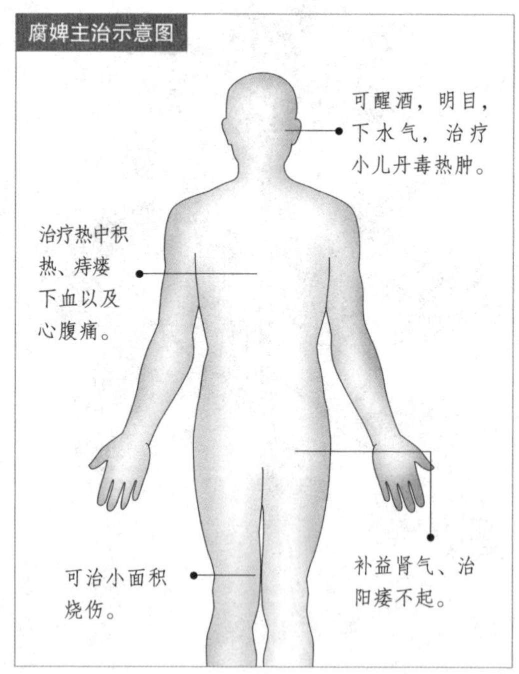

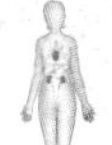

治跌打损伤

取腐婢鲜根皮 62 克。煎水兑酒服。

治风火牙痛

取腐婢鲜根 62 克。以水煎服。

治毒蛇咬伤

将腐婢鲜根皮捣烂，敷天庭穴及伤口。

治烧伤

取腐婢小青树根皮或叶，晒干研成细末，用棉油或菜油调搽，每天 1~2 次。

瓜蒂

《神农本草经》上说：瓜蒂、味苦，性寒。主治严重的水邪，消退身体、面目、四肢浮肿，消除水湿；辟除蛊毒；治疗咳嗽呼吸困难；食众果实，病在胸腹内，涌吐、泻下胸腹内郁积的各种有害食物。瓜蒂生长在平原水草丛杂的地方。

瓜蒂味苦，性寒。有利水作用，可消退身面四肢各部位的浮肿，还能解蛊毒，治疗咳嗽气喘，并通过催吐、下泻的方法排出体内对身体不利的食物，从而避免中毒。

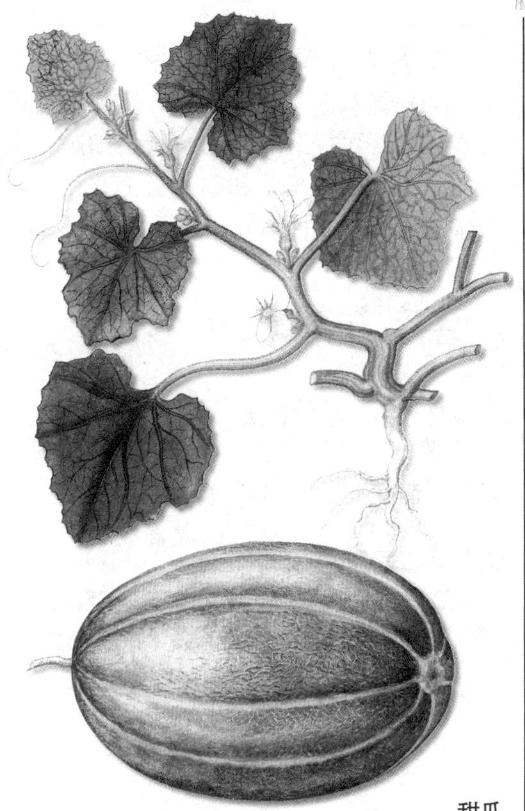

甜瓜

瓜蒂苦寒，有小毒，归胃经。《本草纲目》中概括了它的主要功效：治胸闷喘气，咳嗽呕逆，风热眩晕头痛，癫痫喉痹，黄疸。另外，瓜蒂是涌吐的专用药物，内服有涌吐痰食的独特功效，可治疗痰热郁积于胸中，蒙蔽清窍导致的惊狂癫痫之症；痰饮壅塞于肺引起的咳嗽喘息、咽喉肿痛；上扰神明而致的烦躁不眠等症；还包括宿食、毒物停积于胃脘导致的胸脘痞满坚硬或恶心呕吐等。也正因为瓜蒂涌吐散积的功效，还可用于散宿食，治疗食物中毒。

瓜蒂也可外用，有祛湿退黄的作用。将它研末吹入鼻中，可以祛除湿热，临床中多用于湿郁头痛、湿热黄疸、全身浮肿

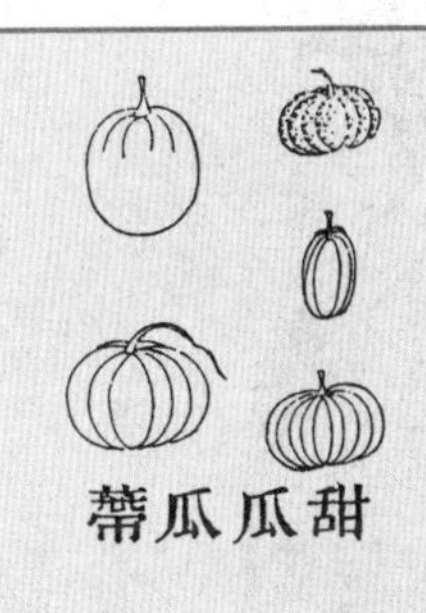

【原经文】瓜蒂，味苦，寒。主大水，身面四肢浮肿，下水；杀蛊毒；欬逆上气及食诸果病在胸腹中，皆吐、下之。生平泽。

【释名】瓜蒂为葫芦科一年生草质藤本植物甜瓜的果蒂，又称甜瓜蒂。甜瓜盛产期，剪取青绿色瓜蒂阴干即可。以干燥、色黄、稍带果柄者为佳。

等症。

根据现代药理研究，瓜蒂富含甜瓜素、葫芦素及多种有效成分，有强烈的催吐作用，还可保肝、降酶，增强细胞免疫功能。但是由于瓜蒂和葫芦素都有相当的毒性，所以不宜过多服用。

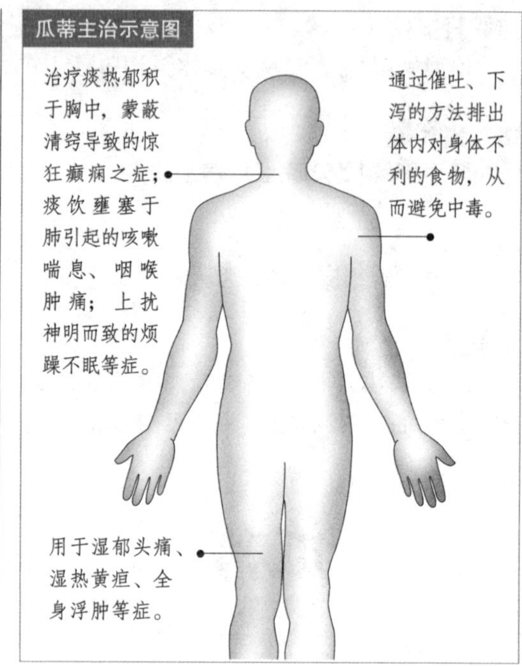

【治疗方剂】（仅供参考）

治鼻有息肉、不闻香臭

瓜蒂散：瓜蒂、细辛各等份。上药研末，用丝绵包裹如豆大，塞入鼻中。

治呕吐、吐血

瓜蒂1.5克，杜衡、人参各0.75克。上药研末，每次用水送服0.8克，身体羸瘦者酌减。

治诸风诸痫

将瓜蒂炒黄后研末，加酸浆水调服取吐。如果为风症，可加蝎梢1.5克；若是湿气肿满，可加赤小豆末3克；如果有虫，加狗油5~7滴和雄黄3克；如果病情严重，可加芫花1.5克，能将虫吐出。

治身面浮肿

瓜蒂、丁香、赤小豆各7枚。上药一起研末，吹豆大一团入鼻中，不久有黄水流

水果拼盘的历史

在我国，水果雕刻历史悠久。据史料记载，北宋时期每年农历七月初七，汴京人有将瓜雕成各种花样的习俗，雕后的瓜称为花瓜。南宋宫廷中还制作各式雕刻果品以供御用。如今的水果雕刻技艺是在传统果雕的基础上发展而来的。随着时代的进步和人民生活水平的提高，水果雕刻已从“王谢堂前”走向“寻常百姓”。昔日精雕细琢的瓜雕也渐渐变成色彩缤纷的水果拼盘，即利用水果本身的色彩和品质特点，运用一定的切配工艺进行合理搭配，将各种水果组合出美丽的造型。当然，水果拼盘绝非随意的切配组合，而是通过巧妙构思和合理搭配拼摆出不同的艺术造型，既能使人饱口福，又有美的享受。绚丽的果盘中自然少不了清香爽口的甜瓜，还有早在春秋时期人们就普遍享用的大枣、猕猴桃，以及后世引进的苹果、西红柿等。

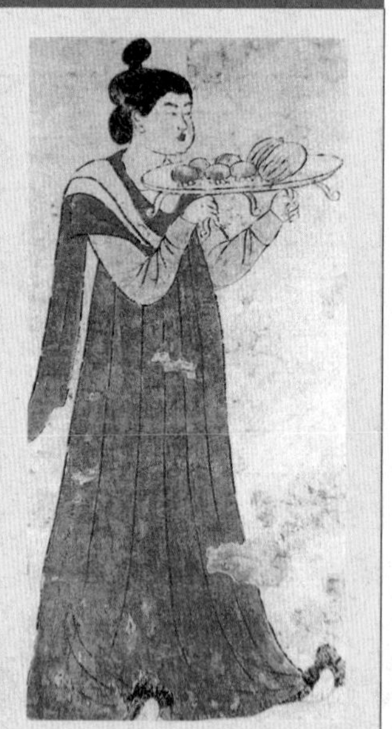

托水果盘女侍壁画 唐代

出。隔日再用药一次。

治疟疾寒热

取瓜蒂2枚，加水120毫升，浸一夜后一次服下，取吐即可。

治大便不通

取瓜蒂7枚，研末，用棉裹后塞肛门中即通。

治风热牙痛

将瓜蒂7枚（炒过）研细，加入少许麝香，用棉裹后咬住，流涎，痛渐止。

苦瓠

《神农本草经》上说：苦瓠，味苦，性寒。主治严重的水湿，身面、四肢浮肿，能使水流下；有涌吐的作用。苦瓠生长在平原水草丛杂的地方。

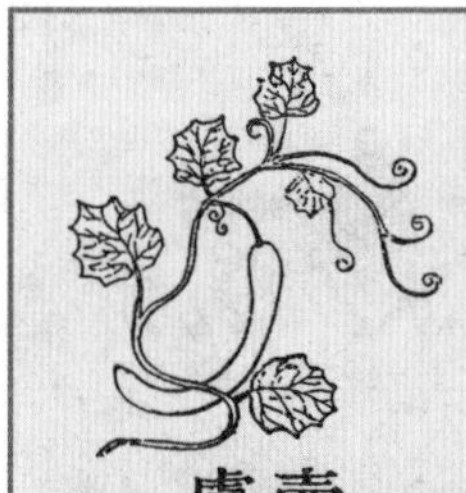

【原经文】苦瓠，味苦，寒。主大水，面目、四肢浮肿，下水；令人吐。生平泽。

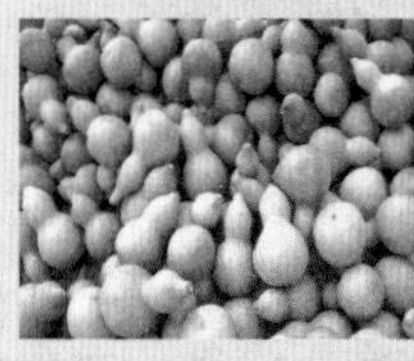

【释名】苦瓠为葫芦科植物苦葫芦的果实。李时珍曾说：瓠有甜瓠、苦瓠两种，甜瓠可作蔬菜吃，苦瓠形似葫芦状，有毒，不可食。

苦瓠味苦，性寒。主治严重的水肿，可消退面目及四肢浮肿，还有祛除水邪及涌吐的作用。

苦瓠可通水道，是利水消肿的良药。因苦可降泄，寒能清热，走下行而有利水消肿、通小便的作用，所以可治疗面目四肢浮肿、小便不通等症。据《本草纲目》记载，苦瓠还能治疗痈疽恶疮、疥癣、龋齿有虫等。另外，它还有除烦止渴的作用，可治心热、润心肺、利小肠、治石淋、除蛔虫。现代医学研究表明，苦瓠还有降低血糖的作用，不过对人类糖尿病是否有效，仍需进一步研究。

苦瓠味苦，过多服用会导致中毒。根据现代食品卫生学分析，苦瓠中含有苦葫芦素D等有毒害物质，误食数小时后轻度中毒者会出现头昏、恶心、口干、乏力、嗜睡等症状，重度中毒者则会出现恶心、呕吐、腹泻、腹痛、便脓血等症状。因而不宜多用，而且虚胀冷气的人尤其不可妄自服用。

【治疗方剂】（仅供参考）

治黄疸肿满

取苦瓠瓤如枣大小，泡童便中1小时，取出2小团塞鼻孔中，深吸气。有黄水排出，几次后即愈。

治头面肿大

取苦瓠白瓤，分别捻成豆粒，用面裹住煮开。空腹服7枚，当有水排出，人逐渐消肿。两年内忌咸物。

治通身水肿

苦瓠末（炒）62克，苦苈1.5克。上药捣烂调成豆大小的丸，每次服5丸，每天三次，到有水排出为止。

治小便不通

苦瓠子30枚（炒），蝼蛄3个（焙）。上药一起研末，每次用冷水送服3克。

治恶疮癣疥

取苦瓠1枚煮汁涂搽。

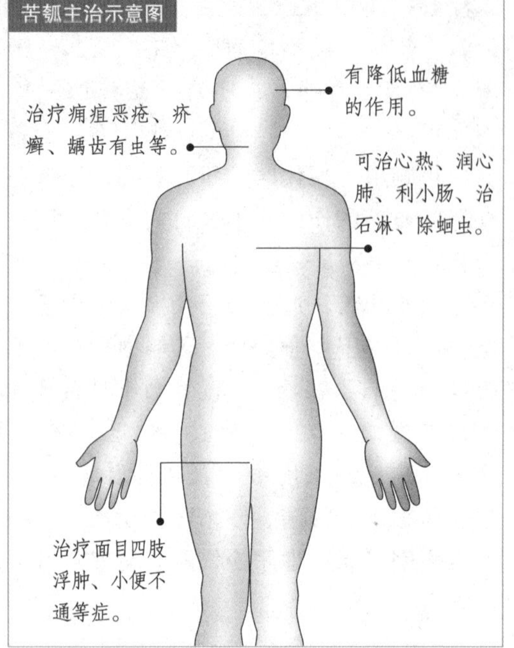

治耳出脓

苦瓠子 0.3 克，黄连 1.5 克。上药研末，先将耳朵擦净，取少许末吹入耳中。一天两次。

治一切瘘疮

将霜后收采和晒干的苦瓠花研为末，敷患处。

六畜毛蹄甲

《神农本草经》上说：六畜毛蹄甲，味咸，性平。主治鬼疰、蛊毒等传染病；可消退发冷发烧；治疗惊风、癫痫引起的抽搐、狂乱。六畜毛蹄甲中以骆驼毛药性最好。

【原经文】六畜毛蹄甲，味咸，平。主鬼疰；蛊毒，寒热；惊痫癫痓狂走。骆驼毛尤良。

【释名】六畜毛蹄甲为马、牛、羊、狗、猪、骆驼六种牲畜的毛蹄甲。

六畜毛蹄甲味咸，性平。主治鬼疰、蛊毒等严重的传染病，可消退作寒发热，治疗惊痫、癫病引起的到处乱跑。

六畜毛蹄甲有镇静安神、祛热除邪、降逆潜阳、熄风抗搐、补血益精、强筋壮骨的作用，古人多用其治疗惊痫癫狂、痉挛抽搐及寒热症、鬼疰蛊毒等传染病。令人惋惜的是，这一疗效今人很少知晓。

古人认为，六畜毛蹄甲中，白马蹄甲可治疗妇人漏下、白带异常；赤马蹄甲可治赤白带漏下；牛蹄甲，烧灰研末油调，用来搽秃头疮、癣疥等，有很好的疗效；羊蹄甲，主要功效为治疗男子五劳七伤；狗蹄甲，可治癫狂病；猪蹄甲，则对目疾外障有不错的效果。除上述六种牲畜之外，鸡足也可入药，如《本草纲目》中载，取鸡足一双，烧灰水服用，可治疗骨鲠喉。

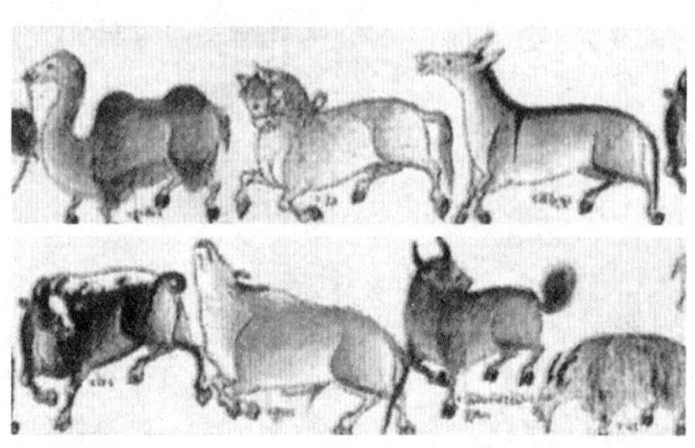

家畜（骆驼、马、驴、乳牛、黄牛、犛犏牛、山羊）

【治疗方剂】（仅供参考）

治女子白带漏下不止

马蹄丸：白马蹄，禹余粮各12克，龙骨9克，乌贼骨、白僵蚕、赤石脂各6克。上药研末，用蜜调和成梧桐子大小的丸，每次用酒送服10丸。

治女子崩中、赤白带下

白马蹄 15 克，白马署毛、小蓟根、蒲黄、鹿茸、禹余粮、白芷、续断各 12 克，

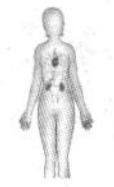

人参、干地黄、黄芪、茯苓、柏子仁、乌贼骨、当归各9克，艾叶、苁蓉、伏龙肝各6克。上药研末，用蜜调成梧桐子大小的丸，每次空腹用汤液送服20丸，可逐渐加量到40丸，每天两次。

治女子产后缺乳

猪蹄酒： 猪蹄（熟炙，捣碎）2枚，通草（细切）24克。上药用2000毫升清酒浸泡，慢慢饮服。

使肌肤光润

猪蹄汤： 猪蹄1具，桑白皮、芎䓖、葳蕤各9克，白术6克，白茯苓9克，商陆6克，白芷9克。上药切碎，用6000毫升水煎煮，取汁2000毫升，去渣，每次取适量温洗面部及手。

治五劳七伤

白羊头蹄1具，荜拨、胡椒、干姜各3克，葱白12克，豉30克。上药中先取白羊头蹄（洗净，烤至黄赤色）用水煮至半熟，加入其他药煎至极烂，去渣，随意冷食或热食，每天1具，连服七天。

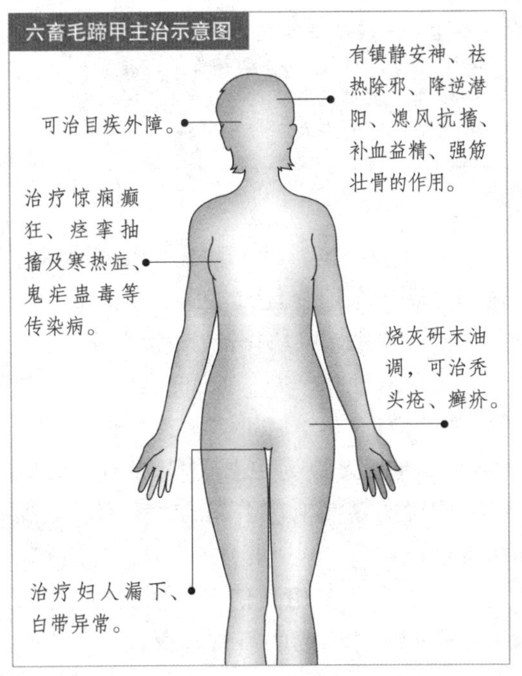

燕屎

《神农本草经》上说：燕屎，味辛，平。主治蛊毒、鬼疰等传染病，可辟除不祥之气，攻克五淋，通利小便。燕屎产在平原的坑穴泥窝中。

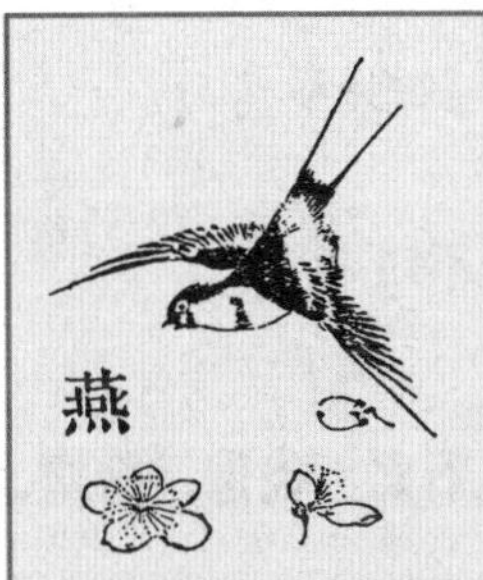

【原经文】燕屎，味辛，平。主蛊毒、鬼疰，逐不祥邪气；破五癃，利小便。生平谷。

【释名】燕屎为燕科动物越燕、胡燕的粪便。胸部呈紫色，形体轻巧的为胡燕；越燕身上有黑斑且叫声响亮。燕屎一般春季采收。

燕屎味辛，性平。主治蛊毒、鬼疰等严重传染病，驱逐秽恶邪气，还有治疗癃闭、通利小便的作用。

燕子被古人赋予了神话色彩，传说胡燕在谁家筑巢，谁家就会大富大贵。如果它尾巴微曲，毛色白，且筑的巢开口向北，那它就有几百岁了。燕子的肉被古人称之为“肉芝”，认为食用之后可以延年益寿。事实上，燕肉有毒，吃后会损伤人体正气，不宜服食。

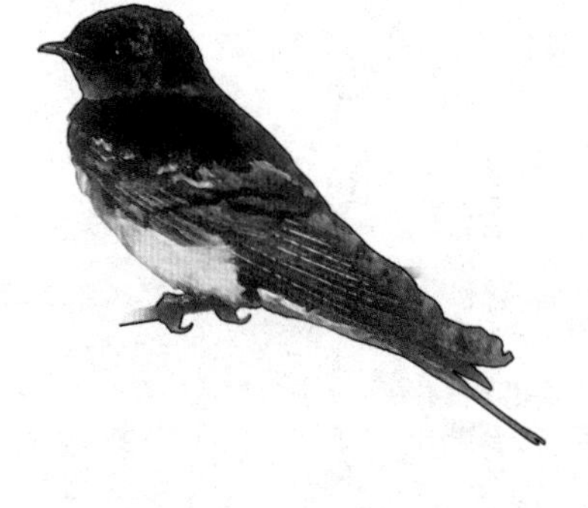

燕

燕屎性味辛平，可通利九窍，入脾利湿，有清热解毒、驱邪除湿的作用。《本经》中所说的“主蛊毒、鬼疰，逐不祥邪气”便是缘于此。邪气祛除后则正气充盈畅通，因而燕屎还可治疗小儿惊悸。又因燕屎入肺经，能通水道，疏膀胱，所以还可治疗小便不通、五淋等症。

【治疗方剂】（仅供参考）

治小儿卒惊，似有痛处不知

取燕屎煎汤洗浴。

治瘿瘤、骨瘤、脂瘤、石瘤、肉瘤、脓瘤、血瘤或息肉

陷肿散：胡燕屎、琥珀、附子、大黄、干姜各3克，乌贼骨、石硫黄各0.75克，白石英、紫石英、钟乳各1.5克，丹参2.25克。上药研末，放入韦囊中封严，用时取适量外敷患处。如果疮湿可直接外敷，若疮干须用猪脂调敷，每天三四次。

燕屎主治示意图

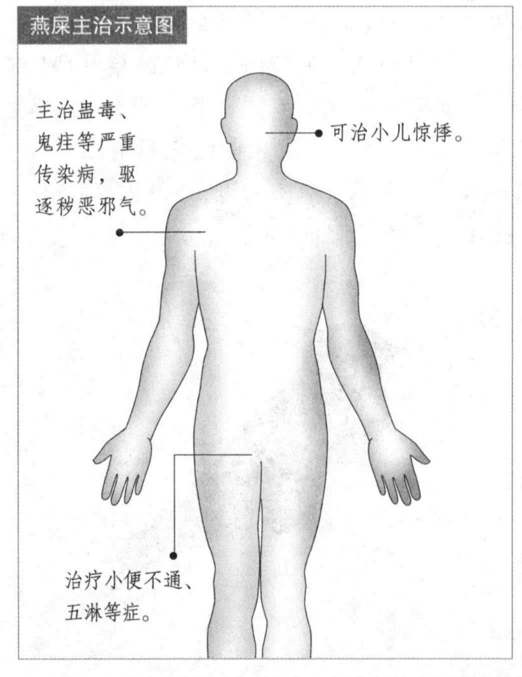

治百疰邪气飞尸诸病

龙牙散：胡燕屎、干地黄、石斛各2.25克，龙牙、茯苓各7.5克，雄黄、枣膏、芍药各3.75克，甘草、橘皮、芎䓖、鬼督邮、远志、鳖甲各1.5克，狸阴2具，蜈蚣1枚，鬼箭羽、乌头、羌活、露蜂房、曾青、真珠、桂心、杏仁、防风、桃奴、鬼臼、鹳骨各3克，人参、大黄各4.5克，苏子6克，白术6克。上药研末，每次用酒送服0.1克。

天鼠屎

《神农本草经》上说：天鼠屎，味辛，性寒。主治面生痈肿，皮肤上像布满寒气一样寒冷，且时常作痛；消解腹中气血郁结，攻克积聚肿块，消除惊恐，心悸。天鼠屎也叫鼠法、石肝，一般产于山中深的坑穴中。

> 【原经文】天鼠屎，味辛，寒。主面痈肿，皮肤洗洗时痛；腹中血气，破寒热积聚，除惊悸。一名鼠法，一名石肝。生山谷。
>
> 【释名】天鼠屎又名夜明砂，为蝙蝠科动物蝙蝠的干燥粪便。全年可采，以夏季为佳。一般到山洞中铲取，除去泥土，拣净杂质，晒干即可。全国大部分山区均产。

天鼠屎味辛，性寒。主治面部痈肿，缓解皮肤作寒怕冷且时常作痛，消散腹部血气瘀滞和积聚肿块，治疗惊悸不安。

天鼠屎性味辛寒，归肝经。因辛能散寒，所以有清热、解毒、泻火的作用，其中以清泄肝火最为见长，能够治疗《本经》中说的寒气上行引起的“面痈肿，皮肤洗洗时痛”，包括肝热攻心的“惊悸”。现代临床中，多用其清肝、明目的功效，治疗肝火上冲引起的目昏、夜盲、青光眼

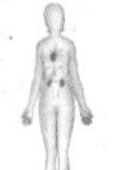

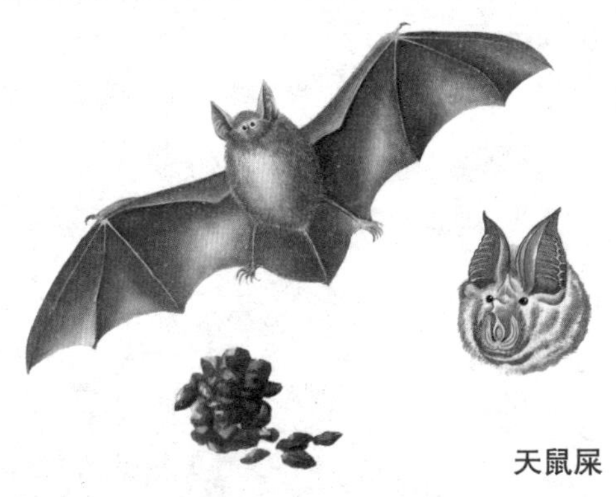
天鼠屎

等症。另外，天鼠屎还有活血化瘀的作用，对腹中积寒有很好的疗效。《本经》中用其治疗“腹中血气”“寒热积聚”即是源于此疗效。

【治疗方剂】（仅供参考）

小儿雀目

将天鼠屎（炒研）与猪胆汁调和成绿豆大小的丸，每次用米汤送服下5丸。

治内外障翳

将天鼠屎末化入猪肝内，煮食并饮汁。

天鼠屎主治示意图

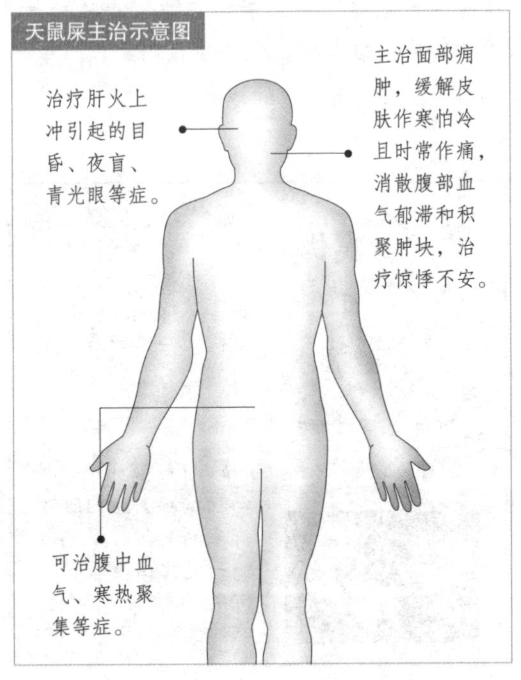

治五疟不止

取天鼠屎末，每次用冷茶送服3克，效果神奇。

治耳朵出汁

天鼠屎6克、麝香0.6克。上药一起研末，先将患处擦洗干净，然后把药末敷上。

治溃肿排脓

天鼠屎31克，桂15.6克，乳香0.3克。上药一起研末，加干砂糖半两，用水调匀，敷患处。

鼺鼠

《神农本草经》上说：鼺鼠，主要功效为堕胎，可使妇人生孩子容易。鼺鼠群居于平原、山缝、岩穴中。

【原经文】鼺鼠，主堕胎，令产易。生平谷。

【释名】鼺鼠为鼯鼠科动物棕鼯鼠的全体。多栖于山坡森林地带，在树洞或岩洞中筑巢。

鼺鼠，主要功效为堕胎，可使孕妇生产容易。

关于鼺鼠到底为何物，很多文献中都有记载。《山海经·北山经》中云：“天池之山有兽，其状如兔，而鼠首，以其背

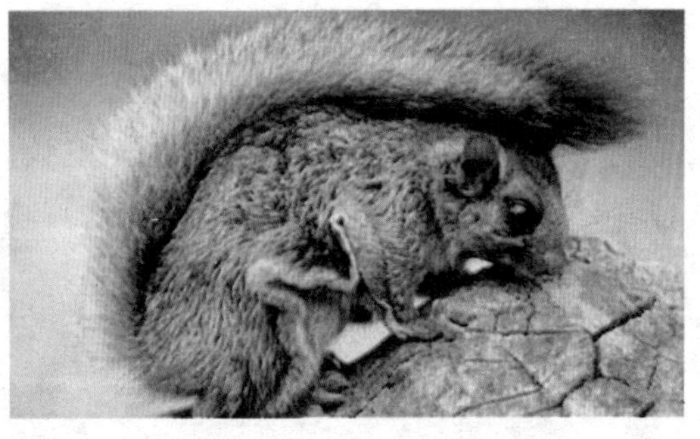
鼺鼠

飞，其名曰飞鼠。”陶弘景描述其形貌为：“状如蝙蝠，大如鸱鸢，毛紫色。”《说文》中则记述：“鼠形，飞走且乳之鸟也。”

鸓鼠性微温，有毒，入肝经。可行血、解毒，多作为堕胎药，也可治疗难产。李时珍解释其药效为：鸓能飞，且多产，所以将其皮当做被子盖，且怀中揣着它的爪子，能起到催生的效果，这是因为二者之性相感。所以古人认为，孕妇临产时握住它的皮毛，可使孩子容易出生。

【治疗方剂】（仅供参考）

治难产

取鸓鼠1枚，槐子、故弩箭羽各14枚。上药一起捣成梧桐子大小的丸，用酒送服2丸。

治腹痛多时仍产不下

取鸓鼠腹下的毛，做成药丸服用。

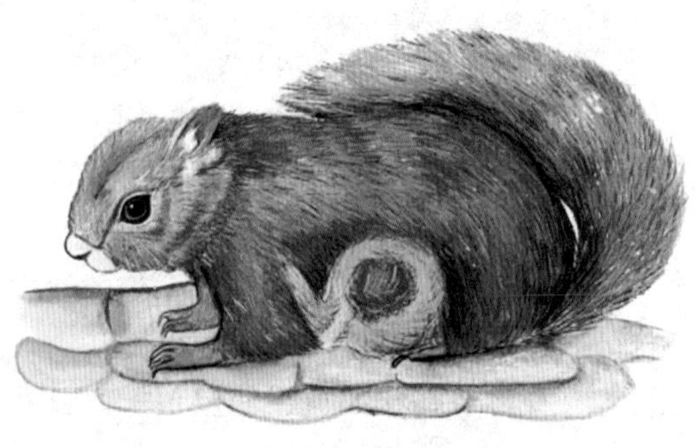

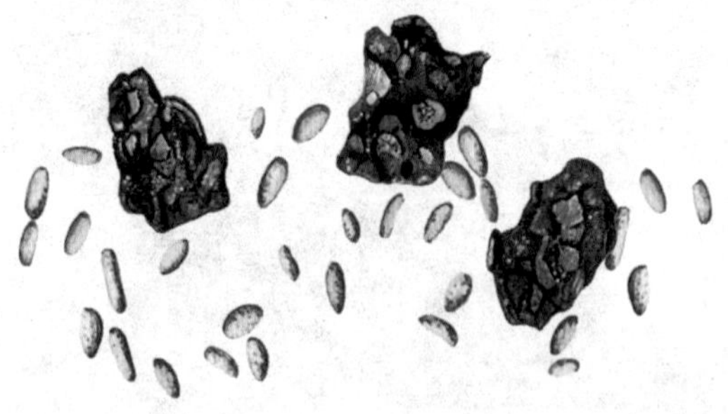

鸓鼠

鸓鼠主治示意图

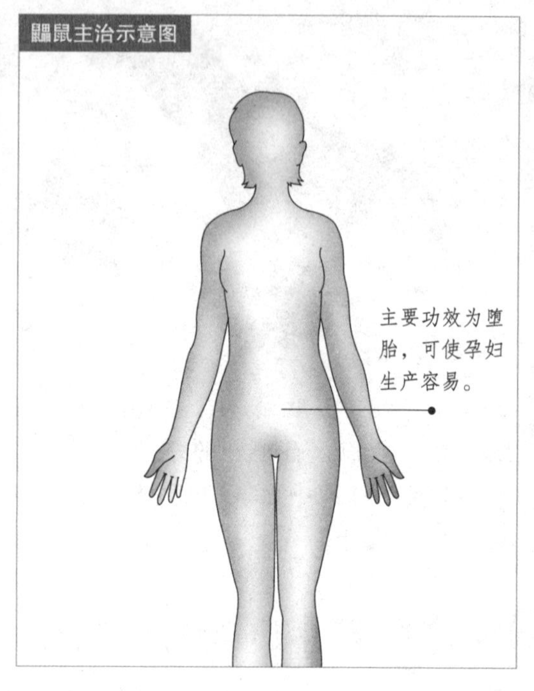

伏翼

《神农本草经》上说：伏翼，味咸，性平。主治眼睛昏暗，畏光，可明目，使夜间视物清楚明亮。长期服用可使人心情愉快，容颜美丽，没有忧愁。伏翼也叫蝙蝠，生活在山缝、岩穴有流水的地带。

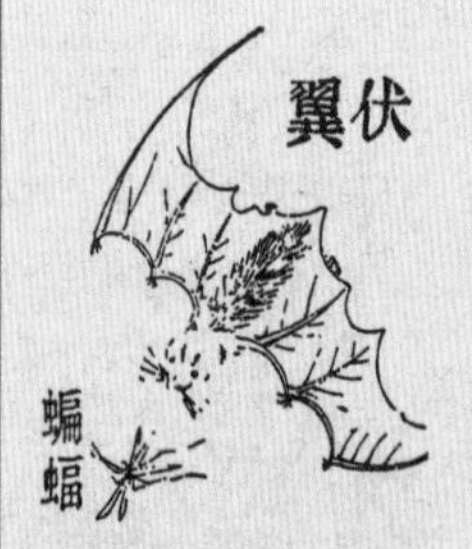

【原经文】伏翼，味咸，平。主目瞑明目，夜视有精光。久服令人熹乐，媚好；无忧。一名蝙蝠。生川谷。

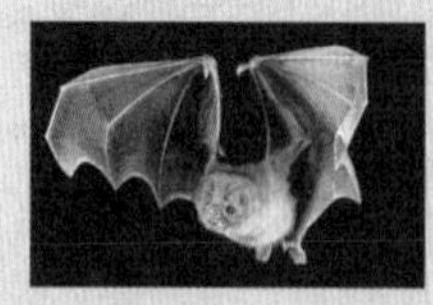

【释名】伏翼为蝙蝠科动物蝙蝠去除内脏及皮毛的全体。蝙蝠是唯一进化出真正有飞翔能力的哺乳动物，它的粪便也可入药。

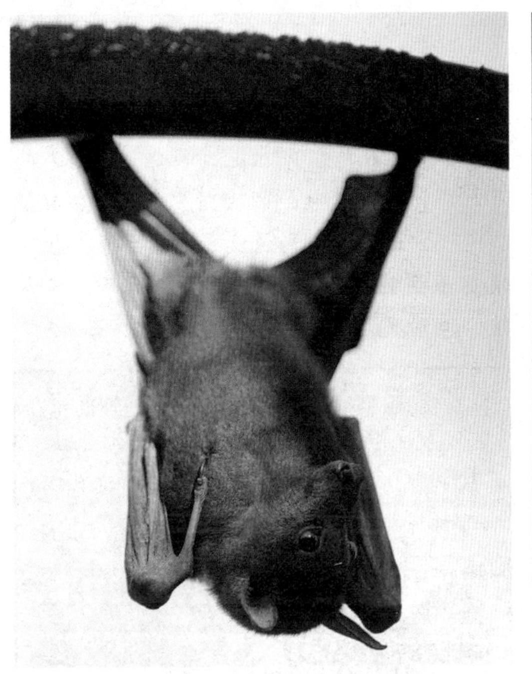

伏翼

伏翼味咸，性平。主治眼睛昏暗、畏光，有明目功效，使人夜视清晰。长期服用，可使人神思愉悦，面容姣好，远离忧愁。

伏翼性味咸平，归肝经。有补血、清肝、明目的作用，可治疗血虚引起的视物模糊及火热上攻导致的目赤肿痛，还有增强视力的作用。所以《本经》中用其主治“目瞑明目，夜视有精光”之症。另外，伏翼还可治疗妇女产后痛、带下病、不孕及久咳上气，对久疟、颈部结核、疮疡痔瘘及小儿惊风也有很好的疗效。

伏翼的很多部位都可入药，比如将它的脑涂抹面部，可治疗女子面生疱疹，内服能增强记忆力。将它的血、胆滴眼，能明目，甚至在黑夜中也能清晰视物。

【治疗方剂】（仅供参考）

治上焦发热，白天贪睡

仙乳丸： 五两重的蝙蝠1个（连肠、骨炙燥），云实（炒）156克，威灵仙93克，牵牛（炒）、苋实各62克，丹砂、雌黄、铅丹各31克，腻粉15.6克。上药研末，加蜜做成绿豆大小的丸。每次取7丸，用木通汤送服。

统辖黑暗世界的神秘生灵

蝙蝠这种神秘的生物，一直以来统治着黑暗王国，它的模样像鸟和老鼠的结合体，也是许多恐怖故事的灵感来源。对于这种生灵，我们知之甚少。仅知道它是唯一一种在飞行时不受地心引力影响的哺乳动物，能在黑暗中来去自如，即使全速前进也能避开所有障碍，且能突然改变方向。蝙蝠的秘密就隐藏在它那双小小的翼手中。蝙蝠还天生拥有令人惊叹的自声纳系统，能发现人头发丝那么细的物体。对于蝙蝠小小的脑袋和躯体，人们既感兴趣，又备受挫折，因为它如同星系一样，人们无法直接观察其运作情况，始终无法找到其中的奥秘。为了弄清蝙蝠身上的玄妙，很多科学家倾其一生，但成果却微乎其微。我们今天所知道的这些关于蝙蝠的知识，已是几个世纪以来的研究成果了。可见，小小的蝙蝠，却魅力惊人。

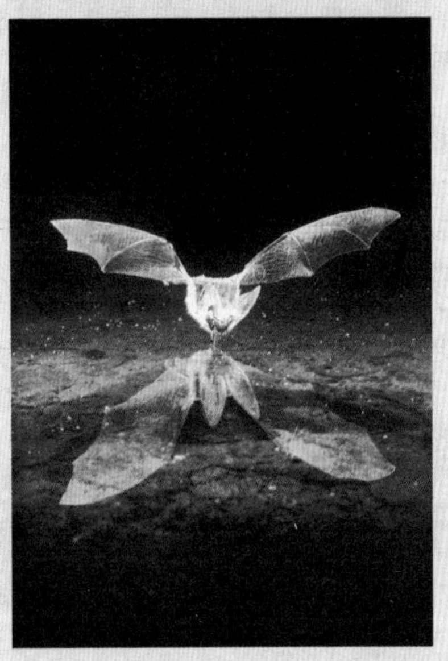

长耳蝙蝠 现代 意大利

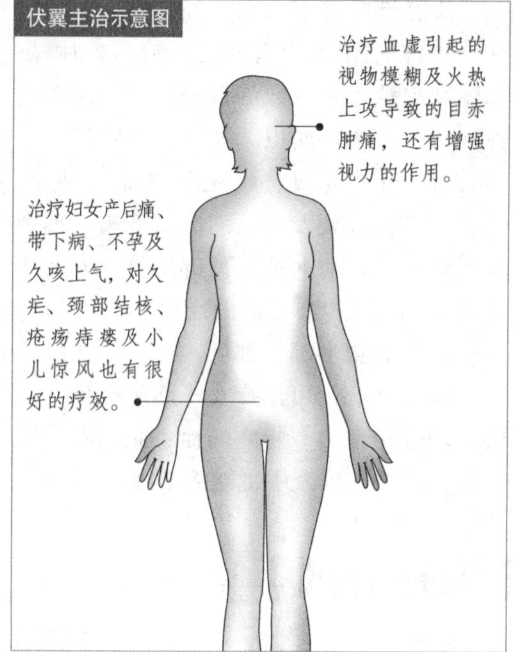

治久疟不止

伏翼丸：蝙蝠1个（炙），蛇蜕1条（烧），蜘蛛（去足、研如膏）、鳖甲各1枚（醋炙），麝香15.6克。上药研末，加炼蜜做成麻子大小的丸，每次用温酒送服5丸。

治久咳上气，多年服药无效

将蝙蝠除去翅、足，烧焦，研末，用米汤送服。

治多年瘰疬

蝙蝠、猫头各1个。上药都撒上黑豆，烧至骨化，研末，敷患处。如果疮已干，就调油敷涂。同时内服连翘汤。

治咳嗽不止

将蝙蝠去翅、足，烧为末。每次取3克，饭后用开水送服。

蝦蟆

《神农本草经》上说：蝦蟆，味辛，性寒。主治百邪鬼魅；能攻克腹中肿块和血凝成的硬块；消除痈肿及女子下阴生疮。服蝦蟆后不会得热病。蝦蟆生活在水塘、积水坑、湖泊。

【原经文】蝦蟆，味辛，寒。主邪气；破癥坚血；痈肿，阴疮。服之不患热病。生池泽。

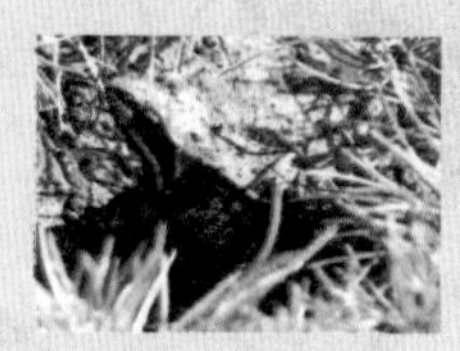

【释名】蝦蟆为蛙科动物泽蛙的全体，也叫土蛙。其形体酷似蟾蜍和青蛙。两眼间有“V”字形斑纹，肩部一般有“W”字形纹。

蝦蟆味辛，性寒。主要功效为驱逐邪气，消散瘀血肿块，治疗痈肿、阴蚀疮等。服后还可预防热病。

蝦蟆和蟾蜍外形和药效都很相似，所以历来常被混淆。至于二者到底是不是一种药材，李时珍作了解释：古方多用蝦蟆，今方多用蟾蜍，人们将蟾蜍、蝦蟆通称为蝦蟆。经考证二物功用差别不太远。古人所用的多是蟾蜍，今人也只用蟾蜍，蝦蟆已经不复入药了。看来二者虽然功效相近，但并非一物。

关于蝦蟆的性味，今人一般认为其味甘。有活血化瘀、清热解毒、健脾消积的作用，多用于治疗腹内坚块、女子闭经、热毒疮疡、阴疮等症。另外，根据其他本草中记载，蝦蟆外涂对痈肿及热结有不错疗效，还能解热狂，贴恶疮，解烦热，治犬咬。将其煮食，还能治热疖、疮毒；烧黑后服用，还可治痢疾。

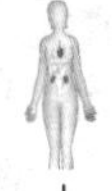

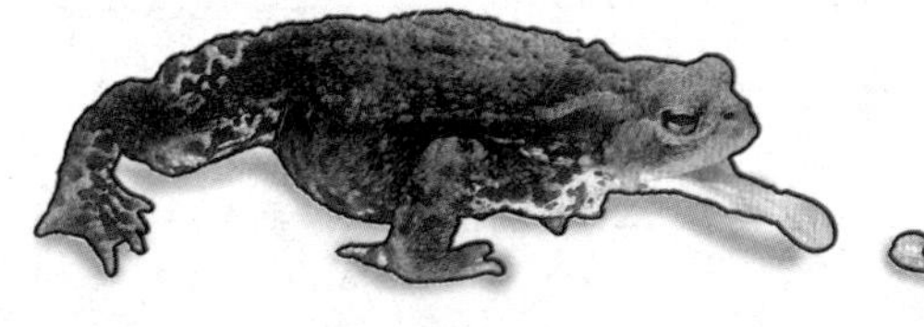

虾蟆

【治疗方剂】（仅供参考）

治蚕咬

取虾蟆脊背上白汁，和蚁子灰调和涂之。

治瘰疬溃烂

取黑色虾蟆1枚，去肠，焙研，油调后敷之。

治腹蛇咬伤

取生虾蟆1枚，捣烂敷之。

治疳蚀及下痢赤血长久不愈

五月五日虾蟆（研灰末）1枚，金银土埚、发灰各15克，麝香0.75克，银末2克。上药研末，外敷疮上，如果下痢则吹于下部。

虾蟆主治示意图

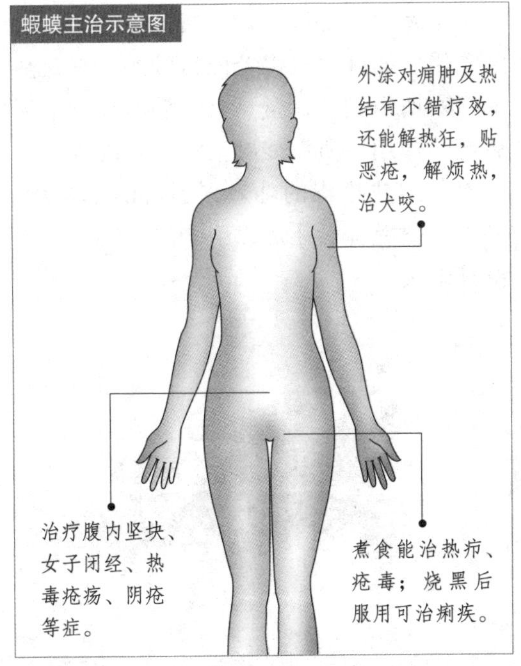

治阴部生疮或阴蚀

五月五日虾蟆（炙）1枚，麝香、干姜、蠹虫屎、葵茎灰、矾石（烧）各2.25克。上药研末，用竹管吹入阴部，每天两次。

马刀

《神农本草经》上说：马刀，味辛，性微寒。主治女子崩漏，带下赤白，发冷发烧；能攻克石淋；杀死禽兽及老鼠。马刀生活在水塘、积水坑、水汇聚处。

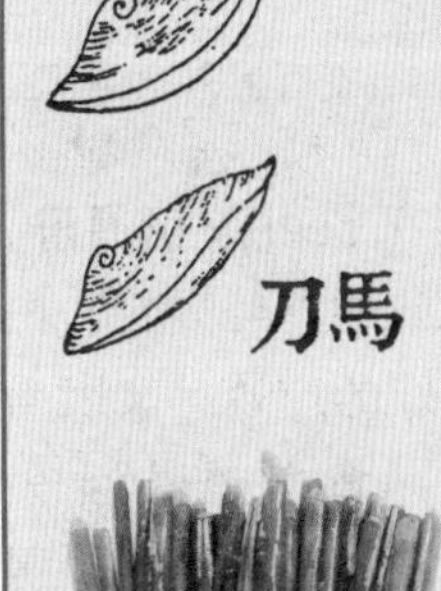

【原经文】马刀，味辛，微寒。主漏下赤白，寒热；破石淋；杀禽兽贼鼠。生池泽。

【释名】马刀为竹科动物长竹蛏的贝壳。是细长的小蚌，形如刀，故名马刀。如今到处都有，泥沙中也有较多见。

马刀味辛，性微寒。主治女子非经期流血、白带赤白相间、时冷时热，可治疗石淋，并能杀灭禽兽和老鼠。

关于马刀到底为何物，很多医家都有所阐释。李时珍认为：“马刀似蚌而小，形狭而长，其类甚多。长短大小，厚薄斜正，虽有不同，但性味功用，大抵则一。”陶弘景曾说：“马刀长六七寸，江汉间人名为单姥，亦食其肉，肉似蚌。”韩保升则以为：“原生长于江河湖泊中，是细长的小蚌。长三四寸，宽五六分，形如刀。”

今人大多认为马刀味咸，性寒，有小毒。因寒可清热降火，咸能入血，所以有

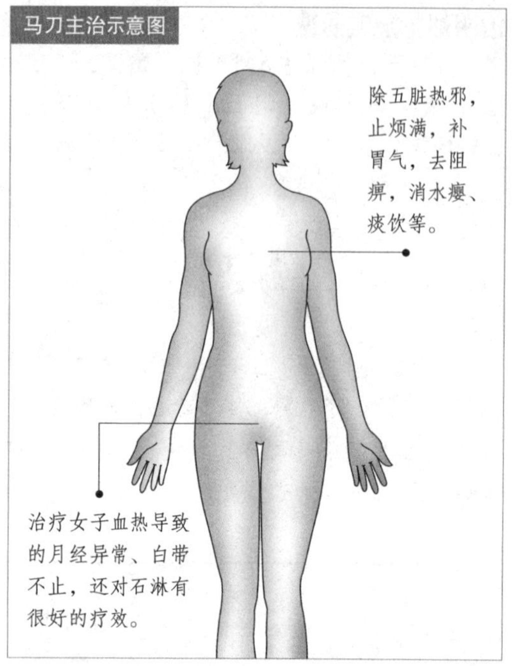

马刀主治示意图

清热凉血的作用；因走下行可散积通淋，因而能治疗女子血热导致的月经异常、白带不止，还对石淋有很好的疗效。又因为马刀有小毒，所以能“杀禽兽贼鼠”。另外，马刀还可除五脏热邪，止烦满，补胃气，祛阻痹，消水瘿、痰饮等。这些疗效目前已较少应用。

蟹

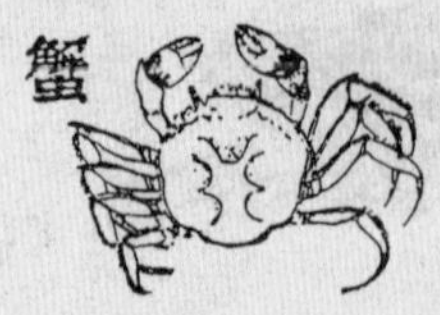

【原经文】蟹，味咸，寒。主胸中邪气热结痛；㖞僻，面肿败漆。烧之致鼠。生池泽。

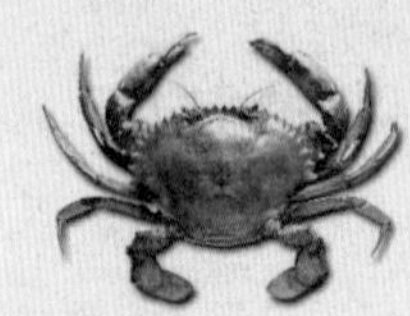

【释名】蟹为方蟹科动物中华绒螯蟹。因其两只大螯上有绒如毛，故也称为“老毛蟹”。

《神农本草经》上说：蟹，味咸，性寒。主治胸中热邪结聚引起胸脘疼痛；嘴角歪斜，消除面部发肿，并能解漆毒。火烧蟹可招引老鼠。蟹生活在大海、湖泊中。

蟹味咸，性寒。主治胸中邪气郁结作痛，口眼歪斜，面部肿痛，能解漆毒。将其用火烧后，可招引老鼠。

古人认为，蟹只能寄生在蛇、鳝的洞穴中。所以吃鳝中毒的人，吃蟹即解，这是物性相畏的道理。沈括在《梦溪笔谈》中记载，关中无蟹，当地人觉得它的形状很奇怪，便收干的来辟疟疾。李时珍曾说，各种蟹的性味都冷，但并没有什么毒，做菜肴极佳。喜爱吃蟹的人每顿吃十余只，而且荤膻相杂，饮食过量而伤肠胃，导致腹泻呕吐，这也是必然的，却将过错归咎于蟹，是不对的。

蟹不仅是餐桌上的佳肴，也是一味清热解毒的良药。蟹性味咸寒，咸可散血养筋，性寒则有清热解毒的作用。中医认为，体内有热淫，导致胸中热结疼痛，必须用咸寒之药加以治疗，蟹恰好合适。胸中嗝僻、筋脉之病以及面目肿痛，都是热毒阻塞所引起的，蟹具有养筋散血、清泄热邪的作用，所以能够治疗。又因其走血散血、解热排毒的功效，还可治疗漆疮。另外，蟹燃烧后还可以引老鼠出洞，继而将其杀灭。

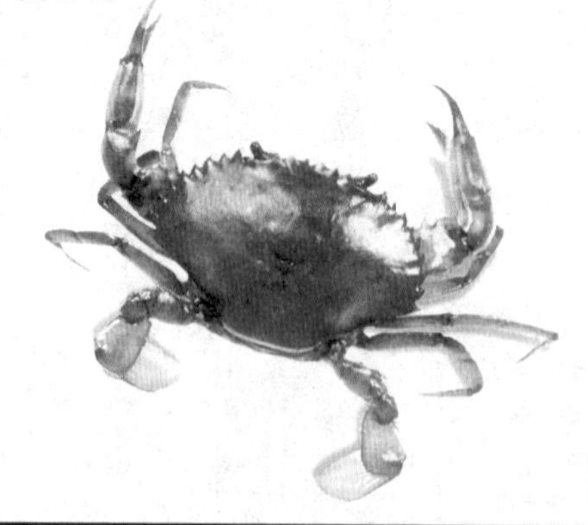
蟹

蟹还可解漆毒，传说襄阳有一盗贼，被生漆涂两眼后，便看不见东西了。幸遇一位农村老汉，让人找来石蟹，捣碎滤汁点眼，不久生漆随汁流出，疮口也很快愈合。

【治疗方剂】（仅供参考）

治伤动胎气及难产、子死腹中

蟹爪10克，甘草12克，阿胶9克。上药中先取前2味用2000毫升水煎煮，取汁600毫升，去渣，加入阿胶烊化，一次服完或分为两服。

治小儿解颅

生蟹足、白蔹各1.5克。上药研末，用乳汁调和，敷贴颅上。

治女子崩中、下血不止、气逆虚烦

蟹爪10克，熟艾10克，淡竹茹6克，伏龙肝24克，蒲黄6克，当归3克，干地黄、芍药、桂心、阿胶、茯苓各6克，甘草（炙）3克。上药切碎，先取熟艾用3800毫升水煎煮，取汁2000毫升，去渣，加入其他药再煎，取汁800毫升，去渣，放入阿胶烊化，每次服200毫升，一天服完。体弱的人每次服100~120毫升。

蟹主治示意图

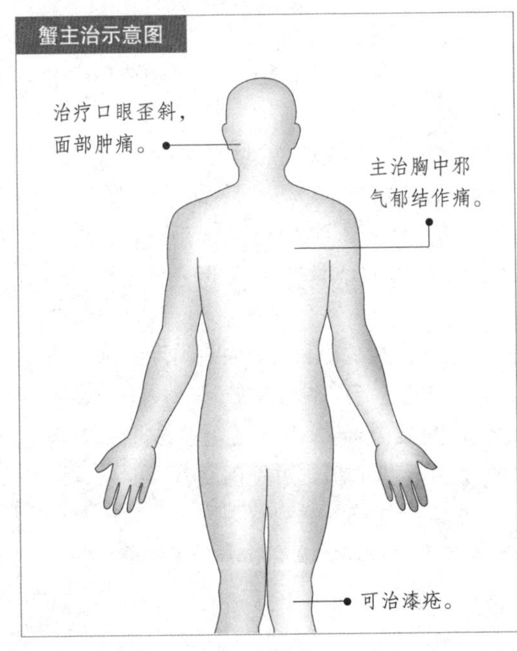

蛇蜕

《神农本草经》上说：蛇蜕，味咸，性平。主治小儿多种惊风、癫痫，癫症引起时冷时热；消除肠痔；虫毒伤人；蛇痫。将其用火燎存性或焙，药效更好。蛇蜕也叫龙子衣、蛇符、龙子单衣、弓皮，一般产于山的深坑穴及耕地、荒野中。

【原经文】蛇蜕，味咸，平。主小儿百二十种惊痫瘈瘲病证，癫疾；寒热；肠痔；虫毒；蛇痫。火熬之良。一名龙子衣，一名蛇符，一名龙子单衣，一名弓皮。生川谷及田野。

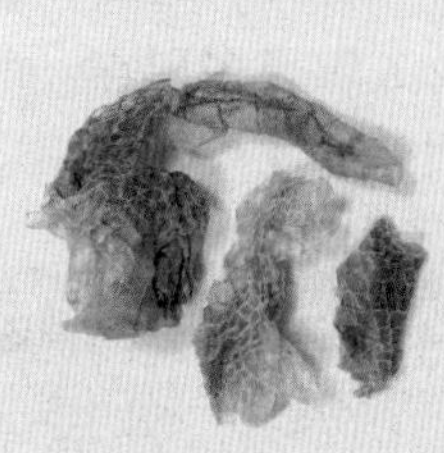

【释名】蛇蜕为游蛇科动物乌风蛇、黑眉锦蛇及锦蛇等蜕下的干燥表皮膜，也称龙子衣、龙退等。蛇蜕的原动物极多，凡银白色或淡棕色者均可入药。

蛇蜕味咸，性平。主治各种原因引起的小儿惊痫、抽搐、癫疾、忽冷忽热，还可治疗肠内痔疮、虫毒、蛇痫等，用锅焙干过的蛇蜕疗效更好。

今人一般认为蛇蜕味甘、咸，性寒，有毒，归肝经。因寒能清热解毒，入肝可祛风止痉，所以有消肿解毒、祛风定惊、杀虫退翳的作用。临床中多用于小儿惊风、多种惊痫、癫疾、蛇痫（因感染蛇毒而引发惊痫）、喉痹、目翳及寒热、瘰疬、癣疮、肠痔、蛲虫等症的治疗。

李时珍将蛇蜕的疗效概括为：“入药有四义：一能辟恶，取其变化之性灵，可治

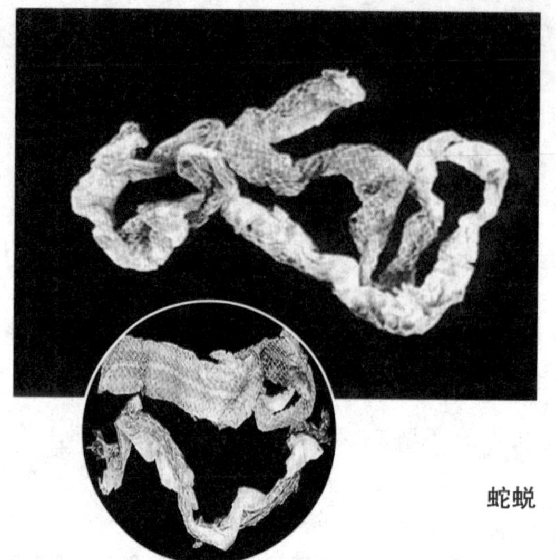
蛇蜕

邪僻、鬼魅、蛊疟诸疾；二能祛风，取其性窜，可治惊痫、喉舌诸疾；三能杀虫，故能治恶疮、痔漏、疥癣诸疾，用其毒；四有蜕义，故能治翳膜、胎产、皮肤诸疾。”另外，古人认为蛇蜕从口退出，眼睛也退，所以做眼药及去翳膜多用它，即是取此义。除上述功用外，现代临床中还用其治疗流行性腮腺炎、中耳炎、脑囊虫、麦粒肿、淋巴腺结核等。

【治疗方剂】（仅供参考）

治喉痹肿痛

将蛇蜕烧研末，用乳汁送服3克。

治缠喉风疾，呼吸困难

蛇蜕（炙）、当归各等份研末。每次用温酒送服3克，得吐即可。

治小儿重舌

将蛇蜕研末，调醋敷涂。

治小儿口紧（不能开合、不能饮食）

先将口洗净，再将蛇蜕烧灰敷口内。

治小儿头面生疮

将蛇蜕烧灰，调猪油敷涂。

治小儿吐血

将蛇蜕烧灰，乳汁调服1.5克。

中国古代的蛇图腾

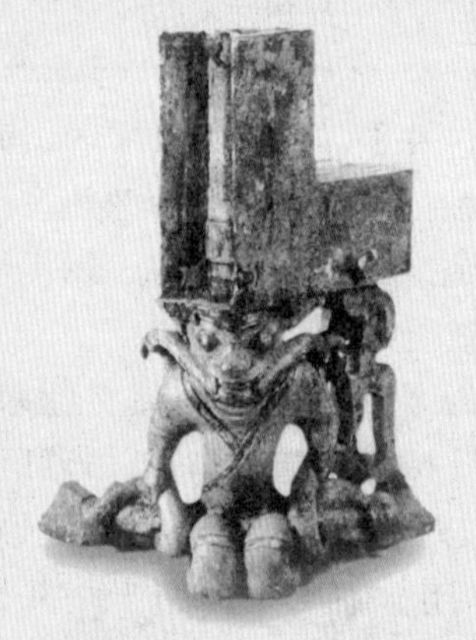
人操蛇屏风铜托座 三星堆出土

中华民族是一个崇拜龙的民族，而蛇作为“龙”的原生形象也是古时先民崇拜的对象，蛇图腾应早于龙图腾，或者龙图腾为蛇图腾的发展和演化。

上古时期人们信仰蛇神，尊蛇为始祖神，这在很多上古创世神话中都有所体现。如《楚辞·天问》载“女娲有体，孰制匠之？”王逸注为“女娲人头蛇身，一日七十七化”。原始先民最初在洪水泛滥的时代对蛇产生恐惧，将蛇看成邪恶的势力，列为“五毒”之首，也对蛇产生了一种敬畏和崇拜，将其逐渐发展为原始宗教的一种形式——图腾崇拜，认为自己是蛇的后代、蛇部落。而“蛇图腾崇拜”作为一种信仰文化毫不例外地也在发展和演化，以符合社会变迁和人类需求。当“蛇图腾”走完了它的历史过程后便有了变化，转变成一种不再只是图腾崇拜的灵物崇拜——“龙”。可以说，蛇图腾到龙图腾信仰的转变是一种必然，是人类历史发展的结果。不过，蛇图腾作为一种原始文化，并没有就此消失，而是以不同的形式存在于部分少数民族中。

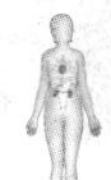

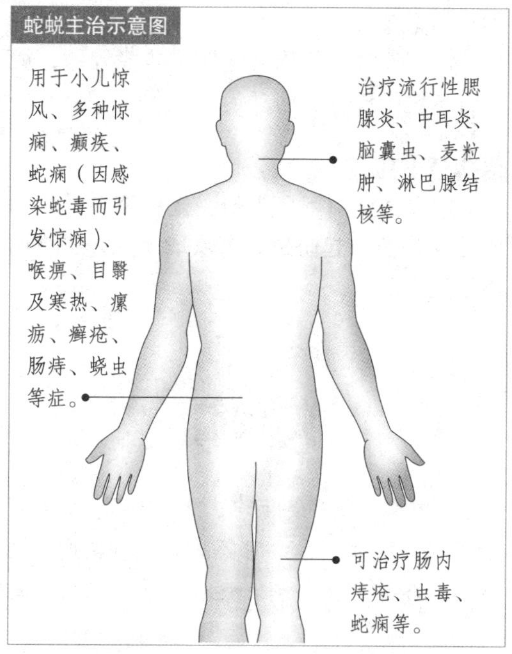

治目生翳膜

取蛇蜕1条，洗净，晒干剪细，和白面做成饼，炙成焦黑色，研末。每次取3克，饭后用温水送服，一天两次。

治肿毒无头

将蛇蜕烧灰，调猪油涂擦。

治恶疮似癞，年久不愈

将全蛇蜕1条烧灰，调猪油擦疮。另烧蛇蜕1条，温酒送服。

治白癜风

将蛇蜕烧灰，调醋涂擦。

蝟皮

《神农本草经》上说：蝟皮，味苦，性平。主治五痔；阴器溃疡；崩漏下血，带下赤白，且血流不止；阴部肿痛牵引腰背；用酒煎煮后可治疗上述病证。刺猬生活在山的坑穴而有流水的地方及耕地、荒野。

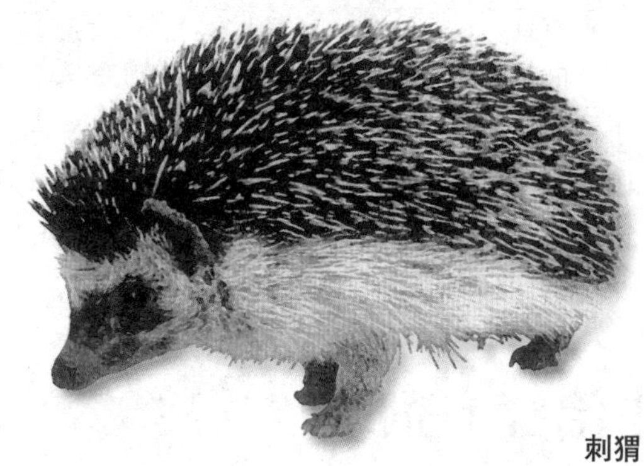
刺猬

蝟皮味苦，性平。主治各种痔疮、阴蚀疮、崩漏下血、带下赤白、下血不止、阴部肿痛并牵引腰背作痛等症。用酒煮杀服用效果好。

蝟皮性味苦平。因苦能降寒祛湿，入血可凉血、止血，所以具有收敛作用，可治疗妇女经血不止、便血、白带异常等症。《本经》中提到的治“下血赤白五色，血汁不止”即是源于此疗效。味苦还能降泄、化瘀、止痛，因而对阴部肿痛引起的腰背酸痛也有不错的疗效，即《本经》所说的“阴肿痛引腰背”。中医认为，五痔、阴蚀、阴肿疼痛等症大多是由于大肠或下焦湿热郁积导致的，而蝟皮有祛热、散湿、安血脉的作用，血脉安和则痔疮、阴蚀、阴肿等症自然能够消除，所以能够很

【原经文】蝟皮，味苦，平。主五痔；阴蚀，下血赤白五色，血汁不止；阴肿痛引腰背，酒煮杀之。生川谷、田野。

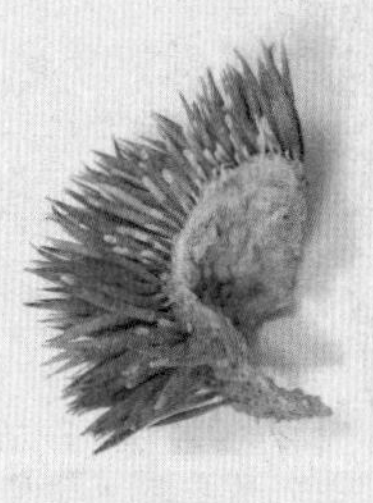

【释名】蝟皮又名刺猬皮，为刺猬科动物刺猬的干燥皮。采制方法为将洗净的刺猬皮剁成小块，洗净晒干，再将滑石粉炒热，倒入刺猬皮，炒烫呈黄色，取出筛去滑石粉，放凉即成。

好地治疗。

根据现代药理分析，蝟皮刺的主要成分是角蛋白，下层的真皮层则富含胶原与其他蛋白质，如弹性硬蛋白和脂肪等。由此可看出，《本经》中说用酒煮杀后服用的方法是比较科学的，能增强其活血作用。

【治疗方剂】（仅供参考）

治肠风下血

取蝟皮1块，在锅内烤焦，去皮留刺，加木贼15.6克（炒黑），一起研末。每次取6克，用热酒调服。

治五色痢疾

将蝟皮烧灰，用酒送服6克。

治大肠脱肛

蝟皮500克（烧过），磁石（煅）、桂心各15克。上药研末，每次用米汤送服6克。

治鼻血不止

将蝟皮1块烧末。取1.5克用棉裹塞鼻中。

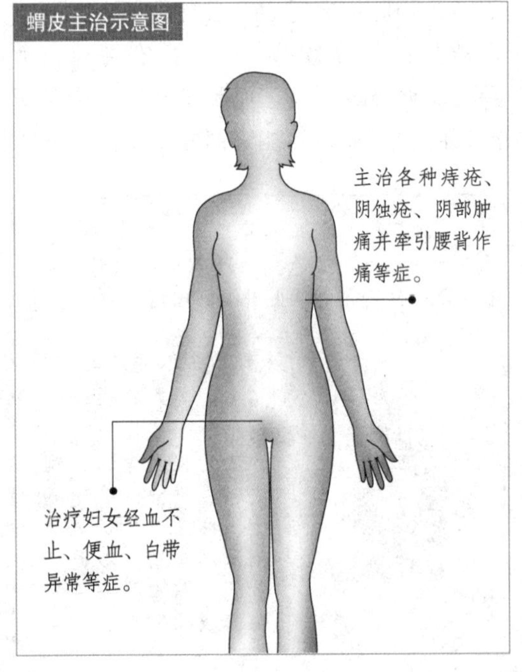

治反胃吐食

将蝟皮烧灰，用酒送服；或煮汁服；或以五味腌蝟皮，炙服。

治痔疮下血

蝟皮、穿山甲各等份。上药烧存性，加肉豆蔻等份一起研末。每次取3克，空腹用热米汤送服。

蠮螉

《神农本草经》上说：蠮螉味辛，主治长期耳聋；咳嗽气逆；可解除毒气；使肉中之刺出；还能让人发汗。蠮螉生活在平川的高坡上。

【原经文】蠮螉味辛，主久聋；欬逆；毒气；出刺；出汗。生川谷。

【释名】蠮螉，蜾蠃科动物蜾蠃的全虫。体呈青黑色，腰身细长。一般夏、秋季捕捉，捕得后用热水烫死，晒干。

蠮螉味辛，性平。主治长期耳聋，咳嗽气喘，能辟除邪气，使肉中之刺自出，还可令人发汗。

关于蠮螉到底为何物，历代贤者解释颇多。庄子将其呼为“细腰”;《广雅》中认为它是“土蜂”；陶弘景则以为：“类甚多，虽名土蜂，不就土中为窟……今一种黑色，腰甚细，衔泥于人室及器物边作房如并竹管者是也。其生子如粟米大，置中，乃捕取草上青蜘蛛十余枚，满中，仍塞口，以拟其子大为粮也。”《别录》中说：“蠮螉生熊耳川谷或人屋间。”今人一般认为是蠮螉身呈青黑色、腰身细长的小蜂。

蠮螉性味辛平，能行能散，有消肿祛瘀的作用，可治疗长期咳嗽、气喘，即

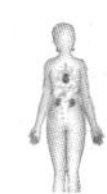

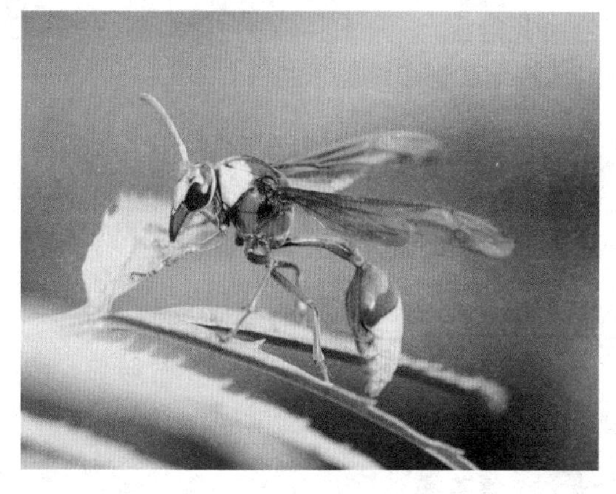

蠮螉

《本经》中所说的“欬逆”。此外，蠮螉可治疗痈肿、疮疡、蜂虿伤等。可惜的是，此药在现代临床中应用较少。

【治疗方剂】（仅供参考）

治蜘蛛咬疮

将蠮螉烧干，油调敷疮。

治蜂虿伤

将蠮螉研细，醋调涂。

蠮螉主治示意图

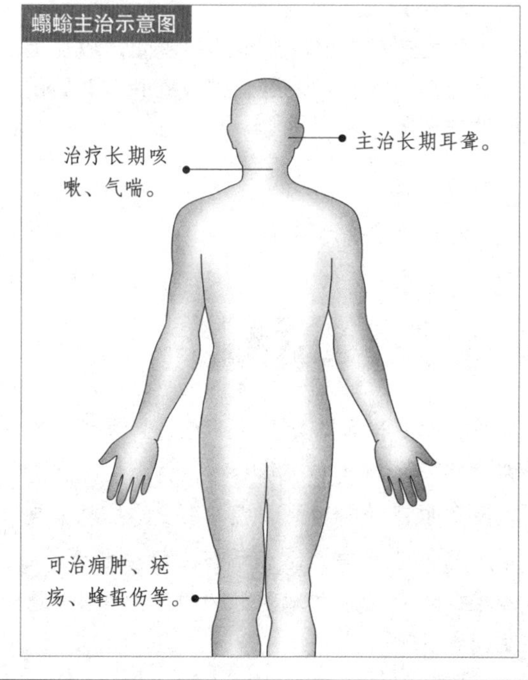

蜣螂

《神农本草经》上说：蜣螂，味咸，性寒。主治小儿惊风、癫痫、抽搐；腹部胀满；作寒发烧；成人癫疾及躁狂症。用火燎或焙后药效更好。蜣螂也叫蛣蜣，生活在积水坑水草丛杂的地方。

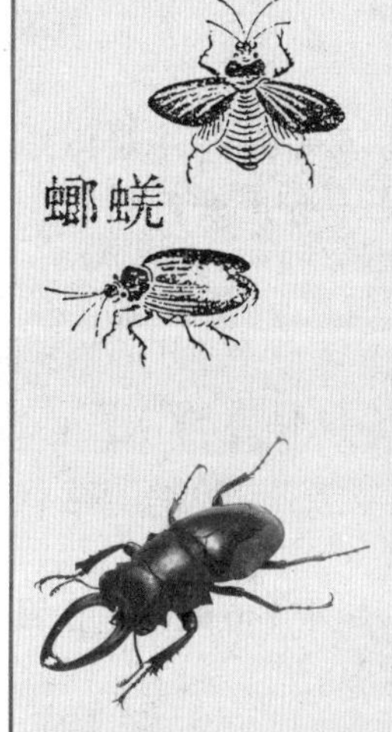

【原经文】蜣螂，味咸，寒。主小儿惊痫；瘈疭；腹胀；寒热；大人癫疾、狂易。一名蛣蜣。火熬之良。生池泽。

【释名】蜣螂为金龟子科昆虫蜣螂的干燥全虫，也叫推粪虫、屎克螂。一般于6~8月间捕捉，捉回后于沸水中烫死，烘干即可。

蜣螂味咸，性寒。主治小儿惊痫抽搐、腹中胀满、时冷时热，消除成人精神异常、癫疾发狂。用火熬后药效更好。

蜣螂性味咸寒，今人一般认为其有毒。因其性寒可清热解毒，味咸能入血散结，而被视为清热定惊的良药，可治疗小儿癫痫、大人癫疾狂易等症，其中对热极生风有独特疗效。李时珍对蜣螂的这一药效非常肯定：“蜣螂是手足阳明、足厥阴之药，因而所主皆三经之病。古方治小儿惊痫，蜣螂为第一药。”

热邪祛除火气降泄后，二便自然通利，因而蜣螂还能治疗热结便秘、腹部寒痛等症。另外，《本草纲目》中记载，蜣螂还可治疗下痢赤白、脱肛、痔瘘疮

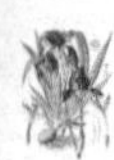

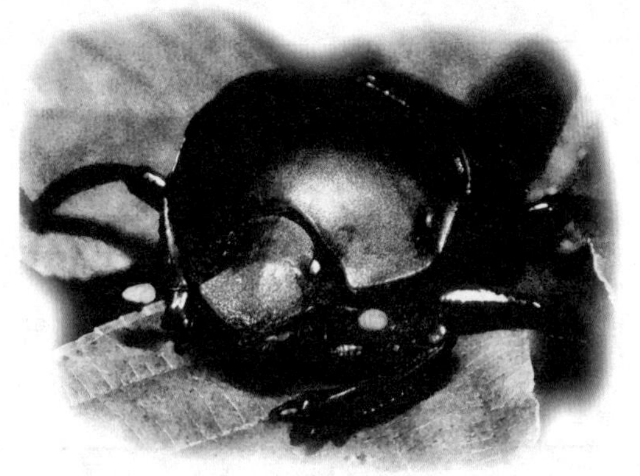

蜣螂

疡、附骨疽疮、病疡风等症；并对痔疮出血不止、鼻中息肉、小儿重舌等有不错的疗效。

【治疗方剂】（仅供参考）

治小儿惊风

取蜣螂1枚捣烂，加水240毫升，在百沸汤中烫热，去渣后饮服。

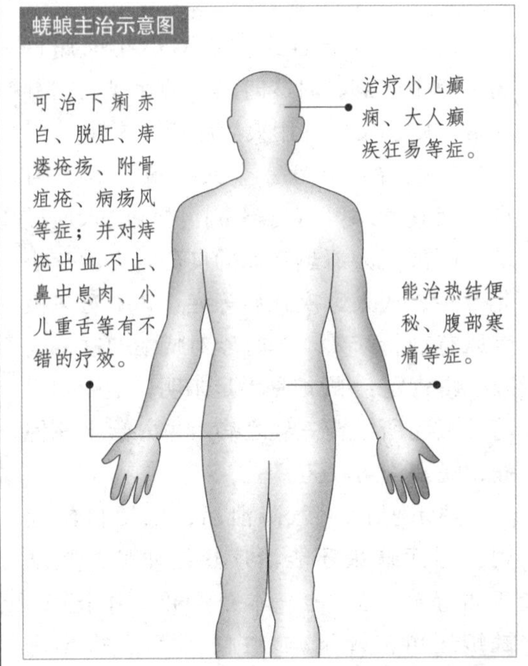

治小儿疳疾

将土裹蜣螂煨熟，吃下。

治赤白痢（包括噤口痢及泄泻）

黑牛散：将蜣螂烧研末。每次取1.5克~3克，用烧酒调服，小儿用黄酒调服。

治大肠脱肛

将蜣螂烧存性，研末，加冰片研匀，敷肛上托入，即愈。

治大小便不通

将夏天收集阴干的蜣螂1个，放净砖上，四面用灰火烘干，当腰切断。如果大便不通，用上截；如果小便不通，用下截；二便都不通的，用全部。研末后，用水送服。

治小便血淋

将蜣螂研末，用水冲服。

治痔漏出水

阴干蜣螂1个，加冰片少许，研细末，搓纸捻蘸末塞入孔内，渐渐生肉，药自退出，即愈。

治疔肿恶疮

取生蜣螂1个，在蜜汤中浸死，放瓦上焙焦研末。先将针烧过，挑破疮肿，然后用醋调药末敷涂。

治无名恶疮

将死蜣螂捣汁敷涂。

蛞蝓

《神农本草经》上说：蛞蝓，味咸，性寒。主治贼风侵袭引起嘴眼歪斜、筋脉突起以及脱肛；消除惊风、癫痫引发的抽风、痉挛。蛞蝓也叫陵蠡，生活在水塘、积水坑、沟渠、水草丛杂之地及地的阴面、沙石、墙阴面的下面。

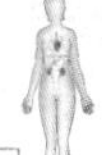

【原经文】蛞蝓，味咸，寒。主贼风㖞僻，轶筋及脱肛；惊痫挛缩。一名陵蠡。生池泽及阴地、沙石、垣下。

【释名】蛞蝓为蜂蝓科动物蛞蝓的全体，也叫陵蠡、蜒蚰螺等。

蛞蝓味咸，性寒。主治中风引起的口眼歪斜、筋脉拘急、脱肛，可消除惊痫、肢体挛缩等症。

蛞蝓性味咸寒。因咸能入血、祛风、软坚，寒可清热、泻火，因而被视为清热息风的良药，常用于治疗肝热生风导致的痉挛等症。

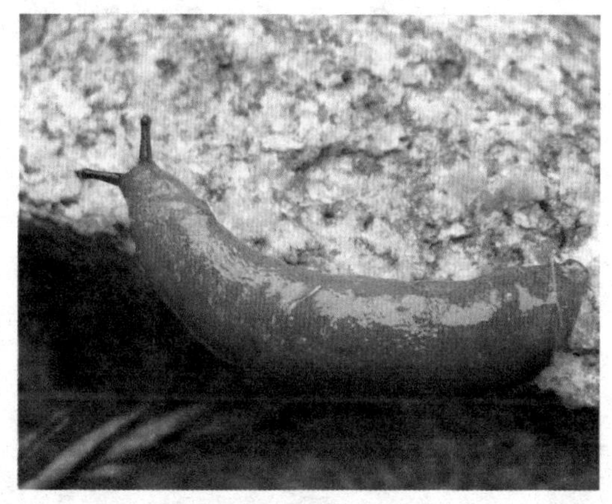

蛞蝓

【治疗方剂】（仅供参考）

治蜈蚣咬伤

将蛞蝓生捣敷涂。

治痔热肿痛

取大蛞蝓 1 个捣成泥，加龙脑 0.9 克，胭脂坯子 1.5 克，敷患处。敷药前，以石薜煮水熏洗。

治脚胫烂疮

取蛞蝓 10 个，在瓦上焙干，研为末，调油敷患处。

蛞蝓主治示意图

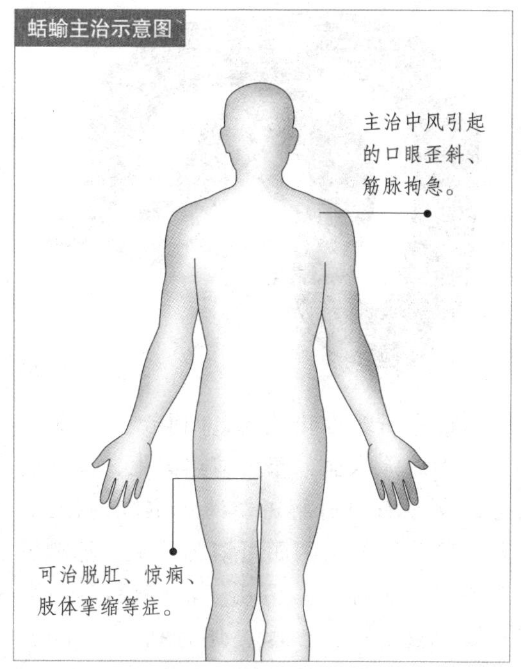

白颈蚯蚓

《神农本草经》上说：白颈蚯蚓，味咸，性寒。主治蛇瘕；能杀灭三虫，辟除伏尸、鬼疰、蛊毒等传染病；还能杀死长虫；死后会变成水。蚯蚓生活在平地的土壤中。

蚓蚯

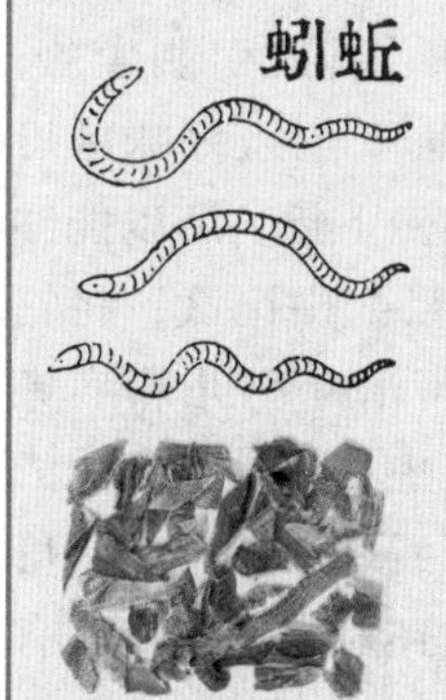

【原经文】白颈蚯蚓，味咸，寒。主蛇瘕；去三虫、伏尸、鬼疰、蛊毒；杀长虫；仍自化作水。生平土。

【释名】白颈蚯蚓为巨蚓科动物参环毛蚓或正蚓科动物背暗异唇蚓的全体，也叫地龙、曲蟮。

白颈蚯蚓味咸，性寒。主治蛇瘕，能杀灭各种寄生虫，消除鬼疰、蛊毒等严重的传染病，还可杀死长虫。

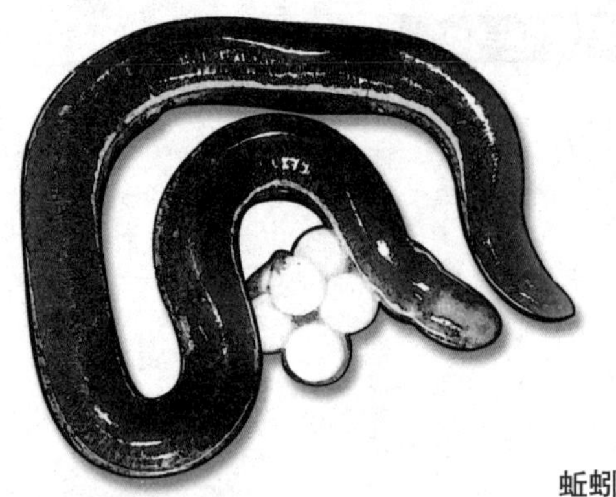

蚯蚓

白颈蚯蚓性味咸寒，归肝、肾、肺三经。因咸能入血，寒可清热泻火，又入肝经，所以有清肝解毒、清热定惊的作用；归入肺、肾经，因而可清肺平喘、消散膀胱热结。临床中，多用于治疗惊风抽搐、狂躁高热、肺热咳嗽，还有利尿的作用。正如李时珍所说的，蚯蚓在物属土德，在景象属轸水。上食泥土，下饮黄泉，所以性寒而下行。性寒故能解各种热疾，下行故能通利小便，治疗足疾而通经络。

白颈蚯蚓入血可活血，又有通络行经的作用，因而可治疗风湿痹痛及半身不遂。《本经》中提到的"蛇瘕"，指蛇形肿物，古人认为"其形长大，在脐上下，或左右胁，上食心肝，其苦不得吐气，腰背痛，难以动作，小腹热，膀胱引阴挛急，小便黄赤，两股胫间痛。"因蚯蚓味咸可散结，性寒能除热，性专下行，所以能够治疗。另外，《本草纲目》中记载，将它去泥，用盐化成水，可治疗小儿热病癫痫，还能涂丹毒、敷漆疮；将其与葱化成汁，能治疗耳聋；将干蚯蚓炒后研末，可解蛇伤毒及蜘蛛毒；它还对脚风、疟疾有一定疗效。

现代医学研究表明，白颈蚯蚓含有蚯蚓素、蚯蚓解热碱、蚯蚓毒素、多种氨基酸等成分，有持久的降压作用、良好的解热作用及较强的舒张支气管作用。

【治疗方剂】（仅供参考）

治伤寒热结

取大蚯蚓250克，去泥，用人尿煮汁饮服。或以生蚯蚓绞汁饮服也可。

治诸疟烦热

取生蚯蚓4条，洗净，研如泥，加生姜汁、薄荷汁各少许及蜜1匙，用水调服。

治小便不通

将蚯蚓捣烂，浸水中，滤取浓汁半碗服下，立通。

治老人尿闭

蚯蚓、茴香各等份。上药捣汁饮服。

治小儿慢惊

乳香1.5克，胡粉3克。上药研末，加活蚯蚓捏去土，捣烂，调和药做成麻子大小的丸。每次取7~15丸，用葱白煎汤送服。

治小儿阴囊肿大

将蚯蚓连土研为末，调唾液敷涂。

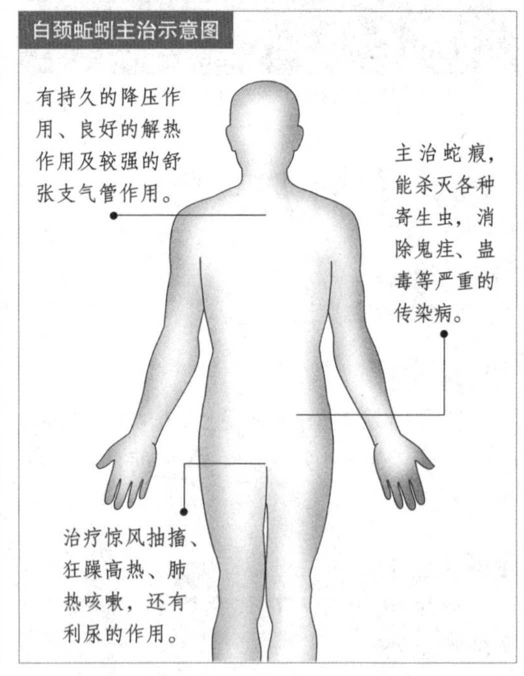

治风赤眼痛

取蚯蚓10条，炙研末，每次用茶送服9克。

治齿缝出血

蚯蚓末、枯矾各3克，加麝香少许，研匀，擦患处。

治鼻中息肉

蚯蚓（炒）0.3克，皂荚1挺。上药研末，调蜜涂患处，清水滴尽即愈。

治聤耳出脓

生蚯蚓、釜上墨、生猪油各等份。上药研末，加葱汁做成挺子，用棉裹后塞耳内。

蛴螬

《神农本草经》上说：蛴螬，味咸，性微温。主治死血瘀血导致的气息阻滞；能消散胁下瘀血，消除由此引发的坚满疼痛；治疗女子经闭；消除目中淫烂、眼生青翳（青光眼）、眼内白膜（白内障）。蛴螬生活在平原水草丛杂的地方。

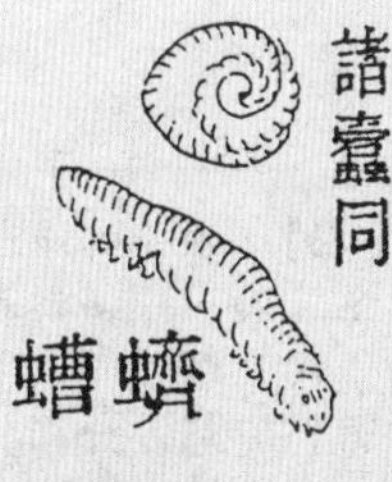

【原经文】蛴螬，味咸，微温。主恶血血瘀痹气；破折血在胁下坚满痛；月闭；目中淫肤；青翳；白膜。一名蟦蛴。生平泽。

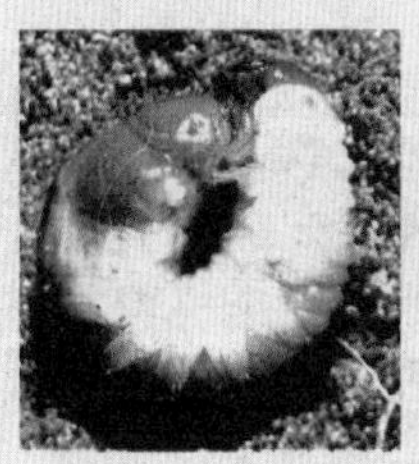

【释名】蛴螬为金龟子科昆虫朝鲜金龟子或其他近缘昆虫的干燥幼虫。一般于5~8月在树根、草根近处翻土捕捉，开水烫死，晒干即得。

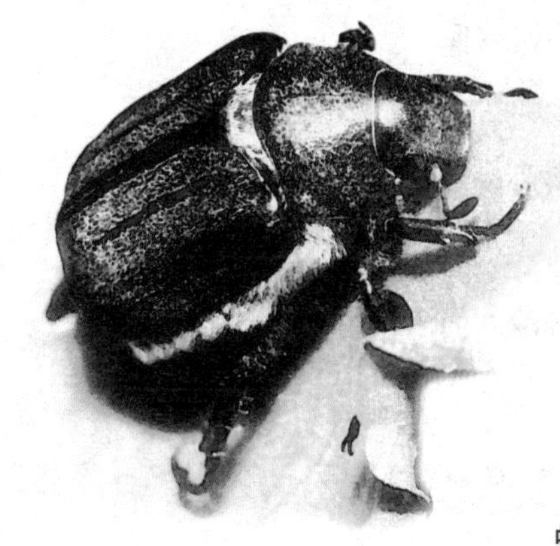

蛴螬

蛴螬味咸，性微温。主治败血瘀血引起的气息闭阻，缓解胁下折伤而致的坚满疼痛，治疗女子经闭及目肤淫烂、青光眼、白内障等。

蛴螬味咸可入血，性温能散积，因而有破血行瘀、散结通络的作用，可治疗胁下受伤而致的血瘀坚满疼痛、月经闭止等各种瘀血症。蛴螬还有明目的作用，对眼中分泌物过多、视物不清、尖锐异物迷目、青光眼、白内障等有很好的疗效。

后世中蛴螬的药效得到了进一步拓展，除了可治上述病症外，蛴螬还能治产后中寒，并能下乳汁。陶弘景说过，将蛴螬与猪蹄一起做羹服食，非常利于下乳汁。蛴螬煮汁外涂，还可治赤白游疹；用其汁点喉痹，得下即开。另外，据现代医学研究，蛴螬还有利尿作用。

【治疗方剂】（仅供参考）

治小儿脐疮

将蛴螬研末敷之。不过数次即愈。

治小儿唇紧

将蛴螬研末，用猪脂调和，敷之。

治赤白口疮

将蛴螬研汁，频擦取效。

治丹毒浸淫

将蛴螬捣烂涂之。

治痈疽痔漏

将蛴螬研末敷之。

治竹木入肉

用蛴螬捣涂之，立出。

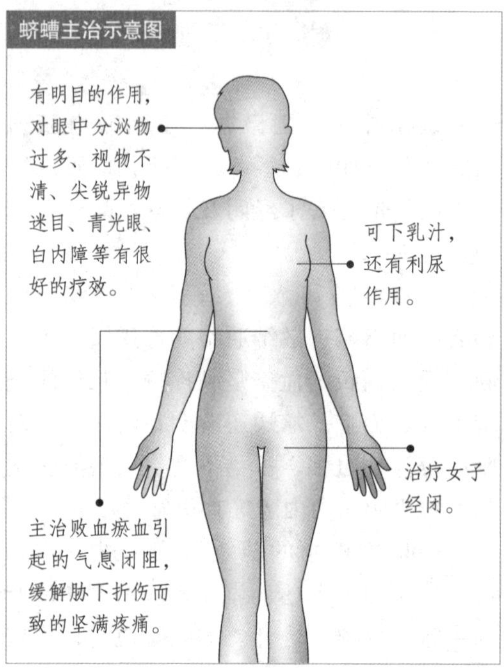

石蚕

《神农本草经》上说：石蚕，味咸，性寒。主治各种癃闭；能攻克石淋，还可堕胎。石蚕的肉，能疏解气滞；通利水道；祛除热邪。石蚕也叫沙虱，生活在大海、湖泊中。

石蚕味咸，性寒。主治各种癃闭引起小便不通，能治疗石淋，还有堕胎的作用。

关于石蚕到底为何物，陶弘景认为："沙虱乃东间水中细虫。人入水浴，着身略不可见，痛如针刺，挑亦得之。今此或名同而物异耳。"《本草衍义》中记载："石蚕在处山河中多有之。附生水中石上，作丝茧如钗股，长寸许，以蔽其身。其色如泥，蚕在其中，故谓之石蚕，亦水中虫耳。"今人则认为，石蚕为石蛾的幼虫。

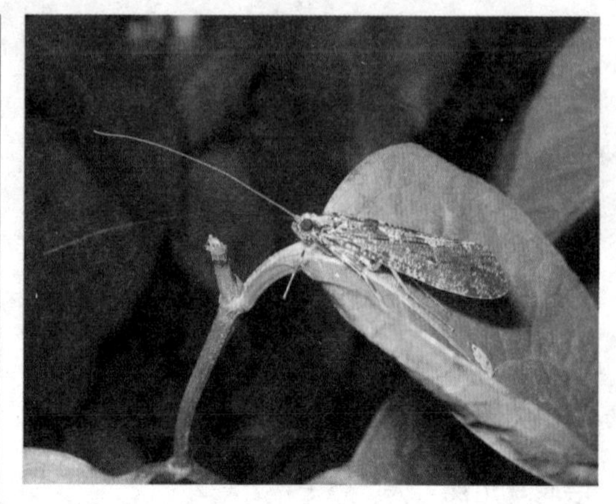
石蚕

石蚕性味咸寒。因咸能入血通利，寒可降泄，而被视为利尿排水的良药，多用于治疗小便不通，尤其善于治疗石淋。李时珍曾说："石蚕，连皮壳用也，肉则去皮壳也。"一般认为，石蚕肉具有消散郁结的作用，可通利水道、祛除热邪；但石蚕肉的药效明显小于石蚕皮壳。值得注意的是，由于石蚕壳通利效果强，容易导致流产，所以孕妇忌服。

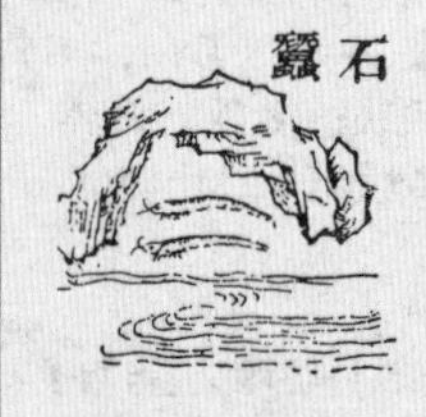

【原经文】石蚕，味咸，寒。主五癃；破石淋；堕胎。肉，解结气；利水道；除热。一名沙虱。生池泽。

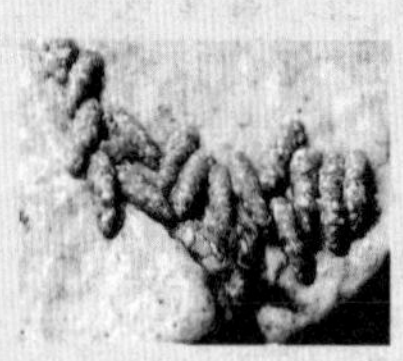

【释名】石蚕为石蚕科昆虫石蛾或其近缘昆虫的幼虫，也叫沙虱。其卵产于水边的石上或草根上，幼虫颇似蚕，故名石蚕。

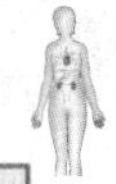

石蚕主治示意图

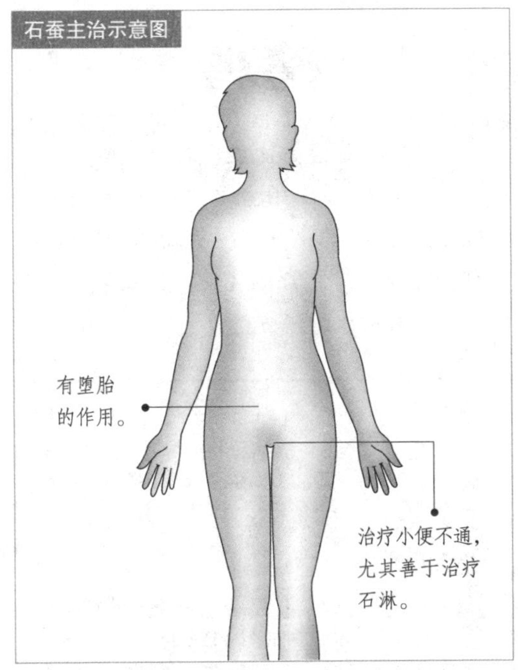

【治疗方剂】（仅供参考）

治心劳热伤

石蚕、雷丸、橘皮、桃仁各 3.75 克，狼牙 4.5 克，贯众 2 枚，僵蚕 21 枚，吴茱萸根皮 7.5 克，芜荑、青葙、干漆各 3 克，乱发（烧）16 克。上药研为细末，用蜜调和成梧桐子大小的丸，每次空腹用汤液或酒送服 7 丸，可逐渐加量到 14 丸，每天两次。

雀瓮

《神农本草经》上说：雀瓮，味甘，性平。主治小儿惊风、癫痫；时冷时热；消解郁结的气机；治疗蛊毒、鬼疰等传染病。雀瓮也叫躁舍，生活在树枝上。

雀瓮味甘，性平。主治小儿惊痫、作寒发热、邪气积聚及蛊毒、鬼疰等严重的传染病。

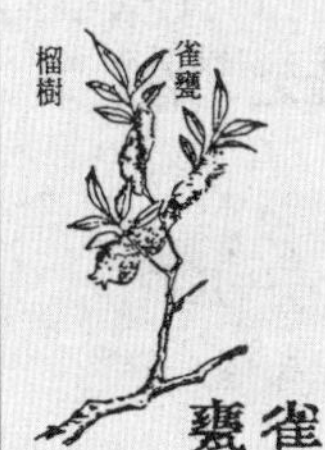

【原经文】雀瓮，味甘，平。主小儿惊痫；寒热；结气；蛊毒、鬼疰。一名躁舍。生树枝间。

【释名】雀瓮为刺蛾科动物黄刺蛾的虫茧。因其虫茧形如瓮，故名雀瓮，也叫雀儿饭瓮、红姑娘、毛虫等。我国西南、华南、华北等地均有分布。

《本草三家合注》中概括雀瓮的药效为："雀瓮多生榴棘树上，夏月羽化而出，毛虫有毒，雀瓮则无毒矣，气味甘平，感木火土之气化，土气和于内外，则寒热结气可治矣。木气条达，则土气疏通，而蛊毒可治矣。火气光明，则鬼疰及小儿惊痫皆可治矣。"

雀瓮性味甘平，为性寒之药。因寒能清热祛火、散风止惊，甘则能和能缓，所以有清热解毒、散寒热、破结气的作用，可治疗蛊毒顽症和各种突发性急症，其中对小儿惊痫有特效。现代临床中，多用其治疗小儿急慢性惊风。另外，《本草纲目》中记载，将雀瓮打破取汁，给小儿饮服，可预防小儿各种疾病。小儿如果患撮口

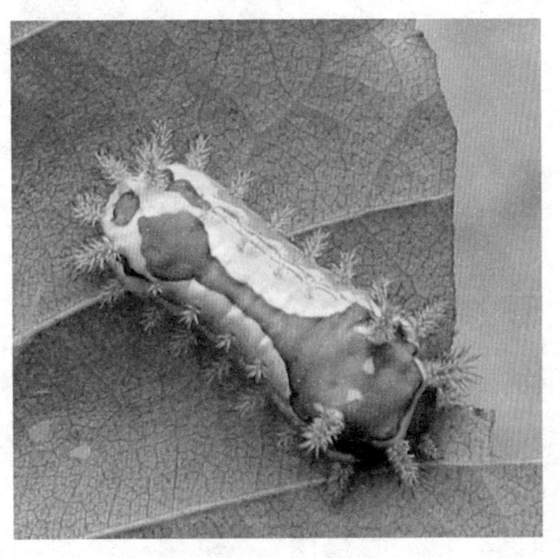

雀瓮

病，只慢慢撮口但不能喝乳，可先从小儿口旁扎出血，再取雀瓮研汁涂之，有奇效。

【治疗方剂】（仅供参考）

治撮口噤风

棘树上的雀瓮 5 枚，赤足蜈蚣 1 条。上药烧存性，研匀，和饭做成麻子大小的丸。每次用乳汁送服 3~5 丸。

治小儿脐风

白龙膏：雀瓮（有虫者）1枚，白僵蚕（炒）1枚。上药加入腻粉少许，研匀。用薄荷自然汁调后灌服。

治急慢惊风

雀瓮（去皮生用）3 枚，干蝎（生用）7 枚，朱砂 3 克。上药研匀，和饭做成粟大小的丸。每次取 2 丸，用荆芥汤送下。

治小儿痫疾

将棘枝上雀瓮（有虫者），研细，取汁灌之。

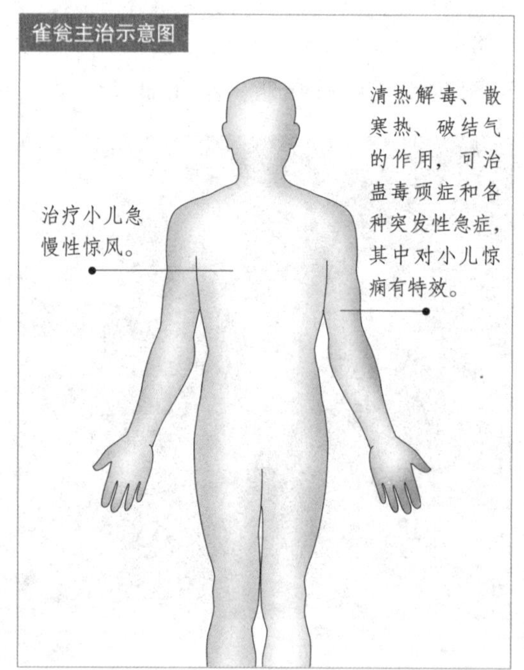

樗鸡

《神农本草经》上说：樗鸡，味苦，性平。主治胸腹气滞；阳痿不举；可补益精气，增强记忆力；提高生育能力；使人面容姣艳；还可安补内脏，使身体轻便。樗鸡生活在平川、山沟有流水的地方。

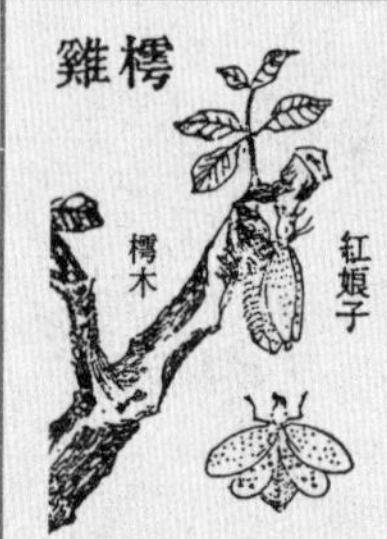

【原经文】樗鸡，味苦，平。主心腹邪气；阴痿；益精强志；生子；好色；补中轻身。生川谷。

【释名】樗鸡为蝉科昆虫红娘子的干燥全虫。因其色彩鲜艳，故有红娘子之称；又因它按照时辰鸣叫，所以也称鸡鸣。一般 7 月捉取，晒干收存。

樗鸡味苦，性平。主治心腹间邪气聚积、男子阳痿，还可补益精气、增强意志、提高生育能力，并有改善面色、补益中气、轻健身体的作用。

今人一般认为，樗鸡味苦、辛，性平，有毒，归厥阴经。因其苦降辛开，善于行气活血，所以有补肾益气、活血强筋的作用，多用于治疗瘀血阻滞引起的各类病证。《本经》中主治的“阴痿”“益精强

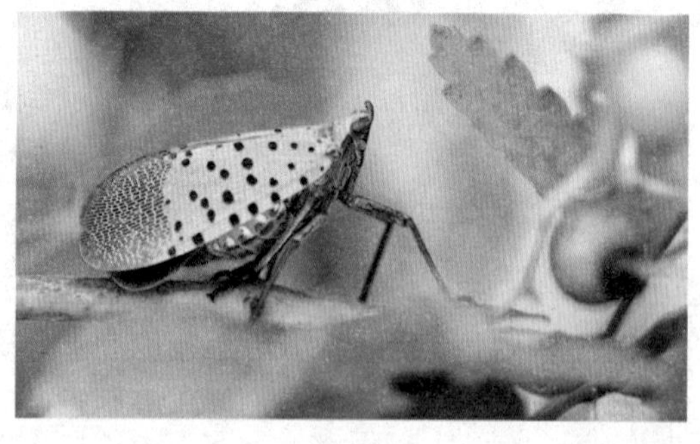
樗鸡

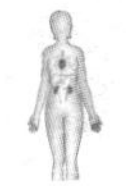

志；生子；好色；补中轻身”即源于此疗效。樗鸡还可散目中结翳，辟除邪气，治犬咬伤。另外，樗鸡有毒，根据中医“以毒攻毒”的说法，还可用于解毒，并有通血闭、行瘀血、生新血的作用。

【治疗方剂】（仅供参考）

治子宫虚寒，月经不调

樗鸡60枚，皂荚、葶苈、大黄各31克，巴豆120枚。上药一起研末，加枣肉做成弹子大小的丸。棉裹塞阴道内，三天后取出。每天用鸡蛋3枚、胡椒末0.6克，一起炒吃，用酒送服。时间长了则子宫变暖。

治瘰疬结核

樗鸡14枚，乳香、砒霜各3克，硇砂4.5克，黄丹1.5克。上药研末，加糯米粥和药做饼，贴患处。一月病愈。

治伤寒

樗鸡、大枣各等份。上药研末调和做成丸，每天随意服之。

樗鸡主治示意图

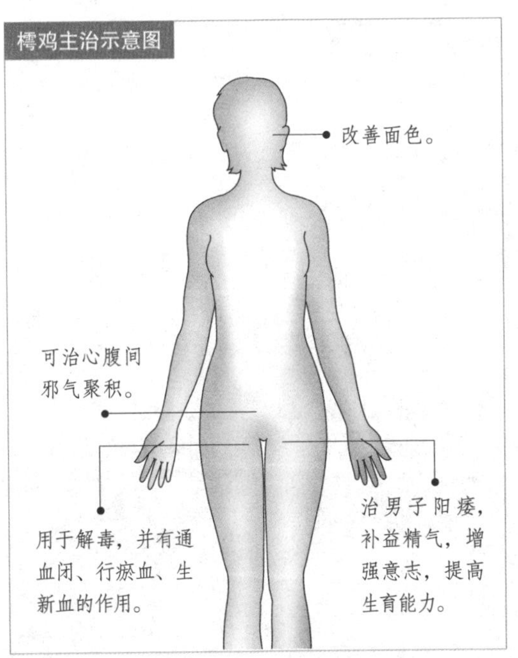

斑猫

《神农本草经》上说：斑猫，味辛，性寒。主治发冷发烧；鬼疰、蛊毒等传染病；消除鼠瘘；去除疮疡死肉；并可攻克石淋。斑猫也叫龙尾，生活在平川、山沟有流水的地方。

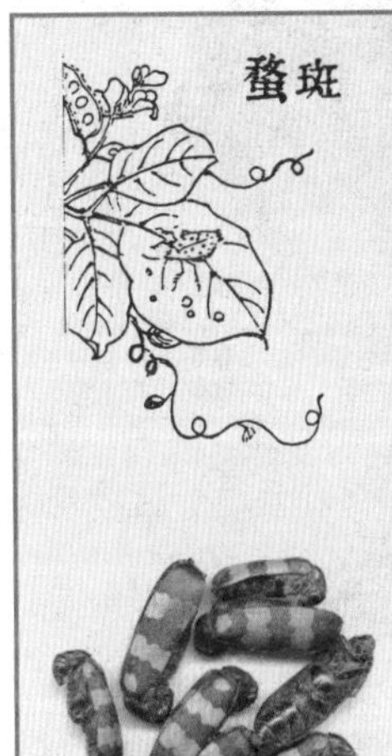

螌斑

【原经文】斑猫，味辛，寒。主寒热；鬼疰；蛊毒；鼠瘘；恶疮；疽蚀死肌；破石癃。一名龙尾。生川谷。

【释名】斑猫即斑蝥，为芫青科昆虫南方大斑蝥（大斑芫青）或黄黑小斑蝥（眼斑芫青）的干燥体。主要产于河南、广西、安徽、江苏、湖南、贵州等省区。

斑猫味辛，性寒。主治作寒发热，消除鬼疰、蛊毒等严重传染病，还可治疗颈部结核破溃久不封口、恶性疮疡、疽蚀疮、皮肤坏死及石淋癃闭之症。

斑猫性味辛寒，有毒。善于攻坚散结、清热解毒、消疮蚀死肌，可治疗体内热毒引起的小便短涩、各种淋证以及瘰瘘、顽癣、疮疽死肌等。现代临床中，还将其试用于肝胃癌症的治疗。

李时珍曾说：“斑猫，人捉它时，尾后恶气射出，臭不可闻。故入药也专主走下窍，直至精溺之处，蚀下败物，痛不可当。”所以，斑猫可消疮蚀死肌，还有堕胎的作用。而且，因斑猫有毒，所以还能敷疥癣恶疮，内服可排除泌尿系统结石、拔瘰瘘疔肿、下犬伤恶毒；这是取其以毒

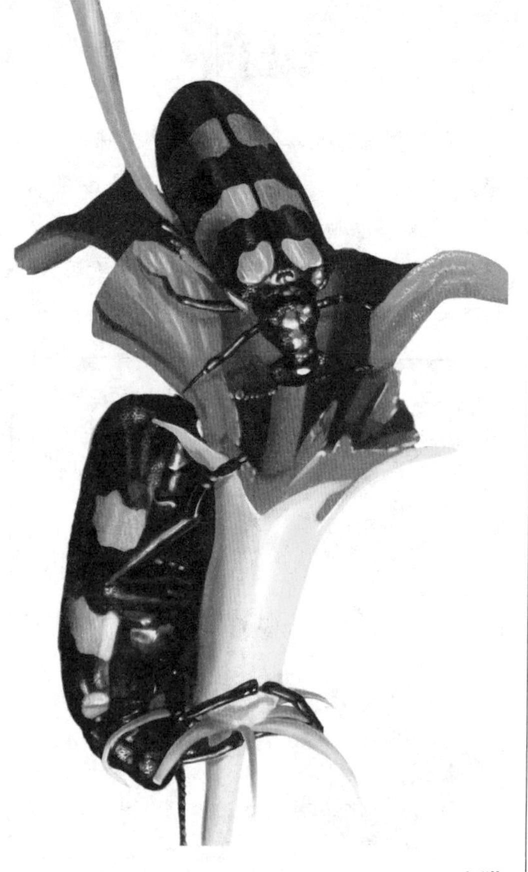
斑猫

攻毒的特性。另外，由于斑猫腐蚀性大，多作为外用。

现代医学研究证实，斑猫含有斑蝥素，对皮肤、黏膜有发赤、发泡等刺激作用；还可抗肿瘤和抑制真菌。值得注意的是，斑蝥素属于剧毒药品，30毫克就足以致人死地。因而，斑猫入药不可多用，常用量仅为0.03~0.06克，且孕妇忌服。

【治疗方剂】（仅供参考）

治瘰疬不消

取斑猫1枚，去翅足，微炙，空腹时用浆水或蜜水240毫升送服。病重者服至7枚可愈。

治痈疽拔脓（痈疽不破，或破而肿硬无脓）

将斑猫研末，加蒜捣如膏药，调水贴患处。不久脓即出。

治疔肿拔根

先在疮上划“米”字形开口，然后将斑猫1枚捻破封住疮口，不久出根。

治积年癣疮

取斑猫15.6克，微炒研末，调蜜敷涂。

治疣痣

斑猫3枚，砒霜少许，糯米15克。上药一起炒黄，去米，加蒜1个，捣烂点疣痣。

治妊娠胎死

取斑猫1枚，烧过，研末，用水送服，即下死胎。

治颜面疱疮虫瘢年久不愈

斑蝥膏：斑猫（去翅、足，熬）、巴豆（去心、皮，熬）各3枚，胡粉、鹅脂、金沘沙、密陀僧、高良姜、海蛤各9克。上药研末，用鹅脂调和，临睡前涂面，次日早晨用甘草汤洗去。

斑猫主治示意图

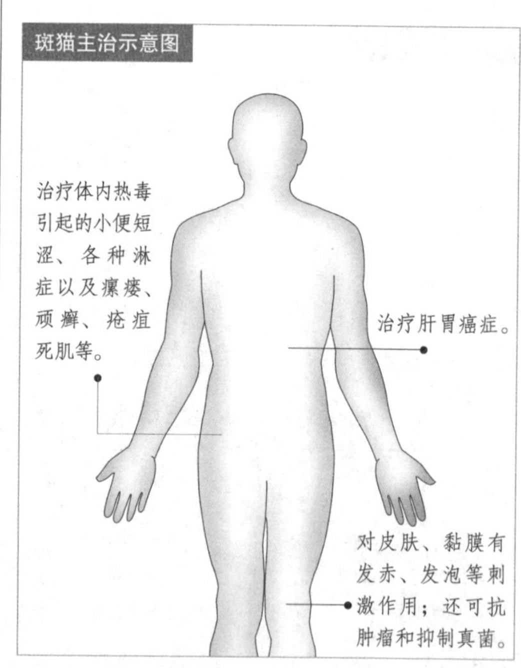

蝼蛄

《神农本草经》上说：蝼蛄，味咸，性寒。主治妇人难产；能拔出肉中的刺；使痈肿破溃出头；消除食物不能下咽引起的咽喉阻塞；还可解毒，治疗恶疮。蝼蛄也叫蟪蛄、天蝼、螜，夜间出来活动的药效更好。它一般生活在平原水草丛杂的地方。

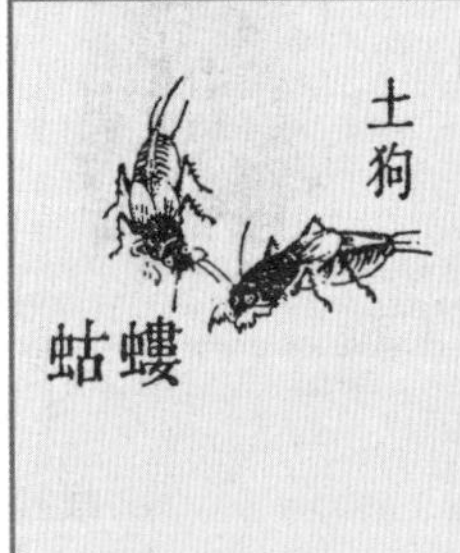

【原经文】蝼蛄，味咸，寒。主产难；出肉中刺；溃痈肿；下哽噎；解毒，除恶疮。一名蟪蛄，一名天蝼，一名螜。夜出者良。生平泽。

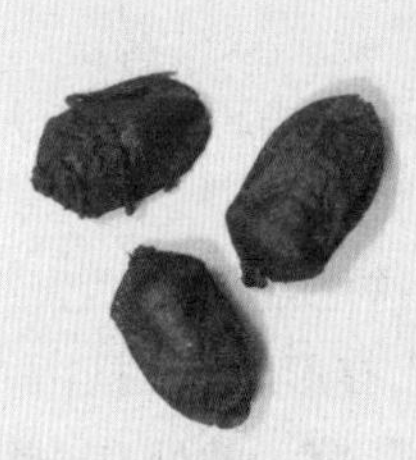

【释名】蝼蛄为蝼蛄科昆虫蝼蛄的干燥全虫，也叫土狗、拉拉蛄等。一般夏、秋季耕地翻土时捕捉，或晚上点灯诱捕，用开水烫死，晒干或烘干。

蝼蛄味咸，性寒。主治难产，能促使肉中之刺自出，加快痈肿破溃出头，使哽噎之物顺利通下，还有解毒、疗恶疮的作用。

《本草纲目》中记载："蝼蛄穴土而居，有短翅四足，雄者善鸣而飞，雌者腹大羽小，不善飞翔，吸风食土，喜就灯光，入药用雄。"蝼蛄性味咸寒，有小毒，入胃、肠、足太阳膀胱经。因咸可软坚、散结、活血，寒能清热解毒，所以可治疗水肿病引起的喘促气逆、睡卧不安，还可消除石淋癃闭、通利大小便，并对妇人难产以及颈部结核溃烂、咽喉梗塞、痈肿脓疮、肉中有刺等有很好的疗效。

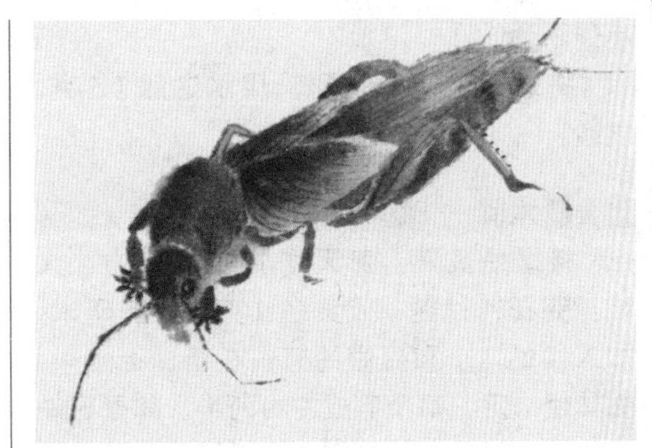

蝼蛄

另外，根据陶弘景的说法，蝼蛄的不同部位有不同的药效："自腰以前甚涩，能止大小便；自腰以后甚利，能下大小便。"

【治疗方剂】（仅供参考）

治水肿病（肿满、喘急、不能安卧）

夏季收集蝼蛄阴干，将其头、腹、尾分开，焙过收存。如果治疗上身水肿，可用头7个；若治身体中部水肿，用腹7七个；如果治下身水肿，用尾7个。都需研末，饭前用酒送服。

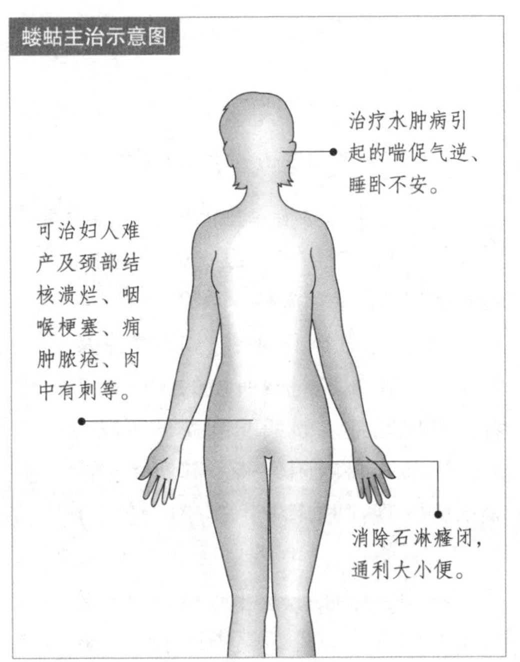

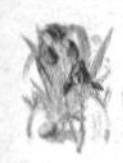

小便不通

将蝼蛄下半截焙研，用水送服 1.5 克，立通。

治大腹水肿

将蝼蛄炙熟，每天吃 10 个。又方：大戟、芫花、甘遂、大黄各 9 克。上药研末，加入蝼蛄 7 个和捣烂的葱，在新瓦上焙干，去其翅、足，每个剪成左右两半。如果退左侧水肿，可用虫的左侧 7 片焙研加上述的药末 6 克，黎明时，用淡竹叶、天门冬煎汤调服。三天后，照此法服虫的右侧 7 片。

治石淋肿痛

蝼蛄 7 个，盐 62 克。上药在新瓦上焙干，研末，每次用温酒送服 1 匙。

治牙齿疼痛

取蝼蛄 1 个，裹旧糟中，用湿纸包好煨焦，去糟，研末敷患处。

蜈蚣

《神农本草经》上说：蜈蚣，味辛，性温。主治鬼疰、蛊毒等传染病；能解蛇、虫、鱼之毒；还能消灭鬼魅邪气；治疗温疟；杀灭三虫。蜈蚣生活在山坡上且有流水的地方。

蜈蚣味辛，性温。主治鬼疰、蛊毒等严重的传染病，能解蛇、虫、鱼等各种毒，还可安定神志，治疗温疟，杀灭各种寄生虫。

蜈蚣有散风行血、息风镇惊及解毒的作用。正如李时珍所说的：诸物中行疾者，唯风与蛇。蜈蚣能制蛇，所以也能截风，因而它是厥阴经药。其所主诸症，多属厥阴。现代临床中，蜈蚣广泛用于惊痫抽搐、破伤风、中风口眼歪斜以及严重的风湿痹痛等症；还可治疗蛇虫咬伤、疮毒、烫伤等。另外，蜈蚣还能治心腹寒热积聚，祛除恶血，治惊痫，祛风杀虫，并有堕胎的作用。

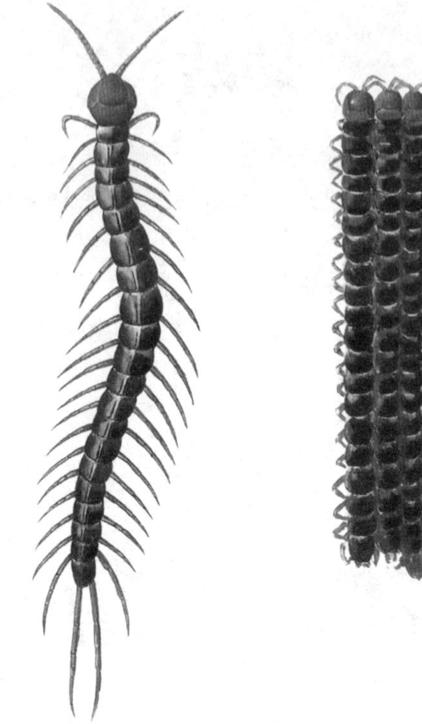

蜈蚣

蜈蚣还能治疗噎膈。这是因为噎膈之症，多因瘀血滞于上脘，属于有形之物的阻隔，蜈蚣善于开瘀，因而能够治疗。此处有一个著名的病例：相传古时有一位患严重噎膈的病人，遍寻名医而不愈，苦恼异常。一次

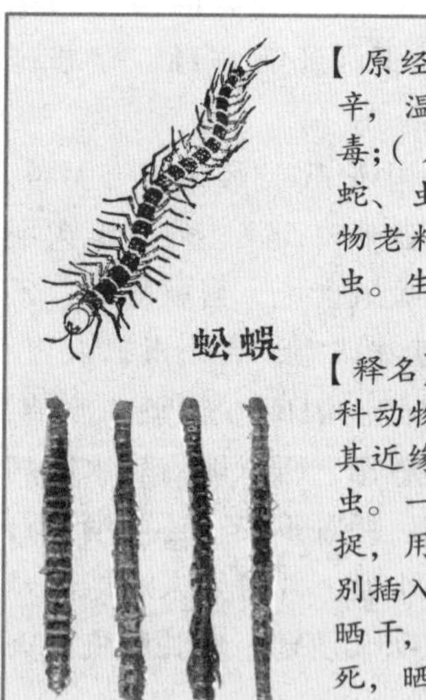

蚣蜈

【原经文】蜈蚣，味辛，温。主鬼疰；蛊毒；(左口右敢)诸蛇、虫、鱼毒；杀鬼物老精；温疟；去三虫。生川谷。

【释名】蜈蚣为大蜈蚣科动物少棘巨蜈蚣或其近缘动物的干燥全虫。一般春夏季节捕捉，用两头尖的竹片分别插入其头尾，绷紧，晒干，也可用开水烫死，晒干生用。

偶然想喝酒，谁知喝完后病竟然不治而愈了。他感到非常奇怪，仔细检查酒壶，惊奇地发现壶中有一条大蜈蚣，这才恍然大悟：原来是它治愈了自己的噎膈病。

根据现代医学研究，蜈蚣含有两种类似蜂毒的有毒成分，有止痉作用，并能抑制肝癌等肿瘤细胞的生长。另外，由于蜈蚣入肝，有疏泄肝郁的功效，临床中还可治疗阳痿，可兴健阳事。

【治疗方剂】（仅供参考）

治小儿撮口（舌上有疮，如粟米大）

取生蜈蚣捣汁敷涂。

治破伤风

将蜈蚣研末擦牙，吐出涎沫即愈。

治口眼歪斜，口内麻木

取蜈蚣 3 条，1 条蜜炙，1 条酒浸，1 条纸裹火煨，均去头足；另取天南星 1 个，切成 4 片，1 片蜜炙，1 片酒浸，1 片纸裹火煨，1 片生用；再取半夏、白芷各 15 克。各药一起研末，加麝香少许。每次用热水送服 3 克，一天一次。

治蝮蛇螫伤

用蜈蚣研末敷涂。

治天蛇头疮（生手指头上）

取蜈蚣 1 条，烧烟熏一两次即愈。或将蜈蚣研末，调猪胆汁敷涂。

治瘰疬溃疮

将茶和蜈蚣一起炙至香熟。捣筛为末，先用甘草汤洗净患处，再将药末敷上。

治小儿秃疮

大蜈蚣 1 条，盐 0.3 克。上药放油内浸七天，取油涂擦。

治痔疮疼痛

取赤足蜈蚣焙干研末，加片脑少许，调好敷涂。

中医的以毒攻毒

在中国传统医学中，素有“以毒攻毒”的治疗方法，即用蝎子、蜈蚣、蟾蜍等毒药解毒治病，这个词语出自明代陶宗仪的《辍耕录》：“骨咄犀，蛇角也。其性至毒，而能解毒，盖以毒攻毒也。”很多中药都多少具有毒性。植物类的如川乌、草乌、附子、细辛、马钱子等，这些药物具有祛风、除湿、散寒、通络、涤痰等作用，可治疗中风、痹证、阴寒证等多种疾病。动物类的如蜈蚣，它是解蛇毒的良药，加盐浸油后取油擦，还可治小儿秃疮。其他的有毒动物诸如蝎子、蟾蜍、斑蝥等都可入药。以毒攻毒的病理可解释为，病邪侵体会导致阴阳气血之间失去平衡，治疗时应当设法纠正这种不平衡。以毒攻毒可祛除邪气，使机体重新恢复和谐。不过，并非所有疾病都可采用以毒攻毒的方法治疗，其中气血不足、正气较弱、体质较差的人尤其不宜应用，这是因为毒药在攻伐邪气时也会损伤人体的正气。

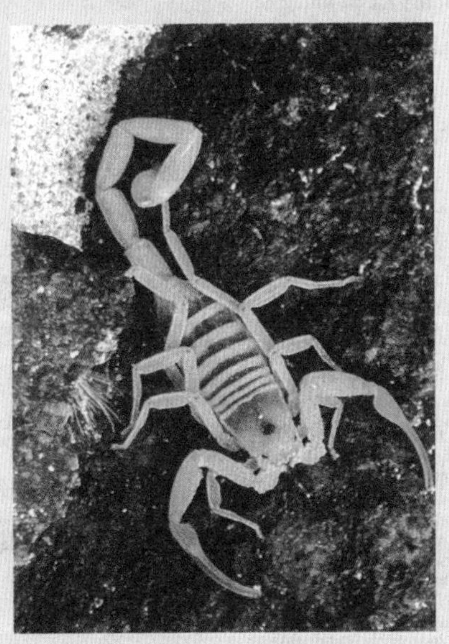

毒蝎

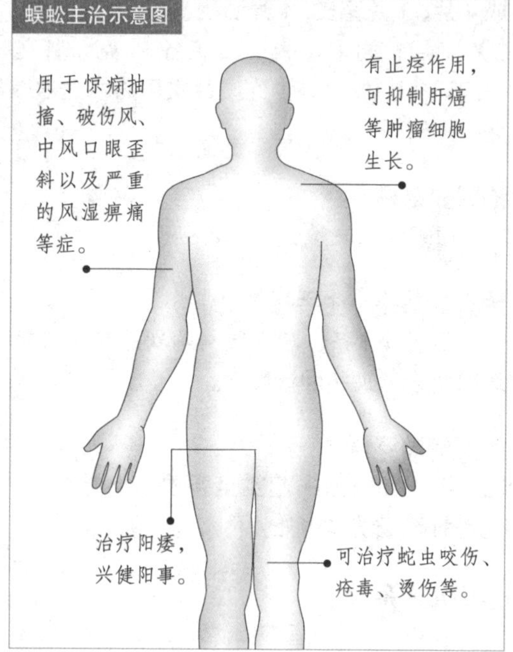

治腹大如箕

取蜈蚣15条，用酒炙过，研末。每次取3克，分为两份，分别装入两个开孔的鸡蛋内，搅匀，封好，煮熟吃。一天一次，连进三服可愈。

治脚肚转筋

将蜈蚣烧末，调猪油涂擦。

马陆

《神农本草经》上说：马陆，味辛，性温。主治腹内有极大而硬的肿块；可消散积聚；治疗息肉、恶疮和白秃。马陆也叫百足，生活在草原、两山之间的高坡土地上且有流水的地方。

马陆味辛，性温。主治腹中积聚的大而坚硬的肿块，可祛除息肉，治疗恶性疮疡、白秃疮等。

今人一般认为，马陆性味辛温，有小毒。味辛则能散能行，因而有活血、行气、破结的作用，是活血化瘀的良药。《本经》中用其治疗气结血凝引起的腹中巨大肿块正是源于此疗效。马陆还有解毒的作用，外敷能治疗血行不畅、浊血阻滞引起的恶疮、息肉、白秃等症。

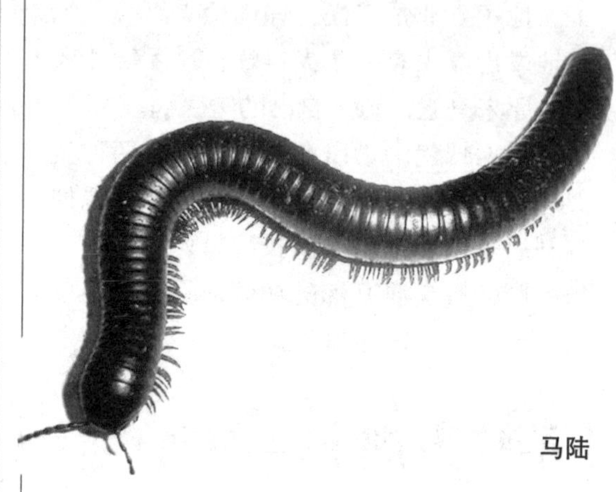
马陆

由于马陆有毒，内服须慎重。如今一般将其煎膏外用，或研末捣敷。

【治疗方剂】（仅供参考）

治鼻息肉

将马陆醋炙研末，用棉花蘸药塞鼻孔中。

治颈疮

马陆、鲜赤葛各等份。上药捣烂敷颈部。

【原经文】马陆，味辛，温。主腹中大坚癥；破积聚；息肉；恶疮；白秃。一名百足。生川谷。

【释名】马陆为圆马陆科动物约安巨马陆或其他马陆类动物的全虫，也叫千足虫。它是一种陆生节肢动物，体形呈圆筒形或长扁形，躯干由许多体节构成，多的可达几百节。

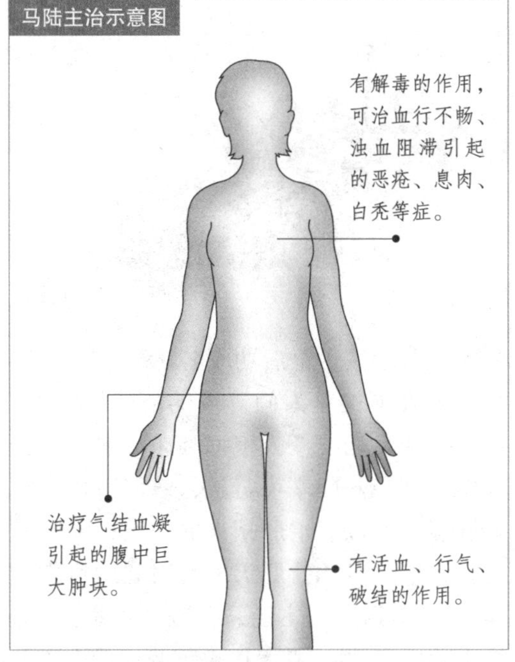

地胆

《神农本草经》上说：地胆，味辛，性寒。主治鬼疰；时冷时热；消除鼠瘘、恶疮、死肌；攻克癥瘕；还能堕胎。地胆也叫蚖青，生活在平原、两山之间有流水的地方。

【原经文】地胆，味辛，寒。主鬼疰；寒热；鼠瘘、恶疮死肌；破癥瘕；堕胎。一名蚖青。生川谷。

【释名】地胆为芫青科昆虫地胆的干燥全虫，也叫杜龙。它身体呈黑蓝色，稍带紫色，有光泽。头部大，有黑褐色的圆形复眼。全翅为黑紫色，略带蓝色。腹部大部分露出于翅外。

地胆味辛，性寒。主治鬼疰、发冷发烧、颈部结核破溃久不收口以及恶性疮疡、肌肤麻木坏死，还能破除积聚肿块，并有堕胎的作用。

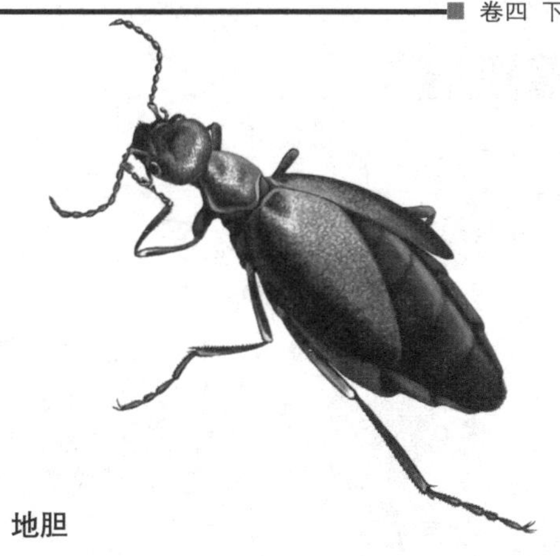
地胆

地胆味辛而能行能散，因此有活血化瘀的作用；性寒可清热解毒，所以又是解毒逐瘀的良药，而且见效迅速，疗效显著。临床中，地胆常用于治疗瘰疬病（结核菌侵入淋巴结引发核块）、腹部结块等症。由于地胆含有剧毒，所以还能蚀疮中恶肉、鼻中息肉，散结气，拔疮根，排出结石。

现代医学研究表明，地胆含有斑蝥素，有破血祛瘀、引赤发泡的作用，可治疗疥癣恶疮、牛皮癣、神经性皮炎等。不过，由于其有剧毒，内服切勿超过0.3~0.6克的常用量，体虚者及孕妇忌服；外用可适量。

【治疗方剂】（仅供参考）

治浮沮漏始发于颈，状如两指，伴有寒热往来、嗜卧

地胆散：地胆、雄黄、干姜、石决明，续断、茬茼根、龙胆各2.25克，细辛1.5克，大黄0.375克，甘草0.75克。上药研末，每次取适量外敷疮口，一天四五次。

治蛴螬漏始发于颈下，累累如枣核状

地胆、蛔皮、斑猫、枸杞各0.75克，矾石、白术、空青、当归各1.5克，细辛3克，干乌脑3克。上药研末，每次用醋送服1克，每天三次。

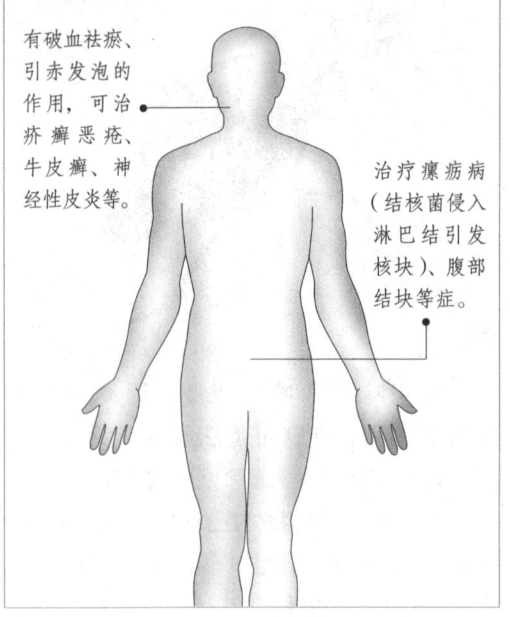

萤火

《神农本草经》上说：萤火，味辛，性微温。主要功效为明目，改善视力；治疗小儿火疮；被热气伤；蛊毒、鬼疰等传染病；能使人通晓神明。萤火也叫夜光，生活在山区、丘陵的梯形地、水草丛杂且有流水的地方。

萤火味辛，性微温。可改善视力，治疗小儿火疮、热伤，辟除蛊毒、鬼疰等传染病。

李时珍将萤火分为三种："一种小而宵飞，腹下光明，乃茅根所化也；一种长如蛆蠋，尾后有光，无翼不飞，乃竹根所化也，一名蠲，俗名萤蛆；一种水萤，居水中。入药用飞萤。"这种尾部会发光的小虫，经常于夏季在树林中成群飞舞，如同繁星一般美丽。古人便赋予了它很多美丽的传说，如年轻男女在浪漫萤光中互诉爱意，并终成眷属；某书生借着这点点萤光刻苦攻读，最后功成名就等等。

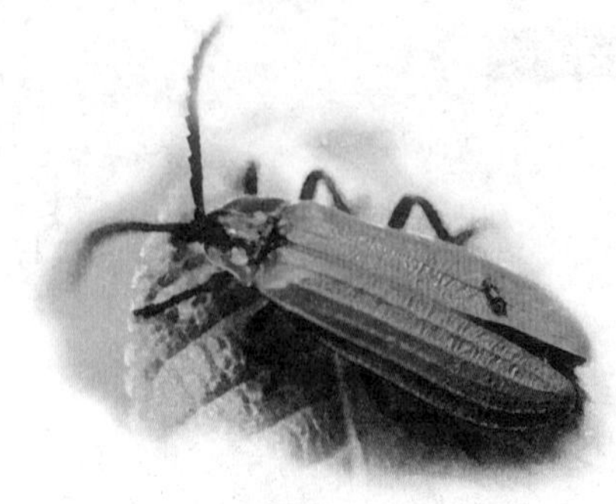
萤火虫

萤火不仅是人们夏夜纳凉的好消遣，更是一味良药。今人根据临床实践，认为其性味辛凉。因辛可行散，寒能清热，归入肝经，所以有清肝祛火的作用；又因肝主目，所以可治疗肝火上行引起的目赤肿痛、多泪等症。《本经》中的"主明目"即缘于此，《药性本草》中也记载，萤火还可"疗青盲"。另外，萤火还有清热解毒的作用，能治疗小儿火疮、蜂蜇诸毒等。

【治疗方剂】（仅供参考）

黑发

七月七日夜，取萤火虫 14 枚，捻发上，自黑也。

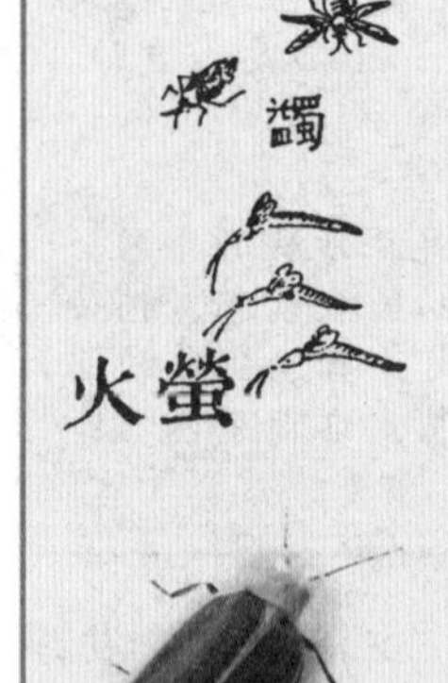

【原经文】萤火，味辛，微温。主明目；小儿火疮；伤热气；蛊毒；鬼疰；通神精。一名夜光。生阶地、池泽。

【释名】萤火为萤科昆虫萤火虫的全虫，也称夜光、宵行。它的眼呈半圆球形，雄性的眼常大于雌性。腹部末端下方有发光器，其卵、幼虫和蛹也能发光。

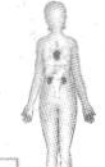

中国的昆虫文化

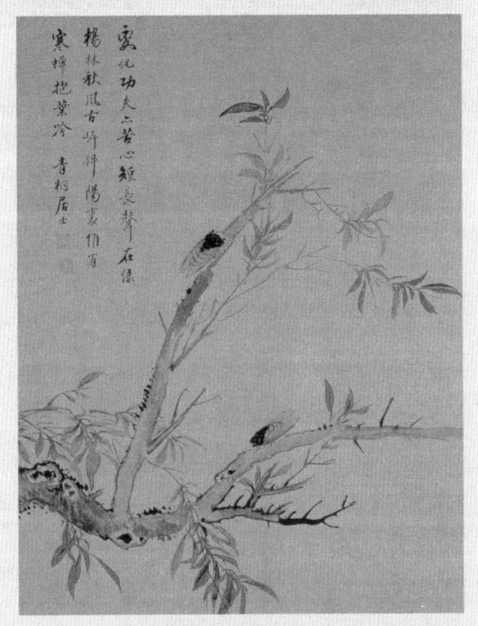

柳蝉图 蒋廷锡 清代 立轴 绢本水墨

在漫长的历史长河中，昆虫是一种比人类资格更老的生物。人类的历史才300万年，而昆虫却早在3亿4000多万年前就已经存在了，它进入全盛期距今也已有7000多万年。不过它作为一种文化现象进入人类生活，则是相对较晚的事，但也有了悠久的历史。商周时代，青铜器上已出现蝉纹，这一时期的蝉形玉器也很多。到了汉代，宫中以玉蝉作为冠饰，成为高官显贵的标志。从魏晋开始，中国古代的绘画艺术逐渐形成虫草一派，专门表现万千草虫的优美形象。至于诗词歌赋中的昆虫题材，不但很早就已出现，而且数量极多，是中国古典文学最精彩的部分之一。在中国古代工艺美术领域，如雕塑、陶瓷、漆器、剪纸等艺术中也较多应用昆虫题材。除此，还有许多关于昆虫的美丽传说，“车胤囊萤夜读”便是其中非常有名的一个。相传晋代的车胤家贫，没钱买灯油，而他勤奋好学，又想晚上读书，便在夏天晚上抓一把萤火虫放在布袋中照明苦读。

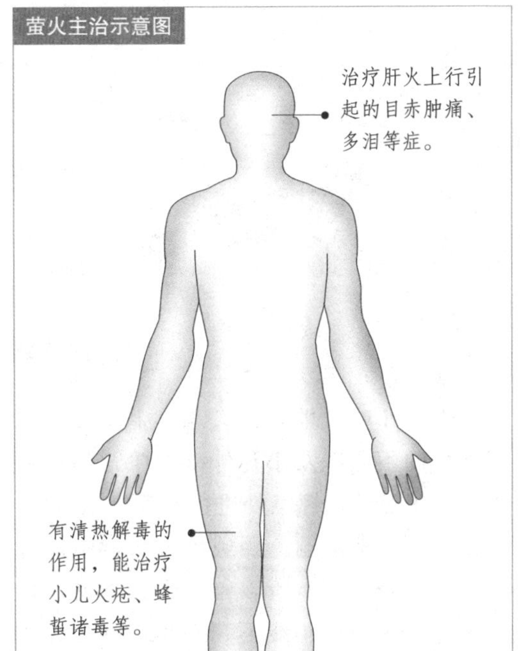

明目

取萤火14枚，纳入大鲤鱼胆中，阴干百日，研为末。每次点少许，有奇效。

衣鱼

《神农本草经》上说：衣鱼，味咸，性温。主治妇人疝瘕；可通利小便；治疗小儿伤风，颈项僵硬牵引背部，可用此药摩擦患处。衣鱼也叫白鱼，生活在平原大野水草丛杂之地。

【原经文】衣鱼，味咸，温。主妇人疝瘕；小便不利；小儿中风，项强背起，摩之。一名白鱼。生平泽。

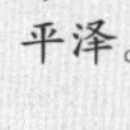

【释名】衣鱼为衣鱼科动物衣鱼的全体，也叫白鱼、纹箭鱼。其身体细长而扁平，上面有银灰色细鳞。喜爱温湿的环境。

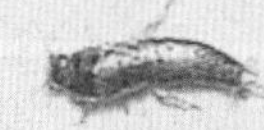

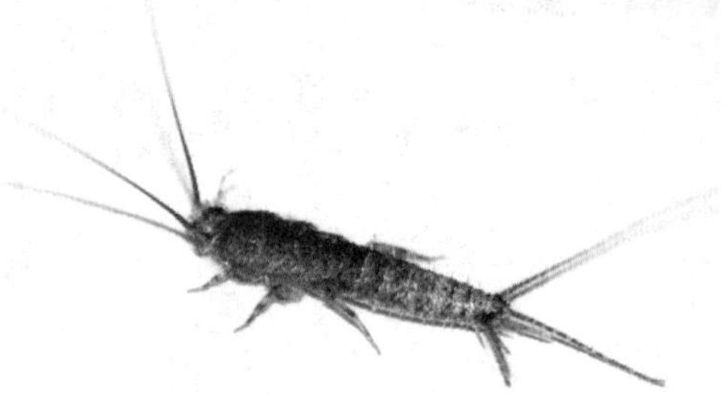

衣鱼

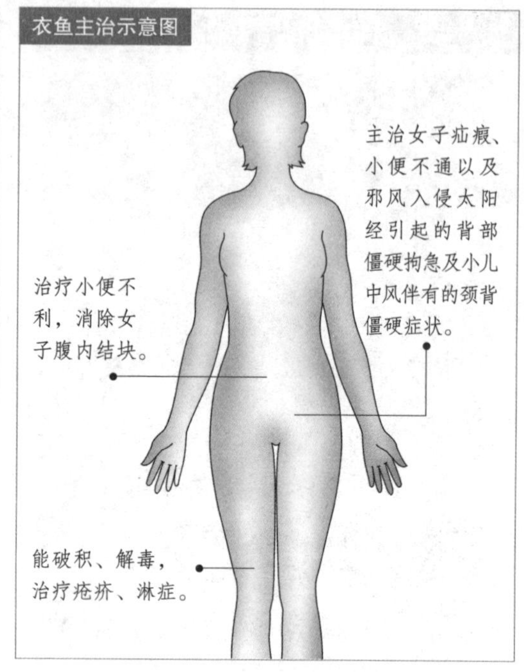

衣鱼味咸，性温，大毒。主治女子疝瘕、小便不通以及小儿外感中风、项背强急，可用衣鱼摩擦患处进行治疗。

衣鱼性味咸温。因咸可入血软坚，温能行散血中阻滞，所以善于通利水道，临床中多用于治疗小便不利症，还可活血化瘀，消除女子腹内结块。衣鱼还有祛风的作用，对邪风入侵太阳经引起的背部僵硬拘急及小儿中风伴有的颈背僵硬症状有很好的疗效。因衣鱼有大毒，还能破积、解毒，治疗疮疥、淋症。

另外，《本草纲目》中记载，衣鱼还可治疗小儿脐风撮口、惊悸天吊（眼向上翻）、目翳目眯、风痛口歪、重舌、尿血转胞、小便不通等症，并有堕胎的作用。

【治疗方剂】（仅供参考）

治小儿天吊（眼向上翻）

取衣鱼干的10个，湿的5个，加乳汁研匀后灌服。

治小儿痫症

衣鱼7个，竹茹1把。上药加酒1升煎成200毫升，温服。

治目中浮翳

取书中衣鱼研末，点少许在翳上。每天点两次。

治小便不通

衣鱼、浓石、乱发各等份。上药研末，每次用水送服半匙，一天三次。

鼠妇

《神农本草经》上说：鼠妇，味酸，性温。主治淋证引起小便不通；妇人经闭，腹中血瘀；癫痫抽搐；发冷发烧；可通利水道。鼠妇也叫眉蟠、蛜蝛，群居于平原、坑穴等地。

【原经文】鼠妇，味酸，温。主气癃不得小便；妇人月闭血瘕；痫痉；寒热；利水道。一名眉蟠，一名蛜蝛。生平谷。

【释名】鼠妇也叫湿生虫、潮湿虫，为平甲虫科动物平甲虫或鼠妇的干燥虫体。一般春、夏、秋三季捕捉，用铁锅炒干或开水烫死，晒干或焙干。

鼠妇味酸，性温。主治气癃引起小便不通，治疗女子经闭、瘀血肿块以及癫痫抽搐、时冷时热，还有通利水道的作用。

今人一般认为，鼠妇味咸、酸，性温。因咸可软坚，性温能助阳行气、利水通闭，走下行可通利水道、破气散结，所以有利水通淋的作用，对小便不通有非常好的疗效。鼠妇还能活血排毒，治疗《本经》中提到的热毒生风导致的痫痓寒热症。鼠妇还有破血消积的作用，临床中多用于治疗女子闭经、小腹胀满、小便涩痛等症。另外，根据历代本草记载，鼠妇还可治久疟寒热、风虫牙痛、小儿撮口、惊风、鹅口疮等，还能解射干毒、蜘蛛毒，治蚰蜒入耳等。

现代医学研究表明，鼠妇可治疗慢性气管炎；将其制成的溶液或片剂口服或做成油膏局部应用，都有治疗麻风的作用。

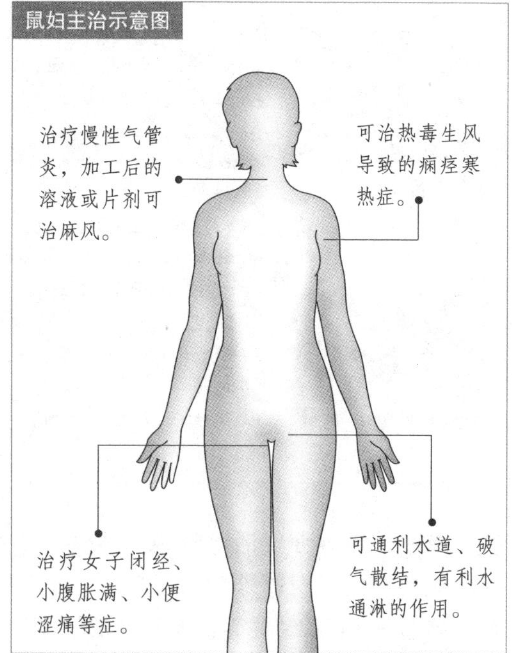

【治疗方剂】（仅供参考）

治蜘蛛咬后生疮

取鼠妇食其丝即愈。

治小儿撮口脐风

将鼠妇绞取汁，让小儿服下少许。

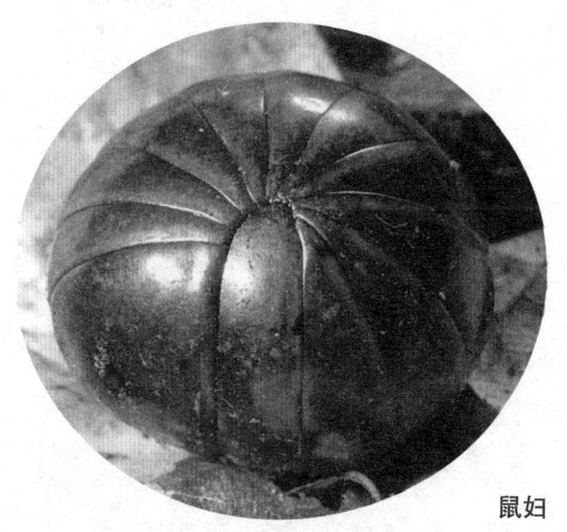
鼠妇

治产妇便秘

取鼠妇 7 个，熬后研为末，用酒送服。

治风牙疼痛

鼠妇、巴豆仁、胡椒各 1 枚。上药一起研末，加饭做成绿豆大小的丸。用棉裹 1 丸咬住，涎出吐去。

水蛭

《神农本草经》上说：水蛭，味咸，性平。主要功效为驱逐死血；治疗瘀血经闭；消散血瘕积聚，使人有子；还可通利水道。水蛭生活在水塘、沟渠、湖泊中。

水蛭味咸，性平。能驱散败血，消解瘀血，通经除闭，消除瘀血肿块，治疗不孕不育，还有通利水道的作用。

水蛭有活血化瘀、清热祛毒、泄结消积的作用，多用于治疗腹满不能食、伤寒蓄血发狂、月经闭止、腹中肿块及跌打损

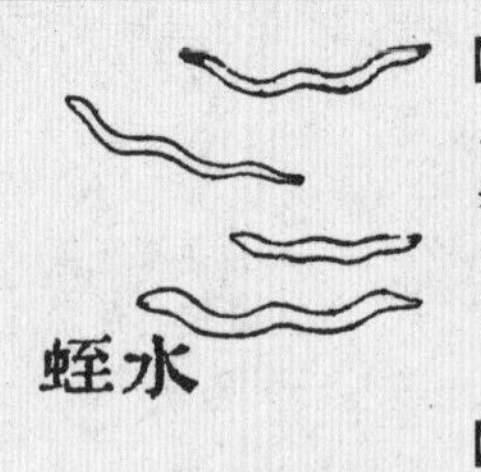

【原经文】水蛭，味咸，平。主逐恶血；瘀血月闭；破血瘕积聚，无子；利水道。生池泽。

蛭水

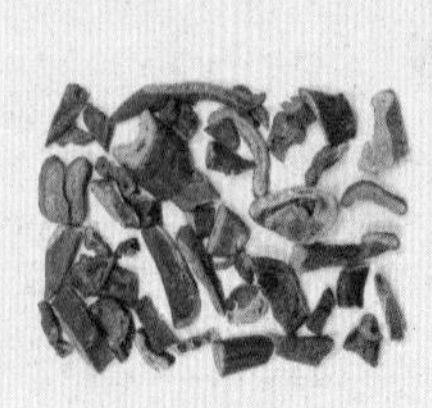

【释名】水蛭为环节动物水蛭科的蚂蟥或柳叶蚂蟥的干燥全体。身体呈扁筒状，有前后吸盘，用来吸附在临时寄主身上。入药以身干、体大、无泥者为佳。

伤、瘀血肿痛等症。活水蛭也可入药，因其能吸食瘀血，所以外用可消肿除瘀，治疗跌打损伤引起蓄血等；甚至可以内用，对女子瘀血、经闭、恶血、血瘀结块等导致的不孕不育有很好的疗效。关于水蛭治疗女子血病，古人认为是由于其味咸可入血走血，味苦可泄结，咸苦并行善于除瘀散积的原因。另外，水蛭还有堕胎的作用。

水蛭最大的优点就是可除积久之瘀。正如《本草经百种录》中所说："水蛭最喜食人之血，而性又迟缓善入，迟缓则生血不伤，善入则坚积易破，借其力以攻积久之滞，自有利而无害也。"水蛭既然能活血、化瘀、通经，自然也能治疗中风，根据临床实践验证，确实可取得不凡的效果。

体内瘀血蓄积膀胱，就会导致水道闭阻，小便不通。水蛭归经膀胱，又善于除瘀，所以能够通水道利小便。肝失疏泄，也会使水道闭塞，导致腹水胀满、小便黄少、面色晦暗等。李时珍认为："水蛭，咸走血，苦胜血。水蛭咸苦，以除蓄血，是肝经血分药，故能通肝经聚血。"即水蛭归于肝经，有疏泄的作用，所以能够治疗

水蛭的常用量为 1.5~3 克，血虚无瘀的人及孕妇忌服。

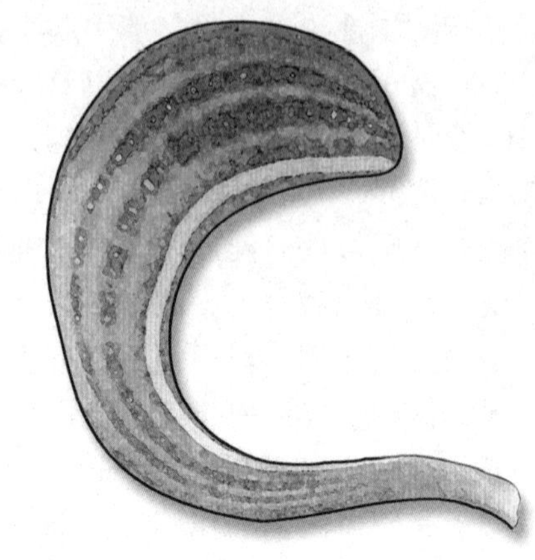

水蛭

【治疗方剂】（仅供参考）

治产后血晕

水蛭（炒）、虻虫（去翅足，炒）、没药、麝香各 3 克。上药研末，用四物汤调服。

治跌打损伤（瘀血凝滞、心腹胀痛、大小便不通）

夺命散：红蛭（石头炒黄）15.6克，大黄、牵牛头末各62克。上药一起研末，每次用热

水蛭主治示意图

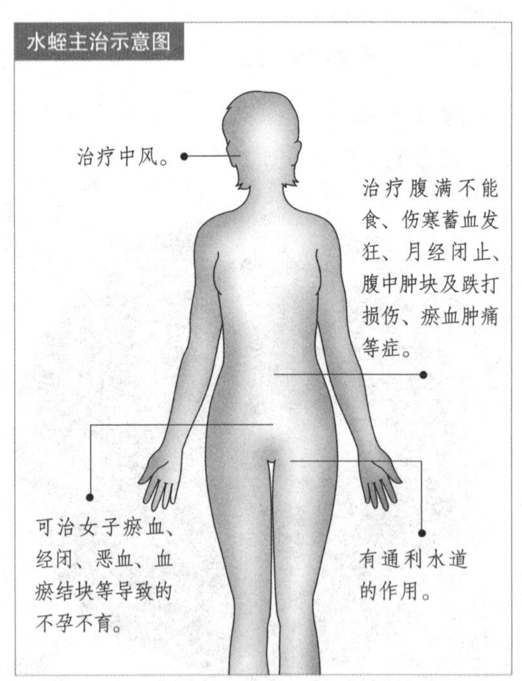

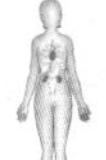

酒调服6克。可排出恶血，以尽为度。

治坠跌内伤

水蛭、麝香各31克。上药切碎，烧出烟，研末，用酒服3克。当有积血排下。

治赤白毒肿

取水蛭十余枚令吸病处，以皮皱肉白为效。如果冬月无蛭，可从地中掘取，养暖水中，令其活动。将患者痛处的皮肤擦干净，然后用竹筒装水蛭合上，不久，水蛭吸满人血自脱，如需多吸，另换新蛭。

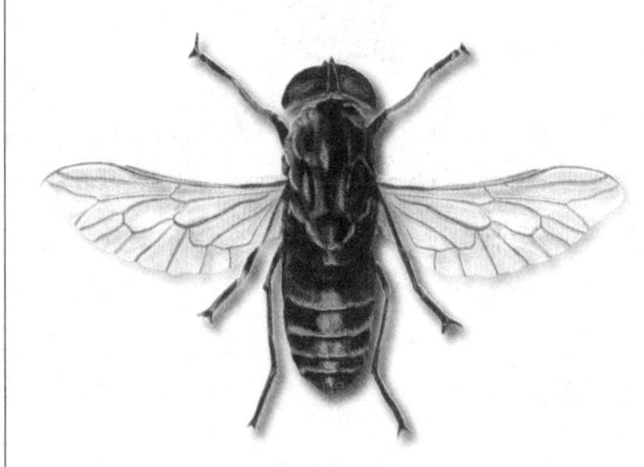

木虻

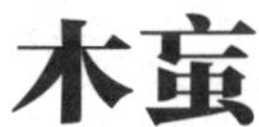

木虻

《神农本草经》上说：木虻，味苦，性平。主治眼睛发红、疼痛，眼角损伤容易流泪；瘀血阻滞，闭经，发冷发烧；肢体酸痛；不孕不育。木虻也叫魂常，生活在平原水草丛杂的地方。

【原经文】木虻，味苦，平。主目赤痛，眥伤泪出；瘀血血闭，寒热；酸惭；无子。一名魂常。生川泽。

【释名】木虻一般被认为是虻科昆虫复带虻的雄虫全体。雌虻吸食牛、马、驴等家畜的血液，雄虻不吸血，只吸食植物的汁液。

木虻味苦，性平。主治眼睛发红、赤痛，眼角受伤流泪，也可治女子腹中瘀血结滞、经闭、身体酸楚、不孕不育等。

木虻性味苦平，归肝经。因苦能清热散风，有破血通瘀、通经的作用，所以《本经》中用其治疗“瘀血血闭，寒热；酸惭；无子”等症。因木虻走上行，还有清热明目的作用，因而可治疗肝火上冲或邪风入肝而导致的眼睛红痛、流泪等，即《本经》中所说的“主目赤痛，眦伤泪出”。另外，据《本草纲目》中记载，木虻还可消散胸腹五脏内恶血，治疗喉痹结塞，消除积脓，并有堕胎的作用。

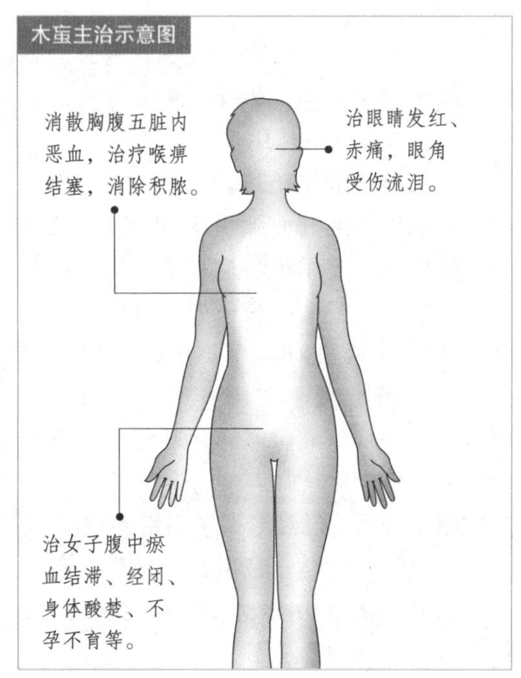

蜚虻

《神农本草经》上说：蜚虻，味苦，性微寒。主要功效为驱散瘀血，攻克血瘀积滞、坚硬的痞块及腹中肿块，消退由此引起的发冷发热；能通利血脉及多种窍道。蜚虻生活在两山之间的高坡土地上且有流水的地方。

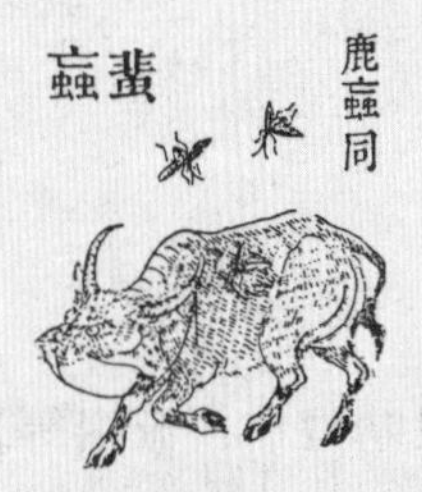

【原经文】蜚虻，味苦，微寒。主逐瘀血，破下血积、坚痞、癥瘕寒热；通利血脉及九窍。生川谷。

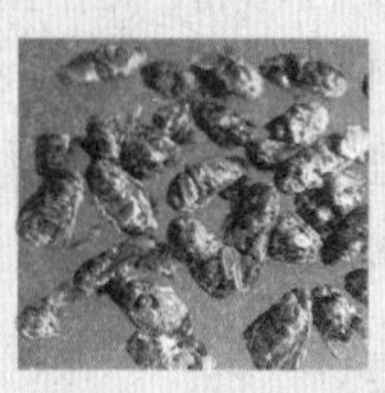

【释名】蜚虻也叫蛀虫，为虻科昆虫复带虻的雌虫体。全国各地均有分布。一般夏、秋季捕捉，用沸水烫死，洗净，晒干即可；也可生用或炒用。

蜚虻味苦，性微寒。能驱散瘀血，破除坚硬痞块及血积，治疗作寒发热，还有通利血脉及九窍的作用。

蜚虻味苦能泻结疏肝，性寒可清热降火，因而有通利血脉、畅行经络、破血散瘀的作用，可用于治疗小腹胀痛、伤寒蓄血发狂以及产后脐腹作痛、月经不利等症。正因为蜚虻对瘀血不下、郁积有奇效，所以《本经》中用其"逐瘀血，破下血积，坚痞，癥瘕寒热，通利血脉及九窍"。近代还因为它破血消瘀的功效，将其试用于癌症，已经取得了不错的效果。

值得注意的是，蜚虻药力猛烈，不可过多服用，其常用量为1.5~4.5克，而且体虚无瘀者及孕妇忌用。

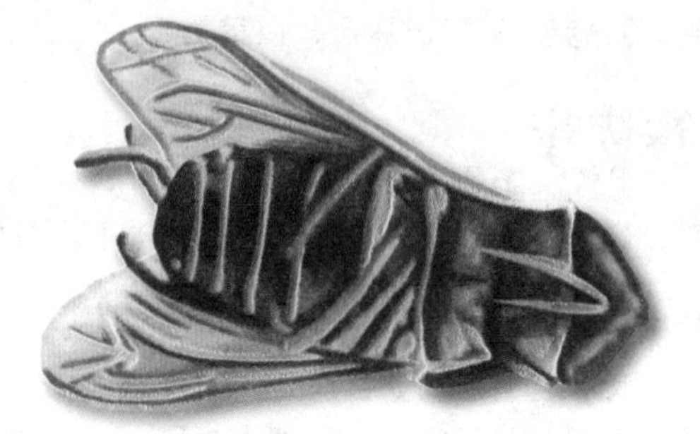

蜚虻

【治疗方剂】（仅供参考）

治蛇螫血出，九窍皆有血

取蜚虻（初食牛马血腹满者）21枚，烧研汤服。

治病笃去胎

取蜚虻10枚，炙后捣为末，酒服。胎即下。

治扑坠瘀血

蜚虻20枚，牡丹皮31克。上药研为末，用酒送服1克，血即化为水。如果久宿

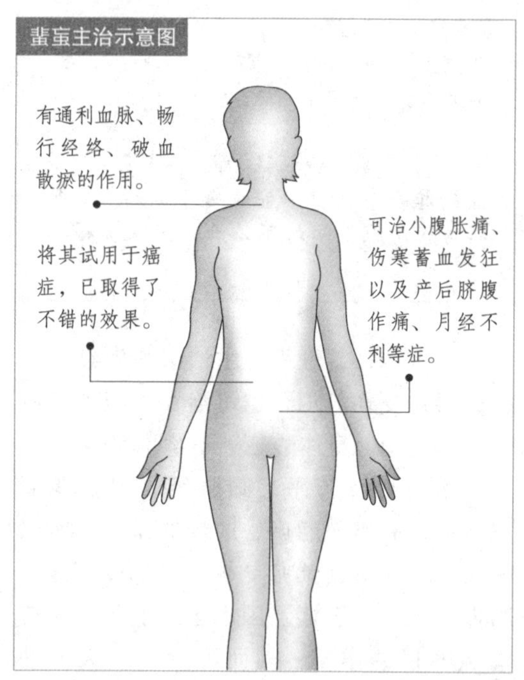

血在骨节中，上 2 味药可取等份。

治击打伤损而致的腹中瘀血

蜚虻、䗪虫、水蛭各 30 枚，桃仁 50 枚，桂心 6 克，大黄 15 克。上药切碎，用酒、水各 1000 毫升煎煮，取汁 600 毫升，分五次服。

治月经闭塞不通、寒热往来

蜚虻（去翅、足，熬）3 克，桃仁（去皮、尖及双仁者，熬）30 克，桑螵蛸 1.5 克，代赭、水蛭（熬）、蛴螬（熬）各 6 克，大黄 9 克。上药研末，桃仁另捣成膏状，混合均匀，加炼蜜调和成梧桐子大小的丸，每次用酒送服 5 丸，每天两次。

蜚蠊

《神农本草经》上说：蜚蠊，味咸，性寒。主治血瘀阻滞伴有发冷发烧；能攻克积聚；消除喉咽闭；治疗女子宫寒闭经、不孕不育。蜚蠊生活在平原水草丛杂的地方。

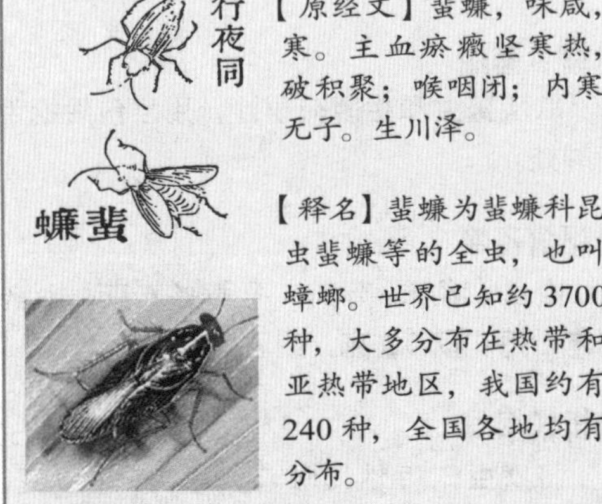

【原经文】蜚蠊，味咸，寒。主血瘀癥坚寒热，破积聚；喉咽闭；内寒无子。生川泽。

【释名】蜚蠊为蜚蠊科昆虫蜚蠊等的全虫，也叫蟑螂。世界已知约 3700 种，大多分布在热带和亚热带地区，我国约有 240 种，全国各地均有分布。

蜚蠊味咸，性寒。主治血瘀、肿块、时冷时热，可破除血气积聚，消除咽喉肿痛，治疗女子闭经、不孕。

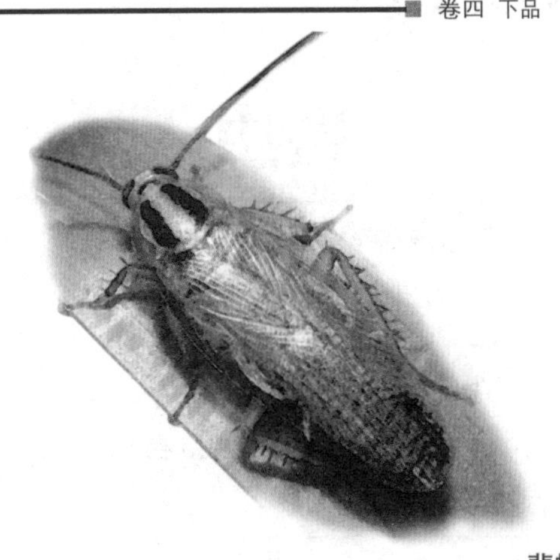

蜚蠊

蜚蠊性味咸寒，归肝经。因咸能入血，寒可清热解毒，所以能化解血分中的郁滞，消散血分中的郁热，而多用于瘀血引起的各种病证，并有治恶疮、无名肿痛和解毒的作用。历代临床中，蜚蠊多用于外科疮疡疖肿。中医认为，瘀血行达则积聚破，气机顺畅则解寒热，所以蜚蠊还可治疗郁热上攻引起的咽喉痹痛以及子宫寒凝瘀阻导致的闭经、不孕等症。

由于蜚蠊气味恶臭，如今已很少使用。

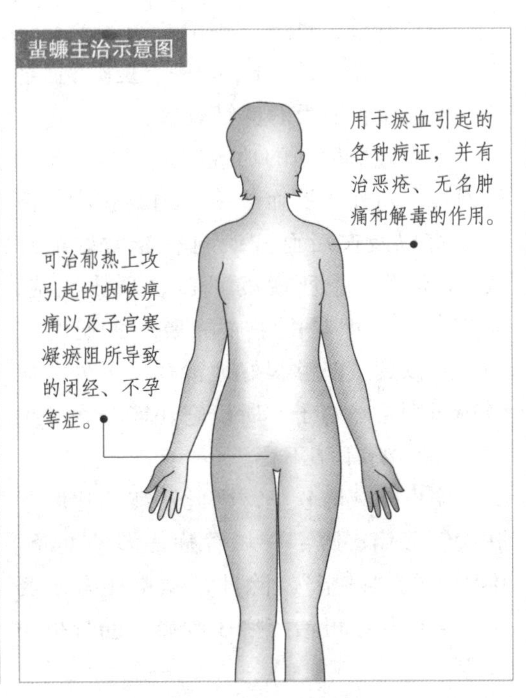

䗪虫

《神农本草经》上说：䗪虫，味咸，性寒。主治胸腹部时冷时热，冷时像有凉水洒在上面一样；可消散血液积滞而成的肿块；攻克顽固的月经闭塞，并对女子不孕有很好的疗效。䗪虫也叫地鳖，生活在平原水草丛杂的地方。

【原经文】䗪虫，味咸，寒，主心腹寒热洗洗，血积癥瘕；破坚下血闭，生子，尤良，一名地鳖。生川泽。

【释名】䗪虫为蜚蠊科昆虫地鳖的雌虫全体。呈扁平卵形，前端较窄，后端较宽，背部紫褐色，有光泽，无翅。一般夏季捕捉，置沸水中烫死，晒干或烘干。

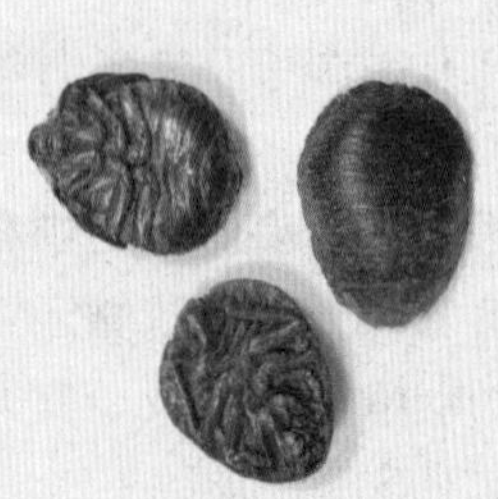

䗪虫味咸，性寒。主治心腹间寒热往来、血瘀肿块，能破除坚积，还有下血通经、增强生育能力的良好效果。

䗪虫破血散瘀的功效很强，多用于妇科通经，对女子肝血成劳、闭经腹满、不孕不育以及产后血液瘀阻有非常好的疗效。《本经》中所说的"心腹寒热洗洗，血积癥瘕"即是由于血液瘀滞不畅引起的，所以䗪虫能够很好地治疗。另外，血液畅通则自然有子，所以它还能令人"生子"，即治疗不孕不育。

䗪虫味咸能软坚，因此还能治疗肝肾肿大、腹痛、腹部肿块等症，即《本经》中所说的"破坚"。除此，䗪虫还有续筋接骨的作用，可治疗瘀血肿痛、筋骨折伤等症。

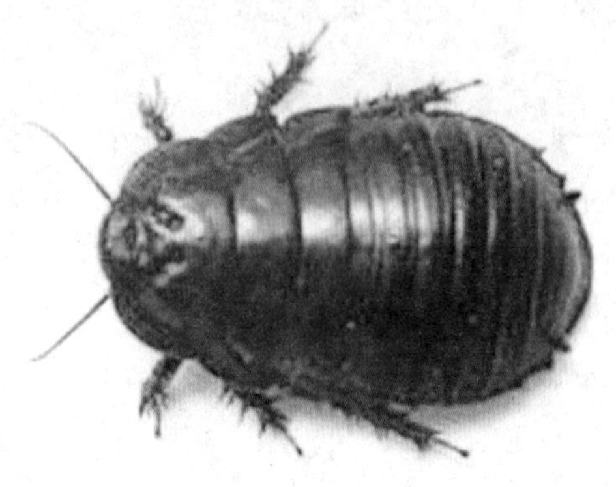

地鳖

䗪虫有毒，不可过多服用，其常用量为6~10克，散剂为1~1.5克；孕妇禁用。

【治疗方剂】（仅供参考）

治产妇腹痛有干血

䗪虫（去足）、桃仁各20枚，大黄62克。上药研为末，加炼蜜调匀，制成4颗药丸。每次取1丸，用酒1升煮取200毫升，温服，当下血也。

治舌肿塞口

䗪虫（炙）5枚，食盐15.6克。上药研末，用水2盏煎10沸，随时热含吐涎。

治重舌塞痛

取地鳖虫和生薄荷研汁，用帛包后捻舌下肿处。

治腹痛夜啼

䗪虫（炙）、芍药、芎䓖各6克。上药研末，每次取0.3克，用乳汁调下。

治折伤接骨

将䗪虫焙存性，研末。每次服6~9克，接骨神效。又方：取䗪虫1枚阴干，临时旋研入药。另取乳香、没药、龙骨、自然铜（火煅醋淬）各等份，麝香少许。上药研末，每次取0.9克，加入䗪虫末，以酒调服。

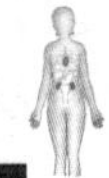

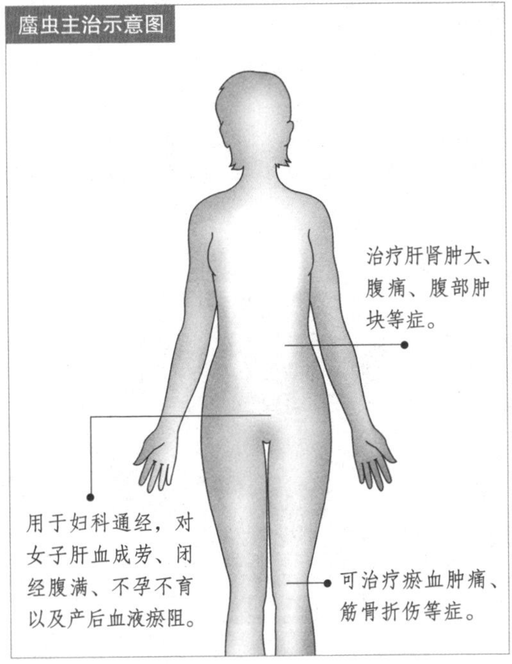

贝子

《神农本草经》上说：贝子，味咸。主治目中生翳障；治疗鬼疰、蛊毒等传染病，腹痛不止，大便下血；还可破除五淋，通利水道。贝子烧后药效更好。它生活在湖泊、大海中。

贝子味咸，性平。主治眼生翳障，鬼疰、蛊毒等严重的传染病，消除腹痛、下痢脓血，还能治疗各种癃闭及水道不通。

贝子是平肝风、息肝火的良药，有清肝明目的作用，多用于治疗眼珠翳膜、目中息肉等各种眼病。贝子还有利水的功效，能治疗热结成淋、小便隐痛、溺血等症。另外，贝子可软坚散结，对二便不通、闷胀等症有很好的疗效。

《本草纲目》中特别提到了它的解毒作用，认为它可治男子阴疮，解面目及周身诸毒，包括射罔毒、药箭毒。《药性本草》中则强调了它的清热功能，认为其主治伤寒狂热，能解肌、散结热。

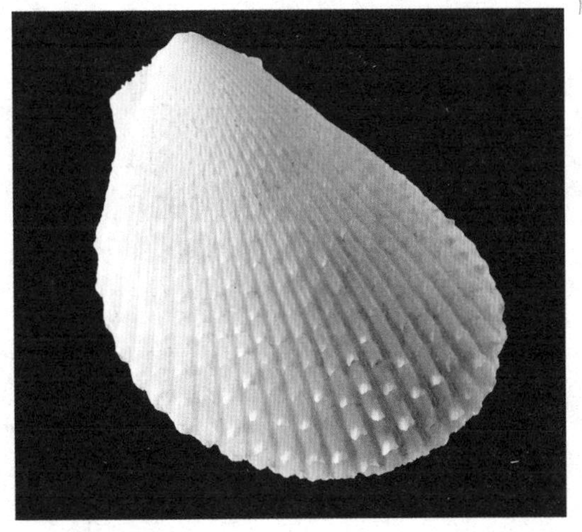

贝子

【治疗方剂】（仅供参考）

治目中生息肉、膜翳

贝子（烧末）7枚，真珠等份。上药一起研如粉，注翳肉上，每天三次。

治目翳覆瞳、白肤翳

贝子（炭火烧过，研末）5枚，上光明朱砂1.5克，白鱼（炙）7枚，干姜（末）0.375克。上药细研如粉，每次取少许敷贴眼中。

貝紫

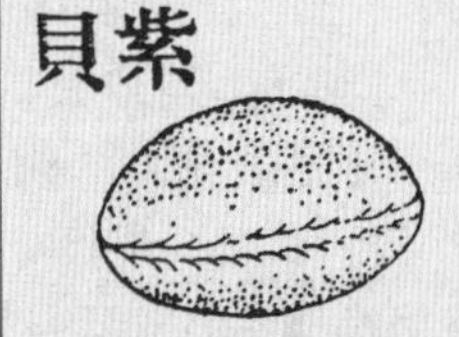

【原经文】贝子，味咸。主目翳；鬼疰；蛊毒，腹痛，下血；五癃，利水道。烧用之良。生池泽。

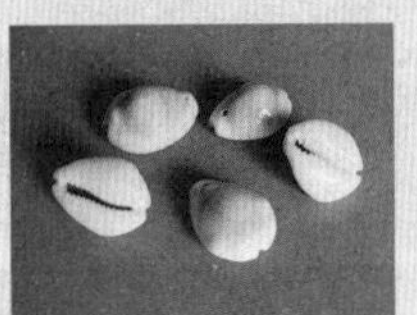

【释名】贝子为宝贝科动物货贝或拟贝等的贝壳，也叫贝齿。其以贝壳入药，一般5~7月间从海中捞取，除去肉，洗净晒干。

治毒风邪气而致的口噤、昏闷、身体烦痛、面目暴肿

贝子、犀角、羚羊角、升麻各3克。上药分别捣成粗末，混合均匀，每次取4克，用500毫升水煎煮，取汁200毫升，去渣，每次服100毫升。如果身体肿，可用鸡蛋调敷肿处，每天三次。老人和小儿根据病情加减。

治淋痛

滑石12克，贝子（烧，碎）7枚，茯苓、白术、通草、芍药各6克。上药研末，每次用酒送服1克，每天两次。

贝子主治示意图

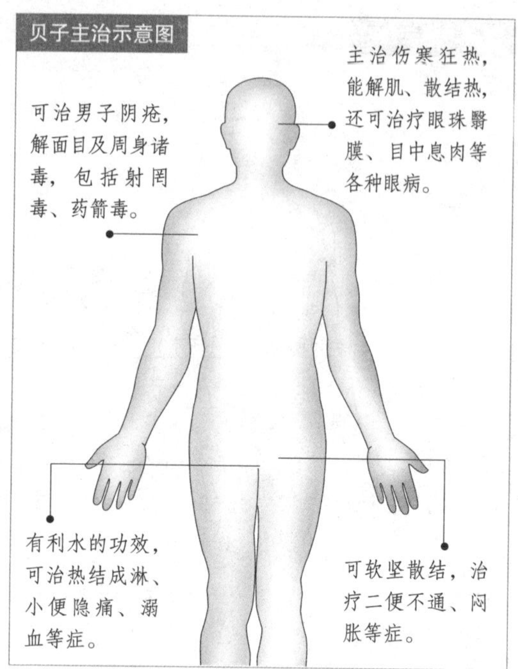

中华贝币

中国是一个文明古国，有着悠久的历史，更有璀璨的文化，其中钱币文化正是中国文化史中光彩夺目的一个篇章。数万种千姿百态的货币实物，70多项世界货币之最，这在世界史上也属独一无二。我国的钱币品种繁多，商代的贝币是其中最早的一种。贝币是一种由天然海贝加工而成的贝类货币，距今约有3500年的历史。经过加工而成的贝币形体一面有槽齿，光洁美观，坚固耐磨，小巧玲珑，便于携带，在商代中期以前有着非常高的价值，臣子必须立下大功，商王才会赏赐贝币，那标志着极大的荣耀。随着商品经济的发展，天然贝币渐渐供不应求，于是出现了许多仿制贝币，如蚌贝、绿松贝、石贝、骨贝等，这类贝币形体较小。商代晚期又出现了铜质货币，形制也是仿海贝形式。今天发现的铜贝大多出土于河南安阳等地的商代晚期墓葬中，年代约为公元前14至前11世纪，铜贝堪称我国最早的金属货币了。

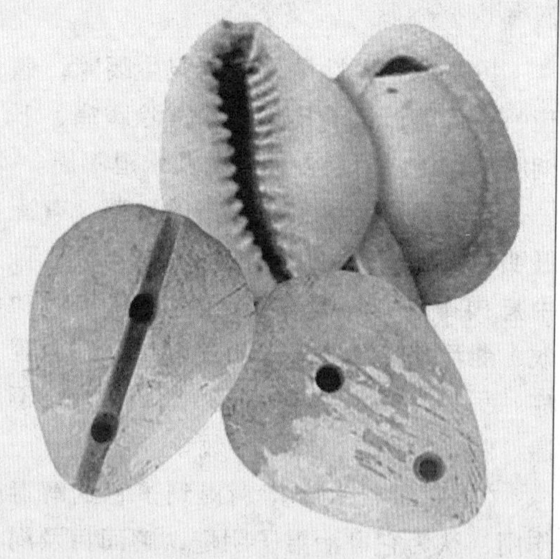
贝币 商代

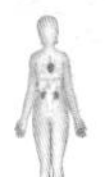

附 录

古今医学常用度量衡对照表、重量单位对照表	
一 厘	约等于0.03125克
一 分	约等于十厘（0.3125克）
一 钱	约等于十分（3.125克）
一 两	约等于十钱（31.25克）
一 斤	约等于十六两（500克）

古代医家用药剂量对照表	
一方寸匕	约等于2.74毫升，或金石类药末约2克；草木类药末约1克。
一钱匕	约等于5分6厘，或2克强。
一刀圭	约等于一方寸匕的十分之一。
一 撮	约等于四圭。
一 勺	约等于十撮。
一 合	约等于十勺。
一 升	约等于十合。
一 斗	约等于十升。
一 斛	约等于五斗。
一 石	约等于二斛。
一 铢	一两等于二十四铢。
一 枚	以较大者为标准计算。
一 束	以拳尽量握足，去除多余部分为标准计算。
一 片	以一钱重量作为一片计算。
一茶匙	约等于4毫升。
一汤匙	约等于15毫升。
一茶杯	约等于120毫升。
一饭碗	约等于240毫升。

图书在版编目（CIP）数据

图解神农本草经 /《图解经典》编辑部编著 . -- 长春 : 吉林科学技术出版社 , 2017.7

ISBN 978-7-5578-2796-0

Ⅰ . ①图… Ⅱ . ①图… Ⅲ . ①《神农本草经》– 图解 Ⅳ . ① R281.2-64

中国版本图书馆 CIP 数据核字 (2017) 第 161951 号

图解神农本草经

TU JIE SHEN NONG BEN CAO JING

编　　著　《图解经典》编辑部
策　　划　紫图图书 ZITO®
监　　制　黄　利　万　夏
出 版 人　宛　霞
责任编辑　隋云平　解春谊
营销支持　曹莉丽
幅面尺寸　170 毫米 × 240 毫米
字　　数　700 千字
印　　张　34.5
印　　数　62001—77000 册
版　　次　2017 年 7 月第 1 版
印　　次　2023 年 8 月第 11 次印刷

出　　版　吉林科学技术出版社
地　　址　长春市净月高新区福祉大路 5788 号出版大厦 A 座
邮　　编　130018
网　　址　www.jlstp.net
印　　刷　艺堂印刷（天津）有限公司

书　　号　ISBN 978-7-5578-2796-0
定　　价　69.90 元